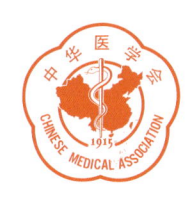

中国医学发展系列研究报告

医学影像技术学进展

【2015—2017】

中华医学会　编著

余建明　主编

中华医学电子音像出版社
CHINESE MEDICAL MULTIMEDIA PRESS

北　京

图书在版编目（CIP）数据

医学影像技术学进展：2015—2017/余建明主编. —北京：中华医学电子音像出版社，2018.7
ISBN 978-7-83005-164-8

Ⅰ.①医… Ⅱ.①余… Ⅲ.①影象诊断—研究 Ⅳ.①R445

中国版本图书馆CIP数据核字（2018）第105940号

医学影像技术学进展【2015—2017】
YIXUE YINGXIANG JISHU XUE JINZHAN【2015—2017】

主　　编：	余建明
策划编辑：	史仲静　宫宇婷
责任编辑：	史仲静　王翠棉　宫宇婷
校　　对：	马思志
责任印刷：	李振坤
出版发行：	中华医学电子音像出版社
通信地址：	北京市东城区东四西大街42号中华医学会121室
邮　　编：	100710
E - mail：	cma-cmc@cma.org.cn
购书热线：	010-85158550
经　　销：	新华书店
印　　刷：	廊坊市佳艺印务有限公司
开　　本：	889 mm×1194 mm　1/16
印　　张：	39
字　　数：	1020千字
版　　次：	2018年7月第1版　2018年7月第1次印刷
定　　价：	238.00元

版权所有 侵权必究
购买本社图书，凡有缺、倒、脱页者，本社负责调换

内容简介

  本书为"中国医学发展系列研究报告"丛书之一，旨在记录中国医学影像技术领域的创新发展和学科建设，以期对该专业后续发展起到良好的指导和推动作用。本书系统回顾并总结了中华医学会影像技术分会第七届委员会 2015—2017 年的各项工作，包括委员会的组织构架、相关工作的推进和中国医学影像技术学科研究进展，充分反映了本届委员会在促进医学影像技术教育体系建设、加强影像技术学科的临床规范体系建设、加强影像技术学科的内涵体系建设和推进国家"影像技师"职业准入制度的实施等方面对中华医学会影像技术分会和影像技术学科所做出的贡献。本书撰写了辐射防护、数字 X 线检查技术、CT 成像技术、MR 成像技术、DSA 技术与打印技术及高压注射器等方面的研究进展。精选了中国医学影像技术学在数字 X 线成像、数字乳腺成像、CT 成像技术、DSA 成像技术、MR 成像技术和 PACS 技术等方面的研究论文，并进行了文摘与专家评述。本书可作为医学影像技术工作者临床和科研的指导用书，也可作为临床医务工作者的参考书。

中国医学发展系列研究报告
《医学影像技术学进展【2015—2017】》
编委会

中华医学会组织编著

主　　编　余建明

副 主 编　高剑波　李真林

顾　　问　石明国　付海鸿　倪红艳

编　　委（以姓氏笔画为序）

丁洪园　王　淼　王　睿　王亚龙　王传兵　王会霞
王鹏程　牛延涛　文　利　孔祥闯　申玉鑫　吕发金
朱润莹　刘　杰　刘　波　刘　硕　刘　潇　刘于嘉
刘小明　刘世恩　刘建莉　刘科伶　池　萌　孙铭军
孙静坤　杜思霖　李　莲　李　莎　李　莹　李　萌
李　靖　李　静　李大鹏　李伟然　李莉明　李真林
杨　明　杨玉姣　杨永贵　吴维霞　余建明　沈衍富
迟　彬　张　玲　张小辉　张永远　张金戈　陈小华
陈金华　范文亮　郁　斌　郁仁强　罗银灯　周　旸
周学军　赵永霞　赵慧萍　胡申申　胡军武　禹智波
姚开情　高剑波　郭建新　唐雪松　黄　娟　戚恩浩
戚跃勇　常丽阳　崔明雨　梁　盼　彭　刚　彭婉琳
董晓美　韩雪莉　温　云　蔡明珠　谭　欢　暴云峰
黎　川　魏　淼

评述专家（以姓氏笔画为序）

王鹏程　牛延涛　孔祥闯　吕发金　刘　杰　刘世恩
刘建莉　李　萌　李大鹏　李真林　余建明　周学军
赵永霞　胡军武　高剑波　郭建新　暴云峰

序

习近平总书记指出："没有全民健康，就没有全面小康"。医疗卫生事业关系着亿万人民的健康，关系着千家万户的幸福。随着经济社会快速发展和人民生活水平的提高，我国城乡居民的健康需求明显增加，加快医药卫生体制改革、推进健康中国建设已成为国家战略。中华医学会作为党和政府联系广大医学科技工作者的桥梁和纽带，秉承"爱国为民、崇尚学术、弘扬医德、竭诚服务"的百年魂和价值理念，在新的百年将增强使命感和责任感，当好"医改"主力军、健康中国建设的推动者，发挥专业技术优势，紧紧抓住国家实施创新驱动发展战略的重大契机，促进医学科技领域创新发展，为医药卫生事业发展提供有力的科技支撑。

服务于政府、服务于社会、服务于会员是中华医学会的责任所在。我们从加强自身能力建设入手，努力把学会打造成为国家医学科技的高端智库和重要决策咨询机构；实施"品牌学术会议""精品期刊、图书""优秀科技成果评选与推广"三大精品战略，成为医学科技创新和交流的重要平台，推动医学科技创新发展；发挥专科分会的作用，形成相互协同的研究网络，推动医学整合和转化，促进医疗行业协调发展；积极开展医学科普和健康促进活动，扩大科普宣传和医学教育覆盖面，服务于社会大众，惠及人民群众。为了更好地发挥三个服务功能，我们在总结经验的基础上，策划了记录中国医学创新发展和学科建设的系列丛书《中国医学发展系列研究报告》。丛书将充分发挥中华医学会88个专科分会专家们的聪明才智、创新精神，科学归纳、系统总结、定期或不定期出版各个学科的重要科研成果、学术研究进展、临床实践经验、学术交流动态、专科组织建设、医学人才培养、医学科学普及等，以期对医学各专业后续发展起到良好的指导和推动作用，促进整个医学科技和卫生事业发展。学会要求相关专科分会以高度的责任感、使命感和饱满的热情认真组织、积极配合、有计划地完成丛书的编写工作。

本着"把论文写在祖国大地上，把科技成果应用在实现现代化的伟大事业中"的崇高使命，《中国医学发展系列研究报告》丛书中的每一位作者，所列举的每一项研究，都是来自"祖国的大地"、来自他们的原创成果。该书及时、准确、全面地反映了中华医学会各专科分会的现状，系统回顾和梳理了各专科医务工作者在一定时间段内取得的工作业绩、学科发展的成绩与进步，内容丰富、资料翔实，是一套实用性强、信息密集的工具书。我相信，《中国医学发展系列研究报告》丛书的出版，让广大医务工作者既可以迅速把握我国医学各专业蓬勃发展的脉搏，又能在阅读学习过程中不断思考，产生新的观念与新的见解，启迪新的研究，收获新的成果。

《中国医学发展系列研究报告》丛书付梓之际，我谨代表中华医学会向全国医务工作者表示深深的敬意！也祝愿《中国医学发展系列研究报告》丛书成为一套医学同道交口称赞、口碑远播的经典丛书。

百年追梦，不忘初心，继续前行。中华医学会愿意与全国千百万医疗界同仁一道，为深化医疗卫生体制改革、推进健康中国建设共同努力！

中华医学会会长

前　言

医学影像技术学是国家医学技术一级学科下的二级学科，医学影像技术学包含影像设备学、普通数字X线成像技术、乳腺数字X线成像技术、CT成像技术、DSA成像技术、MR成像技术、影像信息技术、影像打印技术等专业和亚学科。医学影像技术学是一个新兴的学科，发展十分迅猛，新的成像技术和检查方法不断涌现，周期不断缩短。影像在临床医疗中作用越来越大，在临床疾病的诊断和治疗方案的制订及判断疾病的转归中发挥重要的作用。然而，要获得精准的图像，影像技术必须先行，优质共享的图像是疾病诊断和治疗的基础。所以，医学影像技术学科的影像技术人员在现代化的医院和精准医疗的今天，占有举足轻重的地位。

本书分为7章，第1章为中华医学会影像技术分会现状，分别撰写了中华医学会影像技术分会第七届委员会的组织构架，医学影像技术学科的现状与学会发展思路，促进医学影像技术教育体系建设，加强影像技术学科的临床规范体系建设，推进国家"影像技师"职业准入制度的实施和加强影像技术学科的内涵体系建设；第2章为辐射防护研究进展，分别撰写了辐射防护与降低剂量概述，数字X线辐射防护，计算机体层成像辐射防护和数字减影血管造影辐射防护；第3章为数字X线检查技术研究进展，分别撰写了图像处理与计算机辅助诊断，数字X线摄影的特殊成像技术，计算机X线摄影与数字化X线摄影技术研究进展，乳腺成像技术和乳腺影像检查技术的研究进展；第4章为计算机体层成像技术研究进展，分别撰写了宝石能谱CT，256排宽体能谱CT，双源CT和256层极速CT；第5章为磁共振成像技术研究进展，分别撰写了MR硬件的进展，MR软件的进展和人体各部位MR成像技术研究进展；第6章为数字减影血管造影技术与打印技术及高压注射器研究进展；第7章为中国医学影像技术学研究精选文摘与评述，分别撰写了数字X线检查技术研究进展，数字乳腺成像技术研究进展，CT成像技术研究进展，数字减影血管造影成像技术研究进展，MR成像技术研究进展和医学影像存档与通信系统技术研究进展。

本书在中国医学影像技术学研究精选文摘与评述章节中，精选收集了医学影像技术学各个亚学科文献496篇，对每篇文献进行了摘要，接着组织相关专家对每篇精选文献进行评述。本书编委会成员都是我国医学影像技术临床第一线的中青年业务骨干，他们具有扎实的基础理论和丰富的临床经验，精力充沛，思维敏捷，能力强。

在书稿完成之际，首先要感谢为了医学影像技术学科发展辛勤付出而撰写一篇篇宝贵学术论文的各位学者，是大家的劳动才有本书的源头活水；其次感谢每位编委，大家精心的归纳总结、评述和撰稿，为本书增添光彩；再次感谢中华医学会和中华医学电子音像出版社的具体指导。

由于编写工作时间很紧，可能有一些重要的医学影像技术研究成果未能反映在本书中，敬请相关学者谅解；受编者水平所限，对书中的缺点或不足之处，恳请广大读者提出宝贵的意见。

余建明
2017年11月19日

目 录

第1章 中华医学会影像技术分会现状
- 第一节 中华医学会影像技术分会第七届委员会组织构架 ············001
- 第二节 医学影像技术学科的现状与学会发展思路 ············015
- 第三节 促进医学影像技术教育体系建设 ············017
- 第四节 加强影像技术学科的临床规范体系建设 ············029
- 第五节 推进国家"影像技师"职业准入制度的实施 ············106
- 第六节 加强影像技术学科的内涵体系建设 ············110

第2章 辐射防护研究进展
- 第一节 辐射防护与降低剂量概述 ············118
- 第二节 数字X线辐射防护 ············120
- 第三节 计算机体层成像辐射防护 ············123
- 第四节 数字减影血管造影辐射防护 ············129

第3章 数字X线检查技术研究进展
- 第一节 图像处理与计算机辅助诊断 ············131
- 第二节 数字X线摄影的特殊成像技术 ············135
- 第三节 计算机X线摄影与数字化X线摄影技术研究进展 ············146
- 第四节 乳腺成像技术 ············149
- 第五节 乳腺影像检查技术的研究进展 ············157

第4章 计算机体层成像技术研究进展
- 第一节 宝石能谱计算机体层成像 ············161
- 第二节 256排宽体能谱计算机体层成像 ············164
- 第三节 双源计算机体层成像 ············166
- 第四节 256层极速计算机体层成像 ············169

第5章 磁共振成像技术研究进展
第一节 磁共振硬件的进展 ... 172
第二节 磁共振软件的进展 ... 176
第三节 人体各部位磁共振成像技术研究进展 ... 193

第6章 数字减影血管造影技术与打印技术及高压注射器研究进展
第一节 数字减影血管造影技术的研究进展 ... 224
第二节 影像打印技术的研究进展 ... 227
第三节 高压注射器的研究进展 ... 230

第7章 中国医学影像技术学研究精选文摘与评述
第一节 数字X线检查技术研究进展 ... 236
第二节 数字乳腺成像技术研究进展 ... 266
第三节 计算机体层成像技术研究进展 ... 290
第四节 数字减影血管造影成像技术研究进展 ... 478
第五节 磁共振成像技术研究进展 ... 509
第六节 医学影像存档与通信系统技术研究进展 ... 591

第1章 中华医学会影像技术分会现状

1993年7月15日,"中华医学会影像技术协会"在北京宣告成立,1996年,根据民政部下发文件精神,中华医学会所属的各专科学(协)会统一改为专科分会,故"中华医学会影像技术协会"改名为"中华医学会影像技术分会"。

第一节 中华医学会影像技术分会第七届委员会组织构架

一、中华医学会影像技术分会正、副主任委员

1. 中华医学会影像技术分会主任委员 余建明(图1-1),主任技师,硕士生导师,三级教授。中华医学会影像技术分会主任委员、首席专家和伦琴学者,全国高等学校医学影像技术专业教材评审委员会主任委员,全国卫生人才评价专家,全国行业教育教学指导委员会委员,国家医疗服务管理指导专家,国家重点研发计划项目评审专家,国家教育部学位与研究生教育发展中心评审专家,中华医学科技奖评审委员会评审专家,国家医疗器械使用评审专家,国家工业强基评审专家,湖北省医学会放射技术学会主任委员。获中华医学影像技术学科建设终身成就奖。湖北省政府招投标委员会评审专家,武汉市政府招投标委员会评审专家,湖北省放射医学质控中心副主任兼办公室主任,湖北省职业卫生技术评审专家,湖北省放射卫生技术专家。

华中科技大学《医学影像技术学》精品课程负责人。《DSA成像技术参数与疾病显示的相关性临床应用研究》获湖北省科学进步二等奖。担任主编和副主编本科规划教材26部,专著15部。以第一作者或通信作者在权威和核心期刊发表论文80余篇。

担任《中华放射学杂志》编委,《中华放射医学与防护杂志》编委,《临床放射学杂志》常务编委,《放射学实践杂志》常务编委,《临床肝胆病杂志》编委。

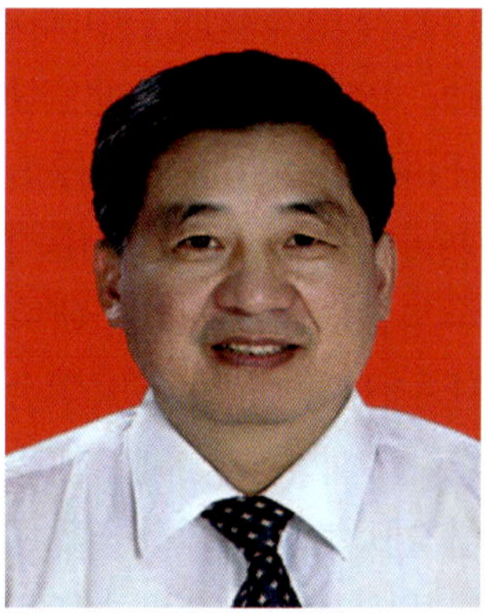

图1-1 中华医学会影像技术分会主任委员 余建明

2. 中华医学会影像技术分会前任主任委员 石明国(图1-2),第四军医大学(空军军医大学)西京医院医学影像学教研室主任、教授;山东泰山医学院兼职教授、硕士生导师。多次荣获第四军医大学优秀教师称号,荣立三等功2次,2012年1月荣获国防服役金质奖章;全国、全军医学影像技术学科建设终身成就奖、伦琴学者荣誉证获得者。

中华医学会影像技术分会第六届委员会主任委员,中国医学装备协会常务理事,中国医学装备

协会CT工程技术专业委员会主任委员，中国人民解放军医学影像技术专业委员会主任委员，陕西省医学会医学影像技术学会名誉主任委员。中华医学科技奖评审委员会委员，第一届全国高等学校医学影像技术专业教材评审委员会副主任委员。先后受聘为《中华放射学杂志》副总编辑，《实用放射学杂志》《中华现代影像学》等10余部杂志期刊编委、常务编委、副主编。

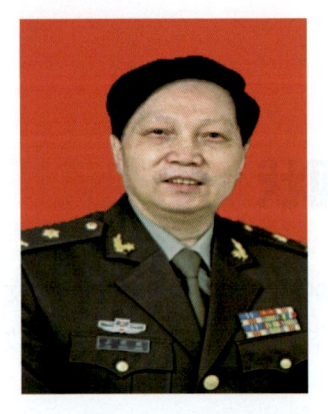

图1-2　中华医学会影像技术分会前任主任委员　石明国

长期从事放射医学影像新技术应用和CT图像重建后处理及医学影像设备临床应用研究及教学工作，特别在CT设备的教学和临床应用中做出突出成绩，先后承担国家"九五"攻关课题1项，获陕西省科学技术二等奖2项，全军科技进步三等奖5项，承担国家自然科学基金项目2项，获国家发明专利3项。主持开展具有国内、军内先进水平的医学影像技术新业务、新技术多项。

主编专著及教材16部，副主编4部，参编多部。其中1995年主编全国首部《实用CT影像技术学》，获优秀科技图书一等奖，1996年被选为全国大型设备CT上岗培训教材。主编高等教育出版社普通高等教育"十一五"国家级规划教材《医学影像设备学》，主编人民卫生出版社出版"十三五"国家级规划教材《医学影像设备学》《医学影像设备质量控制管理学》《放射师临床工作指南》《医用影像设备（CT/MR/DSA）成像原理与临床应用》等专著及教材；在各类专业杂志发表论文160余篇。

3. 中华医学会影像技术分会候任主任委员　付海鸿（图1-3），1992年毕业于首都医科大学生物医学工程专业，获得工学学士学位。1992年至今就职于中国医学科学院北京协和医院放射科，现任高级工程师。1997年至今在北京协和医学院（清华大学医学部）继续教育学院担任讲师并承担医学影像信息学教学任务。2002年获高等学校教师资格证书。2011年获聘泰山医学院兼职教授，2012年获聘泰山医学院影像医学与核医学专业硕士研究生指导教师。现任中华医学会影像技术分会候任主任委员，北京医学会放射技术分会主任委员，北京医师协会医疗信息化专业委员会副主任委员，中华医学会医学工程学分会委员，北京医学会医学工程学分会委员，北京医学会理事，中国医学装备协会磁共振应用专业委员会副主任委员。原国家卫生计划生育委员会（以下简称原国家卫计委）人才交流服务中心全国卫生人才评价专家，全国卫生专业

图1-3　中华医学会影像技术分会候任主任委员　付海鸿

技术资格考试专家委员会委员，全国医用设备使用人员业务能力考评命审题专家。

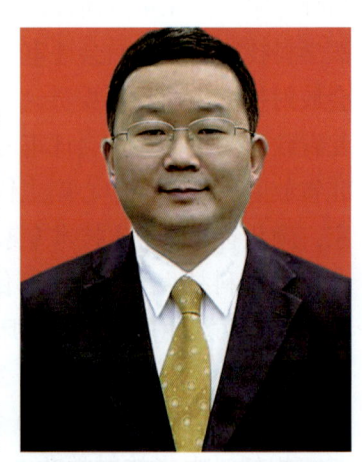

从事教学工作至今20年。2001年获教育部中国国家留学基金管理委员会中国国家留学基金。作为主编、副主编编写影像技术专业教材和专著9部。负责中国卫生经济学会课题1项，并获得中国卫生经济学会优秀课题奖。参加卫生部重大项目1项，国家自然科学基金2项，北京市自然科学基金1项。担任《中华放射学杂志》审定稿专家及《中国医疗设备》杂志编委。

4. 中华医学会影像技术分会副主任委员　高剑波（图1-4），医学博士，教授，博士生导师。

郑州大学第一附属医院副院长，兼任放射科主任，影像学科学术带头人，医学影像专业负责人。担任中华医学会影像技术分会副主任委员、中华医学会放射学分会腹部专业委员会副主任委员、中国医学装备协会普通放射装备协会专业委员会主任委员、河南省医学会医学影像技术专科分会主任委员等学术职务。曾在美国霍普金斯大学短期访问学习。担任《中华放射学杂志》等国内外10余种学术期刊的常务编委、编委或审稿人。

从事放射影像临床、教学、科研及管理工作32年。共发表学术论文300余篇，其中SCI收录40余篇。作为主编、副主编及编委参编医学影像学专著和高校教材10余部。承担和完成国家自然科学基金等科研项目20余项。获省部级科技进步二等奖、三等奖共9项。在消化系肿瘤和肺部疾病的临床影像学及其新技术研究方面颇有造诣。获得河南省优秀专家、河南省优秀青年科技专家、河南省优秀中青年骨干教师、河南省卫生系统先进工作者、河南省师德标兵、河南省自主创新十大杰出青年等荣誉称号，河南省"五一"劳动奖章获得者。

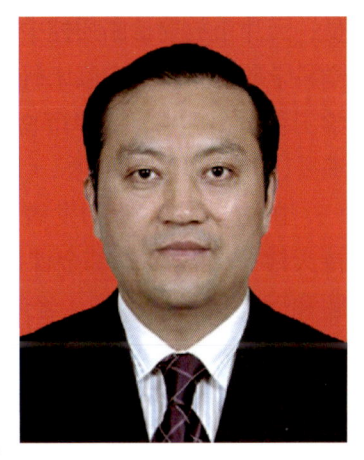

图1-4 中华医学会影像技术分会副主任委员 高剑波

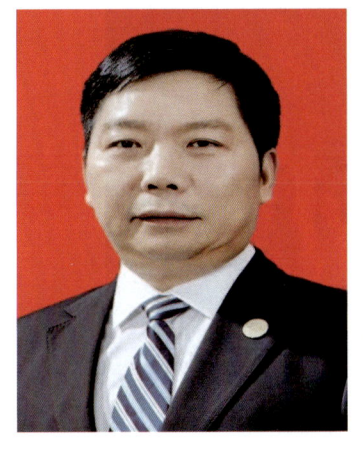

5. 中华医学会影像技术分会副主任委员 李真林（图1-5），硕士、硕士生导师、主任技师，四川大学华西医院放射科副主任。中华医学会影像技术分会副主任委员，四川省医学会影像技术专业委员会主任委员，国际放射技师协会（ISRRT）会员，四川省放射医学质控中心副主任，四川省有突出贡献的优秀专家，四川省卫生计划生育委员会学术技术带头人。获四川省科技进步一等奖，四川省卫生计生系统先进个人。担任原国家卫计委"十三五"规划教材/全国高等学校教材《医学影像成像理论》主编，全国高等院校放射诊断与治疗专业/国家卫计委"十三五"研究生规划教材《医学影像设备学》主编。主编人民卫生出版社教材3部，专著2部，副主编3部，参编6部。*BJR*杂志审稿人，《实用放射学》《临床放射学》《中华放射医学与防护》等杂志编委。近5年，以第一作者、共同第一作者、通信作者发表SCI论文6篇；中文核心期刊和*Medline*第一作者5篇，通信作者20余篇。获国家自然科学基金1项，省级科研课题5项，四川大学教改课题1项。到校金额280万元。

图1-5 中华医学会影像技术分会副主任委员 李真林

6. 中华医学会影像技术分会副主任委员 倪红艳（图1-6），博士，研究员，硕士生导师，就职于天津市第一中心医院放射科，磁共振部门负责人。2003年7月至2006年1月在美国Rochester大学医学中心放射科作为访问学者。

现任中华医学会影像技术学分会副主任委员，天津医学会影像技术学分会副主任委员，中国医学装备协会普通放射装备专业委员会常务委

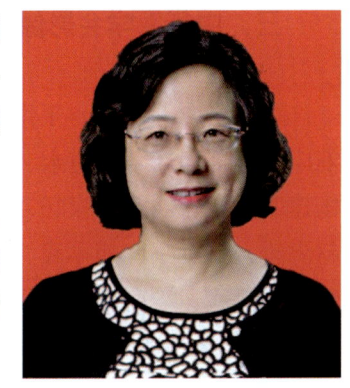

图1-6 中华医学会影像技术分会副主任委员 倪红艳

员，天津市放射诊断质控中心委员，天津医学高等专科学校影像技术专业学科带头人，中华医学会医学科学研究管理分会临床研究管理学组委员，天津医学会临床科研管理分会常务委员，天津市生物医学工程学会理事，天津市物理学会常务理事，《中华放射学杂志》通信编委，《国际医学放射学杂志》编委，《天津医药》编委，《临床放射学杂志》和《磁共振成像杂志》审稿专家。

国内外核心期刊发表论文60余篇，发明专利1项。主持国家自然科学基金课题1项，主持天津市自然科学基金课题1项，主持天津市卫生局科研课题4项，参加多项国家级、市级课题和厅局级科研课题，经专家鉴定获得科研成果18项和科研奖5项。编著11部，译著1部。

二、中华医学会影像技术分会全体常委

王敏杰、牛延涛、石明国、付海鸿、冯骥、孙文阁、李萌、李文美、李真林、余建明、杨燕敏、汪启东、宋少娟、张晨、国志义、郑君惠、高剑波、高向东、倪红艳、黄敏华（以姓氏笔画为序，图1-7）。

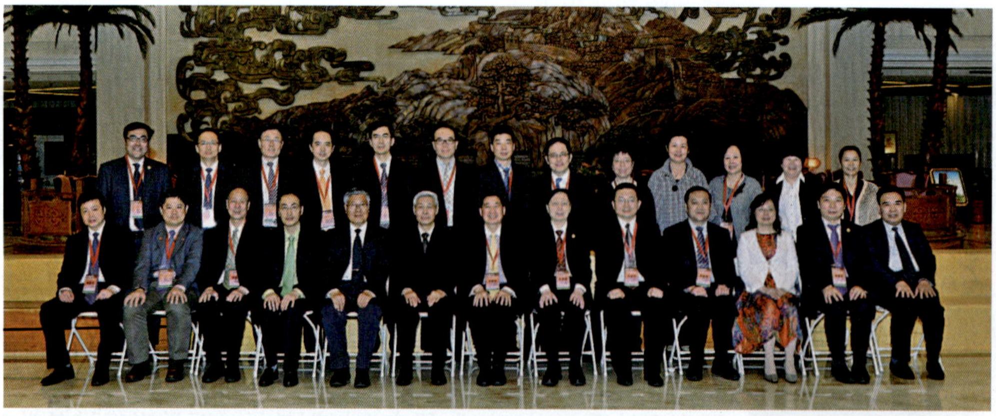

图1-7 中华医学会影像技术分会第七届委员会历届主任委员与全体常委合影

三、中华医学会影像技术分会全体委员

丁莹莹、马新武、王世威、王红光、方佳、左珊淮、白树勤、石明国、付海鸿、毕正宏、朱凯、刘广月、刘建新、刘道永、孙家瑜、牟文斌、杜瑞宾、李小宝、李文荣、李宝玖、李真林、杨晓鹏、杨建明、余建明、汪家旺、宋建兵、宋清伟、陈晶、陈志安、范医鲁、欧阳雪晖、罗来树、周代全、赵海涛、赵雁鸣、胡军武、胡鹏志、钟国康、钟镜联、夏迎洪、倪红艳、徐光明、徐国斌、高剑波、郭濴、银武、梁克树、雷子乔（以姓氏笔画为序，图1-8、图1-9、图1-10）。

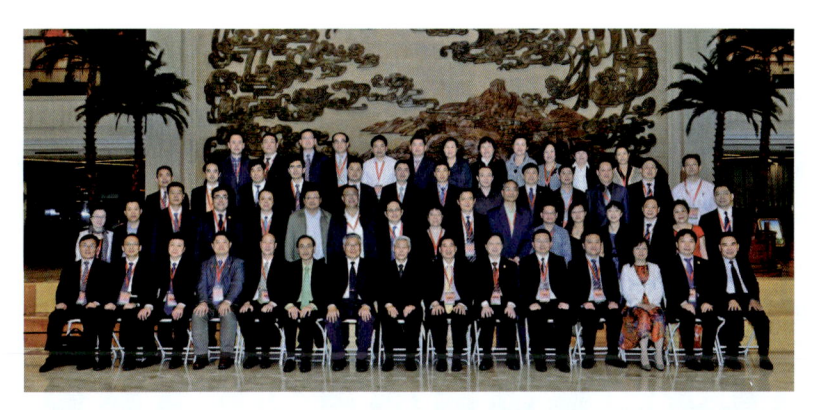

图1-8 中华医学会影像技术分会第七届委员会历届主任委员与全体委员合影

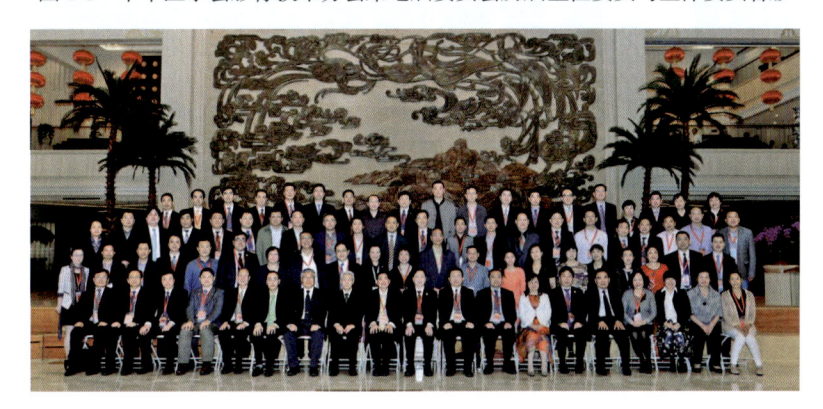

图1-9 中华医学会影像技术分会第七届委员会历届主任委员与全体委员和各专业学组组长合影

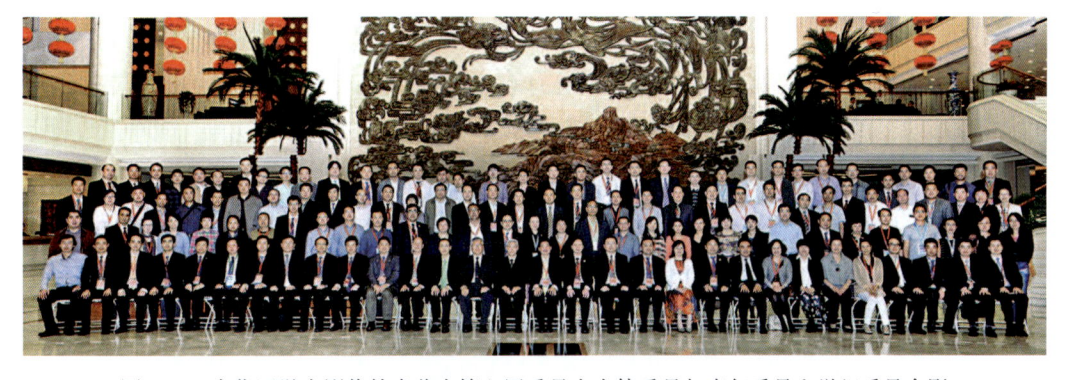

图1-10 中华医学会影像技术分会第七届委员会全体委员与青年委员和学组委员合影

四、中华医学会影像技术分会全体青年委员

主任委员：余建明。

副主任委员：李振涛、孙建忠、周高峰。

委员：丁晖、万勇、马超、王忠周、王晓艳、王效春、尹建东、邓刚、田俊、司徒卫军、尼玛、吕忠文、邬远志、刘杰、刘洋、刘铁、孙建忠、李长清、李玉敏、李振涛、李晓会、李鸿鹏、杨明、杨永贵、杨利莉、汪军、沈衍富、初金刚、张凤、张翼、张红迁、张治平、陈松、陈勇、陈细香、林尔坚、罗松、罗银灯、周高峰、宗会迁、柳杰、唐鹤菡、诸瑛、黄红云、黄福灵、曹治婷、龚欢、梁存升、窦社伟、臧建华、黎川（以姓氏笔画为序，图1-11）。

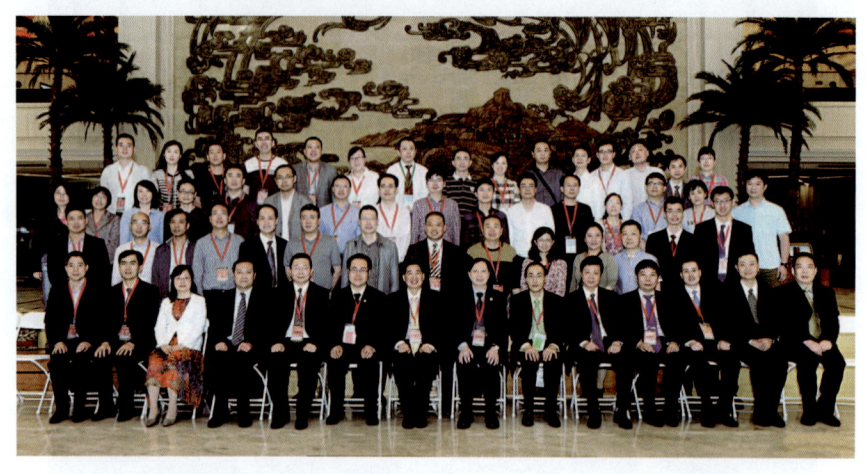

图1-11　中华医学会影像技术分会第七届委员会正、副主任委员与全体青年委员合影

五、中华医学会影像技术分会全体磁共振学组委员

名誉组长：黄敏华。

组长：李文美。

副组长：孙文阁、张晨、汪启东、胡军武。

委员：王乐、王石嵩、戈明媚、毛德旺、卞读军、文华、尹建华、卢涛、刘波、刘定西、闫峰山、孙睿、孙文阁、杜向东、李文美、杨筠、吴有森、吴钢、吴金镛、汪启东、宋立军、初阳、张诚、张荃、张晨、张玉龙、张新廷、陈财忠、郑力强、郑维民、孟炯、赵应满、胡军武、胡运胜、夏春潮、高阳、郭建新、黄明明、隋淑华、蒋杰、曾亚伟（以姓氏笔画为序，图1-12）。

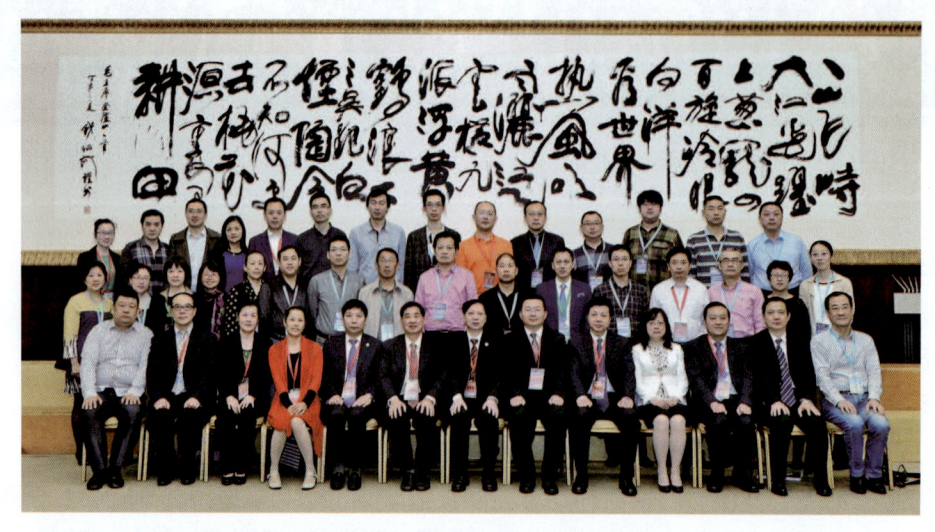

图1-12　中华医学会影像技术分会第七届委员会正、副主任委员与磁共振学组委员合影

六、中华医学会影像技术分会全体计算机体层成像学组委员

名誉组长：杜瑞宾。

组长：郑君惠。

副组长：王沄、王敏杰、陈晶、赵雁鸣。

委员：王沄、王西昌、王敏杰、方军、邓莉萍、冯祥太、朱万安、任宏、刘晨、刘义军、刘传亚、刘昌盛、刘庭贵、李纬、李剑、李健、李生泮、李信友、杨旭峰、杨述根、余亚平、汪春红、张照喜、陈刚、陈伟、陈晶、郑天辉、郑君惠、赵雁鸣、胡永胜、段呼兵、顾欣、党军、晏子旭、黄桂雄、崔志敏、董海斌、董雷钢、韩闽生、綦维维、潘润铎（以姓氏笔画为序，图1-13）。

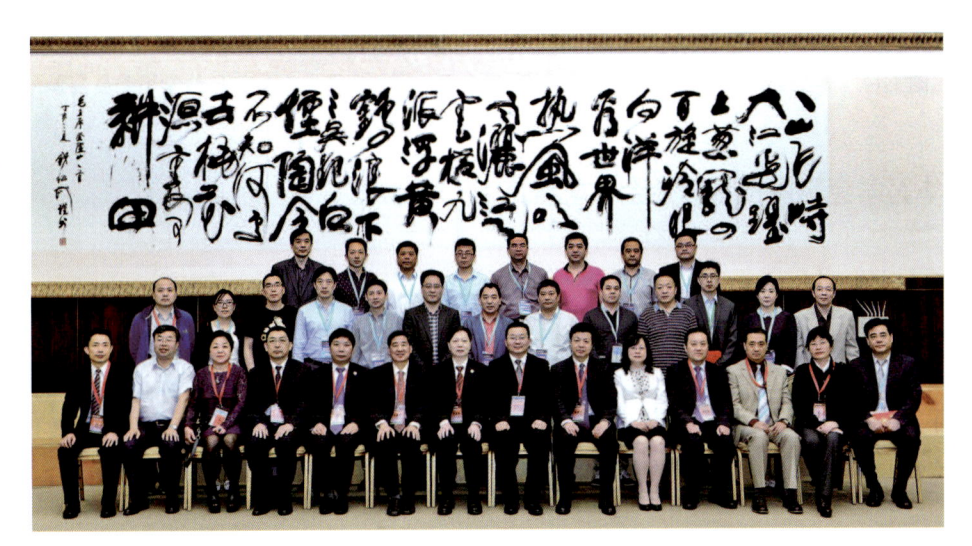

图1-13 中华医学会影像技术分会第七届委员会正、副主任委员与计算机体层成像学组委员合影

七、中华医学会影像技术分会全体数字X线学组委员

名誉组长：徐光明。

组长：刘广月。

副组长：刘建新、罗来树、洪泳、赵德政。

委员：王勇、王亚勋、石凤祥、冯德朝、朱明欣、刘广月、刘建新、刘艳明、刘崇兵、江飞、许美珍、李文献、杨吉学、何玉圣、佟咸利、张宁、张政、张尚军、张顺源、陈晓飞、林伟、周松、郑菲、赵军、赵德政、钟易、涂茜、洪泳、贺玉玺、耿欣、钱建忠、徐卫国、唐万峰、唐雪松、谈文开、黄锋、隋广平、潘润铎、穆兴国、戴年利、鞠伟（以姓氏笔画为序，图1-14）。

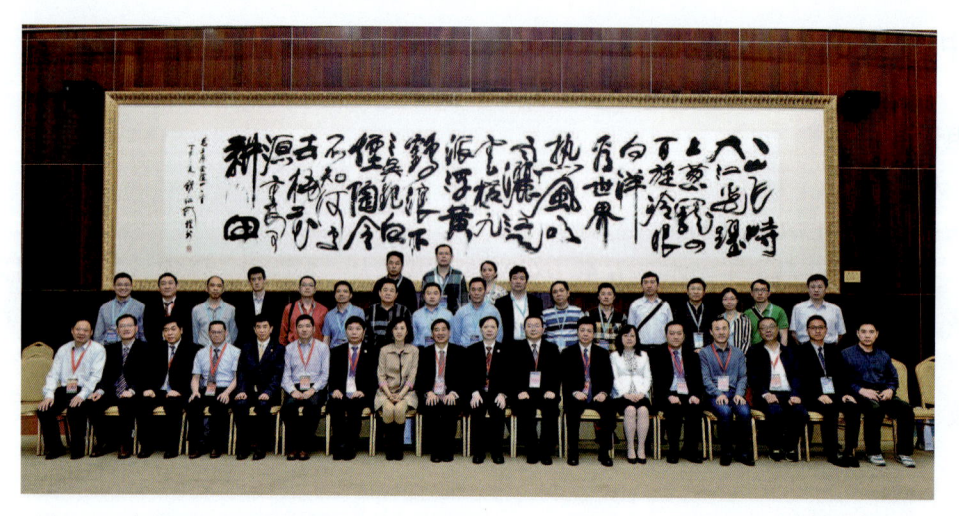

图 1-14　中华医学会影像技术分会第七届委员会正、副主任委员与数字 X 线学组委员合影

八、中华医学会影像技术分会全体乳腺 X 线学组委员

名誉组长：宋少娟。

组长：杨燕敏。

副组长：丁莹莹、欧阳雪辉、柳杰、梅红。

委员：丁莹莹、王南飞、王秋霞、王智清、王灌忠、白亚妮、兰延宏、乔桂荣、阮骥、李波、杨伟、杨芳、杨燕敏、吴丽霞、奂水仙、宋俊峰、迟彬、张艳、张猛、张红霞、陈卫、陈菡、陈学军、陈殿森、范建丽、林檬、林冰影、欧阳雪晖、尚滔、周燕、柯振武、柳杰、姚秋英、高之振、郭文力、郭海鸥、梅红、康天良、梁瑞冰、蔡冬鹭、魏君臣（以姓氏笔画为序，图 1-15）。

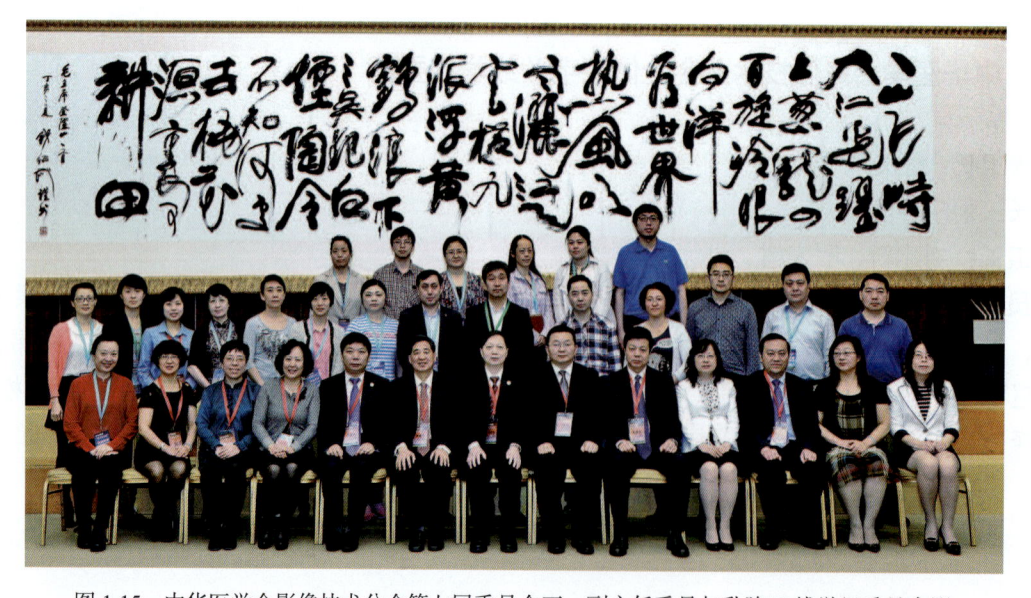

图 1-15　中华医学会影像技术分会第七届委员会正、副主任委员与乳腺 X 线学组委员合影

九、中华医学会影像技术分会全体教育学组委员

名誉组长：周进祝。

组长：张雪君。

副组长：王鹏程、任伯绪、孙家瑜、李萌。

委员：王彪、王绥煌、王鹏程、白树芳、任伯绪、刘甲、刘建新、刘瑞宏、孙家瑜、孙海双、李萌、李万猛、沈秀明、张卫萍、张凤翔、张志伟、张国明、张雪君、张淑丽、陆玉敏、陈新沛、林志超、林盛才、周进祝、周学军、周选民、赵永霞、冒斌、姜文国、顾青、黄小华、曹国全、戚跃勇、戚喜勋、康建蕴、韩永萍、鲍道亮、窦新民、蔡裕兴、暴云锋（以姓氏笔画为序，图1-16）。

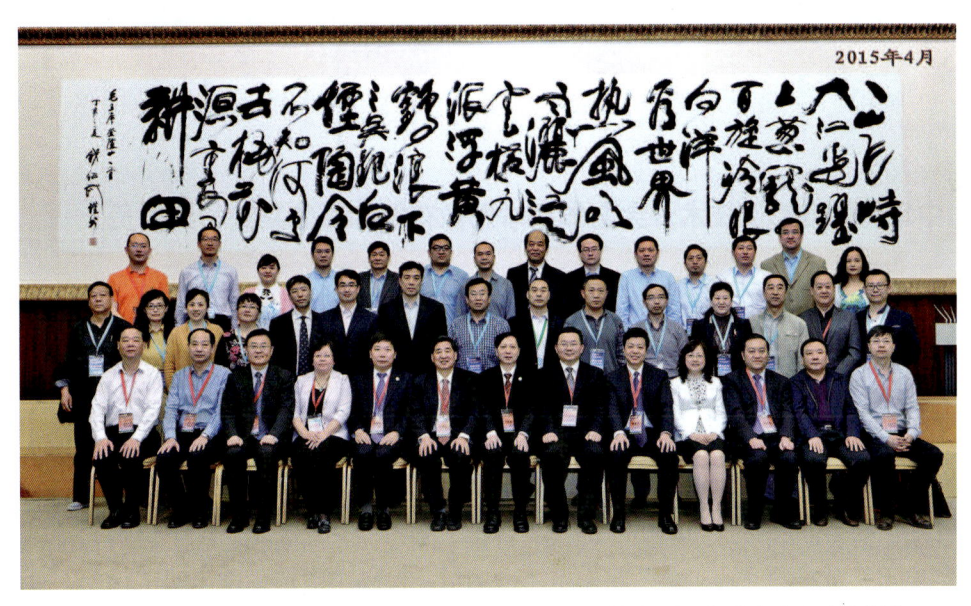

图 1-16 中华医学会影像技术分会第七届委员会正、副主任委员与教育学组委员合影

十、中华医学会影像技术分会全体工程学组委员

名誉组长：陈志安。

组长：冯骥。

副组长：陈勇、林建华、罗松、赵海涛。

委员：王博、王慧、王厚军、甘泉、付丽媛、冯骥、朱大荣、朱晓鸥、刘先凡、刘剑利、孙睿、孙长江、孙存杰、李一平、李若梅、杨晓宇、余厚军、沈宏荣、张遣、陈勇、陈涛、陈汉义、陈志辉、林建华、林海波、郁鹏、罗松、周宇、周如康、赵洪波、赵海涛、胥毅、徐世伟、徐绍忠、高军、黄邻彬、黄昌永、彭小栋、彭俊文、雷进元、颜世海（以姓氏笔画为序，图1-17）。

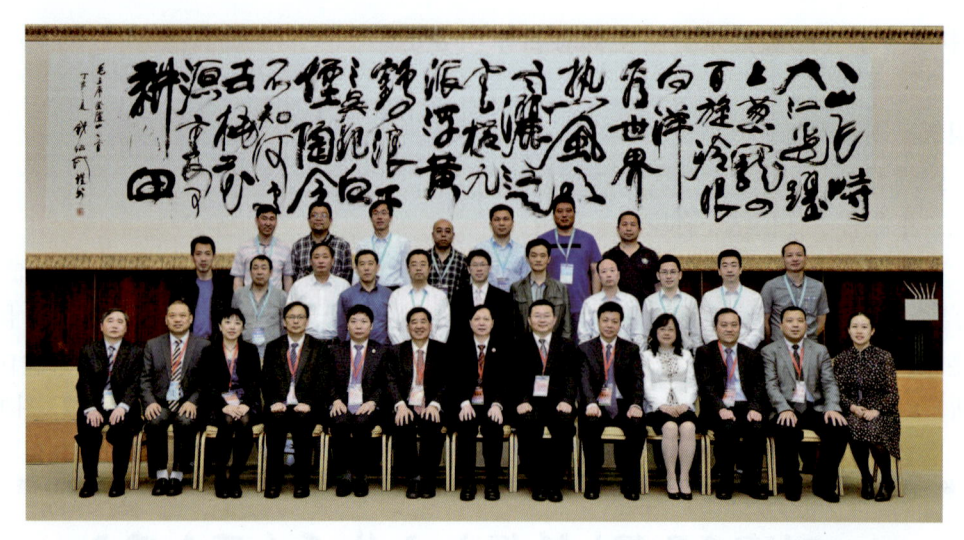

图1-17　中华医学会影像技术分会第七届委员会正、副主任委员与工程学组委员合影

十一、中华医学会影像技术分会全体医学影像存储和通信系统学组委员

名誉组长： 钟国康、彭振军。

组长： 国志义。

副组长： 王红光、金华、胡鹏志、高向东。

委员： 马亚光、王涛、王康、王长德、王红光、卢小军、伍保忠、汤连志、许书聪、孙凯、孙超、李永平、李旭民、李学胜、李绍科、吴艳、吴越、吴前芝、何新华、张树桐、陈金华、罗毅、国志义、赵嵩、胡志海、胡顺东、胡鹏志、钟锐、贾雄、凌寿佳、高向东、郭宏、陶客言、陶清亮、黄基、彭锐、彭振军、董海鹏、普成荣、温大勇、谭绍恒（以姓氏笔画为序，图1-18）。

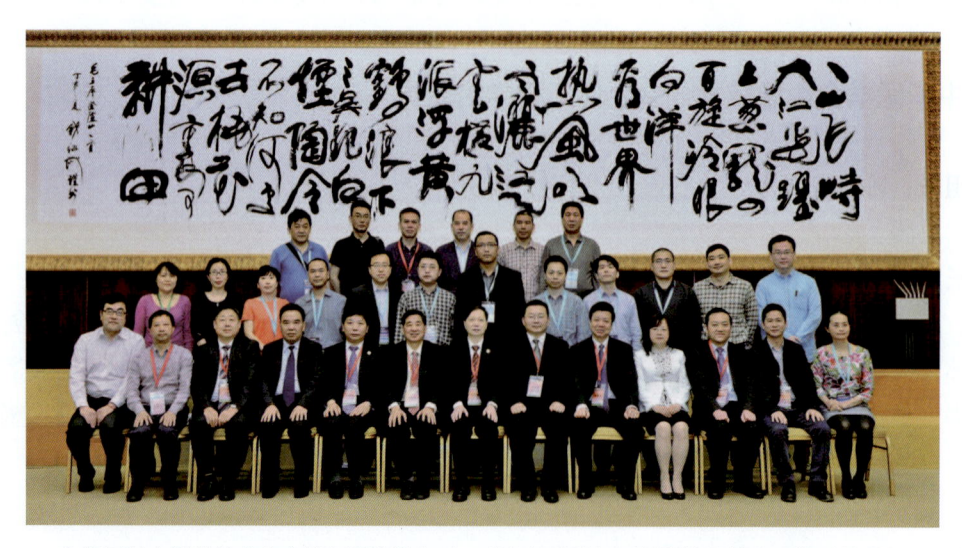

图1-18　中华医学会影像技术分会第七届委员会正、副主任委员与医学影像存储和通信系统学组委员合影

十二、中华医学会影像技术分会全体国际学术交流部委员（筹）

部长：付海鸿。

副部长：王鹏程、李萌、倪红艳。

顾问：王鸣鹏。

秘书：李春爱、张宗锐。

成员：王乐、王明月、王思梦、邓刚、卢涛、史宏丽、成官迅、任芳、刘伟、刘栋、刘洋、刘一帆、刘永锜、刘建华、孙琦、阳琴、李春爱、沈秀明、迟彬、张扬、张艳、张翼、张怡文、张晓东、张晓晶、张婷婷、张慧丽、陈鸿达、和清源、赵宇、聂壮、郭宇义、唐鹤菡、黄玲、曹毅、曹绍东、戚玉龙、康钰、梁盼、彭鹏、韩立、富青、虞滨滨、綦维维（以姓氏笔画为序，图1-19）。

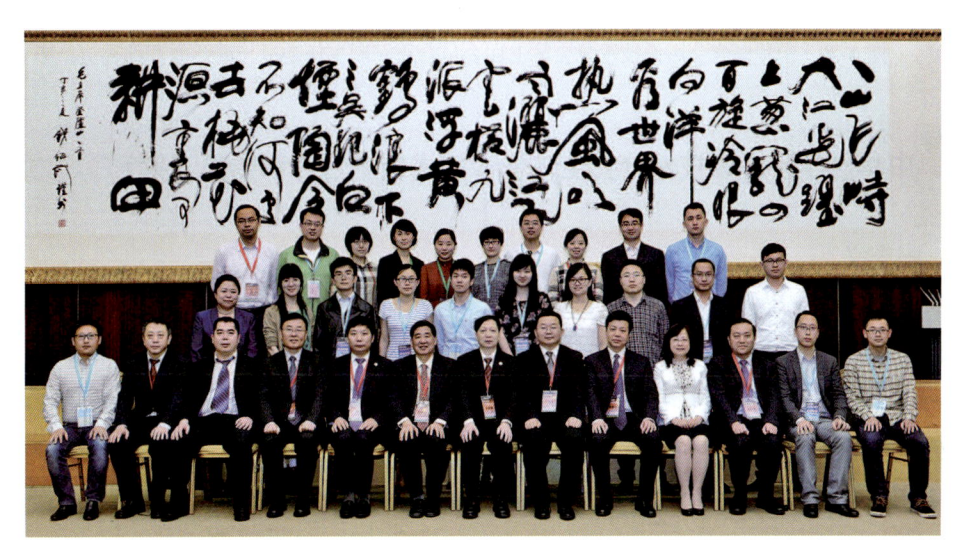

图1-19 中华医学会影像技术分会第七届委员会正、副主任委员与国际学术交流部委员合影

十三、中华医学会影像技术分会全体继续教育部委员（筹）

部长：李真林。

副部长：王世威、石凤祥、孙建男、汪家旺、张雪君、李鸿鹏、钟镜联、黄桂雄。

秘书：杨明、夏春潮。

成员：丁文洪、万林福、王骏、石凤祥、兰永树、朱爱国、刘明、刘伟伟、刘秀平、刘泉源、安东洪、许建杰、李焕焕、李清楚、李锋坦、杨洪兵、汪光尧、宋鹏、宋玉全、张颖、张家宙、郑建民、赵德政、祝新平、姚建新、唐军、龚志刚、隋岩、彭松、樊先茂（以姓氏笔画为序，图1-20）。

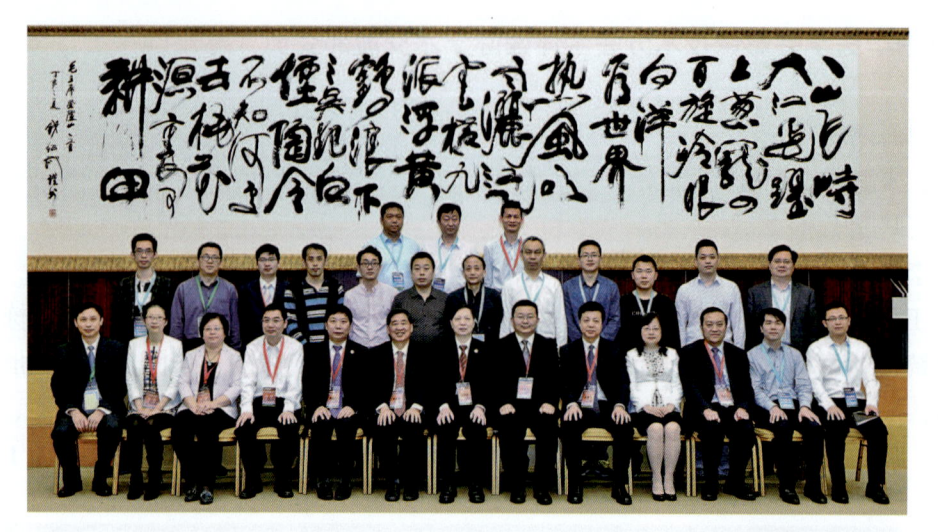

图 1-20　中华医学会影像技术分会第七届委员会正、副主任委员与继续教育部委员合影

十四、中华医学会影像技术分会全体影像技术技术合作部委员（筹）

部长：国志义。

副部长：马新武、冯骥、李小宝、杨晓鹏、余厚军、陈刚、高向东。

秘书：刘纯岩、吴红梅。

成员：万常华、马连菊、王卓、王小平、王明超、毛崇文、齐顺、农俊彬、那曼丽、李国昭、李念云、李晓娜、何建成、何建军、邹才盛、张晔、陈瑞权、罗银灯、赵英明、郝菲、段宗强、郭雷、黄雄、康庄、彭海腾、程志亮、谢江平（以姓氏笔画为序，图 1-21）。

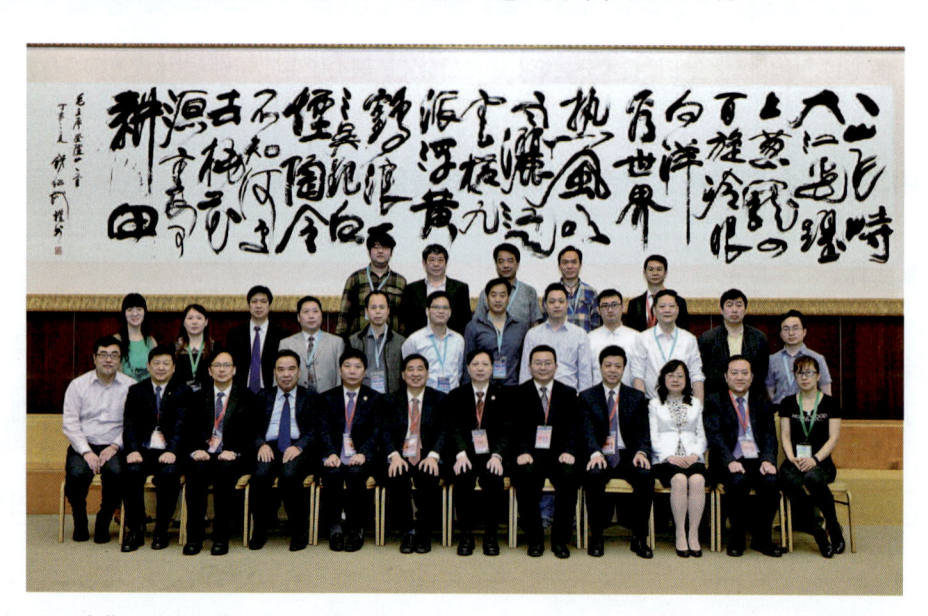

图 1-21　中华医学会影像技术分会第七届委员会正、副主任委员与影像技术技术合作部委员合影

十五、中华医学会影像技术分会全体影像技术护理学组委员（筹）

组长：宋少娟。

常务副组长：赵俐红。

副组长：罗健、徐阳、高小玲、黄杰。

委员：王颖、王锦兰、毛燕君、尹兰英、邓明玉、平秀琴、邢丽、邢彩霞、刘平、刘立艳、刘咸英、闫惠鑫、李敏、李素兰、吴晓艳、宋少娟、陈秀梅、罗健、赵雷、赵俐红、骆春柳、袁网、徐阳、高小玲、黄杰、曹建勋、梁俊丽、韩杰、鲍嶺、魏倩倩（以姓氏笔画为序，图1-22）。

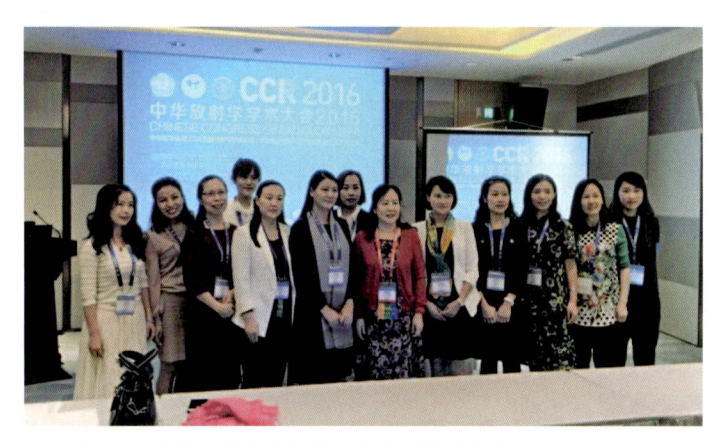

图1-22 中华医学会影像技术分会影像技术护理学组委员合影

十六、中华医学会影像技术分会全体影像技术核医学学组委员（筹）

组长：孙文阁。

常务副组长：尹大一。

副组长：王云雅、巴建涛、杜晓光、贾强。

委员：王蓉、王云雅、王治国、巴建涛、邓智勇、申景涛、冯国伟、冯学民、朱素英、刘幸光、刘慈懿、孙璐、孙文阁、杜晓光、张永克、张秀梅、欧阳晓辉、赵银龙、胡佳、贾强、郭晋纲、郭祥发、戚忠志、彭珍珍（以姓氏笔画为序，图1-23）。

十七、中华医学会影像技术分会影像技术本科教育专业委员会（筹）

主任委员：余建明。

副主任委员：李真林。

委员：丁莹莹、马宜传、于勇、王乐、王兆彬、王红光、王志强、卢再鸣、石思李、田宗武、成静、刘红、刘义军、齐德明、孙静、孙存杰、向辉华、朱险峰、杜伟、杨红、杨中杰、杨述根、李大鹏、李文超、李俊峰、李祥林、何雁、辛学刚、余成新、宋卫东、张宁、张志、张丰收、张体江、张祥林、张英俊、张淑丽、张惠英、陈江源、陈晓光、林华、郑敏、周学军、郝崴、郝庆卯、贺太平、贺志安、高万春、高剑波、顾青、夏军、徐惠、徐秀芳、曹代荣、黄浩、黄小华、韩闽生、蒋高民、彭友霖、廖永贵、魏君臣（以姓氏笔画为序，图1-24）。

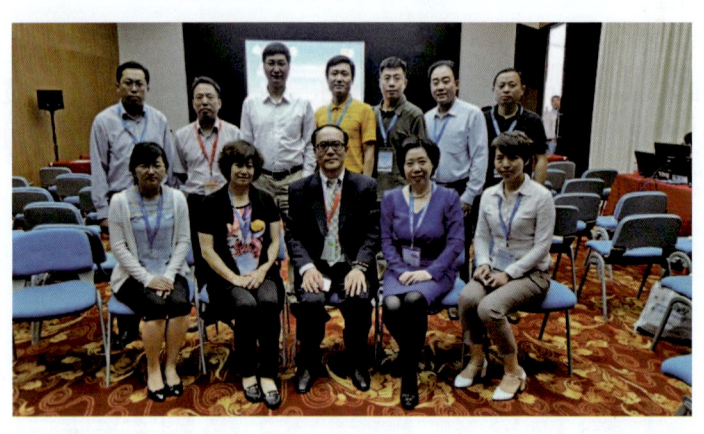

图1-23　中华医学会影像技术分会影像技术核医学学组全体委员合影

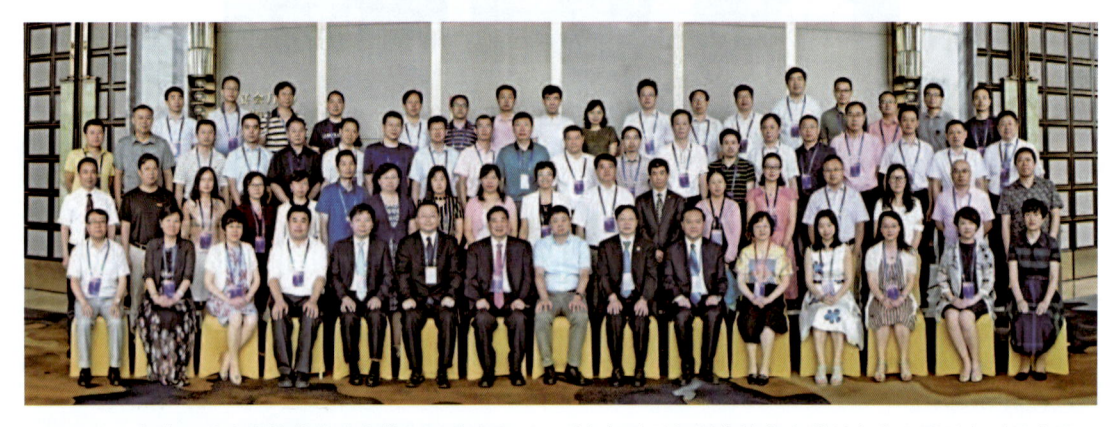

图1-24　中华医学会影像技术分会第七届委员会正、副主任委员与影像技术本科教育专业委员会委员合影

十八、中华医学会影像技术分会影像技术高职教育专业委员会（筹）

主任委员：余建明。

副主任委员：李萌。

委员（以姓氏笔画为序）：于昊、王哲、王开灿、王向华、王改芹、王海安、王德华、韦中国、由芸、代馨、吕卫萍、任津瑶、向军、刘秀平、刘宗彬、刘海洋、刘敬荣、刘媛媛、孙美兰、杜玲、杜志昭、李占峰、李圣军、李迅茹、杨莉、杨尚玉、邹翠洁、沈秀明、张丽、张波、张卫萍、张远理、张晓玲、张益兰、张景云、陈涛、陈凝、陈懿、林坚、林志艳、罗天蔚、周山、郑维宇、孟祥、翁绳和、黄霞、黄祥国、曹琰、崔娟、崔军胜、宿曼、彭泽标、韩晓磊、程炜、程曙文、简燕进、蔡福玲、廖伟雄、樊先茂、濮宏积（以姓氏笔画为序，图1-25）。

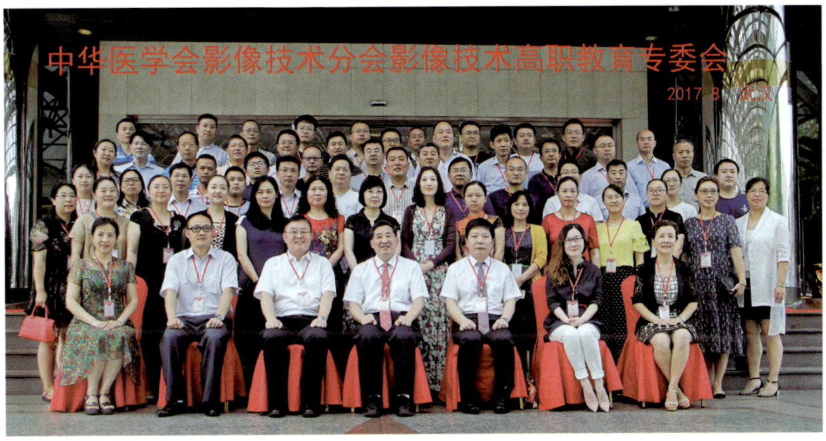

图 1-25 中华医学会影像技术分会第七届委员会正、副主任委员与影像技术高职教育专业委员会委员合影

十九、中华医学会影像技术分会计算机体层成像学组青年委员会委员（筹）

于涛、王巍、王光大、付菲、吕守臣、刘建莉、刘晓菲、刘新顶、孙文杰、孙明华、严辉锋、李骋、李兴辉、杨仁杰、杨洪兵、吴伟、沈晓勇、张政、张卫国、张永县、张志伟、张志鹏、陈汝昌、陈建有、赵英明、赵保成、胡广柱、胡辉军、查开继、钟华成、侯继洲、施健、徐冰、唐鉴、黄海波、梅习龙、曹希明、盛金平、韩宇欣、曾俊杰（以姓氏笔画为序）。

二十、中华医学会影像技术分会磁共振学组青年委员会委员（筹）

马向征、王晖、王亚松、火妍、石魏、邢士军、刘栋、刘小明、刘元芬、刘世恩、孙琳、李浩亮、李锋坦、吴津民、吴艳凯、应洪新、张玉龙、陈树良、林青、林智胜、罗维、和清源、周航、赵俊、姚雯雯、钱玉娥、钱玲玲、高强、浦仁旺、黄革、曹际斌、彭俊玲、韩景娟、雷毅武、窦砚彬、管雪妮、廖云杰、樊钢练、戴贵东（以姓氏笔画为序）。

第二节 医学影像技术学科的现状与学会发展思路

一、医学影像技术学科的现状

1. 医学影像技术学科发展的基础　　影像技术的前辈们开创成立了中华医学会影像技术分会组织，为影像技术的后生们搭建了影像技术人员生存发展和交流的学术平台；国家已经建立了医学技术下的影像技术二级学科；全国有90多所高校本科和100多所高职高专开办影像技术专业；国家的影像技术硕士点和博士点已经建立，硕士、博士研究生的招收已经开始；影像技术专家能独立完成国家交代的全国放射医学技术各级职称考试的考试大纲制定和考试用书的编写，以及命题、审题工作；

影像技术专家能独立完成国家交代的各种大型影像设备上岗能力考评的考试大纲制定和考试用书的编写，以及命题、审题工作；有一个大的影像技术科班队伍，每年参加影像技术各级职称考试的影像技术人员约9万，全国从事影像技术工作的人员约20万。

目前影像技术人员学历大幅度提高。三级甲等医院主体是本科生，并有一定的硕士和极少的博士从事影像技术工作。在信息化和医学影像存档与通信系统（picture archiving and communication system，PACS）广泛应用于医院工作的今天，影像诊断或治疗的医师基本在后台，前台第一线工作的均为影像技术人员，他们承担患者的接诊、检查方法的选择、疾病的初步认知、检查后的图像是否回答临床的问题和是否满足诊断的需要，决定是否结束检查；如何选择影像学方法检查患者，准确诊断疾病和判断疾病转归，全都依赖于影像技术人员基本素质和临床经验。所以，影像技术人员在现代化医院中起着举足轻重的作用，这在个性化医疗和精准医疗要求的今天显得尤为突出。

在国家"十三五"本科和研究生规划教材的编委遴选中，许多影像技术专家被遴选为正、副主编和编委；主动参与国家教育部"医学影像技术专业本科教育标准"的制定工作，和原国家卫计委医学影像质量控制标准的修订工作；受国家名词委和中华医学会名词办的委托，中华医学会影像技术分会完成了《医学影像技术学名词》这一影像技术学科的字典编辑工作，随后在国家网站公布1年后由国家正式出版发布；中华医学会影像技术分会组织国内影像技术权威专家编写了《中华医学会影像技术学系列》5部专著丛书，即《影像设备结构与原理卷》《数字X线成像技术卷》《CT成像技术卷》《MR成像技术卷》和《影像信息技术卷》，已经由人民卫生出版社出版；中华医学会影像技术分会在全国成立了"医学影像技术临床实践技能培训基地"，并聘用了"基地"主任和教授，使影像技术的资源下沉。特别是在广东省深圳市和新疆维吾尔自治区喀什地区设立了"医学影像技术临床实践技能培训基地"分中心，其政治意义和现实意义更加深远。深圳市紧邻国际大都市香港，利用深圳的培训基地与香港影像技术人员进行常态式临床影像技术学术交流和感情交流，促进科研合作，通过学术交流加深感情，增加祖国的荣誉感和归属感的意义深远。新疆维吾尔自治区喀什地区坐落祖国边陲，是中华医学会影像技术分会对我国西部贫穷的南疆地区学术扶贫献的一份爱心，是对稳定边疆和发展边陲的实际行动，这个培训基地将会发挥长期的功效。

中华医学会影像技术分会为了实现影像技术专业人才培养标准和影像技术行业要求良好的对接，实现医教协同，在影像技术人才培养的院校与人才使用的行业之间搭建一个相互融通的桥梁，形成行业引领的影像技术教学，使高校培养的影像技术人才更加落地。

中华医学会影像技术分会连续4年主办了影像技术行业与影像技术专业本科和专科的"影像技术实践技能大赛"，全国举办影像技术专业的高校积极参与，效果很好，影响很大。为了实现影像技术的临床与影像技术高等教育的零对接，使影像技术行业和教育进行经常性的交流，形成教用相长，医教协同，中华医学会影像技术分会成立了"中华医学会影像技术分会影像技术本科教育专业委员会"和"中华医学会影像技术分会影像技术高职教育专业委员会"。

由中华医学会影像技术分会牵头，联合中华医学会放射学分会和《中华放射学杂志》，邀请全国各地数十位放射学专家和数十位影像技术专家，通过多次影像技术亚学科研讨会，经过专家多次论证，反复修改，终于凝聚成专家共识，于2016年分批在《中华放射学杂志》首次发布了《数字X线检查技术专家共识》《乳腺检查技术专家共识》《CT检查技术专家共识》和《磁共振检查技术专家共识》，这4个专家共识也分别在中华医学会出版的《中华影像信息报》报道，中华医学会影像技术分会主任委员余建明教授在《中华放射学杂志》2016年第7期发表了《广泛凝聚专家共识，规范影像检查技术》的评述。这些影像检查技术专家共识的发布，规范了影像技术人员的职业操守和影像检查技术的操作程序，正确引领了行业行为，有望成为全国第一套医学影像检查技术规范化的指导文件。

2. 影像技术学科面临的挑战　中华医学会影像技术分会是一个相对年轻的学会，仅有24年的历史；医学技术一级学科下的影像技术二级学科建立仅4年；国家的影像技术二级学科硕士招生和博士招生刚刚开始，而国内能够承担影像技术硕士生导师的影像技术人员不多，能够承担影像技术博士生导师的影像技术人员更是寥寥无几；影像技术学科的人员相对其他学科学历偏低，科研意识不强，进取精神不足，高级职称相当少，主持的国家和省部级课题和获科技成果奖的人员很少；影像技师至今还没有像医师、护士和药师那样有国家认可的执业证。

二、中华医学会影像技术分会第七届委员会的发展思路

中华医学会影像技术分会第七届委员会秉承创新求实、规范树人的工作宗旨和开拓进取、脚踏实地、勇于担当、厚德载物、求真务实、严谨治学、规范安全、聚精谋事、一心发展、梯队建设、举贤任能的发展理念。遵循以下学会工作的发展思路。①坚持目标和问题导向相统一，坚持学会内部和学会外部相统一，坚持全面规划和突出重点相协调，坚持战略性和可操作性相结合。②厘清时间节点必须完成的任务，从迫切需要解决的问题顺推，明确破解难题的途径和方法，着眼全面推进学会工作；要突出薄弱环节和落后领域工作的可操作性。③将学会的发展与建设融入医学影像技术学科的体系建设之中，切实抓好影像技术二级学科和影像技术分会的体系建设，夯实影像技术学科的发展根基，助力影像技术学科可持续性发展。④依靠中华医学会影像技术分会这个平台，调动和使用全国能干事干成事的高级影像技术人员，做好国家政府委托的各项工作，突破制约影像技术学科和中华医学会影像技术分会发展的瓶颈，搭建影像技术学科发展的平台，丰富影像技术学科建设的内涵，创新学会的观众模式，服务党和国家的工作大局，夯实影像技术学科发展的根基。⑤坚持脚下有泥土，肩上有担当的拼搏精神，不负同道重托，不辱时代使命，敢涉险滩，砥砺前行，寻求帮扶，团结协作，心往一处想，劲往一处使，关注同道愿景，注重后生未来，规范行业操守，在继承中创新，在建设中发展。

第三节　促进医学影像技术教育体系建设

一、中国高等影像技术教育的现状

我国高等放射医学技术教育起步较晚，但近年来发展迅猛，传统的师傅带徒弟的培养模式已经完全被各种层次的现代医学放射技术教育所取代，特别是进入21世纪，现代医学放射诊疗技术在信息技术、计算机技术带动下，逐步跨入数字化、智能化、精细化时代，与之相适应的高等放射技术教

育也进入全面发展阶段，形成了高等职业放射技术教育、高等放射技术专业教育及放射技术专业研究生教育并举的繁荣局面。

（一）高等医学影像技术教育的内涵

放射医学影像技术学是医工结合发展起来的交叉学科。从国际医学影像技术发展史可知，医学影像技术形成独立的比较系统的学科体系仅有50多年的历史。探讨中国当代高等医学影像技术教育现状就必须了解高等放射技术教育的内涵。

1. 医学影像技术本科教育的专业培养目标　培养具有医学基本理论知识、现代医学影像成像和图像处理理论、放射治疗剂量学理论，掌握医学影像质量评价和管理的基本技能，能在医疗卫生单位从事医学影像技术临床应用和研究的应用型专业人才。

2. 医学影像技术专科教育的培养目标　培养具有一定的现代医学影像成像基本原理、基本技术和基础理论知识，能在医疗卫生单位熟练地从事医学影像技术职业的应用型专业人才。

（二）高等医学影像技术教育的演变

20世纪50年代末至60年代中期，我国曾在卫生中等专业学校培养初级影像技术人才，专科层次的高等医学影像技术教育始于20世纪80年代中期，从90年代中期，即国家的"九五"建设期间，国内高等医学影像技术教育逐渐兴起，中等卫生专业学校的放射技术人才培养逐步萎缩，2000年后，大部分中等卫生专业学校被高校合并，或转为卫生职业技术学院，到21世纪全国有90多所本科高校和100多所高职高专开设影像技术专业，高等医学影像技术教育已经完全取代了中等影像技术教育。

影像技术本科教育在课程设置上强化了英语和计算机教学，要求学生掌握：①现代医学影像成像和图像处理的基本理论。②必要的放射物理和医用电子技术的基本理论和基本知识。③必要的计算机理论和基本技术。

要求具备：①适应现代医学影像技术的英语水平。②医学影像技术、医学影像设备基本理论、基本知识和基本技能。③医学诊断影像质量评价和管理的能力。④一定的医学基础知识及对医学影像诊断的能力。

2006年教育部对医学影像学专业的设立设定了限制性条件，在1998年版《教育部本科专业目录》中，将医学影像学专业设为全国特设及布控专业（也就是TK专业），限制高校申报，同时允许高校申报4年制医学影像专业（注意是医学影像专业，而不是医学影像学专业），明确学生毕业只能授予理学学位，根据原国家卫计委要求，不能参加执业医师考试。

4年制医学影像专业为开放申报专业，自2006年以来我国医学院校中开办4年制医学影像专业，培养放射技术人才的院校逐年增加。2012年教育部对1998版本科专业目录进行了大幅度调整，明确设立了专业类，将医学影像专业更名为医学影像技术，仍为4年制授理学学位，将医学影像技术、医学检验技术、口腔医学技术、眼视光学等9个专业归类为医学技术类专业。教育部对医学技术类专业不再审批，施行备案制。近年来每年新增4~6所医学院校甚至一些非医学院校开办医学影像技术4年制本科教育，目前估计全国4年制医学影像技术开办院校在90所以上。

高层次影像技术人员的培养适应了当今医学影像学的最新发展对影像技术人员的要求，处于医学影像数字化时代的放射技师的作用，已不仅局限于先前的在医疗环节中的"辅助"地位，他们与放射诊断医师、临床医师一起，从不同的侧面对患者的诊断和治疗发挥着积极的影响，已构成整个医疗环节的一部分。影像技师正逐步由"经验型"向"理论型"过渡，即不再以熟练操作为唯一目的，而是要在如何发挥大型影像设备的功能，使其达到最优化上发挥作用，在回答临床的要求和影像诊断需要的基础上，恰当地选择检查技术参数，获得精准的图像。

我国高等医学影像技术教育的主体正在从以3年制的专科教育为主向4年制本科教育过渡，专科层次的影像技术教育的特色是培养具有熟练职业技能的应用型放射技术人才。目前承担专科层次影像技术教育的学校多为卫生职业技术学院，作为应用型技术人才的培养教育，其在课程设置上弱化理论学习，突出技能培养。学生在掌握必要的基础医学基本知识，必要的医用物理及医学电子技术的基本知识和医学影像技术、医学影像设备的基本知识后，应具备良好的设备操作能力及计算机操作水平，具备初步的英语阅读能力和初步的医学影像质量管理概念，具有继续学习和适应职业变化的能力。

（三）影像技术专业研究生教育

在20世纪90年代，我国少数高校在国务院学位办正式批准后招收放射技术专业硕士研究生，医学影像与核医学（技术）专业硕士点的建立完善了我国高等影像技术人才培养环节，初步实现我国影像技术人才塔形结构的建立。由于医学影像技术隶属影像医学与核医学学科，因此硕士研究生招生必须按照临床医学类招生，大大限制了硕士研究生培养。各高校根据自身学科建设发展现状，采取了一些变通培养的方法，如华中科技大学、四川大学、天津医科大学、长江大学等在生物医学工程学科、放射医学学科等开展放射技术方向硕士研究生培养。2017年3月教育部正式确立了医学技术一级学科影像技术硕士和博士的招生目录，全国许多高校均在积极申报影像技术的硕士点和博士点。

（四）我国高等影像技术教育的发展方向

1. 多种培养模式共存以满足不同医疗机构对影像技术人才的需要　我国是有13亿人口的大国，全国各省区医疗卫生水平还有很大差距，各类、各级医疗机构放射技术水平参差不齐，以不同学制（3年制、4年制、5年制直至研究生）培养不同层次影像技术人才符合我国卫生事业发展的实际，也是今后几十年影像技术教育发展之必然。

2. 适应现代医学影像学、放射治疗学及核医学的发展要求　在少数有条件的医学院校中开设医学物理学专业教育培养临床医学物理师。医学物理学是把物理学的原理和方法应用于人类疾病预防、诊断、治疗和保健的交叉学科。该学科以放射治疗学、医学影像学、核医学及其他非电离辐射如超声、微波、射频、激光等在医学中的应用，以及其应用过程中的质量保证、质量控制和辐射防护与安全等为主要内容。医学物理师和临床医师配合，工作在肿瘤放射治疗、医学影像、核医学，以及其他非电离辐射如超声、核磁、激光等各个领域，从事临床诊断和治疗的物理和技术支持、教学和科研工作，特别是在诊疗新技术的开发和应用、质量保证和质量控制及保健物理和辐射防护等方面起着极其重要的作用。

3. 放射治疗学及核医学教育模式与国际接轨　放射技术教育的课程体系、教学计划、培养模式也逐步与国际接轨，彻底解决放射医师与影像技师培养模式雷同问题。

二、境外医学影像技术专业教育现状

医学影像技术教育是与各国和各地区的经济发展、教育文化水平情况相适应的。

日本的医学影像技术教育起步于20世纪20年代末，亦是由培训班、培训学校、专业学校（相当于我国的中职教育）、短期大学和4年制大学逐步发展起来的。短期大学培养的放射技术人员相当于美国2~3年制的副学位，即中国的专科生。日本于1951年开始按国家制度培养诊疗放射线技师，4年制放射技术教育是1987年在名古屋藤田保健卫生大学创立的。日本的放射线技术教育经历了由中等职业教育向专科层次的专业教育为主流的转型，20世纪末到21世纪初则由专科层次为主的教育向4年制大学为主的教育转移。至2010年初，日本全国开设放射技术教育的学校分布情况：4年制大学24所（"国立"11所、公立3所、私立10所），学制4年，年平均招生人数1327人；短期大学1所（私立），学制3年，年平均招生人数50人；专业学校15所（国立1所、私立14所），学制3年或4年（夜校），年平均招生人数全日制794人、夜校150人。日本的放射技师培养一般称为放射线技术学科（部分4年制大学包括在医学部保健学科内）或诊疗放射线学科，包括诊断技术和治疗技术两个方面，综合培养，统称为诊疗放射线技师。大部分4年制大学所设的放射线技术专业都是近几年由短期大学升级而来。日本的放射线技师国家考试开始于1948年，每年1次，已经进行了62次。考试涉及基础医学、放射线专业基础、放射线诊断技术和放射线治疗技术等领域的14个科目，200个问题。该考试属于从事专业工作的入门考试。没有技师资格证不能从事与放射线有关的所有工作。

美国高校培养的与放射技术人才有关的教育有两种模式：第一种模式是在16所大学设有4年制放射线摄影技术、4年制核医学技术、4年制放射治疗技术、4年制超声技术、4年制影像诊断技术5个专业，培养的学生毕业后任职资格为放射线技师，可从事放射线摄影、核医学和放射治疗等工作；第二种模式是在大学设立医学物理专业，以芝加哥大学为例，开设的主要课程有诊断成像物理学、放射治疗物理学、医学健康物理学、视觉心理物理学（即ROC分析原理）、医学影像重建、质量保证和验收测试、电离辐射与物质的相互作用、放射生物学等，培养学士、硕士、博士，毕业后就业认证资格为医学物理师。在美国，政府是高等医学影像学科发展与管理的主体。20世纪初，为解决工业发展与高等教育之间的矛盾，美国一些大学校长倡导举办了一批公立的初级学院，开始实施高等职业技术教育。此间，美国国会先后通过《史密斯-休斯法案》和《乔治-迪安法案》，许多初级学院得到了政府的资助，并迅速发展。第二次世界大战以后，这类学院得到进一步发展，并被通称为"社区学院"。20世纪60年代，又多次通过法案，由联邦政府拨款发展职前和职后的职业技术教育，政府行为大大推动了社区学院的迅速发展。

澳大利亚医疗放射科学包括4个领域，即放射诊断、放射治疗、核医学技术、超声波。在这几个领域工作的专业人士被称为放射诊断师、医学影像技师、放射医疗师和超声波技师。其中，超声波的资格认证是在获取了以上3个领域中的1个资格认证后才能获取的。要成为放射诊断医师、医学影像技师、放射治疗师等，需要完成一个该专业的本科课程或硕士课程（本科相关专业毕业才能入读），该课程必须被澳洲放射线技术协会认可。在完成3年本科学习后，学生还要进入相应工作场所完成为期1年的临床职业培训，这1年是带薪培训的，完成这1年职业培训后才能获得该协会的职业认证。此外，这1年的职业培训必须是在被该协会认可的澳洲医院的放射部门或私人放射诊所里完成。放射诊断和医学影像技术专业在昆士兰州、新南威尔士州、维多利亚州、南澳洲和西澳洲部分大学中开设。如果本科学制为3年，要获得该协会的职业认证则要求3年本科课程必须被该协会认可，并且要求学生毕业后完成1年职业培训课程。例如，莫纳什大学和南澳大学的放射诊断和医学影像技术专业课程是4年学制，所以毕业生不需要完成1年职业培训课程也可获得该协会的职业认证。

新加坡南洋理工学院开设放射诊断技术和放射治疗技术专业高等职业教育，学制3年，在第一学年这2个专业开设的课程完全相同，必修课程有解剖和生理学、健康保证、放射物理、放射生物与防护、医用放射学、临床实践、行为科学等课程，其中解剖和生理学、医用放射学、临床实践Ⅰ、行为科学Ⅰ等课程分2个学期完成；开设的选修课程有计算机应用、专业英语、问题与思考、生命科学简介、交融文化心理学、卫生人员国语会话、卫生人员马来语会话、艺术欣赏，共8门课，每门课均为30学时。第二学年这2个专业开设的课程有所不同，放射诊断专业开设的必修课程有病理学、放射解剖学、X线摄影学Ⅰ、影像学Ⅰ、临床实践Ⅱ、行为科学Ⅱ、研究方法、国家教育等；放射治疗专业开设的必修课程有病理学、放射解剖学、放射治疗技术Ⅰ、放射治疗理论Ⅰ、临床实践Ⅱ、行为科学Ⅱ、研究方法、国家教育等。选修课程有卫生统计、健康信息科学、健康评估、领导研究、生命合理运动、临床案例介绍、健康信息管理、专门影像与礼仪，共8门课，每门课均为30学时。放射诊断专业必修课中的病理学、放射解剖学、X线摄影学Ⅰ、影像学Ⅰ分2个学期完成；放射治疗专业必修课中的病理学、放射解剖学、放射治疗技术Ⅰ、放射治疗理论Ⅰ也分2个学期完成。第三学年放射诊断专业开设的必修课程有放射信息学、行政与法律、超声波影像学、核医学、X线摄影学Ⅱ、影像学Ⅱ、临床实践Ⅲ、行为科学Ⅲ、摄影设计，共10门课；放射治疗专业开设课程有放射信息学、行政与法律、超声波影像学、核医学、放射治疗技术Ⅱ、放射治疗理论Ⅱ、临床实践Ⅲ、行为科学Ⅲ、摄影设计等。从开设的课程和其学时数不难看出，新加坡南洋理工学院放射诊断和放射治疗专业教学非常重视基础课程，解剖和生理学196学时（占必修课总学时的16%），病理学110学时（占必修课总学时的9%），而我国3年制大专医学影像专业，解剖和生理学一般为150学时，病理学一般为54学时。并且新加坡南洋理工学院从第一学期开始就开设临床实践课程。

在我国台湾地区职业教育层次比较齐全，由高职（中等职业教育）、专科（含"二专"，指高中后2年制专科；"五专"，指初中后五年制专科）、本科（含"二技"，指大学开设的2年制技术教育；"四技"，指大学开设的4年制技术教育）、硕士和博士5个层次组成，上下衔接，自成体系，与普通教育体系平行发展，齐头并进。台湾地区的医事放射师培养始于1945年，首先由台湾大学附属医院发起，于1965年开始了专科教育，1990年开始大学教育，1998年开始研究生教育。目前有10所学校培养医事放射师，从专科至博士研究人才都有。当年在校生专科447人，大学2320人，"二技"556人，研究生176人。放射技术专业的学生必须通过考试方具有任职资格，每次的通过率约为38%。

三、积极推进职前高等医学影像技术教育

（一）参与制定国家医学影像技术本科教育标准工作

中华医学会影像技术分会受国家医学技术教育指导委员会的委托，参与修订国家《医学影像技术本科教育标准》工作。下面是修订的部分内容。

医学教育的根本目的是为社会提供优质的医药卫生人力资源。加强医学教育质量保证工作，是培养高质量人才、为人民提供更好的卫生保健服务和构建以人为本的和谐社会的需要。医学影像作为新兴的医学学科已成为国内医疗卫生事业重点发展的新领域，社会对医学影像需求的日益增加推动了医学影像事业的大力发展。

众所周知，构成医学影像临床服务的专业技术队伍包括两类人员：一类是从事医学影像学诊断的放射医师；一类是从事医学影像技术的放射、放疗与核医学技师。与之相对应的医学教育专业门类分别是医学影像学专业和医学影像技术专业，前者是5年制隶属医学门类临床医学，授医学学位，后者为4年制隶属医学门类医学技术，授理学学位。在以往的教育实践中，余建明教授很重视医学影像诊断学科的建设，培养了大量的高级诊断医师。由于医学影像技术专业人员的培养和教育发展相对滞后，只有中专及大专招收此类专业学生，造成了医学影像技术人才层次偏低、人才储备不足、人才培养滞后的局面。为缓解人才缺乏的矛盾，全国各高等医学院校，陆续开始招收医学影像技术专业本科4年制理学学位学生，毕业后从事医学影像技术的相关工作，主要为大型仪器设备操作和维护技师、物理师及放疗设备操作师等。国家教育部、原卫生部已经制定了本科医学教育标准——临床医学专业（教高［2008］9号），现参照此标准，并参照以往影像技术专业教育标准及教学实践经验，编写拟订医学影像技术专业本科理学教育标准，报请教育部、原卫生部批准。

本标准以修业4年为基本学制的本科影像技术专业教育为适用对象，只对该专业教育工作的基本方面提出最基本要求。本科影像技术教育是整个影像技术教育连续体中的第一个阶段，其根本任务是为医疗单位及相应机构提供高级应用型人才，具有初步影像技术能力、终身学习能力和良好职业素质的理学毕业生；为学生毕业后继续深造和在各类卫生保健系统执业奠定必要的基础。毕业生胜任实际工作的专业能力要依靠毕业后继续教育、职业发展和持续的医疗实践才能逐渐形成与提高。本标准全国通用，但承认不同地区和各个学校之间的差异，尊重各个学校自主办学的权利。本标准转变指导方式，不提出具体的教学计划、核心课程、教学方法等方面的强制性规定，为各学校的个性发展及办学特色留有充分的改革与发展的空间。

本标准反映了医学教育面对的国际趋势、国内环境和社会期待，是制订教育计划的依据和规范教学管理的参照，各医学院校都应据此制订相应的教育目标和教育计划，建立自身教育评估体系和教育质量保障机制。本标准用于医学教育的认证工作，一般情况下该过程包括学校自评、现场考察、提出认证建议和发布认证结论等实施步骤，不适用于医学院校的排序。

1. 本科医学影像技术专业毕业生应达到的基本要求　本科医学影像技术专业教育的目标是培养具备初步医学基础知识和理学专业知识、终身学习能力和良好职业素质的理学毕业生。毕业生作为一名医学相关从业人员，必须有能力从事医疗卫生服务工作，必须能够在日新月异的医学进步环境中保

持其业务水平的持续更新，这取决于学生在校期间获得的教育培训和科学方法的掌握。

2. 本科医学影像技术专业教育办学标准　在执行国家教育方针的过程中，医学院校（指独立设立的医学院校和综合大学中的医学院）必须依据社会对医学影像技术专业的期望和区域发展需要，明确其办学宗旨和目标。本专业培养具有基本的基础医学、临床医学和医学影像技术的基本理论知识及能力，具有一定的电子技术基础，能在医疗卫生机构从事医学影像设备的管理、操作、维护和图像处理工作，能在医疗设备生产企业从事医学影像设备技术支持、应用培训和销售等方面工作，能在放射防护领域从事医学影像检查、防护的宣传教育工作的高素质知识复合型应用人才。

3. 本科医学影像技术专业教育办学条件　包括教育预算与资源配置，基础设施，临床教学基地，图书及信息服务，教育专家，教育交流，以及在教育评价、科学研究、管理和行政、改革与发展等方面的要求。

（二）参与国家医学影像技术本科规划教材的前期调研工作

在人民卫生出版社接受原国家卫计委委托出版的国家"十三五"医学影像技术本科规划教材任务后，请求中华医学会影像技术分会协助对全国举办医学影像技术本科4年制专业的高校进行教材等方面的调研。对此，中华医学会影像技术分会组织相关专家进行这项工作。总共收集了78人次对目前影像技术专业使用教材及配套教材的反馈意见，其中被调查的教材主要分为理学基础知识类、医学基础专业知识类、影像技术专业知识类三部分。

1. 理学基础知识类　主要包括医用化学、物理学、电工学、线性代数等。

（1）教材结构：在教材结构方面和逻辑关系上并无重大缺陷，但是增减内容意见繁多，主要是该类教材并不是专业性教材，在内容上过多考虑普适性，没有做到与影像技术专业的培养目标紧密联系，许多内容并未涉及医学影像技术。

（2）教材知识点：被调研教材并无知识点错误或被淘汰更新的概念与知识点。知识点是针对普通高校工科非电类专业学生，并未根据影像技术专业培养目标及专业特点，需要增减内容。

（3）意见与建议：根据专业培养目标的要求增加学生需要的内容。根据学时的要求调整部分教材内容，使整套教材成为一个有机的整体。加入与生物医学信号和测量相关的内容。建议编写一本影像专业适用的《影像电子学》。

2. 医学基础专业知识类　主要包括人体解剖学、局部解剖学、人体断面与影像解剖学、生理学、病理学、组织胚胎学等。

（1）教材结构：大多数教材并无明显重大缺陷及前后逻辑关系安排不当，增减内容也并无多少。

长江大学医学院任伯绪院长指出：①在人才培养方案的制订过程中，国内较多开办医学影像技术专业的高校将断层解剖学和医学影像解剖学分为2门课程进行设置。由于2门课程在不同的学期开设，且教师分属不同的教研室，在授课过程中缺乏断层解剖与影像解剖的融合，学生往往顾此失彼，难以做到重点突出和难点突破。②虽然现有人体断面与影像解剖学这门教材，但因其是以人体断面解剖学为基础对内容和架构的修订编写而成，故难以突出断层解剖学和医学影像之间的内在关联。原人体断面与影像解剖学教材断层解剖与影像解剖分属不同的章节内容，这样的编排没有形成对比，前后脱节，不利于学生对知识的内化。

（2）教材知识点：被调研教材并无知识点错误或被淘汰更新的概念与知识点。

（3）意见与建议：牡丹江医学院刘桂莲提出，教材编写突出"三基（基本理论知识、基本思维方法、基本实践技能）、五性（思想性、科学性、先进性、启发性、适应性）、三特定（特定的学生对象、特定的学制、特定的学时要求）"原则，根据培养目标的专业要求精选教材内容，淡化学科意识，力求语言简明扼要，注重教材的实用性，加强基础与临床的联系和结合，使知识学以致用，使影像技术专业学生获得清晰的知识框架。

长江大学医学院任伯绪院长指出，人体断面与影像解剖学教材应加强断层解剖与影像解剖之间的融合，做到断层解剖与影像解剖相对照，将当前先进的医学影像检查技术所获得的图像充实到教材中，提高教材的学术性。

3. 影像技术专业知识类　包括影像检查技术、影像设备安装与维修、影像设备学等。

（1）教材结构

1）教材存在重大缺陷：①有学者指出教材与4年制教学计划严重不配套，部分内容与临床实际不吻合，只能选择性使用。②没有及时追随影像技术的发展，临床应用的许多新的检查技术没有编写。在前后逻辑安排上并无不当之处。

2）增减内容较多：①急需增加计算机体层成像（CT）、磁共振（MR）检查新技术；删去临床没有使用的检查技术。②建议增加双源CT、能谱CT相关章节内容，主要是原理，优势特点，临床应用价值及国内外最新发展动态的内容。③增加磁共振扩散张量成像（diffusion tensor imaging，DTI）、功能性磁共振成像（fMRI）内容；删减X线成像胶片内容。即增加新技术新知识，去除早已被淘汰的技术。

（2）教材知识点：部分教材存在错误或不当的知识点，如《医学影像检查技术学》（第三版）第二章第一节胸部标志"剑胸关节"提法不当，应为"剑突"。第二节颈椎侧位，中心线对第4颈椎水平，具体如何定位不明确；骨盆前后位，应加上双足第1趾相抵。第四章第一节常用脉冲序列应分为两大类，即自旋回波序列及梯度回波序列；反转恢复只是一种技术方法，可分别应用于这两大序列，并非并列关系。在教材中仍保留较多临床已经不再应用的技术，新技术介绍不够，大量知识点需要更新。

（3）意见与建议

1）辽宁何氏医学院傅强教授指出：①教材的编写有的角色错位。②临床的检查技术应该主要由大学教学和医院第一线专家编写。③与临床密切相关的专业理论教材编写需要基础与临床结合。④医学影像设备学与医学影像成像原理合并为一本教材。⑤不设置"医学电子学基础"和"介入放射学"。

2）四川大学李真林教授指出：应该对部分陈旧的位置进行删减，可以适当增加一些活动受限的患者的位置摆放问题，体表定位点的认识应该加深讲解、记忆，由于这几年CT、MRI技术的快速发展，有很多先进的技术书中并未提及，所以应该参照我国已出版的部分技术书籍进行增减。

（三）参与国家医学影像技术本科规划教材的编写工作

1. 医学影像技术本科第一轮规划教材研讨会　2015年6月11日，4年制医学影像技术本科第一轮规划教材研讨会在人民卫生出版社大厦进行（图1-26）。本次会议是由全国高等医药教材建设研究会和人民卫生出版社有限公司主办，中华医学会影像技术分会、全国高等医学教育学会影像学分会参与的研讨会。来自中华医学会影像技术分会的主要领导和委员代表、全国高等医学院校开设4年制本科医学影像技术专业的部分院校领导、专家等近30人参加了会议。人民卫生出版社有限公司董事长助理兼医学教育中心主任杨晋编审出席会议并讲话，影像技术分会主任委员余建明教授参与此次会议并讲话。

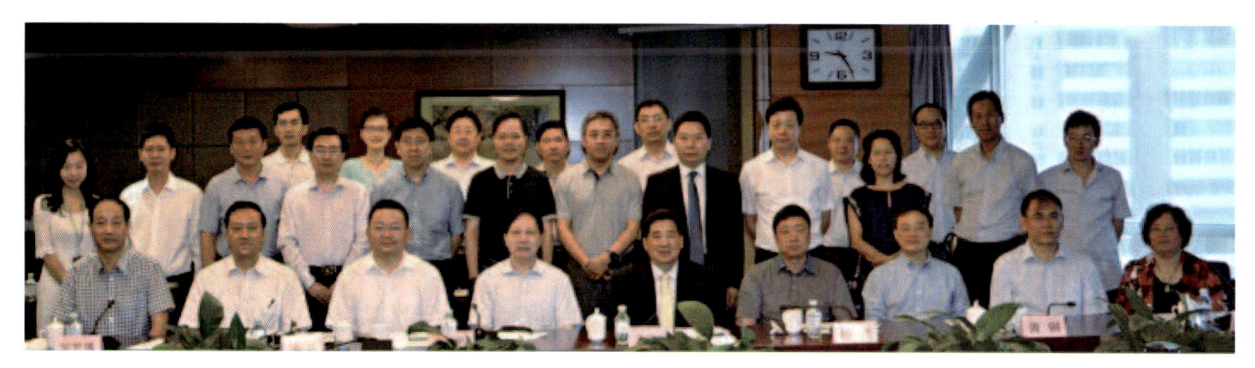

图1-26 医学影像技术本科第一轮规划教材研讨会专家合影

本次会议是在对全国70余家相关院校充分调研的基础上，共同研究决定组织编写第一轮4年制本科医学影像技术专业规划教材，与会专家畅所欲言，充分交流，并积极献言献策。会议从国家规划教材顶层设计的角度，按照教育部对医学影像技术专业人才培养的具体要求，并根据开设医学影像技术专业院校的实际教学现状与经验，从人才培养标准、课程设置体系、职业发展需求及学制与学位转变等多个角度，充分探讨了医学影像技术专业规划教材的品种，会议确定的教材品种，即人体影像解剖学、放射物理与辐射防护、医学影像设备学、医学影像信息学、医学影像诊断学、医学影像成像理论、医学影像检查技术学、放射治疗技术学8部。会议决定成立第一届全国高等学校医学影像技术专业教材评审委员会，由中华医学会影像技术分会主任委员余建明教授担任主任委员。

主 任 委 员：余建明（华中科技大学同济医学院）
副主任委员：石明国（第四军医大学）
　　　　　　　付海鸿（北京协和医学院）
　　　　　　　李真林（四川大学华西临床医学院）
　　　　　　　张雪君（天津医科大学）
　　　　　　　王鹏程（泰山医学院）
委员（以姓氏笔画为序）
　　　　　　　丁莹莹（昆明医科大学）
　　　　　　　王　滨（滨州医学院）
　　　　　　　王红光（河北医科大学）
　　　　　　　王绍武（大连医科大学）
　　　　　　　李文美（广西医科大学）

　　　　　　　何培忠（上海健康医学院）
　　　　　　　夏　军（哈尔滨医科大学）
　　　　　　　高剑波（郑州大学）
　　　　　　　曾勇明（重庆医科大学）
主任秘书：雷子乔（华中科技大学同济医学院）
　　　　　　　于　群（华中科技大学同济医学院）

人民卫生出版社对教材编写进度进行了安排，2015年7月20日前完成纸质教材主编、副主编、编者的申报与遴选工作，接着就是主编会议及各本教材的编写会议，要求8部教材于2016年3月31日前交终稿，首轮教材计划于2016年秋季出版，供相关院校选用。参会专家认为此事责任重大，时间紧，任务重，但若能承担这种任务非常光荣。

2. 全国高等学校医学影像技术专业第一轮规划教材主编人会议　2015年9月7日至8日，由全国高等医药教材建设研究会和人民卫生出版社主办、华中科技大学同济医学院承办的全国高等学校医学影像技术专业第一轮规划教材主编人会议在武汉召开（图1-27）。来自全国27所院校和相关单位的主编、副主编，人民卫生出版社董事长陈贤义编审、副总编辑杨晋编审及医学教育中心编辑共50余人参加会议。会议的主要议题是讨论我国医学影像技术专业第一轮规划教材、规划数字教材及配套教材的编写原则、编写指导思想、编写特色及编写大纲。

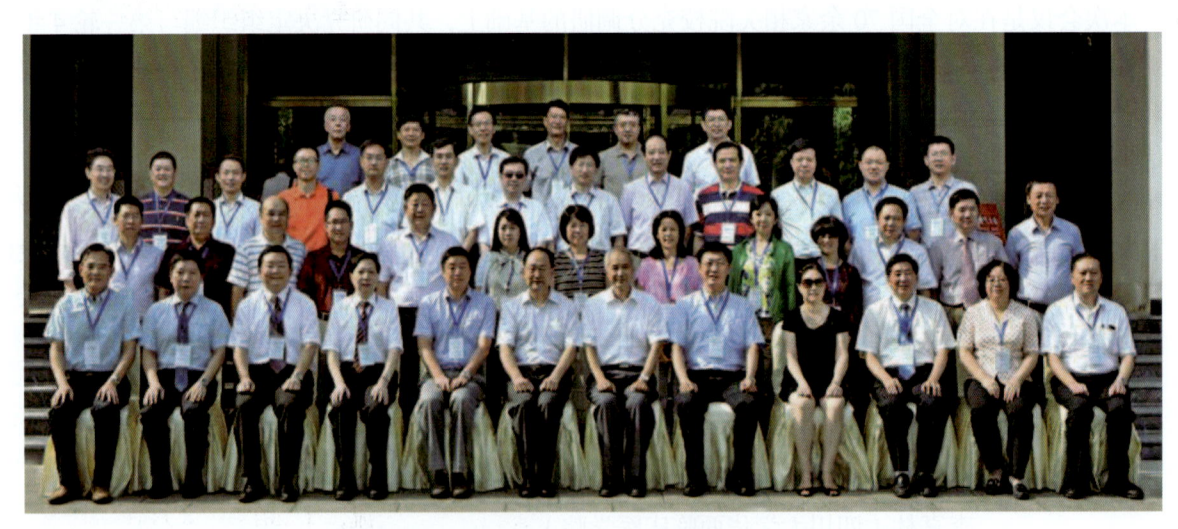

图1-27　全国高等学校医学影像技术专业第一轮规划教材主编人会议专家合影

开幕式由人民卫生出版社副总编辑杨晋编审主持，中华医学会影像技术分会主任委员、第一届全国高等学校医学影像技术专业教材评审委员会主任委员、华中科技大学同济医学院附属协和医院余建明教授发表讲话。陈贤义董事长做了重要讲话，强调了启动本套教材编写工作的重要意义，明确了教材体系等顶层设计要点，对本套教材的临床结合和数字化建设方面提出了具体要求，并要求这套影像技术本科专业系列教材为纸质、数字、实验和学习指导与习题集的立体教材。会上人民卫生出版社领导向本轮教材的评审委员会代表，以及主编和副主编代表颁发了聘书。

会议讨论阶段，余建明教授向大会做了有关医学影像技术专业第一轮教材编写原则的汇报。会议中本轮8部规划教材的主编分别就编写大纲与参会专家共同讨论，与会专家积极提出各自的建议和意见。

本次会议明确了该轮规划教材和规划数字教材的编写原则和编写进度，统一了编写指导思想。参会主编、副主编认为此套教材的编写意义重大，表示有信心在全国高等医药教材建设研究会的领导下，按照专业人才培养目标，借鉴国外教学经验，结合我国教学实际，编写出高质量的医学影像技术专业规划教材和规划数字教材，为专业人才的培养贡献力量。本轮规划教材及规划数字教材计划于2016年秋季同步出版，供相关院校选用。

四、加强与开办影像技术专业高校的联系

中华医学会影像技术分会为了实现了影像技术专业人才培养标准与影像技术行业要求良好的对接，实现医教协同，在影像技术人才培养的院校与人才使用的行业之间搭建一个相互融通的桥梁，形成行业引领的影像技术教学，使高校培养的影像技术人才更加落地。中华医学会影像技术分会连续4年主办了影像技术行业与影像技术专业本科和专科的"影像技术实践技能大赛"，全国举办影像技术专业的高校积极参入，效果很好，影响很大。

为了使影像技术行业与举办影像技术专业的高校这项医教协同工作扎实推进，中华医学会影像技术分会第六届委员会授予泰山医学院"医学影像技术实践技能大赛基地"，聘王晓艳教授为基地主任，何乐民老师为秘书。2015年8月授予山东医学高等专科学校"医学影像技术实践技能大赛基地"，聘李萌教授为基地主任，李圣军老师为秘书。2017年6月授予江苏联合职业技术学院南京卫生分院"全国大学生医学影像技术实践技能大赛基地"，聘姚建新教授为基地主任，殷燕老师为秘书。2017年5月授予上海健康医学院"医学影像技术实践技能培训基地"，聘刘红教授为基地主任，王瑾老师为秘书。

为了实现影像技术的临床和影像技术高等教育的零对接，使影像技术行业和教育进行经常性的交流，形成教用相长的长效机制，中华医学会影像技术分会于2017年6月在郑州成立了"中华医学会影像技术分会影像技术本科教育专业委员会"，70多位影像技术专家教授被聘为委员。2017年8月中华影像技术分会在武汉成立了"中华医学会影像技术分会影像技术高职教育专业委员会"，60多位影像技术专家教授被聘为委员。

为了提高医学影像专业教育教学水平，加强院校间教学经验交流，于2017年6月在河北省石家庄市召开全国医学影像专业高等教育研讨会，同时举办首届全国医学影像专业青年教师教学基本功比赛。此次会议由中华医学会影像技术分会、中国高等教育学会全国高等医学教育专业委员会、人民卫生出版社和全国卫生行业教育教学指导委员会共同举办。

五、强化影像技术的职后教育

随着科学技术快速发展，影像技术的发展更是日新月异，新的成像技术和新的影像检查方法不断涌现，影像技术的更新周期不断变短，必须树立终身学习理念。

对此，中华医学会影像技术分会2015年1月在武汉的常委会上决定，在全国各个省市成立"医学影像技术临床实践技能培训基地"，并聘用培训基地主任和特聘教授（表1-1）。2015年在北京的中华医学会影像技术分会的青年委员会各专业学组会议上为各省市颁发了"医学影像技术临床实践技能培训基地"匾牌，并给各省市聘用培训基地主任和特聘教授颁发了聘书。各省市充分利用中华医学会影像技术分会在各地的影像技术专家的力量，将影像新技术送到不同的医疗机构，充分发挥地方的影像技术专家接地气的作用。

表1-1 中华影像技术分会"医学影像技术临床实践技能培训基地"

	基地主任	秘书长	特聘教授
北京	付海鸿	王沄	黄敏华、牛延涛、张 晨、刘建新、刘道永
天津	倪红艳	刘铁	李宝玖、王 涛、王 健
重庆	曾勇明	张志伟	曾勇明、吕发金、陈金华
黑龙江	赵雁鸣	万 勇	刘白鹭、付 旷、张士德
吉林	国志义	刘纯岩	柳 林、张惠茅、韩雪立
辽宁	孙文阁	初金刚	范国光、傅 强
辽宁	陈志安	郭文力	郭启勇、潘诗农
内蒙	欧阳雪辉	高 洁	袁 军、刘埃师
河北	张 宁	宋 鹏	王红光、暴云锋、宗宝迁
山西	高向东	贾焕英	白树勤、余亚平、胥 毅
山东	宋少娟	张 翼	李 萌、马新武、王鹏程
江苏	刘广月	杨尚文	姚建新、胡安宁、施 健
浙江	章伟敏	丁文洪	孙建忠、汪启东、王世威、毛德旺
安徽	徐光明	李仁民	何玉圣、胡永胜、张 诚
江西	罗来树	舒信勇	刘庭贵、陶清亮、何建成
福建	杜瑞宾	杨厚林	薛蕴菁、蔡思清
河南	高剑波	刘 杰	高剑波、杨晓鹏、刘晚萍
湖北	余建明	雷子乔	余建明、胡军武、刘定西
广东	郑君惠	曹希明	谭绍恒、钟镜联
广西	李文美	黄福灵	黄邻彬、林盛才、凌寿佳
湖南	胡鹏志	彭 松	王润文、杨 军、余立新
海南	陈 晶	李长青	赵应满、王绥煌
陕西	石明国	赵海涛	石明国、余厚军、赵海涛
青海	赵希鹏	雷进元	赵希鹏、任明思
新疆	夏迎洪	曲 源	张林川、李 辉
新疆建设兵团	方 佳	龚 欢	宋法亮、方 佳
四川	李真林	夏春潮	黄小华、孙家瑜、杨述根

待续

续表

	基地主任	秘书长	特聘教授
贵州	李小宝	童 娟	
云南	丁莹莹	张治平	顾 青
甘肃	冯 骥	冯 骥	冯 骥、陈 勇
深圳分中心	冯 飞	张 辉	冯 飞、成官迅、向 葵
喀什分中心	戴国朝		戴国朝

特别是在广东省深圳市和新疆维吾尔自治区喀什地区设立了"医学影像技术临床实践技能培训基地"分中心，分别挂靠在医疗实力比较雄厚的北京大学深圳医院和喀什地区人民医院，同时聘了培训基地主任和特聘教授。

深圳市科技非常发达，经济实力雄厚，高端的MR设备和CT设备已经安装到乡镇医疗机构。但使用的影像技术人员素质难以跟上，发挥不了高端设备应有的功能。这样，可以请深圳市培训基地的高素质影像技术人员到相应的医疗机构进行就地辅导。同时，深圳市紧邻我国国际大都市香港特区，利用深圳的培训基地与香港特区影像技术人员进行常态式临床影像技术学术交流和感情交流，促进科研合作，通过学术交流加深感情，增加祖国的荣誉感和归属感的意义深远。

新疆维吾尔自治区喀什地区坐落祖国边陲，紧邻阿富汗、巴基斯坦、塔吉克斯坦、吉尔吉斯斯坦、乌兹别克斯坦和印度等国。它是祖国的历史名城，是我国内陆第六个经济特区，是我国的南疆中心。喀什地区人民医院的远程医疗条件成熟，并惠及本地区的各个县及周边的地区，以致影像技术的培训可以通过远程医疗送到喀什周边的县市，造福边陲最基层的老百姓。在该地区设立"医学影像技术临床实践技能培训基地"分中心，对地域广阔和人口相对稀少的南疆具有深远的政治意义和现实意义。这是中华医学会影像技术分会对我国西部南疆地区学术扶贫献的一份爱心，是稳定边疆和发展边陲的实际行动，这个培训基地将会发挥长期的功效。

第四节 加强影像技术学科的临床规范体系建设

精准医疗必须有精准影像，而影像精准必须影像技术先行。在大型医院，放射科医师和技术人员数量基本各占一半，在信息化和PACS广泛应用的今天，医师工作基本在后台。如何选择影像学方法检查患者，准确诊断疾病和判断疾病转归，全靠影像技术人员基本素质和临床经验。所以说，影像技术人员在现代化医院中起着举足轻重的作用，这点在个性化医疗和精准医疗要求的今天尤为突出。

所以，建立影像技术学科的各个亚专业操作规范体系十分重要。2015年初由中华医学会影像技术分会牵头，联合中华医学会放射学分会和《中华放射学杂志》，邀请全国各地数十位放射学专家和数十位影像技术专家，通过多次影像技术亚学科研讨会，经过专家多次论证，反复修改，终于凝聚成专家共识，于2016年分批在《中华放射学杂志》首次发布了《数字X线检查技术专家共识》《乳腺检查技术专家共识》《CT检查技术专家共识》和《磁共振检查技术专家共识》。这4个专家共识也分别在中华医学会出版的中华影像信息报报道，中华医学会影像技术分会主任委员余建明教授在《中华放射学杂志》2016年第7期发表了《广泛凝聚专家共识，规范影像检查技术》的评述。这些影像检查技术专家共识的发布，规范了影像技术人员的职业操守和影像检查技术的操作程序，正确引领了行业行为，有望成为全国第一套医学影像检查技术规范化的指导文件。

一、数字X线检查技术临床操作规范

数字X线摄影检查技术是在模拟的X线摄影检查技术基础上进行数字化成像和数字化图像处理的过程。数字X线摄影较模拟的X线摄影成像速度快，摄影参数采用自动曝光技术，宽容度大，辐射剂量低，图像密度分辨力高且层次丰富，成像的介质是能进行数字化光电转换的探测器，图像能够进行多种后处理，数字图像有助于不同距离的传输和会诊。数字X线摄影主要包括计算机X线摄影（computed radiography，CR）和数字化X线摄影（digital radiography，DR）的X线检查，是目前医院内最常用和最实用的影像学检查方法之一。随着我国卫生医疗事业的快速发展，数字X线摄影检查已经普及到社区和乡镇医疗机构。但目前尚无统一的数字X线摄影检查规范，图像质量很难得到保证，以致对疾病的诊治产生影响。

为此，中华医学会影像技术分会数字X线学组多次组织全国医学影像技术学科与医学影像诊断学科的专家，对人体常用部位的数字X线摄影的检查规范进行讨论，并参考国内外最新的数字X线摄影检查技术的指南和文献，起草了本共识。

（一）数字X线摄影检查的原则与步骤

1. 摄影原则

（1）焦点的选择：摄影时，在不影响X线球管负荷的原则下，尽量采用小焦点，以提高X线图像的清晰度。小焦点一般用于四肢、鼻骨、头颅的局部摄影。大焦点一般用于胸部、腹部、脊椎等较厚部位的摄影。

（2）源-像距离与物-像距离的选择：焦点至探测器的距离称为源-像距离，肢体至探测器的距离称为物-像距离。摄影时应尽量使肢体贴近探测器，并且与探测器平行。摄影部位与探测器不能贴近时，应根据X线机负荷相应增加源-像距离，同样可收到放大率小、清晰度高的效果。不能平行时，可运用几何学投影原理尽量避免影像变形。

（3）中心线及斜射线的应用：中心线是X线束的中心部分，它代表X线摄影的方向。斜射线是中心线以外的部分。一般地，中心线应垂直于探测器，并对准摄影部位的中心。当摄影部位不与探测器平行而成角时，中心线应垂直肢体和探测器夹角的分角面，利用斜射线进行摄影。倾斜中心线的摄影体位，应使倾斜方向平行于滤线栅条，以避免栅条切割X线。

（4）滤线设备的应用：按照摄片部位的大小和源-像距离，选用合适的遮线器。体厚超过15 cm或应用60 kV以上管电压时，需加用滤线器，并按滤线器使用的注意事项进行操作。

（5）X线球管、肢体、探测器的固定：X线球管对准摄影部位后，固定各个旋钮，防止X线球管移动。为避免肢体移动，在使肢体处于较舒适的姿势后给予固定。同时向受检者解释，取得密切配合，保持肢体不动。探测器应放置稳妥，体位摆好后迅速曝光。

（6）曝光条件（电压、电流、时间）的选择：摄影前，必须了解受检者的病史及临床诊断，根据摄影部位的密度和厚度等具体情况，选择较合适的曝光条件。婴幼儿及不合作受检者应尽可能缩短曝光时间。

（7）呼气与吸气的应用：受检者的呼吸动作对摄片质量有一定影响。一般不受呼吸运动影响的部位，如四肢骨，不需屏气曝光；受呼吸运动影响的部位，如胸腹部，需要屏气曝光。摄影前应训练受检者。

1）平静呼吸下屏气：摄心脏、上臂、肩、颈及头颅等部位，呼吸动作会使胸廓肌肉牵拉以上部位发生颤动，故摄影时可平静呼吸下屏气。

2）深吸气后屏气：用于肺部及膈上肋骨的摄影，这样可使肺内含气量加大，对比更鲜明，同时膈肌下降，肺野及肋骨暴露于膈上较广泛。

3）深呼气后屏气：深吸气后再呼出屏气，这样可以增加血液内的氧气含量，延长屏气时间，达到完全不动的目的。此法常用于腹部或膈下肋骨位置的摄影，呼气后膈肌上升，腹部体厚减薄，影像较为清晰。

4）缓慢连续呼吸：在曝光时，嘱受检者做慢而浅的呼吸动作，目的是使某些重叠的组织因呼吸运动而模糊，而需要摄影部位可较清楚地显示。例如胸骨斜位摄影。

5）平静呼吸不屏气：用于下肢、手及前臂、躯干等部位。

（8）长骨摄影：至少包括1个邻近关节，并使正、侧位关节显示在同一水平面上。进行骨病摄影时，照射野适当加大，尽量包括病变所累积的范围。

（9）脊柱摄影：利用棉垫等矫正物保持受检者脊柱的正常生理曲度，并使X线与椎间隙平行，减少影像失真。当被检部位厚度相差悬殊时，利用X线管阳极效应或在体厚较薄的一侧放置楔形铝板进行补偿。

（10）照射野的校准：摄影时，尽量缩小照射野，照射面积不应超过探测器面积，在不影响获得诊断信息前提下，一般采用高电压、低电流、厚过滤，可减少X线辐射量。

2. 摄影步骤

（1）阅读申请单：认真核对受检者姓名、年龄、性别，了解病史，明确摄影部位和检查目的。

（2）摄影位置的确定：一般部位用常规位置进行摄影，如遇特殊病例可根据受检者的具体情况加照其他位置。如切线位，轴位等。

（3）摄影前的准备：摄腹部、下部脊柱、骨盆和尿路等部位平片时，必须清除肠道内容物，否则影响诊断。常用的方法有口服泻药法，如口服番泻叶或25%甘露醇，或清洁灌肠。

（4）衣着的处理：摄影前除去衣物或身体上可能影响图像质量的任何异物，如发卡、纽扣、胸罩、饰物、膏药等。

（5）肠道准备：进行腹部、盆腔和下部脊柱摄影时，应做好肠道清洁。

（6）训练呼吸动作：摄胸部、头部、腹部等易受呼吸运动影响的部位，在摆位置前，做好呼气、吸气和屏气动作的训练，要求受检者合作。

（7）摆位置、对中心线：依摄片部位和检查目的摆好相应的体位，尽量减少受检者的痛苦。中心线对准摄影部位的中心。

（8）辐射防护：做好受检者X线的防护，特别是性腺的辐射防护。

（9）选择源-像距离：按部位要求选好X线球管与探测器的距离。如胸部为150～180 cm，心脏为180～200 cm，其他部位为90～100 cm。

（10）选定摄影条件：根据摄片部位的位置、体厚、生理和病理情况及机器条件，选择焦点、电压（kV）、电流（mA）、时间（秒）、距离等。

（11）曝光：以上步骤完成后，再确认控制台各曝光条件无误，然后曝光。

（12）数字图像处理与传输：对摄影部位的图像进行后处理，调节窗宽窗位，使图像的密度和清晰对比度符合临床要求，必要时对图像进行裁剪，以适合打印的要求。图像处理满意后，将图像传到PACS供医师判读。

3. 数字X线图像后处理

（1）协调处理：将影像的对比度和密度调整到尽可能的理想化，让有用的信息得到突出的显示，抑制无用信息。

（2）空间频率处理：图像平滑处理，即对高频分量进行衰减，消除图像噪声；图像锐化处理，即加强图像轮廓，使图像信息更易观察。

（3）动态范围处理：也称组织均衡技术，提高微细强度差异的可观察性，降低较大差异的幅度。

（4）根据临床要求，利用数字摄影后处理软件，对所摄图像进行处理，突出显示某些解剖结构。例如，利用能量减影技术，将胸部影像中的肋骨或肺组织去除，只留肺组织或肋骨。

（二）常用X线摄影体位

1. 头颅后前位

【摄影要点】

（1）受检者俯卧于摄影台上，两臂放于头部两旁，使头颅正中矢状面垂直台面并与台面中线重合。

（2）下颌内收，听眦线与台面垂直，两侧外耳孔与台面等距。

（3）照射野和探测器包括含下颌骨的整个头部。

（4）源-像距离为100 cm。

（5）中心线垂直对准枕外隆凸，经眉间垂直射入探测器中心。

【标准影像显示】

（1）显示头颅正位影像，图像包括全部颅骨及下颌骨升支。

（2）矢状缝与鼻中隔位于图像正中，眼眶、上颌窦、筛窦等左右对称显示。顶骨及两侧颞骨的影像对称。

（3）颞骨岩部上缘位于眼眶正中，或内听道显示眶正中。内听道显示清晰，两侧无名线距颅板等距离。

（4）颅骨骨板及骨质结构显示清晰。

2. 头颅侧位

【摄影要点】

（1）受检者俯卧于摄影台上，头部侧转，被检侧贴近台面。

（2）头颅矢状面与台面平行，瞳间线与台面垂直，下颌稍内收，听眦线与台边垂直。

（3）照射野和探测器包括含下颌骨的整个头部。

（4）源-像距离为 100 cm。

（5）对准外耳孔前、上各 2.5 cm 处，垂直射入探测器中心。

【标准影像显示】

（1）显示头颅侧位整体观影像，图像包括全部颅骨及下颌骨升支。

（2）图像上缘包括顶骨，前缘包括额骨、鼻骨，后缘包括枕外隆凸。

（3）蝶鞍位于图像正中偏前，蝶鞍各缘呈单线的半月状阴影，无双边影。

（4）前颅凹底线重叠为单线，两侧乳突外耳孔、下颌骨小头基本重叠。

3. 头颅前后半轴位

【摄影要点】

（1）受检者仰卧于摄影台上，头部正中矢状面垂直于台面并与台面中线重合。

（2）下颌内收，使听眦线垂直台面，两侧外耳孔与台面等距。

（3）照射野和探测器包括全部枕骨。

（4）源-像距离为 100 cm。

（5）向足侧倾斜 30°，对准眉间上方约 10 cm 处射入，从枕外隆凸下方射出。

【标准影像显示】

（1）照片位包括全部枕骨、岩骨、眶骨及下颌升支。

（2）矢状缝与鼻中隔连线位于照片正中，诸骨以此左、右对称显示。

（3）两侧内听道位于岩骨正中清晰显示。

（4）鞍骨于枕骨大孔内 1/2 处清晰显示。

4. 鼻骨侧位

【摄影要点】

（1）受检者俯卧，头颅成标准侧位。

（2）鼻根部下方 2 cm 处位于探测器中心。

（3）照射野和探测器包括整个鼻骨。

（4）源-像距离为 100 cm。

（5）中心线对准鼻根下方 2 cm 处垂直射入探测器中心。

【标准影像显示】

（1）图像包括鼻骨的全部。

（2）鼻骨呈侧位显示。

（3）整个鼻骨清晰显示。

5. 第1、2颈椎张口位

【摄影要点】

（1）受检者仰卧于摄影台上，双上肢放于身旁，头颅正中矢状面垂直台面并与台面中线重合。

（2）头后仰，使上颌切牙（门齿）咬合面至乳突尖的连线垂直于台面。

（3）照射野和探测器包括第1、2颈椎上、下缘。

（4）源-像距离为100 cm。

（5）通过两口角连线中点，垂直射入探测器中心。

【标准影像显示】

（1）第1、2颈椎于上、下牙列之间显示，第2颈椎位于其正中。

（2）上、中切牙牙冠与枕骨底部相重，第2颈椎齿突不与枕骨重叠，单独清晰显示。

（3）齿突与第1颈椎两侧块间隙对称，寰枕关节呈切线状显示。

6. 颈椎前后位

【摄影要点】

（1）受检者站立，颈背部贴近摄影架探测器，人体正中矢状面垂直摄影架探测器。

（2）头稍后仰，使上颌切牙咬合面至乳突尖的连线垂直于探测器。

（3）照射野和探测器包括整个颈椎的上、下缘。

（4）源-像距离为100 cm。

（5）向头侧倾斜10°~15°，对准甲状软骨下方射入探测器。

【标准影像显示】

（1）显示第3~7颈椎正位影像，第3~7颈椎与第1胸椎显示于图像正中。

（2）颈椎棘突位于椎体正中，横突左、右对称显示，颈椎骨质、间隙与钩突关节显示清晰。

（3）第1肋骨及颈旁软组织包括在图像内，气管投影于椎体正中，其边界易于辨认。

（4）下颌骨显示于第2、3颈椎间隙高度。

7. 颈椎侧位

【摄影要点】

（1）受检者侧立于摄影架前，两足分开使身体站稳，外耳孔与肩峰连线位于探测器中心。

（2）头部后仰，下颌前伸，头颈部正中矢状面平行于摄影架面板，上颌切牙咬合面与乳突尖端连线与水平面平行。

（3）双肩尽量下垂，必要时辅以外力向下牵引。

（4）照射野和探测器上缘包括外耳孔，下缘包括肩峰。

（5）源-像距离为100 cm。

（6）中心线经甲状软骨平面颈部的中点，水平方向垂直射入探测器中心。

【标准影像显示】

（1）显示全部颈椎侧位影像，第1~7颈椎显示于图像正中。

（2）各椎体前后缘均无双缘现象。

（3）椎体骨质、各椎间隙及椎间关节显示清晰。

（4）下颌骨不与椎体重叠。

（5）气管、颈部软组织层次清楚。

8. 颈椎斜位

【摄影要点】

（1）受检者取站立位，身体旋转使冠状面与探测器成45°～50°。下颌稍前伸，上肢尽量下垂。

（2）颈椎长轴置于探测器长轴中线。

（3）后前斜位观察同侧椎间孔，前后斜位观察对侧椎间孔，左、右标记应清楚注明。

（4）照射野和探测器包括整个颈椎。

（5）源－像距离为100 cm。

（6）中心线经甲状软骨平面颈部的中点，水平方向垂直射入探测器中心。

【标准影像显示】

（1）显示颈椎斜位影像，第1～7颈椎显示于图像正中。

（2）近探测器侧椎间孔、椎弓根体显示清晰。椎间孔显示于椎体与棘突之间，椎弓根位于椎体正中。

（3）椎体骨质、各椎间隙及椎间关节显示清晰，下颌骨不与椎体重叠。

9. 颈椎过伸侧位

【摄影要点】

（1）受检者侧立于探测器前，双手自然下垂，头尽量后仰，颈椎前后缘位于探测器中间。

（2）照射野和探测器上缘超出枕外隆凸，下缘包括第2胸椎。

（3）源－像距离为100 cm。

（4）中心线对准第4颈椎射入。

【标准影像显示】

（1）第1～7颈椎显示于图像正中。

（2）下颌角不与椎体重叠，各椎间隙及椎间关节显示清晰，边缘锐利。

（3）气管、颈部软组织与椎体层次可辨，椎体骨小梁清晰显示。

10. 颈椎过屈侧位

【摄影要点】

（1）受检者侧立于摄影架探测器前。

（2）双手自然下垂，头尽量俯屈，颈椎前后缘包括在探测器中间。

（3）照射野和探测器上缘超出枕外隆凸，下缘包括第2胸椎。

（4）源－像距离为100 cm。

（5）中心线对准第4颈椎射入。

【标准影像显示】

（1）第1～7颈椎序列以正常生理曲度显示于图像正中，下颌角不与椎体重叠。

（2）各椎间隙及椎间关节显示清晰，边缘锐利，气管、颈部软组织与椎体层次可辨。

(3)椎体骨小梁清晰显示。

11. 胸椎正位

【摄影要点】

(1)受检者仰卧于摄影台上,两臂放于身旁,头稍后仰。

(2)身体正中矢状面垂直于台面并与探测器中心线重合,下肢屈髋屈膝使两足平踏台面。

(3)照射野和探测器上缘包括第7颈椎,下缘包括第1腰椎。

(4)源-像距离为100 cm。

(5)中心线对准胸骨角与剑突连线中点射入。

【标准影像显示】

(1)上部胸椎及第7颈椎或下部胸椎及第1腰椎,在图像正中显示。

(2)棘突序列位于椎体正中,两侧横突、椎弓根对称显示,各椎体椎间隙和椎体骨纹理显示清晰。

12. 胸椎侧位

【摄影要点】

(1)受检者侧卧于摄影台上,脊柱长轴与床面长轴平行。

(2)两臂上举屈曲,头枕于近床面侧的上臂上,双侧髋和膝屈曲以支撑身体。

(3)身体正中冠状面垂直于台面,脊柱置于探测器中心。

(4)照射野和探测器上缘包括第7颈椎,下缘包括第1腰椎。

(5)源-像距离为100 cm。

(6)中心线对准第6胸椎或第7胸椎垂直射入。

【标准影像显示】

(1)第3~12胸椎呈侧位显示于影像正中,略有后突弯曲,不与肱骨重叠。

(2)椎体各缘呈切线状显示,无双边现象,椎间隙清晰可见。

(3)肺野部分密度均匀,与椎体对比调和,各椎体及附件结构易于分辨,骨纹理清晰显示。

13. 腰椎前后位

【摄影要点】

(1)受检者仰卧于摄影台上,双上肢放于身体两侧或上举抱头,人体正中矢状面垂直台面,并与台面中线重合。

(2)两侧髋部和膝部弯曲,使腰部贴近台面,以矫正腰椎生理弯曲度,减少失真。

(3)照射野和探测器上缘包括第12胸椎,下缘包括第1骶椎。

(4)源-像距离为100 cm。

(5)中心线对准脐上3 cm处,垂直第3腰椎射入探测器。

【标准影像显示】

(1)图像包括第11胸椎至第2骶椎全部椎骨及两侧腰大肌。

(2)椎体序列显示于图像正中,两侧横突、椎弓根对称显示。

(3)第3腰椎椎体各缘呈切线状显示,无双边现象,椎间隙清晰可见。

14. 腰椎侧位

【摄影要点】

（1）受检者侧卧于摄影台上，双上肢自然上举抱头，双下肢屈曲，膝部上移。

（2）腰部用棉垫垫平，使腰椎序列平行于台面，并置于台面中线。

（3）照射野和探测器上缘包括第 11 胸椎，下缘包括上部骶椎。

（4）源 - 像距离为 100 cm。

（5）中心线对准第 3 腰椎与探测器垂直。

【标准影像显示】

（1）图像包括第 11 胸椎至第 2 骶椎椎骨。

（2）腰椎椎体各缘无双边现象，尤其是第 3 腰椎。

（3）椎体骨皮质和骨小梁结构清晰可见。

（4）椎弓根、椎间孔和邻近软组织可见。

（5）椎间关节、腰骶关节及棘突可见。

15. 腰椎斜位

【摄影要点】

（1）受检者侧卧于摄影台上，近台面侧髋部及膝部弯曲，对侧下肢伸直。

（2）身体后倾，使冠状面与台面约成 45°。腰椎长轴对准台面中线。

（3）照射野和探测器上缘包括第 11 胸椎，下缘包括上部骶椎。

（4）源 - 像距离为 100 cm。

（5）中心线对准第 3 腰椎与探测器垂直。

（此位常规拍摄左、右两侧后斜位，以便两侧对比观察。）

【标准影像显示】

（1）第 1~5 腰椎及腰骶关节呈斜位，于图像正中显示。

（2）各椎弓根投影于椎体正中或前 1/3 处，检测椎间关节间隙呈切线状的单边显示，投影于椎体后 1/3 处。

（3）椎间隙显示良好，第 3 腰椎上、下面的两侧缘应重合为一致密线状影。

（4）与椎体相重叠的椎弓部结构，应显示清晰分明。

16. 腰椎过伸侧位

【摄影要点】

（1）受检者侧卧于摄影台上，身体背面垂直台面。腰下垫棉垫使腰椎棘突连线与台面平行。

（2）两臂上举，头颈后仰，腰胯后撅，双侧髋、膝并拢屈曲以支撑身体。脊柱长轴置于台面中线。

（3）照射野和探测器上缘包括第 11 胸椎，下缘包括上部骶椎。

（4）源 - 像距离为 100 cm。

（5）中心线垂直通过第 3 腰椎射入探测器。

【标准影像显示】

（1）第 11 胸椎至第 5 腰椎及腰骶关节清晰显示。

（2）椎体呈"四方形"影，无双边影。
（3）腰椎棘突突出显示。

17. 腰椎过屈侧位

【摄影要点】

（1）受检者侧卧于摄影台上，身体背面垂直台面。腰下垫棉垫使腰椎棘突连线与台面平行。
（2）双侧髋、膝并拢向胸口屈曲，头颈下俯，两臂抱膝。脊柱长轴对台面的中心线。
（3）照射野和探测器上缘包括第 11 胸椎，下缘包括上部骶椎。
（4）源－像距离为 100 cm。
（5）中心线垂直通过第 3 腰椎射入探测器。

【标准影像显示】

（1）显示第 11~12 胸椎、第 1~5 腰椎及腰骶关节。
（2）椎体呈"四方形"影，无双边影。
（3）腰椎棘突显示。

18. 骶椎正位

【摄影要点】

（1）受检者仰卧于摄影台上，人体正中矢状面垂直台面，并与台面中线重合。
（2）双下肢伸直，两踇趾并拢。
（3）照射野和探测器上缘包括第 4 腰椎，下缘包括尾椎。
（4）源－像距离为 100 cm。
（5）中心线向头侧倾斜 15°~20°，对准耻骨联合上缘 3 cm 处射入探测器。

【标准影像显示】

（1）图像包括全部骶椎及腰骶关节，骶中嵴位于图像正中显示。
（2）骶椎孔及骶髂关节左、右对称。
（3）耻骨联合部不与骶椎重叠。
（4）无肠内容物与骶椎重叠，骶椎骨纹理清晰可见。

19. 尾椎正位

【摄影要点】

（1）受检者仰卧于摄影台上，人体正中矢状面垂直于台面，并与台面中线重合。
（2）双下肢伸直，两踇趾并拢。
（3）照射野和探测器缘包括髂骨嵴，下缘超出耻骨联合。
（4）源－像距离为 100 cm。
（5）中心线向足侧倾斜 10°，对准两侧髂前上棘连线中点射入探测器。

【标准影像显示】

（1）图像包括全部尾椎，并在图像正中显示。
（2）耻骨联合部不与尾椎重叠。
（3）无肠内容物与尾椎重叠，尾椎骨纹理清晰可见。

20. 骶尾椎侧位

【摄影要点】

（1）受检者侧卧于摄影台上，双下肢屈曲，膝部上移。

（2）骶尾部后平面垂直于台面，腰部垫以棉垫，使骶、尾骨正中矢状面与台面平行，并置于探测器范围内。

（3）照射野和探测器上缘包括第5腰椎，下缘包括全部尾椎。

（4）源－像距离为100 cm。

（5）中心线对准髂后下棘前方8 cm处，垂直射入探测器中心。

【标准影像显示】

（1）骶尾椎及腰骶关节位于图像正中显示，边界明确，其椎体各节易于分辨。

（2）骶椎两侧无名线应重叠为单一致密线。

（3）腰骶关节及骶尾关节间隙清晰可见。

21. 骶髂关节前后位

【摄影要点】

（1）受检者仰卧于摄影台上，人体正中矢状面垂直台面，并与台面中线重合。

（2）双下肢伸直，或双髋和双膝稍弯曲并用棉垫稍垫高，使腰椎摆平。

（3）照射野和探测器上缘超出髂骨嵴，下缘包括耻骨联合。

（4）源－像距离为100 cm。

（5）中心线向头侧倾斜10°～25°，对准两侧髂前上棘连线中点，射入探测器中心。

【标准影像显示】

（1）两侧骶髂关节的正位影像位于图像正中显示。

（2）骶髂关节间隙清晰可见。

22. 骶髂关节前后斜位

【摄影要点】

（1）受检者仰卧于摄影台上，被检侧腰部及臀部抬高，使人体冠状面与台面成20°～25°。

（2）将被检侧的髂前上棘内侧2.5 cm处的纵切面对准台面中线，两侧髂前上棘连线平面置于探测器上、下的中线。

（3）照射野和探测器上缘包括髂骨嵴，下缘包括耻骨。

（4）源－像距离为100 cm。

（5）中心线对准被检侧髂前上棘内侧2.5 cm处，垂直射入探测器中心。

【标准影像显示】

（1）髋骨上缘、被检测整个骶髂关节均包括在影像内。

（2）被检测骶髂呈切线位显示，结构清晰，骶骨、髂骨等骨纹理可见。

23. 骨盆前后正位

【摄影要点】

（1）受检者仰卧于摄影台上，人体正中矢状面垂直台面，并与台面中线重合。

（2）双下肢伸直，双足轻度内旋（10°～15°），足踇趾并拢。两侧髂前上棘至台面的距离相等。

（3）照射野和探测器上缘包括髂骨嵴，下缘达耻骨联合下方3 cm。

（4）源-像距离为100 cm。

（5）中心线对准两侧髂前上棘连线中点下方3 cm处，垂直射入探测器中心。

【标准影像显示】

（1）图像包括全部骨盆诸骨及股骨近端1/4，且左、右对称，骨盆腔位于图像正中显示。

（2）耻骨不与骶椎重叠，两侧大粗隆内缘与股骨颈重叠1/2。

（3）两侧髂骨翼与其他诸骨密度均匀，且骨纹理清晰可见。

24. 肩关节前后位

【摄影要点】

（1）受检者仰卧于摄影台上，被检侧肩胛骨喙突置于台面中线上。

（2）被检侧上肢向下伸直，掌心向上。对侧躯干稍垫高，使被检侧肩部贴近台面。

（3）照射野和探测器上缘超出肩部，外缘包括肩部软组织。

（4）源-像距离为100 cm。

（5）中心线对准喙突垂直射入探测器中心。

【标准影像显示】

（1）图像包括肩关节诸骨，其关节位于图像正中或稍偏外显示。

（2）肩关节盂前后重合，呈切线位显示，不与肱骨头重叠，关节间隙清晰显示。

（3）肱骨小结位于肱骨头外1/3处显示。

（4）肱骨头、肩峰及锁骨纹理显示清晰，周围软组织层次可辨。

25. 肩关节穿胸侧位

【摄影要点】

（1）受检者侧立于摄影架前，被检侧上臂外缘贴近摄影架面板。

（2）被检侧上肢及肩部尽量下垂，掌心向前，对侧上肢高举抱头。被检侧肱骨外髁颈对准探测器中心。

（3）照射野和探测器上缘超出肩部，下缘包括肱骨上中段。

（4）源-像距离为100 cm。

（5）中心线水平方向通过对侧腋下，经被检侧上臂的上1/3处垂直射入探测器中心。

【标准影像显示】

（1）为肱骨近端侧位像，投影于胸骨与胸椎之间，有肺纹理、肋骨影像与其相重叠。

（2）图像包括肩部和肱骨中上端，显示被检侧肩关节骨质、关节面及周围软组织，肱骨长轴平行于检测器长轴。

（3）显示受检侧肱骨上端和肩关节的轴位影像，骨小梁、周围软组织清晰显示。

26. 肱骨前后位

【摄影要点】

（1）受检者仰卧于摄影台上，手臂伸直稍外展，掌心朝上。对侧肩部稍垫高，使被检侧上臂尽量贴近探测器。

（2）照射野和探测器上缘包括肩关节，下缘包括肘关节。

（3）源－像距离为 100 cm。

（4）中心线对准肱骨中点，垂直射入探测器中心。

【标准影像显示】

（1）显示肱骨正位影像。

（2）长轴与图像平行，至少包括 1 个邻近关节，软组织影像显示良好。

27. 肱骨侧位

【摄影要点】

（1）受检者仰卧于摄影台上，对侧肩部稍垫高，使被检侧上臂尽量贴近探测器。

（2）被检侧上臂与躯干稍分开，肘关节弯曲成 90°，呈侧位姿势置于胸前。肱骨长轴与探测器长轴平行一致。

（3）照射野和探测器上缘包括肩关节，下缘包括肘关节。

（4）源－像距离为 100 cm。

（5）中心线对准肱骨中点，垂直射入探测器中心。

【标准影像显示】

（1）显示肱骨侧位影像。

（2）长轴与图像平行，至少包括 1 个邻近关节，软组织影像显示良好。

28. 肘关节前后位

【摄影要点】

（1）受检者面向摄影台一端就坐，前臂伸直，掌心向上，尺骨鹰嘴突置于探测器中心。

（2）照射野和探测器上缘包括肱骨下段，下缘包括尺、桡骨上段。

（3）源－像距离为 100 cm。

（4）中心线对准肘关节（肘横纹中点）垂直射入探测器中心。

【标准影像显示】

（1）图像包括肱骨远端及尺、桡骨近端，其关节间隙显示在图像正中。

（2）肘关节面呈切线位显示明确，锐利。

（3）鹰嘴窝位于肱骨内外髁正中稍偏尺侧。

（4）肘关节诸骨纹理和周围软组织清楚可见。

29. 肘关节侧位

【摄影要点】

（1）受检者面向摄影台一端侧坐，曲肘成 90°～120°，肘关节内侧贴近摄影台面。

（2）手掌心面对受检者，拇指在上，尺侧朝下，呈侧位姿势。肩部下移，尽量接近肘部高度。

（3）照射野和探测器上缘包括肱骨下段，下缘包括尺、桡骨上段。

（4）源－像距离为 100 cm。

（5）中心线对准肘关节间隙，垂直射入探测器中心。

【标准影像显示】

（1）肱骨远端与尺、桡骨近端呈 90°～120°。

（2）尺骨与肱骨的关节间隙显示明确，锐利。

（3）肱骨外髁重叠，呈圆形投影。

（4）肘关节诸骨纹理清晰，周围软组织层次分明。

30. 前臂正位

【摄影要点】

（1）受检者面向摄影台一端就坐，前臂伸直，掌心向上，背面贴近摄影台面。前臂长轴与探测器长轴平行。

（2）照射野和探测器上缘包括肘关节，下缘包括腕关节。

（3）源－像距离为 100 cm。

（4）中心线对准前臂中点，垂直射入探测器。

【标准影像显示】

（1）显示尺、桡骨正位影像。

（2）腕关节和（或）肘关节呈正位像显示。

（3）诸骨纹理及周围软组织清晰可见。

31. 前臂侧位

【摄影要点】

（1）受检者面向摄影台一端就坐，曲肘约成 90°。

（2）前臂呈侧位，尺侧贴近摄影床面，肩部下移，尽量接近肘部高度。

【标准影像显示】

（1）影像显示尺骨、桡骨、腕关节和（或）肘关节侧位影像。

（2）布局合理，图像包括腕关节和（或）肘关节，至少应包括 1 个关节，尺、桡骨呈侧位影像。

（3）影像清楚显示骨小梁和周围软组织。

32. 腕关节后前位

【摄影要点】

（1）受检者坐位，腕关节呈后前位，肘部弯曲约成 90°。

（2）手半握拳，腕部掌面贴近台面，腕关节置于探测器中心。

（3）照射野和探测器包括尺、桡骨远端及掌骨近端。

（4）源－像距离为 100 cm。

（5）中心线对准尺骨和桡骨茎突连线的中点，垂直射入探测器中心。

【标准影像显示】

（1）腕关节诸骨位于图像正中，呈正位显示。图像包括尺、桡骨远端及掌骨近端。

（2）掌腕关节及桡腕关节间隙显示清晰。

（3）诸骨纹理及周围软组织清晰可见。

33. 腕关节侧位

【摄影要点】

（1）受检者侧坐于摄影台旁，肘部弯曲约成直角。

（2）手指和前臂侧放，将第5掌骨和前臂尺侧贴近摄影台面，尺骨茎突置于探测器中心。

（3）照射野和探测器包括尺、桡骨远端及掌骨近端。

（4）源－像距离为100 cm。

（5）中心线对准桡骨茎突，垂直射入探测器中心。

【标准影像显示】

（1）腕关节呈侧位显示，位于图像正中。

（2）尺、桡骨远端重叠良好。

（3）诸骨纹理及周围软组织清晰可见。

34. 腕关节外展位

【摄影要点】

（1）受检者面向摄影台一端就坐，自然屈肘，掌心向下。

（2）腕部平放于一个20°板上（或用沙袋垫高20°），手掌尽量向尺侧偏移。

（3）照射野和探测器包括尺、桡骨远端及掌骨近端。

（4）源－像距离为100 cm。

（5）中心线对尺骨和桡骨茎突连线中点，垂直射入探测器中心。

【标准影像显示】

（1）影像显示为舟骨长轴展开影像，与其他骨的邻接面显示清晰。

（2）影像包括掌骨与尺、桡骨远端，舟骨标准正位显示。

（3）骨小梁及周围软组织清楚显示。

35. 手掌后前位

【摄影要点】

（1）受检者侧坐于摄影台一端，曲肘约90°。

（2）五指自然分开，掌心向下贴近摄影台面，第3掌骨头置于探测器中心。

（3）照射野和探测器包括整个手掌。

（4）源－像距离为100 cm。

（5）中心线对准第3掌骨头，垂直射入探测器中心。

【标准影像显示】

（1）全部掌指骨及腕关节包括在图像内，第3掌指关节位于图像正中。

（2）5个指骨以适当的间隔呈分离状显示。

（3）第2～5掌指骨呈正位，拇指呈斜位投影。

（4）掌骨至指骨远端，骨纹理清晰可见，并能呈现出软组织层次。

36. 手掌下斜位

【摄影要点】

（1）受检者侧坐于摄影台一端，曲肘约90°。

（2）五指均匀分开，稍弯曲，指尖触及摄影台面。手指内旋，使掌心面与探测器约成45°。

（3）照射野和探测器包括整个手掌。

（4）源-像距离为100 cm。

（5）中心线对准第5掌骨头，垂直射入探测器中心。

【标准影像显示】

（1）全部掌指骨及腕关节包括在图像内，手部各骨的斜位像，第1、2、3掌骨分开，第4、5掌骨近端略微重叠，呈斜位投影，第3掌指关节位于图像正中。

（2）全部掌指骨骨纹理清晰可见，软组织层次显示良好。

（3）大多角骨与第1掌指关节间隙明确。

37. 拇指正位

【摄影要点】

（1）受检者坐于摄影台一端，手背内旋使掌心向上，拇指背侧贴近摄影台面。

（2）受检者用健侧手将其余四指抓住并背曲。

（3）照射野和探测器包括拇指。

（4）源-像距离为100 cm。

（5）中心线对准拇指的掌指关节，垂直射入探测器中心。

【标准影像显示】

（1）拇指呈正位显示。

（2）拇指骨及第1掌骨位于图像中央，显示被检侧拇指骨骨质及软组织影像。

（3）骨小梁清晰显示，周围软组织清楚显示。

38. 拇指侧位

【摄影要点】

（1）受检者侧坐于摄影台一端，肘部弯曲，约成直角，拇指外侧缘贴近探测器，使拇指背面与摄影台面垂直。

（2）其余手指握拳，用于支持手掌，防止抖动。

（3）照射野和探测器包括拇指。

（4）源-像距离为100 cm。

（5）中心线对准拇指的掌指关节，垂直射入探测器中心。

【标准影像显示】

（1）拇指呈侧位显示。

（2）拇指骨及第1掌骨位于图像中央，显示被检侧拇指骨骨质及软组织影像。

（3）骨小梁清晰显示，周围软组织清楚显示。

39. 髋关节前后位

【摄影要点】

（1）受检者仰卧于摄影台上，被检侧髋关节置于台面中线。

（2）下肢伸直，双足跟分开，两侧足趾内旋接触。股骨头放于探测器中心，股骨长轴与探测器长轴平行。

（3）照射野和探测器上缘包括髂骨，下缘包括股骨上端。

（4）源－像距离为 100 cm。

（5）中心线对准股骨头（髂前上棘与耻骨联合上缘连线的中点垂线下方 2.5 cm 处），垂直射入探测器中心。

【标准影像显示】

（1）图像包括髋关节、股骨近端 1/3，同侧耻、坐骨及部分髂骨翼。

（2）股骨头大体位于图像正中，或位于图像上 1/3 正中，大粗隆内缘与股骨颈重叠 1/2，股骨颈显示充分。

（3）股骨颈及闭孔无投影变形，申通线光滑锐利，曲度正常。

（4）髋关节诸骨纹理清晰锐利，坐骨棘明显显示，周围软组织也可辨认。

40. 股骨前、后正位

【摄影要点】

（1）受检者仰卧于摄影台上，下肢伸直，足稍内旋，使两足趾内旋接触。

（2）股骨长轴与探测器中线一致。

（3）照射野和探测器上缘包括髋关节，下缘包括膝关节。

（4）源－像距离为 100 cm。

（5）中心线对准股骨中点，垂直射入探测器中心。

【标准影像显示】

（1）股骨呈正位显示于图像中央。股骨头、颈体、髁部骨质、髋关节及膝关节、股部软组织形态层次均显示清晰。

（2）股骨完整显示，并包括邻近 1 个关节。

（3）清晰显示股骨骨质、骨小梁和周围软组织。

41. 股骨侧位

【摄影要点】

（1）受检者侧卧于摄影台上，被检侧贴近台面。

（2）被检侧下肢伸直，膝关节稍弯曲，探测器置于股骨外侧缘的下方，股骨长轴与探测器长轴一致。

（3）照射野和探测器上缘包括髋关节，下缘包括膝关节。

（4）源－像距离为 100 cm。

（5）中心线对准股骨中点，垂直射入探测器中心。

【标准影像显示】

（1）影像显示股骨头、颈体、髁部、髌骨和膝关节骨质侧位像，髋关节为侧位稍斜，膝部的内、外髁难以全部重叠。软组织阴影层次清晰。

（2）股骨完整显示于图像正中，并包括邻近1个关节。

（3）清晰显示股骨骨质、关节面、周围软组织影像和骨小梁。

42. 膝关节前后位

【摄影要点】

（1）受检者仰卧或坐于摄影台上，下肢伸直，髌骨下缘对探测器中心。

（2）小腿长轴与探测器长轴一致。

（3）照射野和探测器上缘包括股骨下端，下缘包括胫、腓骨上端。

（4）源－像距离为100 cm。

（5）中心线对准髌骨下缘，垂直射入探测器中心。

【标准影像显示】

（1）图像包括股骨两髁，胫骨两髁及腓骨小头，其关节面位于图像正中。

（2）腓骨小头与胫骨仅有少量重叠。

（3）膝关节诸骨纹理清晰可见，周围软组织层次可见。

（4）膝关节完整显示于图像正中，与图像长轴平行排列。

43. 膝关节侧位

【摄影要点】

（1）受检者侧卧于摄影台上，被检侧膝部外侧贴近台面。被检侧膝关节屈曲成120°～135°。

（2）髌骨下缘置于探测器中心，髌骨面与探测器垂直。

（3）照射野和探测器上缘包括股骨下端，下缘包括胫、腓骨上端。

（4）源－像距离为100 cm。

（5）中心线对准胫骨上端，垂直射入探测器中心。

【标准影像显示】

（1）膝关节间隙位于图像正中，股骨内外髁重叠良好。

（2）髌骨呈侧位显示，其与股骨间隙分离明确，关节面边界锐利，无双边。

（3）股骨与胫骨平台重叠极小。

（4）膝关节诸骨纹理清晰可见，周围软组织可以辨认。

44. 胫腓骨前后位

【摄影要点】

（1）受检者仰卧或坐于摄影台上，被检侧下肢伸直，足稍内旋。小腿长轴与探测器长轴一致。

（2）照射野和探测器上缘包括膝关节，下缘包括踝关节。

（3）源－像距离为100 cm。

（4）中心线对准小腿中点，垂直射入探测器中心。

【标准影像显示】

（1）显示小腿正位影像，胫骨在内，腓骨在外，平行排列，上下胫腓关节皆有重叠，软组织阴影层次清晰。

（2）胫、腓骨完整显示于图像正中，与探测器板长轴平行排列，并包括邻近1个关节。

（3）周围软组织和骨小梁清晰显示。

45. 胫腓骨侧位

【摄影要点】

（1）受检者侧卧于摄影台上，被检侧贴近台面。

（2）被检侧下肢膝关节稍屈，小腿外缘贴近摄影台面。小腿长轴与探测器长轴一致。

（3）照射野和探测器上缘包括膝关节，下缘包括踝关节。

（4）源－像距离为100 cm。

（5）中心线对准小腿中点，垂直射入探测器中心。

【标准影像显示】

（1）显示小腿侧位影像，胫骨在前，腓骨在后，平行排列。上胫腓关节重叠较少，可以看到关节面。下胫腓关节重叠较多，关节面隐蔽。膝关节、踝关节呈侧面影像，软组织层次丰富。

（2）胫腓骨完整显示于图像正中，与探测器长轴平行排列，并包括邻近1个关节。

（3）周围软组织和骨小梁清晰显示。

46. 踝关节前后位

【摄影要点】

（1）受检者仰卧或坐于摄影台上，被检侧下肢伸直，将踝关节置于探测器中心。

（2）小腿长轴与探测器中线平行，足稍内旋，足尖下倾。

（3）照射野和探测器上缘包括整个踝关节。

（4）源－像距离为100 cm。

（5）中心线通过内外踝连线中点上方1 cm处，垂直射入探测器中心。

【标准影像显示】

（1）踝关节位于影像下1/3中央，关节面呈切线位，其间隙清晰可见。

（2）胫腓联合间隙不超过0.5 cm。

（3）踝关节诸骨纹理清晰锐利，周围软组织层次可见。

47. 踝关节侧位

【摄影要点】

（1）受检者侧卧于摄影台上，被检侧贴近台面。

（2）被检侧膝关节稍屈曲，外踝贴近摄影台面，足跟摆平，使踝关节成侧位。

（3）小腿长轴与探测器长轴平行，将内踝上方1 cm处置于探测器中心。

（4）照射野和探测器上缘包括整个踝关节。

（5）源－像距离为100 cm。

（6）中心线对准内踝上方1 cm处，垂直射入探测器中心。

【标准影像显示】

（1）距骨滑车面内外缘重合良好。

（2）腓骨小头重叠于胫骨正中偏后，踝关节位于影像下1/3正中显示。

（3）踝关节诸骨纹理清晰锐利，周围软组织层次可见。

48. 足前后正位

【摄影要点】

（1）受检者仰卧或坐于摄影台上，被检侧膝关节弯曲，足底部贴近摄影台面。

（2）第3跖骨基底部放于探测器中心，探测器与足部长轴一致。

（3）照射野和探测器上缘包括足趾，下缘包括足跟。

（4）源-像距离为100 cm。

（5）中心线通过第3跖骨基底部，垂直（或向足跟侧倾斜15°）射入探测器中心。

【标准影像显示】

（1）图像包括跖、趾骨及跗骨，第3跖骨基底部位于图像正中。

（2）跗骨到趾骨远端密度适当，骨纹理清晰可见。

（3）舟距关节与骰跟间隙清晰可见。

49. 足内斜位

【摄影要点】

（1）受检者仰卧或坐于摄影台上，被检侧膝部弯曲，足底部贴近摄影台面。

（2）第3跖骨基底部放于探测器中心，将躯干和被检侧下肢向内倾斜，使足底与摄影台面成30°～50°。

（3）照射野和探测器前缘包括足趾，后缘包括足跟。

（4）源-像距离为100 cm。

（5）中心线通过第3跖骨基底部，垂直射入探测器中心。

【标准影像显示】

（1）全足诸骨呈斜位，第3、4跖骨基底部位于图像正中。

（2）第1、2跖骨部分重叠，其余均单独显示。

（3）距跟关节、楔舟关节及第3、4跗跖关节间隙显示明确。

（4）全足诸骨密度基本均匀，骨纹理清晰。

50. 跟骨侧位

【摄影要点】

（1）受检者侧卧于摄影台上，被检侧下肢外侧缘贴近摄影台面，膝部弯曲。

（2）被检侧足部外侧贴近摄影台面，足底平面垂直摄影台面。跟骨置于探测器中心。

（3）照射野和探测器包括整个跟骨。

（4）源-像距离为100 cm。

（5）中心线对准跟距关节，垂直射入探测器中心。

【标准影像显示】

（1）图像包括踝关节及部分距骨，跟骨位于图像正中，呈侧位显示。

（2）距骨下关节面呈切线位显示，其关节间隙清晰可见。

（3）跟骨纹理显示清晰。

51. 跟骨轴位

【摄影要点】

（1）受检者仰卧或坐于摄影台上，被检侧下肢伸直。

（2）小腿长轴与摄影台面长轴一致，踝部极度背屈，踝关节置于探测器中心。

（3）照射野和探测器包括整个跟骨。

（4）源-像距离为100 cm。

（5）中心线向头侧倾斜35°~45°，通过第3跖骨基底部对准跟距关节射入探测器中心。

【标准影像显示】

（1）跟骨轴位影像，跟骨体和跟骨各突出均显示清晰。

（2）全跟骨显示于图像正中，显示被检侧跟骨的骨质、关节面及周围软组织。

（3）骨小梁、周围软组织显示清晰。

52. 胸部后前位

【摄影要点】

（1）受检者面向摄影架站立，两足分开，使身体站稳，头稍后仰，前胸贴近探测器。

（2）两手背放于髋部，双肘弯曲，尽量向前。两肩内转并放平，人体正中矢状面对探测器中线。

（3）照射野和探测器包括整个胸部。

（4）源-像距离为180 cm（观察心脏时为200 cm）。

（5）中心线水平方向通过第6胸椎射入探测器中心。

（6）深吸气后屏气曝光。

【标准影像显示】

（1）肺门阴影结构可辨。

（2）锁骨、乳房、左心影内可分辨出肺纹理。

（3）肺尖充分显示。

（4）肩胛骨投影于肺野之外。

（5）两侧胸锁关节对称。

（6）膈肌包括完全，且边缘锐利。

（7）心脏、纵隔边缘清晰锐利。

53. 胸部侧位

【摄影要点】

（1）受检者侧立于摄影架前，两足分开，身体站稳，双上肢上举，环抱头部，收腹，挺胸抬头。

（2）被检侧胸部贴近探测器，胸部腋中线对准探测器中线。

（3）照射野和探测器包括整个胸部。

(4)源-像距离为180 cm（观察心脏时为200 cm）。

(5)中心线水平方向，经腋中线第6胸椎平面射入探测器中心。

(6)深吸气后屏气曝光。

【标准影像显示】

(1)图像中无组织遮盖部分呈漆黑。

(2)第4胸椎以下椎体清晰可见，并呈侧位投影。

(3)从颈部到气管分叉部，能连续追踪到气管影像。

(4)心脏、主动脉弓移行部、降主动脉影像清晰明了。

(5)胸骨两侧缘重叠良好。

54. 胸部右前斜位

【摄影要点】

(1)受检者直立于摄影架前，两足分开，使身体站稳，右肘弯曲内旋，右手背放于髋部，左手上举抱头。

(2)胸壁右前方贴近探测器，使人体冠状面与探测器成45°～55°。

(3)照射野和探测器包括整个胸部。

(4)源-像距离为180 cm（观察心脏时为200 cm）。

(5)中心线水平方向，对准左侧腋后线经第7胸椎平面射入探测器中心。

(6)服钡剂后，深吸气后屏气曝光。

【标准影像显示】

(1)胸部呈斜位投影，心脏大血管投影于胸部左侧，不与胸椎重叠，胸椎投影于胸部右后1/3处。

(2)心脏、升主动脉弓影像清晰可见，胸部周边肺纹理能追踪到。

(3)肺尖显示清楚，食管的胸段钡剂充盈良好。

55. 胸部左前斜位

【摄影要点】

(1)受检者直立于摄影架前，左肘弯曲内旋，左手背置于髋部，右手高举抱头。

(2)胸壁左前方贴近探测器，人体冠状面与探测器成65°～75°。

(3)照射野和探测器包括整个胸部。

(4)源-像距离为180 cm（观察心脏时为200 cm）。

(5)中心线水平方向，经右侧腋后线第7胸椎平面射入探测器中心。

(6)服钡剂后，深吸气后屏气曝光。

【标准影像显示】

(1)胸部呈斜位投影，心脏大血管于胸椎右侧显示，胸椎投影于胸部左后方1/3偏前处。

(2)下腔静脉基本位于心影底部中央显示。

(3)胸主动脉全部展现，边缘清晰。

(4)胸部周边肺纹理能追踪到，肺尖显示清楚。

56. 膈上肋骨前后位

【摄影要点】

（1）受检者站立于摄影架前，背部贴近摄影架面板，下颌稍仰，两足分开，使身体站稳。

（2）双肘屈曲，手背放于臀部，肘部尽量向前，身体正中矢状面垂直摄影架面板并对准探测器中线。

（3）照射野和探测器包括整个胸部。

（4）源－像距离为 100 cm。

（5）中心线水平方向，通过第 7 胸椎平面射入探测器中心。

（6）深吸气后屏气曝光。

【标准影像显示】

（1）第 1~6 前肋与第 1~9 后肋投影于图像中，且包括两侧肋膈角。

（2）纵隔后肋骨边缘也应清晰显示。

（3）以上肋骨骨纹理显示清晰。

57. 膈下肋骨前后位

【摄影要点】

（1）受检者仰卧于摄影台上，身体正中矢状面垂直台面，并对探测器中线。双上肢置于身体两侧，稍外展。

（2）照射野和探测器上缘包括第 5 胸椎，下缘包括第 3 腰椎，两侧包括腹侧壁外缘。

（3）源－像距离为 100 cm。

（4）中心线通过脐孔上，向头侧倾斜 10°~15° 垂直射入探测器中心。

（5）深呼气后屏气曝光。

【标准影像显示】

（1）第 8~12 肋骨在膈下显示，并投影于腹腔内。

（2）以上肋骨骨纹理清晰可见。

58. 腹部仰卧前后位

【摄影要点】

（1）受检者仰卧于摄影台上，下肢伸直，人体正中矢状面垂直于台面并与台面中线重合，两臂置于身旁或上举。

（2）照射野和探测器上缘包括横膈，下缘包括耻骨联合上缘。

（3）源－像距离为 100 cm。

（4）中心线通过对准剑突与耻骨联合上缘连线中点垂直射入探测器中心。

（5）深呼气后屏气曝光。

【标准影像显示】

（1）腹部全部包括在图像内，腰椎序列投影于图像正中并对称显示。

（2）两侧膈肌、腹壁软组织及骨盆腔均对称性地显示在图像内，椎体棘突位于图像正中。

（3）膈肌边缘锐利，胃内液平面及可能出现的肠内液平面，均应辨认明确。
（4）肾、腰大肌、腹膜外脂肪线及骨盆影像显示清楚。

59. 腹部立位前后位

【摄影要点】

（1）受检者站立，背部贴近摄影架探测器面板，双上肢自然下垂稍外展。
（2）人体正中矢状面与摄影架探测器垂直，并与探测器中线重合。
（3）照射野和探测器上缘包括横膈，下缘包括耻骨联合上缘。
（4）源-像距离为100 cm。
（5）中心线水平方向，经剑突与耻骨联合连线中点射入探测器中心。
（6）深呼气后屏气曝光。

【标准影像显示】

（1）两侧膈肌、腹壁软组织及骨盆腔均对称性地显示在图像内，椎体棘突位于图像正中。
（2）膈肌边缘锐利，胃内液平面及可能出现的肠内液平面，均应辨认明确。
（3）肾、腰大肌、腹膜外脂肪线及骨盆影像显示清楚。

（三）DR特殊成像技术

1. DR双能减影技术　双能成像是利用骨与软组织对X线光子的能量衰减方式不同，以及不同原子量物质的光电吸收效应的差别，将对不同能量的X线束的衰减强度的变化反映出来，经过对不同强度的光电吸收和康普顿效应衰减后的X线信号进行分离采集处理，从而选择性消除骨或软组织成分，得出能够体现组织化学成分的所谓组织特性图像，即纯粹的软组织像或骨像，从而降低高密度的骨组织和低密度的软组织在图像上的相互干扰，提高对疾病的临床诊断能力。

DR双能减影技术是对人进行2次不同能力且间隔很短时间的曝光，分别为60～80 kV和110～150 kV，得到2幅图像或数据，数字化处理后分别生成软组织密度像、骨密度像和普通胸片共3幅图像。双能减影的临床应用主要是胸部，该区域结构复杂，肋骨和胸部组织器官前后重叠。常规DR胸片上软组织影和骨影相互干扰，影响图像的诊断和鉴别诊断。

2. DR组织均衡技术　DR组织均衡技术是将DR图像分解成不同密度区域的图像进行数字化处理，然后再将分别处理的图像进行加权整合，得到1幅层次丰富的图像，使整个视野内不同密度的组织均能得到良好显示。

DR成像具有较大的曝光条件取值范围和较高的量子检测力（detective quantum efficiency，DQE），获得的图像层次丰富。但人眼所能分辨的影像灰阶有限，在同一曝光区域，若要观察低密度组织，则势必丢失高密度组织间的灰度差异；反之，若要观察高密度组织，则必然损失低密度组织间的灰度差异。对于密度差和（或）厚度差较大的成像区域，常规的DR摄影会出现曝光不足或曝光过度现象。

DR组织均衡技术可以针对上述现象，利用后处理软件将厚度大、密度高区域与薄组织、低密度区域分割开，分别赋予各自的灰阶值，使得厚薄和高低密度组织的部位均形成对比良好的图像，然后叠加在一起，经计算机特殊重建处理，得到新的数据，产生1幅组织均衡图像，使高密度组织与低密度组织在1幅图像上同时显示出来，最后得到的图像层次丰富，在增加图像信息量的同时，不损失图像的对比度。临床上主要用于成像区域密度差较大的部位，如颈胸段椎体的摄影、胸腰段椎体的摄影、股骨颈侧位的摄影和跟骨轴位的摄影等，这些部位的摄影因其成像区域的厚度和密度相差很大，导致图像黑白不均，无法观察阅读。若使用了 DR 的组织均衡技术处理，这些摄影区域的影像就能得到满意的图像效果。

3. 数字融合体层技术　体层摄影技术经历了普通胶片体层技术、数字 X 线体层技术和数字融合体层技术（digital tomosynthesis，DTS）3 个发展时期。数字融合体层技术也称为三维体层容积成像技术，该技术通过一次扫描可以获得成像区域内不同深度的多层面断面图像。

数字融合体层成像系统包括 DR 动态平板、运动的 X 线管组件、计算机后处理工作站及软件。DR 动态平板探测器具有快速采集能力，在短时间内即可完成对多次曝光数据的处理，是数字融合断层技术的基础；X 线管组件在机械运动装置驱动下以直线运动完成对检查部位的多角度多次曝光，以保证能足够获取数字融合断层所需的信息量；计算机后处理工作站对大量的图像数据信息进行集中和处理，利用专用软件重建出任意层面的断层图像。

数字融合体层技术的原理是在传统几何体层摄影的基础上，基于 DR 动态平板与图像后处理软件相结合的一种 DR 体层摄影技术。在预设的融合体层曝光程式控制下，X 线管组件在球管长轴方向上始终对准平板探测器中心已设定的照射角范围做直线运动，并顺序依次曝光，平板探测器以固定或同步反向移动相配合，快速采集曝光数据。计算机对图像数据采用位移叠加的算法，将序列的图像分别进行适当的位移后再叠加融合，人为地创建不同体层深度的聚焦层面图像。由于每幅图像的厚度可以人为进行调整，选择不同的起始和终末层高度，调整层厚和重叠百分比，同时还可以调整层间距（类似于 CT 容积成像后处理方式），最终重建出任意深度层面图像。

数字融合体层曝光方式有以下两种：①曝光时机械运动装置驱动 X 线管组件与探测器在一定成角范围内做同步反向运动，在 X 线管组件运动过程中，X 线管组件自动跟踪技术使中心线始终指向探测器中心，预设的多次脉冲曝光程序在运动过程中按时间顺序依次曝光。②曝光时机械运动装置驱动 X 线管组件成角度地连续曝光，而探测器平板固定在一个位置不随 X 线管组件的移动而移动，预设的连续曝光程序在运动过程中按顺序依次曝光。

4. 图像拼接技术　图像拼接是 DR 在自动控制程序模式下，一次性采集不同位置的多幅图像，然后由计算机进行全景拼接，合成为大幅面 X 线图像。图像拼接有两种方式。

第一种是图像采集曝光时，X 线管组件固定于一个位置，探测器沿受检者身体长轴移动 2～5 次，X 线管组件做连续 2～5 次的曝光。计算机随即将 2～5 次曝光所采集到的多组数据进行重建，做"自动无缝拼接"，形成一幅整体图像。该方法的主要特点是为减小 X 线锥形光束产生的图像畸变，X 线管组件在多次曝光时，分别设定了不同的倾斜角，即 X 线管组件与探测器采用的非平行摄影技术，能在图像的拼合过程中有效地消除视差造成的图像失真及匹配错位现象。另外，图像整合时采用精确配准技术。其特点为：①准确配准两幅图像的拼接位置，解决了重叠部分的几何畸变。②正确配准图像拼接处像素密度分布，使整幅图像表现出连续均匀的对比度。③自动量化分析数据。④具备组织均衡、降噪、最优窗宽和窗位、对比度和亮度一致性、骨科整形计算测量软件等处理功能，保证了高质量的图像输出。

第二种是 X 线管组件垂直上下移动，DR 探测器跟随着 X 线管组件实现同步移动，分次脉冲曝光采集后自动拼合的方法。具体采集过程为：首先确定第 1 幅 X 线摄影区域位置，曝光后，X 线管组件和探测器沿受检者身体长轴移动到第 2 幅至域位置，进行第 2 次曝光，接着进行 3 次、4 次……多次曝光，计算机随即将每次曝光所采集到的多组数据进行图像重建和"自动无缝拼接"，形成一幅整体图像。该方法的主要特点是：①中心线与探测器在曝光时始终保持垂直，为减小 X 线锥形光束产生的图像畸变，X 线管组件采用长条形视野，摄影长度控制在 5～10 cm，这样就减小了斜射线的投影。②根据摄影面积确定摄影次数，该摄影技术可选最大摄影长度为 198 cm。③ X 线管组件和探测器同步平移分次曝光，每次图像有轻度重叠，以便计算机定位和图像配准。④具备组织均衡处理，降噪，最优窗宽、对比度和亮度一致性等功能，保证了高质量的图像输出。

自动无缝拼接技术的临床意义：一次检查能完成大幅面、无重叠、无拼缝、最小几何变形、密度均匀的数字化 X 线图像。例如，骨科、矫形外科等需要对人体的大范围结构做整体性结构显示，精确测量全脊柱、全肢体的解剖结构改变，特别是对脊柱侧弯及前、后凸术前诊断、术后检查、治疗效果分析等方面具有重要的作用。

专家共识委员会：主任委员余建明（华中科技大学同济医学院附属协和医院），徐克（中国医科大学附属第一医院）。委员石明国（第四军医大学西京医院），付海鸿（中国医学科学院北京协和医院），刘广月（南京大学医学院附属鼓楼医院），马大庆（首都医科大学附属北京友谊医院），李真林（四川大学华西医院），高剑波（郑州大学第一附属医院），倪红艳（天津市第一中心医院），李文美（广西医科大学第一附属医院），牛延涛（首都医科大学附属北京同仁医院），赵雁鸣（哈尔滨医科大学附属第二医院），于群（华中科技大学同济医学院附属协和医院），雷子乔（华中科技大学同济医学院附属协和医院），高宏（《中华放射学杂志》编辑部）。

二、乳腺影像检查技术临床操作规范

乳腺癌是中国女性最常见的癌症，每年中国乳腺癌新发数量和死亡数量分别占全世界的 12.2% 和 9.6%。与其他国家相比，具有乳腺癌发病早，乳腺癌筛查普及率和接受程度较低的特点，诊断延误致使晚期乳腺癌患者增多。由于乳腺癌是体表肿瘤，在人体实质性肿瘤当中属于治疗效果较好的，如果能早期发现和及时治疗，5 年生存率接近 70%。然而，早期乳腺癌的症状和体征并不明显，乳腺的影像学检查在早期检出和早期诊断中具有重要的价值，是提高乳腺癌患者生存率的关键。

乳腺疾病常用的检查方法有乳腺 X 线摄影检查、乳腺超声检查和乳腺磁共振检查等。1967 年乳腺摄影专用钼靶 X 线管及圆锥形压迫器的开发是一项重大突破（CGR senographe），这种钼靶 X 线摄影系统可使乳腺图像的对比度明显增高，细微结构更加清晰，从而使乳腺 X 线筛查成为可能。1994 年美国正式颁布了《乳腺摄影质量控制标准法规》（mammography quality standards act，MQSA），2000 年全视野数字乳腺摄影系统（full-field digital mammography，FFDM）获得美国食品药品监督管理局（Food and Drug Administration，FDA）批准使用，2001 年全视野数字乳腺摄影三维定位穿刺装置被开发。

乳腺 X 线摄影具有诊断正确性高，费用相对低，操作简便等特点，部分患者还可以直接进行活检穿刺，是公认的乳腺疾病影像学检查的首选方法，可以显示乳腺内肿块和细小钙化。但是，对于致密型乳腺来说，其对比度较差，对近胸壁的肿块容易遗漏。

乳腺超声检查能鉴别囊性或实性病变，但难以检测直径<0.5 cm的肿块，对于触诊阴性的乳腺癌敏感性较低，不能发现微小钙化。

乳腺磁共振成像（magnetic resonance imaging，MRI）检查的组织分辨率高，采用乳腺专用线圈，应用脂肪抑制扫描序列、扩散加权成像、平扫及动态增强的扫描方法，通过3D成像，多层面、多角度、多参数的应用，对显示病灶的大小、形态、数目和位置优于其他影像技术，并能发现多发性病灶、多中心病灶及深部病灶的病变。对乳腺癌的浸润情况、术前手术方式的选择及术后的评价方面有较大的价值。但是，MRI检查时间长，显示钙化差，费用较高，常不作为首选的检查方法。

（一）乳腺X线摄影检查的相关准备

1. 适应证与禁忌证

（1）适应证：适用于筛查性人群和诊断性患者的乳腺检查。①有乳腺癌家族史者。②曾有乳腺疾病，特别是有乳腺癌病史者。③现有乳腺肿块、局部增厚、异常乳头溢液、皮肤异常、局部疼痛或肿胀者。④乳腺超声或其他相关检查发现异常者。⑤建议40岁以上的女性每1~2年例行健康体检，尤其是未曾生育及高龄生育，或月经初潮年龄在12岁以前和绝经年龄迟于55岁的女性，对于一些乳腺癌高危人群可将筛查起始年龄按需适当提前。

（2）禁忌证：有下列情况者，不宜行乳腺X线检查。①乳腺炎急性期、乳腺术后或外伤后伤口未愈。②孕妇，尤其是妊娠3个月内。③青春期。④经前期。⑤巨大肿瘤难以压迫、恶性肿瘤皮肤破溃面积大的患者应权衡检查的必要性。

2. 检查前准备

（1）患者准备：①检查前脱去上衣（包括佩饰），充分暴露乳腺及腋窝。尤其要清除乳腺或腋窝区域外敷的药物和黏附于皮肤上的污渍。②了解乳腺X线检查的过程及注意事项，消除紧张心理，积极配合检查。③在病情允许的情况下，检查最佳时间是月经来潮后7~10天。

（2）设备准备：①了解乳腺X线摄影机的性能、规格、特点和各部件的使用注意事项。②确保机房环境条件（温度、湿度等）符合设备要求。③严格遵守操作规则，正确熟练地操作，以保证人机安全。④机房内保持清洁，尤其是摄影台和乳腺压迫板保持洁净。⑤在曝光过程中，禁止临时调节各种技术按钮，以免损坏设备。⑥每日检查结束后关闭设备，机架复位，确保安全无误。⑦定期对机器进行校准和保养，使用体模摄影观测图像质量是否达标。

（3）乳腺X线摄影的一般操作步骤：①开机，根据机器类型的不同选择预热操作方式。②调节机房的温度及湿度。③选择成像技术参数，启动曝光按钮时要注意先预曝光后再最终曝光。④调节压迫装置对受检乳腺加压，应根据具体情况设定压迫力，常规约120 N。当达到一定压力和厚度时，停止加压。⑤标识被检乳腺左右及摄影体位。

（二）乳腺X线摄影常规体位

1. 乳腺头尾位（cranio-caudal view，CC）

（1）摄影要点：①摄影体位，受检者面向乳腺机，面部转向非检侧；受检侧手臂下垂、外旋。

乳腺置于摄影平台中央且乳头位于中心处于切线位，乳腺内外侧留空应尽可能相等。②摄影范围，包括双侧（或单侧）全乳腺内外侧皮肤。③摄影中心线，X线自头端向尾端投射。④曝光条件，25～35 kV，自动曝光控制或自动参数选择（包括阳极靶面和滤过材料选择）。

（2）影像显示要求：①包含乳腺的基底部，尽量能显示部分胸肌前缘。②CC位与乳腺内外斜位摄影的乳头后线长度差须在1 cm范围之内。③充分显示乳腺实质后的脂肪组织。④无皮肤皱褶。⑤乳头位于切线位，不与纤维腺体组织重叠。⑥双侧乳腺CC位图像相对放置呈球形。⑦影像层次分明，病灶显示清晰，能显示0.1 mm细小钙化。

（3）注意事项：应告知受检者乳腺压迫的重要性以便配合，乳腺压迫适度，使其扩展、变薄。包全乳腺，尤其是乳腺基底部。避免受检者颌面部、受检侧肩部及头发暴露于照射野中。

2. 乳腺内外斜位（medial later oblique view，MLO）

（1）摄影要点：①摄影体位，受检者面对乳腺X线摄影机，两足自然分开。摄影平台与水平面成30°～60°，压迫固定被检乳腺和同侧腋前皱襞（包括胸大肌外上部分）。摄影平台与胸大肌平行，高度达到腋窝的上缘。摄影台外上转角顶点正对受检者被检侧腋窝尖。②摄影范围，包括受检侧腋下软组织及乳腺下皮肤。③摄影中心线，X线自内上向外下投射。④摄影条件，25～35 kV，自动曝光控制或自动参数选择（包括阳极靶面和滤过材料选择）。

（2）影像显示要求：①胸大肌显示充分，其下缘能延续到乳头后线或以下。②乳腺下皱褶展开，且能分辨。③实质后部的脂肪组织充分显示。④乳腺无下垂，乳头呈切线位显示。⑤无皮肤皱褶。⑥左、右乳腺影像背靠背对称放置呈菱形。⑦影像层次分明，病灶显示清晰，能显示0.1 mm细小钙化。

（3）注意事项：①非检侧乳腺对检查有影响时，让受检者用手向外侧推压。②压迫要达到使乳腺充分扩展、伸开的程度，但不要使患者感觉过度疼痛。③应告知受检者乳腺压迫的重要性以便配合。

（三）乳腺X线摄影附加体位

对于MLO位及CC位显示不良或未包全的乳腺实质，可以根据病灶的位置选择以下补充体位。

1. 乳腺侧位（包括外内侧位和内外侧位）

（1）摄影要点：①摄影体位，以外内侧位为例，球管臂旋转90°，摄影平台的顶部在胸骨上切迹水平，受检者胸骨紧贴摄影平台边缘，颈部前伸，向摄影平台方向旋转受检者使压迫板经过前部肌肉。受检者手臂高举超过摄影平台，肘部弯曲以松弛胸肌。继续旋转受检者直至乳腺成真正侧位，且位于摄影平台中央。②摄影范围，包括受检侧乳腺。③摄影中心线，对准受检侧乳腺中心。④摄影条件，25～35 kV，自动曝光控制或自动参数选择（包括阳极靶面和滤过材料选择）。

（2）影像显示要求：①乳头的轮廓可见，乳头无下垂，并处于切线位。②实质后的组织清晰显示。③实质侧面组织影像清晰显示。④包含胸壁组织，乳腺下部充分展开。⑤无皮肤皱褶。⑥影像层次分明，病灶显示清晰，能显示0.1 mm细小钙化。

（3）注意事项：如以诊断为目的，则病灶侧靠近摄影平台，可获得最小的物-片距，从而减小几何模糊；如以穿刺为目的，则病灶侧靠近有孔穿刺板，以方便穿刺操作。

2. 乳沟位

（1）摄影要点：①摄影体位，受检者面对乳腺X线摄影机，头转向一侧。双侧乳腺放置在摄影平台上，向前拉伸双侧乳腺的所有内侧组织，以便于乳沟成像。②摄影范围，双侧乳腺所有内侧及后侧组织。③摄影中心线，X线从头侧射向尾侧，中心为双乳腺内侧乳沟区。④摄影条件，25～35 kV，手动或自动曝光控制或自动参数选择（包括阳极靶面和滤过材料选择）。

（2）影像显示要求：①充分显示双乳腺内侧组织。②尽可能显示胸骨前软组织。③两侧乳腺组织显示均匀（压力均匀）。④乳腺后内深部组织显示良好。⑤无皮肤皱褶。⑥影像层次分明，病灶显示清晰，能显示0.1 mm细小钙化。

（3）注意事项：如果探测器位于乳沟开放位置的下面，必须使用手动曝光技术。如能将被检侧乳腺放置在探测器上方，乳沟轻微偏离中心，则可以使用自动曝光技术。

3. 乳腺扩展头尾位　当常规头尾位不能充分显示乳腺内侧或外侧深部病变时采用，或应用于有假体者，推移假体往后，分段显示假体前方的乳腺组织。

4. 乳腺尾头位　当怀疑乳腺上方病变，为避免常规头尾位压迫板移动距离过长致乳腺上方病变滑脱、漏摄时采用。

5. 乳腺腋尾位　乳腺实质组织可延伸至腋前下区域，该处还可有副乳或腋前组淋巴结，为更好地显示腋前下区域情况，可使用专门的小压迫板拍摄腋尾位，机架角度与内外斜位相同。

6. 切线位　部分乳腺皮肤或皮下组织的钙化、肿块等病变可投影于乳腺内，造成误诊，可采用切线位鉴别。

7. 假体植入后的乳腺　假体植入隆乳术后的乳腺摄影除常规头尾位和内外斜位摄影外，使用Eklund方法摄影，目的是避免假体与乳腺组织重叠遮掩病灶。方法是将假体尽量向胸壁方向挤推，同时向外牵拉乳腺，使乳腺实质组织尽量充分显示于曝光野内，有利于显示其中的病灶。

8. 乳腺点压放大　为评价常规乳腺摄影中显示出的一些局灶性微小改变，可进一步做特殊摄影检查，包括点压摄影、放大摄影或两者结合的点压放大摄影。

（1）摄影要点：①摄影体位，按照所选已摄乳腺影像的体位要求放置。②摄影范围，包括按标准体位乳腺影像确定的病变位置和范围。③摄影中心线，测量从乳头至病变的垂直距离，在上、下或内、外方向上测量乳头至病变距离及从病变到皮肤表面的距离，用手模拟加压，将3个测量值转换成标记来确定病变的具体位置，然后将中心的定点压迫装置放在病变上方。④摄影条件，25～35 kV，手动或自动参数选择（包括阳极靶面和滤过材料选择，使用0.1 mm小焦点，小压迫板）。

（2）影像显示要求：所选区域位于摄影中心，组织层次分明，病灶显示清晰。

（3）注意事项：点压摄影通常结合小焦点放大摄影来提高乳腺细节的分辨力。根据标准体位乳腺影像，确定病变的具体位置和范围选择压迫板。

9. 乳腺导管造影　乳腺导管造影主要用于病理性乳头溢液（指在非哺乳期、非人为挤压而出的乳头溢液）。乳腺导管造影可了解溢液导管管径、腔内占位及管壁破损侵蚀情况，帮助确定导管有否病变及其位置、范围等。

10. 乳腺X线定位穿刺摄影

（1）适应证：①X线摄影结果为BI-RADS 4级、5级的乳腺病变，尤其是临床不能触及的微小病灶（包括钙化、肿块、非对称致密及结构扭曲等）。②X线显示的临床不能触及的拟手术切除的其他病灶。③事前预测手术过程中不能探及的小病灶（如活动性较大的小肿块）。④其他需要定位穿刺的X线能显示的乳腺病灶。

（2）禁忌证：①有出血倾向、凝血机制障碍者。②月经期、妊娠期、哺乳期患者不建议此项操作。③危重患者不能耐受穿刺检查者。④乳腺假体患者。

（3）定位前准备：①用于引导的乳腺X线图像必须清晰显示病变。②根据病变位置选定进针方向，须遵循的原则是选取距病变最近的方向进针，进针方向必须平行于胸壁。③二维定位必须根据标准位乳腺影像计算出进针深度。④设备准备，对三维定位，必须提前校正立体定位引导装置以确保定位准确性；对二维定位，检查字母与数字混排的带坐标的有孔压迫板。⑤患者准备，告知患者及其家属检查过程中注意事项，可能出现的意外及并发症，让患者或其家属签署手术知情同意书。

（4）乳腺穿刺操作步骤

1）患者体位：据病变位置可为坐位或俯卧位。

2）器械和药物准备：无菌定位针及穿刺枪、标本盒及固定液、局部麻醉药、急救药品等。

3）二维定位：将病变部位置于压迫板的中心，摄片后根据压迫板上的坐标确定进针位置，按照术前计算的深度进针后释放定位导丝，从垂直于进针方向的体位摄片以确认金属导丝的具体位置。

4）三维定位：①将病变部位置于压迫板中心，确保病变在整个摄片过程中都在曝光野内。②分别拍摄0°、±15° 3张定位像，在定位像上找到病变位置，由计算机计算出穿刺点的坐标及进针的深度，将数据传输到穿刺设备。③在立体定位仪导引下将穿刺针放置于病变处，再次拍摄±15°像，检测穿刺针位置，确定针尖进入病灶后，进行钻取活检或释放定位导丝。

病变切除后标本必须进行X线拍摄，以确认病变和金属导丝一并切除。若仅仅进行穿刺钻取活检，拔针之前应放置专用钛合金标志物，以备未来定位手术。

5）注意事项：①为在整个操作过程中必须确保患者不发生移动，否则会导致定位不准确。②一定要严格消毒，整个操作过程中要保持无菌以免发生感染。③一定要确保标本准确性。④并发症主要是感染或难以控制的出血、迷走神经反应等。

6）影像显示要求：所选区域位于摄影中心，影像层次分明，病灶显示清晰。

（四）乳腺MR检查的相关准备

1. 适应证与禁忌证

（1）适应证：①乳房囊性增生病变、囊肿、乳腺小腺瘤、乳腺癌、乳腺假体等。②评价乳腺X线摄影或超声检查上的可疑异常表现，为鉴别诊断提供有价值的信息及发现隐性乳腺癌。③乳腺癌的分期及乳腺癌新辅助化疗疗效评估。④手术方案预设为保乳术及保乳术后复发的监测。⑤高危人群乳腺癌筛查。⑥乳房成形术后对植入假体的评估及随访。⑦腋窝淋巴结转移，原发灶不明者。⑧MRI引导下的穿刺活检。

（2）禁忌证：①体内装有心脏起搏器、外科金属夹子等铁磁性物质及其他不得接近强磁场的物质。②妊娠期妇女。③幽闭恐惧症者。④具有对任何钆螯合物过敏史者。⑤危重患者或需要使用生命监护设备的重症患者。

2. 检查前准备

（1）患者准备：①核对申请单，确认受检者信息，确认检查部位、目的、方案。②评估检查适应证、禁忌证及风险。③去除影响检查的随身物品,特别是金属物。④换上宽大的检查服。⑤告知受检者检查过程及时间,以取得配合。

(2)设备准备:推荐采用高场1.5 T及以上的扫描机进行乳腺MRI检查,以获得较好的信噪比和脂肪抑制效果。采用专用的乳腺线圈,设备条件许可的情况下,推荐采用相控阵线圈及并行采集技术,有利于双乳同时成像获得较好的时间和空间分辨率。

(五)乳腺MR检查技术

1. 体位　将乳腺专用线圈放于检查床上,患者足先进,俯卧于线圈支架上,两侧乳房自然悬垂于支架孔(线圈)内,使双侧乳头位于线圈中心并在同一水平线上。下颌垫于软垫上,两臂上举支撑于软垫上,力求体位舒适,以保证长时间检查过程中勿移动。定位线对准支架孔(线圈及乳腺)中心。

2. 成像方位　一般包括横断面、矢状面、冠状面定位扫描。至少包括2个体位,尤其是横断面与矢状面相结合。先行三平面定位像扫描。利用获得的横断面、矢状面、冠状面三平面定位像进行单侧或双侧乳腺矢状面、横断面或冠状面扫描。矢状面成像在横断面及冠状面定位像上设置层面,至少有一层经过乳头。横断面成像在矢状面像及冠状面像上设置层面,至少有一层经过两侧乳头。冠状面成像在横断面及矢状面像上设置层面。①横断面(Tra),基线平行于两乳头连线,范围包括全乳,怀疑腋窝淋巴结转移者可包括腋窝。②矢状面(Sag),基线与双乳头连线垂直,与乳头至乳腺基底的垂直线平行,范围包括全乳。③冠状面(Cor),扫描基线与双乳头连线垂直,范围包括全乳。

3. 线圈　采用单侧或双侧乳腺专用环形线圈。

4. 扫描序列　①常规扫描序列,T_2WI、T_2WI-FS(T_2WI-脂肪抑制)、T_1WI、DWI、3D-T_1WI-梯度回波序列。②增强扫描序列,乳腺疾病通常行横断面或三维方向动态增强扫描。先用3D-T_1WI-快速梯度回波序列做增强前扫描,再于注射对比剂后,用同样序列做连续5~10次不同时相动态增强扫描,延迟时间不短于5分钟。还可进行3D-LAVA-T_1WI(三维快速容积成像-T_1WI)/3D-THRIVE-T_1WI(三维T_1高分辨率各向同性容积激发-T_1WI)、T_1WI-FS序列多期动态增强扫描。

5. 扫描参数　层厚4~8 mm,层间隔为相应层厚的10%~20%;3D扫描层厚1~3 mm,覆盖扫描,视野(field of view,FOV)360~400 mm(双侧乳腺同时成像),矩阵(224~300)×(256~400),使用脂肪抑制。乳腺假体成像采用反转恢复序列,分别使用T_1为120毫秒的人体脂肪抑制,及T_1为400毫秒的硅树脂抑制序列进行对比,并使用无脂肪抑制序列对照显示假体和隔膜。增强扫描要求钆喷酸葡甲胺盐(Gd-DTPA)团注,标准剂量为0.1~0.2 mmol/kg,于10秒内快速团注,继而快速推注适量0.9%氯化钠注射液。

(六)MR影像显示要求

常规3D-T_1WI-梯度回波序列可做增强前后减影处理。3D-T_1WI-梯度回波序列多期动态增强扫描可进行T_1灌注时间-信号强度曲线分析及多平面重组(mutiple plannar reformation,MPR)、最大密度投影(maximum intensity projection,MIP)多期增强血管重建。

1. 体位显示　乳腺位于中心区域,乳头呈切线位。

2. 影像细节显示 ①乳腺和腋窝区域包括完全。②各序列影像组织层次分明，病灶显示清晰。③脂肪抑制序列压脂良好。④增强检查，血管显示清晰，血供丰富肿块强化明显。⑤背景噪声较低。⑥假体检查时，假体清晰可见。

专家共识委员会：主任委员余建明（华中科技大学同济医学院附属协和医院），徐克（中国医科大学附属第一医院）。委员石明国（第四军医大学西京医院），付海鸿（中国医学科学院北京协和医院），杨燕敏（上海交通大学医学院附属瑞金医院），王鸣鹏（复旦大学附属华东医院），刘士远（第二军医大学附属长征医院），周纯武（中国医学科学院肿瘤医院），彭卫军（复旦大学附属肿瘤医院），顾雅佳（复旦大学附属肿瘤医院），汪登斌（上海交通大学医学院附属新华医院），何之彦（上海交通大学附属第一人民医院），刘佩芳（天津肿瘤医院），丁莹莹（昆明医科大学第三附属医院），于群（华中科技大学同济医学院附属协和医院），柳杰（天津肿瘤医院），梅红（山东省医学影像学研究所），毕正宏（复旦大学附属华东医院），周燕（郑州大学第一附属医院），姚秋英（上海交通大学医学院附属仁济医院），雷子乔（华中科技大学同济医学院附属协和医院），杨亚琛（昆明医科大学第三附属医院），高宏（《中华放射学杂志》编辑部）。

三、计算机体层成像检查技术临床操作规范

计算机体层成像（computed tomography，CT）是继 1895 年伦琴发现 X 线以来，医学影像学发展史上的一次革命。自 20 世纪 70 年代初期 CT 投入临床应用以来，由于图像的密度分辨率和空间分辨率高、对病灶的定位和定性准确，可以为临床提供直观可靠的影像学资料，已成为临床疾病诊断的重要检查手段。

CT 设备在我国已经普及到各级医疗机构，是临床医学不可缺少的诊断手段。此时，规范 CT 检查技术，为临床和诊断提供普遍公认的优质图像显得尤为重要。对此，中华医学会影像技术分会组织国内 CT 诊断和技术的专家进行多次研讨，并参考国内外新近 CT 检查技术的指南和文献，起草了 CT 检查技术共识。

（一）CT 扫描前准备

1. 设备准备 ①检查室按照各类型设备的要求提供适宜的温度和湿度。②依照 CT 设备开机的要求按步骤操作。③按设备要求预热 CT 球管。④建议按设备要求进行空气校正。⑤建议确保有足够的存储空间。如果有 PACS，需要确保数据传输通畅。⑥确保高压注射器处于完好待用状态。⑦确保影像交付介质处于正常状态。⑧定期做好 CT 机的预防性维护（设备状态维护）。⑨CT 室配备常规急救器械和药品。

2. 受检者准备 ①受检者检查前，去除被检部位的金属饰品或可能影响 X 线穿透力的物品。②不合作的受检者，如婴幼儿、躁动不安或意识障碍者，在 CT 扫描前给予镇静。③根据检查部位做好受检前的相关准备。胸、腹部检查前进行呼吸屏气训练，保证扫描时胸、腹部处于静止状态；胃肠道检查前饮水；颈部和喉部检查前应告知患者不能做吞咽动作；眼部检查前应告知患者闭上双眼，

同时眼球不能转动等。

3. 操作者准备 ①掌握基本的影像诊断知识，能根据受检者的特点、诊断的需要设置个性化的扫描序列与参数。②熟练掌握CT机的性能和特点。③落实"查对"制度。④向受检者做好解释工作，消除其顾虑和紧张情绪，取得检查时患者的配合。⑤能够及时发现检查过程中受检者异常情况。熟练掌握心肺复苏术，在受检者发生意外时能及时参与抢救。⑥熟悉影像危急值的范围。

4. 图像质量控制 ①检查部位符合临床诊断需求。②图像没有来自设备故障造成的伪影；③图像采集和重建参数符合影像诊断的需求。④预置合适的窗宽和窗位。⑤图像标识显示完整。⑥增强检查期相达到临床诊断要求。

5. 其他 ①增强检查结束后，受检者留下观察30分钟。②定期检查急救药品的有效期，并及时更新。③如果受检者发生不良事件，及时做好记录并按要求上报。④登记时核对受检者信息，人工发放结果时，需再次核对受检者的相关信息。

（二）颅脑CT扫描技术

1. 适应证与相关准备

（1）适应证：颅脑急性出血、梗死、外伤、畸形、积水、肿瘤、炎症及脑实质变性和脑萎缩等疾病。

（2）相关准备：①去除受检者头部的耳环和发夹等金属饰物。②嘱受检者在扫描过程中保持体位不动。③对受检者做好必要的防护措施。

2. 检查技术常规 行逐层扫描方式，必要时螺旋扫描。

（1）常规平扫

扫描体位：受检者取仰卧位，头部置于检查床头架内，头部正中矢状面与正中定位线重合，使头部位于扫描野的中心，听眦线垂直于检查床。常规以听眦线或听眶上线为扫描基线，扫描范围从颅底至颅顶。

扫描参数：管电压100～120 kV，有效管电流200～250 mA；根据机型的不同探测器组合为 16.0 mm×1.5 mm、32.0 mm×1.2 mm、64.000 mm×0.625 mm、128.0 mm×0.6 mm、320.0 mm×0.5 mm等。一般行逐层扫描，层厚5～6 mm，层间距5～6 mm。

（2）增强扫描

常规增强扫描：扫描参数与常规平扫相同。采用高压注射器静脉团注，对比剂用量50～70 ml，流率1.5～2.0 ml/s。观察血管病变（如动脉瘤、动静脉畸形等），注射流率可达3～4 ml/s。根据病变的性质设置头部增强的延迟扫描时间，血管性病变25秒，感染、囊肿3～5分钟，转移瘤、脑膜瘤5～8分钟。

颅脑CT血管扫描：对比剂用量60～80 ml。采用对比剂（4～5 ml/s，60～80 ml）+生理盐水（4 ml/s，30 ml）的注射方式。如患者体弱或体重指数（body mass index，BMI）<18 kg/m^2，对比剂用量酌减。

3. 图像处理

（1）预置窗宽、窗位：软组织窗窗宽80～100 Hu，窗位35～45 Hu；骨窗窗宽3500～4000 Hu，窗位500～700 Hu。

（2）常规三维图像重组：用薄层横断面数据进行多平面重组（MPR），可获得脑组织的冠状面、矢状面、斜面图像。运用表面遮盖法（surface shade display，SSD）显示颅骨的骨折线、病变与周围解剖结构的关系等。

（3）CT血管成像（CT angiography，CTA）三维图像重组：头部血管图像后处理常包括MPR、MIP、VR及SSD。

4. 影像质量标准

（1）脑组织窗：能够显示灰白质边界、基底神经核、脑室系统、中脑周围的脑脊液腔隙、静脉注射对比剂后的大血管和脑室脉络丛。

（2）骨窗：能够显示颅骨的内、外板和板障。

（三）鞍区CT扫描技术

1. 适应证与相关准备

（1）适应证：①普通X线检查发现鞍区病变，需进一步明确诊断。②临床怀疑垂体肿瘤。③垂体瘤术后复查。

（2）相关准备：①去除受检者扫描部位的金属饰物。②要求受检者在扫描过程中保持体位不动，配合欠佳者给予药物镇静。

2. 检查技术

（1）常规平扫

扫描体位：受检者仰卧于扫描床上，头部置于头架内，受检者体位同颅脑轴位，扫描基线可用听眶线或听眦线，扫描范围从颅底至鞍顶。

扫描参数：采用螺旋扫描方式，管电压100～120 kV，有效管电流200～250 mA，探测器组合16.000 mm×0.625 mm，32.0 mm×1.2 mm等。以最薄层厚进行无间隔重建，然后进行冠状面、矢状面重组，重建层厚3 mm，层间距3 mm。

（2）增强扫描

注射参数：采用含碘量300～370 mg/ml非离子型碘对比剂，注射总量80～100 ml，用量按1.5～2.0 ml/kg计算，注射流率2.5～3.0 ml/s。

扫描延迟时间：首先采用CT平扫确定扫描范围，注入对比剂后10秒启动扫描，扫描5～8次。延迟时间一般设为注射对比剂后35秒。

垂体微腺瘤放大动态扫描：能清楚地观察垂体微腺瘤及其与周围组织结构的关系。动态增强扫描可观察微腺瘤血供的全过程，有利于对微腺瘤的诊断。

3. 图像处理

（1）窗宽、窗位调节：软组织窗的窗宽350～400 Hu，窗位35～40 Hu。病变侵犯颅骨时需加照骨窗，骨窗窗宽3500～4000 Hu，窗位500～700 Hu。

（2）三维图像重组：需重建鞍区冠状面、矢状面图像，重建层厚及层间距不超过3 mm。

4. 影像质量标准

（1）软组织窗：能够显示鞍区软组织、脑灰白质边界、中脑周围的脑脊液腔隙、静脉注射对比剂后的大血管和脑室脉络丛。

（2）骨窗：能够显示鞍区诸骨的结构，颅骨的内、外板和板障。

（四）眼部CT扫描技术

1. 适应证与相关准备

（1）适应证：眼球内和眶内肿瘤、炎性假瘤和血管性疾病，眼外伤、眶内异物炎症及先天性疾病。

（2）相关准备：①嘱受检者在扫描过程中保持体位不动，配合欠佳者可采用药物镇静。②去除受检者扫描部位的金属饰物。③检查过程中要求受检者闭眼，或尽量保持眼球不动，不能闭眼者可让其盯住正前方一个目标。

2. 检查技术

（1）常规平扫

扫描体位：受检者仰卧于扫描床上，下颌稍上抬，听眶线与床面垂直，两外耳孔与床面等距，正中矢状面与床面中线重合。扫描基线为听眶线，扫描范围一般从眶下缘至眶上缘。

扫描参数：采用螺旋扫描方式，管电压100～120 kV，有效管电流200～250 mA，探测器组合16.00mm×0.75 mm，32.00 mm×1.2 mm，64.000 mm×0.625 mm。以最薄层厚重建，然后轴面、冠状面、斜矢状面重组，层厚骨窗2 mm，软组织窗3 mm，层间距2～3 mm。若重点观察视神经管，则需要重建骨算法，重建层厚1 mm，层间距1 mm。

（2）增强扫描

注射参数：采用含碘量300～370 mg/ml的非离子型碘对比剂，注射总量80～100 ml，用量按1.5～2.0 ml/kg计算，注射流率2.5～3.0 ml/s。

扫描延迟时间：普通增强检查延迟35～45秒扫描，血管性病变采用动静脉双期增强扫描，动脉期25秒，静脉期70秒。

3. 图像处理

（1）窗宽窗位调节：软组织窗的窗宽350～400 Hu，窗位35～40 Hu；骨窗窗宽3500～4000 Hu，窗位500～700 Hu。

（2）常规三维图像重组：眼部外伤常规采用MPR进行多平面观察。眼球内异物定位时，通常需采用横断面、冠状面和矢状面结合定位。

4. 影像质量标准

（1）软组织窗：能够显示眼球结构（晶状体、球壁等），泪腺、眼肌和视神经。

（2）骨窗：能够显示眶骨的内部结构，清晰分辨皮质和松质骨。

（五）耳部CT扫描技术

1. 适应证与相关准备

（1）适应证：先天性耳道畸形，肿瘤（如听神经瘤、胆脂瘤等），炎症，外伤等。

（2）相关准备：①嘱受检者在扫描过程中保持体位不动，配合欠佳者可采用药物镇静。②去除受检者扫描部位的金属饰物。

2. 检查技术

（1）常规平扫

扫描体位：受检者仰卧于扫描床上，头部置于头架内，两外耳孔与床面等距，使受检者的体位呈标准的头颅前后位。

扫描参数：采用螺旋扫描方式。管电压 120～140 kV，有效管电流 200～250 mA。探测器组合 16.000 mm×0.625 mm，32.000 mm×0.625 mm 等。以最薄层厚无间隔重建，然后进行矢状面、冠状面、轴面位重组。骨算法重建层厚 1 mm，层间距 1 mm；软组织算法重建层厚 3 mm，层间距 3 mm。扫描范围从外耳道下缘至岩骨上缘。

（2）增强扫描

注射参数：对比剂总量 60～80 ml，注射流率 2.5～3.0 ml/s。

扫描延迟时间：普通增强检查延迟时间 40～50 秒。

3. 图像处理

（1）窗宽、窗位调节：外耳道闭锁的放大图像应包全耳部皮肤。增强扫描图像用软组织窗摄影；骨窗窗宽 3500～4000 Hu，窗位 500～700 Hu。

（2）三维图像重组：均使用最薄层厚重建，在横断面薄层图像上重组冠状面，并结合曲面重建方法、仿真内窥镜对病变进行显示。也可采用单侧放大的方式进行重建。

4. 影像质量标准

（1）骨窗：能够显示颞骨的内部结构，听骨链、面神经管、耳蜗、半规管等。

（2）软组织窗：能够显示病变组织和周围脑组织的关系。

（六）鼻与鼻窦 CT 扫描技术

1. 适应证与相关准备

（1）适应证：鼻窦包括左、右两侧额窦、筛窦、上颌窦和蝶窦。鼻窦常见疾病有炎症、肿瘤、外伤等。CT 能较好地显示鼻部骨折，鼻窦炎症，肿瘤大小、范围及与周围组织的关系。

（2）相关准备：①嘱受检者在扫描过程中保持体位不动，平静呼吸，不能有张口动作。配合欠佳者可采用药物镇静。②去除受检者扫描部位的金属饰物。③外伤患者出血较多时，必须经临床对症处理后行 CT 检查。

2. 检查技术

（1）常规平扫

扫描体位：受检者仰卧于扫描床上，听眦线或听眶线与床面垂直，正中矢状面与床面中线重合。扫描基线为听眶线，扫描范围一般从眉弓上缘至牙咬合面。

扫描参数：采用螺旋扫描方式，扫描管电压 100～120 kV，有效管电流 250～300 mA。探测器组合 16.0 mm×1.5 mm，32.0 mm×1.2 mm，64.000 mm×0.625 mm。重建层厚 2～3 mm，层间距 3～5 mm，采用高分辨重建算法。

（2）增强扫描：对比剂总量 60～80 ml，注射流率 2.5～3.0 ml/s。普通增强检查延迟 40～50 秒扫描。

3. 图像处理

（1）窗宽、窗位调节：观察蝶窦、筛板及额窦有无分隔或外伤时，通常用骨算法，图像窗宽 2000～2500 Hu，窗位 150～250 Hu。肿瘤侵犯骨组织时，须行软组织重建，层厚 3 mm，间隔 3～5 mm，窗宽 300～400 Hu，窗位 35～45 Hu。鼻骨外伤时，用骨算法图像分别平行和垂直于鼻骨长轴行横断面和冠状面重组，重建层厚 1 mm，层间距 1 mm。

（2）三维图像重组：将原始图像进行薄层重建，重建层厚 0.75 mm，层间距 0.75 mm。鼻窦冠状面图像可显示窦腔病变、窦口复合体区域病变及解剖结构是否异常。鼻部外伤患者，MPR 及 SSD 三维重组有助于观察鼻部骨折的位置、类型及与邻近解剖结构的关系。

4. 影像质量标准

（1）骨窗：能够显示诸骨的内部结构、增厚的黏膜。

（2）软组织窗：能够显示软组织病变与周围组织的关系。

（七）颈部 CT 扫描技术

1. 适应证与相关准备

（1）适应证：①颈部占位性病变。②颈部淋巴结增大。③颈部血管性病变。④颈部气管病变。⑤外伤。

（2）相关准备：嘱受检者去除颈部金属饰物，要求在扫描时平静呼吸，不能做吞咽动作。增强扫描者，建立好静脉通道。

2. 检查技术

（1）常规平扫

扫描体位：受检者仰卧于扫描床上，头稍后仰，使颈部与床面平行，同时两肩部放松，两上臂置于身体两侧，两外耳孔与床面等距。

扫描范围：甲状腺扫描范围从第 5 颈椎下缘至第 1 胸椎。喉部扫描范围从第 4 颈椎向下扫，或直接对准喉结扫描，扫描时嘱受检者连续发字母"E"音，使声带内收，梨状窝扩张，此时可较好地显示声带、梨状窝、咽后壁及杓会厌襞的形态及病变。鼻咽部扫描范围从海绵窦至口咽部。

扫描参数：螺旋扫描，螺距 0.6～1.0，管电压 120 kV，有效管电流 200 mA，矩阵 512×512，软组织算法，最薄层厚无间隔重建。

（2）增强扫描

常规增强扫描：颈部检查需要常规增强扫描。对比剂用量成人 60～80 ml，儿童按体重用量为 2.0 ml/kg，注射流率 2.5～3.0 ml/s，延迟扫描时间 35～40 秒。

颈部血管成像：①扫描体位，受检者仰卧于扫描床上，头后仰，使下颌支与扫描床面垂直。②扫描范围，在颈部侧位定位像上，设定从主动脉弓上缘至颅底的扫描区域。③扫描方式，常规螺旋扫描。④扫描参数，管电压 120 kV，有效管电流 200 mA，矩阵 512×512，采集层厚 0.6～1.0 mm，重建层厚 1 mm，层间距 0.6～1.0 mm。⑤对比剂，对比剂总量 60～80 ml，流率 4～5 ml/s，对比剂注射完毕后再以相同流率注射 20~30 ml 生理盐水，延迟扫描时间 15~18 秒。

3. 图像处理　颈部图像常用软组织窗显示，一般取窗宽 250~350 Hu，窗位 30~50 Hu；若病变侵犯骨组织时，须加骨窗像，窗宽 3500~4000 Hu，窗位 500~700 Hu。可用 MIP、SSD、VR 等后处理技术，进行多方位观察。

4. 影像质量标准

（1）软组织窗：能够显示颈部软组织的层次和增强后大血管的结构。

（2）骨窗：能够显示颈部椎体骨质。

（八）胸部 CT 扫描技术

1. 适应证与相关准备

（1）适应证：①纵隔肿瘤、淋巴结增大、血管病变等。②肺良、恶性肿瘤和结核、炎症、间质性及弥漫性病变等。对于肺门增大，可区分血管性结构、淋巴结增大和肿块。③定位胸腔积液和胸膜增厚的范围与程度，鉴别包裹性气胸与胸膜下肺大疱，了解胸壁疾病的侵犯范围及肋骨和胸膜的关系，了解外伤后有无气胸、胸腔积液及肋骨骨折等情况。④明确心包积液、心包肥厚及钙化程度。增强扫描有助于鉴别心脏原发或继发肿瘤。⑤发现和诊断各种胸部大血管病变，包括主动脉瘤、夹层动脉瘤、肺动脉栓塞、大血管畸形等，对病变的程度、范围、并发症能较好显示。

（2）相关准备：①向受检者解释扫描全过程，取得配合后训练呼吸。②去除检查部位的金属饰物和异物，如发卡、纽扣、钥匙、膏药等，避免产生伪影。③配合欠佳的受检者应给予镇静药。④对于呼吸困难不能屏气者或婴幼儿，扫描中应适当加大螺距，缩短扫描时间，以减少运动伪影。

2. 检查技术

（1）常规平扫

扫描体位：受检者仰卧于扫描床上，头先进，两臂上举抱头，身体置于床面正中。为了区别少量胸腔积液与胸膜肥厚，可以改为俯卧位，驼背或不宜仰卧者也可改为俯卧位。

扫描范围：从肺尖开始，一直扫描到肺底。

扫描参数：常规胸部 CT 扫描采用螺旋扫描方式，采集层厚≤1 mm，重建层厚 5~7 mm，层间距 5~7 mm。

（2）高分辨率成像：对于肺的弥漫性、间质性病变及可疑支气管扩张，可采用高分辨率扫描模式，层厚和层间距均为 0.6~1.0 mm，采用高分辨率算法重建。

（3）增强扫描

常规增强扫描：对比剂总量 60~70 ml，注射流率 2.0~2.5 ml/s，延迟扫描时间 30~35 秒。扫描范围和扫描参数同常规平扫。

胸部血管成像：对比剂总量 80~100 ml，注射流率 3.0~3.5 ml/s，延迟扫描时间依据对比剂智能追踪技术测定，通常为 12~18 秒。

（4）图像处理：纵隔窗，窗宽 300~500 Hu，窗位 30~50 Hu；肺窗，窗宽 800~1500 Hu，窗位 −800~−600 Hu。

(九)先天性心脏病CT扫描技术

1. 适应证与相关准备

(1)适应证：怀疑先天性心脏病，如房间隔缺损、单心房、左侧三房心、室间隔缺损、动脉导管未闭、主动脉-肺动脉间隔缺损、法洛四联症、完全性大动脉错位及先天性主动脉缩窄等。

(2)相关准备

镇静：新生儿或不能配合的受检查者在病房于右下肢静脉留置24G套管针后到CT室，从口腔或肛门按0.4～0.5 ml/kg给予10%水合氯醛镇静。

心电电极的位置：对于新生儿或者不方便的小儿，电极可以贴在双臂和下肢上。

呼吸训练：除婴幼儿外，需要对成人受检者进行呼吸训练，屏气时间要达到8～10秒。若受检者在镇静状态不能屏气，可以通过捆扎胸部束带抑制胸式呼吸后扫描。

辐射防护：由于行先天性心脏病CT检查的对象通常为新生儿或者小儿，辐射损伤带来的风险增加，可以在头颅、颈部和腹盆腔分别用铅衣片进行防护。

2. 检查技术

(1)扫描体位与参数设置

扫描体位：受检者仰卧于扫描床上，根据静脉针的位置选择头先进或足先进，两臂上举抱头，身体置于床面正中，侧面定位像对准人体正中冠状面。如果检查者系镇静后的小儿，可以将上臂自然放于体侧。

扫描范围：胸廓入口向下到左膈下5 cm。

扫描参数：重建层厚和层间距为1.25～2.50 mm。考虑到儿童的辐射防护，5岁以下的儿童使用100 kV，5岁以上使用120 kV；管电流可以使用自动管电流调制技术。

(2)注射参数

对比剂浓度：通常采用含碘量350 mg/ml非离子型对比剂，婴幼儿可根据体重和先天畸形特点，将对比剂稀释为含碘量150～250 mg/ml，或减少注射流率。

对比剂用量：根据扫描方式成人用量为30～80 ml，婴幼儿的用量按1.5～2.0 ml/kg计算。

注射流率：通常流率为1～3 ml/s，5岁以下可以根据体重选择1～2 ml/s，5岁以上选择2～3 ml/s。为避免无名静脉内高浓度对比剂干扰周围结构显示，尽量选择右侧上肢静脉或右侧下肢静脉注药。

(3)扫描起始时间的确定：扫描起始时间是指从注射对比剂到开始曝光扫描的时间，其是获得良好增强扫描效果的关键，可通过3个方法确定扫描延迟时间。①经验值法。2岁以内患儿，若对比剂经头皮或手背静脉注射，延迟时间为11～14秒，经足外周静脉注射，延迟时间为14～16秒；2岁以上患儿在上述基础上适当延长2～5秒。②小剂量同层扫描时间曲线测定法（bolus-test）。自肘静脉以小剂量注射对比剂，进行感兴趣区（regio of interest, ROI）同层动态扫描，测量感兴趣区的时间-密度曲线（time-density curve, TDC），曲线峰值时间即为扫描延迟时间。对于复杂先天性心脏病的受检者，需要在肺动脉层面测量肺动脉和主动脉2个感兴趣区，两者均强化即为扫描延迟时间。③实时血流检测法（bolus-tracking）。设定肺动脉层面作为连续曝光层面，并选择对比剂观察感兴趣区（肺动脉和主动脉2个感兴趣区），注射对比剂后，采用实时观察感兴趣区CT值上升情况，当CT值达预定值后，手动触发扫描。

对存在心内结构复杂畸形者（如心内膜垫缺损、单心室等）加扫第二期，扫描延迟时间为注药后35～45秒，即第一期扫描后的8～15秒。

（4）图像后处理

VR显示：可以系统观察整个心脏和大血管的关系及空间位置，显示直观立体，通过不同的体位可以观察到相应的血管变异。

薄层MIP显示：可以观察局部的解剖结构和变异，层厚通常选择5～10 mm。

多平面重组后的图像：①横断位，断面图像与身体长轴垂直，显示人体横断面影像，是显示心脏大血管的常规体位。②短轴位，断面图像与心脏长轴垂直，显示心脏短轴位影像，范围包括心尖至心底部。心脏短轴位适于观察心室的前、侧、后壁及室间隔，也适于观察主动脉瓣。③长轴位，断面图像与心脏长轴平行，显示心脏长轴位影像。心脏长轴位用于观察二尖瓣、左心室根部、主动脉流出道和心尖部病变。

（十）冠状动脉CT扫描技术

1. 适应证与相关准备

（1）适应证：①冠状动脉疾患的筛选。②各种血管重建术的术前定位。③术后复查。④其他，包括非冠心病的心脏手术及瓣膜置换术前了解心脏功能情况，排除冠状动脉狭窄性疾病；心肌梗死患者稳定期的复查，了解冠状动脉解剖情况及受损害的血管数目，判断预后，指导治疗。

（2）相关准备：①心理干预，检查前需要向患者简单介绍检查的过程和可能出现的正常反应，以消除受检者的畏惧心理，有利于对心率的控制。②心率控制，通常64层CT以上的机型心率需要控制在70次/分以下，16层CT需要控制到60次/分以下。③呼吸训练，检查前训练受检者做深吸气、屏气及呼气动作。④安装心电图电极，电极片需要在上臂上举后粘贴，注意避开骨骼。

2. 检查技术

（1）对比剂注射方案

生理盐水的使用：盐水推注可以代替部分对比剂的效果，减少对比剂总量，有助于增加冠状动脉的增强值及增强持续的时间，同时可以减少肺动脉增强时间，减少上腔静脉的高衰减伪影。

对比剂注射方案设定：对比剂含碘量350～370 mg/ml，要达到理想的冠状动脉CTA检查的增强效果，需要使用双筒高压注射器，配合盐水的使用，有两种对比剂注射方案。①单流率三期方案，单流率4～5 ml/s，第一期注射对比剂50～60 ml，第二期注射生理盐水16～20 ml，第三期使用对比剂-盐水混合物（体积比6:4）。②双流率方案，第一期4～5 ml/s的流率注射50～60 ml对比剂加生理盐水16～20 ml，第二期使用2.5～3.5 ml/s的流率注射5～7 ml对比剂加25 ml生理盐水。

根据体重确定对比剂流率：体重<60 kg，流率选择3.5 ml/s；体重>60 kg且<75 kg，流率选择4 ml/s；体重超过75 kg，流率为5 ml/s。

扫描延迟时间：经验时间是延迟25～30秒启动扫描。①小剂量同层扫描时间曲线测定法（test-bolus），采用10～20 ml对比剂使用心脏增强的流率由肘静脉注射，注药后延时8～12秒开始在升主动脉层面连续扫描。②实时血流检测法（bolus-tracking），设定升主动脉根部层面（气管隆嵴下1 cm）

作为连续曝光层面，注射对比剂 8～10 秒后，当升主动脉根部 CT 值达 150 Hu 预定值阈值后，自动或手动触发扫描。

（2）扫描体位与参数设置

扫描体位：受检者仰卧于扫描床上，头先进，两臂上举抱头，身体置于床面正中，侧面定位像对准人体正中冠状面。

定位像：常规扫描胸部前后定位像和侧位定位像，双定位有利于将心脏图像定位到显示野中心。

扫描范围：根据检查的需要扫描的范围有所不同。①常规冠状动脉 CTA，扫描从气管隆凸下到心底，包括整个心脏。②静脉桥冠状动脉旁路移植术后复查，扫描范围从主动脉向下到心底，包括整个心脏大血管。③动脉桥冠状动脉旁路移植术后复查，扫描范围需要从锁骨向下到心底，包括整个胸骨、心脏大血管。

扫描参数：①平扫层厚≤2.5 mm，间距 2.5 mm，显示野 25 cm，管电压 120 kV，选择心电前瞻门控扫描，显示野固定不动。②冠状动脉 CT 血管造影，层厚 0.5～1.0 mm，间距 0.5～1.0 mm，使用心电门控扫描方式进行扫描。

（3）心电门控扫描方式：常规扫描方式有 2 种，心电前瞻门控扫描（序列扫描）和心电回顾门控扫描（螺旋扫描）。

心电前瞻门控扫描：根据前 3～5 个心动周期的搏动，可以预测下一个心动周期 R 波的位置，并在相应的时相触发扫描。

心电回顾门控扫描：采用螺旋扫描方式，心电信号和原始数据被同时记录下来，根据心电信号采用回顾式图像重建。

（4）图像处理

心电编辑：心电编辑方法有消除（delete）、忽略（disable）、插入（insert）、R 波偏移（shift R-peak）等。

图像的显示：平扫的窗宽 250～350 Hu，窗位 35～45 Hu；增强扫描的窗宽 600～800 Hu，窗位 300～400 Hu。

3）冠状动脉重建时相的选择：心率<65 次/分，处于舒张末期，即 75%～80% 时相；当心率在 70～80 次/分时，右冠状动脉的最好时相为 45%～50%，而左冠状动脉为 75%。

三维重组后处理：①整个心脏冠状动脉的 VRT 重组。②冠状动脉树的 VRT 和 MIP。③曲面重组（CPR）。

心肌灌注成像：心肌灌注成像的扫描方式同冠状动脉 CTA。

左心室的功能分析：通过回顾性心电门控扫描，可以重建出心脏舒张期和收缩期 2 个时相的图像。在 CT 后处理工作站，计算出舒张末容积（end-diastolic volume，EDV），收缩末容积（end-systolic volume，ESV）、每搏输出量（stroke volume，SV）和射血分数（ejection fraction，EF）。

3. 冠状动脉 CTA 的图像质量控制

（1）对于心率过快采取的方法：①检查前与受检者充分沟通，缓解紧张情绪。②尽量缩短扫描时间。③应用 β 受体阻滞剂可以适当降低心率。④应用双扇区重建法。⑤对于过快心率，可使用变速扫描技术。⑥选择心脏舒张中期或收缩中末期进行成像。⑦使用半扫描重建技术或多扇区重建技术。

（2）心律失常造成图像质量下降的处理方法

使用绝对延迟方法重建：由于R波后紧邻时相为收缩期，受心率变化影响较小，进行收缩末期重建可获得错层伪影较小的图像。

对冠状动脉进行分段分时相重建，可以获得冠状动脉各个分支不同相位窗的清晰图像。

使用横断面重建和不同触发单位进行图像重建，可以部分改善图像质量。

自动化最佳期相选择技术：通过计算各支冠状动脉的运动速度，从而自动化选择运动速度最低的2个时相进行重建，可以获得最佳收缩期和舒张期的冠状动脉图像。

进行相应的心电编辑：①单发期前收缩，可导致瞬时心脏运动加快，此时可以应用心电编辑软件忽略或删除这一心动周期，用下一个心动周期的数据来补足加以纠正。②代偿间歇，可以造成与其他心动周期运动状态不一致的现象，此时需要对其前一个R波进行人为调整，对缺失的信号进行人为插入，以保证其运动时相的一致性。③心房颤动，此时的心动周期长度变化范围更大，心动周期更短，图像质量更差，舒张期重建方法已经无法满足时间分辨率的要求，只能进行收缩末期重建和绝对时间延迟重建。④房室传导阻滞，可引起心动周期延长，改善方法是利用绝对时间延迟进行重建，或个体化心电编辑，采用手动偏移R峰的办法纠正R-R间期不等造成的数据不匹配，尽量使重建数据保持在心脏搏动的同一相位。

（3）其他因素对成像质量的影响：①钙化斑块明显者，产生明显伪影，影响冠状动脉的重建效果。②检查时身体移动所造成的运动伪影，重建后出现图像模糊。③右心房高密度对比剂伪影，缩短扫描时间、减少对比剂用量和采用双筒高压注射器能有效消除右心房对比剂伪影对右冠状动脉显示的影响。④呼吸运动伪影，检查前对患者进行屏气训练，尽可能缩短扫描时间，一般能消除呼吸运动伪影。⑤扫描时间及扫描延迟时间，扫描时间越短，图像质量受屏气后心率波动的影响越小；扫描延迟时间确定越准确，冠状动脉对比剂充盈越好，图像质量就越佳。

（十一）肺静脉与左心房CT扫描技术

1. 适应证与相关准备

（1）适应证：①射频消融术前评价及术中引导。②射频消融术后的评价。

（2）相关准备：①心理干预，检查前简单介绍检查的过程和可能出现的正常反应，以消除受检者的畏惧心理，有利于对心率的控制。②心率控制，通常64层CT以上的机型心率需要控制在70次/分以下，16层CT需要控制到65次/分以下。③呼吸训练，检查前训练患者做深吸气、屏气及呼气动作。④安装心电图电极。

2. 检查技术

（1）注射参数

注射方案：对比剂含碘量350～370 mg/ml，流率4～5 ml/s，第一期对比剂50～60 ml，第二期生理盐水25～40 ml。

扫描延迟时间：经验时间是延迟25～30秒启动扫描。通常测定靶血管内对比剂峰值变化来选择适当的扫描启动时间，方式有两种。①小剂量同层扫描时间曲线测定法（test-bolus），用10～20 ml对比剂使用心脏增强的流率由肘静脉注射，注药后延时 8~12 秒开始在肺静脉层面连续扫描。②实时血流检测法（bolus-tracking），设定肺静脉层面（气管隆嵴下 4 cm）作为连续曝光层面，并选择升主动脉作为感兴趣区，注射对比剂 8~10 秒后，连续曝光采用实时观察感兴趣区 CT 值上升情况，当 CT 值达 150 Hu 预定值后，自动或手动触发扫描。

（2）扫描体位与参数设置

扫描体位：受检者仰卧，头先进，两臂上举抱头，身体置于床面正中，侧面定位像对准人体正中冠状面。

定位像：常规扫描胸部前后定位像，双定位有利于将肺静脉图像定位到显示野中心。

扫描范围：从气管隆嵴上 2 cm 向下到心底，包括整个心脏。

扫描参数：①平扫，层厚为 2.5 mm，层间距为 2.5 mm，管电压采用 120 kV，选择心电前瞻门控扫描，显示野固定不动。②肺静脉 CT 血管造影，扫描范围同平扫，层厚 0.50~1.25 mm，层间距 0.50~1.25 mm，使用心电门控方式进行扫描。如果患者心律失常或者屏气不良，可以选择使用螺旋扫描，层厚 0.50~1.25 mm，层间距 0.50~1.25 mm，调整螺距和旋转时间，使用最快方式扫描。

（3）心电门控扫描方式：①心电前瞻门控扫描，与冠状动脉 CTA 的门控扫描类似，由于心电触发序列扫描需采用前 R-R 间隔的平均值，对受检者下一个 R-R 间隔做出可靠的预测。②心电回顾门控扫描，采用螺旋扫描方式，心电信号和原始数据被同时记录下来，根据心电信号采用回顾式图像重建。

（4）图像处理

心电编辑：心电编辑方法有消除、忽略、插入、R 波偏移等，对于有严重心律失常的患者，可联合使用多种心电编辑技巧，最终获得理想的冠状动脉图像。

图像的显示：平扫的窗宽 250~350 Hu，窗位 35~45 Hu；增强扫描的窗宽 600~800 Hu，窗位 300~400 Hu。

三维重组后处理：①肺静脉的 VRT 重组，用于显示肺静脉的开口、起源和大体解剖。可以在肺静脉后前位测量肺静脉开口处的宽度，多角度显示左右肺静脉的开口，对于指导临床手术非常重要。②如果需要，可以测量横轴面肺静脉各分支起始处的最大径和最短径。

（十二）肺动脉 CTA 检查技术

1. 适应证与相关准备

（1）适应证：①胸痛或下肢静脉血栓，怀疑肺动脉血栓者。②肺动脉高压或先天性心脏病合并肺血管病变者。③中央型肺癌患者了解肿瘤与血管位置关系。

（2）相关准备：①去除受检者检查部位的金属饰物。②要求受检者在扫描过程中保持体位不动。③对受检者非被检部位和陪同检查的人员用铅衣进行必要的防护。④叮嘱受检者吸气屏气。

2. 检查技术

（1）扫描体位与参数设置

扫描体位：受检者仰卧于扫描床上，受检部位置于扫描中心，范围从肺尖至肺底。

扫描参数：如果 BMI≤25 kg/m^2，管电压采用 100 kV；如果 BMI>25 kg/m^2，管电压采用 120 kV。

有效管电流 180～250 mA，层厚 0.75～1.00 mm，层距 0.75～1.00 mm。

重建算法：软组织算法。

探测器组合：64.000 mm×0.625 mm、128.0 mm×0.6 mm、320.0 mm×0.6 mm。

（2）注射参数：对比剂用量 1.5～2.0 ml/kg，对比剂含碘量 270～370 mg/ml，总量 40～70 ml，流率 4～5 ml/s，生理盐水总量 20～40 ml。注射方式是生理盐水（6 ml/s，20 ml）+对比剂（5 ml/s，50 ml）+生理盐水（4 ml/s，20 ml）。延迟扫描时间为自动触发扫描方式，阈值为 80 Hu，感兴趣区置于肺动脉干。

3. 图像处理

（1）MPR 可以更清晰地显示各级肺动脉的走行，管腔内栓子的有无、大小、分布及范围。

（2）MIP 能够较真实地反映组织间的密度差异，显示血管壁的钙化及其分布范围，更能够直观、立体地显示肺动脉的解剖、走行，尤其对于外周肺动脉的显示有一定优势。

（3）VRT 能使观察者更直观、更立体地观察血管结构，追踪血管的起源、走行。

4. 影像质量标准

（1）能清晰显示肺动脉起始及走行情况。

（2）能清晰显示肺动脉内血栓、肺动脉充盈缺损情况。

（3）能清晰显示肿瘤与肺动脉的位置关系情况。

（十三）主动脉 CTA 检查技术

1. 适应证与相关准备

（1）适应证：①主动脉病变。②主动脉病变术后复查。

（2）相关准备：①去除受检者检查部位的金属饰物。②要求受检者在扫描过程中保持体位不动。③对非被检部位和陪同检查的人员用铅衣进行辐射防护。④叮嘱受检者吸气屏气。

2. 检查技术

（1）扫描体位与参数设置

扫描体位：受检者仰卧于扫描床上，双手上举与颈椎不在同一层面。

扫描范围：从胸腔入口到耻骨联合（腹主动脉检查为从膈顶至耻骨联合）。

扫描参数：如果 BMI≤25 kg/m^2，管电压采用 100 kV；如果 BMI>25 kg/m^2，管电压采用 120 kV。管电流 180～250 mA，层厚 0.75～1.00 mm，层间距 0.75～1.00 mm。

重建算法：软组织算法。

探测器组合：16.00 mm×0.75 mm、64.00 mm×0.625 mm、128.000 mm×0.625 mm、320.0 mm×0.5 mm。

（2）注射参数：对比剂用量 1.5～2.0 ml/kg。

对比剂注射方案：含碘量 270～370 mg/ml，总量 90～100 ml，流率 4～5 ml/s，生理盐水总量 20～40 ml。

注射方式：生理盐水（6 ml/s，20 ml）+对比剂（5 ml/s，100 ml）+生理盐水（4 ml/s，20 ml）。

延迟扫描时间：自动触发扫描方式，阈值为 100 Hu，感兴趣区置于降主动脉气管分叉下 1 cm 水平（腹主动脉检查感兴趣区定在肝门水平，其他参数同主动脉CTA检查）。

3. 图像处理

（1）MPR可以清晰显示主动脉的走形，管腔内栓子的有无。主动脉夹层时可显示主动脉真假双腔及内膜片，并清楚显示内膜破口和再破口及主要分支血管受累情况，包括冠状动脉、头臂动脉和肾动脉开口等。

（2）MIP能够较真实地反映组织间的密度差异，显示血管壁的钙化及其分布范围，能更直观、立体地显示肺动脉的解剖、走行。

（3）CPR像可以在夹层中准确测量破口的宽度。

（4）VRT能使观察者更直观、立体地观察血管结构，追踪血管的起源、走行。夹层时可见破口的位置及主动脉与其主要分支的受累情况。

4. 影像质量标准

（1）能清晰显示主动脉所属分支及走行情况。

（2）能清晰显示主动脉夹层及破口位置和动脉瘤情况。

（3）能清晰显示主动脉与邻近器官的位置关系情况。

（十四）腹部CT扫描技术

1. 适应证及相关准备

（1）适应证

肝和胆囊：①肝肿瘤、肝囊肿、肝脓肿、脂肪肝、肝硬化、胆道占位、胆管扩张、胆囊炎和胆结石等疾病。②鉴别肝肿瘤。③评估肝肿瘤的性质、大小、范围及转移情况，如肝静脉、门静脉和下腔静脉内有无瘤栓形成等。

脾：①确定脾的大小、形态、内部结构和先天变异等。②鉴别脾的良恶性肿瘤、炎症及外伤引起的出血等。

胰腺：①确定急性胰腺炎的类型，炎症渗出的范围及有无假性囊肿形成和并发症，为外科治疗提供依据。②能显示慢性胰腺炎微小的钙化、结石，为内科非手术治疗或手术后做随访观察。③确定有无肿瘤，肿瘤的来源、部位和范围。④鉴别外伤后胰腺有无出血。

肾和肾上腺：①确定肾有无良恶性肿瘤及其大小、范围，有无淋巴结转移等。②确定有无肾的炎症、脓肿及结石的大小和位置。③肾动脉CT血管造影可显示有无血管狭窄及其他肾血管病变。④显示外伤后有无肾损伤及出血情况。⑤确定肾上腺有无良恶性肿瘤的存在，以及功能性疾病如肾上腺皮质功能减退等。

腹部及腹膜后腔：①可以明确有无良恶性肿瘤，如血管夹层动脉瘤、脂肪瘤和平滑肌肉瘤等。②观察有无腹部肿瘤及腹膜后腔的淋巴结转移、炎症和血肿等。

胃部：肿瘤术前评价、术后随访，不推荐单纯为诊断胃肿瘤的扫描。

小肠：肠炎、小肠肿瘤、吸收不良综合征。

结肠、直肠：①肠梗阻、肠缺血、胃肠道出血。②炎性肠病、阑尾炎、结直肠癌。

（2）相关准备：①检查前少渣饮食，禁服含金属的药品和行消化道钡剂造影。②检查登记时，请携带相关影像检查资料。③检查当日禁食4小时以上，不禁水。④检查前15～20分钟受检者口服温水500～1000 ml，上检查床后再补服200～300 ml（使胃及十二指肠壶腹部充盈，形成良好对比）即刻扫描。若观察肾及肾上腺则要提前20～30分钟口服温水。对于腹膜后腔检查则应提前1～2小时分段口服温水800～1000 ml，使肠道系统充盈。小肠和结肠的对比剂使用在下面检查技术中进行介绍。⑤除去受检部位所有金属物品，如裤钩、腰带及外敷药物等。⑥检查人员应指导受检者屏气训练，要求受检者屏气幅度均匀一致。

2. 检查技术

（1）常规平扫

扫描体位：受检者仰卧于扫描床上，足先进，两臂上举；身体置于检查床正中间，水平线对准人体腋中线。

定位像：采用腹部正位像用于确定扫描基线和精准扫描范围。

扫描基线：①肝、脾和胃以膈顶为扫描基线。②胆囊和胰腺以肝门为扫描基线。③肾和肾上腺以肾上极为扫描基线。④腹膜后腔以肝门为扫描基线。

扫描范围：①肝、脾，从膈顶扫描至脾下角。②胆囊及胰腺，从肝门扫描至胰腺下缘。③肾，从肾上极扫描到肾下极。④肾上腺，从肾上腺上缘扫描到肾门。⑤腹膜后腔，从肝门扫描到髂前上棘。⑥胃部，从膈顶扫描到髂前上棘。

扫描方式：常规螺旋扫描，螺距0.984～1.375。

扫描参数：管电压100～120 kV，有效管电流200～300 mA（或自动毫安技术），转速0.6～0.8秒。根据机型的不同探测器组合为16.0 mm×1.5 mm，32.0 mm×1.2 mm，64.000 mm×0.625 mm，128.0 mm×0.6 mm，320.0 mm×0.5 mm。肝、脾常规采用5 mm层厚；胆道采用1.25～3.00 mm层厚；肾采用5 mm层厚；肾上腺采用1.25～3.00 mm层厚；腹膜后采用5 mm层厚；胃部采用5 mm层厚。FOV为300～350 mm（体部）。

重建参数：采用标准或软组织重建算法，适当调节窗宽和窗位。①肝、胆、胰、脾、肾、腹膜后腔及胃部的扫描图像，窗宽200～250 Hu，窗位30～50 Hu。②肾上腺窗宽250～300 Hu，窗位30～50 Hu。

（2）增强扫描

1）常规增强扫描

注射参数：腹部增强扫描的对比剂注射方法均采用静脉内团注法，对比剂含碘量270～370 mg/ml；用量80～100 ml，流率2.5～3.5 ml/s。

扫描期相和延迟时间：肝、脾增强通常采用三期扫描，动脉期延迟扫描时间25～30秒，门静脉期延迟扫描时间50～60秒，实质期延迟扫描时间120～180秒。②胰腺增强扫描通常采用"双期"，动脉期延迟扫描时间35～40秒，胰腺期延迟扫描时间65～70秒。③肾增强扫描通常扫描皮质期、髓质期和分泌期，皮质期延迟扫描时间25～30秒，髓质期延迟扫描时间90～110秒，分泌期延迟扫描时间3～5分钟。

2）腹部血管成像：用于腹主动脉及其分支的血管显示，诊断腹主动脉夹层、腹主动脉瘤、肝血管异常及肾动脉狭窄等。通常采用 MPR、MIP、SSD、VR 等后处理技术显示，这样有助于对病变的显示和诊断。

3）门静脉及下腔静脉成像：对比剂含碘量 270~370 mg/ml，用量 90~100 ml，流率 3~4 ml/s；门静脉延迟时间 50~60 秒，下腔静脉延迟时间 90~110 秒；对扫描后获得的薄层轴位图像进行 MIP 重组。

（3）泌尿系成像（CT urography CTU）：检查前患者需憋尿，在增强后延迟 7.5~30.0 分钟。对比剂 90~100 ml，流率 3~4 ml/s。对扫描后获得的薄层轴位图像进行 MIP、SSD、VRT 重组。

（4）肝或胰腺灌注成像：4~8 ml/s 的流率经静脉团注 50 ml 对比剂，灌注时间为 30~40 秒，以电影扫描方式采集。头部延迟 5 秒，体部延迟 6 秒。利用 Perfusion 软件包对扫描后获得的薄层轴位图像进行计算，得到相应的灌注参数及灌注伪彩图。

（5）胃部 CT 检查：受检者空腹 4 小时以上，检查前 30 分钟口服中性对比剂 500~800 ml，上检查床后再补服中性对比剂 200~300 ml。其他检查技术同上，做双期增强扫描，推荐用肝动脉和门静脉期的扫描方法。

（6）小肠 CT 检查

检查前准备：检查前 1 日服用无渣半流食，晚餐后禁食，晚餐 30 分钟后口服缓泻药（硫酸镁或番泻叶），检查当日早禁食。

小肠 CT 检查方法：①口服对比剂法（肠道造影法），检查前 45~60 分钟开始分 3~4 次口服 2.5% 等渗甘露醇 1000~1500 ml；患者上检查床后、扫描前再补充 300~500 ml，完全性肠梗阻患者不宜服用。②鼻－空肠管法（灌肠法），一般用 13 Fr 顶端带球囊的 maglinte 灌肠导管，能有效防止十二指肠胃反流，灌注容量 1500~3000 ml，灌入流率 80~150 ml/min。

检查前 5~10 分钟肌内注射山莨菪碱 20 mg（或静脉注射 30 秒后扫描）。青光眼、前列腺肥大、心动过速等禁忌使用。

做双期增强扫描，推荐用肝动脉期和门静脉期的扫描方法。

使用 2%~3% 含碘对比剂可鉴别肠襻和潜在结肠外肿块及各种并发症（如腹水、瘘管、吻合口开裂或肠穿孔）。

（7）结肠、直肠 CT 检查

检查前准备：检查前 2 日服用无渣半流食，检查前 1 日晚餐后禁食，晚餐 30 分钟后口服缓泻药（硫酸镁或番泻叶），或口服清洁胃肠道制剂"复方聚乙二醇电解质散"，具体方法见药品说明书，检查当日早禁食。

检查方法：①水可经口服入也可经肛门注入；气体用空气或二氧化碳，扫描前经肛管注入。需要做仿真内镜检查者，应以气体作为肠道对比剂。②充气实施过程中患者应左侧卧位；充气完毕患者应依次转体（俯卧位、右侧卧位、仰卧位）并在各体位停留 10~15 秒后再做扫描检查。

检查前 5~10 分钟肌内注射山莨菪碱 20 mg（或静脉注射 30 秒后扫描）。青光眼、前列腺肥大、心动过速等禁忌使用。

做双期增强扫描，推荐用肝动脉期和门静脉期的扫描方法。

使用2%～3%含碘对比剂。

3. 图像处理

（1）后处理方法：一般采用多平面重组（MPR）技术和最大密度投影（MIP）技术，进行矢状面和冠状面重组。血管成像可采用表面遮盖（SSD）技术和容积再现（VR）技术。

（2）相应观察内容：①各脏器及病变范围。②测量肿瘤大小。③腹腔动脉、静脉主干及所属分支。④肿瘤与血管的关系。

4. 影像质量标准

（1）能够清晰分辨肝、胆囊、脾、胰腺、肾上腺及肾组织与血管。

（2）能够清晰分辨肾盂输尿管、小肠、结肠、直肠及大网膜组织与血管的关系。

（3）能够清晰显示这些脏器周围的血管。

（十五）盆腔CT扫描技术

1. 适应证与相关准备

（1）适应证：①男性检查可观察膀胱、直肠、乙状结肠、部分小肠、前列腺和睾丸有无良恶性肿瘤及前列腺增生等；女性可观察膀胱、直肠、乙状结肠、部分小肠、子宫和卵巢有无良恶性肿瘤及其他病变。②在外伤情况下，可观察有无骨折，泌尿生殖器官的损伤和出血等。

（2）相关准备：①检查前日晚，少渣饮食；检查当日，禁食4小时以上。②检查前1周内不能服用含有重金属的药品，或进行消化道钡剂造影。③检查前2小时口服1%～2%碘对比剂800～1000 ml，以充盈小肠和结肠，形成良好对比，待膀胱胀满时行CT扫描。④怀疑肠道疾病时，需进行清洁灌肠。⑤膀胱需要憋尿，女性阴道常规放置阴道塞。⑥增强前准备请参照本章腹部扫描技术。

（3）盆腔准备标准

清洁灌肠：直肠、结肠无较大粪块存留，无气体积聚。

保留灌肠：直肠中度充盈，内无粪块充盈缺损，对比剂充盈范围达乙状结肠远侧。

口服对比剂：盆腔内小肠全面充盈对比剂，无对比剂未充盈肠管。

膀胱充盈：膀胱内有较多尿液，膀胱形态呈类似方形，膀胱壁黏膜皱襞充分展开。

阴道塞放置：阴道塞位于阴道外口与宫颈口之间。

2. 检查技术

（1）常规平扫

扫描体位：受检者仰卧于扫描床上，足先进，两臂上举；身体置于床面正中间，水平线对准人体腋中线。

定位像：盆腔正位定位像。

扫描范围：从髂嵴扫描至耻骨联合下缘。

扫描方式：常规螺旋扫描，螺距0.984～1.375。

扫描参数：管电压100～120 kV，有效管电流200～300 mA（或自动毫安技术），转速0.6～0.8秒。根据机型的不同，探测器组合为16.0 mm×1.5 mm，32.0 mm×1.2 mm，64.000 mm×0.625 mm，128.0 mm×0.6 mm，320.0 mm×0.5 mm等。对于急诊受检者可尽量选择较宽的探测器组合以缩短扫描时间，常规采用重建层厚 5 mm。FOV 300～350 mm（体部）。

重建参数：采用标准或软组织重建算法。根据观察脏器和病变情况，适当调节窗宽和窗位。窗宽 200～250 Hu，窗位 30～50 Hu。

（2）增强扫描：增强扫描常规采用静脉内团注法，对比剂总量 80～100 ml，流率 3～4 ml/s，动脉期延迟 30～35 秒，静脉期延迟扫描时间 60～75 秒。

3. 图像处理

（1）显示和摄影：软组织窗窗宽 200～300 Hu，窗位 30～50 Hu。

（2）三维后处理：容积采集的 CT 数据可以用来进行三维后处理。

多平面重组（MPR）：对于子宫、前列腺、直肠等位置的一些占位病变可行矢状面 MRP 重组，膀胱、女性附件等占位性病变可以选择增加冠状面 MPR 重组。

血管三维后处理：对于需要观察供血动脉的占位，或需要观察占位与血管的关系，可以进行血管的三维后处理或血管最大密度投影（MIP）。

4. 影像质量标准

（1）能够清晰分辨小肠、直肠、乙状结肠、膀胱、子宫和卵巢等组织与血管。

（2）能够清晰显示这些脏器周围的血管。

（十六）脊柱 CT 扫描技术

1. 适应证与相关准备

（1）适应证：①各种原因引起的椎管狭窄及椎管内占位性病变。②椎间盘变性或病变。③椎骨外伤，如骨折、脱位等，特别是观察碎骨片的情况、金属异物的位置及脊髓的损伤情况。④椎骨骨病，如结核、良恶性肿瘤及椎旁肿瘤对椎骨的侵犯情况。⑤椎骨及脊髓的先天性变异。⑥协助进行介入放射学检查。

（2）相关准备：①扫描前去除受检者的腰带、护腰带、膏药及其他金属饰物，衣裤上的金属异物也应去除。②扫描正、侧定位像。

2. 检查技术

（1）常规平扫

扫描体位：受检者仰卧于扫描床上，身体置于检查床中间。①颈椎扫描，患者头部略垫高，使椎体尽可能与床面平行，双臂置于身体两侧，双肩尽量往下。②胸椎扫描，患者双手抱头。③腰椎扫描，用一专用的下肢垫，将受检者的双下肢抬高，使腰椎的生理弧度尽可能与床面平行。

定位像：颈椎和腰椎常规扫描侧位定位像，胸椎扫描正位或侧位定位像。胸椎和腰椎要显示出骶骨，便于计数椎体。

扫描基线：若以观察椎体和椎旁组织为主，则扫描基线应平行椎体；若是以观察椎间盘为主，则扫描基线应平行相应的椎间盘。

扫描范围：颈椎椎体扫描时应包括全部颈椎，颈椎椎间盘扫描则包括所有颈椎间盘；胸椎扫描时应包括全部椎体及椎间盘；腰椎和骶尾椎应包含所有的椎体；腰椎间盘常规包括腰 2～3、腰 3～4、腰 4～5、腰 5～骶 1 共 4 个椎间盘。

扫描参数：管电压120 kV，重建层厚和层间距以扫描椎体的大小而定。

容积扫描方案：通过容积数据采集，进行三维后处理。

（2）增强扫描：脊柱常规不做增强扫描。

3. 图像处理

（1）图像显示：脊柱的显示和摄影需同时采用椎体窗和骨窗。

（2）三维后处理：①椎间盘图像重组，对于容积数据采集的检查，需要重组椎间盘图像，使用MPR重组，层面平行椎间。②VRT图像三维重组，颈椎、胸椎、腰椎可以重组三维立体骨结构图像。③矢状位MPR重组，重建层厚和层间距均为2~3 mm。

（十七）四肢骨关节及软组织CT扫描技术

1. 适应证与相关准备

（1）适应证

骨折：CT扫描对骨折可以显示碎片及移位情况，同时还能显示出血、血肿、异物及相邻组织的有关情况。

骨肿瘤：CT平扫及增强可观察和显示肿瘤病变的部位、形态、大小、范围及血供等情况，有助于对肿瘤进行定性诊断。

其他骨病：如骨髓炎、骨结核、骨缺血性坏死等，可显示骨皮质和骨髓质的形态与密度的改变，同时可观察病变与周围组织的关系。

各种软组织疾病：可利用CT密度分辨率高的优点来确定软组织病变的部位、大小、形态及与周围组织结构的关系。

半月板的损伤：膝关节的CT扫描可显示半月板的形态、密度等。

（2）相关准备：去除相应关节部位的高密度异物。

2. 检查技术

（1）常规平扫

扫描体位：四肢和关节的体位通常上肢选择头先进，下肢选择足先进，扫描四肢骨折或占位时，以病变部位为中心扫描范围包括邻近的1个关节。①双手及腕关节，受检者仰卧于扫描床上，头先进，双臂上举平伸，双手间隔5 cm，手指并拢，手心向下，两中指末端连线与检查床中轴线垂直。②双肩关节、胸锁关节及锁骨，受检者仰卧于扫描床上，头先进，双上臂自然平伸置于身体两侧，双手手心向上，身体置于床面正中。③肘关节及上肢长骨，单侧肘关节可采用仰卧位，头先进，患侧上臂上举于头侧，双手手心向上，上臂可向床面正中靠拢。④双髋关节及股骨上段，受检者仰卧于扫描床上，头先进，双足尖向内侧旋转并拢。双上臂上举，身体躺平直。⑤双膝关节、踝关节和下肢长骨，受检者仰卧于扫描床上，足先进，双下肢伸直并拢，足尖向上，双足跟连线与检查床中轴线垂直，双上臂上举。⑥双足扫描，受检者仰卧于扫描床上，足先进，双下肢弯曲，双足平踏于检查床面，双足纵轴相互平行且均平行于检查床纵轴，双足间隔约5 cm，双足跟连线垂直于检查床中轴线。

定位像：四肢关节的扫描均需扫描定位像，以正位像为主，为了准确定位可以增加侧位像扫描。定位像应包含一侧关节及相邻长骨。

扫描范围：在定位像上设定扫描范围。关节的扫描还应包含相邻长骨的一部位，并包含相邻的关节。

扫描参数：螺旋扫描，管电压 120 kV，管电流 80～100 mA，重建层厚和层间距 2～3 mm。均采用标准算法。

（2）增强扫描：静脉内团注法，对比剂总量 60～80 ml，流率 2.0～2.5 ml/s，延时扫描时间为 60～70 秒。

（3）上肢与下肢血管成像：上肢与下肢动脉血管成像检查常用于显示肢体血管病变，以及血管与软组织肿块之间的关系等。

1）上肢动脉 CTA 检查方法

体位：上臂上举，首选仰卧位。无法上举双臂，需要将上臂自然放到身体两侧，双手手心向上，身体置于床面正中。

扫描参数：使用螺旋扫描，标准算法；重建层厚 1.0～1.5 mm，层间距 0.7～1.2 mm。扫描范围需包全病变组织和 1 个相邻关节。

对比剂：①留置针选择健侧的肘正中静脉，以避免对比剂产生的伪影和静脉血管对动脉血管的影响。如果需要检查双上臂，可选择足部设置通道。②采用肘静脉团注，对比剂含碘浓度 300～370 mg/ml，总量 60～80 ml，流率 3～4 ml/s。③双筒注射器注射生理盐水，20 ml 作为试注射，于注入对比剂后再注射 30ml 生理盐水对手臂静脉血管内对比剂进行冲刷，使对比剂在目标血管内保持高浓度和较长时间，同时可避免上肢 CTA 扫描时静脉内高浓度碘剂的影响。④扫描延迟的经验时间为 23～25 秒。⑤对比剂智能跟踪技术（bolus-tracking），监测层面选择主动脉弓层面，感兴趣区预置于主动脉弓，设阈值为 100～150 Hu，扫描时需要注意扫描的方向，即沿着目标血管的血流方向进行扫描。

2）下肢动脉 CTA 检查方法

体位：受检者仰卧于扫描床上，足先进，上臂上举或自然放到腹侧，身体置于床面正中。

扫描参数：螺旋扫描，标准算法；重建层厚 1.0～1.5 mm，层间距 0.7～1.2 mm。扫描范围需从髂嵴到足背，通过设置球管的旋转时间和扫描螺距，将曝光时间控制在 20～25 秒。

对比剂：①选择肘正中静脉进行静脉团注，对比剂总量 80～100 ml，碘浓度 300～370 mg/ml。②双筒注射器使用双流率对比剂方案，20 ml 生理盐水用于试注射，第一期以 3～4 ml/s 流率注射对比剂 60 ml，第二期以 2～3 ml/s 流率注射对比剂 30～40 ml。③扫描延迟时间 30～35 秒。④对比剂智能跟踪技术（bolus-tracking），选择腹主动脉髂动脉分叉以上层面，感兴趣区预置于腹主动脉，阈值为 100～150 Hu，诊断延迟时间为 7 秒。⑤小剂量同层扫描时间曲线测定法（bolus-test），自肘静脉以 20 ml 小剂量注射碘对比剂，在腘动脉水平进行同层动态扫描，测量腘动脉的时间–密度曲线（TDC）。

3）上肢静脉 CTV 检查方法

适应证：①上肢静脉血栓。②上肢静脉狭窄。③上肢静脉瘤。④上肢动静脉畸形。⑤中心静脉导管置入前评估。

禁忌证：①碘对比剂过敏。②甲状腺功能亢进（已控制到正常水平除外）。③严重心、肝、肾功能不全。

扫描前准备：①认真核对CT检查申请单，了解病情，明确检查目的和要求，对检查目的、要求不清的申请单，应与临床医师核准确认。②做好解释工作，消除受检者的紧张心理，取得受检者合作。③去除检查部位金属饰物等，避免伪影干扰。④对婴幼儿、外伤、意识不清及躁动不安的受检者，根据情况给予适当的镇静药。

扫描技术及参数：①扫描序列与方法，平扫及增强扫描，直接法或间接法。②扫描体位，仰卧位，头先进，双上肢紧贴侧胸壁。直接法时采用足头向，间接法时采用头足向。扫描范围为下颌到手指近段。③扫描与重建，扫描矩阵为512×512。重建算法为软组织或标准算法，重建层厚为1.25 mm，层间距为0.625 mm，螺距为0.984，管电压为120 kV，管电流为自动 mA。

对比剂注射方案：①静脉注射位置，直接法为双上肢前臂静脉，间接法为健侧前臂静脉。②对比剂流率，间接法3.5～4.0 ml/s，直接法3 ml/s。③对比剂总量，间接法为120～150 ml，直接法为200 ml混合液（生理盐水与对比剂按1:4配置，混合均匀）。④对比剂碘浓度，间接法为350～370 mg/ml，直接法为300 mg/ml。⑤注射对比剂后同样流率注射生理盐水30 ml冲管。⑥延迟时间，间接法60～90秒，直接法40秒。

4）下肢静脉CTV检查方法

适应证：①下肢静脉血栓。②下肢静脉曲张。③髂静脉压迫综合征。④下肢静脉瘤。⑤下肢动静脉畸形。

禁忌证：①碘对比剂过敏。②甲状腺功能亢进（已控制到正常水平除外）。③严重心、肝、肾功能不全。

扫描前准备：①认真核对CT检查申请单，了解病情，明确检查目的和要求。②做好解释工作，消除受检者的紧张心理，取得受检者合作。③去除检查部位金属饰物等，避免伪影干扰。④对婴幼儿、外伤、意识不清及躁动不安的受检者，根据情况给予适当的镇静药。

扫描技术：①扫描方法，平扫及增强扫描，采用直接法和间接法。②扫描体位，仰卧位，足先进，双下肢稍内旋并膝部并拢绑带固定，双上肢上举。扫描方向直接法为足头向，间接法为头足向。扫描范围为髂总静脉至足背静脉。③扫描参数，矩阵为512×512，FOV为体部，螺距为0.984，扫描层厚为1.25 mm，层间距为0.625 mm，扫描时间20秒左右，管电压为120 kV，管电流为自动 mA。④重建算法为软组织或标准算法。

对比剂注射方案：①静脉注射位置，间接法为单侧上肢前臂静脉，直接法为双侧足背静脉。②对比剂总量，间接法为120～150 ml，直接法为200 ml混合液（生理盐水与对比剂按1:4配置，混合均匀）。③对比剂碘浓度，间接法为350～370 mg/ml，直接法为300 mg/ml。④对比剂流率，间接法为3.5～4.0 ml/s，直接法为3.0 ml/s。⑤注射对比剂后用同样流率注射生理盐水30 ml冲管。⑥延迟时间，间接法为150～180秒，直接法为40秒。⑦直接法时用橡胶带绑扎双侧踝部阻断浅静脉直接回流，需在盆腔段行延迟增强扫描。

（4）图像处理

图像显示：根据扫描部位的不同和病变的情况选择合适的窗宽、窗位。软组织窗为窗宽200～400 Hu，窗位40～50 Hu；骨窗为窗宽1000～1500 Hu，窗位300～400 Hu。

常规三维图像重组：四肢骨关节的检查通常需要进行三维图像重组，有利于显示病变的全貌，可以帮助诊断和临床医生建立良好的空间关系。

CTA 检查：需进行 MPR、MIP、VRT 等二维和三维图像后处理。

专家共识委员会：主任委员余建明（华中科技大学同济医学院附属协和医院），徐克（中国医科大学附属第一医院）。委员付海鸿（中国医学科学院北京协和医院）；高剑波（郑州大学第一附属医院），高宏（《中华放射学杂志》编辑部），韩萍（华中科技大学同济医学院附属协和医院），胡道予（华中科技大学同济医学院附属同济医院），江新青（广州市第一人民医院），雷子乔（华中科技大学同济医学院附属协和医院），梁长虹（广东省人民医院），刘杰（郑州大学第一附属医院），龙莉玲（广西医科大学第一附属医院），牛延涛（首都医科大学附属北京同仁医院），石明国（第四军医大学西京医院），史大鹏（河南省人民医院），唐光健（北京大学第一医院），王敏杰（第二军医大学附属上海长海医院），王鸣鹏（复旦大学附属华东医院），王振常（首都医科大学附属北京友谊医院、北京同仁医院），张晓冬（《中华放射学杂志》编辑部），赵雁鸣（哈尔滨医科大学附属第二医院），郑君惠（广东省人民医院）。

四、磁共振检查技术临床操作规范

MRI 是利用生物体内的磁性原子核（多数为氢核）在磁场中的特性表现而进行成像的技术。磁共振成像的物理基础是核磁共振（nuclear magnetic resonance，NMR）理论。1984 年美国 FDA 正式批准 MRI 设备应用于临床，1985 年中国首次引进 MRI，1989 年安科公司生产出我国第一台永磁型磁共振机。之后，国内外的各种场强、各种类型、各种功能的磁共振机不断地应用于临床。

由于 MRI 检查具有多参数成像、多方位成像、组织特异性成像、功能成像、无电离辐射和影像组织分辨力极高等优点，临床应用十分广泛。它是临床的疾病诊断、疗效评估和手术方案制订不可缺少的手段。目前我国 MRI 设备基本普及到县级医院。由于 MRI 检查技术难度大，成像参数和序列繁多，如何根据疾病的特点选择成像序列和技术参数，以使图像满足影像诊断及临床需要，这是 MRI 设备操作技术人员必须面对的问题。目前，国内尚缺乏影像专家广泛认同的 MRI 检查技术规范，对此中华医学会影像技术分会多次组织相关的影像专家对 MRI 检查技术的操作规范进行研讨，并参考国内外相关文献，结合我国实际情况，起草了本共识。

（一）MRI 检查前准备

1. 适应证与禁忌证

（1）适应证：MRI 检查适用于人体大部分解剖部位和器官疾病的检查，应根据临床需要及 MRI 在各解剖部位的应用特点进行选择。

（2）禁忌证：检查前应严格确认有无禁忌证。有绝对禁忌证者，不能进行 MRI 检查；有相对禁忌证者，需视禁忌指征可否去除，以及对成像效果、人身伤害和病情需要等综合情况权衡后决定是否实施检查。

有下列情况者，一般不能行 MRI 检查：①体内装有心脏起搏器，除外起搏器为新型的 MRI 兼容性产品。②体内植入电子耳蜗、磁性金属药物灌注泵、神经刺激器等电子装置。③妊娠3个月内的受孕初期。④眼眶内有磁性金属异物。

有下列情况者，在做好风险评估、成像效果预估的前提下，权衡病情与检查的利弊关系后，慎重考虑检查：①体内有弱磁性植入物，如心脏金属瓣膜、血管金属支架、血管夹、螺旋圈、滤器、封堵物等，如病情需要，一般建议术后6～8周再检查，并且最好在1.5 T以下场强设备进行。②体内有金属弹片、金属人工关节、假肢、假体、固定钢板等，应视金属植入物距扫描区域（磁场中心）的距离情况，以确保人身安全为首要考虑因素，慎重选择检查，而且建议在1.5 T以下场强设备进行。③体内有骨关节固定钢钉、骨螺丝、固定假牙、避孕环等，一般不会造成严重的人身伤害，主要以产生的金属伪影是否影响检查目标的观察而考虑是否适宜检查。④危重患者或可短时去除生命监护设备（磁性金属类、电子类）的危重患者。⑤癫痫发作、神经刺激征、幽闭恐惧症者。⑥高热患者。⑦妊娠3个月以上的妇女。⑧有体内金属或电子装置植入物者，建议参照产品说明书上的MRI安全提示决定是否进行MRI检查。

2. MRI对比剂使用注意事项

（1）核对受检者基本信息及增强检查申请单要求，确认增强检查为本次检查必需。

（2）评估对比剂使用禁忌证及风险，告知受检者对比剂使用风险及注意事项并签署知情同意书。

（3）按药品使用说明书正确使用对比剂。

（4）增强检查结束后，受检者需留观15～30分钟，无不良反应方可离开；病情许可时，受检者应多饮水以利对比剂排泄。

（5）对比剂可经过胎盘屏障进入胎儿体内，孕妇一般不宜使用对比剂检查，除非已决定终止妊娠或权衡病情需要而定。

（6）尽量避免大量、重复使用钆对比剂，尤其肾功能不良患者应慎用，以避免发生迟发反应，甚至导致肾源性系统纤维化（nephrogenic systemic fibrosis，NSF）的可能。

（7）钆对比剂不良反应发生率较低，但仍需慎重做好预防及处理措施，可参照碘过敏反应进行预防及处理。

3. 检查前准备　检查前应做好以下准备工作。

（1）核对申请单，确认受检者信息、检查部位、目的、方案。

（2）详细询问受检者或家属，确认其有无禁忌证。

（3）危重患者及有相对禁忌证患者，经综合评估后如必须检查，需做好急救准备。

（4）告知受检者整个检查流程、检查过程中注意事项及呼吸配合等。

（5）受检者检查前须更衣，并确认无铁磁性金属物品被带入扫描室。

（6）禁止将推车、病床、轮椅、手机、手表、钥匙、首饰、硬币等金属物品带入MRI扫描室。

（7）婴幼儿、躁动等不合作患者检查前应给予药物镇静。

（8）做好增强检查前准备工作。

（9）做好MRI检查意外救治准备工作。

（10）根据检查项目的技术需要做好相应的受检者检查前准备。

（二）人体各部位 MRI 检查技术

根据 MRI 原理，MRI 各序列成像参数具有一定特征，实际应用中应根据各参数间的相互关系及 MRI 机型而适当调整，变动范围应在同类序列的图像对比特征内。一般情况下，T_2WI 序列：重复时间（time of repetition，TR）＞2000 毫秒，回波时间（time of echo，TE）80～130 毫秒。自旋回波（spin echo，SE）或快速自旋回波（fast spin echo，FSE）T_1WI 序列：TR 300～800 毫秒，TE＜30 毫秒。质子密度加权序列（proton density weighted sequence，PDWI）TR＞20 000 毫秒，TE＜30 毫秒。液体衰减反转恢复序列 T_2（fluid attenuated inversion recovery T_2，T_2-FLAIR）（颅脑适用）：反转时间（time of inversion，TI）2000～3000 毫秒，TR 一般为 8000～10 000 毫秒，TE 80～130 毫秒。T_1-FLAIR 序列（颅脑适用）：TI 600～900 毫秒，TR 一般为 TI 的 2.5～3.0 倍，TE＜30 毫秒。增强 2D 扫描序列一般要求与平扫 2D 序列的层面位置、层厚和层间隔均一致。

1. 颅脑

（1）颅脑常规 MRI 技术要点及要求

1）线圈头：线圈或头颈联合线圈。

2）体位：仰卧位，头先进。定位中心对眉间及线圈中心。

3）方位及序列：以横轴面为主，矢状面或冠状面为辅。

平扫：①横轴面 T_2WI、T_1WI、T_2-FLAIR 序列，T_1WI 有异常高信号时，加扫 T_1WI-FS 序列。扫描基线平行于前-后联合连线（AC-PC 线）。扫描范围覆盖枕骨大孔至颅顶。②矢状面和冠状面 T_2WI、T_1WI 序列，矢状面扫描基线平行于大脑矢状裂，冠状面垂直于大脑矢状裂并平行于脑干。③功能磁共振成像（functional magnetic resonance imaging，fMRI）、扩散加权成像（diffusion weighted imaging，DWI）、磁敏感加权成像（susceptibility weighted imaging，SWI）、MR 波谱分析（magnetic resonance spectroscopy，MRS）等序列根据病变选择性使用，急性脑卒中必须使用 DWI 序列。

增强：采用 T_1WI 序列，横轴面、冠状面和矢状面均扫描，当病变紧邻颅底或颅盖骨时，增强后应加扫脂肪抑制 T_1WI。

4）技术参数：层厚 5～6 mm，层间隔≤20%×层厚，FOV 200～240 mm，矩阵≥256×192。TR、TE、TI 等与序列特征相对应。增强钆对比剂一般采用手推静脉注射，常规剂量 0.1 mmol/kg 体重，或遵药品使用说明书。

5）图像要求：①全脑结构两侧尽量对称显示。②无明显运动伪影。③覆盖全脑。

（2）鞍区 MRI 技术要点及要求

1）线圈：头线圈或头颈联合线圈。

2）体位：仰卧，头先进。定位中心对眉间及线圈中心。

3）方位及序列：以矢状面及冠状面为主，横轴面为辅。

平扫：①矢状面 T_1WI 序列，扫描基线平行于大脑矢状裂。②冠状面 T_2WI、T_1WI 不压脂序列，在矢状面上定位，扫描平面垂直于鞍底，范围包含鞍区和（或）病灶区域。

增强：分 2 种情况，一种是非垂体微腺瘤的鞍区病变，此类病变相对较微腺瘤大，可做常规增强，选用 T₁WI-FS 序列冠状面、矢状面，辅以横轴面扫描。另一种是垂体微腺瘤，常做动态增强，选冠状面扫描，不加 FS，时间分辨率每期 10～30 秒或更短（根据设备性能条件而设置，应保证图像分辨率满足诊断需要），时相 6 期以上，总扫描时间＞2 分钟。动态增强后加扫矢状面及冠状面常规增强扫描，加或不加 FS 均可。

4）技术参数：基本原则为薄层、小 FOV、高分辨率扫描。层厚 2～3 mm，层间隔≤10%×层厚，FOV 180～200 mm，矩阵≥256×224。对比剂使用，静脉注射钆剂，非垂体微腺瘤病变用常规剂量 0.1 mmol/kg 体重（0.2 ml/kg 体重），常规速率或遵药品使用说明书。垂体微腺瘤宜用半剂量（0.05 mmol/kg 体重），做动态增强，注射速率 2～3 ml/s。

5）图像要求：①清晰显示蝶鞍、垂体、垂体柄、视交叉、下丘脑、海绵窦、颈内动脉、大脑前动脉主干等结构，矢状面及冠状面最大化显示垂体柄长度。②无明显运动伪影，磁敏感伪影应不影响鞍区影像诊断。

（3）颞叶与海马 MRI 技术要点及要求

1）线圈：头线圈或头颈联合线圈。

2）体位：仰卧，头先进。定位中心对眉间及线圈中心。

3）方位及序列

平扫：①横轴面 3D T₂WI 或 T₂-FLAIR，扫描基线平行于 AC-PC 线，或斜横轴面 T₂WI、T₁WI、T₂-FLAIR 序列，扫描基线平行于海马前后长轴线。②矢状面 T₂WI，双侧分开定位，平行海马走行。③斜冠状面 2D 或 3D T₁WI 或 T₂-FLAIR，T₁WI 推荐使用具有反转恢复预脉冲的序列以增加灰白质对比，扫描基线垂直于海马前后长轴线。

增强：T₁WI 横轴面、斜横轴面、矢状面及斜冠状面均扫。

4）技术参数：基本原则为薄层、高分辨率扫描。2D 序列层厚 3～5 mm，层间隔≤10%×层厚，3D 序列层厚≤2 mm，FOV 200～240 mm，矩阵≥256×224。静脉注射钆剂按常规剂量及流率。

5）图像要求：①颞上回、颞中回、颞下回及海马等结构清晰显示，海马边缘清晰锐利，满足体积测量要求，两侧结构尽量对称显示。②无明显运动伪影，脑脊液搏动伪影应不影响颞叶及海马的观察。

（4）脑桥小脑角 MRI 技术要点及要求

1）线圈：头线圈或头颈联合线圈。

2）体位：仰卧，头先进。定位中心对眉间及线圈中心。

3）方位及序列

平扫：①横轴面 2D 薄层 T₂WI、T₁WI、T₂-FLAIR，或 3D-T₂WI 水成像（例如，西门子公司的产品 3D-space-T₂WI，GE 公司的产品 3D-CUBE T₂WI，飞利浦公司的产品 3D-DRIVE-T₂WI），3D-T₁WI 序列；显示脑神经的 3D 亮水序列还可采用 3D 平衡式稳态自由进动序列（如 GE 公司的 FIESTA-c，西门子公司的 CISS，或飞利浦公司的 3D Balance-TFE），扫描基线平行于 AC-PC 线，扫描范围覆盖脑桥上界至延髓枕大孔水平。②冠状面 T₁WI、T₂WI 序列，扫描基线平行于脑干。③矢状面 T₂WI、T₁WI 序列，扫描基线平行于大脑矢状裂。

增强：T₁WI-FS 序列横轴面、冠状面及矢状面均扫，必要时加扫三维时间飞跃（3D time of flight,

3D-TOF）或三维梯度回波（3D gradient echo, 3D-GRE）T$_1$WI 高分辨扫描。

4）技术参数：以薄层、高分辨率扫描为基本原则。2D 序列层厚 2~3 mm，层间隔＜10%×层厚，3D 序列层厚 0.3~1.0 mm，层间隔 0，FOV 200~240 mm。使用层面内插技术提高空间分辨率。静脉注射钆对比剂，剂量按常规。

5）图像要求：①薄层、高空间分辨率采集。②脑干、延髓、部分脑神经（如三叉神经和面听神经颅内段）、细小血管等结构清晰显示。③无明显运动伪影，磁敏感伪影及血管搏动伪影应不影响影像诊断。④对面肌痉挛症等欲观察颅内脑神经与血管瓜葛、比邻关系的病例，需提供 3D-T$_1$WI、3D-T$_2$WI 水成像、3D-TOF 序列的后处理 MPR 重建图像及曲面重建图像，多角度显示神经与血管的比邻关系。⑤后处理图像应清晰显示靶神经与血管的比邻关系。

（5）颅内动脉三维时间飞跃法血管成像（3D-TOF-MRA）技术要点及要求

1）线圈：头线圈、头颈联合线圈均适用。

2）体位：仰卧，头先进。定位中心对眉间线及线圈中心。

3）方位及序列：横轴面 3D-TOF 快速梯度回波序列。扫描范围以 Willis 环为中心，上至胼胝体顶，下至枕大孔，或包含靶血管区域。扫描基线与多数颅内动脉走行成角。

4）技术参数：TR 选"最短"，TE 选"最短"，翻转角 9°~25°，矩阵≥320×256，FOV 200~240 mm，层厚 0.8~1.5 mm，层间隔 0，3D 块 3~4 个重叠 20%~30% 衔接扫描。预饱和带设置在扫描区域上方（颅顶）。选用流动补偿技术、磁化传递技术、脂肪抑制技术、层面内插技术。

5）图像要求：①显示颅内大脑前、中、后动脉血管及 Willis 环血管。②提供清晰的后处理 MIP 重建多角度旋转的三维动脉血管图。

（6）颅内静脉 2D-TOF-MRA 技术要点及要求

1）线圈：头线圈、头颈联合线圈均适用。

2）体位：仰卧，头先进。定位中心对眉间线及线圈中心。

3）方位及序列：2D-TOF 快速梯度回波序列。可选斜矢状面扫描，扫描基线在横轴面像上与颅脑正中矢状面成 10°~20°，使大部分静脉血管走行与成像层面成角，从而产生流入增强效应，扫描范围包含两侧乙状窦外缘。也可选冠状面扫描。

4）技术参数：TR 选最短，TE 选最短，翻转角 50°~70°，矩阵≥320×224，FOV 200~240 mm，层厚 1~2 mm，层间隔 0。预饱和带在扫描区域下方（颌颈部）。选用流动补偿技术、磁化传递技术、脂肪抑制技术。

5）图像要求：①显示矢状窦及其引流静脉、乙状窦、横窦、直窦等静脉血管；②提供清晰的后处理 MIP 重建并多角度旋转的三维静脉血管图。

（7）颅内血管三维相位对比法（phase contrasted, PC）血管成像

1）线圈：头线圈或头颈联合线圈。

2）体位：仰卧，头先进。定位中心对眉间线及线圈中心。

3）方位及序列：3D-PC 快速梯度回波序列。横轴面、矢状面或冠状面扫描均可，范围包含全脑或兴趣区。

4）技术参数：TR 选最短，TE 选最短，翻转角选最小，矩阵≥320×192，FOV 200~240 mm，

层厚 1.2 mm，层间隔 0，流速编码值 5～70 cm/s（比目标血管最大流速高出 20%）。运用流动补偿技术、脂肪抑制技术，并行采集技术及层面内插技术为可选辅助技术项。

5）图像要求：①清晰显示矢状窦及其引流静脉、乙状窦、横窦等静脉血管及颅内动脉血管（取决于流速编码值）像。②提供清晰的后处理 MIP 重建多角度旋转三维血管图。

2. 头面部

（1）眼部 MRI 技术要点及要求

1）线圈：头线圈、头颈联合线圈、小型环形线圈均适用。

2）体位：仰卧，头先进。线圈中心及定位中心对准鼻根部。

3）方位及序列

平扫：①以横轴面为主，扫描 T_2WI、T_2WI-FS/3D-T_2WI 水成像序列、T_1WI、3D-T_1WI 序列。扫描基线平行于视神经长轴并经过视神经，范围包含眼眶上、下壁。②斜矢状面 T_2WI-FS，扫描基线平行于受检侧视神经长轴，范围包含受检侧眼眶内外侧壁。③冠状面 T_2WI、T_1WI，扫描基线垂直于颅脑矢状面，范围包含眼睑前缘至蝶鞍后床突。

增强：T_1WI-FS 横轴面、斜矢状面及冠状面均扫；也可考虑采用 2D 或 3D 快速梯度回波 T_1WI-FS 序列进行动态增强扫描，将获得更丰富的血流动力学信息。

4）技术参数：以薄层、高分辨率扫描为原则。2D 序列层厚 3 mm，层间隔＜0.5 mm，FOV 180～200 mm。3D 序列层厚 0.3～1.0 mm，空间分辨率像素值≤1.0 mm×1.0 mm。静脉注射钆对比剂按常规剂量。

5）图像要求：①清晰显示两侧眼眶、视神经、眼球、眼外肌、眶周结构等；②无明显运动伪影，磁敏感伪影及血管搏动伪影应不影响眼眶观察和诊断。

（2）耳部 MRI 技术要点及要求

1）线圈：头线圈、头颈联合线圈、3 英寸（1 英寸 =2.54cm）环形线圈均适用。

2）体位：仰卧，头先进。线圈中心及定位中心对准眉间。

3）方位及序列

平扫：①以横轴面为主，扫描 T_2WI、T_1WI、3D-T_2WI 水成像、3D 平衡式稳态自由进动水成像序列（如 GE 公司的 FIESTA-c，西门子公司的 CISS，或飞利浦公司的 3D Balance-TFE）。扫描基线平行于 AC-PC 连线。②斜矢状面 T_2WI 序列，扫描基线垂直于受检侧面听神经干长轴，范围包含受检侧颞岩骨外侧缘至面听神经干延髓端。

增强：T_1WI-FS、3D-T_1WI-FS，横轴面、矢状面及冠状面。

4）技术参数：2D 序列层厚 2～3 mm，层间隔 10%×层厚，3D 序列层厚 0.3～1.0 mm，FOV 200～240 mm，空间分辨率像素值＜1.0 mm×1.0 mm。静脉注射钆剂按常规剂量。

5）图像要求：①显示乳突、面听神经、耳蜗、听小骨等结构，两侧结构对称显示。②无明显运动伪影，磁敏感伪影、血管搏动伪影应不影响内听道的观察。③ 3D-T_2WI 水成像序列需提供半规管等内耳结构的 MIP、MPR 后处理图像。

（3）鼻及鼻窦 MRI 技术要点及要求

1）线圈：头线圈或头颈联合线圈。

2）体位：仰卧，头先进。线圈中心及定位中心对鼻尖与鼻根连线中点。

3）方位及序列

平扫：至少同一个方位扫描 T_2WI、T_2WI-FS 和 T_1WI，再附加 1 个或 2 个方位的 T_2WI、T_1WI。扫描基线，横轴面平行于硬腭，范围上至前颅底窝上缘，下至软腭下缘；矢状面平行于颌面部正中矢状线，范围包含两侧上颌窦外侧壁；冠状面或斜冠状面平行于颌面部冠状线或平行于鼻尖与鼻根连线的冠状线，范围包含鼻尖软组织前缘至鼻咽后壁。

增强：T_1WI-FS 横轴面、矢状面、冠状面或斜冠状面均扫。

4）技术参数：2D 序列层厚 4~5 mm，层间隔 0.5 mm 以下，FOV 200~240 mm，矩阵≥256×224。静脉注射钆剂按常规用量和流率。

5）图像要求：①显示鼻腔和鼻窦骨性及软组织结构，两侧对称显示。②无明显运动伪影，磁敏感伪影、血管搏动伪影应不影响鼻及鼻窦的观察。

（4）鼻咽部、口咽部 MRI 技术要点及要求

1）线圈：头线圈、头颈联合线圈均适用。

2）体位：仰卧，头先进。线圈中心及定位中心对硬腭水平。

3）方位及序列：横轴面、矢状面、冠状面均扫。

平扫：以横轴位为主，扫描 T_2WI、T_2WI-FS 和 T_1WI 序列，再附加矢状面和（或）冠状面 T_2WI、T_1WI。扫描基线，横轴面平行于硬腭，鼻咽部扫描范围上至前颅底窝，下至喉腔上界，口咽部上包含硬腭，下包含舌骨；矢状面平行于颌面部正中矢状线，范围包含两侧乳突外缘；冠状面平行于鼻咽部后壁，范围从鼻尖后到第 2 颈椎椎体后缘。观察鼻咽部肿瘤颈部淋巴结转移情况，扫描范围覆盖锁骨上窝、胸锁乳突肌后方。

增强：T_1WI-FS 横轴面、矢状面、冠状面均扫。

4）技术参数：2D 序列层厚 4~5 mm，层间隔＜20%×层厚，FOV 220~240 mm，矩阵≥256×224。静脉注射钆对比剂按常规用量。

5）图像要求：①显示鼻咽部、口咽腔、喉腔上部、上颌窦、筛窦、额窦、蝶窦、颈部两侧淋巴结等结构，两侧结构对称显示。②无明显运动伪影，磁敏感伪影、血管搏动伪影应不影响影像的观察。

（5）颌面部 MRI 技术要点及要求

1）线圈：头线圈、头颈联合线圈均适用。

2）体位：仰卧，头先进。线圈中心及定位中心对硬腭水平。

3）方位及序列

平扫：至少同一个方位（以横轴面为主）扫描 T_2WI、T_2WI-FS 和 T_1WI，再附加另 1 个或 2 个方位的 T_2WI、T_1WI。扫描基线，横轴面平行于硬腭，扫描范围上至前额，下至下颌软组织下缘；矢状面平行于颌面部正中矢状线，范围包含颌面部两侧外缘；冠状面垂直于颌面部正中矢状线，范围从鼻尖到下颌骨后缘。

增强：T_1WI-FS 横轴面、矢状面、冠状面均扫。

4）技术参数：层厚 5~6 mm，层间隔＜10%×层厚，FOV 220~240 mm，矩阵≥256×224。静

脉注射钆对比剂按常规用量。

5）图像要求：①显示颌面部软组织及骨性结构，两侧对称显示。②无明显运动伪影，磁敏感伪影及血管搏动伪影应不影响颌面部结构观察。

3. 颈部

（1）喉部、甲状腺、甲状旁腺 MRI 技术要点及要求

1）线圈：颈线圈、头颈联合线圈、脊柱相控阵线圈均适用。

2）体位：仰卧，头先进。定位中心及线圈中心对喉结。

3）方位及序列

平扫：以横轴面为主，T_2WI、T_2WI-FS（短时间反转恢复或水脂分离）、T_1WI 序列，辅以矢状面 T_2WI、T_1WI 和冠状面 T_2WI-FS（短时间反转恢复或水脂分离）。扫描基线，横轴面垂直于喉腔长轴，范围上含会厌上缘，下至第 6 颈椎椎体下缘水平；矢状面平行于喉咽腔正中矢状线，范围包含喉部两侧软组织外缘；冠状面平行于喉咽腔长轴，范围覆盖喉结至乳突后。

增强：T_1WI-FS 横轴面、矢状面及冠状面均扫。

4）技术参数：基本原则为适当提高空间分辨率。层厚<3 mm，层间隔<10%×层厚，FOV 200～230 mm，矩阵≥256×224。静脉注射对比剂按常规剂量。

5）图像要求：①显示喉部、甲状腺、甲状旁腺细微解剖结构，两侧对称显示。②观察颈部淋巴结增大应加大扫描范围，显示颈部淋巴结。③无明显吞咽运动及血管搏动伪影，伪影应不影响靶区结构的影像诊断。

（2）颈部软组织 MRI 技术要点及要求

1）线圈：颈线圈、头颈联合线圈、脊柱线圈。

2）体位：仰卧，头先进。定位中心及线圈中心对喉结。

3）方位序列

平扫：以横轴面为主，T_2WI、T_2WI-FS（短时间反转恢复）、T_1WI-FS 序列，辅以矢状面 T_2WI、T_1WI，冠状面 T_2WI-FS（短时间反转恢复或水脂分离）。扫描基线，横轴面垂直于颈部长轴，范围上至硬腭，下至胸骨切迹或覆盖病变感兴趣区；矢状面与颈部正中矢状线平行，范围包含颈部两侧软组织或病变感兴趣区；冠状面平行于颈部上下长轴，方位覆盖喉结至乳突后。

增强：T_1WI-FS 横轴面、矢状面及冠状面均扫。

4）技术参数：层厚 5～6 mm，层间隔不超过 20%×层厚，FOV 200～260 mm，矩阵≥256×224。静脉注射钆对比剂按常规用量。

5）图像要求：①显示颈部软组织解剖结构，两侧对称显示。②无明显吞咽运动及血管搏动伪影影响诊断。

（3）颈部血管 MRA 技术要点及要求

1）线圈：颈线圈、头颈联合线圈、脊柱线圈均可。

2）体位：仰卧，头先进。定位中心及线圈中心对两侧下颌角连线水平。

3）方位及序列

3D-PC-MRA：冠状位扫描，范围前后包括全部颈部血管，上至基底动脉，下至主动脉弓。设定

相应快流速编码（50～120 cm/s），约为目标血管最大流速的120%，获取颈部动脉血管像；设定慢流速（15～30 cm/s），获取颈部静脉血管及动脉血管像。

3D-TOF-MRA：横轴位扫描，垂直颈部血管，范围上至基底动脉，下全主动脉弓。获取颈部动脉血管像。

2D-TOF-MRA：横轴位扫描，垂直颈部血管，获取颈部静脉血管像，在扫描范围下游放置空间饱和带，TR最短，TE最短，激励角50°～70°。

3D-CE-MRA：三维对比增强血管造影（3D contrast-enhanced MRA）需注射MRI对比剂，冠状位扫描，范围前后包括全部颈部血管，上至基底动脉，下至主动脉弓。单期扫描时间控制在20秒内，高压注射器静脉团注钆对比剂，流率2 ml/s，剂量0.1～0.2 mmol/kg体重（0.2～0.4 ml/kg体重），然后注射等量生理盐水。扫描注药前蒙片，注药后2个以上时相——动脉像及静脉像。

4）图像要求：①提供后处理MIP重建三维血管像。②PC法序列分别显示相应颈部动脉血管像或静脉血管像。③3D-TOF-MRA序列应显示颈部动脉血管像。④2D-TOF-MRA序列显示颈部静脉血管像。⑤3D-CE-MRA序列分别显示动脉血管像和静脉血管像，要求动脉像应尽量减少静脉血管像污染。⑥非对比剂法大部分血管段能显示。⑦血管边缘清晰锐利，无运动模糊，无明显背景软组织影，无其他伪影影响诊断。

4. 胸部

（1）肺、纵隔MRI技术要点及要求

1）线圈：体部或心脏相控阵线圈。

2）体位：仰卧，头先进或足先进。定位中心对线圈中心及第5肋间水平连线。

3）方位及序列

平扫：冠状位单次激发T_2WI序列；横轴位TSE-T_2WI-FS呼吸门控（呼吸导航）序列、单次激发T_2WI序列及梯度回波T_1WI屏气采集序列；必要时加矢状面扫描。

增强：梯度回波T_1WI-FS屏气采集序列横轴位三期，补充冠状位、矢状位扫描，设备性能支持的情况下，横轴位可采用3D-T_1WI梯度回波序列动态多期扫描。

4）技术参数：层厚5～8 mm，层间隔<20%×层厚，FOV 360～400 mm，矩阵≥320×256。如采用3D-GRE-T_1WI容积成像，层厚2～4 mm。呼吸触发采集。高压注射器静脉团注钆对比剂，剂量0.1 mmol/kg体重（0.2 ml/kg体重），注射流率2～3 ml/s，继续等速等量注射生理盐水。

5）图像要求：①显示完整肺及纵隔结构。②呼吸运动伪影、血管搏动伪影及并行采集伪影应不影响影像诊断。③3D-T_1WI容积扫描，提供后处理MPR重建图像，必要时提供时间-信号强度曲线分析结果。

（2）心脏MRI技术要点及要求

1）线圈：心脏或体部相控阵线圈。

2）体位：仰卧，头先进或足先进。定位中心对线圈中心及两侧锁骨中线第5肋间水平连线。

3）方位

心脏二腔心位（左心室长轴位）：层面经过左心室心尖至二尖瓣口并平行于室间隔。

心脏四腔心位：层面经过左心室心尖及二尖瓣口和三尖瓣口中心。

心脏短轴位（左心室短轴位）：垂直于四腔心位的左心室长轴。
左心室流出道位（心脏三腔心位）：层面经过主动脉瓣口、二尖瓣口及左心室。
右心室流出道：层面经过右心室及肺动脉段（左右肺动脉分叉）。
其他可选方位为胸部横轴位、胸部冠状位、主动脉弓位、主动脉瓣位、肺动脉瓣位。

4）序列

平扫：黑血序列、亮血序列必选，电影亮血序列为可选项。黑血序列主要选用双反转 T_2WI 黑血序列及三反转 T_2WI-FS 黑血序列，可在某一方位加扫双反转 T_1WI 黑血序列。亮血序列主要选用平衡稳态自由进动梯度回波序列，单时相成像显示心脏形态，多时相电影成像显示心脏的运动功能。

增强：心肌灌注成像选反转恢复－回波平面成像脉冲序列（IR-EPI）T_1WI 进行多时相扫描；心肌延迟强化成像选择相位敏感反转恢复序列（PSIR）或反转恢复－梯度回波（IR-GRE）T_1WI 序列进行扫描。

5）技术参数：层厚 5~8 mm，层间隔 0 或为相应层厚的 10%~20%，FOV 300~400 mm。TR、TE 等与序列特征对应。采用心电门控、外周门控及呼吸门控技术。心功能分析采集短轴位电影图像，扫描范围覆盖完整左心室，从心尖到心底（即二尖瓣口），层厚 8 mm，层间隔 0，每个 R-R 间期采集 20~30 个时相。对比剂用量首过灌注增强按 0.10~0.15 mmol/kg 体重，注射流率为 3 ml/s，每期的扫描时间控制在一个 R-R 间期，扫描时相 60~80 个。心肌延迟强化扫描需补充对比剂 0.05 mmol/kg 体重，延迟扫描时间为 10~15 分钟，TI 200~400 ms。

6）图像要求：①形态学平扫，成像方位角度标准，无严重呼吸运动伪影、心脏血管搏动伪影及磁敏感伪影。显示心脏大血管形态包括心肌、心腔、瓣膜、心包、血管壁、血管腔等结构。②功能电影成像，成像方位角度标准，显示心脏的全心功能和心肌局部功能。全心功能测量需短轴位扫描，范围覆盖完整左心室，无间隔连续从心尖到心底房室沟水平逐层扫描。③心肌灌注成像，要求序列时间分辨率控制在一个 R-R 间期内，扫描时长达 50~80 个时相。短轴位成像方位角度标准，无呼吸运动和心脏搏动伪影。④心肌延迟强化成像，以短轴位、四腔心位和三腔心位为主，成像方位角度标准。正常心肌信号显示准确（低信号），无明显呼吸运动及心脏血管搏动伪影影响诊断。

（3）胸部大血管 CE-MRA 技术要点及要求

1）线圈：体部或心脏相控阵线圈、体线圈。

2）体位：仰卧，头先进或足先进。定位中心对第 5 肋间水平连线。

3）方位及序列：冠状面扫描。快速或超快速 3D 梯度回波序列等。

4）技术参数：TR 选最短，TE 选最短，翻转角 20°~45°，激励次数 0.5 或 1 次，层厚 1~3 mm，层间隔 0，FOV 400~480 mm，矩阵 >192×288，3D 块厚及层数以覆盖心脏大血管为准，即包含心脏前缘及降主动脉后缘，脂肪抑制，单个时相扫描时间为 14~25 秒。至少扫描动脉期和静脉期 2 个时相。对比剂 Gd-DTPA 总用量 0.2 mmol/kg 体重，高压注射器静脉团注，注射流率 3 ml/s，或前半部 3 ml/s，后半部 1 ml/s，继续等速、等量注射生理盐水。

5）图像要求：①显示心脏大血管动脉像及静脉像。②靶血管对比剂处于峰值浓度，图像信息真实可靠。③无明显运动伪影。④提供后处理 MIP 重建多角度旋转三维血管图。

（4）乳腺 MRI 技术要点及要求

1）线圈：乳腺专用环形线圈或多通道阵列线圈均适用。

2）体位：俯卧，头先进。定位中心对线圈中心及两侧乳头连线。

3）方位及序列：横轴位为主，辅以矢状位。

平扫：横轴位-FS T$_2$WI-FS、短时间反转恢复（STIR）、3D-T$_1$WI 梯度回波序列、T$_1$WI 快速自旋回波序列、DWI。必要时可加扫矢状位 T$_2$WI-FS。

增强：横轴位 3D-T$_1$WI-FS 梯度回波序列多期动态扫描，每期 60～90 秒，注药后总扫描时间超过 6 分钟。

4）技术参数：2D 序列层厚 4～6 mm，层间隔 10%～20%×层厚，3D 序列层厚＜2 mm，层间隔为 0 或重叠扫描，FOV 360～400 mm（双侧），尽可能包括双侧腋下区，矩阵≥256×320。钆对比剂用量 0.1 mmol/kg 体重，高压注射器静脉团注，注射流率 2～3 ml/s，继续等速注射 20～30 ml 生理盐水。

5）图像要求：①乳腺结构清晰显示，脂肪抑制均匀、完全。②无明显运动伪影，磁敏感伪影应不影响影像诊断。③3D-T$_1$WI 梯度回波多期动态增强扫描序列，要求提供增强减影图像、T$_1$ 灌注时间 - 信号强度曲线分析结果及 MPR、MIP 多期增强血管重建图像。

5. 腹部

（1）肝、胆、脾 MRI 技术要点及要求

1）线圈：体部或心脏相控阵线圈。

2）体位：仰卧，头先进。定位中心对线圈中心及剑突下 2～3 cm。

3）方位及序列

平扫：横轴位呼吸触发快速自旋回波 T$_2$WI-FS 序列（呼吸不均匀者可选用屏气 T$_2$WI-FS 序列），快速梯度回波水-脂同反相位（双回波）T$_1$WI 屏气采集序列，设备性能具备时建议加 DWI 序列，扫描范围覆盖肝、胆、脾；冠状位单激发快速自旋回波 T$_2$WI 屏气采集序列。

增强：横轴位快速梯度回波 3D-T$_1$WI 动态容积屏气采集序列（如 GE 公司的 LAVA、西门子公司的 VIBE、飞利浦公司的 THRIVE 等），低场设备条件受限时可选用 2D 序列，进行三期或四期或更多期动态扫描，并补充冠状位扫描。

4）技术参数：2D 序列层厚 6～8 mm，层间隔＜1.5 mm，FOV 300～400 mm，矩阵≥256×224。3D 序列层厚 2～4 mm，层间隔 0，FOV 300～400 mm，矩阵≥256×160。使用呼吸触发，婴幼儿呼吸频率过快及幅度过小时可不选用呼吸触发。增强扫描钆对比剂按常规剂量，高压注射器或手推静脉团注，注射流率 2～3 ml/s，继续等量注射生理盐水。

5）图像要求：①完整显示靶器官及病变区域。②呼吸运动伪影、血管搏动伪影及并行采集伪影应不影响影像诊断。③横轴位呼吸触发快速自旋回波 T$_2$WI-FS 序列为必选项，设备条件允许时，横轴位 T$_1$WI 序列优先选择梯度回波-水-脂双相位 T$_1$WI 序列或非对称回波水脂分离（IDEAL）-T$_1$WI 序列，尽可能使用 DWI 序列。④增强扫描获取时相准确，至少显示动脉期、门静脉期及平衡期三期影像，尽可能优化扫描参数将扫描周期时间缩减至每期 10 秒以内（或在满足图像质量的前提下设置最短时间，一些新型 MRI 设备，三维容积采集梯度回波序列采集整个肝脏的时间只需 3～12 秒），以便获取动脉早期、动脉晚期、门静脉早期、门静脉晚期及延迟期影像。短的周期时间利于受检者

保持闭气不动，减少呼吸运动伪影，并且利于获得无门静脉时相污染的动脉早期、动脉晚期影像。3D-T_1WI增强多期扫描序列可根据需要做后处理，提供MPR重建图像、MIP重建血管像及曲面重建胆管像。

（2）胰腺MRI技术要点及要求

1）线圈：体部或心脏相控阵线圈。

2）体位：仰卧，头先进。定位中心对线圈中心及剑突下2~3 cm。

3）方位及序列

平扫：横轴位呼吸触发快速自旋回波T_2WI-FS序列（呼吸不均匀者可选用屏气T_2WI-FS序列），快速梯度回波T_1WI-FS（必要时可加扫同反相位T_1WI序列），设备性能允许时建议加DWI序列；冠状位单激发快速自旋回波T_2WI屏气采集序列。

增强：横轴位快速梯度回波3D-T_1WI屏气采集序列（如西门子公司的VIBE、GE公司的LAVA、飞利浦公司的THRIVE等）进行三期或更多期扫描（低场设备条件受限时可做2D扫描），并补充冠状位扫描。

4）技术参数：根据设备性能尽量选择薄层、高空间分辨率扫描。2D序列层厚3~5 mm，层间隔<20%×层厚，FOV 300~400 mm，矩阵≥288×160。3D序列层厚2~3 mm，层间隔0，FOV 300~400 mm，矩阵≥256×160。婴幼儿呼吸频率过快及幅度过小时可不选用呼吸触发。增强扫描钆对比剂按常规剂量，高压注射器或手推静脉团注，注射流率2~3 ml/s，继续等量注射生理盐水。

5）图像要求：①清晰显示胰腺、十二指肠壶腹部及病变区域结构。②呼吸运动伪影、血管搏动伪影及并行采集伪影应不影响诊断。③横轴位快速自旋回波T_2WI-FS序列及GRE T_1WI-FS为必选项，设备条件允许时，尽可能使用DWI序列。④增强扫描获取时相准确，尽可能优化扫描参数缩短周期扫描时间至每期10秒以内，分别显示动脉期（或动脉早、晚期）和静脉期、延迟期影像。根据需要，提供3D-T_1WI增强扫描序列的MPR重建图。⑤拟诊胰腺恶性肿瘤者，至少有一个序列覆盖全肝，以观察有无肝转移。

（3）胰胆管水成像（magnetic resonance cholangiopancreatography, MRCP）技术要点及要求

1）线圈：体部或心脏相控阵线圈。

2）体位：仰卧。定位中心对线圈中心及剑突下2~3 cm。

3）方位及序列：①单激发厚层块2D-重T_2-MRCP序列，至少获取3个角度的冠状位像，即以胆总管为轴，以正冠状位为中间层，向前及向后旋转一定角度分别各获取1层斜冠状位。层块范围前后覆盖主要肝内外胆管和胰管，屏气采集。②呼吸触发快速自旋回波3D-重T_2-MRCP序列，斜冠状位扫描（平扫于目标管道），范围覆盖主要肝内外胆管、胆总管、胆囊、胰管。

4）技术参数：MRCP不宜单独进行，应结合肝、胆、胰、脾的平扫和（或）3D动态增强技术。单次激发2D-MRCP序列，层块厚30~70 mm，FOV 300~350 mm，矩阵≥384×224，TR≥6000毫秒，TE≥500毫秒；呼吸触发3D-MRCP序列，层厚1~2 mm，层间隔0，FOV 300~350 mm，矩阵≥384×224，TR 2000~6000毫秒（选1~2个呼吸间期），TE≥500毫秒。婴幼儿呼吸频率过快及幅度过小时可不使用呼吸触发。

5）图像要求：①清晰显示肝内外胆管、胰管及病变区域。②呼吸运动伪影、血管搏动伪影及并

行采集伪影应不影响影像诊断。③单次激发2D-MRCP序列多角度扫描，多次激发3D-MRCP序列提供后处理MIP重建多角度旋转的三维胰胆管造影像。

（4）肾MRI技术要点及要求

1）线圈：体部或心脏相控阵线圈。

2）体位：仰卧，头先进。定位中心对线圈中心及剑突与脐连线中点。

3）方位及序列

平扫：①横轴位呼吸触发快速自旋回波T_2WI-FS序列（呼吸不均匀者可选用屏气T_2WI-FS序列）、快速梯度回波水－脂同反相位（双回波）T_1WI屏气采集序列，设备性能具备时建议加DWI序列。②冠状位呼吸触发快速自旋回波T_2WI-FS序列。

增强：横轴位快速梯度回波3D-T_1WI屏气采集序列（如西门子公司的VIBE、GE公司的LAVA、飞利浦公司的THRIVE等）进行三期或更多期扫描（低场设备条件不允许时可做2D扫描），并补充冠状位扫描。

4）技术参数：尽量选择薄层、高空间分辨率扫描。横轴位2D序列层厚4～5 mm，层间隔＜20%×层厚；冠状位2D序列层厚在4 mm以下，层间隔＜20%×层厚；FOV 300～400 mm，矩阵≥288×224。3D序列层厚2～4 mm，层间隔0，FOV 300～400 mm，矩阵≥256×160。婴幼儿可不选用呼吸触发。增强扫描钆对比剂按常规用量，高压注射器或手推静脉团注，注射流率2～3 ml/s，继续等量注射生理盐水。

5）图像要求：①显示肾及其周围组织结构，肾皮质、髓质、肾盂、肾盏结构清晰显示。②无明显呼吸运动伪影，血管搏动伪影及并行采集伪影应不影响诊断。③横轴位呼吸触发快速自旋回波T_2WI-FS序列为必选项，设备条件允许时，横轴位T_1WI序列优先选择水－脂双相位T_1WI、IDEAL-T_1WI序列。④增强扫描，获取时相准确，分别显示动脉期、静脉期及延迟期影像。根据需要，提供3D-T_1WI增强三期扫描的MPR重建图像、MIP重建血管像。

（5）肾上腺MRI技术要点及要求

1）线圈：体部或心脏相控阵线圈。

2）体位：仰卧，头先进。定位中心对线圈中心及剑突与脐连线中点。

3）方位及序列

平扫：①横轴位呼吸触发快速自旋回波T_2WI或T_2WI-FS序列、快速梯度回波水－脂双相位T_1WI屏气采集序列。②冠状位单激发快速自旋回波T_2WI屏气采集序列。扫描范围上至胃底上缘，下至肾门。

增强：横轴位快速梯度回波3D-T_1WI屏气采集序列（如西门子公司的VIBE、GE公司的LAVA、飞利浦公司的THRIVE等）三期或更多期扫描，并补充冠状位扫描。

4）技术参数：2D序列层厚＜4 mm，层间隔＜10%×层厚，FOV 300～400 mm，矩阵≥288×224。3D序列层厚＜3 mm，层间隔0，FOV 300～400 mm，矩阵≥256×160。婴幼儿呼吸频率过快及幅度过小时可不使用呼吸触发。增强扫描注射钆对比剂按0.05～0.10 mmol/kg体重，高压注射器或手推静脉团，注射流率2～3 ml/s，继续等速、等量注射生理盐水。

5）图像要求：①在设备性能支持的情况下，应选择薄层、高分辨率扫描。标准T_2WI序列应进行压脂和不压脂扫描。②显示肾上腺及其周围组织结构。如怀疑异位嗜铬细胞瘤或肾上腺的恶性肿瘤，扫描范围需加大。③呼吸运动伪影、血管搏动伪影及并行采集伪影应不影响影像诊断。④增强扫描获取时相准确。

（6）MR 尿路成像（MR urography，MRU）技术要点及要求

1）线圈：体部相控阵线圈。

2）体位：仰卧，头先进。定位中心对线圈中心及剑突与耻骨连线中点。

3）方位及序列：①单激发 2D-MRU 序列，闭气采集，冠状位显示双侧尿路，多角度斜冠状位及矢状位显示单侧尿路。②呼吸触发 3D-MRU 序列，冠状位扫描。

4）技术参数：MRU 不宜单独进行，应结合平扫和（或）3D 动态增强技术。单次激发 2D-MRU 序列层块厚 30～70 mm，FOV 300～350 mm，矩阵≥384×224，TR≥6000 毫秒，TE≥500 毫秒；呼吸触发 3D-MRU 序列，层厚 1～2 mm，层间隔 0，FOV 300～350 mm，矩阵≥384×224，TR 2000～6000 毫秒（选 1～2 个呼吸间期），TE≥500 毫秒。婴幼儿呼吸频率过快及幅度过小时可不使用呼吸触发。

5）图像要求：①扫描范围应该包括双侧肾盂、肾盏、输尿管、膀胱。②无明显呼吸运动伪影、血管搏动伪影及并行采集技术伪影影响诊断。③单激发 2D-MRU 序列应分侧进行多角度成像，多激发 3D-MRU 序列应提供后处理 MIP 重建多角度旋转的三维尿路影像。

（7）腹膜后病变 MRI 技术要点及要求

1）线圈：体部或心脏相控阵线圈。

2）体位：仰卧，头先进。定位中心对线圈中心及剑突与脐连线中点或感兴趣区中心。

3）方位及序列

平扫：①横轴位呼吸触发快速自旋回波 T_2WI-FS 序列（呼吸不均匀者可选用屏气 T_2WI-FS 序列）、快速梯度回波水－脂同反相位（双回波）T_1WI 屏气采集序列，设备性能具备时建议加 DWI 序列，扫描范围覆盖感兴趣区。②冠状位单激发快速自旋回波 T_2WI 屏气采集序列。

增强：横轴位快速梯度回波 3D-T_1WI 屏气采集序列（如西门子公司的 VIBE、GE 公司的 LAVA、飞利浦公司的 THRIVE 等，低场设备可做 2D 序列扫描）三期或更多期扫描，并补充冠状位扫描。

4）技术参数：2D 序列层厚 6～8 mm，层间隔<20%×层厚，FOV 300～400 mm，矩阵≥288×224。3D 序列层厚 2～4 mm，层间隔 0，FOV 300～400 mm，矩阵≥256×160。婴幼儿可不使用呼吸触发。增强扫描钆对比剂用量按常规用量，手推或高压注射器静脉团注，注射流率 2～3 ml/s，继续等量注射生理盐水。

5）图像要求：①完整显示腹膜后区域结构或病变区域结构。②无明显呼吸运动伪影，血管搏动伪影及并行采集伪影应不影响影像诊断。③增强扫描，获取时相准确，分别显示动脉期、静脉期及延迟期影像。根据需要，3D-T_1WI 增强多期扫描可进行 MPR 重建，做时间－信号强度曲线分析及定量分析。

（8）腹部血管 MRA 技术要点及要求

1）线圈：体部或心脏相控阵线圈。

2）体位：仰卧。定位中心对线圈中心及脐孔。

3）方位及序列

3D 对比增强：MRA 为腹部血管最主要的 MRI 检查技术，冠状位扫描，扫描块厚 40~50 mm，包含腹主动脉后缘分支血管、前缘分支血管及相应脏器的血管，层厚 1~2 mm，层间隔 0，FOV 400~450 mm，单期扫描时间控制在 20 秒内。高压注射器静脉团注钆剂，剂量 0.1~0.2 mmol/kg 体重，流率 2~3 ml/s。继续等速、等量注射生理盐水。扫描注药前蒙片、注药后 2 个以上时相——动脉像及静脉像，各期图像做减影 MIP 重建。

平扫：作为腹部大血管的辅助序列。①双反转或三反转黑血序列，沿目标血管的长轴及短轴各扫描 1 次，主要用于管壁结构的显示；②平衡式稳态自由进动亮血序列（如 GE 公司的 FIESTA、西门子公司的 True FISP、飞利浦公司的 Balance FFE），主要用于管腔的显示。

4）技术参数：2D 序列层厚 4~8 mm，层间隔 0~1 mm，FOV 350~400 mm，矩阵≥256×192。3D 对比增强血管成像序列层厚 1~2 mm，层间隔 0，FOV 350~400 mm，矩阵≥256×256。

5）图像要求：① 3D-CE-MRA 应清晰显示腹部大血管及其分支血管，包括腹主动脉、腹腔动脉、肝动脉、肾动脉、门静脉系统以及腹部静脉系统血管，血管外背景组织信号抑制应良好。②无明显呼吸运动伪影，血管搏动伪影及并行采集伪影应不影响诊断。③提供后处理 MIP 重建多角度旋转的血管三维影像。

6. 盆腔

（1）前列腺与膀胱 MRI 技术要点及要求

1）线圈：体部或心脏相控阵线圈。

2）体位：仰卧，足先进或头先进。定位中心对线圈中心及耻骨联合上缘上约 2 cm。

3）方位及序列

平扫：横轴位快速自旋回波 T_2WI、T_2WI-FS 序列、快速自旋回波 T_1WI 序列、DWI 序列，扫描范围覆盖膀胱及前列腺；斜冠状位快速自旋回波 T_2WI-FS 序列，扫描基线与前列腺上下长轴线平行；矢状位快速自旋回波 T_2WI 或 T_2WI-FS 序列；DWI。

增强：横轴位快速梯度回波 3D-T_1WI 序列（如西门子公司的 VIBE、GE 公司的 LAVA、飞利浦公司的 THRIVE 等，低场设备可做 2D 扫描），常规增强扫描至少采集三期——动脉期、静脉期、延迟期，每期 15~20 秒，并补充冠状位、矢状位扫描。设备性能支持的情况下，增强扫描可选动态增强扫描，周期时间控制在每期 10 秒以内（3~7 秒），30 个时相以上，整个动态扫描时长约 5 分钟。动态增强扫描可获取组织血流灌注信息进行定量分析及时间-信号强度曲线分析，时间分辨率越高，获取的灌注数据就越准确，但图像分辨率会降低，有些新型设备可实现短至 3~12 秒的容积扫描。

4）技术参数：一般原则为小 FOV，高分辨率扫描。2D 序列层厚 3 mm，层间隔 0.3~0.5 mm（前列腺 2D 扫描，推荐层间距为 0），FOV 160~200 mm，矩阵≥256×224。3D 容积扫描序列层厚 2~3 mm，层间隔 0，FOV 240~300 mm，矩阵≥256×160。动态增强快速梯度回波 3D-T_1WI 序列 TR 最短，TE 最短，激励角 10°~15°。DWI 序列的 b 值超过 800 s/mm^2。常规三期增强扫描可使用手推或高压注射器静脉团注钆对比剂，动态灌注增强则使用双筒高压注射器静脉团注，剂量 0.1 mmol/kg 体重（0.2 ml/kg 体重），注射流率 2~3 ml/s，继续等速、等量注射生理盐水。

5）图像要求：①尽量选择小 FOV、高分辨率扫描。②清晰显示膀胱、前列腺、尿道及邻近脏器组织的细微结构。③平扫序列至少包括自旋回波 T_2WI 压脂序列和不压脂序列及 T_1WI 不压脂序列，前列腺检查 DWI 为必需序列。④设备性能支持的，首选动态灌注增强扫描或至少三期扫描。⑤无卷积伪影，无明显呼吸运动伪影，磁敏感伪影及并行采集伪影应不影响影像诊断。

（2）子宫及附件 MRI 技术要点及要求

1）线圈：体部或心脏相控阵线圈。

2）体位：仰卧，足先进或头先进。定位中心对线圈中心及耻骨联合中点上缘上约 2 cm。

3）方位及序列

平扫：矢状位快速自旋回波 T_2WI 或 T_2WI-FS 序列，扫描层面必须平行于子宫长轴；横轴位快速自旋回波 T_2WI、T_2WI-FS 序列，快速自旋回波 T_1WI 序列；冠状位快速自旋回波 T_2WI 序列；矢状面或横断面 DWI。扫描范围包含子宫及两侧附件区域。

增强：选用快速梯度回波 3D-T_1WI 序列（如西门子公司的 VIBE、GE 公司的 LAVA、飞利浦公司的 THRIVE 等，低场设备可做 2D 扫描），矢状位（子宫病变）或横轴位（卵巢病变）扫描，常规增强三期（动脉期、静脉期、延迟期）扫描，每期 15～20 秒，延迟期补充其他方位扫描。设备性能支持的情况下，增强扫描可选动态增强扫描，周期时间控制在 10 秒以内（3～7 秒），30 期以上，整个动态扫描时长 5 分钟左右，获取组织血流灌注信息做灌注定量分析及时间-信号强度曲线分析。

4）技术参数：2D 序列层厚 3～5 mm，层间隔 0.3～0.5 mm，FOV 160～200 mm，矩阵≥256×224。3D 容积扫描序列层厚 2～4 mm，层间隔 0，FOV 200～400 mm，矩阵≥256×192。动态增强快速梯度回波 3D-T_1WI 序列 TR 最短，TE 最短，激励角 10°～15°。常规三期增强扫描可使用手推或高压注射器静脉团注，动态灌注增强则使用双筒高压注射器静脉团注，剂量 0.1 mmol/kg 体重（0.2 ml/kg 体重），注射流率 2～3 ml/s，继续等速、等量注射生理盐水。

5）图像要求：①设备性能支持的情况下，尽量选择小 FOV、高分辨率扫描。②清晰显示子宫、两侧附件及膀胱、直肠等邻近组织的细微结构。③平扫序列至少包括自旋回波 T_2WI 压脂序列、不压脂序列及 T_1WI 序列。④设备性能支持的情况下，增强首选动态增强扫描或至少三期扫描。⑤无卷积伪影，无明显呼吸运动伪影，磁敏感伪影及并行采集伪影应不影响影像观察和诊断。

（3）直肠 MRI 技术要点及要求

1）线圈：体部或心脏相控阵线圈。

2）体位：仰卧，足先进或头先进。定位中心对线圈中心及耻骨联合中点

3）方位及序列：应包含大范围扫描盆腔（了解盆腔有无转移病灶及增大淋巴结）及局部高分辨率扫描直肠。

平扫：①大范围盆腔扫描，包括盆腔矢状位单激发 T_2WI、盆腔横轴位快速自旋回波 T_2WI-FS、T_1WI 及 DWI 序列。②小 FOV 高分辨率直肠扫描，斜横轴位快速自旋回波 T_2WI 序列，扫描基线垂直于病变段直肠的长轴，范围覆盖病变段直肠；矢状位快速自旋回波 T_2WI，范围覆盖完整直肠两侧；斜冠状位快速自旋回波 T_2WI、T_1WI 序列，扫描基线在矢状位像上与直肠上下长轴平行。小 FOV 高分辨率直肠扫描所有序列不加脂肪抑制。

增强：先做局部直肠多期增强扫描，再做大范围盆腔扫描。直肠扫描可做常规增强三期（动脉期、静脉期、延迟期）扫描，斜横轴位快速梯度回波 3D-T_1WI 序列成像（如西门子公司的 VIBE、GE 公司的 LAVA、飞利浦公司的 THRIVE 等），再补充直肠斜冠状位及矢状位扫描。设备性能支持

时，直肠增强扫描可选择动态灌注增强扫描，周期时间控制在每期10秒以内（3～7秒），30期以上，整个动态扫描时长5分钟左右，获取组织血流灌注信息做定量分析及时间-信号强度曲线分析。

4）技术参数：①大范围盆腔扫描序列，层厚5～8 mm，层间隔1～2 mm，FOV 320～380 mm，矩阵≥320×224。②小FOV高分辨率直肠扫描序列，层厚在3 mm以下，层间隔0～0.3 mm，FOV 180～250 mm，矩阵≥256×224。③3D-T_1WI序列，层厚3 mm以下，层间隔0，FOV 200～350 mm，矩阵≥288×192，TR最短，TE最短，激励角10°～15°。常规三期扫描使用手推或高压注射器静脉团注钆对比剂，动态灌注扫描使用双筒高压注射器静脉团注，剂量0.1 mmol/kg体重，注射流率2～3 ml/s，继续等速、等量注射生理盐水。

5）图像要求：①扫描方案包括盆腔大范围扫描及直肠局部高分辨率扫描。②尽量选择小FOV、薄层、高分辨率扫描直肠段。③直肠局部平扫不压脂的T_2WI序列为必选项。④设备性能支持情况下，增强扫描首选动态灌注多期扫描或至少常规三期扫描。⑤显示盆腔各脏器结构，清晰显示直肠壁各层结构及与周围组织比邻关系。⑥无明显呼吸运动伪影，无卷积伪影，血管搏动伪影及并行采集伪影应不影响诊断。

7. 脊柱及脊髓

（1）颈椎MRI技术要点及要求

1）线圈：颈线圈、脊柱线圈、头颈联合线圈。

2）体位：仰卧，头先进。定位中心对线圈中心及下颌角水平。

3）方位及序列

平扫：①矢状位T_2WI、T_1WI序列，观察椎骨及周围软组织则必须加T_2WI-FS，扫描基线平行于颈髓正中矢状面，扫描范围包含第1颈椎～第2胸椎椎体及两侧附件。②横轴位T_2WI序列，椎间盘病变扫描基线平行于椎间盘，每个椎间盘扫描3～5层；椎体及颈髓病变扫描基线平行于椎体横轴或垂直于颈髓纵轴，扫描范围自颅底斜坡至第7颈椎水平或覆盖病变区域。③必要时加冠状位T_2WI、T_1WI序列。

增强：T_1WI-FS序列横轴位、矢状位、冠状位均扫描。

4）技术参数：矢状面层厚3 mm以下，横断面层厚4 mm以下，层间隔（0～10%）×层厚；矢状、冠状位FOV 230～260 mm，矩阵≥320×224；横轴位FOV 160～200 mm，矩阵≥256×224。矢状面扫描相位编码方向应设置为上下方向，以减少脑脊液流动伪影对脊髓观察的影响。增强静脉注射钆对比剂按常规剂量。

5）图像要求：①显示全部颈椎椎体、椎间盘及两侧附件、椎旁软组织等结构。②无明显吞咽运动伪影、血管搏动及脑脊液流动伪影影响诊断。

（2）颈、臂丛神经根MRI技术要点及要求

1）线圈：颈线圈、脊柱线圈、头颈联合线圈。

2）体位：仰卧，头先进。定位中心对线圈中心及下颌角水平下3 cm。

3）方位及序列：①冠状位，T_2WI-FS、T_1WI序列，扫描基线平行于颈髓纵轴，扫描范围覆盖第1颈椎～第3胸椎椎体前缘至椎管后缘。②横轴位，T_2WI-FS，扫描基线垂直于颈髓长轴。颈神经根扫描范围为第1颈椎～第2胸椎水平，臂丛神经根扫描范围为第4颈椎～第2胸椎水平。③快速自旋回

波，3D-T₂WI-FS 重 T3WI 序列，冠状位扫描，范围包含第 1 颈椎～第 2 胸椎段椎体前缘至椎管后缘，该序列最好在注射钆对比剂后 2～3 分钟再开始扫描，由于钆对比剂已进入颈部软组织间隙，产生负增强（T₂WI 低信号），而臂丛及神经鞘管内脑脊液因血-脑脊液屏障作用无钆对比剂而仍然为高信号，显示更佳。④设备性能支持的情况下，可选背景抑制 DWI 序列（3D-BSDWI）或 3D STIR 序列，冠状位扫描。

4）技术参数：2D 序列层厚 3 mm，层间隔 10%×层厚，FOV 220～300 mm，3D 序列层厚 0.5～1.3 mm，层间隔 0，矩阵≥256×256，空间分辨率像素≤0.8×0.8。3D-T₂WI 序列推荐 TR 3000～6000 毫秒，TE 200～300 毫秒，TI 140～200 毫秒，脂肪抑制。3D-BSDWI 序列：b=1000 s/mm²，脂肪抑制。增强静脉注射钆对比剂按常规剂量。

5）图像要求：① 3D-T₂WI 序列应提供后处理 MPR 重建图像，分别显示左、右两侧神经根前根、后根二维像，以及 MIP 重建多角度旋转神经根三维像，剪除颈、臂丛神经根以外的软组织影。② 3D-BSDWI 序列提供 MIP 重建、多角度旋转神经根三维像。③显示第 1～8 颈椎对神经根节内段，清晰显示臂丛神经（第 5～8 颈椎对神经和第 1 胸椎对神经）节内段、神经节及节后段、节后段至外侧束、内侧束及后束三束集合处（近锁骨中段）。

（3）胸椎 MRI 技术要点及要求

1）线圈：脊柱线圈。

2）体位：仰卧，头先进。定位中心对线圈中心及颈静脉切迹与剑突连线中点。

3）方位及序列

平扫：①矢状位 T₂WI、T₁WI 序列，观察椎骨及其周围软组织需加扫 T₂WI-FS（推荐 STIR），扫描基线平行于胸髓纵轴，范围覆盖胸椎体及椎体两侧附件，FOV 上至第 7 颈椎，下至第 1 腰椎水平。②横轴位，T₂WI 序列。椎间盘病变扫描基线平行于椎间盘，椎体或脊髓病变扫描基线平行椎体横轴或垂直胸髓纵轴。范围自第 1～12 胸椎椎体水平或覆盖感兴趣区。③脊柱畸形加冠状位 T₂WI 或 T₁WI。④扫大视野包括第 1 颈椎或第 5 腰椎矢状面 T₂WI 像 1～5 层，用于准确定位胸椎体节段。

增强：T₁WI-FS 序列矢状位、横轴位、冠状位均扫描。

4）技术参数：矢状面层厚不超过 3 mm，横断面层厚 3～5 mm，层间隔＜10%×层厚，矢状位、冠状位 FOV 300～380 mm，矩阵≥384×256，横轴位 FOV 200～240 mm，矩阵≥256×224。矢状面扫描相位编码方向应设置为上下方向，以减少脑脊液流动伪影对脊髓观察的影响。增强静脉注射钆对比剂按常规剂量。

5）图像要求：①显示全部胸椎体、椎间盘、附件及椎旁软组织，两侧对称显示。②提供能准确定位胸椎体的矢状位 T₂WI 定位像。③椎体前方设置预饱和带以减少心脏大血管搏动伪影。④心血管搏动伪影、脑脊液流动伪影应不影响诊断。

（4）腰椎 MRI 技术要点及要求

1）线圈：脊柱线圈。

2）体位：仰卧，头先进。定位中心对线圈中心及对脐上 3 cm。

3）方位及序列

平扫：①矢状位 T₂WI、T₁WI 序列，观察椎骨及其周围软组织必须加扫 T₂WI-FS（推荐脂肪饱和技术），扫描基线平行于腰椎管矢状面，范围覆盖腰椎体及两侧横突，FOV上至第12胸椎，下至第2骶椎水平。②横轴位T₂WI序列，椎间盘病变扫描基线平行于椎间盘，每个椎间盘扫描3～5层，需覆盖整个椎间隙及相应节段的整个椎间孔。椎体或椎管病变扫描基线平行于椎体横轴或垂直于腰椎管纵轴。范围覆盖感兴趣区或自第1腰椎至第1骶椎椎体水平。③附加序列，脊柱畸形加扫冠状位T₂WI或T₁WI；T₁WI有任何异常高信号时，加T₁WI-FS序列。

增强：T₁WI-FS序列矢状位、横轴位、冠状位均扫描。

4）技术参数：层厚3～4 mm，层间隔10%×层厚，矢状位、冠状位FOV 250～320 mm，矩阵≥384×256，横轴位FOV 200～230 mm，矩阵≥256×224。矢状面扫描相位编码方向应设置为上下方向，以减少脑脊液流动伪影对脊髓观察的影响。增强静脉注射钆剂按常规剂量。

5）图像要求：①显示全部腰椎至第2骶椎椎体、椎管及椎旁软组织等结构，两侧对称结构应在同一层面显示。②腰椎体前方设置预饱和带。③无明显腹部呼吸运动伪影、血管搏动及脑脊液流动等伪影影响诊断。

（5）骶尾椎MRI技术要点及要求

1）线圈：脊柱线圈。

2）体位：仰卧，头先进。定位中心对线圈中心及髂前上棘连线中点。

3）方位及序列

平扫：①矢状位T₂WI、T₁WI序列，观察椎骨及其周围软组织必须加扫T₂WI-FS（推荐脂肪饱和技术）。扫描基线平行于椎管矢状面，范围覆盖骶椎椎体两侧，FOV上至第3腰椎椎体水平，下包含全部尾椎。②横轴位T₂WI序列，扫描基线依次平行于各骶椎、尾椎椎间隙或平行于椎体横轴，扫描范围覆盖骶椎、尾椎或兴趣区。③斜冠状位T₂WI-FS序列，扫描基线平行于骶椎椎管冠状面，范围包含骶尾骨前后缘。④附加序列，T₁WI有高信号病灶时，加T₁WI-FS序列。

增强：T₁WI-FS序列矢状位、横轴位、斜冠状位3个方位均扫描。

4）技术参数：层厚3～4 mm，层间隔10%×层厚，FOV 220～260 mm，矩阵≥288×224。静脉注射钆对比剂按常规剂量。

5）图像要求：①显示全部骶尾椎椎体，两侧对称结构对称显示。②在骶尾椎骨前方设置预饱和带饱和盆腔信号。③无明显影响诊断的伪影。

（6）腰骶丛神经根MRI技术要点及要求

1）线圈：脊柱线圈。

2）体位：仰卧，头先进。定位中心对线圈中心及髂前上棘连线中点。

3）方位及序列

平扫：①冠状位T₂WI-FS、T₁WI-FS序列，扫描基线平行于腰椎管冠状面。扫描范围，腰丛神经扫描自腰椎体前缘至第2骶椎椎管后缘，上至第12胸椎椎体上缘，下至第3骶椎水平；骶丛神经扫描自第4腰椎椎体前缘至骶骨后缘，上至第4腰椎椎体上缘，下至耻骨联合。②横轴位T₂WI-FS序列，扫描基线垂直于腰椎管长轴，范围覆盖第1腰椎至第3骶椎水平。

神经根序列：①3D重T₂WI-FS序列，如3D-SPACE-T₂、3D-CUBE-T₂、3D-DRIVE-T₂序列，冠状位扫描，注射或不注射钆对比剂。如注射钆对比剂，在注射后2～3分钟再开始扫描，神经根成像效果会更佳。②背景抑制 DWI 序列，设备性能支持的可选用。冠状位扫描。③ 3D 选择性水激励 GRE-T$_1$WI 序列，冠状位扫描。

4）技术参数：平扫 2D 序列层厚 3 mm，层间隔 10%×层厚，FOV 220~260 mm，3D 序列层厚 0.5~1.5 mm，层间隔 0，矩阵≥288×256。空间分辨率像素≤0.8×0.8。3D-T$_2$WI 序列 TR 3000~6000 毫秒，TE 200~300 毫秒，TI 100~250 毫秒，脂肪抑制。背景抑制 DWI 序列 b＝1000 s/mm^2。3D 选择性水激励 GRE-T$_1$WI 序列应采用最短 TR 及最短 TE。

5）图像要求：①显示腰丛、骶丛神经根。② 3D 选择性水激励 T$_1$WI 序列提供 MPR 及曲面重建图像，追踪显示神经根走行。③ 3D 重 T$_2$WI 序列提供 MPR 重建图像，显示左、右两侧神经根前根、后根二维像，提供 MIP 重建、多角度旋转腰丛、骶丛神经根三维像，剪除背景软组织影像。④背景抑制 DWI 序列，提供 MIP 重建及多角度旋转的腰丛、骶丛神经根三维像。

（7）腰椎管水成像技术要点及要求

1）线圈：脊柱线圈。

2）体位：仰卧，头先进。定位中心对线圈中心及髂前上棘连线中点。

3）方位及序列：①冠状位 3D-T$_2$WI- 水成像序列，如 3D-SPACE-T$_2$、3D-CUBE-T$_2$、3D-DRIVE-T$_2$ 序列等。② 2D 厚层块单次激励快速自旋回波水成像序列。

4）技术参数：① 3D-T$_2$WI 序列，层厚 0.5~1.5 mm，层间隔 0，FOV 220~280 mm，矩阵≥256×224，TR 2000~6000 毫秒，TE＞300 毫秒。② 2D 厚层块序列，层块厚度 3~7 cm，TR＞2500 毫秒，TE＞500 毫秒。

5）图像要求：①清晰显示第 1 腰椎至第 3 骶椎椎管或感兴趣区段椎管。②背景组织抑制良好，提供 MPR 重建、MIP 重建并多角度旋转三维椎管像。

8. 四肢及骨关节 四肢及骨关节扫描方位及序列的基本原则：根据病变的性质及部位，选择在主要优势方位上同层厚、同层间隔扫描 2~3 个不同序列，主要用于定性诊断，辅以另 2 个方位 1~2 个序列，用于辅助定位诊断。骨骼、软骨、滑膜病变以质子脂肪抑制（PDWI）-FS、T$_2$WI、T$_1$WI、3D-GRE 序列组合为主，软组织病变以 T$_2$WI-FS、T$_2$WI、T$_1$WI 序列组合为主。

（1）肩关节 MRI 技术要点及要求

1）线圈：肩关节专用线圈、四肢关节软线圈、心脏或体部相控阵线圈均适用。

2）体位：头先进，仰卧，对侧身体略抬高 30°，使被检侧肩关节紧贴检查床并尽量位于床中心。定位中心对线圈中心及肱骨头。

3）方位及序列

平扫：①横轴面快速自旋回波 PDWI-FS 或 GRE-T$_2$WI 序列，扫描基线垂直于关节盂及肱骨长轴，扫描范围覆盖肩锁关节至关节盂下缘。②斜冠状面 T$_2$WI-FS 及 T$_1$WI，扫描基线在横轴位像上垂直于关节盂或平行于冈上肌腱长轴，范围包含肩关节软组织前后缘或病变区域。③斜矢状面 PDWI-FS，扫描基线在横轴位像上平行于关节盂或垂直于冈上肌腱长轴，范围覆盖肱骨头外侧软组织至关节盂内侧或病变区域。

增强：T$_1$WI-FS 横轴位、斜冠状位及斜矢状位均扫描。

关节腔造影：穿刺并向关节腔注射用生理盐水稀释 100~500 倍的钆对比剂，采用 T$_1$WI-FS 序列，扫描上述平扫的3个方位，必要时可加扫外展外旋位。

4）技术参数：2D序列层厚不超过4 mm，层间隔（0～10%）×层厚，FOV 160～200 mm，矩阵≥256×224。

5）图像要求：①显示肩关节骨性结构及软组织结构，关节唇、肱骨头、肩锁关节、冈上肌腱、冈下肌腱及肱二头肌长头肌腱等显示清晰。②扫描方位标准。③尽量薄层、高分辨率扫描。④无运动伪影。

（2）上臂、前臂、大腿、小腿MRI技术要点及要求

1）线圈：四肢关节软线圈、正交线圈、心脏或体部相控阵线圈均适用。

2）体位：仰卧，头先进。上肢，被检侧上肢尽量置于床中心（身体半侧卧于检查床偏外侧），掌心向前，定位中心对线圈中心及上臂、前臂长轴中点、感兴趣区中心。下肢，仰卧，单侧检查下肢尽量置于床中心，双侧检查身体位于床中心，足尖向前，定位中心对线圈中心及大腿、小腿长轴中心或感兴趣区中心，线圈至少包含邻近1个关节。

3）方位及序列

平扫：①T_2WI-FS横轴面、矢状面及冠状面。②T_1WI，根据T_2WI-FS序列，选择显示病变最佳的方位扫描1个方位即可，如见异常高信号，需要在同方位加扫T_1WI-FS。冠状面及矢状面FOV应包含1个邻近关节。

增强：T_1WI-FS横轴面、冠状面及矢状面均扫描。静脉注射钆对比剂按常规剂量。

4）技术参数：横轴面层厚5～8 mm（根据病灶大小决定），冠状面及矢状面层厚不超过5 mm。层间隔不超过20%×层厚。矩阵不小于288×224。

5）图像要求：①显示相应长骨及其软组织结构，冠状面及矢状面FOV至少包含1个关节。②根据病变性质和部位选择横轴面为主，冠状面和矢状面为辅，或相反。③小病灶采用小FOV、薄层、高分辨率扫描。④无明显运动伪影，血管搏动伪影应不影响感兴趣区的影像诊断。

（3）肘关节MRI技术要点及要求

1）线圈：推荐肘关节及四肢关节专用线圈，也可采用软线圈包裹；不建议采用大范围体线圈。

2）体位：仰卧，头先进，被检侧上肢尽量置于床中心，掌心向前。定位中心对线圈中心及肘关节中心。

3）方位及序列

平扫：①PDWI-FS或T_2WI-FS的横轴面、矢状面及冠状面。②T_1WI，选择显示病灶最佳的方位，扫描一个方位即可，推荐采用冠状面；如见异常高信号，需要在同方位加扫T_1WI-FS。

增强：T_1WI-fs横轴面、冠状面及矢状面均扫描。

4）技术参数：层厚3～4 mm，层间隔不超过10%×层厚，FOV 120～160 mm，矩阵≥256×224。

5）图像要求：①显示肘关节骨性结构及其软组织结构。②根据病变位置特征扫描方位选择横轴面为主，冠状面和矢状面为辅，或相反。③尽量采用小FOV、薄层、高分辨率扫描。④无明显运动伪影，血管搏动伪影应不影响感兴趣区的影像诊断。

（4）腕关节、手MRI技术要点及要求

1）线圈：采用腕关节专用线圈或用软线圈包裹。

2）体位：可头先进，被检侧手上举于头上位，伸直，掌心向下。也可取偏对侧的仰卧位，被检侧手尽量置于床中心，掌心向前。定位中心对线圈中心及腕关节、手中心。

3）方位及序列

平扫：①冠状面 T_2WI-FS 及 T_1WI。②横轴面 T_2WI-FS。③必要时加矢状面 T_2WI-FS 或 T_1WI。

增强：T_1WI-FS 冠状面、横轴面、矢状面均扫描。

4）技术参数：层厚不超过 3 mm，层间隔不超过 10%× 层厚。腕关节 FOV 80~120 mm，矩阵≥256×224；手 FOV 200~250 mm，矩阵 288×224。3D 序列层厚 0.5~2.0 mm，层间隔 0。

5）图像要求：①显示腕关节、手部骨性结构及其软组织结构。②扫描方位以冠状面为主，辅以横轴面、矢状面。③尽量选择小 FOV、薄层、高分辨率扫描。④无明显运动伪影，血管搏动伪影应不影响影像诊断。

（5）骨盆 MRI 技术要点及要求

1）线圈：体部相控阵线圈。

2）体位：仰卧，头先进或足先进。定位中心对线圈中心及髂前上棘连线中点。

3）方位及序列

平扫：①横轴面 T_2WI-FS，T_1WI。扫描范围覆盖髂骨嵴至耻骨联合下缘。②冠状面 T_2WI-FS。扫描基线在横轴面上平行于两侧股骨头中点连线，范围覆盖髂骨翼前后缘或病灶感兴趣区。

增强：T_1WI-FS 横轴面、冠状面扫描。

4）技术参数：层厚 5~6 mm，层间隔不超过 20%× 层厚，FOV 320~380 mm，矩阵≥256×224。

5）图像要求：①显示骨盆骨性结构及软组织结构。②无明显运动伪影，血管搏动伪影应不影响影像诊断。

（6）髋关节 MRI 技术要点及要求

1）线圈：体部相控阵线圈。

2）体位：仰卧，头先进或足先进。定位中心对线圈中心及髂前上棘与耻骨联合连线中点下 2.5 cm 水平。

3）方位及序列

平扫：①横轴面 T_2WI-FS 及 T_1WI。扫描基线平行于两侧股骨头中点连线，扫描范围覆盖髋臼至股骨大转子。②冠状面 T_2WI-FS 及 T_1WI。扫描基线在横轴面平行于两侧股骨头中心连线，范围覆盖股骨头前缘至股骨大转子后缘。

增强：T_1WI-FS 横轴位、冠状位扫描。

4）技术参数：层厚 4~5 mm，层间隔不超过 10%× 层厚，FOV 300~340 mm，矩阵≥320×224。

5）图像要求：①显示髋关节骨性结构及其软组织结构。②无明显运动伪影，血管搏动伪影应不影响感兴趣区影像诊断。

（7）骶髂关节 MRI 技术要点及要求

1）线圈：体部或心脏相控阵线圈。

2）体位：仰卧，头先进或足先进。定位中心对线圈中心及两侧髂前上棘连线中点。

3）方位及序列

平扫：①斜冠状面 T_2WI-FS，T_1WI。扫描基线在矢状面像上平行于骶骨长轴，范围覆盖骶骨前后缘。②斜横轴面 T_2WI-FS。扫描基线垂直于骶骨长轴，范围覆盖骶髂关节上下界。

增强：T_1WI-FS 斜冠状面及斜横轴面。

4）技术参数：层厚 4～5 mm，层间隔不超过 10%×层厚，FOV 260～300 mm，矩阵≥320×224。

5）图像要求：①以斜冠状面为主，辅以斜横轴面。②清晰显示骶髂关节髂骨面和骶骨面滑膜等。③无明显运动伪影，血管搏动伪影应不影响影像诊断。

（8）膝关节 MRI 技术要点及要求

1）线圈：推荐使用膝关节专用线圈或用软线圈包裹。

2）体位：仰卧，足先进或头先进。被检侧膝关节屈曲 10°～15°，以使前交叉韧带处于拉直状态。定位中心对线圈中心及髌骨下缘。

3）方位及要求

平扫：①冠状面，PDWI-FS 或轻度 T_2WI-FS（TE 40～60 毫秒）。扫描基线在横轴面像上平行于股骨内、外侧髁后缘连线，在矢状面像上平行于膝关节上下长轴。扫描范围覆盖髌骨前缘至关节软组织后缘或病变兴趣区。②矢状面，T_1WI 及 PDWI-FS 或轻度 T_2WI-FS（TE 40～60 毫秒），扫描基线垂直于膝关节冠状面，扫描范围覆盖股骨内、外侧髁或膝关节软组织内外侧缘。③横轴面，PDWI-FS 或轻度 T_2WI-FS（TE 40～60 毫秒），扫描基线平行于胫骨平台关节面，扫描范围覆盖髌骨上缘至腓骨小头或病变区域。④如常规矢状面显示交叉韧带不佳，可考虑加扫斜矢状面 PDWI-FS 或轻 T_2WI-FS，扫描基线在横轴面像上向前内方向倾斜 10°～15°，约与股骨外髁外缘平行；如主要观察关节软骨，也可加扫 3D GRE T_1WI-FS 序列。

增强：T_1WI-FS 冠状面、斜矢状面、横轴面均扫描。

4）技术参数：2D 序列层厚 3～4 mm，层间隔不超过 10%×层厚，FOV 160～200 mm，矩阵≥256×224。3D 序列层厚 0.5～2.0 mm，层间隔 0，FOV 160～200 mm，矩阵≥288×256。

5）图像要求：①扫描方位包括矢状面、冠状面及横轴面。②小 FOV、薄层、高分辨率扫描，尤其是关节软骨、滑膜病变。③显示膝关节的骨性结构、软组织结构、关节韧带、半月板等。④无明显运动伪影，血管搏动伪影应不影响影像诊断。

（9）踝关节 MRI 技术要点及要求

1）线圈：推荐使用踝关节专用线圈或用软线圈包裹。

2）体位：仰卧，足先进。被检侧踝关节足尖向前。定位中心对线圈中心及内外踝连线。

3）方位及序列

平扫：①横轴面轻度 T_2WI-FS 或 PDWI-FS，扫描基线在矢状面像上平行于踝关节间隙，在冠状面像上平行于内、外踝连线，扫描范围覆盖胫腓关节至跟骨。②冠状面 T_1WI 及 PDWI-FS 或轻度 T_2WI-FS，扫描基线平行于内、外踝的连线及胫骨长轴，扫描范围覆盖踝关节前后缘。③矢状面 PDWI 或轻度 T_2WI-FS，扫描基线垂直于胫骨内、外踝连线及平行于胫骨长轴，扫描范围包含踝关节内、外踝。

增强：T_1WI-FS 横轴面、冠状面及矢状面均扫描。

4）技术参数：2D 序列层厚 3～4 mm，层间隔不超过 10%×层厚，FOV 160～200 mm，矩阵≥

256×224。3D 序列层厚 0.5～2.0mm，层间隔 0，FOV 160～200 mm，矩阵≥288×256。

5）图像要求：①以冠状面、矢状面为主，辅以横轴面。②尽量选择小 FOV、薄层、高分辨率扫描。③显示踝关节骨性结构及其软组织结构，胫腓骨下端、跟骨、距骨、跟腓韧带、胫腓前后韧带及跟腱等清晰可见。④无明显运动伪影，血管搏动伪影应不影响影像诊断。

（10）跟腱 MRI 技术要点及要求

1）线圈：推荐使用踝关节专用线圈，或用软线圈包裹。

2）体位：仰卧，足先进。足尖向前。定位中心对线圈中心及内外踝连线。

3）方位及序列

平扫：①横轴面 T_2WI-FS、T_1WI，扫描基线在矢状面像和冠状面像上垂直于跟腱上下长轴，扫描范围覆盖完整跟腱或病变区域。②矢状面 T_2WI-FS、T_2WI、T_1WI，扫描基线在横轴面像上垂直于胫骨内、外踝连线，在冠状面像上平行于跟腱上下长轴，范围覆盖跟腱内外侧缘或病变区域。③冠状面 T_2WI、T_1WI，扫描基线在矢状面像上平行于跟腱上下长轴。

增强：T_1WI-FS 矢状面、横轴面及冠状面均扫描。

4）技术参数：2D 序列层厚 3～4 mm，层间隔 10%×层厚，FOV 150～200 mm，矩阵≥256×224。

5）图像要求：①以矢状面为主，并辅以横轴面、冠状面扫描。②薄层、高分辨率扫描。③清晰显示跟腱、腓肠肌及比目鱼肌下端、跟骨等。④无明显运动伪影，血管搏动伪影应不影响影像诊断。

（11）足 MRI 技术要点及要求

1）线圈：推荐使用足踝线圈或用软线圈包裹。

2）体位：仰卧，足先进。足尖向前。定位中心对线圈中心及足中心。

3）方位及序列

平扫：①横轴面，PDWI-FS、轻度 T_2WI-FS。扫描基线在冠状面像及矢状面像上垂直于足长轴，扫描范围覆盖足尖至足跟后缘或病变区域。②冠状面，PDWI-FS 或轻度 T_2WI-FS、T_1WI。扫描基线在横轴面像上平行于第 2～5 跖骨连线，在矢状面像上平行于足长轴。扫描范围覆盖足背至足底。③矢状面，PDWI-FS 或轻度 T_2WI-FS。扫描基线在冠状面像上平行于足长轴或平行于第 3 跖骨长轴，横轴面像上垂直于第 2～5 跖骨的连线，扫描范围覆盖足内外侧缘或病变区域。

增强：T_1WI-FS 横轴面、矢状面及冠状面均扫描。

4）技术参数：层厚 3～4 mm，层间隔 10%×层厚，FOV 200～250 mm，矩阵≥256×224。

5）图像要求：①薄层扫描。②无明显运动伪影，血管搏动伪影应不影响影像诊断。

9. 外周血管 MRA

（1）全身血管 MRA 技术要点及要求：全身血管 MRA 一般指一次造影获取自心脏、主动脉弓至小腿的血管造影像。目前的技术一般需注射对比剂分 3～4 段采集，然后经后处理拼接合成全身血管造影整体像。

1）线圈：体部相控阵线圈与下肢血管线圈组合、一体化体部大线圈、体线圈均适用。

2）体位：仰卧，头先进或足先进，小腿、大腿适当垫高，使尽量与胸腹部血管处于同一水平。定位中心对颈胸段及该段线圈中心。

3）方位及序列：冠状位扫描。选用 3D 扰相梯度回波序列。

4）技术参数：3D块厚度越小越好，以刚好覆盖心脏前缘及降主动脉后缘为准，一般40～80 mm，层厚1.2～2.0 mm，FOV 400～450 mm，矩阵≥320×256，TR及TE选最短。激励次数1或0.5。各段的序列及参数相同并保持联动锁定状态。

5）扫描方法：在各段分别扫描三平面定位像，并先用2D-TOF序列获取各段粗略的定位血管像，在各段2D-TOF血管定位像上设置造影序列的3D扫描块，各段3D块对齐，衔接处重叠。以19 G穿刺针建立肘静脉通道，与双筒高压注射器连接。设置钆对比剂总量0.2～0.4 mmol/kg体重，注射流率3 ml/s，或前半部2 ml/s，后半部1 ml/s，继续等量、等速注射生理盐水。注药前扫描蒙片用于减影，注药后先采集各段动脉像，再反向采集各段静脉像。即在第1段（颈胸腹部）靶血管造影剂浓度达峰时启动采集动脉像（提前5～8秒嘱受检者吸气、呼气后闭气，提前时间长短由操作者设定），第1段采集完毕，系统自动移床至第2段（腹盆段）采集（在移床期间嘱受检者换气并闭气），依序采集第3段及第4段，系统再自动反向移床，依序采集小腿至颈胸部血管静脉像，再自动反复，直至完成预设周期的扫描，一般3～4期，每期在胸、腹部的扫描应嘱受检者闭气。根据不同机型的性能配置，注药后开启采集造影数据的方法，目前大致有3种。①智能化对比剂追踪法，设置造影序列时，设置好3D块后，在降主动脉中段设置启动采集的造影剂感应区及浓度阈值。一切准备就绪后，启动扫描，按系统提示顺序操作，系统进入前期数据采集→稍后即提示注射钆剂→倒计时预设闭气时间（嘱受检者吸气、呼气、闭气）→系统自动启动进入造影剂数据采集阶段（倒计时完毕，造影剂感应区浓度达阈值）。②透视启动法，先设置透视序列，透视层面（冠状面）区域覆盖左右心室、升主动脉及主动脉弓分支血管、颈总动脉。一切准备就绪后，启动透视序列，注射钆剂，在透视序列直接观察到钆剂依次充盈右心室、左心室、升主动脉及主动脉弓分支血管后，手动转入造影序列扫描。③人工预算时间手动启动法，按生理时间预算出第一段的造影剂达峰时间，手动启动造影序列的扫描。以上3种方法，以透视法较为直接、简便，成功率较高。

6）图像要求：①心脏及各段血管靶时相准确、干净，动脉像无静脉像污染。②背景组织信号抑制良好，血管对比剂浓度饱满。③提供各段、各期血管MIP重建多角度旋转三维造影像，设备条件具备的应提供无缝拼接的全身血管整体像。④根据病变情况，提供病变区域血管局部原始图像或MPR重建像。⑤无明显运动伪影，血管搏动伪影及并行采集伪影应不影响诊断。

（2）四肢血管MRA技术要点及要求：四肢血管MRA成像方法有TOF法、PC法及对比剂增强造影法，前两者方法与头颈部MRA技术类同，但图像信噪比及空间分辨率均有限，成像时间也较长，因此，一般不建议采用。后者与体部3D动态增强MRA技术类同，且较为准确可靠。以下简述3D动态增强MRA要点及要求。

1）线圈：体部或心脏相控阵线圈、下肢线圈、表面线圈、软线圈等均适用。

2）体位：仰卧，头先进或足先进，上肢一般用头先进，下肢足先进或头先进均可。大腿和小腿血管一起扫描时，小腿适当垫高使其与大腿血管处于同一水平面。

3）方位及序列：一般取冠状面扫描，序列选用3D扰相梯度回波序列。

4）技术参数：3D块厚度以刚好覆盖靶肢体血管及其分支前、后区域为准，由于肢体不受呼吸运动影响，且3D扫描块范围较小，因此，应适当提高空间分辨率进行采集，层厚1.0～1.5 mm，FOV

300～450 mm（视靶血管范围而定），TR及TE选最短。激励次数为1次或0.5次。多段扫描时各段的序列及参数相同并保持联动锁定状态。

5）扫描方法：单段扫描与胸、腹部3D动态增强MRA方法相同，多段扫描与全身血管3D动态增强MRA相同。上肢血管MRA一般单侧进行，下肢血管MRA一般双侧进行。启动扫描方法可选用生理时间预算法、透视序列法及智能追踪法。

6）图像要求：①应有较高的空间分辨率和信噪比，显示肢体末端血管。②血管靶时相准确、干净，动脉像无静脉像污染。③背景组织信号抑制良好，血管对比剂浓度饱满。④提供各段、各期血管后处理MIP重建三维造影像，并多角度旋转，设备条件具备时应提供无缝拼接的血管整体像，双下肢血管成像显示范围应包括双侧髂动脉起始部至足背动脉。⑤无运动伪影，血管搏动伪影应不影响诊断。

专家共识委员会：主任委员余建明（华中科技大学同济医学院附属协和医院），徐克（中国医科大学附属第一医院），委员有石明国（第四军医大学西京医院），付海鸿（中国医学科学院北京协和医院），李文美（广西医科大学第一附属医院），李真林（四川大学华西医院），杨正汉（首都医科大学附属北京友谊医院），卢光明（中国人民解放军南京军区南京总医院），龙莉玲（广西医科大学第一附属医院），黄仲奎（广西医科大学第一附属医院），高剑波（郑州大学第一附属医院），倪红艳（天津市第一中心医院），于群（华中科技大学同济医学院附属协和医院），雷子乔（华中科技大学同济医学院附属协和医院），高宏（《中华放射学杂志》编辑部），张晓冬（《中华放射学杂志》编辑部）。

第五节 推进国家"影像技师"职业准入制度的实施

中华医学会影像技术分会第七届委员会在健康中国建设的新形势下，积极地推进"影像技师"职业准入的民生工程。2017年9月18日中华医学会影像技术分会请示中华医学会后在北京新侨饭店召开关于"影像技师"执业资格准入的专家研讨会。参会人员有中华人民共和国人力资源和社会保障部、原国家卫计委和中华医学会的领导和专家，以及中华医学会影像技术分会的正、副主任委员和秘书长，特邀首都医科大学附属北京同仁医院鲜军舫主任。中华医学会副会长兼秘书长饶克勤主持会议并做了重要指示，建议成立一个由原国家卫计委牵头的工作小组，有中华医学会和相关的专科分会参与。国家卫生健康委员会医政医管局焦雅辉副局长十分赞同饶秘书长的建议，并强调目前就差医技人员没有执业资格准入，原国家卫计委正在研究推进这项工作，与行业不谋而合。焦副局长希望影像技术分会做好影像技术的设备和人员的基础调研工作，积极稳妥推进这项工作。与会专家积极献言献策。对此，中华医学会影像技术分会第七届委员会在广泛征求行业专家建议后，起草了下列报告呈交给中华人民共和国人力资源和社会保障部。

尊敬的国家卫健委人事司：

根据国务院2017年5月24日召开的国务院常务会议关于设立国家职业资格目录的决定，和中华人民共和国人力资源和社会保障部关于设立国家职业资格目录的相关精神，以及国务院办公厅关于深化医教协同进一步推进医学教育改革与发展的意见国办发〔2017〕63号文件要求：根据医疗卫生机构功能定位和工作特点，分层分类完善临床、公共卫生、护理、康复、医学技术等各类专业人才准入和评价标准；支持行业学（协）会参与学科专业设置、人才培养规划、标准制定和修订、考核评估等工作，相关公共服务逐步交由社会组织承担。公共卫生、药学、护理、康复、医学技术等人才培养协调发展等精神。

鉴于医学影像技术、放射治疗技术及核医学等相关专业属于电离辐射类特殊岗位和工种，并且世界各国对于本类专业的入职都有严格的职业资格认定制度和资格证管理的实际情况，涉及对人体有损伤的电离辐射类各专业从业人员的国家职业资格认定和把控已十分必要和迫切。中华医学会影像技术分会历年来一直致力于申请放射线诊疗技术类国家职业资格认定的推进工作。笔者根据专业特点和专业现状，提出医学影像技术等专业列入国家职业资格目录的申请，主要缘由说明如下，请给予审议。

一、法律法规对电离辐射类检查有严格规定和要求

中华人民共和国卫生部第46号令《放射诊疗管理规定》已于2006年3月1日起施行。在本规定中强调"为加强放射诊疗工作的管理，保证医疗质量和医疗安全，保障放射诊疗工作人员、患者和公众的健康权益，依据《中华人民共和国职业病防治法》《放射性同位素与射线装置安全和防护条例》和《医疗机构管理条例》等法律、行政法规的规定，制定《放射诊疗管理规定》"。规定中，"放射诊疗工作按照诊疗风险和技术难易程度分为放射治疗、核医学、介入放射学、X线影像诊断等4类管理"。医疗机构开展放射诊疗工作，应当具备与其开展的放射诊疗工作相适应的条件，经所在地县级以上地方卫生行政部门的放射诊疗技术和医用辐射机构许可"。并且要求医疗机构应当采取有效措施，保证放射防护、安全与放射诊疗质量符合有关规定、标准和规范的要求。在执业条件中，规定"应当具有质量控制与安全防护专（兼）职管理人员和管理制度，并配备必要的防护用品和监测仪器""产生放射性废气、废液、固体废物的，应具有确保放射性废气、废液、固体废物达标排放的处理能力或者可行的处理方案"。该规定中对放射诊疗项目的设置与批准、法律责任，以及开展不同类别放射诊疗工作人员的职称、所学专业及应具有的必要设备、环境监测条件、各种电离辐射警告标志等做出了严格的规定和要求。

以上足以说明，放射诊疗类岗位是能够给医患双方带来辐射损伤的特殊工作，国家各部门对该类工作的管理是非常严格和重视的。机会难得，势在必行。

二、高端影像诊疗操作岗位有高技术性要求

医学影像技术是目前医学学科中发展十分迅猛的学科之一，在循证医学和精准医疗的今天，影像技术是临床的支撑学科，也是临床的千里眼。医学影像技术在医疗机构中包括X线数字摄影技术、乳腺摄影技术、床旁X线摄影技术、CT检查技术、DSA检查技术、MR检查技术、核医学技术、超声技术、放射治疗技术和口腔X线摄影技术等。

在信息化和PACS广泛应用于医院工作的今天，影像诊断或治疗的医师基本在后台。前台第一线工作的均为影像技术人员。他们负责患者的接诊、检查方法的选择、疾病的初步认知、检查后的图像是否回答临床的问题和是否满足诊断的需要，决定是否结束检查，以及如何选择影像学方法检查患者，准确诊断疾病和判断疾病转归。这些完全依赖于影像技术人员基本素质和临床经验。新的影像技术和新的成像方法层出不穷，且周期不断变短。随着国家综合实力的增强，对医疗和保健事业的重视和投入，医院的发展进入快车道，支撑现代化医院的影像设备迅猛增加，有的县级医院都已经装备了64层CT和3.0T的MR设备，大的三级甲等医院更是有许多台高端的CT设备、MR设备、DSA设备，PET/CT和PET/MR设备、超声设备、口腔X线设备、各种大型放射治疗设备、DR设备和乳腺设备等，呈现出典型的数字化、微观化、功能化检查特点，这些大型高端的影像设备操作界面复杂、技术参数设置精准度高、图像处理多样化和精细化，如何正确合理地临床使用，使之发挥应有的潜能，都要求技术人员的技术理论和实践水平达到相当的水平。影像技术人员在现代化医院中起着举足轻重的作用，这在个性化医疗和精准医疗要求的今天显得尤为突出。因此，人才质量的提高和把控是能否正确和更好地运用这些大型医疗设备和医疗技术的关键因素。

三、培养规模和质量差异性对人才质量把控有迫切性要求

自20世纪50年代以来，我国陆续由"师傅带徒弟"的人才培养转向学校教育的培养模式。目前，国家卫生教育出台了影像科医师主要来自本科临床医学专业叠加影像专业化教育的政策导向，原有的医学影像专业将逐渐转型为培养影像技术人才。2011年国务院学位委员会和教育部公布的新的《学位授予和人才培养学科目录（2011年）》中，明确"医学技术"为一级学科（代码1010），影像技术为二级学科。2016年，教育部在高职高专原有的医学影像技术专业基础上，增设了放射治疗技术专业。目前，全国有95所本科院校开办了4年制的影像技术本科专业，有122所院校开办高职高专医学影像技术专业，另有部分中职院校还在开办医学影像技术专业，在校培养规模近3万人。这些未来的高端的医学影像设备和放射治疗设备操作技术人员，应该具备扎实的基础医学、临床医学、影像医学、影像检查技术学和放射治疗学知识，才能做出满足影像诊断要求和临床需求的优质图像，或达到放射治疗的目的。否则，患者做了充分的检查准备和接触大量的辐射剂量，而得不到正确的影像检查结果或放射治疗效果，增加了患者重复检查与放射治疗或异地检查与放射治疗的频率，使患者医疗负担加重并精神受损，也会导致医疗纠纷频发。

但是，目前国内各院校之间教学设施、师资水平、人才培养方案、实习实训条件差异很大，培养的人才质量也有很大差别。由于国家没有一个相对合理和统一的质量把控体系，没有严格统一的影像技术职业资格准入规定，毕业和从业资格都是由各院校来评价和确定，导致全国各地医疗机构的影像技术从业人员鱼目混珠，人才质量参差不齐。

四、专业技术队伍快速扩大，有技术规范化要求

据国家卫生健康委人才服务中心统计，每年参加国家放射医学技术职称考试的各级高、中、初级技术人员约9万人，若加上核医学、超声和放射治疗的医学技术人员，估计全国从事影像技术工作人员约30多万人。国家目前也在极力推进医学影像设备的创新驱动发展战略，而医学影像技术人员是这些影像检查设备和放射治疗设备的操作者和硬件、软件功能的开发者。

医学影像技术人员操作大型高端的影像设备和放射治疗设备，是一个技术和技能要求较高且具有较强专业性的医疗行业，直接关系到公共安全、人身健康和生命财产安全。随着临床上传统的视、触、叩、听和望、闻、问、切诊断疾病手段受到局限的今天，影像医学在临床的诊治和判断疾病转归中起着十分重要的作用，它是现代临床医学诊疗的支撑学科。目前国家各级卫生行政管理部门积极推

进精准医疗，影像精准是精准医疗的重要组成部分，精准影像必须影像检查精准、图像优质并回答诊断和临床实际问题。然而，优质的图像一定来源于高素质的影像技术人员。只有在国家职业资格准入严格要求下的合格影像技术人员才有可能正确地使用好大型高端的影像设备，做出标准的符合临床要求和影像诊断需求的在全国范围内能广泛共享的优质图像，做出全国不同区域广泛接受的同等质量的医学影像。

由于昂贵的医学影像技术检查在现代化的医疗中占有举足轻重的地位，影像检查的图像质量直接关乎疾病的诊断和判断疾病的转归，优质的图像质量可以减少患者的重复检查，降低医疗费用，减轻国家和老百姓的医疗负担，以及患者精神压力。若是合格的影像技术人员做出的图像能在全国范围内各级医院得到共享，真是行业的福音，老百姓的期盼，国家政府的幸事。一则规范了行业的职业操守；二则充分利用了各级医疗机构的影像设备资源，避免浪费，实现全国各个地区影像区域中心、互联网+影像远程、全国各个地区医联体的影像设备的图像共享，降低了各级政府的医疗费用；三则减轻了老百姓各地大型影像反复检查的经济负担和四处奔波求医的精力与精神负担。

合格的影像技术人员会选择恰当的检查技术方案和放射治疗技术方案，解决患者的实际问题；正确使用和充分发挥影像检查设备和放射治疗设备的潜能，精心保养这些昂贵的设备，保证这些设备的安全运行；在影像检查和放射治疗患者的同时，顾及辐射防护的公共安全，降低患者辐射损伤。而现有的卫生人才职称资格考试制度仅是职称晋升评价，并非"门槛"评价。

五、在国际上本专业类已经不存在无证执业

在笔者调研的所有国家和地区中，包括东亚各国和地区、我国的港澳台地区、欧美各国等，早已经全部实现了诊疗放射线领域的持证上岗。日本的放射线技师国家考试每年1次，开始于1948年，已经进行了69次。考试涉及基础医学、放射线专业基础、放射线诊断技术和放射线治疗技术等领域的14个科目，200个问题。该考试属于从事专业工作的入门考试。没有技师资格证不能从事与放射线有关的所有工作。美国高校培养的与放射技术人才有关的教育有两种模式。第一种模式是设有4年制放射线摄影技术、核医学技术、放射治疗技术、超声技术、影像诊断技术等专业，培养的学生毕业后必须通过国家考试方可获得放射线技师任职资格，从事放射线摄影、核医学和放射治疗等工作。第二种模式是在大学设立医学物理专业，毕业后就业认证资格为医学物理师。在美国，政府是高等医学影像学科发展与管理的主体。澳大利亚医疗放射科学包括4个领域，即放射诊断技术、放射治疗、核医学技术、超声波。在这几个领域工作的专业人士被称为放射诊断医师、医学影像技师、放射医疗师和超声波技师。要成为放射诊断医师、医学影像技师、放射治疗师等，需要完成课程必须是被澳洲放射线技术协会认可的。在完成3年本科学习后，学生还要进入相应工作场所完成为期1年的临床职业培训，必须获得澳洲放射线技术协会的职业认证。在新加坡与我国港澳台地区的职业教育层次也比较齐全，由中职、专科、本科、硕士和博士5个层次组成，所有层次的放射技术专业的学生必须通过当地的专业考试方具有任职资格。

其他诸如菲律宾、马来西亚、泰国等东南亚国家及欧美其他各国等，也均在多年前分别实行了诊疗放射线技师国家资格认定制度，大多数国家的放射线技师国家考试资格认定是由政府主导，专业学会施行。

六、现有专业评价机制已有国家资格认证的实施基础

中华医学会影像技术分会除开展影像技术学术活动之外，承担着影像技术学科发展的义务，承接国家和政府委托的职能。学会一直顺应时代对医学影像技术的客观要求，牵头邀请全国多名知名的影像诊断和影像技术专家召开了多次专题研讨会，制定了全国第一套医学影像检查技术规范化的指导文件。

自2001年起，原国家卫计委就开展了放射医学技术类职称资格考试，包括士、师、主管技师等层次的考试实施。2015年5月中华医学会影像技术分会部分专家参加了原国家卫计委医政医管质量控制处关于影像图像质量控制标准制定的相关工作。2015年6月中华医学会影像技术分会受教育部医学技术类教育指导委员会领导的委托，对国家医学影像技术专业本科和职业教育标准进行广泛的专家讨论和修订。2016年完成了全国放射医学技术正、副高级职称考试用书的编写及命题和审题工作，多次对全国放射医学技术的初、中级职称考试用书进行了修订，对原题库中几万道题进行了筛选和清理。

受国家名词委和中华医学会名词办公室委托，中华医学会影像技术分会正在编写国家名词委要求出版的《医学影像技术名词》，这是本专业一项十分重要而严谨的工作，它是我国所有出版物的影像技术的字典，对影像技术学科具有广泛的指导性，将于2017年底完成。同时即将启动国家卫生计生委委托中华医学会及各个专科分会的《临床技术操作规范》《临床诊疗指南》丛书制、修订再版工作。在已有的大型医疗设备操作水平考试基础上进一步整合，实现职业资格认证的具体实施，已经有了很好的基础，完全可行。

鉴于以上情况，中华医学会影像技术分会认为，向国家相关部门申请将医学影像技术类纳入国家职业资格准入的行业时机已经成熟，条件已经具备。特提出此申请，请予以审议为盼。

中华医学会影像技术分会
2017年9月20日

第六节 加强影像技术学科的内涵体系建设

一、彰显正能量树立标杆

影像技术学科和学会的发展需要调动全国影像技术人员的工作热情和首创精神，众人拾柴火焰高，彰显正能量，树立标杆。2016年中华医学会影像技术分会在全国各个省市进行优秀技师长和优秀技师的评选活动，并于2016年9月在南宁的中华医学会影像技术分会学术年会上颁发了证书。全国各省市影像技术优秀技师长和优秀技师名单见表1-2。

表 1-2 全国各省市影像技术优秀技师长和优秀技师名单

	优秀技师长	优秀技师
北京	黄敏华、牛延涛、张晨、刘建新、刘道永	胡志海、戈明娟、刘瑞宏、晏子旭、许书聪、李宝华、綦维维、石凤祥、马亚光
上海	钱建国、王敏杰、杨燕敏	陈刚、洪泳、胡运胜、徐卫国、叶贻刚、周如康
天津	李宝玖、王涛、柳杰	刘铁、付菲、曹毅、耿欣、石会兰、杨楠
重庆	陈金华、黎川	李信友、刘波、罗银灯、张德川、卢小军、唐雪松
黑龙江	隋广平、曹绍东	万勇、孙海双、张颖
吉林	李鸿鹏、朱万安	郑维民、吕忠文、孙长江
辽宁	刘义军、孙文阁	初金刚、蒲仁旺、富西湖
内蒙古	欧阳雪晖	张志奎
河北	王红光、暴云锋	宋鹏、王光大、李晓娜
山西	白树勤、张利中	韩永萍、姬峻广、张锁旺
山东	孙峰、薛波、李军	杨显存、黄玲、冯德朝、杨振伟、张梦龙、胡大卫
江苏	刘广月、周学军	陈新沛、王灌忠、王林
浙江	无	王振、闻彩云
安徽	胡永胜、何玉圣	汪军、何新华、赵英明
江西	黄水平、尹华	许美珍、熊国金、胡小明
福建	钱根年、鲍道亮	沈衍富、杨永贵、蔡东鹭
河南	刘杰、郭潆、张宏凯	侯平、窦社伟、吴越、刘华、党保华、刘洋、刘荣成
湖北	胡军武、雷子乔、张照喜	于群、冯定义、刘昌盛、黄雄、陈险峰、陈志辉
广东	郑君惠、陈松、钟镜联	杨建明、林尔坚、林建华、林志超、杨旭峰、文华
广西	李文美、黄桂雄、钟易	黄邻彬、朱汝忠、蒙建兴、农俊彬、李玉春、郑菲
湖南	司徒卫军、沈宏荣	陈伟、彭松、孙文杰
海南	陈晶、赵应满	张猛、伍保忠、王雄
陕西	李健、宋立军	李剑、齐顺、兰延宏、郭建新、丁晖、张尚军
青海	张红迁	方军
宁夏	朱凯	高知玲
新疆	郭红梅	亚尔买买提·努尔
新疆建设兵团	杜向东	龚欢
四川	陈宪、梁克树、段宗强	唐鹤菡、陶客言、关静、肖正远、刘念、鲍莉
贵州	张国民	聂红昉
云南	顾青	张治平
甘肃	赵雪梅、徐世伟	王彪、郭奇虹、陈晓飞

中华医学会影像技术分会的发展离不开各省市影像技术分会的大力支持，他们是一个不可分割的整体，全国各省市影像技术分会的主任委员和各地市州影像技术分会的主任委员是各地的影像技术学术带头人，强力地支撑着中华医学会影像技术分会和影像技术学科的发展。

为此，中华医学会影像技术分会对各省市影像技术分会主任委员授予"医学影像技术学科建设领军奖",他们是余建明(湖北)、付海鸿(北京)、高剑波(河南)、李真林(四川)、倪红艳(天津)、曾勇明(重庆)、杨燕敏(上海)、郑君惠(广东)、李文美(广西)、胡鹏志(湖南)、陈晶(海南)、陈志安(辽宁)、国志义(吉林)、赵雁鸣(黑龙江)、章伟敏(浙江)、刘广月(江苏)、徐光明(安徽)、杜瑞宾(福建)、罗来树(江西)、张经建(山东)、张宁(河北)、余亚萍(山西)、欧阳雪晖(内蒙古)、余厚军(陕西)、陈勇(甘肃)、赵希鹏(青海)、李小宝(贵州)、丁莹莹(云南)、夏迎洪(新疆)、方佳(新疆兵团)。

中华医学会影像技术分会对各地市州影像技术分会主任委员授予"医学影像技术学科建设领衔奖",他们是湖北的胡军武(武汉市)、周选民(十堰市)、蔡俊(黄石市)、鲁际(宜昌市)、赵传军(襄阳市),河南的赵春梅(郑州市)、曾宪强(南阳市)、崔红领(漯河市)、骆宾(三门峡市)、陈殿森(洛阳市)、丁朝鹏(平顶山市)、付克广(鹤壁市)、戴向党(驻马店市)、张国富(许昌市),山东的张新廷(济南市)、孙其勤(青岛市)、王厚军(临沂市)、王煜(枣庄市)、张有军(泰安市)、齐先龙(济宁市)、薛波(淄博市),安徽的胡永胜(合肥市)、高之振(蚌埠市)、沈本涛(芜湖市)、华灯海(安庆市)、邱晓晖(亳州市)、鲍翔(淮南市)、任千里(淮北市)、周汉东(滁州市),江苏的吴前芝(南京市)、杨振贤(苏州市)、初阳(镇江市)、周学军(南通市)、邵东宁(常州市)、陈新沛(徐州市),四川的杨述根(泸州),广西的邹才盛(北海市),河北的洪常华(唐山市),广东的林建华(广州市),黑龙江的孙建男(大庆市),湖南的何卫红(衡阳市)、李方志(湘西自治州)。

中华医学会影像技术分会的历届主任委员更是影像技术学科和学会发展的"掌门人",对中华医学会影像技术分会发展的方方面面做出了巨大的贡献。对此,中华医学会影像技术分会第七届委员会对历届中华医学会影像技术分会主任委员授予"医学影像技术学科建设终身成就奖"和中华影像技术学科建设"首席专家"。他们是燕树林前主委、秦维昌前主委、王鸣鹏名誉主委、石明国前任主委和余建明现任主委。

中华医学会影像技术分会第六届委员会和第七届委员会对从事放射影像工作30年,具有丰硕的科研成果者,在严格的评审条件下,评选出中华医学会影像技术分会的"伦琴学者",他们是石明国教授、王鸣鹏教授、余建明教授、国志义教授、李萌教授、宋少娟教授、高剑波教授、李真林教授、胡军武教授和郭漪教授。

二、《医学影像技术学名词》的编写工作

中华医学会影像技术分会受全国科学技术名词审定委员会(以下简称全国科技名词委)和医学名词审定委员会(以下简称医学名词委)的委托,组织国内37位从事医学影像技术学工作的专家、学者,编撰和审定《医学影像技术学名词》(以下简称《名词》)。2015年4月26日在北京召开了第一次《名词》编委会议,按照科学技术名词审定的原则和方法,讨论并确定了编写大纲,随即成立了普通X线成像技术、数字X线成像技术、X线防护和对比剂、计算机体层成像技术、介入放射学技术和磁共振成像技术共6个专业组,实行专业组组长负责制,整本《名词》实行审定分委员会主任负责制。

2016年5月各专业组完成了初稿,并组织编审人员进行审修。2016年8月底形成《名词》第一

稿，初选名词2494条，并于2016年9月2日在太原市召开了《名词》一审会，由各专业组组长向全体编委进行逐条讲解汇报，让编委提出修改意见，再分专业组进行讨论修改。会后，先由组内专家互审，后由组间的专家互审，再汇总到编委会秘书长进行统稿，对发现的问题再反馈给各专业组，进行再次斟酌润色修改。

2016年12月底形成《名词》第二稿，提交全国科技名词委对《名词》进行了查重，并于2017年2月18日在北京召开的二审会议上进行审议。在二审会上，听取了全国科技名词委和医学名词委相关领导和审稿人的编写要求和审稿意见后，各专业组进行分组讨论，确定了编写的架构，将影像存储与传输作为独立的章进行编写，并成立统稿负责人小组，落实了具体的编写日程。

2017年3月底形成《名词》第三稿，提交全国科技名词委审查并提出修改意见，经过逐条修改、查重合并后，于2017年4月18日全国科技名词委正式开始审稿。

2017年5月下旬在成都召开三审会议，全体编委再一次根据全国科技名词委的审稿意见，对各专业组编写的名词进行集体审议，将全书确定为总论、普通X线成像技术、数字X线成像技术、计算机体层成像技术、磁共振成像技术、介入放射学技术、X线防护、对比剂、影像存储与传输9章，全体编委对所有名词逐条讨论，并确定统稿负责人修回、通读负责人修回、终稿完成、外审稿完成等具体的时间节点，稳步推进整书的编写工作。

2017年7月中旬，完成《名词》第四稿，共收录名词1959条。这项编写工作要求十分细致而严谨，得反复推敲和认真琢磨，它是一部影像技术学科的字典。在2017年9月中华影像技术学术年会上发布了样书，在国家网站上公布1年后由国家正式出版发布。

三、《中华医学影像技术学》系列丛书的编辑工作

2016年11月中华医学会影像技术分会组织影像技术有学术建树的权威专家，分别填写申报专著选题意向表的申请，通过人民卫生出版社严格评审后作为重点立项，最后确立《中华医学影像技术学》系列丛书为5部专著，即余建明教授主编的《中华医学影像技术学－数字X线成像技术卷》，石明国教授主编的《中华医学影像技术学－影像设备结构与原理卷》，高剑波教授主编的《中华医学影像技术学－CT成像技术卷》，李真林教授和倪红艳教授主编的《中华医学影像技术学－MR成像技术卷》，付海鸿教授主编的《中华医学影像技术学－影像信息技术卷》。

成立了《中华医学影像技术学》系列丛书编写委员会，主任委员余建明、石明国、付海鸿，副主任委员高剑波、李真林、倪红艳。这套《中华医学影像技术学》系列丛书是影像技术学科各个亚专业的权威著作，于2017年9月由人民卫生出版社出版。

四、放射医学技术的国家各级职称考试用书的编写工作

关心同道的切实利益和期盼，完善放射医学技术各级人员的职称考试系列用书。2016年初，中华医学会受原国家卫计委的委托，要求各个专科分会尽快编写用于国家医学类的正高和副高级技术职称考试的高级教程，中华医学会常务副会长赵玉沛院士和中华医学会副会长兼秘书长饶克勤在中华

医学会召开了中华医学会各个专科分会的主任委员会议，布置了这项工作。放射医学技术一直没有正、副高级职称考试用书，随即中华医学会影像技术分会启动了这项重大工程，首先制定放射医学技术正、副高级职称考试的考试大纲和编写大纲，通过专家讨论确认后，紧接着组织相关的专家进行编写。2016年9月完成了放射医学技术正、副高级职称考试用书《放射医学技术》高级教程的编写工作，接着组织影像技术和影像诊断专家进行放射医学技术正、副高级职称考试命题工作，此书填补了多年来全国同道十分期盼的放射医学技术高级职称考试用书的空白。

中华医学会影像技术分会受原国家卫计委人才中心委托，在2015年初启动了对已经使用了6~7年的初级和中级放射医学技术职称考试用书的修订工作。首先制定放射医学技术的技士、技师和主管技师各级职称考试大纲和编写大纲，随后组织影像技术和影像诊断专家进行编写。对初、中级放射医学技术职称考试用书的内涵进行了吐故纳新，使考试内容更加贴近临床，删除了过时的影像技术，注重考试用书的先进性和实用性。于2016年2月出版了放射医学技术初、中级《放射医学技术》考试用书，紧接着组织影像技术专家进行命审题和清理题库工作。

五、创新影像技术学术活动模式

（一）强化学术年会的内涵和导向性

中华医学会影像技术分会一年一度的学术年会是影像技术学科的学术盛会，每年论文投稿4000~5000篇，国内参会代表近2000人。境外参会的有日本、韩国、泰国、新加坡、马来西亚、越南、缅甸等国家和我国的港澳台地区，人员40~50人。

学术会场按照影像技术亚学科和亚专业不同的技术方向进行设置，强化影像技术亚学科的融合，如MR的神经成像技术专题演讲、MR心脏血管成像技术专题演讲、MR定量与功能成像技术专题演讲、MR腹部与盆腔成像技术专题演讲、心脏大血管CTA成像技术专题演讲、CT低剂量成像技术专题演讲、CT能谱/能量成像技术专题演讲、一站式与CTA成像技术专题演讲、特殊DR成像技术专题演讲、乳腺成像技术专题演讲。影像技术教育与影像技术行业融合学术论坛，影像技术与工程信息技术融合学术论坛，影像技术与影像诊断融合学术论坛。

同期还举办高端的学术论坛和论文演讲比赛，如影像技术主委学术论坛、"一带一路"影像技术会长学术论坛、"两岸四地"影像技术会长学术论坛、影像技术技师长管理学术论坛、影像技术科研学术论坛、影像技术博士论坛、影像技术各个亚专业论文演讲比赛、影像技术英语演讲比赛，以及举办优质照片评比、冠脉CTA图像后处理竞赛。同时，还举办多个国家继续教育学习班和影像技术各亚学科的展板壁报等。丰富学术内涵，强化学科间的交叉与融合。

（二）服务国家和中华医学会工作大局展开学术交流

在中华医学会100年华诞之际，中华医学会影像技术分会以不同的学术活动来庆祝中华医学会的生日。

2015年中华医学会影像技术分会正、副主任委员和乳腺学组委员在云南昆明，召开了首届乳腺影像学检查规范和质量控制专题研讨会，会议主题是"百年庆典，关爱女性"。

2015年中华医学会影像技术分会在上海举办了中华影像技术学科与学会发展论坛暨各省市影像技术学会主委培训会，会议主题是"百年庆典，创新引领"。

2015年中华医学会影像技术分会在厦门举办了"首届海峡两岸医学影像技术学术交流会"，会议主题是"百年庆典，同影同根"。

2015年中华医学会影像技术分会第二届数字学组学术论坛暨江苏省第十二次影像技术学术会议在南京召开，会议主题是"学会百年庆典，夯实影像基础"。

2015年中华医学会影像技术分会派影像技术主委讲师团到遵义进行学术讲座，主题是"百年庆典，情系西部"。

2015年中华医学会影像技术分会及全国高等医学教育学会医学影像学分会在昆明共同主办"全国医学影像技术专业教学研讨会"，会议主题是"学会百年华诞，强化学科建设"。

2015年中华医学会影像技术分会主委讲学团到江西赣州瑞金进行学术讲座，会议主题是"中华百年庆典，情系红色老区"。

2016年中华医学会影像技术分会主委讲学团到红色老区古田的龙岩进行学术讲座。

2016年中华医学会影像技术分会主委讲学团到到银川北方民族大学影像技术系进行讲座。

2016年中华医学会影像技术分会主委余建明教授和中华医学会影像技术分会数字X线学组组长刘广月教授，受江西省影像技术分会的邀请去井冈山地区进行影像家学术讲座。

2017年中华医学会影像技术分会主委讲师团西部延安行在延安市进行学术讲座。

2017年中华医学会影像技术分会主委讲师团到西藏自治区进行学术讲座。

2017年中华医学会影像技术分会主委余建明教授受新疆维吾尔自治区影像技术分会的邀请，参加新疆维吾尔自治区医学会影像技术分会在喀什地区举办影像技术学术活动的学术讲座。

2017年中华医学会影像技术分会主委余建明教授和副主委倪红艳教授的影像技术团队与香港影像技术的青年和学生进行学术交流。

为了使影像技术学科向更深层次的发展，中华医学会影像技术分会2015—2017年在飞利浦中国工厂和中国联影公司工厂，与厂家工程师进行设备功能研发和影像技术的临床进行交流，形成双赢的局面。

此外，中华医学会影像技术分会开展形式多样的影像技术学术活动，协助和参与我国区域性的影像技术学术活动，如中南六省影像技术学术会议、西部十四省市影像技术学术会议、京津冀一体化影像技术学术会议、中部六省影像技术学术会议、医学影像技术中原学术论坛、长江中游城市群影像技术学术会议等。这样可以减轻中华医学会影像技术分会集中开展影像技术学术活动的各方面压力，也是因地制宜开展影像技术学术交流的好举措。

六、规范并扩大境外和我国港澳台地区的影像技术学术交流

中华医学会影像技术分会十分注重学习和借鉴境外先进的影像技术和管理理念，在符合国家相关规定的基础上，秉承"出声显影"的原则，规范和扩大境外学术交流，增加中华医学会影像技术分

会在海内外的知名度。让多层次、多梯队的影像技术人员走出国门，也为有条件的影像技术人员出国学术交流提供机会，为影像技术的后生们搭建一个走出国门进行学习的平台。

中华医学会影像技术分会第七届委员会在候任主委付海鸿国际交流部长的积极努力和倡导下，境外学术交流15批次，205人境外参会，86人参与境外学术讲座。让中国的影像技术同道了解世界，让世界各国认识中国的影像技术实力，从而彻底改变了中国的影像技术在国际影像技术界的形象，树立中国影像技术大国的学术地位，展示了中国影像技术在世界上的实力和风采。

2014年10月23～27日韩国首尔举办了第49届韩国放射技师协会学术年会，参会人员有余建明主委、石明国前任主委、付海鸿候任主委、李真林副主委及国际学术交流部秘书张宗锐、韩语翻译李春爱等一行19人。

2014年10月25～26日澳门举办了学术大会，参会人员有倪红艳副主委、李文美常委、郑君惠主任。

2015年4月16～19日日本横滨举办了日本放射线技术学会第71届学术大会，参会人员有石明国前主委、李真林副主委、高向东常委、国际学术交流部秘书张宗锐、四川大学华西医院姚小玲技师、重庆医科大学附属第一医院孙静坤技师共6人。

2015年4月29日至5月1日泰国举办了放射技师学会第50届学术年会，参会人员有曾勇明副主委、郑君惠常委、钟镜联委员、重庆医科大学附属第一医院王杰技师共4人。

2015年6月26～28日香港举办了第二届香港放射师及放射治疗师学术大会，参会人员有余建明主委、付海鸿副主委、郑君惠常委。

2015年8月20～23日新加坡举办了第20届亚太放射技师学术会议，参会人员有余建明主委、付海鸿候任主委。

2015年10月28日至11月3日韩国首尔举办了第50届韩国放射技师协会学术年会，参会人员有余建明主委、付海鸿候任主委、刘广月主任、孙文阁主任、陈晶主任、国际学术交流部秘书张宗锐技师、韩语翻译李春爱博士等22人。

2016年4月13～17日日本横滨举办了日本放射线技术学会第72届学术大会，参会人员有曾勇明副主委、牛延涛秘书长、孙文阁常委、陈晶主任、任伯绪院长、于群副秘书长、广西医科大学第一附属医院彭鹏技师、武汉协和医院迟彬技师、北京大学人民医院刘伟技师、山东省医学影像研究所张翼技师、天津医院曹毅技师、解放军总医院张晓晶技师共12人。

2016年4月2～4日澳门举办了放射师学会2016年学术会议，参会人员有李真林副主委、雷子乔副秘书长、周学军主任，以及郑君惠主任率领的广东代表团。

2016年4月22～24日韩国举办了放射技师协会2016年春季学术大会，参会人员有付海鸿候任主委、国际学术交流部秘书长宗锐技师、首都医科大学附属宣武医院梁佩鹏技师、河北大学第三医院李晓娜技师、首都医科大学附属北京儿童医院吕艳秋技师、首都医科大学附属北京妇产医院李博超技师，以及四川省影像技术学会副主委四川大学华西医院孙家瑜主任、西南医科大学附属医院杨树根主任、西南医科大学附属医院戴贵东技师、四川大学华西医院刘秀民技师等共10人。

2016年4月27～29日泰国举办了第24届泰国放射技师学会年会，参会人员有倪红艳副主委、雷子乔副秘书长、胡鹏志常委、国际部秘书张宗锐、武汉大学中南医院黄雄主任、安徽医科大学第二附属医院徐光明主任、安徽省立医院何玉圣主任和朱爱国技师、南昌大学第一附属医院万林福主任、武汉协和医院孔祥闯技师、湖南中医药大学附属第二医院汪珍元主任、北京大学深圳医院袁知东技师、戚玉龙技师、同济大学附属第十人民医院徐子军技师等。

2016年10月19~25日韩国首尔举办了国际放射技师学会第19届世界大会，参会人员有付海鸿候任主委、倪红艳副主委、雷子乔副秘书长、上海放射技术学会副主委路青主任、国际部秘书张宗锐等64位来自全国各地的代表。

2017年2月7~12日泰国清迈举办了第25届泰国放射技师学会年会，参会人员有主任委员余建明教授，常委、广东省医学会放射技术分会主任委员郑君惠教授，江苏省放射技术学会主任委员陈新沛教授，国际学术交流部秘书张宗锐技师共4人。其中余建明主任委员和张宗锐技师做大会发言。

2017年4月13~16日日本横滨举办了日本放射线技术学会第73届学术大会，参会人员有主任委员余建明教授，常委李萌教授，天津医科大学张雪君教授，以及周洋（黑龙江）、李剑锋（陕西）、朱柳红（福建）、李梦露（北京）、赵永霞（河北）、戴贵东（四川）、路青（上海）、李莉明（河南）、范文文（北京）、刘小明（湖北）、孙亚娟（黑龙江）、俞家熙（广东）、宋玉全（广东）等16人，其中余建明（湖北）、周洋（黑龙江）、李剑锋（陕西）、朱柳红（福建）、李梦露（北京）、赵永霞（河北）、戴贵东（四川）、路青（上海）、李莉明（河南）、范文文（北京）、刘小明（湖北）、孙亚娟（黑龙江）、俞家熙（广东）等，其中13人做了大会发言。

2017年4月14~16日韩国举办了放射技师协会2017年春季学术大会，国际学术交流部秘书张宗锐技师代表中华医学会影像技术分会参会并大会发言。

2017年6月23~25日香港举办了第21届亚洲大洋洲放射技师学术会议，参会人员有余建明主委，付海鸿候任主委，国际部秘书张宗锐技师，北京大学深圳医院袁知东技师和戚玉龙技师，天津市第三中心医院孙诚技师，四川大学华西医院李玉明技师、吴韬技师、张凯技师、钟仁明技师，西南医科大学第二附属医院欧光乾、何其舟，上海长海医院马超技师，上海交通大学附属第九人民医院孙琦技师，山东省肿瘤医院李云技师共15人。其中余建明主委、袁知东技师、李玉明技师、吴韬、欧光乾技师、马超技师、张凯技师、孙琦技师做了大会发言，李云技师展板。

2017年9月8~10日中华医学会影像技术分会主委余建明教授带领中华医学会影像技术分会郑君惠教授、中华医学会影像技术分会钟镜联主任、中华医学会影像技术分会国际交流部秘书张宗锐和杨明参加了在澳门举办的学术会议，他们均在会议上进行了学术演讲。此外，还有广东省影像技术分会林建华主任、陈松主任和曹希明主管技师参加了会议。

第 2 章 辐射防护研究进展

第一节 辐射防护与降低剂量概述

电离辐射技术的发展进步使其在众多领域大放异彩，尤其是在科研、军事、医疗及安全检查等领域。但是，在造福于民的同时，电离辐射带来的危害也不容小觑。如何更好地趋利避害，有效控制潜在的放射风险，已经远不只是从事放射性工作的职业照射防护问题，而是密切关系到生态环境，保护所有公众成员的医疗照射与公众照射防护的问题。不可否认，医疗电离辐射已经是第一大人工电离辐射源，所以做好辐射防护、降低辐射剂量是一个至关重要的课题。回首 2016 年，众多的科研工作者在辐射防护和降低剂量领域孜孜不倦的努力，取得了许多优秀的成果。

要做好辐射防护，首先要提高辐射防护意识。人们很早就认识到辐射防护的重要性。1925 年，第一届国际放射学大会（ICR）就决定先成立"国际 X 线单位委员会"，后来改名为"国际辐射单位与测量委员会（ICRU）"。ICRU 发表的有关电离辐射量的测量和应用方面的技术报道，已经被有关国际组织和世界各国普遍采纳，具有国际上公认的权威性。在 2016 年，ICRU 发表了最新的第 90 号报道《电离辐射计量学的关键：测量标准和应用》，对辐射防护领域有非常重要的价值。继成立 ICRU 之后，1928 年成立了"国际 X 线与镭防护委员会"，1950 年更名为"国际放射防护委员会"，它致力于研究推荐放射防护的指导方针，是各国公认的制定防护标准的依据。该组织在 2016 年出版了 132 号文件《航空宇宙辐射的辐射防护》和《ICRP 第三次关于放射防护体系国际研讨会会议记录》。

在提高辐射防护意识方面，2016 年发表的文章大部分把重点放在提高医护人员和受检者的辐射防护意识上。针对医务工作者，有些文章调研了医务工作者的辐射防护知识，以及相关的工作环境，给予评价。有些文章针对医院的辐射防护措施加以整理、总结。在辐射防护方法上，第一要保证操作机房的布局建筑符合要求，保证机房的宽敞和墙壁足够的铅当量；第二要对辐射人员进行专业的培训，并建立个人剂量档案，完善休假制度；第三要对机器进行及时的维护校准。针对受检者，在保证图像质量的前提下适当降低千伏毫安值，缩小照射野，减少曝光时间，进行必要的保护；同时普及辐射防护知识，增加其获取相关知识的渠道。

与此同时，大量研究者把精力投入到低剂量 CT 和 X 线防护新技术中。低剂量 CT 包括其原理方法的改进和在临床上的应用两大部分。低剂量 CT 有多重措施，包括调节 X 线束的宽度，优化扫描参数，防护未检区域等。其中一个重要的领域就是算法的改进。传统滤波反投影（filtered back projection，FBP）是目前大多数商用 CT 机采用的 CT 重建技术，随着科技的进步，各厂商分别新开发出各种图像后处理技术，如自适应统计迭代重建技术（adaptive statistical iterative reconstruction，ASiR）、图像域迭代重建技术（inerative reconstruction in image space，IRIS）、iDose 等。国内的研究者通过改进这些算法，来进一步完善低剂量的效果，以及有采用改进算法的 CT 应用于肺部疾病诊断的报道，并取得了很好的成效。另一方面，低剂量 CT 在临床上的推广十分迅速，2016 年发表的文章包含胸部（如肺癌、肺结核），头颈 CTA，冠状动脉增强等多个方向，均得出在保证图像质量的前提下，可以降低辐射剂量的结论。此外，也有研究者采用双源 CT 来降低辐射剂量的报道。除了低剂量 CT，在 X 线方向也产生了很多新技术，如开发了移动式挡板或便携式零重力铅衣等新技术，并申请了专利。

电离辐射的发展为医疗领域带来了巨大的贡献，在合理利用其医疗诊断的同时，做好辐射防护、降低辐射剂量是重中之重。辐射防护之路，其修远兮，需要更大的投入和更多的努力。2016 年取得了很多优秀的成果，但这还不足以满足人们对辐射防护日益增长的需求，希望后续的工作者继续努力，取得更好的成绩，为放射领域奉献终身！

参考文献

[1] ICRP. The 2007 Recommendations of the International Commission on Radiological Protection . Oxford: Pergamon Press, 2007.

[2] ICRU. Radiation quantities and units. Oxford: Oxford University Press, 1980.

[3] 李德平. ICRP 和辐射防护发展——祝贺 ICRP 诞生 70 周年. 辐射防护，1998，18（5-6）：447-455.

[4] 李伟东. 医疗辐射危害与防护的研究进展. 大家健康（学术版），2015，9（23）：221-222.

[5] 黄满球，张乙慧，钟智平，等. 医疗辐射危害与防护的研究进展. 湖南中医药大学学报，2014，34（2）：64-65.

[6] 赖敏华，张容，冯惠强. 广东省三级综合医院辐射防护安全现状调查. 护理学杂志，2016，31（15）：59-61.

[7] 池盟盟，李杨. 医院放射科工作人员防护管理措施探讨. 中国卫生产业，2016，（25）：90-92.

[8] 弓婷婷，韩雪立，韩津梁，等. iDose 4 迭代重建技术和滤波反投影技术在冠状动脉 CT 成像中的应用. 吉林大学学报（医学版），2017，43（1）：159-163.

[9] 马翼，陆凯. 低剂量 CT 扫描技术联合图像重建在泌尿系结石诊治中的作用. 中国 CT 和 MRI 杂志，2016，14（11）：85-87.

[10] 上官宏. 低剂量 X 线 CT 统计迭代重建方法研究. 中北大学，2016.

[11] 汪灵杰. 宝石 CT 低剂量颅脑灌注应用研究. 苏州大学，2016.

[12] 辛立旭. 迭代重建技术（ASiR-V）在胸部 CT 检查中降低辐射剂量的初步研究. 苏州大学，2016.

[13] 黄洁惠，宋歌，石磊. 低剂量螺旋 CT 的原理及临床应用. 肿瘤学杂志，2016，22（4）：316-321.

[14] 沈晓波，聂生东. 低剂量 CT 技术发展及其临床应用. 中国医学物理学杂志，2016，33（3）：238-242，247.

[15] 李彬. 肺部低剂量螺旋 CT 放射剂量的研究. 临床医药文献电子杂志，2016，3（1）：162，163.

[16] 韩津梁. iDose 4 迭代重建技术在心脏 CT 冠状动脉成像中的应用. 吉林大学，2015.

[17] 陈基炜，涂彧，汤在祥，等. 立位防护屏在 DR 立位摄片时防护效果的评估. 中国医疗设备，2016，31（10）：103-105，113.
[18] 余巧生，王松涛，樊水平，等. 一种新型零重力铅衣辐射防护系统设计. 医疗卫生装备，2016，37（10）：19-21，25.

第二节 数字 X 线辐射防护

数字 X 线检查技术是在模拟的 X 线摄影检查技术的基础上进行数字化成像和数字化图像处理的过程。数字 X 线摄影较模拟的 X 线摄影成像速度快，摄影参数采用自动曝光技术，宽容度大，辐射剂量低，图像密度分辨率高且层次丰富，成像的介质是能进行数字化光电转换的探测器，能对图像进行多种后处理，数字图像有助于传输和会诊，是目前医院内常用的影像检查方法之一，并已普及到社区和乡镇医疗机构。

一、辐射防护设备研究进展

国际放射防护委员会 93 号出版物认为要重视受检者的辐射防护，如何避免非受检部位接收 X 线散射线及对受检者进行有效的防护是放射医学防护的重要课题。立位摄片主要对头、颈、胸、腹部进行摄片，传统的防护方法为在受检者非检查部位放置铅橡胶个人防护用品，并将球管束光器投射光野面积调整到与受检部位大小相适应。但患者佩戴防护用品不仅延长了检查时间，且个人防护用品多重复使用，亦存在交叉感染等问题。立位防护屏是进行 DR 立位摄影时对受检者进行防护的设备，其能够在不影响影像质量的情况下屏蔽有效线束之外的 X 线散射线，避免不必要的照射。

此外，就防护材料来讲，除了铅防护以外，国际上有厂家推出钨防护材料，钨防护材料相比铅材料质量更轻、更舒适，缺点是价格昂贵，对经费有限的科室来说，临床推广面临困难。所以，目前铅防护材料还是患者辐射防护的主要用品。

二、虚拟滤线栅技术

2014 年飞利浦公司在北美放射学年会上推出基于大数据的超级栅，即虚拟滤线栅，2016 年在北美放射学年会又推出 SkyFlow 第二代超级滤线栅，开启了无滤线栅摄影的新时代。它是一种对传统滤线栅的革命性变革，是现代数字化 X 线摄影中减少或消除散射线的新技术。飞利浦率先推出的虚拟滤线栅 SkyFlow 是全球首款诊断 X 线数字化影像辅助软件，它可以在不使用滤线栅的情况下，提供使用滤线栅较高辐射剂量的图像质量，适应于人体所有部位的 X 线摄影。

（一）结构

虚拟滤线栅 SkyFlow 是飞利浦发明的一种图像处理技术，利用大数据为基础，采用 SkyFlow 以物理模型和蒙特卡罗模拟（Monte Carlo 模拟），通过反复计算不使用滤线栅造成的局部散射线的分布，在图像上对于散射的信号进行数字化补偿，从而抵消散射辐射的影响，针对每个患者的个体化增强图像对比度，使图像获得有使用滤线栅的图像质量效果，而又不因使用滤线栅增加摄影的曝光条件，使受检者辐射剂量大为降低。

虚拟滤线栅在成像单元之前没有任何物理装置，焦点射线和非焦点射线同时到达成像单元，通过对成像单元采集的数据处理来区分焦点射线和散射成分，并对后者加以抑制。

可以调整虚拟滤线栅的格比数、线密度，甚至可以调整铅当量数。不用根据 SID（焦点－被照体距离）的变化更换滤线栅，仅仅调整滤波参数即可满足散射线过滤的需要。

（二）成像机制

虚拟滤线栅 SkyFlow 以 X 线通过水层的 Monte Carlo 模拟为基础，进行校准校正，该步骤能模拟防散射滤线栅的功能。

1. 对散射进行测试　受照对象所产生的散射辐射的量取决于其厚度和组成成分。在受照对象的图像中，散射信号可被看作是由纤细的铅笔状 X 线束，穿过受照对象所产生的散射累积的叠加，这些散射被称为散射粒。为了推定给定图像的散射，虚拟滤线栅 SkyFlow 从一个数据库中为每条笔形波束选择散射粒，该步骤已在 Monte Carlo 模拟中进行预计算，上述的选择基于局部图像信号和它的空间梯度。

在图像区域中，所有散射粒的叠加产生总散射图像的精确推定值，由于散射图像是由低频成分支配的平滑变化的图像信号。因此，散射的推定过程基于原始图像的低分辨率版本，从而使得计算时间非常短，从推定步骤产生的散射图像会被放大到全分辨率。

然后进行多个时间段的模拟计算，为 SkyFlow 技术建立散射粒数据库，使其能针对每个受检者的个体化体质。在实际工作中，不影响图像的总体显示时间。通过这种方式，虚拟滤线栅 SkyFlow 不但能受益于 Monte Carlo 模拟技术的精度和准确度，还可针对每个患者进行有效的计算校正。

确定不同厚度的水层和球管电压下的对比度改进因子。实心符号表示使用滤线栅时，测量出的对比度改进因子。空心符号表示通过虚拟滤线栅 SkyFlow 所获得的对比度改进因子。

2. 滤线栅的校正功能　通过从原始图像探测器中减去一个经过滤线栅校正的散射图像，获得一个对比度增强的散射校正图像。然后对利用 SkyFlow 技术所实现的增强对比度进行校准，使其达到使用滤线栅所获得的对比度的水平。校准的流程被用于计算散射图像，以达到使用滤线栅的效果，该图像只包含被滤线栅物理删除的散射总量。需要强调的是，滤线栅不能删除所有的散射辐射，而只是删除部分散射辐射，滤线栅只能在一定程度上恢复主要对比度。

用于虚拟滤线栅 SkyFlow 技术的算法可用单个参数确定，该参数与选择性 Σ 值密切相关。原则上，在不同的散射条件下，均可以选择该调整参数与任何给定的硬件滤线栅的对比度增强特性相匹配。通过一个物理校准值来确定适当的参数值。

利用针对床旁胸片的典型防散射滤线栅及作为患者等效材料并且可产生散射辐射的水层，对 SkyFlow 进行校准（比值 1∶8）。通过已有的校准数据，计算出经过滤线栅调整后的散射图，该图像提供了被滤线栅物理删除的散射信号的估计值。在校正步骤中，从原始的探测器图像中，减去经过调整后的散射图像，获得散射校正后的图像。

实验已经证实，虚拟滤线栅 SkyFlow 能通过测定对比度改进因子，提高对比度，获得类似于使用防散射滤线栅的效果。与使用滤线栅获得的图像一样，利用 SkyFlow 技术所获得的图像也会经飞利浦 UNIQUE 算法处理，并用于随后的多标量图像处理。

3. 虚拟滤线栅原理　也可以用下面公式说明。

$$G(x, y) = F(x, y) + S(x, y) + N(x, y) \tag{2-1}$$

上述公式表达了散射线生成的退化模型，$G(x, y)$ 为最终得到全部图像信息的函数，$F(x, y)$ 为初级射线图像信息，$S(x, y)$ 为射线透过被测物体后产生的散射线，$N(x, y)$ 是量子噪声。

（三）临床应用

采用标准体模对飞利浦的 SkyFlow 虚拟滤线栅技术进行图像质量的临床研究。设计了曝光指数（EI 约 500）大致相同条件下，不同 kV 和 mAs 组合的 12 组不同扫描方案，每组方案再根据"放置滤线栅，不放置滤线栅，启用虚拟滤线栅"3 种不同的滤线栅方案分别进行 3 次曝光，最终得出 36 组实验数据。然后进行图像评估以探寻虚拟滤线栅对不同扫描方案下图像质量的影响。从扫描方案设计中可见，在固定管电压情况下，放置滤线栅会导致较高的剂量，约为不放置滤线栅的 2.2 倍，而启用虚拟滤线栅与不放置滤线栅剂量一致。

扫描方案（12 组），滤线栅方案（3 个），虚拟滤线栅与不放置滤线栅辐射剂量一致，放置滤线栅后辐射剂量显著上升（约 2.2 倍）。

体模研究的客观图像质量评估，理论上讲，放置滤线栅能够显著降低散射辐射，提高图像对比度，这与实验结果一致。在放置滤线栅后，虽然平均辐射剂量较不放置滤线栅增加约 2.2 倍，但图像对比度确实较不放置滤线栅有显著上升（1.19 vs. 1.01）。值得注意的是，使用虚拟滤线栅后，在与不放置滤线栅相同辐射剂量条件下，图像对比度仍要较放置滤线栅上升（1.27 vs. 1.19）。即使用虚拟滤线栅，可在不增加额外辐射的条件下，获取最高的图像对比度。对比度计算公式：

$$C = (\text{level}_1 - \text{level}_2)/\text{level}_1 \tag{2-2}$$

Level_1 为肺野内感兴趣区（ROI）平均像素值；Level_2 为心脏部分 ROI 平均像素值。

也就是在相同管电压及曝光指数的条件下，对比度放置滤线栅组明显高于不放置滤线栅（1.19 vs. 1.01），虚拟滤线栅高于放置滤线栅（1.27 vs. 1.19）。

虚拟滤线栅图像质量（图像噪声 SD）的体模研究，本研究以肺野 ROI 内平均像素值的标准差（SD）作为图像噪声，结果：在相同管电压及曝光指数的条件下，图像噪声不放置滤线栅组（83.1）较其他两组低，放置滤线栅（110.4）与虚拟滤线栅组（110.0）之间差别无统计学意义。

虚拟滤线栅主观图像质量的体模研究的评分标准：1 分＝差，伪影噪声严重，对比度、密度及锐利度不足，主要结构层次显示不清，无法满足临床诊断要求；2 分＝良，伪影噪声存在，对比度、密度及锐利度满足诊断要求，主要结构层次显示可；3 分＝优，无伪影噪声或轻微伪影噪声，主要结构对比清晰，边缘锐利。评价结果：在相同管电压及曝光指数的条件下，总体图像质量不放置滤线栅组较其他两组低，放置滤线栅与虚拟滤线栅组之间差别无统计学意义。

在上述模体实验的基础上进行人体的相关部位的摄影。下面是胸部 X 线的原始图像与使用虚拟滤线栅的胸部图像对比。原始图像含有焦点射线和散射线成分，图像灰雾高，对比度低。射线剂量只有用物理滤线栅的40％左右即可达到图像整体密度适中。经过虚拟滤线栅过滤的图像，抑制了散射线成分，适当提升焦点射线成分，射线剂量与无附加物理滤线栅一致。

通过模体实验和临床应用表明，虚拟滤线栅在一定条件下能够提高X线图像质量，尤其表现在对于图像对比度的提升，可达到使用实体滤线栅的图像质量。相同条件下，使用虚拟滤线栅所需mAs比实体滤线栅低，辐射剂量更低。

参考文献

[1] 中华医学会影像技术分会，中华医学会放射学分会. 数字X线摄影检查技术专家共识. 中华放射学杂志，2016，50（7）：483-494.

[2] 陈基炜，涂彧，汤在祥，等. 立位防护屏在DR立位摄片时防护效果的评估. 中国医疗设备，2016，31（10）：103-113.

[3] 朱立春，尹传高，史自锋，等. DTS技术在儿童寰枢关节半脱位检查中的应用. 实用放射学杂志，2016，32（4）：588-590.

[4] 刘云福，康天良，牛延涛. 附加滤过对胸部数字X线摄影图像质量和辐射剂量的影响. 中华放射学杂志，2016，50（2）：128-131.

第三节　计算机体层成像辐射防护

目前，随着计算机体层成像（CT）技术的快速发展，尤其是多排螺旋CT的出现，临床疾病的诊断水平得到了很大的提高，然而辐射剂量对被照射人群存在的潜在危害性也日渐被人们所关注。CT检查被认为是造成医源性辐射最重要的原因，因此，在保证图像的质量和满足临床诊断要求的同时，尽可能减少受检者的辐射剂量、合理使用低剂量（as low as reasonably achievable，ALARA）已成为当今影像学的重要研究方向。多年来，CT使用人员探索了多种降低辐射剂量的方法和手段［如调节管电压（kV）、管电流（mA）、螺距、探测器排数组合、体位、扫描中心等］，CT生产商也开发了多种降低辐射剂量的重建算法和剂量调制软件技术。

一、计算机体层成像重建算法进展

常用的计算机体层成像（CT）图像重建算法主要包括解析重建（analytic reconstruction，AR）算法和迭代重建（iterative reconstruction，IR）算法。

1. 解析重建（AR）　解析重建的代表是滤波反投影算法（FBP），应用最广泛，很长一段时间里作为CT图像重建的金标准，其优点是分辨率高，成像速度快；缺点是要求投影数据完备且精确定量，投影数据量不足时，重建的图像质量就会明显下降，为保证重建的图像得到临床诊断要求，不可能大幅度降低辐射剂量。而且在重建过程中未真实还原X线的采集过程，并且忽略了统计噪声，FBP算法还不是一个精确的CT图像重建方法。

2. 迭代重建（IR） 2008年GE公司首先推出基于系统统计模型的自适应统计迭代重建（ASiR）技术，该重建技术通过首先建立噪声性质和被扫描物体的模型，并利用迭代的方法对噪声加以校正和抑制，得到更清晰的图像。自ASiR技术推出并应用于临床后，多家CT制造商均在加紧迭代重建算法的研究，陆续推出类似技术，如西门子公司的图像域迭代重建（IRIS）、飞利浦公司的iDose4技术和东芝公司的三维自适应迭代剂量减少（adaptive iterative dose reduction 3D，AIDR 3D）。ASiR技术在原始数据空间利用系统统计噪声模型来消除统计波动造成的图像噪声影响，IRIS技术是在图像数据空间利用迭代技术降低图像噪声，iDose4技术在原始数据空间降低噪声的同时，采用多频率重建（multi-frequency reconstruction，MFR）算法，使噪声功率谱（noise power spectrum，NPS）保持恒定，保证IR影像接近FBP影像的噪声质地，容易让临床医师接受。

飞利浦公司的iDose4技术属于部分迭代的算法。2015年下半年，飞利浦推出了全迭代重建算法（iterative model reconstruction，IMR），进一步降低了辐射剂量，同时在保持空间分辨率不变或优化的情况下提高了密度分辨率。李婷婷等对FBP、iDose4和IMR三种重建算法对低剂量胸部CT图像质量的影响进行了研究，结果显示，与FBP重建算法相比较，在低剂量条件下，iDose4及IMR均可明显降低图像噪声及提高图像质量，其中IMR重建算法降低噪声及提高图像质量效果更为显著。

东芝公司的AIDR 3D技术可以自适应地计算最佳迭代次数以加快重建过程。临床研究证实，第一代统计迭代重建技术在保证同样图像质量和相似重建速度的前提下，剂量可以大幅度降低，并且AIDR 3D技术还适于宽体探测器和大锥形角的重建。截至2016年底，AIDR 3D算法已经推出了第四代。张力等对AIDR 3D联合自动毫安技术在头颈部CTA扫描中进行的研究表明，在获得优质图像质量的前提下，辐射剂量降低约71%。陈鹏飞等在320排CT头颈部CTA检查中利用"双低"（低千伏和低造影剂）扫描方案结合AIDR 3D算法，在满足临床诊断的情况下大幅降低了辐射剂量和造影剂用量。潘宇宁等在肥胖人群中也得到了类似的结果。

GE公司于2013年大规模在最新推出的16层螺旋CT的Optima520pro平台上配置ASiR技术，这使ASiR技术在临床上的应用更加广泛。从2008年推出迭代算法到现在，GE公司先后推出了ASiR、全模型迭代重建（model-based iterative reconstruction，MBIR）（Veo）、ASiR-V三种算法。其中MBIR没有在国内推出。ASiR是仅考虑噪声模型的部分迭代算法，有一定的局限性。而MBIR（即Veo技术），对X线束从焦点到探测器的整个X线光学采集过程建立多个模型，焦点、X线束、体素和探测器的几何形状均等因素被纳入模型，这种方法的模型复杂，计算量相应也最大，重建所需的时间也相对较长，故而没有在国内市场推出。

2013年GE公司推出了应用于Revolution CT的新一代迭代重建平台——ASiR-V。ASiR-V结合了ASiR的实时重建优势和Veo的多模型迭代优势，采用了更为先进的系统噪声模型、被扫描物体模型和物理模型。对Veo的模型进行了简化，减小了重建的计算量，提高了重建速度。ASiR-V在2014年底获得批准进入中国市场，2015年4月国内首台Revolution CT（配有ASiR-V算法）在北京大学人民医院装机使用。探测器Z轴最大覆盖范围达到16 cm，可在床位不移动的情况下单心搏周期完成普通冠状动脉 CTA 的扫描（冠状动脉旁路移植术患者除外），极大提高了检查的成功率。刘卓等对利用高时间分辨率宽体探测器 Revolution CT 对心房颤动患者冠状动脉造影的可行性进行了研究，发现成功率高、辐射剂量降低；此外刘卓等还对自由呼吸状态下冠状动脉 CT 造影进行了小样本量的研究，表明心律规则的患者可实现自由呼吸状态下扫描，且图像质量符合临床诊断标准，但是自由呼吸状态下研究病例并不包括期前收缩、心房颤动及冠状动脉旁路移植术患者。

西门子公司从最先推出的图像域迭代重建（IRIS）至今，后期陆续推出了应用于二代双源 CT 上的正弦图确定迭代重建（sinogram affirmed iterative reconstruction，SAFIRE）及最新的应用于三代双源 CT（FORCE）上的高级的基于模形的迭代重建（advanced modelled iterative reconstruction，ADMIRE）（2015 年底获得我国食品药品监督管理总局认证）。IRIS 主要是图像域上的迭代算法，SAFIRE 是图像域和原始数据域两域迭代算法，而最新的 ADMIRE 在 SAFIRE 基础上还多了模型域，属于三域迭代算法。张广文等的研究表明，在二代双源 CT 上应用低管电压（100 kV）、低管电流（80 mA）及迭代重建技术进行儿童颞骨高分辨率 CT（high-resolution CT HRCT）扫描，在满足临床诊断需求的图像质量前提下，可有效降低辐射剂量。李青青等的研究表明，在颈部增大淋巴结的双能量扫描中，低管电流联合 SAFIRE 能够在保证图像质量的同时，降低受检者所接受的辐射剂量。王艳等的研究表明，第三代双源 CT（FORCE）的 ADMIRE 重建技术可以提高冠状动脉支架的图像质量，推荐使用较高级别的 ADMIRE 进行重建。张同旺等采用低管电压并 CARE kV 半自动模式（Semi）扫描，同时结合 SAFIRE 技术，可在保证图像质量的同时显著降低辐射剂量。

3. 迭代算法对对比剂使用的影响　随着 CT 检查数量的日益增多，对比剂的使用也随之增加，其中高浓度碘对比剂带来的不良反应日益引起国内外的重视，国际上有关对比剂诱导型肾病（contrast-induced nephropathy，CIN）的报道屡见不鲜。如何合理地降低对比剂用量成为目前的研究热点。很多研究者开始了低浓度对比剂结合低辐射剂量（双低）的联合研究。在双低研究中，降低辐射剂量的主要方法是通过降低管电压，或通过能量成像的方法获得低 keV 图像的方法，低能量图像中由于更接近碘的 K-edge 效应，碘的强化效果更好，可以弥补对比剂用量降低带来的不足。但是，低能量图像中伴随而来的是由于 X 线光子能量降低，导致穿透能力不足，在图像上表现为图像噪声增大。因此，在很长一段时间内限制了低管电压和双低技术的应用。IR 技术的出现和不断的优化，为低管电压应用提供了技术保障，目前国内外关于双低研究的结果不断出现。蔡武等的研究表明，采用飞利浦全模型迭代重建技术联合低电压和低对比剂碘摄入量行头颈部 CTA 检查，不仅显著降低有效辐射剂量和对比剂碘摄入量，而且图像质量得到提高。汤振华等的研究表明，在 BMI 为 18.6~24.9 kg/m^2、心率<65 次/分的患者中，应用二代双源 CT 前瞻性心电触发大螺距三低方案联合迭代重建算法冠状动脉血管成像，能得到满意的图像，又降低了辐射剂量。张琳琳等的研究表明，70 kV 结合 SAFIRE 技术在腹部 CTA 扫描中，不仅可以大幅度降低辐射剂量，而且改善了腹部 CTA 的图像质量，减少了碘对比剂的相对含量，具有较高的临床应用价值。吕培杰等对 CT 能谱智能匹配技术联合 ASiR 技术在腹部增强 CT 上进行的研究表明，通过采用 CT 能谱智能匹配技术，上腹部能谱 CT 扫描可获得与常规扫描相当的辐射剂量；联合 ASiR 技术，50、60 keV 低单能量图像可在提高图像对比噪声比（contrast to noise ratio，CNR）、降低对比剂使用量的同时保持或提高总体图像质量。

目前更新的迭代重建技术的不断推出，已经可以与双能成像相结合，克服了低 keV 单能量图像噪声较高的缺点，拓宽了其临床应用范围。并且近年来随着迭代技术的逐渐成熟，已经不仅仅限于各个厂商最高端设备才配置迭代重建平台，最新推出的 64 排 CT、16 排 CT 均搭载了迭代技术。并且作为国产厂商的代表，联影最新的 16 排 CT 也搭载了 KARL 3D 迭代重建技术，可以预期随着迭代技术的不断发展与进步，将会让更多患者受益。

二、计算机体层成像剂量调制的进展

自动管电流调节（automatic tube current modulation，ATCM）是基于人体解剖衰减特性的差异，根据射线的衰减变化而自动调整管电流，在 X、Y 平面或沿着扫描方向（Z 轴方向）按照一定算法以最优化的方式控制管电流，从而降低不必要的投影方向的辐射剂量，或预先设定一定标准的图像质量，以最小的辐射剂量达到成像目的。例如，胸部、骨盆的前后径明显小于左、右径，其前后位的组织较薄，X 线衰减较少；而侧面较厚，X 线衰减较大。有研究表明用 ATCM 技术进行所有部位扫描，总体辐射剂量可减少 29.4%，其中腹部辐射剂量可减少 29.7%。各厂家都推出了自己的自动管电流调制技术。

以西门子计算机体层成像（CT）为例，CT 最佳管电流智能调节（CARE Dose 4D）技术和最佳管电压智能调节（care kV）技术能根据 CT 检查目的、受检者体型而自动调整管电流和管电压，实现个性化智能扫描，从而降低人群医源性辐射剂量。西门子的 X-CARE 采用自动调整管电流的曝光技术，也就是当球管旋转到人体上方时减少管电流从而降低敏感区域的辐射剂量，旋转到人体背侧时恢复正常水平的管电流，管电流最低处降至平均水平的 25%。李聘等的研究表明，采用西门子二代双源 CT 的 X-CARE 技术进行女性胸部 CT 检查能在减少女性乳腺受到直接辐射的同时保证很好的图像质量，具有很高的临床应用价值。王明月等将器官剂量调制技术（organ dose modulation，ODM）应用到女性胸部 CT 成像中，也起到了保护乳腺的作用。袁子龙等的研究表明，成人胸部 CT 扫描在 CARE Dose 4D（二代双源 CT）技术下，通过使用正侧位定位像可以在保证图像质量的同时，进一步降低患者辐射剂量，对临床有一定的应用价值。李军等在上气道 CT 检查中应用管电流调制技术，发现 Z-DOM 技术（飞利浦）可大幅度降低辐射剂量。另一种 ADS 非对称屏蔽采集技术，可屏蔽 Z 轴扫描开始和结束阶段无效的射线，其使用心脏前置滤线器（cardiac bowtie）对 X 线过滤，合理分布 X 线照射区域，在不增加图像噪声的情况下，减少心脏扫描的辐射剂量。

三、临床实践中的剂量降低策略

临床实践中，国内外的放射工作者为低剂量 CT 扫描的开展也做出了不懈努力，方法主要包括降低管电压、增大螺距、使用后处理技术及减少扫描次数，还有直接的设备防护等。王西宾等将大螺距双源 CT 低剂量血管造影技术应用在急性主动脉夹层诊断中，为全身重度复合伤的危重患者是否合并主动脉夹层提供了安全、可靠、及时的筛查方法。此外，夏春潮、李真林等对西门子 Somatom Definition AS + 128 层螺旋 CT 扫描的室内辐射场分布及辐射剂量进行了研究，得出的结论是非受检者应站在检查床侧，避免站在 CT 机架后的区域，同时应尽量靠近检查床并且远离 CT 扫描中心，为保护非受检者（陪护家属或者进行 CT 透视下穿刺的医师）提供了依据。

四、计算机体层成像辐射剂量诊断参考水平及其精确评估

计算机体层成像（CT）扫描诊断参考水平是用于患者放射防护最优化的一个调查水平，表明在常规条件下某个 CT 检查项目给予中等体型患者的剂量是否异常（高或低）。通常是指一个国家或地区内患者辐射剂量分布的某一百分位数，一般作为非正常高辐射剂量水平（通常使用 75% 位数）的一个警示，也可作为非正常低剂量水平（通常使用 25% 位数）的一个提示。多年前，国际上多个放射防护组织都给出了不同的参考水平，国际原子能机构（International Atomic Energy Agency，IAEA）、英国国家辐射保护局（National Radiological Protection Board，NRPB）、美国医学物理学家协会（American Association of Physicists in Medicine，AAPM）、美国全国辐射防护委员会（National Committee on Radiological Protection，NCRP）、美国放射学院（American College of Radiology，ACR）等在不同的年份都公布了不同的诊断参考水平，但都是基于当时的设备技术水平和放射工作人员对辐射防护的认知水平。国内的剂量不能完全照搬国外的标准。牛延涛等对全国范围内 CT 辐射剂量的调查显示，我国现有的 CT 剂量水平与国际相关组织发布的诊断标准水平（diagnostic criteria level，DRL）不符，需要根据我国的实际建立自己的诊断参考水平。而且诊断参考水平是一个动态变化的数值，应随着成像设备的发展和技术革新、操作人员放射防护意识和知识的提升，进行定期更新。

临床上 CT 辐射剂量常用容积 CT 剂量指数（$CTDI_{vol}$）、剂量长度乘积（DLP）来表征，其值的大小与患者体型无关，是设备输出的辐射剂量，而非患者接受的辐射剂量，在不考虑患者体型情况下，利用 $CTDI_{vol}$ 及 DLP 等指数来评估患者的 CT 有效剂量是不准确的。美国医学物理学家协会（AAPM）于 2011 年和 2014 年分别提出了用有效直径（ED）和水等效直径（WED）联合 $CTDI_{vol}$ 来估算基于 CT 患者体型的特异性的剂量评估（$SSDE_{ED}$，$SSDE_{WED}$），以此来弥补体型对于 $CTDI_{vol}$ 及 DLP 指数的影响。袁肖娜等在腹部 CT 辐射剂量的评估方面对比研究了 $CTDI_{vol}$ 和 $SSDE_{ED}$，表明 $SSDE_{ED}$ 针对不同体型的患者比 $CTDI_{vol}$ 更准确地反映了患者的辐射剂量。袁子龙等在成人胸腹部 CT 上对比研究 $SSDE_{ED}$ 和 $SSDE_{WED}$ 在估算辐射剂量上的差异，表明基于水等效直径的 $SSDE_{WED}$ 能够更准确的计算胸腹部 CT 的辐射剂量。

诊断参考水平对中等体型的患者群体提供一种合理的剂量指征，不适用于特殊体型患者的剂量参考，它不是剂量限值，也不适用于患者个体，也不能用于法律法规和商业。而 SSDE 可以针对各种体型患者做到精准剂量评估。两者相辅相成。

五、总结与展望

近年来，CT 进入迭代重建时代。而且随着技术的发展，迭代重建已经不只是超高端 CT 独有。硬件方面，CT 朝着探测器更宽，转速更快的方向发展。冠状动脉 CTA 等之前需要患者或多或少配合的时代已经远去，大范围一站式扫描也已经轻松实现并且辐射剂量下降显著。尽管如此，对于鼻窦、

颞骨和眼眶等较小扫描范围的部位来说，如何在超高端 CT 上选择合适的探测器组合使受检者获得最低的辐射剂量是值得关注的问题。随着新技术的更新和普及，适合于特定解剖部位和结构的优势应当继续被开发和应用。只有对患者身体不同部位并结合组织结构的特点和临床诊断需求，才能制订出合理的剂量优化方案，才能真正实现尽可能减少受检者辐射剂量、合理使用低剂量（ALARA）的原则。

此外，个性化精确辐射剂量的评估将会变得越来越容易。好图像、低剂量是当前 CT 技术发展追求。然而，CT 的发展并不会局限于此，相信 CT 未来的应用前景会越来越宽。

参考文献

[1] 董继伟. CT 迭代重建技术原理及其研究进展. 中国医学设备，2016，13（10）：128-132.

[2] 李婷婷，张永高，高剑波，等. FBP、iDose4 和 IMR 3 种重建算法对低剂量胸部 CT 图像质量的影响. 实用放射学杂志，2016，32（5）：777-780.

[3] 张力，徐延峰，郑婧，等. AIDR 3D 联合自动毫安技术在低辐射剂量头颈部 CT 血管成像中的应用. 医学影像学杂志，2016，26（10）：1786-1790.

[4] 陈鹏飞，梁奕，陶静雄，等. 320 排 CT 头颈部动脉成像"双低"扫描应用初探. 中国 CT 和 MRI 杂志，2016，14（12）：26-28.

[5] 潘宇宁，李爱静，陈晓敏，等. 低浓度等渗对比剂联合低管电压在肥胖患者冠状动脉成像中的应用. 中华放射医学与防护杂志，2016，36（1）：67-73.

[6] 刘卓，张诚，陈尘，等. 高时间分辨率宽体探测器 CT 对心房颤动患者冠状动脉造影可行性研究. 临床放射学杂志，2016，35（5）：786-789.

[7] 刘卓，张诚，张卓璐，等. 自由呼吸状态下冠状动脉 CT 造影可行性研究. 临床放射学杂志，2016，35（6）：938-942.

[8] 张广文，张劲松，李剑，等. 双源 CT 在儿童颞骨检查中低剂量扫描条件的研究. 放射学实践，2016，31（2）：171-174.

[9] 李青青，赵卫，李德艳，等. 低管电流联合 SAFIRE 重建在颈部肿大淋巴结的双能量 CT 扫描中的应用. 实用放射学杂志，2016，32（4）：607-617.

[10] 王艳，姚新宇，苏壮志，等. 高级的基于模型的迭代重建对冠脉支架显示的影响. 中国医疗设备，2016，31（12）：49-52.

[11] 蔡武，龚建平，胡春洪，等. 全模型迭代重组技术联合低电压和低对比剂碘摄入量在头颈部 CT 血管成像中的可行性研究. 中华放射学杂志，2016，50（9）：662-666.

[12] 汤振华. 迭代重建算法在双源 CT 三低方案冠状动脉血管成像中的应用价值. 中华放射医学与防护杂志，2016，37（3）：231-236.

[13] 张琳琳，于凤凯，赵红军，等. 70 kV 结合正弦图迭代重建在腹部 CTA 扫描中的应用价值. 放射学实践，2016，31（9）：870-873.

[14] 吕培杰，柴亚如，阎晓朋，等. CT 能谱智能匹配技术联合自适应统计迭代重组技术对腹部低对比剂量扫

描图像质量和辐射剂量的影响. 中华放射学杂志, 2016, 50 (2): 122-127.
[15] 李聘, 高丰, 李铭, 等. X-CARE 技术在女性胸部 CT 检查中的应用. 放射学实践. 2016, 31 (3): 271-274.
[16] 王明月, 董军强, 高剑波, 等. 器官剂量调制技术在女性胸部 CT 成像中对乳腺的保护作用. 中华放射医学与防护杂志, 2016, 36 (7): 530-533.
[17] 袁子龙, 郑丽丽, 杜东屏, 等. 探讨胸部正侧位定位像技术中降低成人患者辐在 CT CARE Dose 4D. 射剂量的临床价值. 中华放射医学与防护杂志, 2016, 36 (6): 461-464.
[18] 李军, 刘伟宾, 邱威. 管电流调制技术在减少上气道 CT 检查法时辐射剂量的可行性研究. 中国 CT 和 MRI 杂志, 2016, 14 (12): 110-113.
[19] 王西宾, 盛杰鑫, 薛斌, 等. 大螺距双源 CT 在急性主动脉夹层诊断中的应用. 实用放射学杂志, 2016, 32 (7): 1033-1035, 1047.
[20] 夏春潮, 蒲进, 李真林, 等. 128 层螺旋 CT 扫描的室内辐射场分布及辐射剂量. 中华放射学杂志, 2016, 50 (5): 388-390.
[21] 牛延涛, 张永县, 康天良, 等. 成年人 CT 扫描中辐射剂量和诊断参考水平的探讨. 中华放射医学与防护杂志, 2016, 36 (11): 862-867.
[22] 袁肖娜, 高知玲, 马文东, 等. 对比分析容积 CT 剂量指数与体型特异性的剂量评估在估算腹部 CT 扫描辐射剂量中的差异. 中华放射医学与防护杂志, 2016, 36 (1): 74-77.
[23] 袁子龙, 王国柱, 张照喜, 等. 比较不同体型特异性剂量评估算法在估算成人胸腹部 CT 扫描中辐射剂量的差异. 中华放射医学与防护杂志, 2016, 36 (11): 852-856.

第四节　数字减影血管造影辐射防护

数字减影血管造影（digital subtraction angiography, DSA）是 20 世纪 80 年代出现的一项医学影像学技术，是电子计算机与常规 X 线血管造影相结合的一种检查方法。

DSA 是目前诊断脑血管疾病及疗效评估的金标准，具有诊断敏感性、特异性和准确性高的优势。影响 DSA 辐射剂量的因素较多，临床多采用增加附加滤过、改变采集野及 ROI、增加对比剂浓度、降低管电压和管电流等方法降低辐射剂量。孙士龙等对 DSA 不同参数组合对颅脑器官辐射剂量的影响进行了模体研究，结果表明头颈部 DSA 时，晶体和垂体的辐射剂量随附加滤过和采集野的不同变化，具有一定规律性，且 3D-DSA 辐射剂量低于 2D-DSA。李传东等也对全脑 DSA 不同附加滤过对图像质量和辐射剂量的影响进行了研究，结果显示在行全脑 DSA 时采用 1.0 mm Al＋0.4 mm Cu 附加滤过可以兼顾图像质量和辐射剂量。这与刘云福和牛延涛等在胸部 DR 摄影中得出的结论类似。高志梅等对不同浓度对比剂对脑血管 3D-DSA 成像效果的影响及应用价值进行了研究，认为脑血管 3D-DSA 检查中，较高浓度对比剂可用于无肾功能异常患者，但肾功能异常患者应慎用。3 种浓度对比剂对患者 48 小时内血肌酐的影响无差异。

DSA 检查时接受的辐射剂量高于其他 X 线检查，一次脑血管 DSA 检查患者接受的皮肤入射剂量约相当于221次头颅正、侧位摄片或22次头颅CT平扫。因此，行脑血管DSA检查时控制辐射剂量至关重要。对同一台机器来说，DSA辐射剂量的高低取决于操作者的熟练程度和病情的复杂程度。辐射剂量的降低除了依赖厂家的技术进步和硬件升级外，使用者应当对各项设备功能熟练掌握，优化检查参数，兼顾图像质量和辐射剂量。

参考文献

［1］ 孙士龙，周桂娟，李传东，等. DSA不同参数组合对颅脑器官辐射剂量影响的模体研究. 中华放射学杂志，2016，50（6）：455-458.

［2］ 李传东，周桂娟，孙士龙，等. 全脑DSA不同附加滤过对图像质量及辐射剂量的影响. 中华放射学杂志，2016，50（9）：691-694.

［3］ 高志梅，曾勇明，孙静坤，等. 不同浓度对比剂对脑血管3D-DSA成像效果的影响. 介入放射学杂志，2016，25（12）：1084-1088.

第3章　数字X线检查技术研究进展

第一节　图像处理与计算机辅助诊断

随着医疗卫生事业的发展，以传统胶片为影像显示、存储、传递、分析为主要方式的X线摄影技术已经越来越不能满足临床诊断治疗的需求。医院信息化进程的到来，更是迫切需要建立以医学影像数字化为基础的医学影像存档与通信系统（PACS）。20世纪70年代，科研人员开始进行数字X线摄影研究，20世纪70年代末到80年代中期开发出计算机数字摄影（CR），20世纪90年代中期开发出数字X线摄影（DR）。DR的出现标志着全数字化放射成像时代的到来。数字X线摄影（以下简称DR）系统通常由高频X线机、X线探测器、控制系统和图像工作站组成，按X线探测器的不同可以分为电荷耦合元件图像传感器接收方式DR和平板探测器接收方式DR。DR是X线成像与计算机技术融合的产物，在DR系统中作用于人体后的X线经过探测器探测、光电转换、模数转换等过程，将获得的信息直接以数字信号的形式传递给计算机，然后由计算机处理合成医学影像。与传统的X线摄影和CR相比，DR具有灵敏度高、噪声低、辐射剂量小、图像信息丰富、易于计算机进行图像后处理等优势。DR作为常规X线摄影中的佼佼者，自诞生之日起就有大量科研技术人员、医护人员投入到其技术革新、临床应用等领域，推动着普通X线摄影不断向前发展。值得指出的是，DR成像技术本质上是结合物理学、计算机科学、医学等学科，利用DR系统获取满足需要的医学影像的一门技术，其中涉及图像重建、图像配准、图像融合、图像识别等软件算法，也涉及X线机、控制系统、图像工作站等硬件设备设施。本文梳理了2016年国内关于DR成像技术领域的新进展、新变化，力图呈现DR领域的研究热点，为未来开展相关研究指明方向。

一、图像配准

图像配准是将不同来源的医学图像或信号，根据生物学或病理学知识，在空间或时间上达到准确匹配。图像配准是图像处理过程中的一项基础性工作，在医学图像处理中有广泛的应用。受DR系统照射野大小限制，人体全骨骼结构不能通过单次X线照射获得。对于成人脊椎侧弯、下肢畸形等病症，也往往不能通过单次DR照射获得需要的影像。基于图像配准技术，Yang等提出了一种全自动图像拼接技术，用于全脊柱和下肢X线影像拼接。拼接过程中采用下采样以减少图像大小，降低计算量；根据改进的相位相关算法找出重叠区域，确定最佳匹配位置。与以往的方法相比，该算法简单、快速，对全脊柱和下肢X线图像匹配精确，并可以解决图像拼接过程中转换、旋转、重叠等问题。

二、图像分割

X线摄影图像重建后的第一个任务就是图像分割。在临床应用上，可以通过图像分割显示病灶的位置、大小及与周围组织的关系。医学图像分割一直是国内外研究重点。图像分割方法有多种，根据区域不同可以分为基于边缘提取的分割方法、基于统计学的分割方法、基于人工神经网络的方法、基于模式识别的分类与聚类方法及结合模糊理论的方法等。

基于H函数的局部二进制模式是一种有效的边缘提取方案，自从被提出后相继开发出了一系列基于其的边缘提取方法。Zhao等对基于H函数局部二进制模式（H-LBP）的边缘提取方法进行了进一步的研究。通过引入差异稀疏评估来改进现有的SS-LBP框架，提出了广义SS-LBP方法，简称GS-LBP。通过将GS-LBP应用于几个实际的数字放射摄影图像获得的实验结果证明其可行性和有效性。该方法不仅具有较低的计算复杂度和强大的性能，而且不需要预滤波。Zhao等在研究边缘提取中提出了一种新颖的基于稀疏表示的收缩方法，并通过引入S函数的方法改进了局部二进制模式（LBP），称为快速H-LBP，之后利用H-LBP技术能够快速有效提取图像边界的性质进行DR图像的边缘提取。该方法可以避免精巧的人为参数设置，与现有其他方法相比，在边缘提取中可以在不增加处理时间的同时获得更大的鲁棒性。

肺部X线摄影是肺部疾病检查的基础性手段。在肺部X线影像分析中，肺部分割重点和难点。Li等提出了一种基于统计学形态模型和外观模型的图像分割方法。该方法使用不同限制参数的多范围、多步长形态模型以提高搜寻能力，并使用不同权重的多重特征外观模型描述不同的肺部边界。该方法经过JSRT数据库中247例胸部X线影像验证，比主动形态模型更好。

乳腺X线摄影图像中正常组织和病变组织区分度很低，因此很难对其进行精确的图像分割。Xie等提出了一种新颖的称为基于脉冲耦合神经网络（pulse couple neural network，PCNN）的水平集算法进行乳腺X线摄影图像分割。在该方法中，首先使用PCNN算法获取乳腺特异性和边界，之后将提取的轮廓作为初始0水平集，通过一个改进的水平集演进实现对乳腺X线摄影的图像分割。该方法相比传统的水平集（CV）模型和矢量场卷积（VFC）模型在质量检测中能获得更好的潜在准确性，并有良好的鲁棒性。

水平集模型目前已经受到医学界欢迎，Liu等提出了一个不需要设置初始轮廓和手工设置控制参数的水平集模型进行医学图像分割。在该模型中Liu等提出了一种新的自适应平均偏移聚类方法，通过简单的阈值处理，可以自动快速生成水平集演化的初始轮廓。同时，Liu等基于聚类结果和图像特征设计了几个新的函数，用于评估水平集演化的控制参数。Liu等还采用反应扩散法取代可伸缩区域拟合能量（region-scalable fitting，RSF）水平集模型中的距离正则化项，在减少手工干预的同时提高了图像分割的准确性和速度。

乳腺X线摄影是乳腺癌早期诊断中常用的方法，在乳腺X线影像特征提取方面，胡学伟等提出了一种基于邻域关系的模糊粗糙集模型（NR-FRS），并加入正域增益阈值α概念，构造出一个基于上述模型的特征选择算法。实验表明该算法可以有效选择特征，获得较高的分类精度。

在医学图像获取过程中，由于患者难以保持绝对静止、呼吸与内脏蠕动等不可避免的因素，往往会导致医学图像有内在缺陷；设备磨损等因素也会引入噪声；临床常规图像处理中通常使用像素为基本单位，也会导致处理过程出现数据太多、迭代次数多、收敛慢耗时长等问题。为了解决这个问题，Chen 等提出了一种采用简单线性迭代聚类（simple linear iterative clustering，SLIC）的超像素算法。SLIC 超像素分割方法基于色差和空间距离特征，它可以实现医疗图像快速分割，创建均匀分布和规则大小的超像素。由于该算法将高相似像素聚类成超像素，降低了复杂度，并突出显示病变位置和轮廓信息，因此大大提高了图像处理效率。

三、图像识别与计算机辅助诊断

图像识别是经过图像配准、分割、去噪声处理等过程之后，提取图像特征，如抽取图像边缘、线条、脏器或组织外轮廓、特定病灶的纹理、功能分布等，并采用模式匹配、判别函数、目标函数、理论函数等识别理论对图像进行整体结构分析、分类。图像识别扩展了医学图像的应用，促进了基于医学图像的计算机辅助诊断（medical image based computer aided diagnosis，MICAD）技术的发展。MICAD 技术是以医学影像综合处理为主要内容的医学影像学分支学科，属于医学信息学范畴。目前为止世界上开展基于医学影像的计算机辅助诊断最成功的是乳腺癌，而更具挑战性的计算机辅助诊断是对肺癌的诊断。

乳腺癌是女性最普遍的癌症，早发现早治疗能够有效降低病死率。乳腺 X 线影像是乳腺癌早期检测分析中一个可靠而且实用的方法。但是乳腺 X 线影像通常对比度较低，难以清晰地区分不同特征和模式，并且存在患者个体差异。近年来发展起来的计算机辅助诊断（CAD）能够有效地协助医学影像医师诊断乳腺癌。CAD 系统首先要区分可疑病灶是微钙化点还是实性占位，在排除微钙化及其形成的微钙化簇后，才能进一步区分实性占位的性质（良、恶性）。2016 年，Yang 等提出了一种基于改进型简化脉冲耦合神经网（improved simplified PCNN）的乳腺数字 X 线图像微钙化检测方法。Yang 等采用的方法有 3 步：首先采用最大类间方差法（Otsu 阈值方法）和最小封闭矩形获取乳腺区域；然后采用数学形态学和非线性转换增加对比度，并采用双正交小波获取小波高频率；最后采用改进型简化脉冲耦合神经网络获得微钙化区域。该方法中的神经网络无须学习培训，比常用方法更符合实际，也更有效。

在乳腺微钙化簇检测中，Guo 等提出一种使用轮廓波变换和简化脉冲耦合神经网络的方法。该方法具体包括 3 个主要步骤：首先采用标记最大连续区域和区域生长方法，移除标记和胸部肌肉，使用双顶帽变换和灰度调节函数增强微钙化簇；然后通过使用非线性函数修改轮廓波系数，移除噪声和其他干扰信息，保留有价值信息；最后，使用非耦合简化双脉冲神经网络去检测微钙化簇。这个方法检测乳腺微钙化簇简单而快速，检出率高。常用的乳腺癌计算机辅助诊断通常要么基于忽略了胸部斜侧位和轴位的单野乳腺 X 线摄影图像，要么基于双野图像但是却忽略单野特征，而临床医师通常是根据多个视野综合考虑进行诊断。Wang 等提出一种模拟临床诊断方法的融合双野对比特征和单野特征的融合特征模型。该 CAD 模型基于极限学习机器、普遍近似性分类，并有 222 例成功病例。在乳腺 X 线摄影应用于乳房异常检查中，Zhang 等提出一种基于对比度限制自适应直方图均衡和混沌自适应实数编码生物地理学优化的数字乳腺 X 线摄影异常乳房智能检测方法。在乳腺 X 线摄影图像经过预处理，消除噪声，增强图像，去除背景和胸肌后，采用傅里叶熵来提取全局特征，并使用多层感知器作为分类器，使用提出的一种新颖的混沌自适应实数编码生物地理学优化来训练分类器。经试验验证，该方法在乳腺 X 线摄影应用于乳房异常检查中有效。

肺癌具有致死率高、存活率低的特征，早发现、早治疗可以极大提高患者的生存率。对肺癌的诊断主要依靠肺结节，胸部 X 线摄影是经济、有效又常用的肺癌检测手段。由于胸部各种器官的图像在胸部 X 线影像中互相重叠，造成胸部 X 线影像对比度低、噪声高等，同时，肺结节大小不一，密度变化较大，因此检测肺结节不论对于医师还是计算机辅助诊断系统而言都很困难。Chen 等提出结合高斯过滤拉普拉斯变换的参数化对数图像处理方法用于胸部 X 线影像肺结节增强。该方法首先应用变换参数的高斯过滤增强肺结节结构和图像边缘；然后使用参数化对数图像处理模型，该模型能够增强肺结节的对比度，从而利于提取有效信息。该方法结合了参数化对数图像和高斯过滤的优势。经过测试，在 5.0 FP 和 2.0 FP 中，该 CAD 方法取得了 81/140（70%）的敏感度，相比之下，采用原图像只能获得 77/140（63%）的灵敏度。

四、总结与展望

本文对国内 2016 年关于数字 X 线摄影成像技术方面研究进行了总结，发现国内重点关注于 DR 图像后处理方面，尤其在图像分割和计算机辅助诊断方面。在 DR 图像分割方面，国内研究的方法包括基于边缘提取的分割方法、基于统计学的分割方法、基于人工神经网络的方法、基于模式识别的分类与聚类方法、结合模糊理论的方法和超像素方法。在计算机辅助诊断方面，国内研究重点关注乳腺癌检测、乳腺微钙化分析和肺癌检测。国内研究内容重点在 DR 医学图像处理算法，神经网络算法更是其中的热点。

DR 作为新一代数字 X 线摄影技术，未来将会继续在数字化道路上继续优化。基于 DR 数字医学图像的医学图像后处理领域将更加深入，图像分割、图像识别与计算机辅助诊断系统将日臻完善，其中关于神经网络算法的研究可能最先取得突破。

参考文献

[1] 乔文，严惠民. X 线机数字化的研究进展. 光学仪器，2007，29（5）：80-84.

[2] 李保伟. 数字化放射医学影像技术. 医疗装备，2002，13（5）：303-304.

[3] 蒋宁，蒋瑾，付凯. 数字化 X 线影像的发展. 实用医院临床杂志，2005，2（4）：84-85.

[4] Hall DL, Llinas J. An introduction to multisensor data fusion. IEEE, 1997, 85（1）: 6-23.

[5] Yang F, He Y, Deng ZS, et al. Improvement of automated image stitching system for DR X-ray images. Comput Biol Med, 2016, 71 (C): 108-114.

[6] 包尚联. 现代医学影像物理学. 北京：北京大学医学出版社，2004.

[7] Zhao CY, Sun JN, Qiao S. An investigation of p-normed sparsity evaluation for SS-LBP-based edge extraction. Nucl

Instrum Methods Phys Res, 2017, 844: 77-80.

[8] Zhao C, Qiao S, Sun J, et al. Sparsity-based shrinkage approach for practicability improvement of H-LBP-based edge extraction. Nucl Instrum Methods Phys Res, 2016, 825: 1-5.

[9] Li X, Luo S, Hu Q, et al. Automatic Lung Field Segmentation in X-ray Radiographs Using Statistical Shape and Appearance Models. J Med Imaging Health Inform, 2016, 6 (2): 338-348.

[10] Xie W, Li Y, Ma Y. PCNN-based level set method of automatic mammographic image segmentation. Optik-International Journal for Light and Electron Optics, 2015, 127 (4): 1644-1650.

[11] Liu Q, Jiang M, Bai P, et al. A novel level set model with automated initialization and controlling parameters for medical image segmentation. Comput Med Imaging Graph, 2016, 48: 21-29.

[12] 胡学伟，蒋芸，邹丽，等. 基于邻域关系模糊粗糙集的医学图像分类研究. 计算机工程与科学，2016，38（4）：739-746.

[13] Chen X, Zhang F, Zhang R. Medical image segmentation based on SLIC superpixels model. Proceedings of the Spie, 2017, 245:1024502.

[14] Yang Z, Dong M, Guo Y, et al. A new method of micro-calcifications detection in digitized mammograms based on improved simplified PCNN. Neurocomputing, 2016, 218: 79-90.

[15] Guo Y, Dong M, Yang Z, et al. A new method of detecting micro-calcification clusters in mammograms using contourlet transform and non-linking simplified PCNN. Comput Methods Programs in Biomed, 2016, 130 (C): 31-45.

[16] Wang Z, Qu Q, Yu G, et al. Breast tumor detection in double views mammography based on extreme learning machine. Neural Comput Appl, 2016, 27 (1): 1-14.

[17] Zhang Y, Wu X, Lu S, et al. Smart detection on abnormal breasts in digital mammography based on contrast-limited adaptive histogram equalization and chaotic adaptive real-coded biogeography-based optimization. Simulation, 2016, 92 (9):873-885

[18] Chen S, Yao L, Chen B. A parameterized logarithmic image processing method with Laplacian of Gaussian filtering for lung nodule enhancement in chest radiographs. Med Biol Eng Comput, 2016, 54 (11): 1-14.

第二节 数字X线摄影的特殊成像技术

一、双能减影技术

（一）双能成像技术的发展

早在20世纪50年代，Jacobson就提出了双能成像技术（dual energy subtraction，DES）的基本概念，直到20世纪80年代才被用于CR胸部影像的临床诊断。它是在两块成像板间放置一块铜板，一次曝光两次成像板，同时记录高、低能图像信息后再进行减影处理。其优点是没有图像错位的误编码问题，但出现不可避免的能量分离不够理想，减影后图像残留现象，图像对比差，信噪比低。

后来使用双能成像技术的两次曝光法，但是它需要在短时间内交替输入高、低两种能量的X线束，对球管要求很高，损耗也较大。特别是两次曝光间隔时间难以缩短至满意的范围，不能有效地消除两次曝光间被曝物体运动位移（如呼吸、心跳等）导致的两图像间误编码问题，两次曝光法过去一直没有应用于临床。

随着数字化X线摄影（DR）成像技术的发展，特别是GE公司数字化摄影系统Revolution XQ/I 和XR/d的问世，双能成像技术已成熟地应用于临床。它是以不同的X线球管输出能量（kV）对被摄物体进行两次间隔时间很短的独立曝光，得到两幅图像或数据，将其进行图像减影或数据分离整合，分别生成软组织密度像、骨密度像和普通DR胸片共3幅图像。这种两次曝光法能很好地解决一次曝光法能量分离不够理想、减影图像信噪比低的缺点，使能量分离充分，图像信噪比高。

（二）双能减影的原理

1. 两次曝光法与一次曝光法双能减影

（1）两次曝光法：两次曝光法指以不同的X线球管输出能量（kV）对被摄物体进行两次独立曝光，得到两幅图像或数据，将其进行图像减影或数据分离整合分别生成软组织密度像、骨密度像和（或）普通胸片的方法。所采用的低能X线峰值在60～85 kV、高能X线峰值为120～140 kV。胸部双能减影摄片的研究最初是从两次曝光法入手的，虽然曾被用于胶片增感屏系统、扫描投影摄片（scanned projection radiography，SPR）系统、胸片计算机X线摄影和胸片数字化X线摄影，但大多只是实验室研究性质的报道，基本上没有用于临床，主要是因为两次曝光间的时间差难以缩短至满意的范围，不能有效地消除两次曝光间被曝物体的运动位移所导致的两图像间的误编码。直到GE公司的胸片直接数字化X线摄影（direct digital radiography，DDR），即 Revolution XR/d（GE MedicalSystems，USA）问世，因为使用高速数字化单片式平板探测器（digital flat panel detector，DFP），两次曝光间的时间差可缩短到200毫秒，患者一次屏气可完成检查，在很大程度上减少了误编码，而且由于DFP可探测量子效率高，能量分离的效率高，且宽容度大，在不牺牲质量的前提下，球管输出能量可相应降低。低能及高能X线输出量分别为60～80 kV和110～150 kV，而且DFP将采集的信息直接变成可视图像，自动后处理速度快，在数秒内即得出普通数字胸片、软组织像及骨像3幅图像，因而可成为胸部X线摄片的常规附加检查。

（2）一次曝光法：一次曝光法是对经被曝物体衰减后所输出的X线光子进行能量分离，得出两幅能量不同的图像。该方法由Speller等在1983年首次提出，最初是为了消除两次曝光法的误编码问题，他们在特制的暗盒内叠放2套胶片增感屏系统，两者之间用铜滤板分隔，较低能量的X线在前方的胶片成像，而较高能量的X线穿过滤板成像于后方的胶片，从而实现能量分离。Barnes等和Ishigaki等分别将一次曝光法应用于各种CR胸部摄片系统，用双层影像板取代双胶片增感屏系统，其信息的后处理功能使图像质量提高。

（3）两次曝光法与一次曝光法的比较：两次曝光法的优点是能量差大，所产生的双能减影的图像上残留的组织对比好，图像信噪比高，但两次曝光之间因呼吸、心跳、移位等导致误编码是其最大的弱点。此外，短时间内交替输出高、低两种能量，X线线束对球管要求高，损耗也大，患者的辐射量亦有所增加。一次曝光法虽然没有图像错位的误编码问题，但能量分离远不如两次曝光法理想，所获图像的残留的组织对比差，信噪比低。虽然在理论上增加曝光条件可提高能量分离的幅度，减少量子斑点噪声，但当曝光量增大全一定程度后，影像板的噪声与曝光量不再相关，而且曝光条件过高还会增加散射所致的杂影。有的研究者推测如果要使一次曝光法的双能减影图像的信噪比与两次曝光法的相当，其 X 线曝光量需提高 16 倍。研究表明，在其他条件基本一致的前提下，140 kV 一次曝光法的能量分离幅度只有 70/140 kV 两次曝光法的 50%（分别为 21.6 keV 和 42.6 keV），所得减影图像的残留组织对比度只有后者的 50% 左右，图像的信噪比只是后者的 43%。近年来，由于 DR 的探测器能将 X 线信号直接转变为可视信号，且速度快，成像及图像撤除速率迅速，不必在两次曝光间更换或使用前后重叠的影像板，从根本上解决了两次曝光法的曝光间隔过长难以产生两幅完美重合的图像这一致命弱点。

2. DR 双能减影的机制　人体不同组织对 X 线的吸收与 X 线的能量有关，它是 X 线能量的函数。诊断性 X 线摄影所使用的是低能 X 线束，它在穿过人体组织的过程中，主要发生光电吸收效应和康普顿散射效应而衰减。光电吸收效应的强度与被曝光物质的原子序数呈正相关，是钙或骨骼等高密度组织产生 X 线衰减的主要因素。康普顿散射与物质和 X 线所经过的组织的电子密度呈函数关系，主要发生于软组织。双能成像是利用骨与软组织对 X 线光子的能量衰减方式不同，以及不同原子量物质的光电吸收效应的差别，将对不同能量的 X 线束的衰减强度的变化反映出来，经过对不同强度的光电吸收和康普顿效应衰减后的 X 线信号进行分离采集处理，从而选择性消除骨或软组织成分，得出能够体现组织化学成分的所谓组织特性图像，即纯粹的软组织像和骨像，从而降低高密度的骨组织和低密度的软组织在图像上的相互干扰，提高了对疾病的临床诊断能力。

双能减影摄影只需按一次曝光键，DR 系统则以不同的 X 线球管输出能量（kV）对所摄部位进行两次独立曝光，得到两幅图像/数据，将其进行图像减影或数据分离，选择性去除骨骼或软组织的衰减信息，得到能够体现组织化学成分的组织特性图像，即纯粹的软组织像和骨像，同时保留标准图像。

（三）双能减影的临床应用

1. 双能减影在胸部的应用　胸部病变检查是双能成像技术最早应用的，也是文献报道最多的领域。该区域结构复杂，肋骨和胸部组织器官前后重叠，常规 DR 胸片上软组织影和骨影相互干扰，影响图像的诊断和鉴别诊断。

（1）提高肺内结节的检出率：胸片是早期检出肺结节的基本影像手段，但常规胸片对单发肺结节的假阴性率高达 18%～32%，且近 30 年来无明显改善。而双能成像软组织像能去除骨骼等背景组织的"结构噪声"，提高了图像的密度和空间分辨率，使肺野显示更加清晰，同时又弥补了常规 CT 扫描（层厚 10 mm，层距 10 mm，螺距 1.0）的盲区，使肺结节特别是直径<10 mm 或肋骨、锁骨和肩胛骨重叠处的结节的检出率大为提高。有的学者利用 GE Revolution XQ/I DR 系统对 35 例经手术病理检查及临床诊断证实的胸部结节性病变患者进行常规 DR 和双能成像检查，结果显示双能成像软组织图像对胸部结节病变的清晰显示率为 94.3%，明显高于常规 DR 胸片的 45.7%。另外，若双能成像骨组织像显示结节在骨上，而软组织像不显示，则可确定为肋骨病变。因而双能成像技术弥补了常规胸片只能显示肺野内结节的形态、大小，而往往不能判断与肋骨等胸壁骨骼重叠时结节是肋骨病变还

是肺内结节的缺憾，有利于胸部结节的定位诊断，减少了误诊及不必要的继续检查，大大减轻了患者的心理和经济负担。

（2）提高胸部钙化的检出率：检出钙化是诊断肺良性结节最可靠的影像学征象之一。有的钙化结节在双能减影的骨组织像上成影，而在软组织像上全部或部分消失；不含钙化的结节在软组织像上清楚显示，而在骨组织像上消失。人体模型实验表明，钙化的检出与含钙浓度有关，与大小无关，凡钙含量>35 mg/cm³ 的结节都能在双能成像后骨组织像上辨认，其含钙浓度与减影图像上的光密度呈直线相关，其认为在双能成像图像上的肉眼判断有无钙化非常可靠，不必再行测量。有学者使用 GE Revolution XR/d DR 系统双能成像技术对 150 例患者进行检查，结果显示，与普通胸片相比，双能成像技术可增加诊断的信息量，显著增加胸部钙化的检出率，有助于肺内结节病变细节的观察，有利于对肺野边缘、骨性胸廓及大气管影像解剖结构和病变的观察。

（3）提高气胸的检出率：气胸为常见的临床急症之一，依据临床症状和体征可对气胸做出初步诊断，但其确诊要结合影像学检查，其中 X 线检查是首选。随着 DR 胸片质量的提高，常规 DR 胸片对气胸一般都能诊断，但当气胸量较少或气胸线与肋骨、锁骨影重叠时，DR 胸片常常显示不清或不能显示，易漏诊；同时，由于多数气胸患者病情急重，在摄片摆位时难以完全合作，肩胛骨未能完全拉开，部分重叠于肺内，从而影响气胸的显示。双能成像可有效去除肋骨、锁骨及肩胛骨影的遮挡，获得单纯软组织图像，并通过后处理技术能使气胸线清晰地显示出来，提高少量气胸的检出率。有学者利用 GE Revolution XR/d DR 系统对 60 例经 CT 及临床证实的气胸患者进行双能成像检查，并与患者的常规 DR 胸片对比分析，认为双能成像图像能更好地显示气胸线的情况。对于少量气胸，双能成像图像的显示率为 100%，明显高于常规 DR 胸片的 45.5%。

（4）提高肋骨骨折的检出率：在某些部位（如膈下肋骨，纵隔处，特别是心脏后缘肋骨及腋中线处骨折线细小、无错位等），由于肺组织及其他器官组织的重叠，普通胸片对肋骨骨折的诊断有其不足之处。双能成像技术使得普通胸片上骨组织和心肺组织分离得以实现，可以得到单纯骨组织像，去除了骨组织以外的胸部组织（如肺组织、心血管组织）对肋骨的重叠和干扰影响，能更好更清晰地显示肋骨病变，显著提高了肋骨病变的特异性和检出率，这是无双能成像技术的数字化 X 线摄影技术和非数字化 X 线摄影技术无法比拟的。特别是对于隐匿部位（重叠或切线位）和细小的肋骨骨折，双能成像骨像的检出率明显高于常规胸片（92.3% vs. 73.1%）。此外，对于胸部外伤患者，以往常规都要拍摄胸部正位片，然后改变摄片条件后再拍摄肋骨片，患者需要数次的体位改变与配合。有了双能成像技术后，患者一次屏气就能完成所有检查，大大减轻了患者的痛苦。

（5）提高支气管病变的检出率：气管、主支气管占位性病变的临床症状较不典型，患者常以咳嗽首诊，临床对这一类病变诊断多依赖纤维支气管镜检查，可以观察病变形态、生长部位，并可获得病理细胞学组织样本，但如进行纤维支气管镜检查前对病变部位、病变基本形态估计不足，检查过程中极易造成刺激性分泌物增多，肿瘤损伤出血等，导致气道阻塞，加重呼吸困难，甚至引起窒息，而影像学检查对纤维支气管镜检查前的准备十分重要。有学者利用 GE Revolution XR/d DR 系统对 12 例经纤维支气管镜、CT 或临床病理证实的气管、主支气管病变的患者进行双能成像检查，同时行普通胸片对照，认为双能成像对怀疑气管、支气管内占位患者纤维支气管镜检查前的初步筛查明显优于普通胸片。普通传统胸片图像由于受前后方骨骼及纵隔软组织遮挡的影响，对气管、支气管显示较差，多延误诊断。

另有学者利用DR设备对9例经纤维支气管镜、CT或临床病理证实的气管、主支气管病变的患者进行双能减影检查，每例患者均行传统X线平片对照。因为气管、主支气管病变受周围骨组织及软组织遮挡，临床普通平片初次检查时极易误漏诊，从而延误病情，DR中双能减影技术可以有效地去除骨组织的影响，并通过多种DR后处理技术使病变更清晰显示，结果表明，双能减影技术对气管、主支气管病变的显示明显优于普通平片。

2. 双能减影在咽颈部的应用 甲状腺癌直接侵犯气管，管壁增厚，局部正常组织被肿瘤组织替代，气管外壁与原发甲状腺病灶分界不清。气管、支气管内肿瘤早期临床表现不典型，气管管腔被阻塞<30%时，患者仅表现刺激性干咳，在气管管腔被阻塞50%～60%时才出现严重通气障碍，活动后出现气短、咳嗽、咳痰、咯血等症状。临床初诊多采用普通胸片检查，由于骨骼及纵隔软组织影响，普通胸片对气管、支气管病变难以显示，加之临床表现与其他疾病相似，多被误诊为哮喘、肺炎、肺结核等。有文献报道，74%被误诊为支气管哮喘和支气管炎，误诊时间可达10～15个月。MRI和CT检查图像清晰度高，图像显示效果好，但这2项检查费用较高，不适用于临床初检普查的应用。高千伏摄影效果较普通平片为优，可以部分解决气管、主支气管周围组织重叠的影响，但仍欠清晰。

DR双能减影被认为是一项便捷、价格较低的检查方法，可以清楚地显示管腔内外病变生长情况及管壁情况，对病变部位、大小、管腔狭窄程度、管壁增厚情况做出初步估计，尤其对气管、支气管的测量与实际值更接近，比平片更准确，也弥补了CT因部分容积效应造成的测量不准确的不足，对最窄内径的测量更有利于金属支架植入前的准备。DR双能减影可以作为气管、支气管占位病变疑诊者首选检查项目，但对临床以咳嗽、咳痰为症状的初检患者的大范围初筛检查并不适用，尤其一些有严重呼吸困难的患者及不能配合检查的年老及年幼患者，检查过程中操作难度大。

DR双能减影有望为普通放射学在气管、支气管疾病诊断提供新的思路，作为临床初筛气管、支气管肿瘤患者重要的辅助检查手段，以便降低临床误诊和漏诊率，并可以为纤维支气管镜检查提供肿瘤及气管、支气管初步情况，便于临床医师对纤维支气管镜检查中可能遇到危险情况的估计，并可结合临床情况及患者经济情况省去CT、MRI等昂贵设备的检查。

鼻咽部扁桃体肥大是导致儿童鼻鼾的最常见病因，在鼻咽部气道低密度气体影衬托下，肥大的咽扁桃体在X线片上得以显示。由于咽扁桃体位于鼻咽腔顶部，间接鼻咽镜和鼻咽部指诊检查时患儿很难合作，所以无创性的DR双能减影摄影对临床上咽扁桃体诊断及术前正确评估腺样体大小非常有价值。鼻咽部侧位平片上，气道影常与上颌骨、下颌骨、牙等高密度结构重叠，使得鼻咽部气道显示较差。而双能成像软组织像有效去除了上颌骨、下颌骨、牙等高密度结构所造成的影响，从而获得满意的鼻咽部气道图像。图像质量明显优于平片，便于对鼻咽部气道周围软组织进行测量，以便正确评估腺样体大小和形态，并对鼻咽部气道狭窄程度进行评估。有学者利用GE Revolution XR/d DR系统分别对76例和48例儿童鼾症患者进行DR双能成像检查，同时做鼻咽部平片和CT扫描，并与手术病理结果进行对照。结果显示，双能成像软组织像能有效去除周围骨组织及牙等高密度结构的影响，与平片相比能更好地显示增大的扁桃体、腺样体及狭窄的气道，为术前正确评估扁桃体和腺样体的大小和形态提供了一种简便、快捷、有效的检测方法。另有学者对50例经CT和病理证实的鼻咽癌患者的双能成像和数字 X 线片进行回顾性比较分析，证明双能成像软组织像对鼻咽癌的检出率明显高于普通平片。

3. 双能减影在腹部的应用　泌尿系统平片及静脉肾盂造影片经常受肠气影的干扰，以致影响对肾轮廓或疾病的观察，少量肠气又可重叠于泌尿系脏器区，影响结石的显示造成不必要的漏诊或不必要的 CT 检查。如何消除肠气影响一直是影像学要解决的问题，以往传统 X 线摄片或 CR 都无法实现，双能成像技术可以在骨像中选择性去除低密度的肠气的衰减信息，尤其是应用于造影检查，造影剂充盈后的影像在所得高密度图像中显示更加清晰，提高了泌尿系统诊断的正确性。

胆道系统病变常见的有结石、炎症、肿瘤、先天畸形等，临床的影像学检查方法有胆道造影、B 超、CT、MRI 及 ERCP。双能成像技术能有效去除腹部脏器及其他软组织影，使胆囊、胆道的形态能充分显示出来。有学者利用 GE Revolution XR/d DR 系统对 25 例胆道造影患者进行常规 DR 和双能成像检查，结果显示经双能成像后，造影剂和结石与肝区的灰度差明显增大，大大提高了图像的对比度。部分胆囊、肝功能下降的病例只有在双能成像摄片中才可以显示胆囊胆道的轮廓。由于含钙量不高或与肠气重叠，在普通 DR 摄影中显示不清或者不显示的微小结石，在双能减影成像上能显示。

肠梗阻病变行碘剂消化道造影时，常伴肠液增多，碘液被稀释，此时常规的 DR 检查常无法明确显示碘剂影或显影不清楚，影响诊断，而能量减影能将密度分辨力提高 8 倍，同时去除腹部气体的干扰，以便很好地显示肠道碘剂影。

二、组织均衡技术

DR 组织均衡技术是将 DR 图像分解成不同密度区域的图像进行数字化处理，然后再将分别处理的图像进行加权整合，得到一幅新的图像，使整个视野内不同密度的组织均能得到良好显示，而无须调整窗宽、窗位。

（一）组织均衡技术的机制

DR 为数字化的 X 线摄影，具有较大的曝光条件取值范围和较高的量子检测效率（DQE），获得的图像层次丰富。但是，人眼所能分辨的影像灰阶有限，在同一曝光区域，若要观察低密度组织，则势必丢失高密度组织间的灰度差异；反之，若要观察高密度组织，则必然损失低密度组织间的灰度差异。对于密度差和（或）厚度差较大的成像区域，常规的 DR 摄影会出现曝光不足或曝光过度现象。

DR 组织均衡技术可以针对上述现象，利用后处理软件将厚度大、密度高区域与组织薄、密度低区域分割开，分别赋予各自的灰阶值，使得厚薄和高低密度组织的部位均形成对比良好的图像，然后叠加在一起，经计算机特殊重建处理，得到新的数据，产生一幅组织均衡图像，使高密度组织与低密度组织在一幅图像上同时显示出来，最后得到的图像层次丰富，在增加图像信息量的同时，不损失图像的对比度。当然，运用组织均衡技术处理图像除了选择恰当的组织均衡技术参数外，还需足够的曝光剂量，以便得到丰富的图像层次。

(二)组织均衡技术的临床应用

1. 组织均衡技术的参数

(1) 飞利浦公司的 DR X 线机的技术参数:①密度 (density),范围在 0.5~2.5,数值大小的变化导致图像从黑到亮的变化。②非线性灰度系数 (γ),范围在 0.5~8.0,数值大小的变化导致图像从层次少到层次丰富的变化。③细节对比增强 (detail contrast enhancement),范围在 0~6.0,数值大小的变化导致图像从细节少到细节多的变化。④噪声抑制 (noise compensation),范围在 0~1.0,数值大小的变化导制图像噪声多少的变化。⑤平滑 (unsharp masking),范围在 0~6.0,数值大小的变化导致图像从层次少到层次丰富变化。⑥中心平滑 (unsharp masking kernel),范围在 3~151,数值大小的变化导致图像从对比度大、噪声大到对比度小、层次多的变化。

(2) GE公司的 DR X 线机的技术参数:①边缘锐度 (edge)。②亮度 (brightness)。③对比度 (contrast)。④均衡强度 (stength)。⑤均衡面积 (area)。

具体操作:先在 DR 采集工作站的工具菜单中,选择图像处理指令,再选择摄影的解剖部位和体位,最后选择组织均衡的技术参数。如胸腰椎体侧位摄影的组织均衡技术参数,边缘锐度 (edge) 为 1.5,亮度 (brightness) 为 1.2,对比度 (contrast) 为 0.4,均衡强度 (stength) 为 0.8,均衡面积 (area) 为 0.5。一旦相应的摄影部位的组织均衡技术参数设置后,曝光后的图像就均为组织均衡图像。

2. 组织均衡技术在股骨颈侧位摄影的应用 股骨颈侧位的常规 DR 摄影时,由于股骨颈上、下区域的组织厚度和密度相差太大,DR 摄影的动态范围难以适应部位间厚度和密度的动态范围,出现了股骨颈下方被穿透,图像非常黑,而股骨颈上方 X 线穿透不够,图像非常亮,以致股骨颈区域内的组织结构不易区分。DR 组织均衡技术在后处理股骨颈侧位影像时,常将平滑和中心平滑取最小值,噪声抑制取值 0.8 左右,细节对比增强取值 2.0 左右,灰度系数取值 0.6 左右,密度取值 0.8 左右。具体的组织均衡参数调节则根据年龄、体型导致的股骨颈侧位成像的不同做相应处理,使影像能够显示骨纹理,且清晰度好。确认后选择 Greate 进行影像重建。有学者报道,在 50 例股骨颈侧位摄影中,常规 DR 成像的质量在标准以下的占 40/50,没有优质图像产生;而应用了 DR 组织均衡技术后,优质图像占 38/50,没有标准以下的图像质量。经统计学分析,DR 股骨颈侧位摄影的两种成像方法具有显著性差异。在股骨颈侧位摄影时,因股骨头和股骨颈处的厚度和组织密度均较股骨上中段大,加之摄影对侧的臀部组织部分重叠在成像区域,加重了成像区域的厚度和密度。即使大动态范围成像的 DR 摄影,以及数字化的窗口技术调节,也难以使成像区域产生良好的对比度。此时,只有应用 DR 的特殊处理的组织均衡技术,才能使这些特殊的成像部位产生满足诊断的优质图像。

DR 组织均衡技术应用实质是其技术参数的调整及其相互配对,通过 50 例股骨颈侧位的 DR 摄影,作者体会到要想获得满意的符合 X 线诊断的股骨颈侧位图像,组织均衡技术参数的密度范围可在 0.9~1.2,非线性灰度系数可在 1.5~2.0,细节对比增强可在 1.8~2.2,噪声抑制可在 0.8 左右,平滑可置于最小值 0,中心平滑也置于最小值 3。若将密度取较小值或较大值,就会出现图像太亮或太黑,缺乏组织层次;若将灰度系数取较小值或较大值,就会出现图像变灰或对比度过大,缺乏图像细节;若将细节对比增强取较小值或较大值,也会出现图像变灰或对比度过大;噪声抑制若取较小值,则图像的噪声变大；平滑和中心平滑常取最小值，否则图像的对比增大，无影像细节。

实验表明，组织均衡技术参数的密度在 0.6 以下或 2.0 以上，灰度系数在 1.0 以下或 5.0 以上，细节对比增强 0.5～0.8 或 4.0～5.0，噪声抑制在 0.5～0.6，平滑在 2.0～3.0，中心平滑在 15～30，均得不到可诊断股骨颈侧位图像；而密度在 0.6～0.7 或 1.5～2.0，灰度系数在 1.0～1.3 或 3.0～5.0，细节对比增强在 0.8～1.6 或 4.0～3.0，噪声抑制在 0.6～0.7，平滑在 1.0～2.0，中心平滑在 10～15，才能得到基本符合诊断的股骨颈侧位图像。可见 DR 组织均衡技术的参数调整对良好地显示股骨颈侧位图像尤为重要。

3. 组织均衡技术在胸腰段椎体侧位摄影的应用 有学者运用 DR 组织均衡技术对 80 例患者的胸、腰段摄影进行了研究，由于腰椎区域密度和厚度大，胸椎区域相对来说密度和厚度小，常规 DR 摄影的动态范围难以满足成像区域内密度和厚度的差异，以致出现胸椎段过度曝光，影像太黑，而腰椎段曝光不足，影像太淡。结果在胸腰椎体侧位常规 DR 摄影时出现胸椎下段的病变难以辨认的情况。研究显示，在胸腰段正位摄影中，常规 DR 影像与经 DR 组织均衡技术处理的影像均可获得较好的图像质量，两者比较无统计学意义。但在胸腰段椎体侧位摄影中，常规 DR 摄影的图像质量的优和平均以上所占的比例少，分别为 2/80（2.5%）和 6/80（7.5%）；而经 DR 组织均衡技术处理后的图像质量优和平均以上所占的比例大，分别为 72/80（90%）和 7/80（8.7%），两者经统计学分析具有显著性意义。

在胸、腰段椎体侧位摄影中，胸椎下段与含空气的肺组织相重，且椎体较小，而腰椎上段与组织密度大的肌肉组织相重，且椎体较大，即使是用较大动态范围的 DR 摄影，以及数字化窗口技术进行图像的后处理，也难以使胸椎下段与腰椎上段在同一照片上均产生优良的对比度。此时，只有应用 DR 的组织均衡技术进行特殊处理，才能使胸腰段侧位椎体的影像产生满足诊断和临床需要的图像。研究中有 37 例患者做胸、腰段侧位 DR 摄影，第 10、11、12 胸椎影像太黑，在窗宽、窗位调节后下段胸椎影像可见，但腰椎影像太亮，骨纹理不可见，后经 DR 组织均衡后处理技术，使得胸腰段椎体均清晰可见。有 3 例第 9 胸椎椎体压缩性骨折患者，常规 DR 摄制胸腰段侧位像时，第 10 胸椎太黑，第 11 胸椎椎体骨折难以分辨，经组织均衡技术处理后，第 9 胸椎椎体的压缩性骨折清晰可见。

DR 组织均衡技术应用的实质是其技术参数的调整及其相互配对。研究者通过 80 例胸腰段椎体正侧位的 DR 摄影，体会到要想获得满意的符合 X 线诊断的胸腰椎侧位 DR 影像，密度的范围可在 0.9～1.2，非线性灰度系数的范围可在 1.5～2.0，细节对比增强可在 1.8～2.2，噪声抑制可在 0.8 左右，平滑可取最小值 0，中心平滑也取最小值 3。若上述参数设置不当，就会出现影像细节少，对比度过大，或影像太黑、太淡，图像不能满足诊断要求。由此可见，DR 组织均衡技术参数的调整对清晰地显示胸腰段椎体侧位影像至关重要。

4. 组织均衡技术在其他摄影体位的应用 在常规的 DR 摄影中，颈椎下段及胸椎上段的侧位影像常难以显示清晰，特别是侧卧位摄影由于肩关节的遮挡，颈椎下段更难显示。有研究者在 GE 公司的 DR X 线机上运用组织均衡技术对 80 例颈、胸段椎体的侧位摄影进行了研究，通过常规 DR 影像与组织均衡技术的 DR 影像对比，结果表明使用组织均衡技术的颈椎下端和胸椎上端的侧位影像的椎体和椎间隙均清晰可见。

组织均衡技术在跟骨轴位摄影中的应用，在常规的 DR 摄影中，跟骨轴位常因跟骨头端与跟距关节端的组织密度相差太大，而摄影时又使用了倾斜X线，在成像的区域出现跟骨头端影像太黑，跟距关节太亮，关节显示不清。研究者运用飞利浦DR X线机的组织均衡技术对50例患者进行研究，结果表明，是否运用组织均衡技术摄影对跟骨摄影的图像质量具有统计学意义。

三、融合断层技术

体层摄影技术经历了普通胶片断层技术、数字线形断层技术和融合断层技术3个发展时期。融合断层技术也称为三维断层容积成像技术，是DR新的成像技术，该功能通过一次扫描可以获得检查区域内任意深度层面的多层面高清晰度的断层图像。目前有GE、岛津和东芝等公司具备DR融合断层技术。

（一）融合断层技术的成像原理

融合断层的成像原理是在传统几何体层摄影的基础上，基于DR动态平板与图像后处理软件相结合的一种DR体层摄影技术。DR的融合断层扫描可以实现站立位和卧位两种摄影方式。首先进行患者成像区域的定位，预选曝光参数（X线管组件的直线运动角度，曝光条件kV、mA等，然后进行第一次曝光，获得初始图像，也称为定位像。

若使用岛津公司断层，在曝光时机械运动装置驱动X线管组件与探测器在一定成角范围内做同步反向运动，在X线管组件运动过程中，X线管组件自动跟踪技术使中心线始终指向探测器中心，预设的多次脉冲曝光程序在运动过程中按时间顺序依次曝光。由于DR探测器对图像信息的快速采集能力，可获取若干幅不同角度、连续独立的数字化图像数据。

若使用GE公司断层，在曝光时机械运动装置驱动X线管组件成角度的连续曝光，而探测器平板固定在一个位置不随X线管组件的移动而移动的地方。预设的连续曝光程序在运动过程中按顺序依次曝光。探测器对图像快速连续采集，获取上百幅不同角度的、连续的、独立的数字化图像数据。整个曝光过程只需要10秒就可以全部完成，剂量只有0.012 mSv，只相当于CT（5 mSv）1/420的剂量。

计算机对多幅图像采用位移叠加的算法，将序列的图像分别进行适当的位移后再叠加融合，人为地创建不同体点度的聚焦层面图像。由于每幅图像的厚度可以人为进行调整，选择不同的起始和终末层高度，调整层厚和重叠百分比，同时还可以调整层间距（类似于CT容积成像后处理方式），最终重建出任意深度层面图像。

（二）融合断层的临床应用

（1）在一次曝光下直接获得多层面体层图像，可缩短患者的检查时间、提高诊断效率。通过图像后处理重建，可获得丰富的影像信息。辐射剂量低，胸部检查剂量仅1~3 mGy，约是常规CT检查的1/10。

（2）提高胸部小结节的检出率，与CT胸部结节检查的敏感性相近，高于普通胸部DR摄影。

（3）提高胸部血管断面与肺部结节病变的鉴别能力，还能帮助发现肺动脉栓塞等血管疾病。

（4）胸部的容积成像类似于支气管镜检查，使医师能更清楚地观察主支气管、气管隆嵴和气管分叉的情况，甚至能清楚地了解支气管环状结构。

（5）脊柱容积成像在外伤和肿瘤转移患者检查中，从前至后层层清晰地显示椎体、椎间隙、椎弓根、上下小关节间隙、棘突，有利于观察该结构的病变。

（6）泌尿系统静脉肾盂造影（intravenous pyelogram，IVP）时的融合断层，可以了解双肾包膜的完整性、肾盂肾盏的形态，更清楚地观察到全程输尿管的行径及有无狭窄，观察膀胱区的输尿管开口情况。如放置人工导尿管，可以详细观察其导尿管的位置，同时还能很清楚地了解腰大肌及腹主动脉有无硬化。

（7）对于急性肠梗阻患者，能更清楚地了解肠梗阻的区段，对于急性胃肠道穿孔者，更容易发现膈下游离气体，大大提高少量气腹诊断的敏感性。

（8）骨关节系统检查中，断面图像不受金属置入物及石膏绷带的影响，能避开重叠干扰，能观察到骨小梁、骨皮质和骨髓腔的情况，大大提高骨折或骨质破坏的检出率。另外，下肢立位断层可了解膝关节负重的生理状态下的图像信息。

四、图像拼接与时间减影技术

（一）图像拼接技术

图像拼接（image pasting）是DR在自动控制程序模式下，一次性采集不同位置的多幅图像，然后由计算机进行全景拼接，合成为全景X线图像。

常规X线摄影胶片单张最大成像面积为37 cm×43 cm，能显示出绝大多数人体组织器官，在CR、DR的常规X线摄影中也延续这种图像模式，所有X线探测器的最大采集面积为43 cm×43 cm。当影像诊断和临床治疗中需要显示出更大的成像面积时，就必须使用多次摄影和图像拼接技术。

1. GE公司图像拼接技术的具体采集过程　图像采集曝光时，X线管组件固定于一个位置，探测器沿患者身体长轴移动2~5次，X线管组件做连续2~5次曝光。计算机随即将2~5次曝光所采集到的多组数据进行重建，做"自动无缝拼接"，形成一幅整体图像。该方法的主要特点是，为减小X线锥形光束产生的图像畸变，X线管组件在多次曝光时分别设定不同的倾斜角，即X线管组件与探测器采用非平行摄影技术，能在图像的拼合过程中有效地消除视差造成的图像失真及匹配错位现象。另外，图像整合时采用精确配准技术。其特点为：①准确配准两幅图像的拼接位置，解决了重叠部分的几何畸变。②正确配准图像拼接处像素密度分布，使整幅图像表现出连续均匀的对比度。③自动量化分析数据。④具备组织均衡，降低噪声，最优窗宽，窗位，对比度亮度一致性，骨科整形计算测量软件等处理功能，保证高质量的图像输出。

2. 岛津公司（SHIMADZU）的图像拼接技术　该技术采用X线管组件垂直上下移动，DR探测器跟随X线管组件实现同步移动，分次脉冲曝光采集后自动拼合的方法。

具体采集过程：首先确定第1幅X线摄影区域位置，曝光后，X线管组件和探测器沿患者身体长轴移动到第2幅区域位置，进行第2次曝光，接着进行3次、4次……多次曝光，计算机随即将每次曝光所采集到的多组数据进行图像重建和"自动无缝拼接"，形成一幅整体图像。

该方法的主要特点：①中心线与探测器在曝光时始终保持垂直，为减小X线锥形光束产生的图像畸变，X线管组件采用长条形视野，摄影长度控制在5~10 cm，这样就减小了斜射线的投影。②根据摄影面积确定摄影次数，该摄影技术可选最大摄影长度为198 cm。③X线管组件和探测器同步平移分次曝光，每次图像有轻度重叠，以便计算机定位和图像配准。④具备组织均衡处理、降噪、最优窗宽、对比度亮度一致性等功能，保证高质量的图像输出。

3. 自动无缝拼接技术的临床意义　一次检查能完成大幅面、无重叠、无拼缝、最小几何变形、密度均匀的数字化X线图像。例如，骨科、矫形外科等需要对人体的大范围结构作整体性结构显示，精确测量全脊柱、全肢体的解剖结构改变。特别是对脊柱侧弯及前后凸术前诊断、术后检查、治疗效果分析等方面具有重要的作用。

（二）时间减影技术

时间减影（temporal subtraction，TS）是一种基于DR图像的对比分析软件技术，针对同一患者、同一部位在不同时间摄影的DR图像，采用计算机时间减影进行前后两幅影像的比较，可观察到病变发展状况。

图像对比性研究对某种疾病的病理学、形态学改变具有重要的意义，DR图像显示的是人体形态学的X线图像特征，定期复查、对照检查、回顾性判读等手段在影像诊断中是最常用的方法。时间减影技术的临床意义在于对新的异常表现，特别是细微的异常变化比人眼更具有敏感性。计算机识别出的图像差异是客观存在的现象，诊断时给予重点关注将有效地提高临床诊断的准确性。时间减影技术适合于静态器官的对比，近期对比的效果较好。

参考文献

[1] 张唯唯，张华. 双能成像技术的最新进展. 中国医疗设备，2012，27（9）：8-12.

[2] 梁树生，周国永，郑华英，等. DR双能量减影技术在气胸诊断中的应用价值. 中国现代医药杂志，2016，18（8）：42-44.

[3] 杨诚，曹建新，王一民，等. DR双能量减影图像对少量气胸的诊断价值. 医疗卫生装备，2016，37（1）：74-75，89.

[4] 熊鼎. 双能量减影技术在PICC术置管定位中的价值. 现代医用影像学，2016，25（6）：1089-1091.

[5] 马宇航，陈枫，张必全. 双能量减影技术对肺间质性疾病诊断的ROC分析. 中国社区医师，2016，32（31）：135-136.

[6] 黄成富. DR双能量减影技术在外伤性胸部肋骨骨折中的诊断价值. 中外医学研究，2016，14（1）：67-69.

[7] 赵乐勇，杨忠，马捷，等. X线数字融合断层技术在鼻骨外伤诊断中的应用价值. 实用医技杂志，2016，23（3）：229-231.

第三节　计算机 X 线摄影与数字化 X 线摄影技术研究进展

X 线检查技术应用于临床诊断是医学诊疗中的一次巨大进步，传统的 X 线检查技术采用增感屏—胶片系统模式，由于其量子检测效率（DQE）较低、图像宽容度小、不能进行后处理、不易保存和复制等不足，已经逐步被淘汰。1974 年，日本富士胶片公司开发出了最早的计算机 X 线摄影（CR）系统，实现了普通 X 线检查技术的数字化。1981 年，富士胶片公司成像板（imaging plate，IP）研制成功，次年 6 月，在国际放射学会年会上宣布 CR 系统问世。1980 年数字化 X 线摄影（DR）系统的研制成功，使普通 X 线检查技术步入了数字化的新纪元。DR 能将 X 线光子直接转换成数字化信息，简化了工作流程，并具有更高的 DQE、动态范围、时间分辨力，更低的辐射剂量，更丰富的后处理功能，在临床上应用更为广泛。中国学者 2016 年在 CR 和 DR 影像技术中的研究综述如下。

一、制定行业标准

2016 年最值得一提的是中华医学会影像技术分会制定了一系列医学影像技术行业标准，其中《数字 X 线摄影检查技术专家共识》的发布规范数字 X 线摄影检查技术，保证图像质量，国内相关专家参考国内外最新数字 X 线摄影检查技术的指南和文献，并结合临床实际起草了本版人体常用部位的数字 X 线摄影检查技术专家共识，并正式发表在《中华放射学杂志》上，全文从数字 X 线摄影检查原则、数字 X 线摄影检查步骤、常用 X 线摄影体位、DR 特殊成像技术等几个方面详细阐述了数字 X 线摄影检查技术。

二、摄影设备相关研究

孙峰等研究 CR 和 DR 在倾斜中心线摄影时的斜射效应状况，得出在中心线倾斜 0°～45° 的角度范围内，CR 和 DR 仅存在比较小的 X 线斜射效应，而且前者还略好于后者。李享耘等设计一种 CR 型平板探测器，该探测器 DQE 高、检查速度快、便携性能好，可部分取代 DR 型平板探测器，可化解中小型医疗机构设备需求与购买能力不足，研究表明该探测器技术可行，成本较低，具有较高的推广价值。王克枢通过对岛津 D-vision 平板摄影透视系统偶发的图像错层伪影现象进行研究，对异常图像和设备自身设计特点进行分析，发现曝光后平板的过早运动是导致图像伪影的直接原因，提出加配平板延时返回控制电路的解决方案。改进后结果表明，在平板摄影透视系统加装平板延时返回功能后，图像错层现象消失，DR 摄影图像质量得到提升，且改进不会影响检查效率，可应用推广至相关设备的改进。郭振华根据 CR、DR 系统的检定规程要求，结合工作实践，全面介绍了其后续检定中检定项目的含义、检定方法和注意事项，以便现场检定人员做出正确的检定。

三、图像质量和辐射剂量研究

刘云福等研究附加滤过对胸部 DR 图像质量和辐射剂量的影响，采用成人胸部模体行胸部 DR 摄影，采用自动曝光控制（automatic exposure control AEC）技术，来评价图像质量（包括相对噪声、对比噪声比）和辐射剂量（皮肤入射剂量、有效剂量），结果显示，在胸部 DR 检查中，附加滤过可有效降低受检者皮肤入射剂量，提高图像质量，但受检者接受的有效剂量变化不明显。陈基炜等使用体模和受检者剂量验证 2 个试验研究 DR 立位摄片时使用立位防护屏的防护效果，认为立位防护屏在受试者进行 DR 摄影时能起到有效防护的效果，且相对于穿配铅防护裙防护更能有效节省拍摄时间。秦好朴等的研究结果表明，低辐射剂量 DR 在尘肺病患者胸部检查中虽然降低了数字化 X 线摄影的曝光量，但是对 DR 胸片质量无明显影响，可以获得与常规剂量胸部数字化 X 线摄影相同的诊断效果。周晟等研究腰椎 DR 焦点至探测器距离与体表入射剂量的相关性，在 DR 摄影 AEC 曝光模式下，探测器获得相同曝光量时，DR 焦点至探测器距离与体表入射剂量在腰椎 X 线摄影中高度负相关，增加 DR 焦点至探测器距离可以有效减少腰椎 DR 摄影的体表入射剂量，有利于腰椎摄影时的辐射防护。

四、影像技术对比研究

对比不同影像技术在疾病诊断中的效能，一直也是研究的热点，2016 年的研究有：胡纯等比较 DR 和多层螺旋 CT 对下尺桡关节脱位定量评价的差异，洪常华等比较 DR 与多层螺旋 CT 在足踝部骨折及关节脱位诊断中应用效果，认为多层螺旋 CT 的关节脱位诊断与手术所见或出院诊断一致性较高，对关节脱位的检出率明显高于 DR。但同时也指出"虽然 CT 扫描具有很大的优势，但还不能完全取代 X 线检查；怀疑检查结果与临床不符时可申请多层螺旋 CT 检查，两者联合使用可以提高足踝部骨折及关节脱位患者的检出率，能够最大限度地减少骨折及脱位的漏诊与误诊，并确定治疗方法和治疗预后效果。"黄经章比较 DR 摄影及 CT 扫描在胸、腰椎椎弓根螺钉两侧的测量值、不同节段腰椎椎弓根螺钉测量值，认为术中通过结合 DR 摄影及 CT 扫描所获得的置钉相关参数，有利于降低胸、腰椎骨折的椎弓根螺钉植入失误率。冯建林等探讨数字胃肠造影与腹部 CT 在胃癌诊断方面的特异性及灵敏度，并通过对比最终的内镜病理结果，证实数字胃肠造影和腹部 CT 检查在胃癌诊断方面各有互补：数字胃肠造影检查可发现胃内的溃疡及隆起型病灶，动态地观察胃壁的适应性及柔软度，但该检查不能检测到腔外生长的肿块，无法观察附近淋巴结、脏器转移情况；CT 的分辨率较高，可以判断胃壁的厚度，病变与周围组织的关系，观察周围淋巴结情况，其缺点是无法检查胃壁适应性。临床上需根据患者具体情况选择合适的检查方式，以达到早期诊断及治疗胃癌的目的。

五、临床应用研究

CR、DR 等影像技术的临床应用进展有：朱彤等探讨 DR 腰椎生理负重功能位在退行性腰椎不稳检查中的应用价值，与传统方法比较，DR 腰椎生理负重功能位能更准确地了解腰椎不稳的程度及分级，腰椎阳性检出率提高，为临床诊治方案提供依据。朱晓军等通过对临床诊断为脊柱侧凸的 200

例患者进行全脊柱成像，认为 DR 全脊柱成像能将脊柱全长及相邻组织准确、直观地显示在一张图像上，指导脊柱侧凸的临床诊治。施丽丽等研究 DR 在负重立位全下肢 X 线摄影中的应用，与 CR 负重立位全下肢摄影相比，DR 负重立位全下肢摄影操作简单，成像速度快，自动无缝拼接，得到的图像清晰、细腻，对下肢关节疾病的临床诊断、治疗及关节置换方案的制订具有重要意义。王亮等通过对 146 例 6 个月以下临床疑诊髋关节脱位婴儿的骨盆平片进行回顾性分析，探讨 DR 三线比值在婴儿发育性髋关节脱位（developomental dysplasia of the hip，DDH）诊断中的价值，采用 ROC 曲线探讨三线比值与髋关节脱位类型的关系，认为 DR 三线比值可为 6 个月以下婴儿 DDH 的早期诊断提供客观的参考依据。车红英等通过 CR 和 DR 能量减影检查比对 68 例胸部外伤患者，研究两种检查方法对隐匿性肋骨骨折的临床检出率，认为 DR 能量减影检查明显具有优势。

六、质量控制研究

质量控制是 CR、DR 设备使用过程中一个重要的方面，2016 年的研究有：刘光波等通过采用 CR 和辐射自显影胶片对医用直线加速器进行光野射野一致性、准直器旋转同心度、治疗床旋转同心度及多叶光栅系统的到位精度进行测试，显示两种成像方式测量结果无明显差异，CR 可满足放疗质量控制的要求，在加速器质量控制方面有一定的使用价值。孙涛等回顾性分析应用 DR 进行床旁摄影前后的图像质量有缺陷的非甲级片各 200 份，通过影像储存和传输系统分析图像质量缺陷产生的原因，制订质量控制方案，加强质量控制后，应用 DR 进行床旁摄影的影像质量明显提高，极大缩短检查时间，降低辐射剂量，杜绝出现废片，认为质量控制是发挥 DR 在床旁摄影中明显优势的重要环节，保证为临床及时提供高质量的影像信息。

目前，虽然 CR 和 DR 的研究与 CT、MRI 相比较少，但 CR 和 DR 在医院分布广泛，尤其在基层医院的应用，研究 CR 和 DR 技术，可以拓展 CR、DR 的临床使用范围，充分发挥医疗设备的功能，以最佳性价比满足临床需求，减轻患者医疗费用负担。

参考文献

[1] 中华医学会影像技术分会. 数字 X 线摄影检查技术专家共识. 中华放射学杂志, 2016, 50（7）: 438-494.

[2] 孙峰, 刘传亚, 荆霞, 等. CR、DR 倾斜中心线摄影斜射效应的对比研究. 医学影像学杂志, 2016, 26（7）: 1304-1306.

[3] 李享耘, 王振洲, 张卫东, 等. CR 型平板探测器研究. 医疗卫生装备, 2016, 37（1）: 31-33.

[4] 王克枢. DR 静态平板去除错层伪影的研究. 中国医疗设备, 2016, 31（5）: 96-98.

[5] 郭振华. 医用数字摄影（CR、DR）系统 X 线辐射源的检定方法的研究和分析. 计量与测试技术, 2016, 43（5）: 58-59.

[6] 刘云福, 康天良, 牛延涛. 附加滤过对胸部数字 X 线摄影图像质量和辐射剂量的影响. 中华放射学杂志, 2016, 50（2）: 128-131.

［7］ 陈基炜，涂彧，汤在祥，等. 立位防护屏在 DR 立位摄片时防护效果的评估. 中国医疗设备，2016，31（10）：103-105.

［8］ 秦好朴，孙吉林，赵欣，等. 数字化 X 线摄影在尘肺病患者检查中降低辐射剂量的临床价值. 医学影像学杂志，2016，26（11）：2099-2100.

［9］ 周晟，陈晓飞，曹红霞，等. 腰椎 DR 焦点至探测器距离与体表入射剂量的相关性研究. 中华放射医学与防护杂志，2016，36（7）：540-543.

［10］ 胡纯，周胜法，陈伟，等. DR 和 MSCT 对下尺桡关节脱位定量评价的比较. 医学影像学杂志，2016，26（6）：1068-1071.

［11］ 洪常华，田震静，韩立江，等. 数字化摄影与多层螺旋 CT 在诊断足踝部骨折及关节脱位的应用对比. 中国老年学，2016，36（8）：1966-1967.

［12］ 黄经章. DR 摄影及 CT 扫描在胸、腰椎骨折椎弓根钉内固定术中的应用. 影像技术，2016，28（1）：49-51.

［13］ 冯建林，张海霞. 数字胃肠造影与腹部 CT 在胃癌诊断方面的效果分析. 世界最新医学信息文摘，2016，16（90）：243-246.

［14］ 朱彤，姜毅，王涛，等. DR 腰椎生理负重功能位在退行性腰椎不稳检查中的应用. 实用放射学杂志，2016，32（5）：785-787,795.

［15］ 朱晓军，钱学江. DR 全脊柱成像在脊柱侧凸诊治中的应用. 医疗卫生装备，2016，37（5）：87-88.

［16］ 施丽丽，钱玉，田传帅，等. 数字化 X 线摄影在负重立位全下肢 X 线摄影中的优势. 山西医药杂志，2016，45（19）：2241-2243.

［17］ 王亮，盛茂，郭万亮，等. 数字化 X 线摄影三线比值在诊断婴儿发育性髋关节脱位中的价值. 中华放射学杂志，2016，50（6）：447-450.

［18］ 车红英，祁方宇. 隐匿性肋骨骨折 CR、DR 检查的临床价值分析. 医学影像学杂志，2016，26（8）：1547-1548.

［19］ 刘光波，闫慧娟，孙云川. IP 板在医用直线加速器质量控制中的应用. 中国医疗器械杂志，2016，40（6）：458-460.

［20］ 孙涛，李大鹏，韩善清. 床旁数字化 X 线摄影的质量保证与质量控制. 中国医学装备，2016，13（4）：25-28.

第四节 乳腺成像技术

乳腺疾病是女性临床上的常见病和多发病，主要包括乳腺炎、乳腺增生、乳腺纤维瘤、乳腺囊肿及乳腺癌五大类，对女性的健康安全造成巨大的影响。如果未及时给予有效诊断和治疗，可引起严重后果，甚至造成患者死亡。因此，对乳腺疾病早发现、早诊断、早治疗对提高患者的生活质量具有重要的意义。乳腺癌如能早期发现和及时治疗，5 年生存率可达 70%。影像学检查方法的选择对于乳腺疾病的早期检出和早期诊断乳腺癌具有重要的价值，所以选取适当的检查方法至关重要。

一、乳腺X线设备

（一）传统乳腺X线摄影机

传统乳腺X线成像系统的核心组件是X线管、X线滤过器、高压发生部分、自动曝光控制系统。乳腺X线摄影是通过X线投照乳腺组织，再经过感光、显影、定影等程序，对乳腺进行成像的一种技术，目前已经广泛应用于临床诊断工作中。

摄影所需的射线源是由能量约为25 keV的电子与阳极靶撞击产生的混合X线。阳极靶目前包括钼靶、钨靶和铑靶。钼靶辐射出的X线能使乳腺组织产生较好的密度对比，有利于组织结构的显示。对于致密型的腺体，应选用铑靶或钨靶。钨靶比钼靶输出的X线能量稍高，具有较高的穿透性，对于亚洲女性的致密型腺体较适合。铑靶产生的能峰值为23.2 keV，比钼靶滤过的吸收峰高3.2 keV，因此，在20.0~23.2 keV的高能量部分就不被吸收，从而使穿透力增强。

（二）全视野数字乳腺X线摄影系统（full-field digital mammography，FFDM）

近10年来，FFDM已经取代了传统的屏片乳腺X线检查。其由X线源、平板探测器和工作站组成。平板探测器用于接收透乳腺的X线，根据材料平板探测器分为2种，即非晶硅平板探测器和非晶硒平板探测器。前者由闪烁晶体、非晶硅晶体管阵列和薄膜非晶硅光电二极管阵列构成；后者由光电导材料非晶硒和非晶硅晶体管阵列构成，与非晶硅平板相比，非晶硒平板可使X线直接转化为可见光光子，因此避免散射的发生，使其空间分辨率优于非晶硅平板。非晶硒探测器是一种直接转换数字平板探测器，具有极低的成像剂量、更好的图像对比度和更高的空间分辨率，被广泛应用于乳腺X线成像诊断中。2016年的研究中，潘宁等探讨了非晶硒探测器点状脱膜伪影的空间分布特点及数量不同与X线曝光参数之间的关系，提出可以根据点状脱膜伪影与曝光参数之间关系，选择恰当的校正参数，达到提高乳腺X线成像质量的目的。

其优点在于可在后处理工作站进行图像处理和查看，将图像的采集、显示和存储分开，每一步均得到优化。此方法与传统X线摄影时均采用2个体位的投照，即二维乳腺X线摄影。FFDM应用X线设备及高分辨率IP板采集图像信息，可按照诊断需要采用不同数字成像技术处理图像，使图像达到最优化；其摄影技术包括体层伪影抑制、减影技术及频率处理技术等，对图像的特性进行一定范围内的任意改变。该系统具有较高的空间分辨率和对比度，更易观察病变组织的细微变化。FFDM能分辨乳房的各个层次，较传统乳腺摄影更能清晰显示乳房的皮肤、皮下脂肪层、乳头、乳晕、腺体、导管（导管扩张时易显示）、脂肪、纤维组织、淋巴和血管等组织结构。张潇潇等报道FFDM有助于对小乳腺癌内部病灶组织变化情况进行观察，效果确切。其他研究结果类似。随着乳腺癌发病年龄的年轻化趋势，检查中的辐射剂量问题也备受关注。DMIST研究得出，与屏片摄影技术相比，FFDM可将每个体位的腺体剂量降低22%。如使用光子计数探测器扫描特定数字系统，通过消除散射、降低噪声和改善影像质量，可使辐射剂量降低40%～60%。

FFDM也具有一定局限性，其中之一即假阳性。大多数情况下乳腺X线筛查是针对有症状女性，其辐射剂量小，但也存在一定的假阳性。另外一个重要的局限性就是对乳腺疾病诊断的敏感性，其原因在于2D摄影使组织重叠较多，病变可能被致密的腺体所掩盖。

（三）数字乳腺断层摄影

数字乳腺断层摄影（digital breast tomosynthesis，DBT）是一种基于平板探测器的高级应用技术，是在传统体层摄影的几何原理基础上结合数字影像处理技术开发的新型体层成像技术。最早于1997年由Niklason等首次报道，DBT重建3D断层图像能够在一定程度上减轻或消除正常乳腺腺体对病灶显示的影响，提高乳腺病灶的清晰度，增加病灶与周围腺体组织的对比，更容易发现病灶，更好地显示病灶的形态、边缘等，从而提高乳腺癌的检出率和诊断正确率。

在DBT成像时需保证乳腺制动，其压迫方式与传统乳腺X线检查相同。摄影时X线球管围绕乳房在有限的角度范围内旋转（10°～20°），每旋转1°完成一次低剂量曝光，从而得到一系列的数字影像，这些独立的影像分别是在不同角度下得到的腺体投影，它们被重建为3D断层图像，层厚可薄至1 mm。Bian等比较了乳腺三维断层摄影与二维数字成像之间检测和诊断的乳房密度病变的比率和准确性。应用乳腺影像报告和数据系统（breast imaging reporting and data system，BI-RADS）分数评估采用乳腺三维断层摄影和二维数字成像技术获取的631例女性乳房密度的中外侧图像和患者头颈部图像。从检测和诊断准确性、敏感性和特异性、假阴性和召回率及清晰度边缘进行比较。结果显示，乳腺三维断层摄影的检测和诊断准确性、敏感性和特异性显著地高于二维数字成像，然而召回率显著低于二维数字成像。通过乳腺三维断层摄影检测的良性肿块和恶性肿块的例数高于二维数字成像。总结可知，乳腺三维断层摄影具有更高的检测和诊断准确率、灵敏度、特异性和较低的召回率。此外，乳腺三维断层摄影图像有利于边缘分析，判断恶性肿瘤的准确率较高。

二、乳腺摄影技术

（一）常规摄影与特殊摄影

常规体位包括两种，即头尾位及内外斜位摄影，但是其显示病灶边缘特征及在多量腺体型乳腺中发现病变能力是有限的。常规二维乳腺X线摄影仍存在一定的局限性，其中之一是存在假阳性，召回可导致假阳性活检，这会使患者的压力增加且耗时耗力，但是可以增加对乳腺癌的检验准确性。另一个是敏感性，在检查致密度高的乳腺组织时，肿瘤可能会与周围组织密度相似的腺体混淆难以鉴别，导致乳腺X线检查的敏感度降低。

常规摄影位置有时可能显示不良或未包全乳腺实质，可根据病灶的位置和特征选择补充体位，即一些特殊摄影——乳腺侧位摄影（包括外内侧位和内外侧位）、乳沟位摄影、乳腺扩展头尾位、乳腺尾头位、乳腺腋位、切线位等，对临床可触及而常规体位未显示的病变或肿块的边缘显示更加清楚。对于局部微小病变，还可进一步行特殊摄影检查，包括点压摄影、放大摄影或两者结合的点压放大摄影。点压摄影可使乳房厚度均匀，既可增加图像对比度，又可降低辐射剂量。致密型腺体的患者，压迫尤其重要，但可能引起患者局部不适感。杜牧等研究表明点压摄影在显示肿块边缘及钙化的具体特征方面优于常规摄影。陈婉秋等应用数字化局部加压放大摄影研究其在乳腺疾病诊断中的价值，结果表明该方法较常规体位摄影可提高良恶性病变诊断与病理结果符合率。

（二）对比增强能谱乳腺 X 线成像

对比增强能谱乳腺 X 线成像（contrast enhanced spectral mammography，CESM）是指经过静脉注射碘对比剂对乳腺进行摄影的一种检查新技术。注射对比剂后，可获得高、低两种能量图像，通过观察低能图像及高能与低能影像的减影图上的强化区域形态，对碘对比剂分布差异进行分析，进而显示血管化情况及判断病变性质。CESM 可为乳腺 X 线摄影筛查异常或乳腺超声未明确诊断的患者提供进一步信息。相比二维数字成像，CESM 的诊断效能显著提高，尤其对比致密型腺体。国外有学者报道，通过对 120 例乳腺二维数字成像筛查异常而 B 型超声不能明确的患者行 CESM，与金标准病理结果对照，得出 92％ 的患者恶性病变明显强化，26％ 的良性病变强化；CESM 联合二维数字成像的 ROC 曲线下面积与单独使用二维数字成像或二维数字成像联合超声相比，具有显著的统计学差异。有学者对一组乳腺癌患者病灶进行 CESM 和 MRI 检查，敏感性较单独使用二维数字成像更高，但对病灶大小测量无统计学差异。Jochelson 等研究显示，对比病理确定的乳腺癌，CESM 与 MRI 对病变的检查率相近，较二维数字成像高，发现对侧乳腺病变的敏感性低于 MRI。

鉴于 CESM 与 MRI 具有相似的诊断价值，其临床应用不仅可检出致密型腺体中的隐匿性病变，而且还可以对病变的周围情况及肿瘤术后残留和复发进行评估等；相比于 MRI，其检查时间也较短。

（三）X 线引导下乳腺病变穿刺定位

临床上部分未触及的乳腺癌在 X 线上常表现为可疑簇状钙化，部分乳腺不可触及病变，需活检明确性质，但乳房缺少确切的参照标志而无法为病变活检提供准确的定位，且手术活检会引起乳房变形，造成乳房不美观。因此，应用 X 线引导下导丝定位对于手术活检范围的评估至关重要。

最常用的方法是二维定位方法，其原理在于，利用平面定位原理，定位针在整个穿刺过程中需保持在一个平面内。取坐位或俯卧位，在头尾位进针时保持穿刺针与压迫板水平面垂直，摄影后观察到的穿刺针为一"亮点"即表示方向正确。侧位时要保持压迫板和穿刺针处于平行位置，这样才可以保证定位的精确性。也可采用数字化立体定位活检系统，术前行正位及左、右 24° 扫描 3 次后，选择穿刺活检部位，电脑自动计算病灶在 X、Y、Z 轴位置及深度，并调整活检装置。将乳腺定位针刺入受检者病灶，摄影确定针尖位于设定穿刺点后，拔出针套，钢丝留在乳腺内，摄乳腺侧斜位片；切除定位钢丝钩住的病变组织。

导丝定位并发症发生率较低，文献报道的有钢丝移位、迷走神经反应、胸肌损伤、气胸、感染及出血。发生定位的并发症往往和患者体位变动有关，定位操作前向患者交代注意事项，取得患者的配合，同时要操作轻柔，对进针深度、角度与穿刺部位的血管等解剖需要认真评估。

综上所述，乳腺 X 线检查依然是乳腺疾病筛查的首选检查方法，进一步降低其辐射剂量对优化检查尤为重要。特殊摄影及三维断层摄影的选择对隐匿性乳腺疾病的检出具有很大的价值。针对不同的乳腺腺体类型，需选择适当的检查方法。总之，各种检查方式的联合应用，互相补充，可使乳腺X线摄影检查最优化，更有利于病变的检查与定位，为临床进一步诊断和治疗方案的选取提供有效的建议。

三、量子计数乳腺成像

量子计数技术最早应用于太空探测，由于独特的成像原理，其光敏感性很高，主要用于深空望远镜。由于乳腺成像对于辐射剂量和图像质量的要求很高，因此首先将量子计数技术应用到乳腺X线摄影中。全球首台商用量子计数数字乳腺X线摄影（microdose mammography，MDM）系统由飞利浦公司研发生产，投入临床使用以来在图像质量提高和辐射剂量降低方面取得显著成功。欧洲已有多项大样本量临床研究证明，相较于使用非晶硒探测器的常规数字乳腺X线摄影系统，MDM系统平均可降低患者辐射剂量约40%。MDM系统在中国的应用已逐渐推广，国内一项基于亚洲人群的辐射剂量对比研究结果显示，量子计数数字X线摄影系统可平均降低患者剂量60%以上。

（一）基本结构

1. 乳腺摄影系统　乳腺摄影系统主机包含机架及压迫检查台，可以从4个位置调整机架的全电动运动，机架为开放设计，可行站立检查或坐位检查，智能自动曝光控制（automatic exposure control，AEC）功能可以根据不同的乳腺组织自动设置曝光参数。

2. 数字化量子计数探测器　MicroDose SI型数字乳腺摄影系统采用量子计数技术，完整计算X线每一个量子，使得消除电子噪声及减少患者摄影所需的剂量。能谱探测器只需一次曝光就可以区分X线中高低能量。高低能量的影像汇总呈现，因此与标准乳腺影像一致，具有更高的分辨率。能谱信息能提供定量的乳腺组织信息，增加的信息通过软件算法可以体现。探测器材料是基于单晶硅设计的探测器。晶体硅性能稳定，使得探测器对环境因素的变化不敏感，像素尺寸50 μm，占空比100%。

能谱成像探测器特性：①能够区分X线能量，提供乳腺组织的定量信息。②高剂量的利用率高，从而减少患者的摄影剂量。③高空间分辨率可以清晰显示诸如微钙化等微小细节表征。④高对比度分辨率有利于提升密度相似组织的可视化。⑤每像素高达2 MHz的计数速率可以消除伪影。⑥100%像素有效性。⑦宽动态范围提升图像中所有（腺体及脂肪）组织的可视化。

3. X线管和高压发生器　阳极为钨靶面的X线球管，具有高的热容量，能够提供最佳的射线质量，工作量大时有明显优势。高压发生器也可以应对密集的患者流量。

4. 准直系统　1号准直器消除无效光子，如不是直接摄入探测器的光子；2号准直器消除射线穿过腺体后的散射光子，使得只有穿过腺体后无散射的X线光子才能到达探测器表面。特殊设计的准直系统可以有效地减少散射线，提高图像的对比度，无须增加患者的照射剂量即可降低97%的散射线。

5. 弧形检查台与压迫板　包括标准压迫板、高边压迫板和小乳房压迫板3种压迫板。适用于大多数女性。也配有特殊体位检查的压迫板。标准压迫板的成像野是24 cm×26 cm，适合大部分女性检查使用。弧形预加热的患者检查台可以让患者摆位更轻松舒适。

6. 采集工作站　机架运动及曝光参数设置均通过采集工作站控制实现。图像会在曝光结束后20秒内显示在平板显示器上。采用标准医学数字成像和通信（digital imaging and communications in Medicine，DICOM）协议，图像会传输到指定的目标。其他还有带平板显示器的电脑系统，高度可调的工作台，常用功能的专业快捷键盘，质量保证及系统控制软件，19寸显示器，标准采集工作站工作台（高度96 cm，宽度74 cm，长度52 cm），一体化的额外的铅玻璃辐射屏（高度201 cm，宽度70 cm）。

7. 双踏板脚闸　标准脚闸，带压迫控制踏板（升降运动）及压迫完成按钮（移动准直器到扫描开始位置）。

（二）成像原理

量子计数探测器由两大部分构成：晶体硅层及特定用途集成电路（application specific integrate circuit，ASIC）电路层。量子计数探测器则由等距晶体硅条构成，每一硅条背面均与ASIC元件相连。与常规乳腺X线摄影系统探测器的非晶硒层相比，晶体硅对环境要求低，更加稳定，同时X线敏感度更高。

当X线抵达探测器后，在高压电场的作用下，会激发晶体硅形成电脉冲信号，最终由ASIC元件采集处理。ASIC元件由前置放大器、整流器、比较器及计数器构成，可通过设置阈值的方式有效过滤噪声，最终获取高低不同能级的X线脉冲计数，直接应用于数字化处理。由于直接方式进行X线电荷信号转换后，经由直接计数X线脉冲而达成数字信号，其成像过程中不涉及模拟信号的中间步骤，可以消除由累积电荷信号的统计波动而产生的噪声，同时还可以改善低能级X线的利用率。另外，量子计数探测器还具有能量鉴别能力，可提高图像对比度并应用于乳腺密度定量分析等临床需求。

采用特殊结构的晶体硅作为X线吸收材料。晶体硅是成熟的半导体材料，性能稳定可靠，可以适用于-10～50 ℃的温度环境。晶体硅在X线吸收效率上比非晶硅、非晶硒高，可以把像素做得更精细，细微分辨率更高。像素尺寸可达50 μm，空间分辨率可达10 lp/mm。

准直器采用前准直器和后准直器的双层准直设计方式，散射线可以降低97%以上，极大地避免散射线对图像质量的干扰；避免滤线栅的使用，降低球管的损耗；突破传统X线成像方式，采用多次反复扫描的工作方式，同时配合双准直器，从而有效解决射线使用效率低下、容易出现像素缺失等问题。

光子计数成像技术即X线光子到达探测器后会使探测器内部产生电子空穴对，形成电流，通过放大计数器记录电流峰通过的次数作为采集信号。没有信号的转换过程，降低了信号在传输过程中的损耗。通过计数方式检测信号，避免电子噪声对信号的干扰。可以很好地检出低能量的X线光子，大幅度提高X线的利用率。

在扫描过程中，球管与探测器一起旋转，扇形射线束、前准直器、后准直器及探测器轨迹均以连续运动的方式构成与球管焦点共轴的弧形。如此一来，系统能够以类似CT的扫描方式获取多次重复成像，有利于解决X线使用效率低下、易于出现像素缺失等问题。

MDM系统的扫描结构由X线源（即球管），前后双准直器和量子计数探测器组成。扫描过程中球管产生的扇形X线束在散射线屏障内传输，抵达前准直器后被转换为若干束等距射线，进而穿透乳腺组织，在穿出乳腺组织后，再由后准直器转换为与探测器相匹配的射线源，最后被探测器接收而完成信号采集。其中，探测器与准直器均为多狭缝结构，且呈平行排列，前准直器用于消除从球管发出的一次散射，后准直器用于消除经过乳腺组织后的二次散射，从而大幅降低散射辐射和噪声。

同时，系统采用的是脉冲式曝光，这相较于常规乳腺X线摄影系统的摄影方式，产生辐射剂量也会大幅降低。

（三）临床应用

自动曝光控制（AEC）技术即自动调控扫描条件以实现最优化辐射剂量的一种技术。常规数字化乳腺X线摄影系统具有的AEC通常根据乳腺压缩厚度和乳腺组成来估算最优扫描条件，由于乳腺组成在曝光之前很难预估，故而大部分此类技术需要在正式曝光前经由一个低剂量预曝光来估算最优扫描条件。而MDM系统有别于此，其所具有的AEC技术基于整个系统的"类CT"扫描方式，采取调节扫描速度及扫描时间进行辐射剂量和图像质量的实时调整。具体表现为，当扫描至致密乳腺组织时，AEC通过增加扫描时间或降低扫描速度来实现目标图像质量；当扫描至脂肪等疏松组织时，则经由加快扫描速度和减少扫描时间来实现辐射剂量的降低。借由该技术，MDM系统能够在扫描过程中根据乳腺腺体厚度和密度情况对曝光参数进行实时调整，从而确保曝光准确性以获取最优化的图像质量。

量子计数探测器由于具备识别光子能量的特征，使得MDM系统具有能量区分能力，能够在一次扫描内实现能量成像并进行物质鉴别。基于此，MDM系统发展出两种特殊临床功能，一是基于的乳腺密度定量分析，二是基于能量成像的病灶特征鉴别。MDM系统乳腺密度定量分析基于能量分解，通过脂肪和纤维乳腺组织的物质鉴别来测量乳腺密度各项数值，能够获取非常精确的结果。

综上所述，基于独特的扫描结构与扫描方式，量子计数数字乳腺X线摄影系统相较于常规数字乳腺X线摄影系统可避免电子噪声干扰，大幅提高X线利用率并降低散射效应，消除噪声，有利于实现低剂量条件下的高质量成像，在大规模多人次的乳腺癌筛查项目中使得广大女性人群获益，同时，量子计数系统还基于能量扫描的方式发展出乳腺密度评估等。

乳腺密度从左至右依次增高，右下方显示乳腺密度（volumetric glandularity）、腺体容积（glandular volume）、乳房容积（breast volume）及密度评分（microdose density score）等定量指标。

参考文献

[1] Maskarinec G, Morimoto Y, Laguana MB, et al. Bioimpedence to assess breast density as a risk factor for breast cancer in adult women and adolescent girls. Asian Pac J Cancer Prev, 2015, 17 (1): 65-71.

[2] Hellquist BN, Czene K, Hjälm A, et al. Effectiveness of population-based service screening with mammography for women ages 40 to 49 years with a high or low risk of breast cancer: Socioeconomic status, parity, and age at birth of first child. Cancer, 2015, 121(2): 251-258.

[3] 柳杰，刘佩芳，王红彬，等. 不同附加滤过与数字乳腺X线摄影辐射剂量和影像质量相关性的研究. 中华放射学杂志，2012，46（12）：1079-1082.

[4] Lee CI, Lehman CD. Digital breast tomosynthesis and the challenges of implementing an emerging breast cancer screening technology into clinical practice. J Am Coll Radiol, 2013, 10(12) :913-917.

[5] 邝忠华，李兰君，桂建保，等. X线探测器MTF的狭缝法测量研究. 核电子学与探测技术，2015,35(8): 783-787.

[6] 郭长运. 平板式探测器和常规X线数字化成像未来. 医疗设备信息，2002，（2）：1-8.

[7] 张玲，胡战利，余成波，等. 基于非晶硒平板探测器的乳腺CT图像采集软件设计. 微型机与应用，2016，35（22）：26-28，32.

[8] 潘宁，陈丽虹，郭银霞，等. 非晶硒探测器点状脱膜伪影及其应对措施. 实用放射学杂志，2016，32（9）：1440-1442.

[9] Li L, Gu XY, Li DW, et al. Performance evaluation and initial clinical test of the positron emission mammography system (PEMi). IEEE Trans Nucl Sci, 2015, 62 (5): 1-9.

[10] 张潇潇，赵耀，鞠然，等. 全数字化乳腺钼靶X线摄影对小乳癌的诊断价值分析. 中国数字医学，2016，11（11）：37-39，94.

[11] Arif S, Qudsia S, Urooj S, et al. Blueprint of quartz crystal microbalance biosensor for early detection of breast cancer through salivary autoantibodies against ATP6AP1. Biosens Bioelectron, 2015, 65: 62-70.

[12] Huang W, Chen Y, Fedorov A, et al. The impact of arterial input function determination variations on prostate dynamic contrast-enhanced magnetic resonance imaging pharmacokinetic modeling: a multicenter data analysis challenge. Tomography, 2016, 2 (1): 56-66.

[13] Cole EB, Toledano AY, Lundqvist M, et al. Comparison of radiologist performance with photon-counting full-field digital mammography to conventional full-field digital mammography. Acad Radiol, 2012, 19 (8): 916-922.

[14] 尹璐，叶兆祥. 乳腺X线三维成像新方法：数字乳腺断层摄影和锥光束乳腺CT. 中国医疗器械信息，2016，22（3）：17-20.

[15] Bian T, Lin Q, Cui C, et al. Digital breast tomosynthesis: a new diagnostic method for mass-like lesions in dense breasts. Breast J, 2016, 22 (5): 535-540.

[16] Bae MS, Moon WK, Chang JM, et al. Breast cancer detected with screening US: reasons for nondetection at mammography. Radiology, 2014, 270 (2): 369-377.

[17] 谢永玲. 乳腺钼靶辅助体位的重要性. 实用医技杂志，2012，19（8）：832-833.

[18] 中华医学会影像技术分会. 乳腺影像检查技术专家共识. 中华放射学杂志，2016，50（8）：561-565.

[19] 杜牧，曹满瑞，赵弘，等. 全数字化乳腺点压摄影诊断致密型乳腺中乳腺癌. 中国医学影像技术，2011，27（4）：756-759.

[20] 顾文晶. 钼靶摄影乳腺微小钙化在触诊阴性乳腺疾病诊断中的应用价值分析. 齐齐哈尔医学院学报，2016，37（18）：2311-2312.

[21] Łuczyńska E, Heinze-Paluchowska S, Hendrick E, et al. Comparison between breast MRI and contrast-enhanced spectral mammography. Med Sci Monit, 2015, 21: 1358-1367.

[22] Dromain C, Thibault F, Muller S, et al.Dual-energy contrast-enhanced digital mammography: initial clinical results. Eur Radiol, 2011, 21 (3): 565-574.

[23] Fallenberg EM, Dromain C, Diekmann F, et al. Contrast-enhanced spectral mammography versus MRI: initial results in the detection of breast cancer and assessment of tumour size. Eur Radiol, 2014, 24 (1): 256-264.

[24] 顾岳山，张晓君，史立晖，等．钼靶X线下定位切除活检术对乳腺触诊阴性病灶的诊治价值．中华临床医师杂志（电子版），2007，1（3）：191-192.

[25] 郑树成，洪常华．全数字化乳腺X线摄影二维钢丝定位的临床应用分析．医学影像学杂志，2016，26（9）：1736-1738.

第五节　乳腺影像检查技术的研究进展

乳腺癌是女性常见的肿瘤性疾病，近年来，亚洲地区乳腺癌的发病率和病死率正向着年轻化、递增化的趋势发展。《美国NCCN乳腺癌筛查和临床诊断实践指南》推荐：年龄>40岁的女性应每年进行乳腺X线摄像；20～40岁的女性，如无危险因素、无症状且体格检查为阴性，不建议进行乳腺X线检查。乳腺癌的早期筛查和早期干预，是防治乳腺癌、提高患者生存质量的重要途径。目前中国社区女性参与钼靶筛查的现状不容乐观，且乳腺癌恶性程度高，病理类型多，影像表现各异，面对以上现状，如何有效、全面完成乳腺癌的筛查工作，是现代乳腺影像检查设备面临的新挑战。

临床上可用于乳腺癌筛查的手段较多，如红外线、超声、钼靶、CT、MRI和核素成像，但最基本、最常用的是超声和钼靶X线检查。MRI作为重要的辅助检查手段，对超声和钼靶X线不能确诊的病变，有重要的补充意义。以下就2016年国内专家就乳腺影像设备应用研究进展进行总结。

钼靶X线检查是国际公认筛查乳腺癌的首选方法，广泛用于高危人群的乳腺癌普查。全数字化乳腺钼靶X线摄影具有多种变换图像、对比分辨率高、动态范围宽等优点，能准确显示有钙化的病灶。目前的钼靶X线设备可清楚显示直径2 mm的微小钙化灶及直径≤1 cm的小乳腺癌，杨秀春等报道30%～50%的乳腺癌伴有微钙化，其中4%～10%的乳腺癌中微钙化是其唯一阳性征象，可见微小钙化灶是早期恶性乳腺肿瘤的重要特征，全数字化钼靶X线摄影对含钙化的早期乳腺癌筛查的特异性高于超声和MRI。与超声相比，钼靶双侧对称成像，便于双侧乳腺对比。致密型乳腺罹患乳腺癌的风险是非致密型的4～6倍，而数字化影像的进步推进了后处理软件的更新，乳腺X线计算机辅助诊断（CAD）系统Quantra软件能简单、有效地评估乳腺密度，在致密型乳腺的肿瘤筛查中很有意义。

研究表明，35kV摄影时乳腺钼靶X线摄影受检者辐射剂量最低，同时能保障图像质量，实现放射检查最优化的目标。张云燕等研究认为，全屏数字化乳腺X线成像结合数字乳腺断层合成X线成像技术能够提高乳腺病灶的显示及诊断效能，且无须增加辐射剂量。自动乳腺全容积成像（automatic breast total volume maging，ABVS）将X线检查模式与手动超声成像相结合，其自动扫描不依赖于操作者，标准化的超声图像可供病灶的二次评估，适用于远程会诊及随访对照。钼靶在穿刺定位切检技术中起到不可替代的作用，它主要用于引导乳腺深部病变抽吸及活检。腺体、脂肪、穿刺针等天然对比度好，在 X 线下图像清晰，成像时间短，必要时可重复操作等优点，均让钼靶成为引导穿刺的最佳影像手段，不论是真空辅助活检（vacuum-assisted biopsy，VAB）、二维法钢丝引导定位手术切检，还是三维立体定位系统引导下导丝定位活检，均是与钼靶联合的广泛应用于临床的定位技术。钼靶 X 线具有经济、快速、无创、分辨率高等优势，但是钼靶对致密型乳腺（包括>50 岁的女性）、接近胸壁的乳腺病变、过大或过小乳腺的穿透性不理想，对于小的肿瘤灶（<2 cm）、无钙化的Ⅲ～Ⅳ级致密型乳腺癌会造成较高的漏诊率，且钼靶存在辐射，对 30 岁以下的育龄期女性有一定影响。诸多缺陷，也使钼靶无法满足所有乳腺癌筛查。

多普勒超声是安全、无创、无辐射、可重复的操作检查，禁忌证少，广泛应用于所有女性的乳腺癌筛查。超声的乳腺组织分辨率好，受腺体类型的影响较小，特别是在致密的乳腺组织中能准确鉴别肿块的实质性、囊性、多发、单发以及血流信号，弥补了钼靶 X 线的不足。超声技术可准确判断病灶的活动性及弹性，这对判断病灶的侵犯力很重要，所以超声在诊断和鉴别致密性肿块方面，具有不可替代的作用。良性病变中，高频超声可清晰显示乳腺肿块的大小、形态、周边情况、内部结构及血流分布情况、血流阻力指数等，提高了良性肿块的确诊率。恶性病变中，陈远等研究显示 BI-RADS 超声分类、钼靶及两者联合诊断乳腺恶性病灶的阳性率分别为 88.6%，74.3%，94.3%，超声诊断阳性率高于钼靶，超声与钼靶联合诊断恶性病灶阳性率高于单一方法。但超声对于含有微小钙化病灶的导管内癌小病灶，诊断能力较钼靶差，同时由于图像交叠，动态图像采集的不稳定，所以存在恶性小病灶漏诊的风险。

MRI 是近年发展较成熟的乳腺成像新技术，其独立诊断乳腺癌的特异性、灵敏性和准确性均高于钼靶 X 线和超声。其中 MRI 扩散加权成像（DWI）和 MRI 动态增强扫描是诊断意义较大的常用序列。DWI 是根据组织内水分子的扩散差异加权生成的图像，它根据表观扩散系数（apparent diffusion coefficient，ADC）判断肿瘤恶性，恶性肿瘤细胞内水分子扩散受限，ADC 值低于周围正常组织，在 DWI 图像上表现为明显的高信号，术前 DWI 成像检测乳腺癌周围组织表观扩散系数值的变化，有望成为帮助确定保乳手术切除边界的有效方法。MRI 动态增强扫描则是在注射对比剂后持续扫描获得乳腺灌注的时间-信号强度曲线（time-signal intensity curves，TIC），通过病变的强化方式、程度及病灶的微血管布局，结合病灶的形态学特征和血流动力学特征，判断病灶的良恶性，其敏感性>85%，特异性为 40%～97%。MRI 对软组织的显示效果最佳，可清楚分辨腺体、包块及周围增生状况，显示周围增大的淋巴结，在判断是否转移时很有价值。同时，MRI 对触诊、超声、钼靶显示阴性的小病灶检出敏感性>96%，提高了Ⅲ～Ⅳ级乳腺癌的诊断准确率。

目前也有针对乳腺磁共振的定量分析软件，将乳腺动态增强扫描序列横轴面图像导入半自动测量软件 MRI PMOD，手动选取 ROI，设定适当的阈值，勾画出整个乳房或腺体的轮廓，计算出乳房体积/腺体体积的值，最终得到乳腺密度，和钼靶 X 线 Quantra 软件的作用类似，诊断敏感性达 98%。MRI 可多方位、多序列成像，减少扫描盲区，提高深叶小病灶、腋下淋巴结和肌肉侵犯区的病灶检出率，同时，病灶多种信号特点对比便于定性诊断，因此对致密型乳腺的年轻患者可以推荐选用。但 MRI 易漏诊含有钙化、体积较小的早期病灶，另因磁共振检查费用高，时间长，使用禁忌证相对较多，幽闭恐惧症患者不适用，故乳腺 MRI 普及困难，目前及未来相当长时间，仅适用于年轻或钼靶和超声无法确诊的患者。

螺旋CT是一种较钼靶X线穿透力更强的放射检查技术，对乳腺组织分辨率与钼靶X线相比有一定优势，并且可通过3D成像准确地进行空间定位，在对乳腺特殊部位病灶的检出、致密型乳房观察、边缘毛刺的显示方面也较钼靶更清晰。增强CT检查能同时观察病灶的血供、周围组织侵犯及腋窝淋巴结的转移情况，同时，一次扫描可完成肺部的检查，对于中晚期乳腺癌患者的肺部转移情况也可准确判断，总体评估的价值较大。螺旋CT联合钼靶对乳腺癌的检测准确率高达95.2%，但CT检出2 mm以下的微小钙化灶的能力不如钼靶，且CT检查的电离辐射剂量最大，增强CT扫描存在对比剂过敏风险，故CT检查应用的广泛性远不如超声、钼靶及MRI。

综上，钼靶X线和多普勒超声是目前乳腺检查的基本常用设备。而对于超声、钼靶筛查出的可疑病灶，则需要MRI来确诊。2种或以上的联合手段诊断率均高于单一检查手段，3种影像手段起到相互补充的作用。钼靶X线、多普勒超声单独诊断准确率<85%，MRI单独诊断准确率为89%~92%，两种检查联合应用检测的准确率高达95.8%，3种技术联合诊断的准确率则高达98%以上。在常规乳腺肿瘤的筛查中，超声联合钼靶的手段基本可从病灶的数量、形态、性质和血供等全方面判断良恶性，提高了乳腺浸润型导管癌的病灶的检出率。推荐40岁以上患乳腺可疑病灶者可先行钼靶X线摄影，并及时行病灶穿刺活检；40岁以下者应先行高频B超检查，必要时再行钼靶X线摄影。BI-RADS已普遍应用于钼靶X线和多普勒超声，但尚未应用于MRI。不具备磁共振的基层医院，合理应用钼靶X线和多普勒超声成像，也能准确诊断乳腺肿瘤，并且70%以上能准确判断其良恶性。目前，社区女性参与乳腺钼靶筛查尚处于较低水平，应通过宣传教育，提高乳腺癌的早期发现率，降低病死率。

参考文献

[1] 陈乐英，吴怡颖，郁骐襄，等. 社区女性钼靶筛查行为现状及影响因素研究. 上海护理，2016，16（2）：13-16.

[2] 高晶磊，仝淑丽，刘娜，等. 钼靶X线联合彩色多普勒超声在乳腺癌早期诊断中的临床应用. 现代中西医结合杂志，2016，25（9）：1003-1005.

[3] 张潇潇，赵耀，鞠然，等. 全数字化乳腺钼靶X线摄影对小乳癌的诊断价值分析. 中国数字医学，2016，11（11）：37-39.

[4] 杨秀春，王盼. 影像设备引导下穿刺活检对乳腺部位微小钙化灶的诊断价值. 河北医学，2016，22（1）：13-15.

[5] 李玉军，毕军刚，严亚彬，等. 钼靶X线与高频B超联合检查乳腺疾病. 现代肿瘤医学，2016，24（4）：594-597.

[6] 胡从依，刘佩芳，柳杰，等. 乳腺X线摄影计算机辅助诊断Quantra软件与乳腺MRI测量软件评价乳腺密度的相关性. 中华放射学杂志，2016，50（11）：843-846.

[7] 刘俐，周媛. 乳腺钼靶低剂量X线摄影技术与摄影质量分析. 医药前沿，2016，6（1）：165-166.

[8] 张云燕，顾雅佳，彭卫军，等. 数字乳腺断层合成X线成像结合合成二维图像对乳腺疾病的诊断价值. 中华放射学杂志，2016，50（11）：833-837.

[9] 潘莉莉. 自动乳腺全容积成像与钼靶对乳腺肿瘤诊断价值对比. 中国老年学杂志, 2016, 36 (13): 3313-3314.

[10] 张永辉, 韩晓侠, 王喜平, 等. 二维法乳腺不可触及病变钼靶X线引导钢丝定位手术切检的研究. 中国医药导刊, 2016, 18 (4): 343-346.

[11] 李青国, 陈龙舟, 刘娟, 等. 乳腺模拟钼靶定位装置的临床应用. 中国医学装备, 2016, 13 (4): 1-3.

[12] 冯宇, 赵霞, 张建梅, 等. 乳腺钼靶X线三维立体定位系统引导下导丝定位活检的临床应用. 中华普通外科学文献(电子版), 2016, 10 (3): 192-194.

[13] 仝淑丽, 高晶磊, 刘娜. 钼靶X线联合螺旋CT在乳腺癌早期诊断中的临床价值. 河北医科大学学报, 2016, 37 (7): 854-856.

[14] 李贤华, 王长生, 崔洪涛. 钼靶MRI动态增强序列及扩散加权序列诊断乳腺疾病的临床分析. 浙江临床医学, 2016, 18 (4): 745-746.

[15] 汤雪雪, 詹伟雄, 曾秀丽. 全数字化乳腺钼靶X线摄影诊断早期乳腺癌的价值. 临床合理用药, 2016, 9 (10A): 115-116.

[16] 陈远, 李奕莹, 康慧, 等. 乳腺影像报告数据系统超声与钼靶分类诊断乳腺病变的临床研究. 山西医科大学学报, 2016, 47 (9): 853-855.

[17] 李旭敏, 薛红芳, 李卉. 钼靶X线、超声及MRI在乳腺癌诊断中的协同应用. 中国医疗设备, 2016, 31 (4): 67-69.

[18] 刘辉, 王涛, 周理乾. 钼靶X线、彩色多普勒超声和磁共振检查在乳腺癌保乳手术中的应用. 陕西医学杂志, 2016, 45 (2): 196-197.

[19] 曹文, 张尹. MRI增强扫描和X线钼靶应用于早期乳腺癌诊断价值对比研究. 四川医学, 2016, 37 (6): 674-677.

[20] 李荣秀, 宋立江, 苏国华, 等. MRI对钼靶BI-RADS Ⅲ~Ⅳ级乳腺病变患者的诊断效能对比. 西部医学, 2016, 28 (4): 534-536.

[21] 王涛, 刘辉, 周理乾, 等. 钼靶与超声BI-RADS分类对乳腺浸润性导管癌的诊断一致性分析. 中国妇幼健康研究, 2016, 27 (9): 1137-1139.

[22] 卢建明, 周旭, 柯青兰. MRI、钼靶及高频超声对乳腺癌诊断效能对比分析. 宁夏医科大学学报, 2016, 35 (5): 584-586.

[23] 李玉军, 毕军刚, 严亚彬. 钼靶X线与高频B超联合检查乳腺疾病. 现代肿瘤医学, 2016, 24 (4): 593-597.

第4章　计算机体层成像技术研究进展

回顾计算机体层成像（CT）设备近几十年的发展历史，不难看出，从断层非螺旋CT到单排螺旋CT，从单排螺旋CT到多排螺旋CT，都是一次又一次的技术革新。传统CT问世以来，许多疾病都被提前发现并准确治疗。而随着医疗水平及科技进步，为了更好地对疾病进行分型，对病情进行评估并有针对性的治疗，临床科室对于医学影像检查所提供信息的需求也越来越大。近年来，随着计算机系统的快速发展，医学影像设备也在迅速更新。德国西门子、美国GE、荷兰飞利浦公司等均积极致力于研发更加高端的CT成像设备。目前已逐渐应用于临床的GE能谱CT、西门子双源CT、飞利浦Brilliance极速CT等各有所长，在技术上都有所突破且取得了可观的成果。

第一节　宝石能谱计算机体层成像

宝石能谱CT采用单源瞬时kV切换技术，高压发生器在极短时间内（<0.5毫秒）完成140～80 kV高低电压间的周期切换，近乎在同时同角度进行2个能量的采样，然后在投影数据空间进行能谱分析。而且能够在瞬时切换状态下，维持输出电压波形的稳定，维持X线能量特征的一致性，从而保证能量分析的准确性。宝石能谱CT所采用的动态变焦球管通过3对偏转磁场的聚焦，可获得所需要的焦点，保证不同高压条件下焦点的稳定性，并通过mA的独自优化实现高低能量下图像质量的匹配，从而为临床带来更出色的图像质量。其数据采样系统依靠升级后的宝石探测器，对X线的初始响应速度达到0.03微秒，比现有稀土陶瓷材质探测器提高了100倍，余晖效应实现了0.001%（40微秒），是稀土陶瓷材质探测器的1/4。得以在成像过程中在高低双能间切换并运算不同能量时采集的数据，获取信息更多，有助于进一步区分不同组织的成分。能谱CT成像对于多种病变，如动脉斑块、栓塞、肝小细胞癌、肝乏血供肿瘤的扫描检出，血管成像及动静脉栓子分析评估等都有不同程度的作用。

一、能谱计算机体层成像的主要技术

1. 单能成像　能谱CT几乎在同时、同角度得到高（140 kV）、低（40 kV）两种能量X线的采样数据，并根据这两种能量数据确定体素在40～140 keV范围内的衰减系数，获取该能量范围内的101个单能图像。随着keV的降低，单能图像软组织对比分辨率提高，但是图像信噪比降低；随着keV的升高，单能图像软组织对比分辨率降低，但是图像信噪比提高，高密度伪影降低。数据空间运算获得的单能检测数据较混合能量X线衰减所检测的数据更加精准，且40～140 keV多参数的量化检

测及相应的单能图像可提供更丰富的影像学信息。根据临床应用目的的不同，能谱 CT 可通过计算最佳对比噪声比（contrast to noise ratio，CNR）及相应的能量值而获得最佳单能图像。与常规 CT 相比，单能图像能有效地减少射线硬化束伪影，具有更好的图像质量、信噪比（signal to noise ratio，SNR）和 CNR。

2. 物质组成分析与物质分离　能谱 CT 能将任何物质的 X 线吸收系数转化为任意两种基物质的吸收系数，并达到与该物质相同的 X 线衰减效应，因此可将一种物质的衰减转化为产生同样衰减的两种物质的密度，并根据已知能量水平的某基物质吸收系数评价出该基物质的密度及空间分布，从而实现物质组成成分的初步分析及物质分离，并产生物质分离图像。通常选择衰减高低不同的物质组成基物质对，水和碘是常用的组合，因为它包含了从软组织到含碘对比剂及医学中常见物质的范围。通过公式 p＝－ln（I/Io）＝d1u1（E）+d2u2（E）（Io. 入射强度；I. 透射强度；d1. 物质 1 密度，d2. 物质 2 密度；u1. 物质 1 的衰减系数；u2. 物质 2 的衰减系数；E. 相应的能量水平），物质组成分析就能用计算得到的单色光源数据来表示。但是，能谱 CT 物质组成分析并不代表确定物质的真实物理组成或确定某物质的真实含量，而是利用已知的两种基础物质的组合来产生与未知物质相同的衰减效应，从而对未知物质进行定性定量的检测；成分分离运算时也不是固定以某种物质作为基物质进行物质分离，而是可选择任意两种基物质进行物质分离。

3. 有效原子序数　如果某元素对 X 线的吸收系数与某化合物或混合物的吸收衰减系数相同，该元素的原子序数就是某化合物或混合物的有效原子序数。通过计算得出化合物和混合物的有效原子序数，可以用于进行物质检测、鉴别及物质分离等。物理学家已经确定了 2 个单能量下 U 值的比值和有效原子序数的对应关系，在临床应用中，人们首先对受检组织进行能谱成像扫描，获取物质随能量变化的 X 线衰减曲线，在曲线上分别得到 70 keV 和 120 keV 两点，计算 U 值，再找出其和有效原子序数曲线的相交点，即可得到其有效原子序数。

4. 能谱图像分析工具

（1）最佳对比噪声比：从能谱成像产生的单能量图像中快速选出最适合图像分析的能量点，应用于单能量图像，从而能够在众多单能量图像中快速并准确找到显示感兴趣组织的最佳能量点。

（2）直方图：直方图可应用于基物质图像、单能量图像或有效原子序数图的分析中，是用于观察不同感兴趣区（ROI）中体素分布的最好方法，对区域内的信息进行统计，直方图反映的是统计性质，不包含空间位置信息。直方图的宽窄代表物质密度、CT 值及有效原子序数的离散程度，高低代表所占比例的大小。在应用上，直方图也可用于反映物质和组织结构的特性。

（3）能谱曲线：能谱 CT 成像可以获得反映组织器官、病变特征和规律的能谱曲线，能谱曲线代表感兴趣区在不同 keV 下 CT 值的变化规律，对该感兴趣区能谱曲线的分析，有利于对病变性质、同源性及差异性的判断，为临床诊断提供更多有价值信息，提高诊断信心。研究表明，能谱 CT 对腹部多发病变、肿瘤来源的定位及淋巴结病变的性质具有一定的临床诊断价值。利用能谱曲线可以对血管壁非钙化性斑块的性质进行分析，对目标血管管壁的非钙化性斑块中的脂质成分、纤维成分及血栓样组织利用能谱曲线的特征表现进行分析，为临床治疗提供更为精确、有价值的信息。

（4）散点图：类似于直方图，用于单能量图、基物质图或有效原子序数图的分析。在应用上，与直方图和能谱曲线相近，代表物质和组织结构的特性，可用于鉴别、分类组织结构和疾病，也可用于观察病灶内有无强化。

5. 能谱CT的硬软件支持　瞬时换能高压发生器使单探测器和球管能在0.5微秒内实现80～140 kV两峰值管电压瞬时切换，视野均为50 cm。能谱CT的探测器选用分子结构稳定的材料，其对X线反应速度快，初始速度（X线转换为可见光的速度）加快100倍，清空速度加快4倍，确保两次高速采样之间的数据处理没有影响，同时其采样率增加了2.5倍，使得空间分辨力大幅度提高。高频低噪的数据采集系统可保持稳定的球管X线焦点大小，高级重建引擎自适应性统计迭代（ASiR）技术，能谱观察与分析系统能够同时观察常规的混合能量CT图像（kV）、单能CT图像（keV）及物质分离的密度图像，能够生成从40～140 keV的101个单能图像，物质分离生成新的基物质密度图像，如水、钙、碘等。

二、能谱计算机体层成像的临床应用

致密骨质结构、碘对比剂、钙化等常由于射束硬化伪影的产生而影响诊断医师对图像的评价。能谱CT通过金属伪影去除系统（metal artifacts reduction system，MARs）技术并结合单能成像，能够有效地消减假体产生的金属伪影，使假体及假体周围区域可见性提高。利用能谱CT最佳keV单能成像能够明显提高手、足肌腱扫描的图像质量，并已用于临床诊断。ASiR技术的应用更是在提高图像空间分辨力的同时，降低了图像噪声。在行CT冠状动脉检查时，患者有时需要通过口服降心率的药物来减少由于心脏搏动产生的伪影，从而能够准确地评估冠状动脉改变。有学者在能谱CT冠状动脉造影中应用运动纠正算法，结果显示，在不服用控制心率的药物的情况下，图像质量、可解释性及准确性均优于传统标准。

以往对于斑块成分大多采用CT值的不同来进行分析和鉴别，而能谱CT提供的能谱曲线、物质分离图像、有效原子序数图等，为斑块成分的分析提供了更加直观、准确、可靠的方法。相关研究认为，能谱CT根据能谱曲线可有效区分动脉粥样硬化斑块中的纤维成分、脂质成分及血栓样组织，通过测定其出现的范围可判断斑块中脂质成分的相对含量，进而评估斑块的稳定性；比较分析3种斑块成分的碘（脂肪）浓度值，发现各成分表现出明显的浓度值差异，即成分的X线衰减系数存在明显差异，采用同组基物质进行物质再表达，使成分组间差异得以量化；3种斑块成分的有效原子序数存在明显差异，将斑块内的3种不同物质转换为元素原子序数，可直观显示其不同成分，为鉴别斑块成分提供了新的方法，可早期提示含有易损性脂质成分及血栓样组织的不稳定斑块，可降低脑血管意外的发生率。

最近有研究表明，利用能谱CT冠状动脉造影的虚拟平扫技术，SPECT心肌扩散成像衰减纠正具有一定可行性及可靠性。肺动脉造影常被认为是诊断肺栓塞的"最佳标准"，但是对较小或较远端的栓子，有时动脉造影与肺通气灌注扫描一样也难以发现。

能谱CT碘基图像可敏感地发现肺灌注差异，且可一站式得到传统肺组织图像、肺动脉CTA和肺碘基物质灌注图像，实现形态学诊断和功能学分析的完美结合，丰富了诊断信息，简化了检查流程，在肺栓塞评价中是十分有用的工具。水基图像的形成可以被用于鉴别增强后的胰腺实质与急性出血，从而发现一些胰腺疾病所致的灌注异常。能谱CT基物质图像还可将骨组织从图像中移除，得到不显示钙化的图像，使得骨髓评估成为可能，从而在骨挫伤后骨髓损伤的探测中得以应用。在对痛风患者的能谱 CT 扫描中，尿酸基物质图像及尿酸基伪彩图像能够反映高尿酸含量的痛风石的有无、大小、部位、分布情况，并能根据钙基图像上的高钙浓度区分布范围来明确区分痛风石和皮质骨，且可清晰显示骨质破坏边缘的情况。行 CT 尿路造影时，高密度的对比剂常会掩盖高密度钙化与结石；而能谱 CT 基物质图像的产生能有效地区分碘剂、钙化和结石，使在传统 CT 中可能被碘剂掩盖的钙化或结石得以准确显示；并且可有效区分结石成分，为尿路结石临床治疗方案的制订提供很有价值的信息。研究表明，能谱 CT 基物质图像在单纯性与出血性囊肿的鉴别诊断中比传统 CT 更具优势。

通过能谱 CT 基物质图像，对基物质浓度进行定量分析，可以更准确地了解基物质浓度，并且更敏感地检测出浓度的变化。相关研究表明，常规冠状动脉 CT 血管造影结合能谱 CT 双能量扫描模式，一次扫描不但可常规分析冠状动脉血管形态，还可通过物质分离成像及其他能谱定量分析参数提高心肌梗死的检出率，且与 SPECT 及 MRI 心肌灌注的检查结果有较高的一致性。通过基物质的定量分析，在心肌梗死图像中发现不同增强阶段碘的浓度是不一样的，因此可以通过对不同阶段碘浓度设定量化范围，对心肌梗死的分期更加精确。而通过肺标本能谱 CT 成像，发现在二氧化硅（SiO_2）基图像上进行肺标本的 SiO_2 定量可以有效评估肺实质和肺结节内的 SiO_2 含量，这有可能为诊断和鉴别诊断肺尘埃沉着病（尘肺病）提供一种定量工具，并成为监测接尘工作人员 SiO_2 暴露量的一种全新工具。另外，在肝硬化的能谱 CT 应用研究中，通过碘浓度定量分析的差异可以观测肝硬化患者的血流动力学变化，并且能够对肝硬化严重程度进行分级，简化了传统肝硬化分级的方式，具有潜在应用价值。

在肿瘤发生的过程中，不仅会有组织结构发生异常改变产生瘤性赘生物，同时还有细胞内组织成分发生变化，多数还会发生血供的改变。传统 CT 对肿瘤的诊断局限于形态学及密度值的变化，而能谱 CT 不仅具有传统 CT 的功能，并且能够应用其能谱曲线、基物质图像定量等对组织成分及血供的异常改变进行多种参数及成像模式的分析，丰富了肿瘤诊断方法，同时也提高了诊断信心。相关研究显示，能谱 CT 多参数成像分析在肺部炎性病变与恶性肿瘤的鉴别，肺癌诊断、分型，鉴别诊断，TNM 临床分期中具有重要的应用价值。能谱 CT 同样也有助于甲状腺、肝、前列腺等器官的良恶性结节或肿块的鉴别诊断，如 Srinivasan 等报道能谱 CT 参数提高了颈部恶性病变诊断的敏感性和特异性。Lv 等研究认为能谱 CT 成像提高了鉴别肝微血管瘤和小肝癌的敏感性。此外，能谱 CT 还为肾上腺转移瘤来源的鉴别分析提供了多参数的方法，为转移性肿瘤的诊断与鉴别诊断提供了新的思路。

第二节　256 排宽体能谱计算机体层成像

一、256 排宽体能谱计算机体层成像的主要优势

256 排宽体能谱计算机体层成像即为 Revolution CT，256 排宽体宝石探测器纵向覆盖范围达 16 cm，其无限制 1-beat 心脏成像可以在各种心率、心律条件下在一个心搏内完成冠状动脉解剖成像、心脏 4D 成像和动态心肌灌注。面对高发的冠心病，Revolution CT 所具备的 16 cm 宽体宝石探测器、智能心电门控技术和冠状动脉追踪冻结技术，可以冻结任意心率下的冠状动脉，即

使在心律失常、高心率的情况下，也能够实现精准冠状动脉成像，同时简化冠心病的常规诊疗流程，减少冠状动脉造影及相关的医疗资源占用。主要性能：0.23 mm 空间分辨率；29 毫秒单扇区时间分辨率；80 cm 超大孔径静音扫描；低 X 线辐射剂量，低对比剂用量；无限制 1-beat 心脏成像；大范围高清成像；多物质能谱分析；心脏CT血管造影（CCTA）功能强大（高心率、心律失常、心房颤动、支架等）；强大硬件平台衍生出的先进扫描序列，可轻松实现心脑血管联合扫描、一站式心脏＋主动脉全程、单器官灌注＋CTA 联合扫描。

二、256 排宽体能谱计算机的主要特点和技术

1. ASiR-V 迭代算法　首先建立噪声性质和被扫描物体的模型，并利用迭代的方法对噪声加以校正和抑制，得到更清晰的图像，可降低 82% 的辐射剂量，降低 91% 的图像噪声，提高 135% 的密度分辨率，在相同的噪声水平下提高 207% 的空间分辨率。

目前，商业化CT在图像的重建算法上通常采用滤波反投影法（FBP）的解析方法。这种算法将每个投影数据通过计算、滤过、反投影、加权，重建出图像。滤波反投影重建由于重建速度较快，在过去的40多年里一直被使用着。但这种重建技术将X线源假设为无限小，忽略了每个探测器单元的大小、形状，在图像重建受计算机能力限制时对图像重建速度是非常有帮助的，但其设定的CT模型并不能代表真实情况，图像对噪声比较敏感且需要抑制伪影等。因此，人们一直在寻求一种能够提高图像质量的更好的重建算法。

迭代重建技术（IR）在算法上最大程度地模拟了CT扫描时X线穿过人体到达探测器的实际情况。初始的X线光子及像素值的大小和形状不是假定为单纯的一个点，同时把探测器的形状和尺寸也考虑进去。这样系统光学模型在IR中就建立起来。同时，由于IR算法也考虑了在图像重建过程中有限的光子带来的波动，因此克服了FBP算法由于算法过于简化而明显影响图像质量的弊端。但是IR算法数学计算复杂，计算机工作量大，图像重建时间长，难以适应日常工作庞大的运算量。

自适应统计迭代重建技术（ASiR）是在原始数据空间通过精确模型进行运算，引入统计信息，进而获得优质图像。ASiR 重建技术显著降低了图像的噪声，提高了图像的低对比分辨率（low contrast detectability，LCD）和图像质量。ASiR 通过降低图像的噪声获得剂量上的优势，因此在获得相同的图像质量情况下，通过降低毫安量或提高噪声指数，扫描剂量可以显著降低；或在剂量不变的情况下，显著提高图像的质量。ASiR 可提高图像 40% 的低对比分辨率，有效抑制伪影；降低常规扫描的剂量，在提高图像质量的同时降低体部 50% 的射线剂量，心脏成像降低 95% 的剂量。

根据不同的临床需要和对于图像质量及扫描剂量的要求，ASiR 可以在 10%～100% 间隔 10% 选择。随着数值的增高，图像噪声降低的幅度增高。通常该值会设置在 30%～50%。在使用高分辨率（HD）算法重建时利用 30%～50% 的 ASiR 可以弥补由于高分辨率而带来的噪声的增加；在高分辨率采集和高分辨率重建同时使用时，与常规扫描相比不必提高噪声指数或降低毫安；在用 head/small head/ped head 作为扫描野进行扫描时，使用灰阶增强（gray scale enhance，GSE）来提高脑部灰白质的对比度。应用 ASiR 时放射剂量的调整方法在正常扫描模式下 50% 的 ASiR 可以实现 50% 的剂量降低；在高分辨率扫描模式下 40% 的 ASiR 保证了 50% 的剂量降低。

2. 两种经导管主动脉瓣植入术（transcatheter aortic valve implantation，TAVI）检查的模式　连续 160 mm 大范围、多轴位扫描和心脏轴扫结合快速螺旋扫描，两者均可实现冠状动脉扫描及大范围主动脉扫描，为 TAVI 提供足够的信息。

3. 心肌灌注及一站式多部位联合 CTA　Revolution CT 一次检查即可完成冠状动脉检查和心肌灌注分析；全心覆盖的轴扫使每次扫描处于同一时相及时间点，无灌注误差；分组设定扫描参数，不但保证冠状动脉检查的质量，还可以降低总的扫描剂量，操作方便快捷。Revolution CT 采用自由组合一站式联合扫描技术，也就是自由组合多部位联合成像技术，实现不同扫描模式的快速切换，且切换时间低至 2 秒以下，使患者只需注射一次造影剂即可快速完成全方位联合扫描，获取解剖和功能成像。一站式多部位联合成像能够实现心脑 CT 血管造影联合成像、冠状动脉＋全身 CT 血管造影等，一次扫描、一次造影剂注射完成一站式检查。配合 GE 公司独有的智能脑卒中 CT 扫描临床方案，在提供包括动态 4D 影像，更智能的后处理工具帮助精准诊断，分流出血性、缺血性脑卒中患者的同时，加速救治流程。应对急性发病的患者，无论是出血性卒中还是缺血性卒中，Revolution CT 都给出了全新的解决方案，可以快速评估出血风险，快速定位出血或缺血部位，指导治疗。

4. 冠状动脉成像时间分辨率　球管转速 0.28 s/r，冠状动脉追踪冻结技术（snap shot freeze，SSF），29 毫秒单扇区时间分辨率，在此基础上，Revolution CT 还实现了全球首个冠状动脉运动追踪最佳期相选择技术——智能相位（smart phase），它能够追踪每一支冠状动脉的运动幅度，从中定位冠状动脉运动幅度最小的期相，快速、准确地进行数据重建并自动选择最佳效果的影像图供医师进行诊断，实现重建时间缩短 3/4，进一步加速检查流程。这一数据重建方面的重大创新，突破了以往人工筛查图像的繁琐，将给胸痛中心和急性胸痛病症的检查流程改善带来新工具。

Revolution CT 扫描架 80 cm 的最大孔径及超静音设计提升了患者的舒适性，适合肥胖患者、急救患者、干部保健及儿童等特殊患者检查的适应性和配合度。其基于宽体能谱成像和双引擎的自动能谱流程，构建了闪速宽体能谱平台，实现了更宽的扫描范围，包括更广的轴位和横断面覆盖范围，有助于肿瘤同源性分析。能谱分析层面，借助拆分成 101 种单能量下的影像图像分析（keV），将能量切换速度提升 3 倍，信噪比提升 60%。在肿瘤领域，这意味着可以在更低的单能量下获得肿瘤病灶密度的微小差别，帮助更早期诊断病灶和更精准肿瘤分期。例如，对于胃癌病变精确分期及疗效评估，CT 影像检查起到非常关键的作用。Revolution CT 实现的宽体能谱扫描可以选择不同能量精确观察，还可以通过能谱曲线及碘含量测量的方式进行化疗效果评估，其结果更加准确，临床价值更高。全新的双引擎自动能谱流程，通过软硬件设计的革新，重塑能谱扫描工作流程，将能谱重建效率大幅提高，让医师更好地专注临床和科研工作，体现更多价值。

第三节　双源计算机体层成像

一、双源计算机体层成像的研发

传统单源计算机体层成像（CT）自诞生后很快就被应用于临床检查，尤其是螺旋 CT 出现后被广泛应用于人体各个部位的检查和诊断。但对于运动的器官，如肺、胃肠道、大动脉，尤其是心脏来说，一次检查必须要求在有限的时间内完成，且要尽可能保证扫描期间患者无呼吸运动。否则，轻者会出现影像模糊、锯齿状伪影，重者根本得不到具有诊断意义的图像，检查无法完成。另外，空间分辨率也是一个重要参数，同样影响诊断的正确率。64层螺旋CT机出现以后，上述问题基本得到了解决，最难的心脏检查也可以在10秒内完成。然而对于高心率（>70次/分）的患者，由于普通CT机时间分辨率的限制，常需要做必要的临床准备或静坐，待心率降低并趋于平稳后（一般控制在60～65次/分）方可进行检查，以确保成功。双源CT出现以前，时间分辨率主要通过提高机架的转速实现。但这需要强大的硬件制造工艺作支持，如转速为420 ms/360°螺旋CT的离心力为17 G，330 ms/360°的离心力为28 G。从心脏动力学分析，冻结心脏的理想时间分辨率要<100 ms/360°，而从成像理论上讲，现代CT进行180°数据成像需要扫描机架的旋转速度为200 ms/360°，如此高速的旋转其离心力高达75 G，单凭目前的机械工艺水平还达不到如此高的要求。研发者们也意识到了这点，在硬件技术无法达到要求时，他们同时采用了一种以软件为重点的解决办法，即利用"多扇区重建技术"，通过多个心动周期间断扫描，加上同步间歇式数据采集来叠加重建出一幅图像，从而相对提高时间分辨率。但由于扫描时间长、不同心动周期叠加会导致重建的图像发生畸变，所以获得的心脏影像往往不够理想，且患者所受辐射剂量也大大增加。

鉴于以上技术限制，西门子抛开了传统的技术理念，在成熟的SOMATOM Sensation 64技术和Straton零兆金属球管的基础上，在机架内整合了两套64层图像数据采集系统，使得整个机架在完成90°旋转后即可获得一幅优质影像。机架旋转1周为0.33秒，但只需完成90°旋转后即可完成图像采集，所以其时间分辨率达到了83毫秒，实现了单扇区数据的采集和重建，克服了"多扇区重建技术"带来的诸多弊端，极大地提升了图像质量，提高了诊断正确率，这套装置即为世人注目的双源CT。

二、双源计算机体层成像的特点及临床应用

1. 双模式　即单源模式与双源模式，均可通过控制台进行相关设置。单源模式时主要进行数据采集与重建系统A工作，数据采集与重建系统B处于关闭状态。此时与一台普通64层CT机无异，即由球管A发射X线，经受检者衰减后被探测器A接收，然后再经相应的图像处理和重建后产生相应部位的CT图像。1次扫描（即1个采集周期）球管和探测器组至少要旋转180°才能获得足够的数据，重建出图像，最多可获得64层图像。定位像及头颈部、胸腹部及四肢等一些常规平扫、增强扫描常采用单源模式。双源模式时，2套数据采集与重建系统同时工作，2套球管与探测器组合，各自独立发射及接收射线，独立完成图像处理，但在图像重建时，由2套采集系统获得的数据既可以重建出2组独立的图像，也可以重建出1组融合的图像，前者1个采集周期与单源模式相同，即球管和探测器组至少要旋转180°，主要用于时间分辨率要求极高的检查。

2. 鉴别组织成分　显示特定的组织，为病变诊断提供信息。由于大部分软组织在不同光子能量条件下的密度变化不明显，因此，常规平扫难以对普通软组织进一步分解鉴别；但在胶原分子的侧链中有密实羟（基）赖氨酸和羟脯氨酸，其在不同能量下密度变化较明显，因此在平扫时可以显示主要由胶原构成的结构（如韧带和软骨）。初步研究双源CT可以清晰显示腕部的肌腱。根据肝组织在双能量

下的 CT 变化，可以有效准确地评价肝的脂肪变性、肝内铁沉积和肝豆状核变性中的铜沉积。同时可以对肺内结节有无钙化进行鉴别。由于不受位置变化的影响，比单源 CT 更准确方便。

3. 评价增强时组织的碘含量及血流灌注　增强时采用双能扫描及特殊算法，能有效判断增强后碘在组织内的分布差异，可以对病变组织进行进一步分析，比以往单纯增强扫描提供更多的信息。同时，通过计算虚拟平扫图像，有望代替常规的平扫。根据增强后脑内碘的分布，有望更加快速准确地显示脑的灌注缺损，以评价急性脑梗死的低灌注区；根据碘在肺内的分布，可以评价肺的血流灌注，更加完整全面地评价肺动脉栓塞。

4. 去除骨及钙化　在颈动脉和脑血管 CT 血管造影的图像后处理中，去除骨骼的遮盖以便更加清晰准确地显示血管及其病变是图像后重建中主要的工作。同时严重的钙化也是影响评价颈动脉狭窄的主要因素。通常采用计算机识别加人工去除的方法，或采用 2 次扫描减影技术，影响因素较多。采用双源 CT 双能量技术可以有效地去除脊柱、肋骨、牙和颅骨，同时也可以去除明显钙化的影响。另外，在脑血管重建中还可以根据碘的含量特殊算法，更加清晰地显示脑血管。

5. 冠状动脉成像的应用　双源 CT 最大的优势无疑是双源模式下极短的时间分辨率，理想的心脏成像最好在心动周期的舒张期，心率越快，舒张期越短。要想使图像质量不受心脏搏动的影响，其时间分辨率必须达到 100 毫秒。从成像原理上讲，X 线源 / 球管必须旋转 180°，才能获得图像重建所必需的数据投影。如果使用单源 CT，这需要机架的旋转速度达到 0.2 s/360°，其离心力高达 75 G，目前的机械设备尚达不到如此高的要求。目前，最新的单源 64 层螺旋 CT 的球管旋转时间达到 0.33 秒 / 圈，时间分辨率提高到 165 毫秒，在 5～10 秒内能完成整个心脏扫描。对冠状动脉重度狭窄的敏感性、特异性、阳性预测值和阴性预测值分别达到 90%、95%、93%、93%，心脏搏动造成的运动伪影是主要的影响因素，尤其是在心率超过 70 次 / 分时更明显。虽然采用多扇区重建技术的 64 层 CT 可以在较高的心率（可达 92 次 / 分）下获得较高的冠状动脉图像质量，但其缺点也比较明显。首先，其依赖于扫描期间心脏的运动必须完全一致，对心率有变化的患者就受到限制；其次，没有考虑冠状动脉位置的变化，并且需要较低的螺距延长扫描时间。有研究认为，多扇区重建对冠状动脉的图像质量没有明显的好处。因此，大部分研究者认为，采用 64 层 CT 时最好采用药物使心率控制在 65～70 次 / 分以下。在心脏扫描时，双源 CT 的每组球管 / 探测器组合只需旋转 90° 就能得到高质量的心脏成像。基于 0.33 秒的机架旋转时间，时间分辨率提高到单扇区 83 毫秒，因此，不需要对心率进行控制就能完成冠状动脉成像。Achenbach 对 14 例心率在 56～90 次 / 分的患者的 226 段冠状动脉进行评价，其中 98% 的节段没有运动伪影存在，而在 64 层 CT，由于钙化或运动导致的图像质量下降，使不能用于诊断的冠状动脉节段高达 12%。Scheffel 等对 30 例心率在 47～102 次 / 分的冠心病患者在不进行心率控制的条件下，采用双源 CT 行冠状动脉成像，98.6% 的冠状动脉节段达到诊断要求，对冠状动脉严重狭窄的敏感性、特异性、阳性和阴性预测值达到 96.4%、97.5%、85.7% 和 99.4%。心率过快（＞70 次 / 分）和严重的钙化（积分＞400）会使图像质量轻微下降，但对诊断质量无明显影响。在 64 层 CT 严重的钙化（积分＞400）组的敏感性、特异性、阳性和阴性预测值分别为 93%、67%、93% 和 67%，而在双源 CT 则为 96%、95%、86% 和 99%。与 64 层 CT 不同，双源 CT 的扫描螺距随心率的提高而增大，在心率分别是 60、70、90 次 / 分时，螺距分别为 0.27、0.32 和 0.43。因此，其扫描速度随心率的增加而提高，完成全心扫描的时间为 7～13 秒。结合心电脉冲剂量调控技术可以明显降低放射剂量。

综上所述，双源CT明显提高了扫描时间分辨率，能在不需要控制心率的情况下完成心脏扫描，获得高质量的冠状动脉和心脏运动、功能及瓣膜影像，提高了对冠状动脉病变的诊断准确性，为一站式解决心脏病变提供了一个可靠有效的途径。但对严重的心律失常患者，其应用仍有一定的限制。双能技术可以根据不同组织对X线的衰减特性获得组织特性图以及碘剂分布图，为CT诊断提供更多的信息，拓展CT的应用范围，并有望提高对病变诊断的准确性。

第四节 256层极速计算机体层成像

一、极速计算机体层成像的研发

飞利浦公司推出新产品极速计算机体层成像（Brilliance iCT），它的临床应用使CT诊断在心脏检查、动态成像和高分辨扫描等方面均得到突破性进展，解决了以往螺旋CT的几个环节在技术上相互制约的瓶颈。CT设备的整体结构并不复杂，其影像链系统主要包括机架系统、球管及探测器。纵观CT技术的发展史，最大的突破也恰恰集中在这三大主要硬件。Brilliance iCT利用气垫轴承机架系统、动态四焦点球管及纳米球面探测器全新技术平台，三大硬件均有技术突破，因此被认为是CT技术近十几年发展中最具开创性和跨越性的产品。与传统技术相比，Brilliance iCT具有不可忽视的突破作用。

二、极速计算机体层成像的特点及临床应用

1. 气垫轴承技术 极速计算机体层成像（CT）的首要创新是更快的旋转速度，运用高科技的气垫轴承技术取代以往的普通轴承，降低机架旋转的摩擦阻力。此外，气垫轴承在工作时没有接触部分，使得扫描时门架没有振动，精度比普通滚珠轴承CT高200倍，确保高质量的成像。最快旋转速度达到0.27秒/圈，较常规螺旋CT提高接近1倍。高速扫描给临床研究带来了突破性应用，比如：心脏冠状动脉成像时间缩短至2～5秒，时间分辨率高达34毫秒，结合飞利浦独有的心脏专用软件技术能够适应高心率检查。患者无须服药控制心率即可常规进行心脏检查，自动心电编辑功能解决各种心律失常的扫描问题，提高了心脏检查的成功率。

2. 立体球面探测器 球面探测器的应用是多层螺旋CT发展上的里程碑。极速CT独创的球面探测器能够提高探测器采集效率，大幅度提高图像质量，降低辐射剂量。CT技术使影像学解剖图像和诊断信息清晰而丰富。然而，随着心脏冠状动脉介入手术、精细微创手术等的发展，肿瘤早期诊断、缺血性疾病病因诊断需求的增加，对CT图像质量提出了更高要求。动态双焦点技术可在不增加剂量的同时大幅提高采集的数据量，即通过瞬间的焦点切换，得到2组扇角略有不同的采集数据，从而使CT的原始数据翻倍，提高图像质量。目前，部分64排CT应用了动态双焦点技术。而Brilliance iCT更是应用了全新的动态四焦点技术，在双焦点技术的基础上，CT原始采集数据再增加1倍，获得了更为高清的图像。

3. 强大的发生器功率和创新的 iMRC 球管　极速 CT 采用业内最高的 X 线发生器和与之相配的 iMRC 球管，最大输出电流达到 1000 mA，在高速扫描中提供充沛的能量，基本上适应目前所有的扫描，尤其在特体肥胖患者的扫描中仍能得到优质的影像。

4. 在心脏成像方面　目前心脏成像遇到的四大难点：①心率过快和心律失常导致成功率的下降。②高密度钙化斑块导致散射线增加产生伪影，使冠状动脉狭窄过度评估。③肥胖患者的冠状动脉检查。④心脏成像的辐射剂量过大，尤其是先天性心脏病婴幼儿的检查。

极速 CT 解决了以上四大难题：能够适应心率达 70～180 次/分心房颤动患者的检查；球面探测器配备立体滤线器消除钙化导致的伪影，清晰观察安置支架后冠状动脉内壁的情况；120 kW 发生器产生 1000 mA 电流适应体重指数（BMI）高达 50 的患者；Step & Shoot 新的扫描方式降低 80% 辐射剂量，婴幼儿先天性心脏病扫描最低剂量达到 0.5 mSv，扫描时间仅 0.18 秒。

5. 动态血管成像　极速 CT 配备门控技术血管造影，实时动态成像能够观察血管搏动的影像，有利于疾病的诊断和支架安置前的分析，同时可以了解支架安置后的实际情况。

6. 大范围动态（多期像）扫描　随着临床医学的发展，静态单时相的成像已经无法满足临床需求，医师们需要观察生理状态下的实时动态成像，如血管支架安放后是否有移位、脱落的可能。多相位的动态成像能够发现这一潜在的危险，并进行全脏器（肝、肺等）动态的血流分析，如心肌的供血情况等。决定动态成像的两大因素是探测器的宽度和扫描的速度，在不同的病例中相互调整扫描参数以达到最佳的应用。以往动态成像的概念仅仅局限于探测器宽度的扫描，也就是说探测器宽度就是扫描范围，这一点显然不能满足临床要求范围在 30 cm 甚至 60 cm 的动态成像，而且由于以前技术的原因设计不出 60 cm 宽的探测器，解决的办法就是加快扫描速度，以速度弥补探测器宽度的不足。目前飞利浦的极速 CT 已经能够做到 30 cm 范围内的全脏器灌注和 60 cm 范围的 6 相位动态成像，足以满足目前的临床需要。

7. 全脏器灌注　极速 CT 采用飞利浦首创的往复动态扫描模式（jog mode），为临床提供全脏器灌注。灌注成像的范围包括头、胸、腹。30 cm 动态扫描为全身脏器正常或病理状态下的灌注分析提供了硬件基础，对于脏器功能性的评估、早期转移瘤筛查、影像学不典型肿瘤定性、肿瘤疗效及复发评估等方面都有良好的帮助。

面对目前 CT 检查所面临的几大难题，宝石能谱 CT、双源 CT、极速 CT 都提供了各自的办法以供解决，尤其是对于提高图像质量，区分检出病灶及冠状动脉图像的优化都投入了大量的高端科技，作为一个 CT 未来的发展方向，高端 CT 越来越清晰的图像及越来越丰富的功能对临床的价值将更加可观。

参考文献

[1] 叶伦, 叶奕兰, 冉艮龙, 等. 宝石能谱 CT 的成像原理及临床应用. 中华临床医师杂志（电子版）, 2013, 7 (19)：8919-8921.

[2] 黄仁军. 能谱 CT 的临床应用于研究进展. 放射学实践, 2015, 30（1）：81-83.

[3] McColloughc, Lengs, YuL, et al. Dual- and multi-energy computed tomography: principles, technical approaches, and clinical applications. Radiology, 2015, 276 (3): 637-653.

[4] Graser A, Johnson TR, Chandarana H, et al. Dual energy CT: preliminary observations and potential clinical applications in the abdomen. Eur Radiol, 2009, 19 (1): 13-23.

[5] 周俊林, 毛俊杰. 能谱CT临床应用与进展. 北京: 人民军医出版社, 2016.

[6] 任小璐, 刘云, 王杏娟, 等. 能谱CT评估颈动脉粥样硬化非钙化斑块成分. 中国医学影像技术, 2013, 29（2）: 202-205.

[7] 钱利明. 宝石能谱CT的临床应用. 实用医学影像杂志, 2015, 16（1）: 82-83.

[8] 吕培杰. CT能谱成像在小肝癌检测中的应用价值. 放射学实践, 2011, 26（3）: 321-324.

[9] 张旭婷, 刘琪, 任基伟. 宝石能谱CT成像在肝转移瘤诊断及疗效评价中的应用. 医学综述, 2014, 20（5）: 888-891.

[10] 莫泳康, 黄锦桩, 马树华, 等. 肝脏动脉期CT能谱成像的影像优选. 国际医学放射学杂志, 2014, 37（1）: 1-5.

[11] 程路得, 刘斌, 吴兴旺, 等. CT单能成像对乏血供肝癌的诊断价值. 安徽医科大学学报, 2012, 47（1）: 60-63.

[12] 杨传红. CT能谱成像在肝细胞癌与肝转移瘤鉴别中的价值研究. 山东大学, 2014.

[13] 孙奕波, 毛定飚, 李铭, 等. 原发性肝细胞癌供血动脉的能谱CTA与DSA的比较研究. 医学影像学杂志, 2013, 23（11）: 1718-1723.

[14] 杨皓, 殷士蒙, 孙荣跃, 等. 肝癌介入栓塞术前的能谱CT血管成像评估. 中国医学计算机成像杂志, 2013, 19（1）: 91-94.

[15] 赵丽琴, 贺文, 李剑颖, 等. 应用能谱CT研究肝硬化门静脉高压患者肝血流动力学变化. 中华放射学杂志, 2011, 45（8）: 782-783.

[16] 江帆, 邓克学, 赵娜, 等. 能谱CT成像应用于肝硬化Child-Pugh分级. 中国医学计算机成像杂志, 2015, 21（1）: 48-52.

[17] 李卫侠, 林晓珠, 吕培杰, 等. 能谱CT动态增强在肝硬化诊断中的初步研究. 中国医学计算机成像杂志, 2013, 19（1）: 41-52.

[18] 张建刚, 郝华鑫, 刘军成. 慢性病毒性肝炎的CT表现研究. 中国临床研究, 2014, 6（32）: 127-128.

[19] 周华清, 柳学国. 慢性病毒性肝炎的CT征象与病情严重程度和预后评估的相关性研究. 中国现代医学杂志, 2014, 24（7）: 103-106.

[20] 徐辉, 殷信道, 吴旻. 双源CT的临床应用进展. 中国医疗设备, 2014, 29（12）: 16-18.

[21] 顾海峰, 高娟, 李林, 等. 双源CT的最新技术与研究进展. 医疗卫生装备, 2014, 35（5）: 105-107, 121.

[22] 张宗军, 卢光明. 双源CT原理与临床应用. 医疗卫生装备, 2007, 28（10）: 57-58.

第5章 磁共振成像技术研究进展

第一节 磁共振硬件的进展

近些年来，随着计算机技术、网络技术、数字化成像技术和材料技术取得了突飞猛进的发展，磁共振成像（MRI）的硬件设备也得到了长足进步，各大公司开发的新技术层出不穷，具体来说硬件的进步主要体现在高性能的磁体、先进的梯度系统和射频系统等。

一、磁体

磁体系统作为 MRI 最基本的构件之一，近年来有着长足的发展。主磁场的场强逐步提高，这直接导致 MRI 系统信噪比和空间分辨率的提升，扫描速度进一步加快。磁体的孔径越做越大，长度越做越短，结合静音技术大大提升了患者的舒适度。液氦的消耗减少，推出零液氦技术，降低了医院的运行成本。匀场算法的进步使得磁场的均匀度提高，这对图像信噪比、MR 空间定位及减少伪影方面起着重要作用。

1. 高场强　伴随材料技术、超导技术的发展，超导磁共振（MR）主磁场强度越来越高。目前临床应用的磁共振系统静磁场强度在 0.2~3.0 T，低场开放永磁和高场管状超导磁体并存。其中 3 T 磁共振在各级医院的装机率越来越高，更高场强的磁体也在不断开发。4 T 系统早已得到美国 FDA 对人体无明显危害的认可。7 T 系统用于科研，在我国很多高校及科研院所装机成功。在 9.4 T 系统上对成年兔及其后代实验未观察到不良的生物效应。11.75 T 的全身 MRI 系统也已在法国组装完成。

近些年随着介入 MR 的发展，开放式 MRI 也取得长足发展，其主磁场场强已从原来的 0.2 T 左右上升到 0.5 T 以上，当前开放式 MRI 的最高场强已经达到 1.0 T 左右，图像质量明显提高，扫描速度更快。

高场强可以提高质子的磁化率，增加图像信噪比，缩短扫描时间，同时，高场强增加化学位移效应，使磁共振波谱成像（MRS）对代谢产物的分辨率得到提高。对于脑功能成像，高场强的磁共振具有明显的优势。但是，应当看到，场强增高也带来了一些问题。例如，高场强下射频脉冲的能量在人体内累积明显增大，电磁波吸收比值（specific absorption rate，SAR）容易超标的问题表现得更为明显。同时，磁共振的场强越高，各种伪影如运动伪影、化学位移伪影及磁化率伪影所带来的影响更为严重。当前各大厂商通过硬件及软件的进展，已经将高场强带来的弊端大大减小。主磁场强度增高的同时磁场的均匀性对于磁共振系统成像质量有着重要的影响，西门子公司 Prisma 3.0 T 磁共振创新的靶向匀场技术致力于改善动态主磁场的均匀性，靶向匀场技术是基于集成在梯度线圈中的额外 5 个匀场通道和32组匀场线圈，通过全新的匀场序列极大地提高了静态和患者进入磁体腔后的动态磁场均匀度。

2. 短磁体　缩短磁共振主磁体长度，有利于提升患者舒适度，减少幽闭恐惧症的发生。目前，主磁体长度最短的磁共振是西门子公司的 MAGNETOM ESSENZA，其场强为 1.5 T，主磁体长度仅为 131 cm，加上外壳总长度为 147 cm。3 T 场强磁共振中西门子公司 Skyra 主磁体长度 163 cm，飞利浦公司 Ingenia 主磁体长度 162 cm，GE 公司 Singa HDxT 主磁体长度 172 cm。短磁体使磁体重量减轻，节省楼层承重成本且便于安装。

3. 大孔径　对于全身 MRI 设备，磁体的孔径必须足够大，以容纳人体，增大孔径能够增加患者的舒适度，降低幽闭恐惧现象的发生率。一般情况下，要求全身磁共振磁体孔径应≥60 cm。目前西门子公司的 Skyra、Verio，飞利浦公司的 Ingenia，GE 公司的 750W，其孔径均达到 70 cm。

然而主磁体长度变短，孔径增加使得磁场均匀度下降，梯度系统性能降低，信噪比（SNR）下降，SAR 值上升，同时最大视野（FOV）缩小。各家公司通过硬件和软件的进步，已经大大改善了这一状况，目前飞利浦公司的 Ingenia 所能做到的最大 FOV 达到 55 cm。

当前磁共振发展中对于磁体孔径有两大设计理念：60 cm 孔径提供顶级临床和科研，例如，西门子公司的 Prisma，GE 公司的 MR750，其中 Prisma 的磁体长度更是达到 213 cm；70 cm 孔径针对日常临床工作和部分科研，在牺牲一定性能的前提下，提供更高的舒适性。

4. 零液氦　超导磁体必须在超低温度下运行，这种超低温环境需要液氦进行维持，而液氦需要冷头进行制冷，把挥发的液氦冷却，重新变为液体。早期的超导磁共振多采用 10 K 冷头，液氦会随着时间的推移缓慢挥发，当液氦挥发到一定程度就必须补充新的液氦。作为一种十分重要的战略物资，液氦供应紧张，价格一路攀升，频繁添加液氦大大增加了设备运行维护成本。随着磁共振技术的发展，目前多家公司推出液氦零消耗磁体技术，采用 4 K 冷头，充填液氦的周期可达 10 年以上，这大大节省运行成本，降低了停机风险。

5. 静音　磁共振运行时，梯度频繁切换会在主磁场中产生快速变化的洛伦兹力，梯度线圈在力的作用下不断振动扭曲，产生噪声。这种噪声降低了患者的舒适度，使部分患者对 MRI 检查产生恐惧。目前，各大厂商从软、硬件两方面降低噪声，改进体线圈和梯度线圈的材料和设计，转变磁体控制单元、梯度控制单元、射频发射控制单元和射频接收控制单元四大系统数据交换方式。

二、梯度系统

梯度场是利用梯度线圈产生相对主磁场来说较微弱的随空间位置线性变化的磁场，并叠加在主磁场上，从而可以解读来自接收到信号内的空间信息，进行空间定位。

梯度系统是 MRI 最重要的硬件之一。梯度系统主要朝着高梯度场强、高梯度切换率、双梯度及环绕梯度方向发展，同时拥有完美的梯度线性。

高性能的梯度系统是高性能磁共振成像系统的核心。高梯度场强可实现高 SNR、高分辨率功能成像及小视野高分辨率扫描。梯度线圈性能的提升对于 MRI 超快速成像意义重大，很多超快速序列及水分子扩散加权成像对梯度系统的强度和切换率都有很高的要求。高梯度场强及高切换率能够大大缩短回波间隙提高成像速度。同时还可以增大成像最大FOV，提升图像信噪比。梯度场的性能也决定了成像最小FOV、最小层厚及图像的空间分辨率。目前西门子Prisma最高梯度场强达到80 mT/m，梯度切换率达到200 mT/（m·ms），为业内最高。但是需要指出的是梯度场的剧烈变化会产生周围神经刺激和过大的噪声，因此梯度场强和切换率的增加应以人体安全为前提。

所谓双梯度，是指磁共振采用两套场强和切换率不同的梯度系统，根据实际需要在两种梯度模式间自由切换，从而提高图像的空间分辨率、信噪比和扫描覆盖范围。目前推出双梯度技术的厂家为GE公司和飞利浦公司，但两者实现的技术路径有所区别。GE公司采用一套梯度放大器和两套梯度线圈。飞利浦公司采用双放大器模式和一套梯度线圈。通过双梯度技术，当需要进行大FOV扫描时，采用低梯度场强和切换率的梯度系统；当需要精细扫描时，采用具有较高的梯度场强和梯度切换率的梯度系统。双梯度进一步提高了梯度系统的性能，有效减少梯度场对人体的刺激。

当前GE公司全新高端SIGNA Pioneer磁共振推出了环绕梯度技术（digital surrounding technology，DST）。该技术采用全新架构的45单元环绕矩阵式梯度系统，可根据扫描部位、序列灵活输出全身模式、局部聚焦模式、静音模式等3种工作模式。全身模式针对大FOV成像，要求梯度系统均匀地输出匹配的梯度性能，保证图像的准确、精细、不变形。局部聚集模式针对局部的小视野成像，要求梯度系统在瞬间集中输出极高场强，从而实现小FOV下的高清DWI成像。静音模式要求梯度实现快速、微动式的切换，配合环绕射频实现Zero TE的采集，突破磁共振成像盲区。

对比传统的实心冷却梯度线圈技术，当前部分高端磁共振采用中空内冷梯度系统，这种梯度系统使用中空内冷式的梯度线圈，并用冷却液对线圈直接散热，配合独有的三级冷却系统，大幅度提高梯度系统的稳定性与精准性。对于梯度系统而言，假如温度稳定度越差，则梯度保真度越差，信号漂移越大。中空内冷梯度采用复杂的多层结构，其工艺复杂，成本高昂，但带来的优势是即使在高负荷的工作状态时也具有极佳的温度稳定性，从而能够得到准确的磁共振信号，保证精确定量成像。

三、射频系统

磁共振的射频系统是MR机实施射频激励并接收和处理射频（radio frequency，RF）信号的功能单元。作为磁共振信号的激励和采集系统，射频系统的发展进步对于磁共振成像性能的提高具有至关重要的作用。射频系统主要由射频发生器、射频放大器、射频线圈组成。目前，射频系统主要朝多源射频发射技术、数字化、多通道阵列式全景一体化线圈的方向发展。

1. 多源发射技术　传统磁共振多为单源发射技术，即只有1个射频发射源。其技术相对简单，但缺点是在体部检查中经常会因介电阴影和患者热效应产生的过多不安全因素使得图像质量和扫描速度都大打折扣。由于场强越高，射频脉冲的频率越高，电介质效应越明显，介电伪影在3 T高场磁共振上更为常见。2009年，北美放射年会上，飞利浦公司率先发布多源发射技术，采用多个独立的射频发射源，每个射频源都连接独立的射频放大器，各个射频源发射的射频脉冲，其波形、相位、幅度和频率均可独立调制。多源射频发射技术可以根据不同患者和检查部位进行自动优化射频发射（即基于个体差异的射频管理），因此可以从源头上解决介电效应问题。另外，使用多源发射技术，可以自动优化SAR的分布并减少沉积，使快速序列得以应用，加快了成像速度。目前各大公司均推出了各自的多源磁共振产品。

飞利浦公司的 Ingenia 3.0 T，采用本公司推出的第三代射频发射技术和射频四维实时多源发射技术（即聚源平台上的实时动态射频匀场技术）。在原来多源空间射频匀场的基础上，增加了时间轴，可以根据器官和解剖组织的运动形态进行实时射频匀场，从而能够对患者全身各个部位进行精准的定量和功能成像。西门子公司的 Prisma 3.0 T，采用与 7 T 磁共振相同的 8 通道射频并行发射技术，TrueShape 雕刻平台，2 个独立的并行发射源射频脉冲独立调节，与 x、y、z 三组梯度线圈任意梯度波形同步，相互配合，可以实现任意形状的激发，犹如立体雕刻技术，打破以往传统非并行发射磁共振只能激发一层或一厚块的射频激发模式，做到选择性动脉自旋标记、曲面饱和带、任意形状激励雕刻成像等。GE 公司的 SIGNA Pioneer 3.0 T 采用独有的 DST 环绕式 8 通道射频激发系统，在创新的 DST 技术平台下，8 个射频激发端口可以根据不同的扫描智能选择需要的激发方式，同时在扫描的循环流程中前瞻性地预测扫描所需要的 SAR 值，有效进行 SAR 值管理，该技术可以大幅度提升新生儿和超重患者的扫描成功率和图像质量。DST 技术营造均匀的射频场，使得在全 50 cm FOV 成像时，射频场的偏移量依然能控制在 1% 以内，有效控制电介质伪影的产生。

2. 数字化　随着磁共振技术的发展，并行采集技术的应用，磁共振设备的接收通道数和线圈单元数不断增加。传统的模拟传输模式需要使用大量的电缆和笨重的接口，信噪比难以提高。为解决这一问题，各大公司均推出了各自的数字化解决方案。西门子公司和 GE 公司采用光纤射频技术，将模数信号转换模块内置于磁体壁中，大大缩短了模拟信号传输距离，提高了信噪比。其中西门子公司 Prisma 采用第三代射频技术全内置射频，实现了全数字化成像链，射频发射组件和射频接收组件均内置于磁体。射频发射和射频接收路径均实现数字化，抗干扰能力更强，且邻近射频发射体线圈，大大减少了射频能量在传输过程中的损失和信号的衰减。动态调整射频场的稳定性和精确触发，射频的时间稳定性显著提升，对脑功能成像、精准的灌注采集和分析等高端应用提供了稳定的平台。2012 年，飞利浦公司推出全数字化的 Ingenia 3.0 T 磁共振，将模数转换模块集成到了 dStream 腹部线圈中，实现了传输通道和接口的完全数字化，磁共振信号在 dStream 线圈内部就被转化为数字信号，然后通过光纤全程数字化传输，这大大提高了系统的抗干扰能力，减少了噪声干扰。

3. 线圈　线圈是采集磁共振系统信号的设备，其性能直接关系到图像质量的优劣。目前部分线圈可以做到采集源头数字化、数字化的线圈接口、全程数字化传输，大大提高了图像的信噪比。多通道相控阵全景一体化线圈达到 4、8、16、32、64 个接收通道。从硬到软，从体外到腔内，射频线圈得到飞速发展。"靶线圈"技术，针对不同部位的生理特点而专门设计线圈，如肢体血管成像多通道线圈、带有光刺激的脑功能成像线圈、心脏相控阵线圈、前列腺线圈、经鼻插入的食管线圈及经导管插入的血管内线圈等，这是射频线圈发展的方向。

目前各大公司均推出了各具特色的线圈技术，西门子公司 Prisma 3.0 T 磁共振具备 64 个独立的射频接收通道，甚至超越 7 T，极大地加快了成像速度。Prisma 还配备了与之相匹配的 64 通道 Tim4G 神经功能学专用线圈，真正实现更高的系统接收通道所带来的应用优势，以满足认知和脑功能等高端科研和临床研究的需要。与 20 通道线圈相比，64 通道神经功能学专用线圈总体信噪比提高 52%，外周信噪比提升 92%，对于血氧水平依赖（blood oxygen level dependency，BOLD）脑功能成像、神经系统波谱成像、扩散张量成像等的功能性研究具有重要的意义。线圈密度与图像信噪比、分辨率和成像速度息息相关，Prisma 线圈密度是以往 3 T 磁共振的 2~3 倍，以往 3 T 磁共振在常规扫描中基本可以获得满意的图像质量，但是当快速成像的时候，图像质量就不一定能够保证了，Prisma 就是将图像质量和成像速度两者兼得，将临床成像做到极致。对于多站式检查，Tim4G 线圈零更换，一次摆位更加方便肿瘤患者的检查。

GE 公司的 SIGNA Pioneer 3.0 T 磁共振采用了环绕双线圈成像技术，环绕双线圈，就是表面线圈与环绕体线圈的组合，表面线圈具有高信噪比和高敏感度的特点，环绕体线圈具有高均匀度，信号深度大，同时还可以矫正监控。两者融合，环绕双线圈可以获得高清、高均匀度图像，信噪比显著提升。磁共振技术的未来是诊断数据的多维度、丰富性和准确性，这对磁共振设备的采样、传输和图像重建能力提出了更高的要求。SIGNA Pioneer 3.0 T 搭配全新一代 DST 环绕全数据传输系统，采用 65 组独立数据传输通道，同时配备 65 个独立模数转换器，真正实现数据极速、无损传输和重建。Pioneer 独有的 65 通道独立射频传输系统，每一个通道都搭配专用的配电管理系统（distribution management system，DMS）瞬切模块和专用的 ADC 模数转换器。独立的 65 通道对应独立 65 组转换放大器。摒弃了通道切换与共享，杜绝了信号损失与混杂。Pioneer 在所有线圈接收端内置 DMS 数字化瞬切芯片，且每个通道对应一个专有的模数转换器。实现数字化信号采集的同时，将数据采样频率提高至 1 MHz，每个线圈均能够实现 7.7 G/s 的高速海量数据采集。实现数据高速度、高质量采集，传输过程中无信号冗余，为图像重建提供最纯粹完整的信号。

飞利浦公司的 Ingenia 3.0 T 磁共振装备了 dStream 腹部线圈，该线圈内置模数转换模块，使磁共振信号在线圈内部即被转化为数字信号，大大提高了系统的信噪比和抗干扰能力。

四、计算机系统

磁共振硬件及软件的巨大进步对计算机系统的运算能力提出了更高的要求，目前业界最新的磁共振为了应对大数据运算能力，采用最新一代分布式计算系统，单机离线运算能力达到传统磁共振的 3 倍以上。该技术同时具备云计算拓展能力，借助网络服务器可以实现实时在线云端计算，真正实现磁共振大数据成像。

第二节　磁共振软件的进展

磁共振（MR）成像软件一直是人们关注的重点，2016 年国内有关成像软件研究的内容主要涉及扩散新技术进展、灌注新技术进展、代谢新技术进展、功能成像新技术进展及零回波时间等方面的研究。

一、扩散新技术进展

磁共振扩散成像主要是利用水分子具有的扩散特性对组织结构进行磁共振检查的方式，对软组织观察更清晰，具有较高的分辨率，图像清晰，并可对患者的生化和病理信息进行一定程度的反馈，目前已广泛应用于临床诊断。常用序列包括扩散加权成像（DWI），扩散张量成像（DTI），体素内不相干运动（intravoxel incoherent motion，IVIM）和扩散峰度成像（diffusional kurtosis imaging，DKI）。

（一）扩散张量成像（DTI）

原理：扩散张量成像是在扩散加权成像基础上，通过在6～55个线性方向上施加射频脉冲，多采用单次激发自旋回波－平面回波成像（single excited spio echo-plane imaging，SE-EPI）序列，每个方向上均使用相同的较大b值，计算各个方向上的扩散张量而成像。

进展：赵丹丹等探讨DTI技术在正常成人髌骨软骨的初步应用并探讨其临床意义。随机选取成年志愿者114例，按年龄段分为20～29岁（30例）、30～39岁（27例）、40～49岁（33例）、50岁以上（24例）共4组行DTI扫描，由软件计算给出相应的各向异性分数（fractional anisotropy，FA）值及表观扩散系数（ADC），结果表明随着年龄的增长，不同年龄组FA值明显下降，而ADC值逐渐升高，得出结论，DTI可探查髌骨软骨成分及胶原纤维结构的细微变化，且重复性及准确性良好，可为髌骨软骨病变早期诊断、监测病情进展及评价治疗效果提供一种重要的方法。

刘智良等评价弓状束DTI技术结合神经影像导航在癫痫外科手术中的应用价值。回顾性分析自2011年3月至2014年3月北京军区总医院（现陆军总医院）收治的24例难治性癫痫外科切除手术患者资料，所有患者术前均经影像学明确诊断病灶毗邻语言功能区。术中应用弓状束DTI技术结合术中神经影像导航技术指导手术，术后随访应用Engel分级及语言行为评估量表评估患者的疗效及语言功能，所有患者均未出现永久性语言功能障碍，得出结论，弓状束的DTI技术是目前唯一能在活体上非创伤性显示其纤维束走行的方法，结合术中神经影像导航，能有效指导术中病灶的切除及语言功能的保护。

邵显敏等分析子宫肌瘤和正常子宫肌层磁共振DTI的影像特征，探讨DTI评估子宫肌瘤结构的应用价值。通过研究经手术病理证实的44例子宫肌瘤患者，DTI检查采用SE-EPI序列，经工作站进行数据处理后，记录子宫肌瘤和正常子宫肌层的ADC值、FA值、容积比各向异性（volume ratio anisotropy，VRA）值和T_2WT值，绘制扩散张量纤维束示踪图像（diffusion tensor tractography，DTT），对比不同感兴趣区（ROI）的成像指标差异，结果表明正常子宫肌层和子宫肌瘤的ADC、FA和VRA的参数值存在明显差异，有助于评估子宫肌瘤和正常子宫肌层的微观组织结构差异。近年来新兴的小视野DTI技术在评价视神经方面极具潜力，不仅可以提高SNR，还能明显减少磁敏感伪影。

来自河南人民医院的史大鹏主任研究团队把该技术首次应用于视网膜色素变性（retinitis pigmentosa，RP）患者的视神经病变评价，研究表明小视野DTI定量参数反映了RP患者的视神经病变情况，可以用于评价其视神经轴突和髓鞘早期病变及疗效评价。

（二）体素内不相干运动（IVIM）

原理：IVIM是一种可以同时测量活体组织水分子扩散运动和毛细血管微循环灌注的无创性检查方法，当b值<200 s/mm²时获得的灌注参数主要反映的是血流灌注效应，而b值>200 s/mm²时则反映了真实的水分子扩散情况。IVIM基于非线性拟合算法得到真实扩散系数（D）、假性扩散系数（D^*）和灌注分数（f）值可达到无创性反映组织内灌注情况的目的，从而避免对比剂过敏反应及相关的肾源性系统性纤维化等。

进展：陈天佑等探讨IVIM-DWI定量测量正常子宫微循环灌注随月经周期变化的价值。对10例育龄期健康女性志愿者于经期（第3天）、增生早期（第7天）、增生晚期（第12天）、分泌早期（第17天）及经前期（第27天）行盆腔MRI扫描，测量子宫内膜、结合带及外肌层的D、D^*和f，比较月经周期各时间点D、D^*及f值的差异。本研究结果显示，仅子宫内膜在经前期与经期、经期与增生早期，以及结合带在经前期与经期、经前期与增生早期，f值的差异具有统计学意义，其余各组间IVIM定量参数比较差异无统计学意义。内膜和结合带的D和D^*值在月经周期内各个时期间进行两两比较，差异均无统计学意义。得出结论，IVIM-DWI是非侵入性评价正常子宫在月经周期中微循环变化情况的有效方法。

朱丽娜等探讨MR的IVIM成像与动态磁敏感对比增强（dynamic susceptibility contrast-enhanced，DSC）灌注成像在脑星形细胞瘤分级中的诊断价值。通过对手术病理证实的22例高级别及28例低级别星形细胞瘤患者术前行MR常规扫描及IVIM、DSC扫描，定量测量2组肿瘤实质区IVIM成像参数值，结果表明，肿瘤实质区ADC值、D值、相对脑血容量（relative cerebral blood volume，rCBV）值、相对脑血流量（relative cerebral blood flow，rCBF）值在脑星形细胞瘤分级中有明显统计学差异（$P<0.01$），D^*值、f值在脑星形细胞瘤分级中无统计学差异（$P=0.130$，$P=0.379$），得出结论IVIM灌注参数值尚不能对脑星形细胞瘤进行分级，扩散参数值与DSC灌注参数值可以对脑星形细胞瘤进行分级，联合应用IVIM成像与DSC灌注成像可以提高脑星形细胞瘤分级的准确性。

应明亮等探讨IVIM-DWI参数在内脏良、恶性病变鉴别诊断及病变血流灌注评价中的应用价值。回顾性分析经穿刺手术标本病理学、临床或随访结果明确诊断的86例患者（96个病灶），其中恶性48例（53个病灶），良性38例（43个病灶）。上述患者均行MRI常规平扫、增强扫描及多b值（b=0、50、100、150、200、400、600、800、1000、1200 s/mm^2）DWI获得IVIM双指数模型参数：快速扩散系数（D_{fast}）值、慢速扩散系数（D_{slow}）值及快速扩散成分所占百分比f值。根据MRI常规平扫及增强扫描对病变的血供情况进行判定并入组，其中富血供组47个病灶、缺血供组49个病灶。结果表明，良、恶性病变组的D_{fast}值、D_{slow}值、f值高于恶性病变组，并且两者之间D_{slow}值、f值的差异有统计学意义。富血供病变组的D_{fast}值、D_{slow}值、f值高于乏血供病变组，并且两者之间D_{fast}值、f值的差异有统计学意义。得出结论，DWI多b值IVIM双指数模型作为一种无创的扫描技术，从分子水平描述肝肿瘤组织的特性，有助于临床肝良恶性病变的鉴别诊断，并无须增强扫描就可以提供肝良、恶性病变血流灌注情况，可以作为一种常规的影像学检查技术应用于临床。

既往关于IVIM的研究表明，它可以预测肿瘤的级别和预后，但同时也有其局限性。来自北京大学第三医院放射科的刘剑羽、周岩研究团队联合使用IVIM和动态增强（DCE）MRI两种方法研究宫颈癌的血流灌注与肿瘤分级之间的关系，结果表明，IVIM模型中的f、D参数和单指数模型参数ADC值都可以反映宫颈癌的不同分级。IVIM可以评价肿瘤新生血管，f值可以作为评价肿瘤分化和灌注的指标。此外，DCE显示随着肿瘤体积的变化，肿瘤中心区域血供发生变化，提示科研工作者在选取ROI时，应尽可能选择肿瘤外区域。

(三)扩散峰度成像(DKI)

原理:DKI是一种基于生物组织内水分子非高斯分布的新兴技术。DKI通过二阶三维扩散张量联合四阶三维峰度张量来描述水分子的运动。所谓的"峰度"是一个无量纲值,用于量化真实水分子扩散位移偏离理想高斯分布扩散位移的"度",即描述水分子扩散受限程度、扩散的不均质性。与传统扩散成像单指数模型相比,能够更准确地反映组织微观结构。

进展:徐蒙莱等探讨DKI相关参数表观扩散系数(D值)、表观扩散峰度(K值)与肝外胆管癌(extrahepatic cholangiocarcinoma,EHCC)病理分级的相关性,并比较参数的诊断效能。通过搜集临床疑诊EHCC患者,行MRI检查(包括常规平扫和DKI序列)及手术治疗,选择满足条件患者35例,经软件处理获得DKI参数D、K值,对照病理结果,评价上述参数值与高、中、低分化肝外胆管腺癌病理分级的相关性,采用ROC曲线来比较参数诊断效能。研究结论为,DKI定量参数D、K可以用于描述EHCC微观结构的改变,间接反映肿瘤恶性程度,且K值的准确性优于D值,有助于病理分化程度的术前诊断。

谢铭飞等应用DKI探讨健康成人脑白质组织微观结构与年龄的相关性变化。对60例志愿者进行检查,青年组(20~40岁)20例,中年组(40~60岁)20例,老年组(≥60岁)20例,经后处理得到DKI相关参数并比较,结论为,DKI可提供更多的扩散信息,能更全面、更敏感地反映健康成人脑白质组织微观结构与年龄的相关性变化。

李道伟等探讨正常成人的脊髓DKI序列扩散参数值变化规律及其与年龄的相关性,为定量诊断脊髓疾病提供参考。选取36例成年志愿者,按年龄分为3组:30岁及以下为青年组(12例),31~50岁为中年组(12例),51岁及以上为老年组(12例),对其进行常规颈髓MR检查和DKI序列检查。分别测定颈髓灰质和白质各向异性分数(FA)、平均扩散系数(MD)、平均扩散峰度(MK)。比较各间盘层面FA、MD及MK的差异性、变化趋势及各参数与年龄相关性。得出结论,DKI技术能反映出健康成人脊髓灰、白质微观结构的变化规律,其参数值变化与年龄存在相关性,MK可能是反映神经系统复杂微观结构和损伤改变的高度敏感的指标,将为判断脊髓损伤程度及评估预后方面提供很大帮助。

新兴的DKI技术用于描述非高斯分布扩散模型,通过MK描述组织异质性,可以提供比DTI更多、更准确的参数信息。既往研究表明DKI在缺血性脑卒中等神经病变有重要价值。华中科技大学同济医学院的朱文珍教授团队率先将DKI技术应用于评估健康早产儿脑发育过程研究,研究表明,MK与组织学上髓鞘化进程紧密相关,同时也是深层灰质成熟的重要标志。此外,DKI参数还可以帮助我们理解早期神经发育过程。

二、灌注新技术进展

磁共振灌注成像是一种反映组织微血管分布和血流灌注情况的MR功能成像技术,其常用序列包括磁共振灌注加权成像(perfusion weighted imaging,PWI)、T_2^*加权动态磁敏感增强(dynamic susceptibility contrast,DSC)、T_1加权动态增强(dynamic contrast enhanced,DCE)和动脉自旋标记增强（arterial spin labeling，ASL）磁共振成像。

（一）灌注加权成像（PWI）

原理：磁共振PWI是一种反映组织微血管分布和血流灌注情况的磁共振功能成像技术。通过静脉快速团注对比剂后，采用时间分辨率足够高的快速MR成像序列对目标组织进行多时相多层面成像，获得对比剂首次通过目标组织时信号强度变化，从而计算出被检组织T_2^*弛豫率的变化。

进展：常灿灿等利用MR灌注成像评价瑞加德松对兔血脑脊液屏障的开放程度。选取50只新西兰大白兔随机分为实验组和对照组，分别经耳缘静脉注入瑞加德松和生理盐水，延迟10分钟后行MR PWI扫描。比较2组感兴趣区相对脑血流量（rCBF）、相对脑血容量（rCBV）、对比剂峰时间（TTP）及平均通过时间（MTT）的差异。结果显示，实验组感兴趣区rCBF、rCBV较对照组明显增高，脑组织蓝染明显，有统计学差异（$P<0.05$），TTP值、MTT值在2组间无明显差异（$P>0.05$）。得出结论，MR PWI的参数rCBF和rCBV可在体监测瑞加德松开放血脑脊液屏障的程度。

余留森等探讨PWI在鞍旁海绵状血管瘤和鞍旁脑膜瘤鉴别诊断中的价值。回顾性分析经证实的6例鞍旁海绵状血管瘤和10例鞍旁脑膜瘤患者磁共振常规扫描、PWI及增强资料，测量肿瘤内最大局部血容量与正常白质区局部血容量，计算两者的比值（nCBV），对两组间nCBV值进行统计学分析。结果显示，常规和增强扫描在两者鉴别时，典型者可以明确诊断，部分不典型的诊断困难。但鞍旁脑膜瘤组nCBV值明显高于鞍旁海绵状血管瘤组，差异有显著性（$P<0.05$）。得出结论，PWI在鞍旁海绵状血管瘤与鞍旁脑膜瘤的鉴别诊断中具有较高的价值。

（二）动脉自旋标记（ASL）

原理：ASL属于示踪减影技术。利用动脉血中的自由水质子作为内源性示踪剂，在成像平面近端对动脉血中的水分子进行反转脉冲标记，自旋弛豫状态改变后的水质子经过一段时间后对组织进行灌注，并在成像层面与组织中没有标记过的水质子进行交换，引起局部组织纵向弛豫时间T_1发生改变，这时采集到的图像即为标记图像，没有标记过的同一层面的图像称为对照图像，将对照图像与标记图像进行减影得到灌注图像。由于标记像与对照像之间的信号强度差异较小，导致ASL技术的信噪比相对较低，需要多次采集标记像和对照像来均衡处理信号。

进展：任涛等探讨ASL MRI评估早期移植肾功能的价值。行异体肾移植术后62例患者作为患者组，20名健康志愿者作为对照组；依据估算的肾小球滤过率（glomerular filtration rate，eGFR）再将患者组分为移植肾功能良好组（37例）和移植肾功能受损组（25例）。所有受试者均行常规MRI和斜矢状面ASL检查，测量各组肾皮质的肾血流量（renal blood flow，RBF）。结果显示，对照组、移植肾功能良好组及移植肾功能受损组肾皮质RBF值差异有统计学意义，移植肾皮质RBF值与eGFR呈正相关，得出结论，ASL MRI能够评估早期移植肾的血流灌注水平，为不同功能移植肾的诊断提供有价值的信息。

王继民等研究ASL MRI对鼻咽癌放疗后颞叶早期放射性脑损伤的诊断价值。选取健康志愿者30例为对照组，鼻咽癌患者30例为鼻咽癌组，磁共振检查后比较对照组双侧颞叶白质ADC和CBF值与鼻咽癌组放疗前后颞叶白质ADC和CBF值。结果表明，鼻咽癌组放疗前颞叶白质ADC和CBF与对照组比较无显著差异，鼻咽癌组放疗结束时双侧颞叶白质ADC值较放疗前略下降，CBF较放疗前显著下降。得出结论，ASL可准确检出常规MRI难以显示的早期放射性损伤，表现为颞叶白质区CBF下降。

原南京军区总医院卢光明等应用连续脉冲（pulsed-continuous ASL，pcASL）技术探讨脑胶质瘤灌注参数与肿瘤体积的关系，以及放射治疗后的应用评价。结果表明，pcASL的肿瘤血流量（TBF）最大值能够很好评估肿瘤分级，也能进一步作为放射治疗效果评价的有效工具。

（三）T_1加权动态增强（DCE）

原理：磁共振动态增强成像通过静脉内团注小分子顺磁性对比剂后导致组织T_1时间缩短，对选定层面进行动态多期扫描，获得该部位的时间-信号强度曲线（TIC），动态观察组织的强化方式，检测对比剂到达组织前后组织T_1弛豫时间变化规律，间接获得受检组织血流动力学、渗透性等功能变化信息。

进展：徐磊等运用DCE-MRI技术定量研究椎间盘退变与其相邻椎体血流动力学的相关性。收集15例患者（共50个椎间盘）进行3.0 T DCE-MRI扫描，将患者腰椎间盘根据Pfirrmann分级分为正常组（共17个椎间盘）及退变组（共33个椎间盘），测量感兴趣区（ROI）血流灌注定量参数，结果显示正常组相邻椎体与退变组相邻椎体定量参数值血液渗透到血管外间隙速率（K^{trans}）、血容积（BV）、血流速（BF）有统计学差异，得出结论，DCE-MRI表明退变椎间盘相邻椎体较正常椎间盘相邻椎体血流灌注减少，椎间盘退变与其相邻椎体血供减少有明显相关性。

张晶等探讨DCE-MRI的药代动力学参数[如容量转移常数（K^{trans}）、血管外细胞外容积分数（V_e）和反流速率常数（K_{ep}）]用于骨肌系统肿瘤定性诊断中的可行性。选取34例骨肌肿瘤患者，分为良性组11例，交界性组12例，恶性组11例，病灶所在层面的正常肌肉组织作为对照，对每组肿瘤与对照的K^{trans}、V_e和K_{ep}的差异进行配对t检验，对3组病变数据中的差异进行单因素方差分析，结果显示，良性肿瘤的V_e值与对照比较有所升高，交界性肿瘤的K^{trans}和V_e值明显高于对照，恶性肿瘤的K^{trans}、K_{ep}和V_e值明显高于对照。得出结论，DCE-MRI药动学参数K^{trans}和K_{ep}可以反映骨肌系统良性、交界性和恶性肿瘤在毛细血管渗透性方面存在的差异，这将有助于肿瘤的定性诊断。

三、代谢新技术进展

利用高分辨率磁共振技术对完整器官或组织细胞内许多微量代谢组分进行检测，可得到相应的生物体代谢物信息，研究这些组分的NMR图谱，综合分析这些信息所反映的生物学意义，可以了解生物体代谢的规律，得出科学的结论，并应用于临床，有关磁共振代谢新技术有磁共振波谱成像（MRS），磁敏感加权成像（SWI），磁共振化学位移成像（chemical shift imaging，MRSI），铁沉积技术，脂肪定量技术（iterative decomposition of water and fat with echo asymmetry and least-squares，IDEAL），磁共振氨基质子转移（amide proton transfer，APT）成像等。

（一）磁共振波谱成像（MRS）

原理：MRS是利用化学位移进行MR波谱扫描，分析生化物质结构及含量的MR成像技术。采用相互垂直的3个方向的层面选择梯度磁场，使共振仅发生在一个3D容积内，完成"定域"共振。利用化学位移频差，使"定域"内化学物质谱线分离显示。

进展：赵明奎等应用氢质子磁共振波谱成像（^{1}H-MRS）技术，探讨卒中后抑郁（post-stroke depression，PSD）患者小脑代谢的改变及其与抑郁严重程度的关系。以卒中患者作为研究对象，回顾性收集人口学、个人疾病史和生活方式的数据，对40例卒中患者及20例健康志愿者进行自评抑郁量表（self-rating depression scale，SDS）和汉密尔顿抑郁量表（Hamiton's depression scale，HAMD）评分。根据评分结果，将卒中患者分为PSD组和卒中后无抑郁（CONT）组。对PSD组、CONT组和正常对照（NORM）组进行T_1WI、T_2WI、DWI及^{1}H-MRS检查，评估脑梗死体积和脑白质病变部位及严重程度，测定小脑半球N-乙酰天冬氨酸（NAA）/肌酸（Cr）、胆碱复合物（Cho）/Cr、Cho/NAA比值，并分析卒中后小脑代谢改变与HAMD评分间的关系。结果显示，CONT组双侧小脑NAA/Cr、Cho/Cr、Cho/NAA比值与NORM组比较差异均无统计学意义（$P>0.05$）；与NORM组和CONT组比较，PSD组病灶对侧小脑Cho/Cr、Cho/NAA比值均较高（$P<0.05$），病灶同侧小脑Cho/Cr、Cho/NAA比值差异无统计学意义（$P>0.05$），而双侧小脑NAA/Cr比值差异无统计学意义（$P>0.05$）；PSD组家庭APGAR问卷评分、ARWMC总分、发病14天时NIHSS评分、病灶对侧小脑Cho/Cr和Cho/NAA比值与CONT组比较差异有统计学意义（$P<0.05$）；多重线性回归分析显示，病灶对侧小脑Cho/Cr、Cho/NAA比值与HAMD评分具有相关性（$P<0.05$）。结论为，小脑可能参与了卒中后抑郁的发生。

郭会利等探讨MRS与DWI序列在颈髓损伤诊断中的价值。实验对95例颈髓损伤患者的MRI平扫图像进行分析，根据T_2WI上脊髓信号有无改变，分为A组（不完全损伤组，T_2WI信号无异常）63例和B组（完全损伤组，T_2WI高信号）32例，C组（对照组）50例，进行MRS及DWI检查，分别测量NAA、Cho、Cr、乳酸（Lac）波峰面积及表观扩散系数（ADC）值，并分析NAA/Cho、NAA/Cr、Cho/Cr、Lac/Cho值及ADC值。结果MRS序列上，B组较A组NAA/Cho、NAA/Cr显著减低（$P<0.05$）；B组较C组NAA/Cho、NAA/Cr值降低，Lac/Cho值升高（$P<0.05$）；A组与C组比仅Lac/Cho值升高（$P<0.05$）。在DWI上，A组ADC值为（0.79 ± 0.17）$\times10^{-3}$ mm^2/s，低于C组（0.93 ± 0.15）$\times10^{-3}$ mm^2/s（$P=0.026$）；B组ADC值为（1.21 ± 0.20）$\times10^{-3}$ mm^2/s，明显高于C组（$P=0.017$）；A组与B组比较，前者ADC值低于后者。结论为，MRS可以无创定量测定创区颈髓相关代谢介质的变化，从代谢及分子水平反映颈髓损伤的不同程度；DWI对颈髓损伤的早期诊断具有较高的敏感性；DWI及MRS联合成像对临床制订合理的治疗方案及预后评估有重要的意义。

黄松等探讨新生儿胆红素脑病常规磁共振特征及磁共振波谱成像特征。选择35例新生儿胆红素脑病为观察组，同时段健康新生儿35例为对照组，均接受磁共振平扫及波谱成像，测量和比较两组苍白球T_1WI、T_2WI信号强度，ADC值及磁共振波谱参数NAA/Cr、Cho/Cr、Lac/Cr、谷氨酰胺复合物（Glx）/Cr和肌醇（mI）/Cr。结果对照组脑实质形态及信号未见异常，观察组双侧苍白球显示斑片状对称性T_1WI高信号，T_2WI、T_2FLAIR及DWI序列未见明显异常；观察组苍白球区T_1WI信号强度显著高于对照组，差异具有统计学意义（$P<0.05$）；2组T_2WI信号强度及ADC值差异无统计学意义（$P>0.05$）；观察组显示典型的NAA（2.02）、Cr（3.03）及Cho（3.20）主峰，但其Glx及mI峰较高，经相关参数测量，观察组Glx/Cr和mI/Cr显著高于对照组，差异具有统计学意义（$P<0.05$）；其他代谢物相关参数NAA/Cr、Cho/Cr、Lac/Cr比较，2组无统计学差异（$P>0.05$）。结论为，新生儿胆红素脑病常规磁共振 T_1WI 及波谱成像具有一定特征性，有助于诊断。

（二）磁敏感加权成像（SWI）

原理：SWI 利用不同组织间磁敏感度的差异产生图像对比，采用完全流动补偿、三维、射频脉冲扰相、高分辨率、3D 梯度回波扫描。运用分别采集强度数据和相位数据的方式，在此基础上进行数据的后处理，可将处理后的相位信息叠加到强度信息上，强调组织间的磁敏感性差异，形成最终的 SWI 图像。

进展：邱妮妮等探讨增强后磁敏感加权成像对脑肿瘤病变的诊断作用，以期为临床脑肿瘤病变的诊疗提供借鉴。以 63 例确诊为脑肿瘤病变患者为研究对象，先后对患者行常规 MRI 扫描、磁敏感加权成像扫描、常规 MRI 增强扫描及增强后磁敏感加权成像扫描，分别测量扫描图像中脑组织的信号强度值磁敏感信号半定量分级，计算并对比增强前后磁敏感加权成像图像的病变实质部分的对比噪声比和正常脑组织的信噪比，比较对肿瘤的显示率、瘤周水肿、瘤内钙化、出血及供血血管的检出率。结果，增强前后磁敏感加权成像图像病变实质部分的对比噪声比及正常脑组织的信噪比及磁敏感信号半定量分级对比均无显著性差异（$P>0.05$），但较常规 MRI 结合增强，磁敏感加权成像对瘤内钙化、瘤内出血及瘤周血管的检出率明显高于前者（$P<0.05$）。结论为增强后磁敏感加权成像不仅可以显示部分病变的强化征象，且可显示病灶内磁敏感信号。增强扫描后行磁敏感加权成像扫描是可行的，增强后磁敏感加权成像对脑肿瘤病变的分级和鉴别诊断存在一定的临床价值。

赵沙河等探讨 SWI 对自发性脑出血急性期的诊断价值。纳入 142 例自发性脑出血急性期患者，分析其临床资料，常规行头颅 CT 扫描，统计头颅 CT 的出血灶和 MR 各序列的出血灶显示率。结果，近 50% 的自发性脑出血患者有高血压史，最常见的出血部位位于基底核及背侧丘脑。SWI 对出血灶的检出率为 100%，T_1 检出率 16.32%，T_2 检出率 18.40%，FLAIR 检出率 19.0%。SWI 对自发性脑出血急性期出血灶显示率最高，与 T_1WI、T_2WI 及 FLAIR 序列间差异有统计学意义（$P<0.05$），而 T_1WI、T_2WI 及 FLAIR 序列间差异无统计学意义（$P>0.05$）。结论为，SWI 对自发性脑出血急性期出血灶的显示率明显高于其他序列，为脑出血早期出血灶的有效检查方法，对脑内出血有极高的诊断价值。

张宝红等探讨 SWI 用于脑胶质瘤术前分级的可行性及应用价值。选择经病理诊断的脑胶质瘤患者 36 例，术前接受 MRI 常规序列（包括 T_1WI、T_2WI、T_2-FLAIR 及 T_1 增强）扫描和 SWI 序列扫描，比较 MRI 常规序列、SWI 序列进行分级的符合率。依据病理分级回顾性分析 SWI 检出脑胶质瘤出血灶体积、肿瘤内血管数目的情况。结果，SWI 及 MRI 常规序列诊断与术后病理分级的符合率分别是 75% 和 55.56%，SWI 术前分级与病理符合率较高；在 SWI，不同病理分级胶质瘤瘤内出血体积、瘤内小血管数目总体与肿瘤的恶性程度呈正比，胶质瘤瘤体内微出血体积、瘤内小血管数目在不同级别间差异有统计学意义。结论为，脑胶质瘤的 SWI 序列图像上表现具有一定的特征性，SWI 可作为 MRI 常规序列的补充用于脑胶质瘤的诊断和术前分级。

（三）磁共振化学位移成像（MRSI）

原理：MRSI 是利用磁共振现象和化学位移作用，对特定原子核及其化合物进行分析，无损伤性研究活体组织生化代谢的一种新技术。MRSI结合了MRI和波谱的优点，以波谱曲线的形式表示出MRI上感兴趣区内物质生化代谢的变化，得到解剖形态与生化改变综合诊断。近些年提出的IDEAL技术，结合了非对称采集技术与迭代最小二乘法的水脂分离算法，对T_2^*衰减、脂峰漂移及脂肪多谱峰分布等进行全面校正，最大限度地提高了水脂分离及脂肪定量的准确性与稳定性。

进展：张安君等探讨梯度回波化学位移MRI在诊断非酒精性肝脂肪变性中的临床价值，搜集行常规腹部MRI检查、梯度回波同相（in-phase，IP）和反相（out-phase，OP）序列扫描的患者80例，其中临床诊断为脂肪肝40例，非脂肪肝40例。对比观察2组常规TSE T_1WI、IP和OP像上肝的信号强度，测量同相位和反相位的信号强度值（SIip和SIop），计算肝脂肪变指数（FI，fat index），FI计算公式为：FI=（SIip-SIop）/2 SIip。结果，40例脂肪肝患者在常规TSE序列T_1WI上肝信号未见明显增高，在梯度回波化学位移相上，脂肪肝病灶在OP像上信号强度较IP像有明显下降，脂肪肝组的肝脂肪变指数较对照组高，具有统计学意义。结论，为梯度回波化学位移MRI对脂肪肝内的脂肪成分相当敏感，能提高对脂肪肝的诊断率，在临床诊断脂肪肝中具有较高的应用价值。

蒋葆华等探讨MRI化学位移成像对肾上腺腺瘤的诊断价值，回顾性分析肾上腺腺瘤患者52例（66肾），均采用3.0 T磁共振检查，检查方法分别为化学位移成像（CSI）和扩散加权成像（DWI），比较检查准确率。结果，CSI的诊断阳性率明显高于DWI，误诊率低于DWI，其差异均有统计学意义（$P<0.05$）；肾上腺皮质腺瘤通常呈高密度，其ADC值约为$(0.86±0.10)×10^{-3}$ mm^2/s，SII值为$(16.8±2.1)$%。结论为，MRI化学位移同反相位成像技术可显示肾上腺皮质肿瘤病灶内少量脂质、脂肪成分，与DWI相比，可提高诊断的准确性，具有较大的临床应用价值。

非酒精性脂肪肝病近年来增长迅速且呈低龄化发展趋势，虽为良性病变，但可以影响到其他慢性肝病的进展，任其发展可能最终导致肝衰竭。

王晓敏等阐述了定量测量非酒精性脂肪肝脂肪含量的临床意义及国内外研究现状，从磁共振波谱分析和磁共振成像2个方面综述了磁共振量化评价肝脂肪变性程度的关键技术，重点介绍了质子密度分数法，最后对磁共振精准量化非酒精性脂肪肝脂肪含量的发展前景进行了展望。

（四）铁沉积技术

原理：MRI对铁含量的变化非常敏感。铁并不直接产生MR低信号，但其顺磁性作用能明显地缩短其周围氢质子的T_2弛豫时间，从而产生T_2WI低信号。此外，由于T_2弛豫时间较T_1弛豫时间缩短更显著，通常采用对铁沉积更敏感的T_2WI进行观察。

进展：杨威等分析脑铁含量与帕金森病的关系。选取帕金森病患者50例为观察组，同期健康体检者50例为对照组，入选者均以磁共振磁敏感加权成像技术对感兴趣区（ROI）的相位值进行测定，分析其与患者脑内铁沉积含量间的关系，探究脑铁含量与帕金森病指标相关性。结果，观察组黑质中部（SNc-中）和黑质网状带中部（SNr-中）、侧部（SNr-侧）相位值均小于对照组（$P<0.05$）；黑质相位值SNc-中、SNr-中和SNr-侧与Hoehn-Yahr分期呈负相关。结论为，帕金森病患者的黑质，特别是黑质网状致密带的铁沉积多于常人，其含量与患者运动功能障碍严重程度有关。磁共振对铁敏感，以加权成像联合小密度投影可较为准确地测定患者脑铁含量，能够为临床监测帕金森病情进展提供参考，值得临床推广应用。

安荷娣等选取帕金森病 19 例,根据中华医学会神经病学分会帕金森病及运动障碍学组 2006 年制定的帕金森病诊断标准入组,排除外伤、肿瘤、药物摄入、感染和代谢疾病等及帕金森综合征患者,并选取健康对照组 19 例,为患者家属或正常体检人群。所有被测试者均在 Siemens Trio Tim 3.0 T 磁共振成像仪上完成扫描,将扫描得到的相位图进行解缠绕、去除背景场,再与模图结合,运用基于形态学偶极子反演法,得到定量磁化率图像(QSM)。测量得到整个黑质的磁化率平均值,并分别对帕金森病组与健康对照组黑质的 QSM 平均值进行双尾 t 检验。结果,对帕金森病组进行 QSM 黑质磁化率平均值检测与 UPDRS 总分评定,帕金森病组的黑质区域的磁化率平均值为(134.530±38.97)ppb,明显高于对照组的(112.75±25.51)ppb,差异有统计学意义($P=0.049$)。结论为,帕金森病组黑质磁化率与 UPDRS 评分呈显著正相关,为定量磁化率图用于帕金森病脑内铁沉积测量的可行性与准确性提供了临床依据。

(五)氨基质子转移(APT)成像

原理:磁共振氨基质子转移成像是一种基于化学交换饱和转移技术且可反映生物组织中内源性游离蛋白和肽类含量及氨基质子交换速率的无创性分子磁共振成像方法。APT 加权图像是通过对 Z 谱中水频率两侧 ±3.5 ppm 处的非对称性磁化转移率进行计算得到的。近年来,APT 磁共振成像已被越来越多地应用于疾病诊断中。

进展:李锐等探讨基于化学交换饱和转移的氨基质子转移成像(APT)在鉴别脑内转移瘤和高级别胶质瘤中的应用价值。收集经病理证实的高级别胶质瘤 15 例,脑转移瘤 10 例(部分脑转移瘤病例经临床病史证实)。均行常规 MRI 平扫、增强扫描及 APT 扫描,分别比较 2 组病变肿瘤实质区和瘤周区(即水肿区,若无水肿,实质区周围 0.5 cm 以内为瘤周区)APT 信号强度的差异。结果,高级别胶质瘤与转移瘤肿瘤实质区在 APT 图上均表现为高信号,高级别胶质瘤瘤周区 APT 图信号强度较转移瘤高;高级别胶质瘤与转移瘤肿瘤实质区 APT 信号强度分别为(2.89±0.76)%、(2.72±0.68)%,两者比较差异无统计学意义($P=0.177$);高级别胶质瘤与转移瘤瘤周区 APT 信号强度分别为(1.46±0.52)%、(0.71±0.39)%,两者比较差异有统计学意义($P=0.001$)。结论为,APT 技术通过测量瘤周区 APT 信号强度对鉴别高级别胶质瘤和脑内转移瘤具有一定参考价值。

罗晓捷等探讨将 MR APT 成像技术应用于急性缺血性脑卒中患者,并评价其主要参数在 3.5 ppm 的磁化转移比率的不对称性[MTRasym(3.5 ppm)]的临床意义。急性脑卒中 18 例患者入组,其中男 14 例,女 4 例,平均年龄 72 岁(52~92 岁),发病时间≤24 小时,其中 2 例≤6 小时。所有患者均在 3.0T MR 下接受颅脑 MR 扫描,除常规脑卒中扫描协议外,加扫 APT 序列(饱和时间 0.8 秒,饱和强度 2 μT),APT 加权(APTW)图通过计算 MTRasym(3.5 ppm)形成,直观评价 APTW、扩散加权成像(DWI)及液体衰减反转恢复序列(FLAIR)上信号表现。应用 *Shapiro-Wilk* 检验样本整体、缺血梗死区以及正常表现白质区(NAWM)的 MTRasym(3.5 ppm)值的分布,并使用趋势 *P-P* 图对分布的满意度进行评价,使用配对 t 检验及两样本 t 检验分别分析患者急性缺血梗死区与其对侧正常表现白质区 MTRasym(3.5 ppm)的差异。结果:① 18 例患者缺血梗死区 DWI 及 FLAIR 上均表现为高信号,APT 加权图上 13 例患者梗死区表现为 APT 效应减低,5 例表现为等 APT 效应;NAWM 区域,14 例为等 APT 效应,4 例 APT 效应减低。

②样本整体（$W=0.964$，$P=0.288$）、缺血梗死区（$W=0.962$，$P=0.645$）及NAWM（$W=0.929$，$P=0.187$）的MTRasym（3.5 ppm）值符合正态分布；趋势P-P图所示样本中部分数据的正态偏差值的绝对值>0.06。③患者缺血梗死区的MTRasym（3.5 ppm）（$-0.035\%\pm1.020\%$）显著低于对侧NAWM（$0.386\%\pm0.790\%$）（$t=-2.273$，$P=0.036$）；缺血梗死区与NAWM的两样本分组比较中，两者MTRasym（3.5 ppm）差异无统计学意义（$t=-1.386$，$P=0.175$）。结论为，MTRasym（3.5 ppm）能应用于急性缺血性脑卒中的评价，并具有广阔的临床应用前景。

四、功能成像新技术进展

磁共振功能成像是检测被试者接受刺激（视觉、听觉、触觉等）后的脑部皮层信号变化，用于皮层中枢功能区的定位及其他脑功能的深入研究。如血氧水平依赖（blood oxygen level dependent，BOLD）成像。

原理：BOLD是一种通过检测组织内血红蛋白含量来反映靶器官的缺血缺氧情况的MRI技术。是根据神经元活动对局部氧耗量和脑血流影响程度的不同改变了局部去氧-氧合血红蛋白的相对含量，从而引起磁场性质的变化，导致磁共振信号的变化。

进展：血氧水平依赖功能MRI（BOLD-fMRI）技术已经成为心肌无创检查的重要方法之一。已有研究证实其评估心肌缺血具有较高的准确性和可靠性。随着MRI设备的发展及扫描序列的优化，卢明明等证实BOLD-fMRI技术不仅实现了对心肌缺血的定量评估，而且可以对存活心肌进行无创检出。

苏妍等探讨IgA肾病（IgAN）患者磁共振BOLD成像测量值与其滤过功能及病理的相关性。选取35例IgAN患者作为研究组，20例健康志愿者作为对照组，所有受试者采用3.0 T MR扫描仪进行双侧肾BOLD成像，测量肾皮、髓质R_2^*值。研究组采用^{99m}Tc-DTPA闪烁扫描测定分肾的肾小球滤过率（GFR），并根据Lee评级系统及Katafuchi评分标准对IgAN患者进行病理分级与评分，比较对照组与IgAN各亚组之间肾皮、髓质R_2^*值的差异；分析IgAN组分肾皮、髓质R_2^*值与GFR值的相关性；研究组右肾皮、髓质R_2^*值与病理积分的相关性。结果，对照组及IgAN各亚组的肾皮质R_2^*值小于髓质（$P<0.05$），对照组与IgAN各亚组之间皮、髓质R_2^*值差异有统计学意义（$P<0.05$），但IgAN Ⅰ级组与对照组之间的皮、髓质R_2^*值差异无统计学意义（$P>0.05$）；研究组分肾皮、髓质R_2^*值与GFR值呈负相关（$P<0.05$）；研究组的右肾皮、髓质R_2^*值与病理积分呈正相关（$P<0.05$）。结论，磁共振BOLD成像在IgAN中的应用具有可行性，尤其对评价肾滤过功能及病理变化有一定的临床价值，但对早期病变缺乏敏感性。

黄海波等探讨BOLD-fMRI对移植肾急性排斥早期诊断价值。应用3.0 T BOLD-fMRI序列，扫描专用水模（含氯化锰盐酸混合液小瓶15只）及临床志愿者，临床志愿者扫描包括原位肾51例（A组）、正常移植肾34例（B组）和急性排斥移植肾15例（C组）。应用软件计算水模、肾皮质、髓质R_2^*（$=1000/T_2^*$）值，统计分析水模3次扫描间差异、肾皮质和肾髓质3组间差异、原位肾左右差异、3组肾皮质与髓质间差异。通过受试者工作特征曲线（ROC曲线）评价BOLD-fMRI成像急性排斥移植肾早期诊断效能及确定最佳阈值。结果，水模3次扫描R_2^*间无统计学差异（$P>0.05$）；急性排斥

肾髓质 R_2^* 为（19.36±3.94）Hz，显著低于原位肾（29.73±2.92）Hz 和正常移植肾（29.80±2.75）Hz（$P<0.05$），但 A 组与 B 组髓质间及 3 组肾皮质间 R_2^* 无统计学意义（$P>0.05$），以病理为标准，髓质 R_2^* = 24.67 Hz 为界值，BOLD-fMRI 诊断急性排斥移植肾 ROC 曲线下面积为 0.975，敏感性和特异性分别为 86.7% 和 98.5%；原位肾左、右侧 R_2^* 无统计学意义（$P>0.05$）；非急性排斥肾皮、髓质间 R_2^* 有统计学意义（$P<0.05$），髓质明显高于皮质，而急性排斥肾皮、髓质间 R_2^* 未显示统计学差异（$P>0.05$）。结论，BOLD-fMRI 在肾移植急性排斥早期诊断中有重要价值。

章俞等探讨动态对比增强 MRI（DCE-MRI）功能成像参数对肝细胞肝癌（hepatocellular carcinoma，HCC）和肝转移瘤的鉴别诊断价值。回顾性分析 HCC 和肝转移瘤 46 例患者资料，其中 HCC 患者 28 例，肝转移瘤 18 例，术前均行腹部 DCE-MRI 检查，运用肝双血供 Extended Tofts 双室模型拟合计算肝微血管渗透性参数[微血管转运常数（K^{trans}）、反流速率常数（K_{ep}）、血管外细胞外容积分数（V_e）、血浆容积分数（V_p）]和灌注参数[肝动脉灌注指数（hepatic arterial perfusion index，HPI）]。对 28 例 HCC、18 例肝转移瘤的病灶实性部分的 DCE-MRI 参数进行分析，采用 t 检验比较 HCC 和肝转移瘤间不同参数值间的差异，筛选出 HCC 和肝转移瘤间有统计学意义的参数，建立 Logistic 回归模型并构建新的参数，绘制单项参数及新构参数的 ROC 曲线，评价 DCE-MRI 成像参数鉴别 HCC 和肝转移瘤的诊断效能。结果，比较病灶实质部分的参数，HCC 和肝转移瘤病灶间的 K^{trans}、V_p、HPI 值差异均有统计学意义（$P<0.05$），K_{ep}、V_e 值差异均无统计学意义（$P>0.05$），建立 Logistic 回归模型，V_p 未进入模型，绘制 K^{trans}、V_p、HPI、K^{trans}-HPI 鉴别 HCC 和肝转移瘤的 ROC 曲线，预测概率新变量 K^{trans}-HPI 的曲线下面积（AUC）为 0.899，大于 K^{trans}、V_p、HPI 的曲线下面积（area under the curve，AUC）（0.861、0.824、0.803）。结论为，DCE-MRI 功能成像参数值的测定对于 HCC 与肝转移瘤的鉴别诊断具有重要的临床意义，联合参数应用能提高诊断准确性。

为准确评估基底核区脑出血后皮质脊髓束（corticospinal tract，CST）的损伤情况和判断运动功能预后，詹剑等联合运用磁共振扩散张量纤维束成像（DTT）和各向异性分数（FA）构建 CST 损伤类型，并探讨这种分型方法的可行性和优越性。将符合研究要求的 18 例急性基底核区脑出血患者，根据 DTT 图像中通过基底核区 CST 的类型划分为 3 组：①纤维移位型，CST 未被血肿直接损伤，未被水肿区覆盖，CST 轻度移位，但完整性保存。②水肿覆盖型，CST 未被血肿直接损伤，但被血肿周围水肿区覆盖，CST 完整性部分受损。③血肿破坏型，血肿直接破坏 CST，CST 完整性中断。分析 3 组 CST 损伤类型与损伤程度和运动功能预后的相关性，采用受试者操作特征曲线（ROC）检验对判断运动功能预后的准确性。结果，18 例急性基底核区脑出血患者中，纤维移位型 7 例，水肿覆盖型 6 例，血肿破坏型 5 例。CST 损伤类型与入院时 MFS 评分无相关性（$r=-0.125\,4$，$P=0.620\,1$），而与入院时相对各向异性分数（rFA）值、6 个月后 rFA 值和 6 个月后 MFS 评分均存在相关性。CST 损伤类型预测运动功能预后的曲线下面积达到 1.0，高于采用入院时出血量、入院时 rFA 值和入院时 MSF 评分的曲线下面积；CST 损伤类型预测运动功能预后的最大截断值为 0.5（敏感性 100%，特异性 100%）。结论，DTT 联合 FA 划分 CST 损伤类型，能够定性、定量评估 CST 损伤状况，更准确地判断急性基底核区脑出血患者的运动功能预后。

五、其他新进展

（一）零回波时间（ZTE）

原理：零回波时间（zero time of echo，ZTE）是零 TE 成像技术，在组织受激励后，最开始弛豫阶段进行信号采集，此阶段信号强度最大。

进展：龚河军等探讨 ZTE 技术磁共振血管造影（MRA）在脑血管畸形中的应用价值与临床意义。选取经脑血管造影明确诊断的脑血管畸形患者 17 例，采用 ZTE 技术进行 MRA 扫描成像，对比常规时间飞跃法磁共振血管造影（TOF-MRA）和脑血管造影，分析 ZTE-MRA 的准确性、可靠性和特异性。结果，显示 17 例脑血管畸形患者常规 TOF-MRA 显示异常 11 例，ZTE-MRA 则能全部显示病灶；TOF-MRA 显示异常 11 例中有 6 例显示病灶范围不全，只有主干异常血管没有分支异常血管；ZTE-MRA 全部完全显示病灶范围，包括主干和分支异常血管均显示清楚，得出结论 ZTE 技术能够准确显示异常血管，较常规 TOF 法 MRA 显示清晰，可靠性和特异性与数字减影血管造影（DSA）相比较有差异，可初步取代有创性 DSA 检查。

（二）MR 纵向弛豫时间定量成像（T_1 mapping）

原理：T_1 mapping 技术是以 T_1 弛豫时间做信号加权，基于反转或饱和脉冲激发，在纵向磁化矢量恢复的不同时间采集信号，后处理定量心肌 T_1 值，无创评估心肌纤维化程度。T_1 mapping 序列包括基于反转恢复脉冲技术（Look-Locker、MOLLI、ShMOLLI）或基于饱和恢复脉冲技术（SASHA、MLLSR、SAPPHIRE）两种。

进展：刘钢等探讨心脏磁共振成像（CMR）Native T_1 mapping 序列对急性心肌炎的诊断价值。选取急性心肌炎患者 25 例（急性心肌炎组）和 25 名健康志愿者（对照组），分别行 CMR 黑血 T_2、Native T_1 mapping 及钆对比剂延迟强化（late gadalinum enhancement，LGE）序列扫描，分析对比左心功能、黑血 T_2 信号强度比、T_1 弛豫时间、LGE 出现部位及黑血 T_2、Native T_1 mapping、LGE 三种序列的诊断效能，得出结论，CMR T_1 mapping 对于急性心肌炎有很好的诊断价值，其相对于黑血 T_2 和 LGE 有更高的敏感度和准确率，尤其是对于弥漫性病变及微小的局灶性病变，其量化分析的优势更加明显。

张丽君等探讨心脏磁共振 T_1 mapping 和细胞外容积（exracellular fluid，ECV）技术对陈旧心肌梗死左心室非梗死区心肌重构的应用价值。选取 31 例陈旧心肌梗死患者和 13 例健康志愿者于 3T 磁共振行心脏 T_1 mapping（MOLLI）序列和延迟强化检查，测定心肌 17 个节段初始 T_1 值和强化后 T_1 值，计算 ECV，得出结论，心脏 MRI T_1 mapping 技术可定量评估陈旧心肌梗死非梗死区纤维化的程度，邻近心肌梗死节段细胞外容积的增宽心肌重构，而 ECV 值增宽的程度与是否出现运动异常无直接相关。

（三）MR 横向弛豫时间定量成像（T_2 mapping）

原理：T_2 mapping 技术是通过描述组织横向磁化衰减来反映组织特性，测量不同回波时间的 MR

信号成像。

进展：姚晓龙等通过测量骶髂关节面下骨髓 T_2 值，探讨 T_2 mapping 对强直性脊柱炎早期骶髂关节病变的诊断价值。收集 36 例初步诊断为强直性脊柱炎的患者为病例组，24 例健康体检者为对照组，分别测量病例组骶髂关节面下病变区及周围相对正常区、对照组骶髂关节面下骨髓的 T_2 值，采用两独立样本 t 检验对两组骶髂关节面下骨髓的 T_2 值进行统计分析，并采用配对 t 检验对病例组病变区及周围相对正常区骨髓的 T_2 值进行分析。结果表明，与对照组相比，病例组骶髂关节面下骨髓 T_2 值明显升高，病例组中病变区比周围相对正常区骨髓 T_2 值升高，差异有统计学意义。得出结论，T_2 mapping 序列通过测量骨髓 T_2 值的变化，可以更早地发现强直性脊柱炎患者早期骶髂关节的病变。

（四）三维容积成像

原理：CUBE 是一个使用超长回波链及可变翻转角度等技术的单次激发快速自旋回波（single shotfast spin echo，SSFSE），它可多平面、多角度观察细微的解剖结构及微小病变，获得高质量、高 SNR 和良好对比度的 T_2WI、T_2WI-FLAIR 及 PDWI，由于 3D 薄层扫描，可用一次扫描，重建不同方向的各项同性图像。

进展：于春英等评价 3D-FSE CUBE 序列对垂体微腺瘤的诊断价值，选取手术治疗或诊断性治疗后确诊为垂体微腺瘤的患者 47 例，进行 2D-FSE、3D-FSE CUBE 序列无时间间隔的连续扫描，包括冠状位 T_1WI、T_2WI，结果表明 3D-FSE CUBE 序列对微腺瘤与周围垂体分界、垂体柄显示、正常垂体与海绵窦分界及总体图像质量的评分明显高于 2D-FSE 序列，得出结论，3D-FSE CUBE 序列显示垂体微腺瘤明显优于 2D-FSE 序列，扫描时间缩短 20~27 秒，具有重要的临床应用价值。

杨照星等探讨应用 CUBE-T_2WI 序列诊断腔隙性脑梗死的优势，采用 1.5 T 磁共振分别对 35 例腔隙性脑梗死患者行头颅 MRI CUBE-T_2WI 序列及 T_2WI 序列扫描，分析不同扫描序列所得图像，结果表明 T_2WI 序列和 CUBE-T_2WI 序列的敏感性有显著性统计学差异，得出结论 CUBE-T_2WI 序列较 T_2WI 序列对腔隙性脑梗死的诊断更清晰、准确，提高了腔隙性脑梗死小病灶的检出率。

（五）自旋-晶格弛豫成像

原理：$T_1\rho$ 弛豫是旋转坐标系下的自旋-晶格弛豫，通过"绝缘"或"频率清扫"调谐脉冲来实现自旋锁定（spin lock），施加振幅不同的自旋锁定脉冲后，平行于纵轴的磁矩与有效磁场同步随时间衰减，反映了水分子和周围大分子物质发生能量或质子交互作用时产生低频流动的一种技术。

进展：张秀兰等利用 3.0 T 磁共振 $T_1\rho$ 成像技术评估飞行人员早期椎间盘退变，并与对照组进行比较。对无腰痛症状的 69 例人员进行腰椎间盘磁共振扫描，其中飞行人员组为 34 例男性飞行人员，对照组为 35 例无腰痛症状的志愿者。同时采集常规矢状位 T_2 加权图像及 $T_1\rho$ 图像，分析飞行人员组与对照组的椎间盘髓核 $T_1\rho$ 值与 Pfirrmann 分级的相关性。结果表明，飞行人员组 $T_1\rho$ 值较对照组低，飞行人员组与对照组各 Pfirrmann 等级 $T_1\rho$ 值差异无统计学意义，飞行人员组与对照组各层面椎间盘髓核 $T_1\rho$ 值差异无统计学意义。得出结论，飞行人员椎间盘退变较对照组快，腰椎长期承受高载荷可能是导致椎间盘退变加速的重要因素。$T_1\rho$ 成像技术是评估飞行人员早期椎间盘退变的一种有效工具。

(六)流入翻转恢复序列

原理：非对比剂增强流入翻转恢复序列（IFIR）基于流入效应成像，成像序列为三维稳态自由进动序列，成像过程依赖呼吸触发，并使用选择性翻转准备脉冲进行翻转，同时采用选频翻转进行脂肪抑制。

进展：张晓晶等探讨 1.5 T MR 扫描仪 IFIR 稳态自由进动结合呼吸激发技术进行颈动脉成像的可行性。选取 24 例健康志愿者进行颈部冠状位 IFIR 序列扫描，对颈动脉各级分支显示程度及清晰度进行评分。结果显示 24 例中可以满足诊断要求的有 23 例。得出结论，1.5 T 磁共振 IFIR 序列无须造影增强便可清楚显示颈动脉的各级分支，是具有很好临床应用前景的无创、安全、可行的颈动脉血管成像技术。

王军等探讨非对比剂增强 IFIR 磁共振肺动脉成像诊断肺栓塞的临床应用价值。通过对 36 例临床怀疑肺栓塞患者进行 IFIR 扫描，在工作站上行最大密度投影重建分析扫描数据。结果，36 例患者成功完成扫描，图像质量均可满足诊断。30 例诊断为肺栓塞，其中段级肺栓塞 8 例；余 6 例排除肺栓塞。30 例均被肺动脉造影证实为肺栓塞。得出结论，非对比剂增强 IFIR 肺动脉成像对诊断肺栓塞是一种有效的检查手段，其具有无创、无辐射及可重复性等优势，尤其适用于临床筛查。

(七)多回波梯度成像

原理：多回波梯度成像是一种多回波合并的 GRE 序列，在一次小角度射频脉冲激发后，利用读出梯度场的多次切换，在同一相位编码上采集多个梯度回波，并将这些梯度回波合并起来填充在 K 空间的同一条相位编码上，通过增加带宽和梯度回波数量，提高信噪比，减少磁敏感性伪影和化学伪影。

进展：董宝明等运用多回波梯度成像序列研究健康志愿者膝关节软骨分布特点和正常软骨的平均厚度值，比较不同程度骨性关节炎（OA）患者之间软骨厚度差异。对健康志愿者 20 例及 OA 患者 45 例均行膝关节扫描序列，定量记录 15 个亚区软骨厚度，比较各亚区合并后大部位的厚度差异，总结膝关节整体软骨分布特点。结果表明，膝关节软骨厚度由厚到薄依次为髌骨区、股骨外侧滑车区、胫骨外侧平台区、股骨外侧髁区、胫骨内侧平台区、股骨内侧髁区。得出结论，多回波梯度成像序列不仅能够良好地显示膝关节软骨形态学改变，而且也能发现早期软骨内部的局限性损伤。

(八)分子影像

原理：分子影像学是在分子或细胞水平上，以体内特定分子作为成像对比度的医学影像技术，能对活体的生物学过程进行可视化观察、定性、定量分析，在临床上应用广泛，得益于各类型分子探针技术的进步，近年来分子影像学发展迅速。

进展：上海新华医院汪登斌教授团队研发了 RGD 标记的 USPIO T_2 对比剂用于靶向标记活化的肝星状细胞上的整合素 $\alpha v \beta 3$ 蛋白，并应用于 CCl 诱导的大鼠肝纤维化模型评价，结果表明使用整合素 $\alpha v \beta 3$ 靶向标记探针 RGD-USPIO 可以鉴别肝纤维化的不同阶段，提供了一种无创评价肝纤维化进展和抗纤维化药物疗效随访的新方法。

参考文献

[1] 赵丹丹,李红,秦灏,等. DTI 在正常成人髌骨软骨的初步应用及临床意义. 磁共振成像, 2016, 7(2): 131-134.

[2] 刘智良,丁虎,游宇,等. 弓状束 DTI 技术结合神经影像导航在癫痫外科手术中的应用. 中华神经医学杂志, 2016, 15(7): 718-722.

[3] 邵显敏,高珊珊,辛建英,等. 子宫肌瘤磁共振扩散张量成像特征的初步研究. 实用放射学杂志, 2016, 32(2): 236-238.

[4] Zhang Y, Guo X, Shi D, et al. Reduced field-of-view diffusion tensor imaging of the optic nerve in retinitis pigmentosa at 3T. AJNR Am J Neuroradiol, 2016, 37(8): 1510-1515.

[5] 陈天佑,强金伟,李若坤,等. 体素内不相干运动扩散加权成像(IVIM-DWI)定量研究育龄期女性正常子宫月经周期内微循环变化. 放射学实践, 2016, 31(12): 1213-1218.

[6] 朱丽娜,张辉,谭艳,等. IVIM 与 DSC 灌注成像在脑星形细胞瘤分级中的诊断价值. 实用放射学杂志, 2016, 32(10): 1502-1505.

[7] 应明亮,肖文波,许顺良,等. 体素内不相干运动扩散加权成像在肝良恶性病变鉴别诊断及血流灌注评价中的初步应用. 中华肝脏病杂志, 2016, 24(11): 840-845.

[8] Zhou Y, Liu J, Liu C, et al. Intravoxel incoherent motion diffusion weighted MRI of cervical cancer - correlated with tumor differentiation and perfusion. Magn Reson Imaging, 2016, 34(8): 1050-1056.

[9] 徐蒙莱,邢春华,陈宏伟,等. DKI 技术在肝外胆管癌分级中的应用价值. 磁共振成像杂志, 2016, 7(1): 34-39.

[10] 谢铭飞,高思佳,胡文,等. 健康成人脑白质扩散峰度成像与年龄相关性变化的初步研究. 中国临床医学影像杂志, 2016, 27(10): 685-689.

[11] 李道伟,王晓明. 扩散峰度成像在颈髓的应用及与年龄相关性研究. 磁共振成像, 2016, 7(8): 587-591.

[12] Shi J, Chang L, Wang J, et al. Initial application of diffusional kurtosis imaging in evaluating brain development of healthy preterm infants. PLoS ONE, 2016, 11(4): e0154146.

[13] 常灿灿,周军,杨本强,等. 磁共振灌注成像评估瑞加德松开放血脑屏障的初步研究. 中国临床医学影像杂志, 2016, 27(10): 690-693.

[14] 余留森,张海三,马小静,等. PWI 在鉴别鞍旁海绵状血管瘤与脑膜瘤中的价值. 影像诊断与介入放射学, 2016, 25(2): 129-132.

[15] 任涛,温成龙,陈丽华,等. 动脉自旋标记 MRI 评估早期移植肾功能的价值. 中华放射学杂志, 2016, 50(3): 165-169.

[16] 王继民,叶向阳,赵伟,等. 磁共振动脉自旋标记成像对鼻咽癌放疗后颞叶早期放射性脑损伤的诊断价值. 实用临床医药杂志, 2016, 20(15): 196-197.

[17] Wang P, Li J, Diao Q, et al. Assessment of glioma response to radiotherapy using 3D pulsed-continuous arterial spin labeling and 3D segmented volume. Eur J Radiol, 2016, 85(11): 1987-1992.

[18] 徐磊，储斌，冯阳，等. 椎间盘退变与相邻椎体血流动力学 DCE-MRI 改变的相关性. 实用放射学杂志，2016，32（5）：753-756.

[19] 张晶，左盼莉，程克斌，等. 动态增强磁共振成像用于肌骨系统肿瘤定性诊断的可行性. 北京大学学报（医学版），2016，48（2）：287-291.

[20] 赵明奎，隋汝波，马贺骥，等. 卒中后抑郁患者小脑磁共振波谱成像改变的临床研究. 解放军医学杂志，2016，41（6）：484-491.

[21] 郭会利，李培岭，张斌青，等. MRS 与 DWI 联合成像在颈髓损伤诊断中的应用价值. 实用放射学杂志，2016，32（3）：335-338.

[22] 黄松，宋黎涛，盛伟华，等. 磁共振平扫及波谱成像对新生儿胆红素脑病诊断价值. 中国实验诊断学，2016，20（10）：1684-1687.

[23] 邱妮妮，周昊，张丽君，等. 脑肿瘤病变增强后磁敏感加权成像临床研究. 中国实用神经疾病杂志，2016，19（7）：22-24.

[24] 赵沙河，侯林，王晓永，等. 磁敏感加权成像检查对自发性脑出血急性期的诊断价值. 中国实用神经疾病杂志，2016，19（7）：82-84.

[25] 张宝红，周福庆，龚洪翰，等. 磁敏感加权成像在脑胶质瘤术前分级的应用研究. 实用放射学杂志，2016，32（6）：837-848.

[26] 张安君，耿坚，詹松华，等. 梯度回波化学位移 MRI 诊断非酒精性肝脂肪变性的临床应用. 医学影像学杂志，2016，26（11）：2023-2025.

[27] 蒋葆华. MRI 化学位移成像对肾上腺腺瘤的诊断价值分析. 世界最新医学信息文摘（连续型电子期刊）2016，16（52）：29-30.

[28] 王晓敏，张晓晶，马林，等. 磁共振量化评价非酒精性脂肪肝脂肪含量的研究进展. 医疗卫生装备，2016，37（4）：128-131.

[29] 杨威. 脑铁含量与帕金森病的关系分析. 临床合理用药杂志，2016，9（23）：104-105.

[30] 安荷娣，Ojha Rajeev，秧杰，等. 磁共振定量磁化率成像定量帕金森病患者脑铁沉积的临床研究. 中华神经科杂志，2016，49（4）：299-301.

[31] 李锐等. 氨基质子转移成像在鉴别脑内转移瘤和高级别胶质瘤中的应用价值. 第三军医大学学报，2016，38（22）：2388-2392.

[32] 罗晓捷，陈敏，张晨，等. 急性缺血性脑卒中酰胺质子转移成像信号的初步应用. 中华医学杂志，2016，96（29）：2336-2341.

[33] 卢明明，彭鹏，LU Mingming，等. BOLD-fMRI 技术在心肌缺血中的研究进展. 国际医学放射学杂志，2016，39（1）：27-30.

[34] 苏妍，杨丽萍，黄翀，等. IgA 肾病磁共振血氧水平依赖成像测量值与其滤过功能及病理的相关性研究. 中国现代医学杂志，2016，26（1）：62-68.

[35] 黄海波，黄桂雄，刘旭阳，等. 移植肾急性排斥血氧水平依赖性成像价值初步研究. 磁共振成像，2016，

7（6）：443-448.

[36] 章俞，胡红杰，赵振华，等. 动态对比增强 MRI 功能成像参数对肝细胞肝癌和肝转移瘤的鉴别诊断价值. 临床放射学杂志，2016，35（9）：1376-1380.

[37] 詹剑，张体江，余昌胤，等. 联合应用磁共振扩散张量纤维束成像和各向异性分数探讨基底核区脑出血皮质脊髓束损伤类型. 临床放射学杂志，2016，35（9）：1320-1325.

[38] 龚河军，吕剑. ZTE 技术磁共振血管造影对脑血管畸形的诊断价值. 中华介入放射学电子杂志，2016，4（4）：224-226.

[39] 刘钢，范占明，温兆赢，等. 心脏磁共振成像 Native T_1 mapping 序列对急性心肌炎的诊断价值. 中国医药，2016，11（5）：642-646.

[40] 张丽君，范占明，贺毅，等. T_1 mapping 和 ECV 技术评估陈旧心肌梗死左心室非梗死区心肌重构的应用价值. 医学影像学杂志，2016，26（5）：799-803.

[41] 姚晓龙，姚娟，郭辉，等. T_2 mapping 序列在早期强直性脊柱炎骶髂关节病变中的应用价值. 中国骨质疏松杂志，2016，22（3）：348-350.

[42] 于春英，颜林枫，刘志成，等. 3D-FSE Cube 序列在垂体微腺瘤诊断中的应用价值. 实用放射学杂志，2016，32（6）：829-832.

[43] 杨照星，江洁，唐继尧，等. CUBE-T2WI 序列在显示腔隙性脑梗死中的应用. 医学影像学志，2016，26（5）：772-774.

[44] 张秀兰，张挽时，钱勇，等. 3.0 T 磁共振 $T_{1\rho}$ 成像技术评估无症状飞行人员早期椎间盘退变的初步研究. 中华航空航天医学杂志，2016，27（3）：190-194.

[45] 张晓晶，张爱莲，刘桂芳，等. 1.5T 磁共振 IFIR 序列颈动脉成像的可行性研究. 中国病案，2016，17（12）：84-86.

[46] 王军，孙骏，罗先富，等. 非对比剂增强流入敏感翻转恢复序列磁共振肺动脉成像诊断肺栓塞的临床应用. 中华临床医师杂志，2016，10（7）：1045-1047.

[47] 董宝明，张蕾，孔延亮，等. 基于磁共振 MERGE 序列膝关节软骨厚度的定量研究. 实用放射学杂志，2016，32（1）：75-79.

[48] Zhang C, Liu H, Wang D, et al. Molecular magnetic resonance imaging of activated hepatic stellate cells with ultrasmall superparamagnetic iron oxide targeting integrin $\alpha v\beta_3$ for staging liver fibrosis in rat model. Int J Nanomedicine, 2016, 18（11）：1097-1108.

第三节　人体各部位磁共振成像技术研究进展

一、颅脑磁共振成像

磁共振（MR）在对脑组织、脑血管检查等方面拥有很大的优势，2016 年颅脑磁共振技术新进展主要包括三维快速自旋回波（3D-SPACE）、三维动脉自旋标记（3D-ASL）、扩散峰度成像（DKI）、扩散张量成像（DTI）及多回波采集 T₂ 三维梯度回波序列（ESWAN）等方面。

（一）三维 T₂ 可变翻转角快速自旋回波成像技术（3D-SPACE）

李春星等通过比较 3D-SPACE 序列、三维稳态进动结构相干（3D-CISS）序列、三维容积插值屏气检查（3D-VIBE）序列及三维时间飞跃（3D-TOF）序列对神经、血管及其空间关系的显示能力，得出结论，3D-SPACE 序列能更好地显示神经走向并且判断神经与血管的关系，3D-TOF 序列能在 MIP 重建中显示整体的血管并判断血管来源，两者结合能更好地展现 MR 在血管神经成像的优势。

（二）动脉自旋标记（ASL）灌注成像

甘敏等探讨磁共振三维动脉自旋标记（3D-ASL）灌注成像在不同年龄段、不同性别正常人不同脑区脑血流分析中的应用价值，得出结论 3D-ASL 可定量测量各脑区 CBF 值，临床运用价值高。正常人两侧 CBF 对称，无性别差异，脑皮质 CBF 值随着年龄增长有下降趋势，额叶皮质最早显现。卢光明等总结了 ASL 的技术优势，认为 ASL 是一种无须外源性对比剂、便于重复检查的无创性脑血流灌注测量影像技术，在脑血管疾病、颅内肿瘤的诊断及脑功能性疾病的研究方面具有较大价值，特别是在疾病的纵向研究方面。Wang 等认为三维伪连续动脉自动标记（3D pCASL）能够在高血压相对早期阶段检测正常出现的白质区域的微小血流动力学异常，观察到的这些区域的脑血流量下降可能表明脑小血管疾病的风险增加。

（三）扩散峰度成像（DKI）

鲍道亮等对正常成人大脑组织进行 DKI 的可重复性研究，得出结论，脑组织 DKI 具有良好的可重复性，可应用于反映脑组织微观结构变化特点。孙海珍等探讨 DKI 与扩散加权成像（DWI）预测急性脑梗死病灶最终转变的能力，以便为脑梗死核心区的准确判断提供补充，得出结论，急性期 DKI 较 DWI 与病灶的最终坏死灶范围具有更好的相关性，DKI 更能准确地预测病灶的最终转变。Zhang 等探讨实验性大脑中动脉闭塞（middle cerebral artery occlusion，MCAO）模型中 DKI 衍生变量的时间演变，认为 DKI 可以提供更详细的信息来描述缺血性病变，并且在缺血性卒中中具有很大的潜在应用价值。

（四）扩散张量成像（DTI）

沈慧聪等用扩散张量成像（DTI）及患者临床改变定量分析老年人脑白质病变（whitematterlesions，WMLs）相关性跌倒，得出结论，DTI 定量分析可用于识别老年人 WMLs 相关性跌倒患者的颅脑结构特点，为具有跌倒风险的 WMLs 患者的识别、判断病情及预后评价提供了重要的影像学依据。赵霞等通过探讨正常中年人不同年龄组、海马不同部位表观扩散系数（ADC）、各向异性分数（FA）值的变化规律，得出结论，DTI 能反映正常中年人海马不同部位微环境的变化，为早期临床诊断及治疗海马相关性疾病提供参考依据。

（五）多回波采集 T_2 三维梯度回波序列（ESWAN）

刘太元等应用 3.0 T 磁共振常规多回波采集 T_2 三维梯度回波序列（enhanced gradient echo T_2 star weighted angiography，ESWAN）观察黑质核团的存在与否在诊断帕金森病中的价值，得出结论，3.0 T 磁共振成像常规 ESWAN 序列上黑质"燕尾征"的缺失，是一种简单可靠的诊断帕金森病的方法。

（六）静息态功能磁共振成像（rfMRI）

郭冬玲等论证 rfMRI 的比率低频振幅（fractional amplitude of low frequency fluctuation，fALFF）技术可以直接反映抑郁症患者情绪异常引起的血氧水平依赖信号代谢的改变，有助于抑郁症病理生理机制的探索。王想敏等用静息态功能磁共振成像的比率低频振幅技术探讨慢性期脑卒中患者基线脑活动异常变化，得出结论，脑卒中自发神经活动异常与病灶部位和病灶所致的手运动功能障碍密切相关，这些发现有助于进一步阐释脑卒中运动功能障碍的病理生理学机制。

（七）高分辨磁共振成像（HR-MRI）

Jiang 等在尸检患者离体颅内动脉粥样硬化斑块的影像-病理对照研究中观察到纤维帽或纤维组织的 T_2WI 信号高，因此认为复发脑卒中高危斑块可能含有较高比例的纤维帽或纤维组织成分。彭雯佳等探讨大脑中动脉（MCA）斑块与卒中相关的高危 HR-MRI 特征，得出结论，利用 HR-MRI 管壁成像技术可实现对症状性（MCA）粥样硬化斑块的形态及信号进行无创性评估。急、慢性脑卒中相关的 MCA 斑块在多序列 HR-MRI 中呈现不同的形态学特征。

（八）定量动态增强磁共振成像（DCE-MRI）

赵明等探讨定量动态增强磁共振成像（T_1-DCE MRI）在脑胶质瘤术前分级中的应用价值，得出结论，通过 T_1-DCE MRI 所得参数 K^{trans} 值对不同级别胶质瘤微血管灌注状态进行定量分析，可以评估肿瘤血管血脑脊液屏障的破坏程度，在术前较为精确地评价胶质瘤级别。Xu 等利用 DCE 定量评估 2 型糖尿病猴子模型的血脑脊液屏障破坏，认为糖尿病是血脑脊液屏障通透性增加的重要因素之一。

（九）三点法非对称回波水脂分离（IDEAL）技术

张宇等通过比较不同频率编码方向 FSE-T_2WI 和 IDEAL FSE-T_2WI 技术的高分辨磁共振成像对于基底动脉管壁显示的效果，得出结论，IDEAL 技术能显著消除颅底磁敏感伪影，使基底动脉管壁更清晰显示。

（十）磁共振波谱分析（MRS）技术

董卫敏等认为联合氢质子磁共振波谱（^{1}H-MRS）、3D-ASL 两种技术诊断胶质瘤级别，可以进行优势互补，较单独运用 3D-ASL 或 ^{1}H-MRS 更有助于准确地对高、低级别胶质瘤进行分级。尚文文等认为 ^{1}H-MRS 可以直接、准确、全面地检测脑梗死溶栓治疗后脑受损神经元的恢复情况，能客观评价脑梗死预后及临床治疗效果，为其临床应用奠定基础。张玉琴等认为磁共振波谱成像可以在术前准确判断胶质瘤级别，术后敏感监测肿瘤复发。MRS对瘤周水肿肿瘤细胞的浸润及术后放疗后肿瘤复发识别优于3D-ASL。

（十一）氨基质子转移成像技术（ATRasym）

罗晓捷等收集急性脑卒中患者，在3.0 T MR下接受除常规脑卒中扫描协议外，加扫APT序列颅脑MR的图像，APT加权（APTW）图通过计算MTRasym（3.5 ppm）形成，直观评价患者APTW，扩散加权成像（DWI）及液体衰减翻转恢复序列（FLAIR）上信号表现，得出结论，磁共振APT成像技术，主要参数在3.5 ppm的磁化转移比率的不对称性[MTRasym（3.5 ppm）]能应用于急性缺血性脑卒中的评价。

（十二）磁敏感加权成像与动脉自旋标记成像联合应用

周建国等通过探讨3.0 T MR磁敏感加权成像（SWI）与动脉自旋标记成像（ASL）对于急性缺血性脑卒中缺血半暗带（IP）、侧支代偿储备、出血转化（HT）、责任血管及近期预后评估的临床应用价值，得出结论SWI与ASL联合MR常规序列检查，能够更好评估IP范围、侧支循环代偿建立状态、责任血管及HT等相关信息，对于了解急性脑卒中患者缺血梗死现状及近期预后评估提供客观依据。

（十三）化学交换饱和转移（CEST）成像

杨永贵等认为脑部CEST技术研究可准确无创伤性检测脑部疾病早期代谢和pH值变化，并探讨脑部疾病早期诊断和疗效监测的分子影像学新技术和新方法，将具有广泛的实用性和较高的应用价值的研究成果应用到临床，为脑科学研究和临床工作提供分子学影像新工具。

（十四）双反转恢复序列

任宪会等通过探讨MR双反转恢复（DIR）序列在脑内多发缺血性病变、多发性硬化及脑转移瘤中的临床应用价值，得出结论，3D DIR成像技术较常规T_2-FLAIR序列可以清晰地显示病灶，病灶的CNR及CR较高，同时在不使用对比剂的情况下可以发现更多的肺癌脑转移病灶。

二、眼耳鼻喉颌面部颈部磁共振成像

近年来磁共振在眼部、鼻喉、颌面部检查中的应用越来越广泛，2016年国内论文主要涉及三维稳态进动快速成像（3D-FIESTA）序列、弥散张量成像（DTI）、三点法非对称回波水脂分离成像（IDEAL）、高分辨率扩散加权成像（RESOLVE-DWI）等。

（一）眼

1. 三维稳态进动快速成像（3D-FIESTA）序列　尹秋凤等认为3D-FIESTA序列能够清晰显示眼

运动神经及其支配的眼外肌异常，提供判断复杂性斜视病因的影像信息，具有重要的临床应用价值。该序列还具有检查时间短的优势，对于儿童患者，综合其易动、不配合，低年龄患儿需要镇静等特点，有利于保障儿童MR检查的成功率。

2. 扩散张量成像（DTI） 赵朋波等认为DTI技术为人类视觉中枢的研究和疾病的早期诊治、病理机制研究提供了依据和可能性，因此，DTI技术在视神经疾病应用方面的研究前景是相当远大和重要的。目前该技术已经逐渐被应用于青光眼、视神经炎、缺血性视神经病变等眼科领域，并取得一定的成果。

3. 三点法非对称回波水脂分离（IDEAL）成像 李静等认为眼眶IDEAL成像对眶内及眶周结构的显示效果优于化学饱和法和STIR序列，是目前眼眶MRI的最佳脂肪抑制技术。作者同时也说明了该技术的不足——对于鼻腔、鼻窦的部分显示结果欠佳，对颞肌间隙的脂肪抑制效果还不够理想，在进行图像解读和分析判断时需要注意。

4. 高分辨率扩散加权成像（RESOLVE-DWI） 胡馨月等认为RESOLVE-DWI结合增强MRI能显示后巩膜炎的特异性征象，可早期明确诊断并提供炎症累及范围，为临床的诊断和治疗提供重要依据。对后巩膜炎的定位和定性诊断优于超声。

5. 泪道磁共振水成像（LMRH） 项楠等通过回顾性分析行LMRH检查的溢泪患者的临床和影像学资料，对采集的三维T_2加权图像（T_2WI）进行多平面重建（MPR）和最大强度投影（MIP）后处理，观察泪囊大小、黏膜改变及鼻泪管阻塞平面位置，得出结论，LMRH能较好显示泪囊大小、泪道黏膜厚度及泪道周边软组织情况，与泪道内镜检查互为补充，可指导泪道阻塞患者的个体化治疗。

（二）耳

1. 三维快速液体衰减反转恢复（3D-FLAIR）序列 刘颖等通过回顾性分析只经水成像3D-TSE序列证实的大前庭导水管综合征（large vestibular aqueduct syndrome，LVAS）患耳和正常对照耳的3.0 T磁共振3D-FLAIR影像，参照水成像显示的迷路形态，观察迷路各结构的信号特征，测量患耳内淋巴囊、前庭和耳蜗的信号强度，分析其信号与患者年龄及听力损失分级的相关性，认为3D-FLAIR序列可以观察到LVAS内耳信号的改变，信号强度改变与听力损失程度无关，与患者年龄相关。

2. 高分辨率三维真实重建反转恢复（3D-real IR）序列 赵梦龙等通过比较3D-real IR和基于可变翻转角技术的三维快速液体衰减反转恢复（3D-FLAIR-VFL）序列对内耳内淋巴积水的显示情况，使用配对t检验比较两种序列的信噪比和对比噪声比，使用配对χ^2检验比较两种序列对患侧内耳、患侧耳蜗底周、中周、顶周和前庭内淋巴积水的显示结果。经过比较，认为3D-real IR拥有更高的图像质量，对耳蜗内淋巴积水的检出率更高。

（三）鼻喉

1. 氢质子磁共振波谱（^{1}H-MRS）成像 王继民等认为^{1}H-MRS可对鼻咽癌做出准确诊断，Cho/Cr明显增高可作为诊断鼻咽癌的重要依据。在鼻咽癌组织接近颅底、癌肿侵犯咽旁间隙等难以活检的情况下，^{1}H-MRS可准确显示和检出病灶，避免反复穿刺活检的痛苦。

2. 动态增强磁共振成像（DCE-MRI） 郭笑寒等认为DCE-MRI多项半定量参数均可以预测鼻咽

癌的放化疗效果，对临床制订个体化治疗方案提供帮助。孟云等认为DCE-MRI相关参数与低氧诱导因子（HIF）1α阳性高度相关，预示鼻咽癌放化疗患者预后不良，对于鼻咽癌预后的评估具有重要的价值。

3. **分段扩散成像技术** 许春苗等对比分析3.0 T MRI读出方向上的分段扩散成像技术（RESOLVE）与常规平面回波（EPI-DWI）在鼻咽癌成像中的价值，选取经病理证实的鼻咽癌患者，利用3.0 T MRI扫描仪进行常规EPI-DWI及RESOLVE扫描（b值=800 s/mm^2），分别测量常规EPI-DWI及RESOLVE图像肿瘤区及正常鼻咽壁肌肉的ADC值，得出结论，RESOLVE图像质量优于常规EPI-DWI，诊断准确性更高。

4. **磁共振灌注成像（MR-PWI）** 孟祥水等通过对喉癌及下咽癌术后放疗后，喉镜及手术证实为肿瘤复发、肉芽组织增生及局部感染患者行MR-PWI检查，测量病变组织血流量（BF）、血容量（BV）、平均通过时间（MTT）及达峰时间（TTP）。所测数据统计分析采用单因素方差分析及两两比较q检验，得出结论，通过MR-PWI可提高喉癌和下咽癌术后放疗后并发症及肿瘤复发的鉴别诊断。

5. **磁共振扩散加权成像MR-DWI** 徐亮等通过对志愿者分别采用柠檬汁和维生素C片味觉刺激后，行MR-DWI动态扫描，测定静息及刺激后唾液流率，采用Pearson相关性检验分析各涎腺静息ADC值与静息唾液流率、刺激后最大ADC值与刺激后唾液流率及刺激后最大ADC值IR与唾液流率IR之间的相关性。得出结论，柠檬汁短暂刺激后MR-DWI可以更稳定地反映味觉刺激后各涎腺ADC值的动态变化趋势。

（四）颌面部

动态增强扫描（DCE）：郭炜等通过对经喉镜活检病理证实并行同步放化疗的喉及下咽鳞状细胞癌患者于治疗前行DCE-MRI检查，并在放疗剂量累积达50 Gy时行治疗中MRI复查。测量DCE-MRI定量参数值，并绘制ROC曲线评估各定量参数预测喉及下咽鳞状细胞癌同步放化疗近期疗效的效能，得出结论，DCE-MRI定量参数有助于预测喉及下咽鳞状细胞癌同步放化疗的近期疗效。袁瑛等通过回顾性分析经病理证实的非囊性口底病变的磁共振图像，经后处理获得病变的表观扩散系数（ADC）和时间－信号强度曲线（TIC），经分析，认为联合应用动态增强扫描和磁共振扩散加权成像对于口底病变的良、恶性鉴别价值更高。

（五）颈部

1. **HR-MRCP与HR-T$_2$WI联合成像** 袁妍等选取怀疑透析导管（CDC）功能不良和相关性并发症的终末期肾病（end stage reral disease，ESRD）患者，进行HR-MRCP和HR-T$_2$WI扫描。在扫描之前，每位ESRD患者的CDC管腔内注入5 ml生理盐水。所有患者在MRI检查后1～2天内行胸部X线检查。对于HR-MRI诊断为CDC相关性并发症的患者，CDC在3～10天内拔出。通过对检查结果进行评估，得出结论，HR-MRCP联合HR-T$_2$WI能准确显示CDC尖端的位置及其相关并发症，是一种很有前景的无创检查方法，有助于ESRD患者的治疗方案调整。

2. **流入反转恢复（IFIR）** 张晓晶等通过探讨1.5 T MR扫描仪上流入反转恢复（IFIR）稳态自由进动（FIESTA）结合呼吸激发技术进行颈动脉成像的可行性，得出结论，磁共振IFIR序列无须造影增强便可清楚显示颈动脉的各级分支，是具有很好临床应用前景的无创、安全、可行的颈动脉血管成像技术。

3. 动脉自旋标记（ASL）成像　刘超等将颈动脉狭窄患者分为 2 组（包括狭窄率≥70% 无症状颈动脉狭窄患者，或狭窄率≥60% 有症状患者），一组单侧狭窄，另一组双侧狭窄，对 2 组分别行颈动脉内膜剥脱术，并于手术前后 7 天内行 3D-ASL 成像检查，比较手术前后术侧大脑中动脉供血区与对侧相应区域相对脑血流量 rCBF 的变化及 2 组患者 rCBF 变化率 ΔrCBF 的差异。通过对检查结果数据分析，得出结论，应用全脑 3D-ASL 成像可以评价颈动脉狭窄内膜剥脱术疗效，磁共振 3D-ASL 技术能有效地评估脑血流量的改变。

4. 扩散张量成像（DTI）　陈士跃认为 DTI 能够提供完整的颈髓功能图，并可对颈髓进行量化评估。并且不同的年龄、节段及轴索因素会影响 DTI 成像效果。孟祥虹等通过探讨 DTI 评价颈椎管狭窄对颈髓白质纤维表观扩散系数（ADC）及各向异性分数（FA）值等定量参数变化的影响，得出结论，DTI 可对颈椎管狭窄患者的颈髓进行定量研究，颈髓受压早期，白质区的 ADC 值升高而 FA 值无明显变化。

5. MRS 与 DWI 联合成像　郭会利等对颈髓损伤患者的 MRI 平扫图像进行分析，根据 T_2WI 上脊髓信号有无改变，分为 A 组－不完全损伤组（T_2WI 信号无异常）和 B 组－完全损伤组（T_2WI 高信号），C 组为对照组，对 3 组分别进行 MRS 及 DWI 检查，得出结论，MRS 可以无创定量测定创区颈髓相关代谢介质的变化，从代谢及分子水平反映颈髓损伤的不同程度；DWI 对颈髓损伤的早期诊断具有较高的敏感性；DWI 与 MRS 联合成像对临床制订合理的治疗方案及预后评估有重要的意义。

6. 磁共振成像动态扫描　罗素玲等选取经电视透镜吞咽造影检查及纤维喉镜吞咽检查评估为吞咽功能正常的志愿者，使用 3.0 T 超导型磁共振成像系统、FIESTA 序列扫描结合 ASSET 技术，以正中矢状面及第 1～5 颈椎各椎间所在横断面做重复单层扫描，测量矢状面咽收缩率、横断面咽收缩率、食管入口前后径及环咽肌厚度，用 SPSS13.0 软件进行统计学分析，得出结论，磁共振成像动态扫描从矢状面及横断面上可以清晰扫描生理性吞咽过程，在咽收缩及环咽肌功能评估上具有一定优越性。

7. 透视追踪技术 3DCE-MRA　马翼等认为 3DCE-MRA 成像技术能很好地显示各级血管及分支，并对动脉的狭窄、闭塞、异常发育和动脉瘤有很好的显示，继而准确判断病变的部位。运用三维成像技术，更可以全方位无死角地观察每一支血管，有效避免因血管重叠造成的误诊。

8. multivane 技术　施寅枫认为，multivane 技术，以全新的 K 空间采集技术，并以螺旋桨式填充数据，该方式用一定厚度的叶片以旋转方式填充 K 空间，使中心区域信号有较多重叠，所有 K 空间的数据经过采集、相位校正、旋转校正、平移校正、权重计算、异常点剔除后，通过傅里叶变换进行重建，最终合成图像时可将伪影信息排除在 FOV 外，从而大幅降低或消除失真数据，有效减少图像伪影。通过对比颈部检查的患者进行常规 T_2WI 和带 multivanc 技术的 T_2WI 横断位扫描，得出结论，在颈部扫描时，用 multivane 技术可减少伪影。

9. 磁共振黑血与亮血技术结合　郭渊博等利用磁共振黑血结合亮血技术分析急性缺血性脑卒中患者症状侧与非症状侧颈内动脉斑块的形态学和成分差异性，得出结论，该技术能有效地对颈内动脉斑块的形态学和成分进行评价分析，对指导临床预防缺血性脑卒中具有重要意义。

三、周围神经磁共振成像

周围神经病变及椎间盘软组织病变的诊断一直是困扰临床和影像科医师的难题，临床上常规使用病史采集、临床检查和传统磁共振成像（MRI）序列等进行诊断。2016年在传统MRI序列的基础上有了更进一步的研究，总结分为以下几个方面：扩散峰度成像（DKI）、扩散张量成像（DTI）、磁共振脊髓造影成像（MR myelography，MRM）、扩散张量成像纤维束追踪（DTT）等技术。

（一）扩散峰度成像（DKI）

李道伟等用DKI序列扫描，分别测定颈髓灰质和白质各向异性分数（FA）、平均扩散系数（mean diffusivity，MD）、平均扩散峰度（mean kurtosis，MK）参数值。认为DKI能反映健康成人的脊髓灰、白质微观结构的改变，其参数值变化与年龄存在相关性，MK可能是反映神经系统复杂微观结构和损伤改变的敏感指标。

（二）扩散张量成像（DTI）

褚相乐等通过对腰腿痛患者行椎间盘常规MRI及矢状面DTI扫描，根据T_2WI上椎间盘的特点对腰椎椎间盘进行Pfirrmann分级，观察邻近终板的退变情况，测量椎间盘髓核区的ADC值及FA值并比较各级椎间盘之间的差异，认为DTI定量指标ADC值及FA值与Pfirrmann分级之间具有很好的相关性，可作为一种无创性的检查方法应用于椎间盘退变的研究。涂灿等认为颈髓DTI较常规MRI能够早期、准确地量化脊髓型颈椎病的颈髓微结构改变，颈髓纤维束成像可以反映脊髓纤维束受压损伤的范围。

（三）磁共振脊髓造影成像（MRM）

曹佑军等探讨MRM在自发性颅内低压（spontaneous intracranial hypotension，SIH）脊髓脑脊液漏靶向硬膜外血贴（EBP）手术前后的影像表现及诊断价值，认为靶向EBP术后获得临床痊愈的SIH患者MRM表现较术前具有特征性变化，MRM可作为临床疗效评估手段。

（四）扩散张量成像纤维束追踪（DTT）

李欢等通过探讨DTT技术在听神经瘤手术中追踪面神经的方法及准确性，得出结论，术前DTT技术配合术中多模态神经导航可辅助术者在术前及术中对面神经位置做出判断，从而在很大程度上减少面神经损伤的概率。

（五）磁共振水脂分离成像

常飞霞等以双能X线吸收测量法（dual-energy X-ray absorptiometry，DXA）为参照标准，应用磁共振Dixon技术测量腰椎椎体脂肪信号强度并计算脂肪分数（fat fraction，FF）来评价椎体骨密度方面的应用价值，认为磁共振水脂分离成像可以反映椎体脂肪含量的变化，对骨质疏松做出初步诊断，对于评估腰椎骨密度具有广泛应用前景。

(六) 冠状 T₂WI IDEAL

董潇蔓等对可疑臂丛神经病变患者应用冠状 T₂WI IDEAL 序列进行节后臂丛神经检查，并对全部图像进行重组、分析，得出结论：冠状 T₂WI IDEAL 技术可清晰、准确、客观地显示节后臂丛神经及病变，为临床正确诊断和合理治疗提供重要参考依据。

(七) 增强三维短反转时间反转恢复 (STIR) 变角激发 T₂WI 快速自旋回波 (SPACE) 序列

王龙胜等对肩部 MR 检查患者，采用 3D STIR T₂WI SPACE 序列扫描，前瞻性研究臂丛神经成像效果。所有患者分 3 组，第一组仅行平扫，第二组行平扫加增强扫描，第三组仅行增强扫描，通过对图像质量进行评分，认为增强 3D STIR T₂WI SPACE 序列可很好地抑制背景组织信号，有利于臂丛神经的显示，对臂丛神经病变的诊断有重要价值。

(八) iMSDE MR 神经成像

孙春宁等对比分析 iMSDE-MR 神经成像和 MR 扩散加权背景抑制神经成像（DWIBS-MRN）在腰骶丛神经成像的特点，认为 iMSDE-MR 神经成像可以清楚显示腰骶丛神经及病变的信号特点，特别是对细小的神经结构的显示优于 DWIBS-MRN，为腰骶丛神经及其病变的显示提供了一种新的可行方法。

(九) 其他

曹毅等认为 MR T₂ mapping、自旋锁定（T₁ρ）、T₂* mapping 等方法可以定量分析椎间盘基质成分的变化，发现椎间盘早期退变的生化成分改变，指导临床进行早期干预和治疗。

四、胃肠道磁共振成像

胃肠道的磁共振检查，是诊断胃肠疾病的常用检查方法。2016 年有关胃肠道的磁共振检查技术主要涉及磁共振扩散加权成像（DWI）、体素内不相干运动扩散加权成像（IVIM-DWI）、动态对比增强磁共振成像（DCE-MRI）、全身扩散加权成像（whole-body DWI，WB-DWI）、高分辨磁共振成像（high-resolution MRI，HR-MRI）、磁共振结肠成像（magnetic resonance colonography，MRC）等。

(一) 磁共振扩散加权成像 (DWI)

磁共振 DWI 越来越多地应用于胃肠道检查中，其中表观扩散系数（ADC）值、b 值等成为重要的影像学指标。

吕茜婷等对直肠癌患者行术前常规序列及 b 值为 50、500、1000 s/mm² 的 MR 扩散加权序列扫描，认为磁共振扩散加权成像 ADC 值及 eADC 值在一定程度上能够反映肿瘤的分化程度及脉管癌栓受侵情况，ADC 值可作为早期检测直肠癌放化疗疗效及预后评价的重要影像学指标。王余等对直肠癌患者行多 b 值 DWI 检查及常规 MRI 平扫，权衡图像质量和反映水分子扩散两方面的因素，认为 1200 s/mm²

是 3.0 T 磁共振扩散加权成像诊断直肠癌的合适 b 值，选择合适 b 值的 DWI 更有利于直肠癌病灶的检出。耿晓丹等前瞻性开展了胃癌 3.0 T MRI 平扫+DWI 成像研究，研究结果表明，淋巴结长径、短径、ADC 值、相对肌肉 ADC（rADCm）值及相对原发灶 ADC（rADCp）值可用于鉴别淋巴结良、恶性，以 rADCm 值诊断效能最高。

（二）体素内不相干运动扩散加权成像（IVIM-DWI）

目前体素内不相干运动序列磁共振成像已用于肝、胰腺、肾等腹部组织的影像学诊断，关于直肠癌 IVIM 序列的研究也有了新的进展。

张单霞等认为 IVIM-DWI 序列获得的 ADC、D、D* 及 F 值定量参数信息，可在一定程度上反映组织病理生理状态，对直肠癌术前评估及预测预后有重要的临床价值，可以作为常规 MRI 的补充序列，为临床最佳治疗方案的选择提供更多信息支持。杨严伟等探讨了 3.0 T MR IVIM-DWI 参数与直肠中分化腺癌 T 分期的关系，得出结论，IVIM-DWI 参数和 ADC 值能够区分直肠癌和正常直肠壁，D 值可能比 ADC 值能够更准确、更真实地反映肿瘤的病理学信息，D 值可以辅助鉴别直肠中分化腺癌是否突破固有肌层。韩帅等初步探讨 IVIM 序列在直肠癌诊断中的价值，研究结果显示，直肠癌癌肿的 IVIM 参数 D* 值较正常直肠组织增高，认为 D* 值对直肠癌有较高的诊断效能，D 值有助于术前评估直肠癌的恶性程度，IVIM 序列 MRI 能定量反映直肠癌癌肿扩散和灌注情况，有助于直肠癌的诊断。

（三）动态对比增强磁共振成像（DCE-MRI）

作为常规 MR 的补充，fMRI、DCE-MRI 已成为国内外研究关注的热点，其不但可以反映形态学的改变，更实现了形态与功能相结合的表现。

陈露芳等探讨 3.0 T MR ADC 值和动态对比增强定量参数容量转移常数（K^{trans}）、血管外细胞外间隙容积比（V_e）、速率常数（K_{ep}）值与直肠癌临床病理学特征的相关性，认为 DWI 的 ADC 值及 DCE-MRI 的定量参数 K^{trans}、V_e、K_{ep} 值与直肠癌的临床病理学特征存在一定的相关性，这些参数不仅可以作为直肠癌影像学生物标记物，而且能够为预测肿瘤的恶性程度提供一定的参考价值。程蓉等通过 MR 常规序列、MR 常规序列结合 DWI 序列、MR 常规序列结合 DCE-MRI 分期诊断与病理分期诊断的对照关系，研究结论为，这 3 种检查综合序列使直肠癌可以得到良好显示，定性诊断准确率。

（四）磁共振全身扩散加权成像（WB-DWI）

胃肠道恶性肿瘤的术前诊断及术后随访均需借助影像学检查手段，目前，对于转移病灶的检出主要借助于核素骨扫描或正电子发射计算机断层显像（PET-CT），1.5 T 全身磁共振成像技术对于胃肠道恶性肿瘤性疾病的辅助诊断价值也逐步显现。

魏来等探讨 3.0 T 全身磁共振成像技术对于胃肠道恶性肿瘤性疾病的术后随访价值，认为使用头颈联合线圈及体线圈接收方法可以改善中心频率漂移现象，得到符合诊断需要的全身扩散图像，可清晰显示胃肠道恶性肿瘤的转移灶，对胃肠道恶性肿瘤的术后随访和辅助诊断具有重要价值。

(五)高分辨磁共振成像(HR-MRI)

国内外影像研究结果显示,对于直肠癌 T_2 及 T_3 分期的分辨率是目前研究的难点和重点,高分辨磁共振影像的研究有了新进展。

佘波等探讨高分辨磁共振成像(HR-MRI)诊断直肠癌壁外血管侵犯(EMVI)的价值。通过回顾直肠癌患者术前磁共振图像,将 EMVI 磁共振评分与术后病理结果进行比较。作者认为 HR-MRI 可以清晰显示直肠周围的细微解剖结构,是诊断直肠癌 EMVI 的有效方法。HR-MRI 可以对直肠癌 EMVI 进行量化评分,对临床拟定合理的治疗方案、评估新辅助放化疗后的疗效、预测术后局部复发和远处转移、改善患者生存质量、提高患者生存率都具有重要的意义。姚旬等探讨 3.0 T 高分辨磁共振成像对术前直肠癌浸润深度(T 分期)诊断的准确性,得出结论,3.0 T 高分辨 MRI 可准确地进行直肠癌术前 T 分期,能够筛选出 T_3 分期以上的高危直肠癌。

(六)磁共振结肠成像(MRC)

磁共振结肠成像是结肠病变影像学检查的新技术,它具有多序列扫描、任意方位成像及较高的软组织分辨率等优点,有利于显示结肠的解剖结构及毗邻关系,可以清楚显示肠壁各层结构、肠腔内外及病变周围的浸润、转移及周围淋巴结情况,对结肠癌定位、定性及其术前分期的准确率均高于其他传统影像学检查。

杨东等以结肠镜检查为参考标准,探讨 MRC 结合 DWI 评估活动期溃疡性结肠炎的价值,认为 MRC 结合 DWI 评估溃疡性结肠炎的活动性、病变范围及严重程度有较准确的诊断价值,MRC 结合 DWI 是结肠镜检查最有益的补充和备择选项。刘桂锋等认为随着磁共振硬件设备和软件技术的快速发展,MRC 已经迅速发展成为了结肠癌筛查的主要方法,相较纤维结肠镜、钡剂灌肠及 CT 检查,MR 具有无创性、无辐射性,还具有较好的软组织分辨率,可以清晰地判断肿瘤大小,肠管管壁浸润深度,肠外受侵程度,尤其对较小癌灶的发现、对结肠癌术前 TNM 分期都有重要意义,便于临床制定最佳的治疗方案,进一步提高患者的生存率。

(七)其他

朱汇慈等探讨阴道和直肠内填充耦合剂的动态 MRI 显示阴道后穹窿和直肠前突的价值,结果表明采用经阴道和直肠内填充耦合剂的方法行盆腔动态 MRI,更能清晰显示阴道后穹窿和直肠前突的位置,为临床手术方式的制订提供重要的参考依据。

胡俊等探讨 MR 小肠造影(MRE)在儿童美克尔憩室(MD)并发症中的诊断价值,认为 MRE 检查具有安全有效、诊断 MD 并发症的敏感性高、多序列扫描能提供丰富诊断信息的优点,可清楚显示憩室形态、内部成分和周边结构异常。

五、肝、胆、胰、脾磁共振成像

磁共振成像(MRI)作为无创性技术具有多方位、多参数成像的特点,在肝、胆、胰、脾等腹部脏器疾病诊断和评价方面的优势十分突出。2016年度有关肝、胆、胰、脾部位的磁共振检查新技术主要涉及磁共振动态对比增强（DCE-MRI）、体素内不相干运动扩散加权成像（IVIM-DWI）、扩散峰度成像（DKI）、磁共振弹性成像（magnetic resonance elastography，MRE）等。

（一）磁共振动态对比增强（DCE-MRI）

磁共振动态对比增强扫描能提供更多肿瘤鉴别诊断和血供的信息，被广泛运用于肝、胆、胰、脾等腹部疾病。邢腾龙等通过在肝细胞癌和肝良性肿瘤间存在差异的定量参数 K^{trans}、K_{ep}、V_e 上绘制 ROC 得到相应界值及诊断效率，得出结论，DCE-MRI 定量参数能为肝细胞癌和良性肿瘤的鉴别诊断提供参考。章俞等通过回顾性分析肝细胞癌和肝转移瘤患者，对其术前均行腹部 DCE-MRI 检查，认为 DCE-MRI 功能成像参数值的测定对于肝细胞癌与肝转移瘤的鉴别诊断具有重要的临床意义，联合参数应用能提高诊断的准确性。周研等将 DCE-MRI 联合 DWI 应用于壶腹区良、恶性病变的鉴别诊断，结果认为将 DCE-MRI 和 DWI 联合后对恶性壶腹周围病变的诊断灵敏度均有提高，ROC 曲线下面积（AUC）均有增大，两者联合相互补充，提高了壶腹周围病变良、恶性鉴别诊断的准确度。

钆塞酸二钠（Gd-EOB-DTPA）作为一种新型肝细胞特异性钆对比剂，对肝胆疾病的诊断有一定的价值。张薇薇等就 Gd-EOB-DTPA 增强 MRI 在肝局灶性病变中的应用做了研究，得出结论，Gd-EOB-DTPA 增强 MRI 在肝局灶性病变的诊断、鉴别诊断、预后及疗效评价方面均具有重要作用，Gd-EOB-DTPA 增强 MRI 对于不典型病灶的影像学表现及其发生机制是未来的研究方向之一。陈国勇等认为特异性对比剂 Gd-EOB-DTPA 在磁共振胆道成像中的最佳延迟时间是：肝功能正常成人胆囊最佳延迟时间为注射 Gd-EOB-DTPA 后 80 分钟，左、右肝管和肝总管、胆囊管及胆总管的最佳延迟强化时间为 40~60 分钟，为临床 Gd-EOB-DTPA 增强 MRI 胆道成像延迟时间的确定提供了可靠依据。周智鹏等探讨了 Gd-EOB-DTPA 灌注扫描联合肝胆特异期图像对肝癌的诊断价值，认为 Gd-EOB-DTPA 灌注扫描联合肝胆期图像，有望为肝癌患者提供一站式的精确诊断和肝功能评价方面的信息。

（二）磁共振扩散加权成像（DWI）

磁共振扩散加权成像作为一种功能影像检查方法已广泛应用于腹部器官，在肝、胆、胰、脾疾病的诊断中亦发挥较大作用，2016 年关于 ADC 值及 b 值等重要的影像学指标的应用、DWI 与肝特异性对比剂的联合应用、如何提高 DWI 图像的质量等方面有了进一步发展。

崔恩铭等探讨了磁共振 DWI 联合肝特异性对比剂 Gd-EOB-DTPA 增强 MRI 评估肝纤维化的价值，得出结论，表观扩散系数（ADC）及肝胆期相对强化值（RE）均能用于量化评估肝纤维化，ADC 能反映肝纤维化微观结构的异常改变，而 RE 能反映微循环和肝细胞功能的异常，两者联合能起到很好的互补作用。王亚婷等认为 DWI 在肝局灶性病变的检出和定性方面显示出较大优势，尤其是在肝微小转移瘤的检出方面；而 Gd-EOB-DTPA 增强 MRI 是一种既能进行肝动态增强扫描又能提供肝特异性信息的影像检查方法，在肝转移瘤检出方面的价值和准确性均较高。作者认为 DWI 联合 Gd-EOB-DTPA 增强 MRI 可以相互弥补不足，有利于提高肝转移瘤的检出。刘莹等比较肝磁共振 DWI 运用 LIPO 技术前后图像质量的差异，得出结论，DWI 运用 LIPO 技术后可以增加肝脂肪抑制效果，提高图像质量，但不影响其 ADC 值。

（三）体素内不相干运动扩散加权成像（ICIM-DWI）

近年来，基于体素内不相干运动的双指数模型广泛运用于脑、肝等部位病变的诊断与鉴别诊断。

应明亮等探讨了 IVIM-DWI 参数在肝良、恶性病变鉴别诊断及病变血流灌注评价中的应用价值，认为 IVIM 双指数模型参数 Dslow 值对肝良、恶性病变具有鉴别诊断价值，F 值无须通过增强扫描就可以提供肝良、恶性病变的血流灌注情况，可以为肝肿瘤的定性诊断提供一定的依据。李晓娟等探讨 IVIM-DWI 对肝良、恶性病变的诊断价值，认为 IVIM-DWI 中 ADC 值、D 值及 F 值对鉴别肝占位性病变有较高的诊断价值，其中 D 值的诊断价值最大。何为等探讨了 DWI 单指数模型及 IVIM 模型参数诊断胰腺癌的价值，认为 IVIM 双指数模型诊断胰腺癌具有一定价值，其中灌注相关参数可在一定程度上反映胰腺癌组织血流灌注成分减少的本质。

（四）扩散峰度成像（DKI）

磁共振扩散峰度成像（DKI）是基于扩散张量成像（DTI）技术的拓展，是一种反映体内水分子非高斯分布扩散运动状态的 MR 成像新技术，目前，DKI 在腹部成像中主要应用于肝、肾、前列腺等脏器。

徐蒙莱等探讨了 DKI 相关参数 D、K 值与肝外胆管癌病理分级的相关性，并比较参数的诊断效能，得出结论，K 值与病理分化程度相关性好，有助于病理分化程度的术前诊断，DKI 基于非高斯扩散基础，可以描述组织非高斯扩散特性，较普通单指数模型更好拟合图像信号衰减，量化相关参数，揭示组织异质性，对肝外胆管癌的早期诊断、定量观察病情进展、指导临床治疗、评估预后等，提供了有价值的参考。

（五）磁共振弹性成像（MRE）

MRI 在肝疾病诊断和评价方面的优势十分突出，尤其近年发展迅速的磁共振弹性成像技术，在肝纤维化诊断和评价研究方面取得了显著进展。

李国红等认为磁共振弹性成像（MRE）在评价和诊断肝纤维化方面已取得突破性进展，特别是对于显著肝纤维化及肝移植术后复发丙型肝炎的肝纤维化评价。王可等探讨了磁共振弹性成像评估慢性乙型肝炎患者纤维化程度的可重复性，对慢性乙型肝炎患者行肝常规 MRI 及 MRE 检查，采用 Spearman 检验分析患者肝纤维化分级与弹性值之间的相关性，得出结论，可重复性良好，临床适用性强。

（六）多模态磁共振成像

吕婷婷等将多模态磁共振成像用于肝介入术后复发区可疑组的诊断上，得出结论，序列联合后能提高肝癌介入术后肿瘤复发的诊断效能。多模态磁共振成像特别强调"联合"，由于序列稳定性等因素的存在，各序列间不可相互替代，所以联合应用可能达到更好的疾病诊断效果。

(七)梯度回波化学位移磁共振成像

张安君等探讨了梯度回波化学位移MRI在诊断非酒精性肝脂肪变性中的临床价值,脂肪肝患者在常规快速自旋回波(TSE)序列T_1WI上肝信号未见明显增高,在梯度回波化学位移相上,脂肪肝病灶在反相(OP)像上信号强度较同相(IP)像有明显下降,肝脂肪变指数较对照组有显著差异,得出结论,梯度回波化学位移MRI对脂肪肝内的脂肪成分相当敏感,能提高脂肪肝的诊断率,在临床诊断中具有较高的应用价值。

六、泌尿生殖系统磁共振成像

对于泌尿生殖系统而言,如何在早期发现病变并进行评估是非常重要的。2016年运用在泌尿生殖系统的磁共振序列有了进一步发展,如动态对比增强(DCE-MRI)、扩散加权成像(DWI)、体素内不相干运动成像(IVIM)、磁共振波谱(MRS)等多种功能MRI技术已在泌尿生殖系统疾病的早期诊断中发挥了重要的作用。

(一)动态对比增强磁共振成像(DCE-MRI)

磁共振成像(MRI)动态增强扫描的定量参数转运常数、速率常数等可以反映组织的血流灌注、血管通透性等信息,在泌尿生殖系统疾病的诊断和鉴别诊断中具有重要价值。

王君鑫等探讨了DCE-MRI三维定量参数直方图(Histogram)分析法诊断前列腺癌的价值,结果表明,DCE-MRI定量参数三维Histogram分析有助于诊断前列腺癌,诊断效能较常规二维ROI法高,DCE-MRI定量参数三维Histogram分析与Gleason评分之间具有一定相关性。黄云海等对比研究了磁共振动态增强TIC曲线及K^{trans}值在前列腺癌诊断中的应用价值,认为DCE-MRI对前列腺癌的诊断提供了重要信息,其中TIC曲线的前列腺影像报告和数据系统(PI-RADS)评分以及定量参数K^{trans}值对诊断前列腺癌有重要价值,前者诊断效能高于后者,诊断实践中宜综合应用。张庆等回顾性分析行DCE-MRI扫描的由手术病理证实为宫颈鳞癌的患者,经后处理软件获得药动学参数K^{trans}、K_{ep}、V_e值,分析药动学参数值与临床分期的关系及相关性,得出结论,DCE-MRI药动学定量参数与宫颈鳞癌临床分期存在一定的关系,定量参数能为宫颈鳞癌术前分期提供一定的参考价值。

(二)磁共振扩散加权成像(DWI)

磁共振扩散加权成像(DWI)通过反映水分子的扩散运动,从而间接反映出活体器官功能状态,此技术在胎儿肾及生殖系统疾病的诊断等方面有了新的研究。

丁立等探讨了表观扩散系数(ADC)值在正常胎儿肾上的规律及特点,认为使用DWI对胎儿肾功能发育进行研究是可行的,并且不同b值测量的ADC值可作为一个特异参数来定量评价正常胎儿肾发育情况,并可用于对胎儿肾疾病进行评价。温淑蓉探讨ADC直方图分析法鉴别诊断中央带前列腺癌和T_2WI低信号增生结节的效能,认为ADC值的直方图分析有助于提高对中央带前列腺癌的诊断效能。何永红等通过探讨磁共振扩散加权成像ADC值和MR动态增强定量参数联合应用在宫颈癌诊断中的临床价值，得出结论，宫颈癌的 ADCmean 和动态增强定量参数 K^{trans}、K_{ep} 能作为癌肿影像学诊断的可靠标志物，联合应用可以提高诊断准确率。

（三）体素内不相干运动成像（IVIM）

体素内不相干运动是近几年兴起的一项新的功能 MRI 技术，弥补了传统 DWI 的不足，IVIM 对泌尿生殖系统疾病的诊断有着一定的价值。

张斌等探讨了基于 IVIM-DWI 技术评估对比剂急性肾损伤（CI-AKI）肾功能动态变化的可行性，认为 IVIM-DWI 技术可有效评估 CI-AKI 肾功能的动态变化过程，部分揭示 CI-AKI 病程改变的微观机制。张杨贵等通过研究 IVIM-MRI 对前列腺癌的诊断价值，并对比其与 DWI 的诊断效能，表明 IVIM-MRI 的 D 值对于前列腺癌的诊断效能优于传统 DWI 的 ADC 值。孙美玉等通过分析前列腺癌和前列腺增生的 IVIM 参数，评价 IVIM 对前列腺癌和前列腺增生的鉴别诊断价值，研究表明，IVIM 可提供标准 ADC、慢 ADC、快 ADC 和快 ADC 分数的多参数成像，同时反映组织的扩散和灌注信息，可作为前列腺癌和前列腺增生鉴别的良好指标。

（四）磁共振波谱（MRS）

磁共振波谱是一种无创性检测活体组织代谢产物的成像技术，能够定量分析肿瘤组织代谢物浓度及生化信息的改变。目前，随着功能 MRI 的发展，MRS 已逐步应用于泌尿生殖系统肿瘤，为其定性诊断、疗效评估及预后提供更多的信息。

陆洋等探讨了联合磁共振扩散加权成像（DWI）及磁共振波谱分析（MRS）对前列腺癌的诊断价值，得出结论，DWI 联合 MRS 诊断前列腺癌的敏感性、特异性、准确性分别为 91.67%、93.33%、92.59%，较单独运用 DWI 及 MRS 高，这表明 DWI 联合 MRS 对前列腺癌具有更高的诊断价值。宋志强等回顾性分析术前曾行 MRI 检查，经手术或穿刺活检证实的前列腺癌患者 87 例的 MRI＋MRS 图像及谱线，计算（胆碱＋肌酸）/ 枸橼酸盐 [（Cho＋Cre）/Cit] 值，依据临床 TNM 分期、Gleason 病理分级、危险因素分级进行分组，对各组（Cho＋Cre）/Cit 值进行统计学分析，结果表明，获取的（Cho＋Cre）/Cit 值与临床 T 分期、病理 Gleason 分级及危险因素分级呈正相关性，MRS 分析可以为临床病情评估、治疗方法选择、治疗方案制订及预后评估提供有价值的参考。

（五）血氧水平依赖功能磁共振成像（BOLD-fMRI）

血氧水平依赖功能磁共振成像（blood oxygen level dependent functional magnetic resonance imaging，BOLD-fMRI）在肾疾病中的应用如下。

黄海波等应用 3.0 T BOLD-fMRI 序列，扫描专用水模（含氯化锰盐酸混合液小瓶 15 只）及临床志愿者，通过受试者工作特征曲线（ROC 曲线）评价 BOLD-fMRI 成像急性排斥移植肾早期诊断效能及确定最佳阈值，认为 BOLD-fMRI 在肾移植急性排斥早期诊断中有重要价值，其可基本实现移植肾急性排斥早期诊断，临床 3.0 T MRI 应用中，推荐以髓质＝24.67 Hz 为阈值诊断移植肾急性排斥，可获得高准确率、特异性及较高敏感度。王翔等探讨肾血氧水平依赖（BOLD）MRI 诊断慢性乙型肝炎患者早期肾损害的可行性，认为肾 BOLD MRI 检查对诊断慢性乙型肝炎患者早期肾损害具有可行性和较大价值。

（六）MR纵向弛豫时间定量成像技术

陈丽华等探讨了体素内不相干运动（IVIM）及 T_1 mapping 成像评估肾移植术后早期移植肾功能的价值，得出结论，当移植肾功能受损时，皮质灌注损伤大于髓质，使得真实扩散受限，IVIM 成像及基于 MOLLI 技术的 T_1 mapping 定量测量肾皮质 T_1 值为无创评估移植肾功能提供了方法。

（七）三维稳态进动快速成像

陆媛媛等探讨三维稳态进动快速成像（3D-FIESTA）和 DWI 评估胎儿肾发育情况的价值。对产前超声检查发现异常的单胎妊娠儿均行 3D-FIESTA 和 DWI 序列扫描并进行分析，得出结论，3D-FIESTA 能准确测量胎儿肾实质范围，而 DWI 序列能通过 ADC 值的测量间接反映肾功能情况，3D-FIESTA 结合 DWI 的 ADC 值获得了胎儿正常肾的各测量值范围，能帮助产前胎儿诊断肾异常。

（八）扩散峰度成像（DKI）

曲丽洁等通过探讨正常人肾磁共振体素内不相干运动成像（IVIM）和扩散峰度成像（DKI）的定量参数指标特点，分析同一测量者前后2次测得数据的一致性，比较正常肾左、右侧及同侧肾不同部位及正常肾皮质、髓质 IVIM、DKI 各参数间的差异，认为正常肾 IVIM 和 DKI 成像能显示皮、髓质间差异，反映肾生理功能。

（九）磁共振扩散张量成像（DTI）

可赞等搜集84例前列腺移形带有异常结节信号病例，根据病理结果将患者分为3组：前列腺增生（BPH）、Gleason 评分（GS）≤3+4=7、GS≥4+3=7，所有患者均行前列腺常规 MRI 检查及 DTI 扫描，测量感兴趣区的各向异性分数（FA）值和表观扩散系数（ADC）值，统计学方法采用单因素方差分析（ANOVA）。研究表明 DTI 定量参数 FA 值和 ADC 值在鉴别前列腺移行带结节良、恶性方面有较高的价值，ADC 值在恶性结节的高、低危分级方面更具优势。

（十）增强 T_2^* 加权血管成像

李烨等探讨 MR 增强 T_2^* 加权血管成像（ESWAN）序列相位图（phase 图）对卵巢子宫内膜异位囊肿的诊断能力，观察病灶 phase 图中囊壁有无外高内低信号环及有无出血性瘤内磁敏感信号强度（ITSS），研究表明 ESWAN 序列 phase 图中病灶壁见外高内低信号环及出血性 ITSS 联合使用时，诊断卵巢子宫内膜异位囊肿的效能最佳。

（十一）分段读出平面回波成像和单次激发平面回波成像序列

蔡杰等探讨了分段读出平面回波成像（RS-EPI）和单次激发平面回波成像（SS-EPI）序列对阴囊病变 DWI 图像质量的影响，观察指标包括病灶信噪比（SNR）、对比度、对比噪声比（CNR），不同序列 DWI 与 T₂WI 融合图像中睾丸前后径的差值、变形率，不同序列正常睾丸的 ADC 值，结果表明 RS-EPI 技术应用于阴囊 DWI 可行，与常规 SS-EPI 相比，RS-EPI 可以明显减轻阴囊 DWI 成像中的磁敏感伪影，改善图像几何变形，提高图像质量。

七、乳腺磁共振成像

磁共振早期主要通过动态增强扫描（DCE-MRI）来对乳腺的良恶性进行诊断，但特异性仍显不足。随着技术的进步，功能磁共振成像技术逐渐开展和应用，2016 年灌注成像、T_2^* 加权灌注成像、扩散峰度成像等在乳腺疾病诊断方面的作用有了进一步发展。

（一）磁共振灌注成像（PWI）

刘碧华等回顾性分析经病理证实的 20 例肉芽肿性乳腺炎（GM）和 23 例非肿块型乳腺癌患者行乳腺磁共振灌注成像，得出结论，GM 与非肿块型乳腺癌的诊断需要密切结合临床、其他影像检查及 MRI 形态特征进行综合判断，MRI 灌注成像对 GM 和乳腺癌的鉴别有一定意义。

（二）T_2^* 加权灌注成像（PWI）

孙冬等对 64 例乳腺病变患者依次行常规 MRI 平扫、T_2^*-PWI、DCE-MRI 和 DWI 检查。通过统计学分别评价 DCE-MRI，DCE-MRI 及 DWI，T_2^*-PWI 及 DCE-MRI，T_2^*-PWI、DCE-MRI 及 DWI 四种方法对乳腺良、恶性病变的诊断价值，得出结论，T_2^*-PWI 有助于乳腺良恶性病变的鉴别诊断，具有较高的特异性，T_2^*-PWI 联合 DCE-MRI、DWI 的组合模式可明显提高 MRI 对乳腺良恶性病变诊断的价值，具有较高的准确性、特异性。

（三）扩散峰度成像（DKI）

周卫平等对 78 例乳腺肿块患者于术前行常规平扫、传统 DWI、DKI 及动态对比增强扫描，获得病灶的 ADC 值，平均扩散峰度（MK）及平均扩散系数（MD）值，以 ROC 曲线评价 ADC、MK 和 MD 值对乳腺恶性肿块的诊断效能，得出结论，相对于传统 DWI 单指数模型，DKI 模型更有利于乳腺肿块良恶性的鉴别。

（四）体素内不相干运动（IVIM）

王高燕等对 45 例患者行多 b 值 DWI 检查，包括 22 例良性（23 个病灶），23 例恶性。获得双指数模型参数：标准表观扩散系数（ADC_{st}）、慢速表观扩散系数（ADC_{slow}）、快速表观扩散系数（ADC_{fast}）、快速扩散成分所占比例（f_{fast}）。绘制 ROC 曲线，比较各参数对乳腺良恶性病变的诊断效能。结论认为，ADC_{slow} 在良恶性病变鉴别中最有价值。李嫣等对 137 例女性患者行双侧乳腺多 b 值 DWI 检查，分别使用 IVIM、DKI 模型获得病灶的真性扩散系数（D）、灌注相关扩散系数（D*）、灌注分数（f）及平均扩散峰度系数（MK）、平均扩散系数（MD）和 ADC 值。分析这些参数在乳腺良恶性病变中的变化规律，结论认为，采用 IVIM 和 DKI 模型获得的相关参数有助于乳腺良恶性病灶的鉴别，以 IVIM 模型中的真性扩散系数的诊断敏感性和特异性较高，联合真性扩散系数和扩散峰度系数的诊断效能最高。

（五）扩散加权联合动态增强扫描

盛美红等回顾性分析67例患者诊断经手术病理证实且术前2周内行乳腺MRI平扫和MRI动态增强扫描检查的患者，采用ROC曲线评价病变早期强化率、早期强化比值、血管管径、早期强化比值和血管管径联合鉴别良恶性病变的效能，得出结论，MRI动态增强扫描早期强化比值联合周围血管管径鉴别诊断乳腺良恶性病变敏感度高。胡玉贵选取53例乳腺病变患者与53例健康体检者临床资料，两组均接受扩散加权成像、磁共振常规性扫描与动态增强扫描，得出结论，扩散加权成像联合MR动态增强扫描应用于乳腺良恶性病变诊断可提高敏感性、特异性、阴性预测值及阳性预测值。朱默等对48例乳腺肿瘤患者进行MR动态增强和扩散加权成像，分析时间-信号强度曲线（TIC）和表观扩散系数值，比较两者单独运用和联合使用的差别，得出结论，动态增强的TIC和DWI可以有效鉴别乳腺的良恶性病变，对于乳腺癌的诊断具有重要的意义。

（六）磁共振组织介电特性断层成像（MR-EPT）

辛学刚开展了MR-EPT技术研究，以实现无创高分辨率组织介电特性断层成像，并在临床乳腺、颅脑肿瘤诊断中开展应用，鉴于组织癌变后其介电特性改变较大，介电特性改变甚至达到几倍以上，MR-EPT技术有望为肿瘤早期发现带来新的工程技术手段。

（七）其他

潘兆春等收集有乳腺肿块并有病理检查结果的75例患者，均行MR平扫、DWI、磁共振波谱（MRS）及三维容积内插快速（VIBE）动态增强检查，工作站统计曲线分型、DWI的表观扩散系数（ADC）值及MRS有无胆碱峰在乳腺病变良恶性诊断上的差异，并分析评定标准的一致性，计算诊断的敏感性、特异性和准确性。得出结论，VIBE动态增强和DWI、MRS诊断乳腺癌的敏感性均较高，MRS的特异性略低，VIBE动态增强和DWI可作为乳腺病变定性诊断的主要检查方法。祁永红等回顾性分析54例乳腺肿瘤患者（恶性29例，良性25例）的DCE、DWI和^{1}H-MRS表现，并与手术后病理结果对比，得出结论，DCE、DWI和^{1}H-MRS三者联合诊断乳腺癌的敏感性、特异性、准确性均明显高于DCE联合DWI或^{1}H-MRS，且与病理诊断的一致性好。

八、胸部磁共振成像

近年来，相控阵线圈及并行采集技术、呼吸触发、心电门控等MR新技术大大提高了采集速度和图像质量，很大程度克服了肺部氢质子密度低、呼吸运动及心脏搏动等因素对图像质量的影响，2016年扩散加权成像、动态对比增强及磁共振波谱成像等在肺部病变应用有了新进展。

（一）扩散加权成像（DWI）

陶秀丽等对40例经病理证实为局部晚期非小细胞肺癌（non-small-cell lung cancer，NSCLC）且行放疗及同步放化疗的患者，于治疗前行磁共振 DWI 扫描，采用 ROC 曲线分析各参数判断局部晚期 NSCLC 放疗及同步放化疗敏感的评价效能，并确定最佳临界值，认为局部晚期 NSCLC 治疗前的 ADC 值及其在治疗过程中的变化率可以较好预测放疗及同步放化疗的早期疗效，有望为肺癌个体化治疗提供依据。郭真真等选择 32 例病理证实非小细胞肺癌患者，于治疗前 1 个周期靶向治疗后行胸部常规 MRI 检查、DWI 检查及 CT 增强检查，比较有效组和无效组治疗前后肿瘤表观扩散系数（ADC）值及最大径的差异，同时比较 MRI-DWI 与增强 CT 对肿瘤及阻塞性肺不张的显像效果，结论认为，MRI-DWI 较增强 CT 可更清晰地显示肺不张与肺肿瘤边界，便于肿瘤大小测量及疗效评估，ADC 值可对非小细胞肺癌靶向治疗疗效做出早期监测。库雷志等前瞻性选取经手术病理证实为肺癌的 33 例患者，均行常规 MRI 平扫及扩散加权成像（DWI）扫描，b 值取 50、500、1000 s/mm^2，分析病灶部位、数目及形态、平扫 T$_1$WI、T$_2$WI 及 DWI、ADC 图信号特点，比较不同类型肺癌的 ADC 值，结论认为，当 b＝1000 s/mm^2 时，DWI 成像在肺腺癌、鳞状细胞癌及小细胞癌鉴别诊断中具有重要价值。

（二）动态对比增强成像（DCE-MRI）

赵艳娥等以双能 CT 肺动脉成像诊断肺栓塞的结果为参考标准，评估动态对比增强肺动脉成像对肾病综合征患者肺栓塞的诊断效能，结论认为，动态对比增强肺动脉成像能够对肾病综合征患者的肺栓塞进行综合评估，并具有较高的诊断效能。库雷志等研究肺癌动态对比增强 MRI 特点，初步探讨 DCE-MRI 定量参数及半定量时间－信号强度曲线（TIC）鉴别肺癌不同病理类型的价值，结论认为，DCE-MRI 定量参数能较准确、无创地诊断不同病理类型肺癌，为临床治疗方案选择提供一定的帮助。焦志云等收集经病理证实的肺占位性病变患者 32 例，其中恶性 19 例，良性 13 例，均行 DCE-MRI 检查，绘制 ROC 曲线评估定量 DCE-MRI 鉴别肺部良恶性病变的诊断效能，结论认为，DCE-MRI 可定量评估肺部病变毛细血管的通透性，参数 K^{trans}、K$_{ep}$ 值在肺良恶性病变的鉴别诊断中具有重要临床价值。

（三）动态对比增强联合扩散加权成像

廖建军选取 56 例患者，进行 MRI 动态对比增强联合 DWI 诊断，并参考病理诊断结果，分析该诊断方式的敏感性、特异性、准确性、阳性预测值及阴性预测值，结论认为，MRI 动态对比增强联合 DWI 诊断孤立性肺结节敏感性、特异性、准确性、阳性预测值及阴性预测值均较高，有利于对良恶性孤立性肺结节准确诊断，对孤立性肺结节诊断有重大价值。贺小平等对 40 例患者在治疗前 1 周内及治疗后 1 个月应用 3.0 T MRI 行 DCE-MRI 和 DWI 扫描，并测量各参数值，研究认为 DCE 参数和 ADC 值对早期评价 NSCLC 化疗疗效具有一定的临床应用价值，ADC 值能够敏感地显示肺癌化疗早期的反应。

（四）4D-Flow 技术

马珂等对 8 例健康志愿者 1 周内进行 2 次独立的肺动脉 4D-Flow 成像，在肺动脉干、左肺动脉和右肺动脉取 3 个截面，定量分析每个截面的最大流速、每搏量、最大流量和平均相对压力等参数，分析各参数的相关性和可重复性，结论认为，利用 4D-Flow 技术可以对肺动脉血流及相对压力进行定量分析，并且有较好的可重复性。

（五）磁共振波谱成像（MRS）

倪广峰等选择 105 例肺内结节性病变患者为研究对象，均接受 MRI 平扫、动态增强扫描及磁共振波谱成像（MRS），观察肺内结节性病变 MR 平扫特征、动态增强扫描信号强度改变情况及 MRS 参数的差异，观察肺内结节性病变磁共振动态成像及 MRS 特征，结论认为，肺癌与肺炎性假瘤、肺结核球动态增强特征、MRS 代谢物含量不同，MRI 增强扫描及 MRS 对其鉴别诊断价值较高。

（六）非对比增强空间标记多反转脉冲序列

袁思殊等比较了不同血流抑制反转时间（BSP-TI）条件下，非对比增强空间标记多反转脉冲序列（SLEEK）磁共振血管成像（MRA）诊断肺栓塞的准确度并评价图像质量，结论认为，BSP-TI 为 900 ms 时大多数患者的 SLEEK MRA 图像质量最佳，诊断肺栓塞的准确度最高，但当存在肺膨胀不全或肺部炎症时，调高 BSP-TI 有助于该区域肺动脉及肺栓塞的显示。

（七）体素内不相干运动（IVIM）

陈媛媛等选取独立肺段肺不张病变患者 43 例，其中肺癌致肺不张 31 例（肺癌组），局部炎症致肺不张 12 例（炎症组），所有患者在药物治疗或手术前均行 3.0 T 磁共振 IVIM-DWI 检查，测量并对上述参数值进行相关统计学分析，结论认为，磁共振 IVIM-DWI 技术在肺癌所致肺不张的影像诊断中具有一定的应用价值。

侯月娇等对 45 例患者行常规 MR 序列及多 b 值扩散加权成像（DWI）扫描，经后处理得到慢速表观扩散系数（ADC_{slow}）、快速表观扩散系数（ADC_{fast}）及快速扩散所占比率（f_{fast}），并分析其在不同病理类型肺癌间的统计学差异及与肺癌血清肿瘤标志物（TM）的相关性，利用受试者工作特征曲线（ROC）评价各参数的诊断效能，结论认为，IVIM-DWI 参数中 Slow-ADC 值对非小细胞肺癌与小细胞肺癌的鉴别诊断有显著意义，诊断效能最大。

（八）有限脉冲响应技术（IFIR）

王军等对 28 例受试者行有限脉冲响应（IFIR）肺动脉成像序列扫描，在 ADW 4.6 工作站上行最大密度投影（MIP）重建，对肺动脉主干及其各分支显示程度进行评分，与肺动脉的信噪比、年龄、有无呼吸运动伪影等因素对比分析，结论认为，磁共振 IFIR 非对比剂增强序列可清楚显示肺动脉主干及其各级分支，是一种具有很好临床应用前景的无创、安全、可行的肺动脉血管成像技术。

九、心血管磁共振成像

心脏磁共振（CMR）在心肌灌注、对比剂延迟增强显像及血流动力学检测等领域技术相对成熟，在疾病诊断及预后评估中发挥了至关重要的作用。近年来，对比增强 MR 纵向弛豫时间定量成像（T_1 mapping）、时间分辨随机轨迹显像技术（TWIST）、心脏磁共振成像特征性追踪技术（FT-CMR）等 CMR 技术也在不断发展。

（一）磁共振纵向弛豫时间定量成像

马晓海等回顾性分析经诊断证实的 76 例心肌病患者，所有入选对象均行心脏 T_1 mapping 序列检查，分别计算增强前后左心室平均 T_1 值及心功能参数，分析得出结论，左心室心肌增强前后 T_1 值有助于心肌病患者弥漫性心肌纤维化的诊断，存在心肌延迟强化的患者 T_1 值变化更明显，且心肌病患者心肌纤维化程度与心脏射血分数呈负相关。程召平等回顾性分析 20 例经生物学检查和超声确诊为心肌淀粉样变性（CA）患者的资料，随机选取正常人 20 例及肥厚型心肌病（HCM）40 例患者作为对照，均进行标准心脏 1.5 T 磁共振检查，包括初始 T_1 mapping 改良 Look-Locker 反转恢复（MOLLI）序列和对比剂延迟强化（LGE）扫描，测量 T_1 值及其心功能参数，结论认为，初始心肌 T_1 mapping 是一种有潜在能力诊断和量化心肌病的诊断方法。

（二）时间分辨随机轨迹显像技术（TWIST）

谭仲伦等分析 30 例主动脉夹层病例，实验组 15 例 MRA 采用 TWIST 技术扫描，对照组 15 例 MRA 采用冠状面超快速三维梯度回波序列扫描，对比得出结论，磁共振 TWIST 扫描技术在不降低图像质量前提下，降低对患者及检查操作者的要求，能更准确显示真假腔的位置，值得临床推广应用。

（三）心脏磁共振成像特征性追踪技术（FT-CMR）

李志伟等选择行心脏磁共振（CMR）检查的健康体检者 30 例作为研究对象，CMR 检查扫描成像序列为常规心脏电影。将所有受试者按年龄分为 20～34 岁组、35～49 岁组、50～72 岁组，各 10 例。应用 CVI 和 QMass 离线心血管分析软件分别检测 FT-CMR 参数，包括左心房应变、应变率参数和容积功能参数。左心房应变、应变率参数包括总应变、被动应变、主动应变、正向应变率峰值、心室舒张早期负向应变率峰值、心室舒张晚期负向应变率峰值，容积功能参数包括左心房最大容积、左心房最小容积、左心房收缩前容积、左心房总射血分数、左心房被动射血分数、左心房主动射血分数，结论认为，FT-CMR 评价左心房应变及应变率是可行的，具有良好的临床应用价值。

（四）呼吸导航全心冠状动脉磁共振血管成像（CMRA）

贺毅等对 50 例临床疑诊或确诊冠心病或心肌病的患者行自动呼吸导航对比增强 CMRA，其中 33 例经冠状动脉造影（CAG）证实。评价 CMRA 图像质量，并与 CAG 相对照，评价 CMRA 诊断冠状动脉狭窄的效能。33 例经 CAG 证实的患者共 286 段血管中，CMRA 可显示 238 段（238/286，83.22%），未显示 48 段（48/286，16.78%）。得出结论，3.0 T MR 自动呼吸导航对比增强全心 CMRA 有助于诊断冠状动脉狭窄。

十、骨与软组织磁共振成像

磁共振成像（MRI）是目前公认的评价关节软骨的首选影像学检查方法。2016年度有关骨与软组织磁共振技术研究内容新进展主要包括动态对比增强磁共振成像（DCE-MRI）、Dixon的脂肪抑制、扩散加权成像（DWI）、扩散张量成像（DTI）、三维双回波稳态（3D-DESS）等技术。

（一）动态对比增强（DCE-MRI）

张晶等通过探讨DCE-MRI的药动学参数如容量转移常数（K^{trans}）、血管外细胞外容积分数（V_e）和反流速率常数（K_{ep}）在骨肌系统肿瘤定性诊断中的可行性研究，得出结论，DCE-MRI药动学参数K^{trans}和K_{ep}可以反映骨肌系统良性、交界性和恶性肿瘤在毛细血管渗透性方面存在的差异，这将有助于肿瘤的定性诊断。朗宁等通过对MR T_1WI动态增强扫描得到的信号强度-时间曲线类型及应用双室药动学分析获得的转运常数（K^{trans}）和速率常数（K_{ep}）进行统计学分析，得出结论，MR T_1WI动态增强扫描成像可以为常规影像学诊断困难的中轴骨脊索瘤和骨巨细胞瘤的鉴别诊断提供参考。

（二）体素内不相干运动扩散加权成像（IVIM-DWI）

杨陈对DWI及IVIM-DWI在骨肌系统中的应用进行综述，认为DWI是一种无创、可重复的方法，可通过ADC值反映组织内的微观病理生理情况，已广泛应用于骨疾病的诊断、疗效评价等方面。IVIM根据分子运动所致信号改变反映灌注信息，较常规使用外源性对比剂观察病变的灌注情况更安全、无创，且可重复性高。IVIM同时考虑了水分子的扩散和毛细血管的灌注这2种运动，在反映组织内部扩散信息方面优于常规DWI。骨肌系统大多数疾病的病理变化过程中几乎都有血流灌注的改变，所以IVIM技术在骨骼系统具有很大价值。

（三）扩散张量成像（DTI）技术

赵丹丹等用3.0 T超导型MR扫描仪，对正常成人髌骨软骨进行DTI序列的扫描，得出结论，DTI可探查髌骨软骨成分及胶原纤维结构的细微变化，且重复性及准确性良好，可为髌骨软骨病变早期诊断、监测病情进展及评价治疗效果提供一种重要的方法。安星宇等研究认为DTI可以反映软骨内在生化结构的变化，显示关节软骨大致的层次结构，通过对ADC值、FA值的测量可以对软骨进行定量分析，同时可以量化不同临床严重程度的关节软骨病变。

（四）三维双回波稳态（3D-DESS）

柯祺等用3D-DESS序列对健康成人选择不同翻转角进行膝关节软骨成像，得出结论，在翻转角为60°时膝关节3D-DESS序列MRI显示关节软骨效果最好，显示关节软骨损伤与关节镜检查结果之间具有较高的一致性，在膝关节软骨成像中具有较高的应用价值。朱乐发等比较3D-DESS序列30°与90°翻转角对2级及以上膝关节软骨损伤程度的诊断准确性，得出结论，3D-DESS序列评价膝关节软骨表面损伤，90°翻转角比30°的常规设置更有效。

(五)基于Dixon的脂肪抑制技术

张晓东等总结了Dixon的脂肪抑制技术临床研究进展，认为Dixon水脂分离技术作为一种可定量的检查方法，一改以往磁共振影像中依靠肉眼定性信号强度的诊断思路，可以精确评估骨髓脊髓含量，并且该技术具有成像时间短、在数据后处理方面优于MRS、对磁场不均匀性不敏感等优势。

参考文献

[1] 李春星，符益纲，周笑，等. 磁共振序列在颅神经血管成像中的应用价值. 磁共振成像，2016，7（3）：180-184.

[2] 甘敏，陈飞，戴真煜，等. 磁共振三维动脉自旋标记灌注成像在不同年龄段正常人脑血流分析中的应用. 医学影像杂志，2016，26（12）：2159-2163.

[3] 卢光明，张志强. 推动基于动脉自旋标记MR脑灌注加权成像的规范应用. 中华放射学杂志，2016，50（11）：809-810.

[4] Wang T, Li Y, Guo X, et al. Reduced perfusion in normal-appearing white matter in mild to moderate hypertension as revealed by 3D pseudocontinuous arterial spin labeling. J Magn Reson Imaging, 2016, 43 (3): 635-643.

[5] 鲍道亮，张梅芳，苏丽清，等. 扩散峰度成像在正常成人脑组织中可重复性的研究. 磁共振成像，2016，7（11）：804-807.

[6] 孙海珍，张慧，倪红艳，等. 缺血性脑卒中早期DKI、DWI预测病灶最终转变的对比研究. 磁共振成像，2016，7（10）：732-737.

[7] Zhang S, Yao Y, Shi J, et al. The temporal evolution of diffusional kurtosis imaging in an experimental middle cerebral artery occlusion（MCAO）model. Magn Reson Imaging, 2016, 34 (7): 889-895.

[8] 沈慧聪，李正然，常天静，等. 老年人脑白质病变相关性跌倒患者的脑弥散张量成像研究. 磁共振成像，2016，7（6）：422-427.

[9] 赵霞，王剑飞，鞠文萍，等. 正常中年人海马磁共振扩散张量成像相关参数研究. 磁共振成像，2016，7（10）：743-748.

[10] 刘太元，白岩，马潇越，等. 3.0 T MR非高分辨ESWAN上黑质"燕尾征"在帕金森病诊断中的价值. 磁共振成像，2016，7（4）：265-269.

[11] 郭冬玲，高阳，牛广明，等. 首发抑郁症静息态脑功能低频振幅研究. 磁共振成像，2016，7（6）：407-411.

[12] 王想敏，赵智勇，尹大志，等. 脑卒中静息态下脑活动异常的比率低频振幅fMRI研究. 磁共振成像，2016，7（6）：401-406.

[13] Jiang YL, Zhu CC, Peng WJ, et al. Ex-vivo imaging and plaquetype classification of intracranial atherosclerotic plaque using highresolution MRI. Atherosclerosis, 2016, 249: 10-16.

[14] 彭雯佳，江远亮，詹茜，等. 急慢性脑卒中及TIA相关的MCA斑块的磁共振形态学研究. 影像诊断与

介入放射学, 2016, 25（2）: 123-127.

[15] 赵明, 郭丽丽, 滕坤, 等. 定量动态增强 MRI 在脑胶质瘤术前分级中的应用研究. 实用放射学杂志, 2016, 32（8）: 1167-1170.

[16] Xu Z, Zeng W, Sun JY, et al. The quantification of blood-brain barrier disruption using dynamic contrast-enhanced magnetic resonance imaging in aging rhesus monkeys with spontaneous type 2 diabetes mellitus. Neuroimage, 2016, 158: 480-487.

[17] 张宇, 查云飞, 陆雪松, 等. 三点法非对称回波水脂分离技术的基底动脉高分辨磁共振成像的可行性研究. 磁共振成像, 2016, 7（10）: 754-758.

[18] 闫呈新, 朱建忠, 杨贵华, 等. 3.0 T MRI 常规序列及 MRA 对可逆性脑血管收缩综合征的诊断价值. 实用放射学杂志, 2016, 32（7）: 997-1000.

[19] 董卫敏, 齐旭红, 康群凤, 等. 磁共振 3D-ASL 与 ^{1}H-MRS 对脑胶质瘤术前分级的对比研究. 磁共振成像, 2016, 7（11）: 819-824.

[20] 尚文文, 殷信道, 薛海林, 等. MR 波谱成像在超急性脑梗死溶栓治疗中的应用研究. 磁共振成像, 2016, 7（5）: 359-364.

[21] 张玉琴, 徐海东, 董海波, 等. 3.0 T 氢质子磁共振波谱成像在胶质瘤术前分级及术后随访中的应用. 医学影像学杂志, 2016, 26（2）: 2336-2341.

[22] 罗晓捷, 陈敏, 张晨, 等. 急性缺血性脑卒中酰胺质子转移成像信号的初步应用. 中华医学杂志, 2016, 96（29）: 2336-2341.

[23] 周建国, 符大勇, 李勇. SWI 与 ASL 联合应用对轻中度急性脑梗死诊断及预后评估的价值. 磁共振成像, 2016, 7（9）: 663-668.

[24] 杨永贵, 沈智威, 吴仁华, 等. 脑部化学交换饱和转移成像研究. 磁共振成像, 2016, 7（4）: 249-253.

[25] 任宪会, 赵斌. MR 双反转恢复序列在脑内多灶性病变中的临床应用研究. 医学影像学杂志, 2016, 7（4）: 249-253.

[26] 尹秋凤, 李芳珍, 张玉珍, 等. 3D-FIESTA 序列在儿童复杂性斜视中的应用价值. 医学影像学杂志, 2016, 26（10）: 1778-1781.

[27] 赵朋波, 郭鹏德, 周剑. 磁共振扩散张量成像在视神经疾病上的研究进展. 国际眼科杂志, 2016, 16（11）: 2036-2038.

[28] 李静, 李婷, 鲜军舫. 眼眶 MR 成像 IDEAL 技术脂肪抑制效果和图像质量评价研究. 放射学实践, 2016, 31（8）: 695-699.

[29] 胡馨月, 梁明龙, 李世迎, 等. 多参数磁共振成像对后巩膜炎的诊断效能. 放射学实践, 2016, 31（8）: 700-702.

[30] 项楠, 刘荣, 张思静, 等. 磁共振水成像和泪道内镜检查在泪道阻塞性疾病诊疗中的对比研究. 中华眼科杂志, 2016, 52（2）: 117-121.

[31] 刘颖, 曹代荣, 方哲明, 等. LVAS 患者 3D-FLAIR 影像表现及其临床意义. 中华耳科学杂志, 2016, 16（6）: 783-787.

[32] 赵梦龙, 刘壮, 沙炎, 等. 高分辨率三维真实重建反转恢复序列和三维液体衰减反转恢复序列评估内淋

巴积水的对比研究. 中华放射学杂志, 2016, 50（8）: 581-585.

[33] 王继民, 叶向阳, 马春波, 等. 鼻咽癌磁共振氢质子波谱成像的临床研究. 实用临床医药杂志, 2016, 20（17）: 203-204.

[34] 郭笑寒, 田兴仓, 李文玲, 等. 动态增强 MRI 对鼻咽癌放化疗疗效的预测价值. 磁共振成像, 2016, 7（11）: 837-841.

[35] 孟云, 程敬亮, 张春旺. 动态增强 MRI 在鼻咽癌患者预后评估中的作用研究. 中国 CT 和 MRI 杂志, 2016, 7（11）: 1-7.

[36] 许春苗, 袁军辉, 陈学军, 等. 比较 3.0 T MRI 读出方向上的分段扩散成像技术与平面回波扩散加权成像技术对鼻咽癌的诊断价值. 中华放射学杂志, 2016, 50（8）: 586-589.

[37] 孟祥水, 柴相君, 任庆国, 等. MR 灌注成像对喉癌和下咽癌术后放疗后并发症及肿瘤复发的诊断价值. 中华放射学杂志, 2016, 50（10）: 758-761.

[38] 徐亮, 赵丹蕾, 田野, 等. 两种不同味觉刺激物刺激后 MR 扩散加权成像评价涎腺功能的对比研究. 中华放射学杂志, 2016, 50（2）: 81-85.

[39] 郭炜, 罗德红, 李琳, 等. 动态增强 MRI 定量评估喉及下咽鳞癌同步放化疗近期疗效研究. 放射学实践, 2016, 31（8）: 685-688.

[40] 袁瑛, 姜梦达, 陶晓峰. DWI 及动态增强磁共振成像在口底病变良恶性鉴别中的应用. 放射学实践, 2016, 31（8）: 689-694.

[41] 袁妍, 裴贻刚, 龙学颖, 等. 经颈内静脉长期透析管: HR-MRCP 和 HR-T$_2$WI 对透析导管相关并发症及其尖端位置的评估. 影像诊断与介入放射学, 2016, 25（2）: 108-112.

[42] 张晓晶, 张爱莲, 刘桂芳, 等. 1.5 T 磁共振 IFIR 序列颈动脉成像的可行性研究. 中国病案, 2016, 17（12）: 84-86.

[43] 刘超, 李松柏. 应用磁共振全脑动脉自旋标记灌注成像对颈动脉狭窄内膜剥脱术疗效的评价. 影像诊断与介入放射学, 2016, 25（5）: 368-372.

[44] 陈士跃. 正常颈髓扩散张量成像扩散参数的影响因素和相关性研究. 中国 CT 和 MRI 杂志, 2016, 14（1）: 1-4.

[45] 孟祥虹, 王植. 扩散张量成像在颈椎管狭窄中的应用初探. 国际医学放射学杂志, 2016, 39（4）: 344-348.

[46] 郭会利, 李培岭, 张斌青, 等. MRS 与 DWI 联合成像在颈髓损伤诊断中的应用价值. 实践放射学杂志, 2016, 32（3）: 335-338.

[47] 罗素玲, 陈伟雄, 张剑利, 等. 磁共振成像动态扫描对吞咽功能正常者咽收缩及环咽肌功能的研究. 中华耳鼻喉头颈外科杂志, 2016, 51（2）: 100-104.

[48] 马翼, 王涛, 王中领, 等. 透视追踪技术 3DCE-MRA 在头颈部血管成像中的应用. 实用临床医药杂志, 2016, 20（21）: 130-131.

[49] 施寅枫. 3.0 T 磁共振 multivane 技术对消除颈部伪影的应用. 医药前沿, 2016, 6（25）: 144-145.

[50] 郭渊博. 磁共振黑血结合亮血技术对急性缺血性脑卒中双侧颈内动脉斑块的差异性研究. 医技与临床, 2016, 20（35）: 4999-5000.

[51] 李道伟，王晓明，等. 扩散峰度成像在颈髓的应用及与年龄相关性研究. 磁共振成像，2016，7（8）：587-592.

[52] 褚相乐，马景旭，邱雪玲，等. DTI 在腰椎间盘退行性改变中的应用初探. 放射学实践，2016，31（1）：81-85.

[53] 涂灿，汪建华，廖海波，等. 磁共振扩散张量成像与纤维束成像在脊髓型颈椎病中的应用研究. 中国骨伤，2016，29（3）：200-204.

[54] 曹佑军，崔凤，龚向阳，等. 脊髓磁共振水成像在自发性颅内低压脊髓脑脊液漏点治疗术后的影像表现. 浙江创伤外科，2016，21（3）：572-573.

[55] 李欢，王亮，郝淑煜，等. 弥散张量成像面神经追踪技术在听神经瘤手术中的应用. 中华神经外科杂志，2016，32（11）：1109-1112.

[56] 常飞霞，黄刚，樊敦徽，等. 磁共振水-脂分离成像技术对椎体脂肪含量的测量. 磁共振成像，2016，7（12）：902-908.

[57] 董潇蔓，王植，孟祥虹，等. 3.0 T 磁共振冠状 T_2WI IDEAL 序列对节后臂丛神经病变的诊断价值. 中国中西医结合外科杂志，2016，22（5）：456-459.

[58] 王龙胜，郑穗生，李欢，等. 增强三维短反转时间反转恢复变角激发 T_2WI 快速自旋回波序列臂丛神经成像. 中华放射学杂志，2016，50（5）：371-375.

[59] 孙春宁，李传亭，郑修竹，等. IMSDE MR 神经成像在腰骶丛神经及其病变中的应用. 医学影像学杂志，2016，26（2）：314-318.

[60] 曹毅，万业达. 定量 MR 成像技术在腰椎间盘早期退变中的应用. 实用放射学杂志，2016，32（10）：1622-1639.

[61] 吕茜婷，陈勇，李珊玫，等. 基于磁共振扩散加权成像直肠癌 ADC 值与其分化程度及神经脉管侵犯相关性研究. 磁共振成像，2016，7（12）：915-920.

[62] 王余，马梦华，徐晋珩，等. 直肠癌 3.0 T 磁共振扩散加权成像中 b 值的选择. 放射学实践，2016，31（9）：874-877.

[63] 耿晓丹，于丽娟，陈慕楠，等. MRI 平扫结合 DWI 在胃癌术前 T 分期及淋巴结转移上的价值. 中国癌症杂志，2016，26（7）：629-634.

[64] 张单霞，朱绍成，管枢，等. MR 体素内不相干运动扩散加权成像对直肠腺癌 T 分期及分化程度的应用价值研究. 磁共振成像，2016，7（8）：561-566.

[65] 杨严伟，顾晓艳，陈光强，等. 3.0 T 磁共振 IVIM-DWI 参数与直肠中分化腺癌 T 分期相关性的初步研究. 实用放射学杂志，2016，32（7）：1052-1062.

[66] 韩帅，邵楠楠，曲金荣. 体素内不相干运动序列磁共振成像在直肠癌诊断中应用价值. 山东医药，2016，56（25）：64-66.

[67] 陈露方，徐香玖. ADC 值和 DCE-MRI 定量参数值与直肠癌临床病理的相关性研究. 实用放射学杂志，2016，32（8）：1218-1221.

[68] 程蓉，窦卫涛. MRI DWI 及 DCE-MRI 综合使用对直肠癌临床分期与诊断价值. 医学影像学杂志，2016，26（10）：1851-1854.

[69] 魏来，朱荆皓，彭屹峰. 磁共振全身弥散成像对胃肠道恶性肿瘤的术后随访价值. 磁共振成像，2016，7（11）：847-850.

[70] 佘波，吴昆华，季云海，等. 高分辨磁共振成像诊断直肠癌壁外血管侵犯价值的探讨. 实用放射学杂志，2016，32（12）：1890-1911.

[71] 姚旬，宋幸，鹤王屹. 3.0 T高分辨磁共振成像对直肠癌浸润深度的诊断价值. 中华胃肠外科杂志，2016，19（6）：668-674.

[72] 杨东，王培军，宋彬，等. 磁共振结肠成像结合DWI在活动期溃疡性结肠炎的应用. 放射学实践，2016，31（3）：252-257.

[73] 刘桂锋，苗莹莹，于绍楠，等. 高场强MR结肠成像在结肠癌分期的临床应用价值. 中国实验诊断学，2016，20（9）：1515-1517.

[74] 朱汇慈，周延，王丰，等. 阴道和直肠内填充耦合剂的动态MRI显示阴道后穹窿和直肠前突的价值. 中华放射学杂志，2016，50（5）：362-366.

[75] 胡俊，胡克非，尹传高. MR小肠造影在儿童美克尔憩室合并症诊断中的价值. 中华放射学杂志，2016，50（8）：620-624.

[76] 邢腾龙，成戈，周智鹏，等. MRI动态增强定量参对肝细胞癌和肝良性肿瘤鉴别诊断的价值. 实用放射学杂志，2016，32（3）：366-369.

[77] 章俞，胡红杰，赵振华. 动态对比增强MRI功能成像参数对肝细胞肝癌和肝转移瘤的鉴别诊断价值. 临床放射学杂志，2016，35（9）：1376-1380.

[78] 周研，曾向廷，吴先衡，等. MR动态增强联合扩散加权成像对壶腹区良恶性病变的鉴别. 实用放射学杂志，2016，32（5）：733-736.

[79] 张薇薇，刘曦娇，李峥艳，等. Gd-EOB-DTPA增强MRI在肝脏局灶性病变中的应用进展. 放射学实践，2016，31（1）：44-48.

[80] 陈国勇，唐鹤菡，刘洋洋，等. 探讨Gd-EOB-DTPA在磁共振胆道成像中的最佳延迟时间. 放射学实践，2016，31（1）：30-34.

[81] 周智鹏，邱维加，张辉阳，等. Gd-EOB-DTPA灌注扫描定量参数联合肝胆特异期图像对肝癌的诊断价值. 临床放射学杂志，2016，35（3）：380-384.

[82] 崔恩铭，龙晚生，李卓永，等. 磁共振扩散加权成像联合Gd-EOB-DTPA定量分析肝纤维化. 实用放射学杂志，2016，32（11）：1702-1705.

[83] 王亚婷，柏根基. 扩散加权成像联合钆塞酸二钠增强MRI在肝转移瘤诊断中的研究进展. 国际医学放射学杂志，2016，39（5）：531-534.

[84] 刘莹，石喻，于兵，等. LIPO技术对肝脏磁共振弥散加权成像图像质量的影响. 磁共振成像，2016，7（6）：438-442.

[85] 应明亮，肖文波，许顺良，等. 体素内不相干运动扩散加权成像在肝脏良恶性病变鉴别诊断及血流灌注评价中的初步应用. 中华肝脏病杂志，2016，24（11）：840-845.

[86] 李晓娟，孟晓岩，陈晓，等. 体素内不相干运动磁共振扩散加权成像诊断肝脏占位性病变. 放射学实践，2016，31（6）：526-530.

[87] 何为，周延，刘剑羽，等. MR 扩散加权成像单指数模型及体素内不相干运动模型参数诊断胰腺癌的价值. 中华放射学杂志，2016，50（6）：427-431.

[88] 徐蒙莱，邢春华，陈宏伟，等. DKI 技术在肝外胆管癌分级中的应用价值. 磁共振成像，2016，7（1）：34-39.

[89] 李国红，张卫东. 磁共振弹性成像评价肝纤维化的研究进展. 国际医学放射学杂志，2016，39（2）：154-157.

[90] 王可，李玮，彭泽. MR 弹性成像对肝纤维化的初步评价：参数测量的可重复性研究. 放射学实践，2016，31（8）：752-755.

[91] 吕婷婷，刘爱莲，汪禾青，等. 多模态磁共振成像对结节型肝细胞癌 TACE＋RFA 术后复发灶评估的价值. 磁共振成像，2016，7（2）：113-120.

[92] 张安君，耿坚，詹松华，等. 梯度回波化学位移 MRI 诊断非酒精性肝脂肪变性的临床应用. 医学影像学杂志，2016，26（11）：2023-2025.

[93] 王君鑫，赵文露，杨毅，等. 动态增强 MRI 三维定量参数直方图诊断前列腺癌的价值. 中华放射学杂志，2016，50（8）：609-614.

[94] 黄云海，郭永梅，徐宏刚，等. 磁共振动态增强 TIC 曲线及 K^{trans} 值在前列腺癌诊断中的对比. 放射学实践，2016，31（6）：511-515.

[95] 郭永梅，黄云海，魏新华，等. 磁共振动态增强定量灌注成像方法对子宫良恶性病变的鉴别作用. 实用放射学杂志，2016，32（11）：1729-1777.

[96] 张庆，徐香玖，周星，等. DCE-MRI 定量参数与宫颈鳞癌临床分期的相关性研究. 实用放射学杂志，2016，32（1）：64-67.

[97] 丁立，伍兵. 磁共振扩散加权成像评价胎儿肾脏功能的初步研究. 实用放射学杂志，2016，32（4）：580-583.

[98] 温淑蓉. ADC 直方图分析法鉴别中央带前列腺癌与 T_2WI 低信号增生结节的研究. 放射学实践，2016，31（11）：1076-1079.

[99] 何永红，林祺，詹泽娟，等. 宫颈癌扩散加权成像表观扩散系数与磁共振动态增强定量参数的临床价值. 磁共振成像，2016，7（12）：926-931.

[100] 张斌，陈文波，梁龙，等. 基于体素内不相干运动的扩散加权成像评估对比剂急性肾损伤肾功能动态变化的可行性. 中华放射学杂志，2016，50（3）：180-185.

[101] 张杨贵，陈珊红，温志玲，等. 体素内不相干运动 MRI 与 DWI 对前列腺癌的诊断. 中国 CT 和 MRI 杂志，2106，14（3）：78-80.

[102] 孙美玉，刘爱连，李烨，等. 体素内不相干运动对前列腺癌和前列腺增生结节的鉴别诊断 放射学实践，2016，31（10）：947-951.

[103] 陆洋，葛尚，朱艳，等. DWI 联合 MRS 对前列腺癌诊断的价值. 磁共振成像，2016，7（5）：327-331.

[104] 宋志强，杜向东，茹荷燕，等. 磁共振波谱分析在前列腺癌临床评估中的价值. 实用放射学杂志，2016，32（9）：1398-1401.

[105] 黄海波，黄桂雄，刘旭阳，等. 移植肾急性排斥血氧水平依赖性成像价值初步研究. 磁共振成像，2016，

7（6）：443-448.

[106] 工翔，贾慧茹，吴焕焕，等．利用血氧水平依赖MRI诊断慢性乙型肝炎患者早期肾损害可行性的初步研究．中华放射学杂志，2016，50（9）：677-681.

[107] 陈丽华，任涛，温成龙，等．体素内不相干运动及T_1 mapping成像评估肾移植术后早期移植肾功能的价值．中华放射学杂志，2016，50（10）：762-767.

[108] 陆媛媛，黄群英，朱家樑，等．三维稳态进动快速成像和扩散加权成像评估胎儿肾脏发育状况的价值．中华放射学杂志，2016，50（11）：874-877.

[109] 曲丽洁，周建军，丁玉芹，等．磁共振体素内不相干运动成像和扩散峰度成像在正常肾脏成像中的初步研究．放射学实践，2016，31（10）：908-913.

[110] 可赞，王良，邓明，等．MR扩散张量成像定量参数FA和ADC值在前列腺移行带结节良恶性分级中的应用价值．磁共振成像，2016，7（5）：332-336.

[111] 李烨，刘爱连，田士峰，等．增强T_2^*加权血管成像序列相位图技术在卵巢子宫内膜异位囊肿中的应用价值．磁共振成像，2016，7（7）：501-505.

[112] 蔡杰，王良，邓明，等．采用分段读出平面回波和单次激发平面回波扩散加权成像序列对阴囊病变成像图像质量的影响．中华放射学杂志，2016，50（7）：513-517.

[113] 刘碧华，陈曌，郑晓林，等．肉芽肿性乳腺炎的MRI灌注成像及其与非肿块型乳腺癌的鉴别．临床放射学杂志，2016，35（10）：1495-1498.

[114] 孙冬，郭大静，赵建农．T_2^*-PWI联合DCE-MRI及DWI对乳腺病变的诊断价值．放射学实践，2016，31（6）：501-505.

[115] 周卫平，陈宏伟，昝星有，等．扩散峰度成像模型与传统扩散加权成像单指数模型鉴别乳腺肿块良恶性的对比分析．中国医学影像技术，2016，32（12）：1881-1885.

[116] 王高燕，杨光钊，董海波，等．基于体素内不相干运动DWI在乳腺良恶性病变鉴别中的价值．临床放射学杂志，2016，35（3）：348-352.

[117] 李嫣，艾涛，胡益祺，等．体素内不相干运动联合扩散峰度成像模型对乳腺良恶性病灶的鉴别诊断价值．放射学实践，2016，31（12）：1191-1194.

[118] 盛美红，汤卫霞，陆益花，等．MRI动态增强扫描早期强化比值联合周围血管管径鉴别诊断乳腺良恶性病变的价值．中华放射学杂志，2016，50（5）：324-328.

[119] 阳君，苏丹柯，赵欣，等．动态增强磁共振联合扩散加权成像技术对乳腺环形强化病变的诊断应用价值研究．临床放射学杂志，2016，35（10）：1490-1494.

[120] 胡玉贵．联合MR动态增强扫描、弥散加权成像在乳腺良恶性病变诊断中的应用价值．中国继续医学教育，2016，8（22）：44-45.

[121] 朱默，王希明，胡粟，等．乳腺癌中MR动态增强的TIC与DWI联合应用的临床．中国医疗设备，2016，3（12）：66-72.

[122] 辛学刚．磁共振组织介电特性断层成像在癌症早期发现中的应用．中国医学物理学杂志，2016，33（12）：1204-1207.

[123] 尹华，林彬，王大成，等．磁共振多技术鉴别乳腺良恶性病变的价值研究．实用医学影像杂志，2016，

17（1）：16-20.

[124] 潘兆春，袁永丰，刘红霞，等．磁共振检查在乳腺疾病诊断中的价值及技术要点．现代医学，2016，44（1）：72-76.

[125] 祁永红，唐桂波，杨国财．联合应用MR DCE、DWI与^{1}H-MRS对乳腺肿瘤的诊断价值．临床放射学杂志，2016，35（9）：1356-1361.

[126] 陶秀丽，欧阳汉，吴宁，等．扩散加权成像对非小细胞肺癌放疗及同步放化疗疗效的预测价值．中华放射学杂志，2016，50（10）：740-745.

[127] 周舒畅，夏黎明，吴维，等．单b值磁共振DWI对肺部良恶性病变的诊断价值．放射学实践，2016，31（8）：728-733.

[128] 郭真真，刘德祥，梁锦发，等．MRI扩散加权成像在非小细胞肺癌靶向治疗早期疗效评价中的应用价值．中华介入放射学电子杂志，2016，4（2）：100-104.

[129] 库雷志，马明平，俞顺，等．扩散加权成像表观扩散系数值在不同类型肺癌鉴别中的价值．中国医学影像学杂志，2016，24（6）：459-463.

[130] 赵艳娥，唐春香，周长圣，等．3.0 T MR动态对比增强肺动脉成像评估肾病综合征患者肺栓塞．放射学实践，2016，31（9）：833-837.

[131] 库雷志，马明平，俞顺，等．DCE-MRI对在肺癌不同病理类型的诊断价值．中国医学影像学杂志，2016，24（2）：100-105.

[132] 焦志云，杜芳，胡春洪，等．动态对比增强MRI在肺部良恶性病变鉴别诊断中的初步应用．国际呼吸杂志，2016，27（2）：96-101.

[133] 廖建军．MRI动态对比增强联合扩散加权成像对孤立性肺结节诊断价值．外科研究与新技术，2016，5（3）：153-156.

[134] 贺小平，苗重昌，卞光军，等．动态对比增强MRI与扩散加权成像在评价非小细胞肺癌化疗疗效中的研究．中华放射学杂志，2016，50（10）：746-751.

[135] 马珂，岳云龙，周赜辰，等．利用4D-Flow技术定量分析肺动脉血流和相对压力的可重复性研究．中国医学影像学杂志，2016，24（3）：215-217.

[136] 倪广峰，黄国鑫．磁共振动态增强扫描及波谱成像对肺内结节性病变的鉴别诊断研究．中国CT和MRI杂志，2016，14（2）：46-48，72.

[137] 袁思殊，王梓，阳军，等．非对比增强MR肺动脉血管成像诊断肺栓塞血流抑制反转时间的选择．放射学实践，2016，31（9）：826-832.

[138] 陈媛媛，朱绍成，韩倩，等．磁共振体素内不相干运动扩散加权成像在肺癌所致肺不张影像诊断中的初步应用．现代生物医学进展，2016，16（4）：734-737.

[139] 侯月娇，靳先文，陈婧娴，等．体素内不相干运动扩散加权成像在诊断肺癌中的初步应用．实用放射学杂志，2016，32（8）：1194-1197，1217.

[140] 王军，孙骏，罗先富，等．IFIR技术在肺动脉成像的可行性研究．临床放射学杂志，2016，35（6）：943-945.

[141] 马晓海，赵蕾，李松南，等．MR纵向弛豫时间定量成像技术评价心肌病心肌纤维化及与心功能的相关

性研究. 中华放射学杂志, 2016, 50（1）: 13-17.

[142] 程召平, 陆敏杰, 尹刚, 等. 纵向弛豫时间定量成像在心肌淀粉样变性诊断中的初步研究. 中华放射学杂志, 2016, 50（12）: 935-939.

[143] 刘钢, 范占明, 温兆赢, 等. 心脏磁共振成像 Native T_1 mapping 序列对急性心肌炎的诊断价值. 中国医药, 2016, 11（5）: 642-646.

[144] 谭仲伦, 成官迅, 郭晓婷. 1.5 T 磁共振 TWIST 技术在主动脉夹层的应用研究. 医学影像学杂志, 2016, 26（5）: 812-815.

[145] 李志伟, 马晓海, 刘晶哲, 等. 心脏磁共振成像特征性追踪技术评价健康人左心房应变及应变率的可行性研究. 中国医药, 2016, 11（5）: 741-745.

[146] 贺毅, 戴沁怡, 安靖, 等. 3.0 T MR 自动呼吸导航对比增强全心冠状动脉磁共振血管成像的临床应用. 中国医学影像技术, 2016, 32（4）: 504-508.

[147] 张晶, 左盼莉, 程克斌, 等. 动态增强磁共振成像用于肌骨系统肿瘤定性诊断的可行性. 北京大学学报（医学版）, 2016, 48（2）: 287-291.

[148] 朗宁, 苏敏英, 袁慧书, 等. MR 动态增强对于中轴骨脊索瘤和骨巨细胞瘤的鉴别诊断价值的初步研究. 中国医学影像学杂志, 2016, 24（8）: 616-619.

[149] 杨陈. DWI 及 IVIM-DWI 在骨肌系统中的应用. 实用放射学杂志, 2016, 32（12）: 1958-1961.

[150] 赵丹丹, 李红, 秦灏, 等. DTI 在正常成人髌骨软骨的初步应用及临床意义. 磁共振成像, 2016, 7（2）: 131-135.

[151] 安星宇, 于静红. 磁共振弥散张量成像应用于膝关节骨关节炎的研究进展. 中国药物与临床, 2016, 16（7）: 996-998.

[152] 柯祺, 朱乐发, 秦红卫, 等. 3D-DESS 序列 MRI 成像参数优化及其在膝关节软骨损伤影像诊断中的应用. 实用放射学杂志, 2016, 29（9）: 1467-1492.

[153] 朱乐发, 陈志, 李文艳. 比较双回波稳态序列 30° 与 90° 反转角对诊断膝关节软骨损伤的价值. 实用放射学杂志, 2016, 32（7）: 1085-1091.

[154] 张晓东, 李绍林, 肖继杰. 基于 Dixon 的脂肪抑制技术及其临床应用研究进展. 中华医学杂志, 2016, 96（39）: 3194-3196.

第 6 章 数字减影血管造影技术与打印技术及高压注射器研究进展

第一节 数字减影血管造影技术的研究进展

数字减影血管造影（digital subtraction angiography，DSA）是消除骨骼和软组织影像，使血管影像清晰显示的成像技术。从 1896 年 1 月 24 日瑞士学者 Haschek 和 Lindenthal 在尸体上进行第一张手的血管造影实验后，经许多学者不断努力，1980 年第一套 DSA 系统被研制出来，随着 DSA 设备的性能不断改进，DSA 检查技术在临床上的应用越来越广泛。2016 年国内学者在 DSA 临床所关注的热点及研究进展如下。

一、数字减影血管造影设备

设备进展方面，飞利浦公司推出了 UNIQ Clarity 极光系列血管机和 Allura Centron 数字减影血管造影系统。为应对重大疾病挑战所带来的越来越复杂的各种手术，GE 公司推出了高智能心脏专用血管机 Innova IGS530。西门子公司则推出了搭载 CARE＋CLEAR 与 PURE 双平台的具有跨时代意义的血管造影系统 Artis Q.zen 系列。

UNIQ Clarity 极光系列血管机是超高端 DSA 产品，仅需极微小剂量便可以提供高清图像，同时可与超级巡航 Flexmove 结合，令在导管室介入操作更加灵活和自由。在提高诊断效率和准确率的同时，也为患者和医务工作者提供了安全的诊疗手段及环境。Allura Centron 数字减影血管造影系统继承了经典落地式 DSA 机架结构，该落地式 C 臂 DSA 系统延续了以往 Allura 系列功能，同时在降低辐射剂量的同时可获得清晰的图像，且操作简单便捷，不仅能够满足心脏介入应用，还可兼顾神经、外周血管等全身介入治疗的需求。

高智能心脏专用血管机 Innova IGS530 使用了全新 IGS 平台心脏介入系统，提高了心脏介入手术的安全性和精确性，并大幅优化工作流程；采用 31 cm×31 cm（12.2 英寸，1 英寸＝0.025 4 m）的平板数字探测器，在心脏造影时，覆盖面积明显增大；通过减少从探测器到患者的距离，系统优化成像几何变形，有助于减少辐射剂量；借助专门的高级应用程序，以更高的精度和剂量效率成功地规划、指导和评估越来越复杂的程序。

Artis Q.zen 为全新一代超微剂量成像晶体硅平板探测器，实现在超微剂量下的高质量成像；GIGALIX 聚能全平板灯丝球管，在射线源头长时间持续激发高质量的 X 线来实现低射线剂量高清图像的目的；CLEARstent Live 实时支架精显技术可以在动态图像上实时强化支架细节的显示，以利于实时观察支架网眼结构和支架断裂等在普通造影下难以观察到的重要细节，便于术者及时处理冠状动脉手术中的支架缺陷和支架断裂。

二、数字减影血管造影检查技术

目前，DSA 不仅用于动、静脉系统成像，也适用于全身各部位血管疾病的诊断和治疗，是诊断血管疾病的金标准和介入治疗重要的影像工具。

1. DSA 在疾病诊断中的应用　DSA 作为诊断血管疾病的金标准，国内学者在 2016 年的对比研究中，常将 DSA 用于检验其他影像诊断技术效能的检查技术。如 CTA 检查在诊断布加综合征和下腔静脉狭窄准确性方面的研究；单相双能 CTA 检查在颅内动脉瘤所引起的蛛网膜下腔出血方面的研究；定量磁共振（QMR）技术在评估动脉结构和脑血流动力学方面的研究；3.0 T 高分辨磁共振对大脑中动脉粥样硬化狭窄的诊断价值；间接法 CT 静脉造影和磁共振静脉造影在诊断下肢深静脉血栓中的应用。以上研究均是以 DSA 检查作为金标准，来评价其他影像新技术在疾病诊断中的价值。同时，DSA 检查技术在诊断疑难病例方面也具有一定的优势，诊断范围可能会越来越广泛，如 Xu 等使用 DSA 技术诊断食管切除术后的并发症——胸腔内胃食管吻合口瘘；基于 DSA 检查的动态图像表征脑血管的血流速度，可用于评价脑血管灌注状态；Wei 等对行 DSA 检查的患者进行了回顾性分析，研究主要颅内动脉的狭窄数量与缺血性卒中严重程度之间的关系，以及狭窄程度和卒中风险因素。

2. DSA 在疾病治疗中的应用　DSA 同时也是介入治疗中不可缺少的影像工具。国内学者在 2016 年的疾病治疗中的研究包括：利用 DSA 技术研究子宫动脉栓塞对子宫腺肌症的疗效；在 DSA 设备引导下取出迁移到心脏或肺动脉断裂的经外周静脉植入中心静脉导管（PICC）和其他导管片段；研究射频消融联合 DSA 技术引导下无水乙醇注射硬化疗法治疗高回流静脉畸形 VM 的临床效果；研究 DSA 检查及栓塞术在治疗消化道出血，以及急性动脉出血中的临床价值。DSA 技术不断发展，有望应用于更多疾病的治疗。

3. DSA 在影像融合技术中的应用　影像融合技术可以整合不同影像技术的优点，将影像标准化及分析。Zhang 等研究表明，三维 MRA 和 DSA 图像融合可以准确地产生脑血管图像以指导血管内手术，同时降低对比剂用量和辐射剂量，从而降低手术风险。其他学者研究 3D-DSA 与 MRI 影像融合技术在脑动静脉畸形术前评估中的应用，采用 MRA-DSA 图像进行人工配准，处理得出的 DSA-MRI 融合影像，可清楚显示脑动静脉畸形的血管构筑及其与脑组织、血肿的空间位置关系，对脑动静脉畸形的术前评估和制订治疗方案有一定指导意义。DSA 检查在显示血管方面具有很大的优势，但组织分辨力差，将组织分辨力高的影像检查技术与血管分辨力高的 DSA 相融合，可以增强临床工作流程，提高介入治疗的安全性，在今后介入治疗中，会有越来越多的影像融合技术方面的应用。

三、数字减影血管造影图像后处理

DSA 图像质量是 DSA 检查技术中很重要的一个技术指标。DSA 图像质量越高，就越利于医务工作者的诊断和治疗。DSA 图像增强算法是一种在有效去除噪声的基础上对图像特定区域能进行有效的增强，提高图像信噪比的算法，其优劣直接影响着 DSA 图像质量。

王光磊等为快速地去除或减少 DSA 图像的噪声，研究了 KNN（K nearest neighbors）算法对高斯噪声、泊松噪声、斑点噪声、椒盐噪声 4 种噪声去除或减少的效果，帮助医师快速准确地为患者诊断疾病，结果显示，KNN 算法能较好地去除或减少高斯噪声、泊松噪声来还原 DSA 图像。汪家轶等提出了一种基于小波变换和非线性分段函数的 DSA 图像增强算法，前期采用小波半软阈值函数去除噪声提高图像的信噪比，后期的增强处理中采用分段幂函数变换图像增强算法，在去除噪声的基础上对图像感兴趣区域进行有效增强，使处理后的 DSA 图像细节更清晰。崔永强等对比研究区域分割伪彩色处理技术与常规 DSA 处理技术，研究结果表明，区域分割伪彩色处理技术可显著提高 DSA 图像质量，但尚处于临床探索阶段，有待进一步研究。

DSA 作为在血管疾病诊断方面的金标准，暂时没有其他影像技术可以比拟。2016 年度，国内学者在 DSA 方面的研究主要集中在 DSA 检查技术作为金标准来检验其他影像技术在血管疾病方面的诊断效能，今后的一段时间内，这个研究方向也会是 DSA 研究的热点。随着旋转 DSA、3D-DSA、步进 DSA、影像融合技术、虚拟支架功能等应用于临床，DSA 的应用领域将会越来越广泛，其研究的成果也会越来越多。

参考文献

[1] 余建明，曾勇明. 医学影像检查技术学. 北京：人民卫生出版社，2016.

[2] 飞利浦医疗保健事业部. 飞利浦新一代落地式兼容 DSA：Allura Centron 的四大优势. 中国医学影像技术，2016，32（1）：154-155.

[3] Biscaglia S, Tebaldi M, Tumscitz C, et al. Prospective identification of stent fracture by enhanced stent visualization system during percutaneous coronary intervention. Circ J, 2017, 81 (1) : 82-89.

[4] Liu SY, Xiao P, Cao HC, et al. Accuracy of computed tomographic angiography in the diagnosis of patients with inferior vena cava partial obstruction in Budd-Chiari syndrome. J Gastroenterol Hepatol, 2016, 31 (12) : 1933-1939.

[5] Qian QN, Tang CX, Yan EZ, et al. Single phase dual-energy CT angiography: one-stop-shop tool for evaluating aneurysmal subarachnoid hemorrhage. Sci Rep, 2016, 6: 26704.

[6] Cai J, Wu D, Mo Y, et al. Comparison of extracranial artery stenosis and cerebral blood flow, assessed by quantitative magnetic resonance, using digital subtraction angiography as the reference standard. Medicine, 2016, 95 (46) : e5370.

[7] 黄晓斌. 3.0 T HR-MRI 和 DSA 对大脑中动脉粥样硬化狭窄的诊断价值. 中国实用神经疾病杂志，2016，19（6）：73-74.

[8] 邓炜，王丽，李耀国，等. 间接法 CT 静脉造影和磁共振静脉造影在下肢深静脉血栓形成中的诊断价值. 中华生物医学工程杂志，2016，22（1）：54-57.

[9] Xu K, Chen S, Bian W, et al. Digital subtraction angiography-guided esophagography, intraluminal drainage, and endoscopic clipping-complex managements for intrathoracic esophagogastric anastomotic leak. J Surg Res, 2016, 204

(1) : 68-74.

[10] 乔惠婷，赵红俊，程子曼，等．基于DSA动态图像的颅内动脉灌注特征提取．中国医学影像技术，2016，32（9）：1445-1448.

[11] Wei X, Zhuang L, Min L, et al. The number of stenotic intracranial arteries is independently associated with ischemic stroke severity. PLoS One, 2016, 11 (9) : e0163356.

[12] Zhou J, He L, Liu P, et al. Outcomes in adenomyosis treated with uterine artery embolization are associated with lesion vascularity: a long-term follow-up study of 252 cases. PLoS One, 2016, 11 (11) : e0165610.

[13] Peng J, Zhang XM, Lin Y, et al. A novel two-step technique for retrieving fractured peripherally inserted central catheter segments migrating into the heart or the pulmonary artery. Biomed Res Int, 2016, 2016: e7814529.

[14] Wang X, Meng J, Zhang J, et al. Curative effects of RF combined with DSA-guided ethanol sclerotherapy in venous malformations. Exp Ther Med, 2016, 12 (6) : 3670-3674.

[15] 赵年，李春华，李德秀，等．DSA以及栓塞术在治疗消化道出血中的临床价值分析．中国CT和MRI杂志，2016，14（7）：100-102.

[16] 喇志军，杨健慧．数字减影血管造影及介入治疗在急性动脉出血中的应用．临床医学研究与实践，2016，1（25）：94-95.

[17] Zhang Q, Zhang Z, Yang J, et al. CBCT-based 3D MRA and angiographic image fusion and MRA image navigation for neuro interventions. Medicine，2016，95（32）：e4358.

[18] 李乾，任彤，黄巍，等．3D-DSA与MRI影像融合技术及其在脑动静脉畸形术前评估中的应用．中国微侵袭神经外科杂志，2016，21（6）：241-244.

[19] 王光磊，裴晨辉，苑昊，等．基于KNN的DSA图像去噪及GPU的快速实现．电视技术，2016，40（6）：10-16.

[20] 汪家轶，梁成文，李凯扬．一种基于小波变换和非线性分段函数的DSA图像增强算法．电子设计工程，2016，24（22）：115-117.

[21] 崔永强．区域分割伪彩色处理技术在DSA图像后处理中的应用价值．中外医疗，2016，35（5）：183-184．

第二节　影像打印技术的研究进展

在医学影像打印设备中，放射科自助打印系统和3D打印技术进展较快，成为2016年的技术热点。

一、自助打印设备

放射自助打印系统在较多大、中型医院逐渐广泛应用，自助打印系统是一种集成了胶片激光打印机和纸质打印机的综合打印设备。从组成部分来讲，自助打印设备包括打印管理服务器、监控管理服务器、PACS/RIS 集成的虚拟胶片服务器、自助打印终端 4 部分。PACS/RIS 集成的虚拟胶片服务器负责接收原始图像，编辑、排版、存储虚拟电子胶片；打印管理服务器负责接收、存储排版后的图像、匹配电子胶片和报告；监控管理服务器负责查询胶片和报告列表，人工匹配未识别的任务，删除、重复打印指令，管理任务状态；自助打印终端负责识别患者端条形码，匹配到相应 ID 的电子胶片，打印胶片和报告。

自助打印并不意味着患者自己选片打印，而是技师首先在工作站中选出有意义的图像，排好版并打印到虚拟电子胶片服务器，再通过集中打印管理系统来管理并按需打印胶片。

应用 PACS 虚拟打印服务器，临床可在科室 PACS 浏览器上调阅患者图像的电子版，比胶片又能共享更多的影像信息。同时，便于临床了解病情，加强医患沟通。但为减轻 PACS 的压力，原始薄层数据不上传 PACS。

PACS 在整合电子胶片系统后有了一定的功能拓展。电子胶片系统基于 PACS，存储格式符合 DICOM，融入区域医疗服务平台，便于临床阅片和远程会诊。同时，升级后 PACS 具有病灶放大、信号密度测量、三维重组等功能，对有诊断意义的胶片选择性排版，最终通过终端打印机直接执行报告和胶片打印。以往胶片篇幅多，图像小，医师看不清病灶，仅凭纸质报告了解病情，外科医师常要求重新制作胶片或亲自查阅原始电子胶片，胶片打印后多闲置，影响效率且造成浪费。现在的自助打印系统，一方面有针对性的胶片编辑功能，凸显了病灶形态、性质特点等多种信息，减少多余图像的胶片占用空间，放大的病变一目了然，使临床医师和不具备医学知识的患者都能清楚了解病情，图文并茂，达到打印胶片的目的；另一方面，精简胶片打印篇幅，减少耗材使用率，节约医院成本，某医院统计的年胶片节省率达到 18%，纸张节约达到 6%，PACS 虚拟打印服务器只在患者需要时才即时打印，有效地避免胶片浪费。精准的胶片打印势必符合未来绿色医疗的发展理念。

未配备全院 PACS 的医疗单位可通过构建基于局域网和 eFilm 的小型 PACS（mini. PACS）实现自助打印。多台自助终端机 24 小时待机打印，提高了打印效率，解决患者堆积现象，同时能让夜间急诊患者及时取到胶片和报告，减轻值班医师工作负担。

自助打印系统充分利用网络电子胶片的优势，实现无胶片化办公。电子胶片是在 PACS 基础上制作的，符合 DICOM 标准的打印程序，替代传统激光相机。患者取结果不受医师上下班的时间限制，也提高医务人员工作效率，更重要的是缩短患者等待胶片和报告的时间，最快的 5 分钟左右就可以取到，提高了患者就医体验，缓解看病难、时间长的问题。自助打印的缺陷在于常出现网络中断导致电子胶片传输障碍、患者 ID 信息无法匹配、打印设备硬件受损等问题，还有一些老年患者无法正确使用自助打印，患者错拿、少拿胶片或报告，以上情况需要重新打印胶片并向患者解释清楚，同时做好监督、宣传的服务工作，避免引起医患纠纷。

二、3D 打印技术

3D 打印技术近 2 年来在医疗领域发展较快，也是影像打印史上的一次重大变革，它实现了图像从二维到三维的可视化转变。3D 技术是根据个体实际情况，运用粉末状金属或塑料等可黏合材料将数字图形转换成 3D 实物的新兴快速成型（rapid prototyping，RP）技术。由于形象直观，真实反映个体特征，故 3D 模型常常用于临床术中指导、教学和科研。3D 打印基本原理是将一个三维模型沿某一固定方向切分成若干层，通过"分层制造、逐层叠加"的方式堆栈出三维实体。3D 打印技术涉及临床、放射等多个科室，其中如螺旋 CT 的三维重建、数字减影血管造影（DSA）的血管三维重建、磁共振成像（MRI）的三维重建等都可与 3D 打印技术结合。螺旋 CT 因扫描速度快、空间分辨率高、可三维重组出任意角度的整体形态而备受青睐，成为 3D 打印的重要数据采集装置。以往的三维重组图像是以彩色胶片的形式传递给临床医师的，其实质还是二维图像信息，在外科手术领域实用性受限。

不同影像检查手段对于不同组织、器官的显示各有优缺点，应根据不同的打印结构选择相对更合适的数据源，如脑血管畸形等颅内血管疾病更倾向于选择 DSA 数据源。目前可实现 DICOM 数据的 3D 快速打印，故 CT、DSA、MRI 之间容易实现与 3D 打印机的对接。典型应用案例：骨折后根据 CT 三维重建定制手术导板、磁共振心脏 3D 打印、磁共振胎儿 3D 打印、DSA 数据用于颅内血管畸形的 3D 建模等。更多具有生物适应性的材料，如金属、陶瓷和聚合物等被广泛应用于骨重建中，钛合金等金属能够用于受力承重部位的治疗，如髋关节功能重建等。

3D 打印技术优势主要有 3 个方面：①一次加工成型，缩短制作时间，不耽误治疗，原材料（普通树脂）成本低廉。②适应性打印复杂结构，如关节等解剖关系复杂的组织器官。③可制作大体积结构、彩色打印 3D 模型，结合 CT 精确度高。3D 打印属于新兴产业，仍然存在缺陷和不足。一方面体现在文件格式不对口，转换复杂，另一方面，3D 打印机处于起步阶段，打印机的成本相对较高。最后，3D 打印机的精度一般可以达到层厚 0.2 mm，打印效果在层厚低于 1 mm 为佳，但实际数据受扫描层厚、间距限制，精细度有待提高。

三、影像打印技术的展望

基于网络化的自助打印系统，在控制医疗成本、降低医疗误差、提高患者就医满意度方面效果显著。随着自助取片机的广泛使用，相机出片速度的不断加快，纸质胶片的应用及网络建设的成熟化，自助打印技术将会更精准，取片的时间、地点将更灵活多变，解决外地患者、特殊情况无法前来取片的问题，如何实现远程操作也是研究的新方向，目前也出现报告异地打印模式的研究。自助打印系统使影像科的管理更加智能化、自动化，更有利于提升医院总体形象。

3D 打印技术方面，DICOM 数据快速处理打印技术建立了一座桥梁，将医学和工程学结合得更加紧密。除 CT 技术外，未来诸如超声成像、磁共振成像、正电子发射断层造影、数字化血管造影等也会逐渐实现与 3D 打印机的无缝联合，精确度的提高、成本的降低也会带来技术的普及，从而推动医学向精细化、个性化发展。

参考文献

[1] 姜丽，赵染洲，王子军. 医用胶片、报告自助打印系统的应用. 转化医学杂志，2016，5（6）：357-359.

[2] 王晶,刘博. 放射胶片自助打印系统的开发与应用. 中国医疗设备, 2015, 30 (6): 151-153.
[3] 单忠波,刘智明,刘均达. 自助打印系统与PACS/RIS系统关联后的应用. 中国数字医学, 2015, 10 (8): 106-108.
[4] 周海伟,严金岗,王和平. PACS虚拟打印服务器的应用价值. 医疗器械与设备, 2015, 53 (21): 116-119.
[5] 郭巍,程志亮. 自助打印胶片报告系统在放射科的应用. 医疗装备, 2016, 29 (16): 156.
[6] 黎建,田歆. 中小型医院放射科小型影像存储和传输系统的构建与应用. 实用医技杂志, 2015, 22 (1): 15-17.
[7] 魏明,罗希. 基于PACS的电子胶片系统. 电子设计工程, 2014, 22 (21): 56-58.
[8] 王磊,严枫. DICOM数据用于3D打印的方法研究及实现. 中国医疗设备, 2015, 30 (07): 79-81.
[9] 宋熙煜,闫镔,周利莉. 3D打印技术在CT领域的应用. CT理论与应用研究, 2015, 24 (1): 57-68.
[10] 刘凯,张学燕. 3D打印机与CT三维重建的结合应用. 实用医技杂志, 2013, 20 (6): 666.
[11] 袁浩天,时舒曼,张晓晓. 利用CT数据构建3D打印骨组织工程支架材料. 实用医学杂志, 2016, 32 (14): 2319-2322.
[12] 胡立伟,白凯,钟玉敏. 磁共振成像技术在3D打印先天性心脏病建模中的应用. 中国医学计算机成像杂志, 2016, 22 (4): 356-360.
[13] 李鉴轶,孔祥雪,王张林. CT与3D-DSA数据源在颅内动静脉畸形3D打印中的初步应用. 中国脑血管病杂志, 2016, 13 (2): 78-81.
[14] 杜建军,蒋峰,孙慧敏. 报告异地打印模式的研究与应用. 医疗卫生装备, 2017, (4): 62-64.
[15] 杨新宇,詹成,李明. 3D打印技术在医学中的应用进展. 复旦学报 (医学版), 2016, 43 (4): 490-494.

第三节 高压注射器的研究进展

高压注射器作为医学影像系统中的辅助设备,已广泛应用于各种血管造影检查、CT增强扫描和MR增强扫描。2016年度有关高压注射器的研究内容主要涉及高压注射器在CT、MRI及DSA检查中的应用,高压注射器不良事件及高压注射器的维修等方面。

一、在计算机体层成像检查中的应用

高压注射器在计算机体层成像(CT)检查中的应用研究主要集中在对比剂注射方案的优化、高压注射器临床使用效果评价、护理方法的优化等方面。

1. 优化对比剂注射方案　田美云等比较CT增强检查中对比剂经单筒(碘海醇)和双筒(碘海醇＋生理盐水)两种高压注射器方式注射时,碘对比剂对肌酐值及对比剂肾病发生率的影响。研究结果表明,相同剂量的对比剂在经单筒或双筒注射时对肾功能影响均较小。考虑到单筒注射时伪影形成对部分部位的图像质量有影响,所以注射方式的选择应结合具体检查部位而定。建议在进行胸部、心

脏冠状动脉等检查时应用双筒注射器，可减少肘静脉到右心房、右心室的对比剂伪影，提高图像质量。而在检查腹部、盆腔等不受伪影影响的部位时可选择使用单筒注射器，提高工作效率，节约医疗成本，提高护理质量。

胡晴等探讨冠状动脉CT成像检查中两种预注射生理盐水的方式对预防对比剂外渗的效果，以期更有效地降低对比剂外渗发生率，提高CT检查的成功率。研究选取1982例患者为手动组，方法为注射对比剂之前使用手动旋钮注射生理盐水30 ml，速率约为1 ml/s；选择2095例患者为高压组，方法为注射对比剂之前使用高压注射器以5.5 ml/s的速率注射生理盐水30 ml。比较两组患者对比剂外渗发生率。结果手动组患者对比剂外渗率为0.80%，而高压组仅为0.07%，两组比较差异有统计学意义。研究结果表明，高压预注射生理盐水能更好地预防对比剂外渗，更有效地保护血管，提高护理质量，值得临床推广应用。

杨昕等将100例冠状动脉CTA患者随机分成2组，均应用CT双筒高压注射器分别注入20 ℃和37 ℃碘帕醇，观察高压注射器注入药物时的压力，比较升主动脉CT值的差异。研究结果显示，相同条件下37 ℃对比剂组注射压力低于20 ℃对比剂组，37 ℃对比剂组升主动脉根部CT值高于20 ℃组。研究表明，对比剂注射温度会影响高压注射器注射压力，温度越高，注射压力越低，实际注射速度越接近预设值，目标血管浓度相对较高。因此，在冬季应常规在注射前对对比剂进行加热处理。

2. 临床使用效果　王德强观察101例采用高压注射器进行CT血管成像检查的体检者注射对比剂后有无不良反应。研究结果显示，99例检查成功且无不良反应，1例轻度过敏，1例穿刺渗漏。嘱渗漏者通过50%硫酸镁粉剂进行湿热敷，肿胀消失。研究表明，通过高压注射器的使用，增强螺旋CT血管造影检查的不良反应很少，并且穿刺渗漏的风险也很低，值得推广。

史金雁通过对680例CT增强扫描的患者进行研究，分析高压注射器在CT增强扫描的临床应用效果。研究结果显示，620例增强效果良好，55例增强效果一般，5例增强效果差，增强良好率为91.2%。采用高压注射器注射对比剂后，4例出现中度过敏反应，41例出现轻度过敏反应，7例对比剂注射失败，无一例过敏性休克。研究结果表明，高压注射器注射效率快，但是不良反应的程度相对来说也比较重，医师应该根据患者的实际情况，慎重选择注射的速率，确保扫描增强效果的同时，保证患者的身体健康。

张思瑾等研究认为，全自动进口高压注射器对给药的精准把控、图像的高清质量、影像诊断的精确无误方面都有很大的提高；进口高压注射器与普通高压注射器相比，更安全，更方便，更经济。

杨昆良总结了Ulrich高压注射器在916例双源CT冠状动脉成像患者中的应用及护理，认为Ulrich高压注射器具有操作简便、节省对比剂用量、注射成功率高等优点，能使对比剂注射与主机曝光或图像采集之间精密配合，提高影像质量，是双源CT的最佳拍档。

3. 优化护理方法　王文波综合分析110例使用高压注射器进行CT增强扫描患者的病历资料，所有患者均进行了良好的扫描前、扫描中及扫描后护理。结果显示，所有患者均顺利完成CT增强扫描，仅有11例于扫描中出现恶心、发热等轻度不良反应。研究表明，将高压注射器积极用于CT增强扫描中安全可靠，但仍需全面落实扫描前的准备工作，并辅以相应的护理措施，如此方可提高CT增强扫描的成功率。

陈丽云等探讨高压注射器在CT增强扫描中的临床应用效果与护理体会。该研究中135例肺动脉血栓栓塞患者均应用高压注射器进行 CT 增强扫描，对其检查结果与护理措施进行回顾性分析。结果显示，所有患者均顺利完成 CT 增强扫描，且获得高质量、高清晰度图像。其中 17 例在采用高压注射器注药时出现一过性全身发热、恶心，经护理后症状消失；5 例患者扫描后出现皮肤瘙痒、荨麻疹等皮肤过敏反应，遵医嘱给药后症状均有明显缓解；扫描期间共发生渗漏 2 例，局部肿胀 1 例，未出现其他严重不良反应。研究认为，在 CT 增强扫描中应用高压注射器注药，可以保证图像的质量与清晰度，通过针对性的护理措施能够有效控制不良反应的发生，提高安全性。

乔忆莲等探讨综合护理服务在高压注射器行 CT 增强扫描中的应用效果。研究选取 70 例采取高压注射器行 CT 增强扫描的患者，按照随机数字法分成观察组和对照组，对照组采取常规护理服务，观察组在对照组基础上采取综合护理服务，比较两组应用效果。综合护理主要包括常规护理、心理护理、不良反应护理及使用过程中的细节护理等几个方面。研究结果显示，观察组一次性检查成功率明显高于对照组，观察组疼痛、焦虑评分均明显低于对照组，而且观察组总满意度明显高于对照组，差异均有统计学意义。研究认为，综合护理服务是一种值得推荐的高压注射器使用过程中的护理方式，可以减轻患者疼痛，提高一次检查成功率及患者满意度。

二、在磁共振成像中的应用

高压注射器在磁共振成像（MRI）中已普遍应用，但 2016 年高压注射器在 MRI 中的应用研究较少，主要集中在试针方法和患者护理两方面。

孔艳红等比较 MRI 增强扫描前两种检测高压注射系统状态试针方法的效果。该研究分为 2 个部分。实验一是在高压注射器针筒中分别抽入钆喷酸葡胺（Gd-DTPA）注射液和生理盐水后进行试针，首先同时推送两筒液体排液 10 ml 以排净导管内空气，而后仅推送生理盐水筒并采集排出液 20 ml，与等量纯净水、生理盐水、Gd-DTPA 注射液同时进行 CT 扫描并测量 CT 值，分析取样液体的成分。实验二是以红色钢笔水代替 Gd-DTPA 注射液以相同步骤重复试针操作，肉眼观察高压注射器总导管内液体颜色的变化。结果显示，在以实验一方法试针注射时，取样液体的 CT 值介于生理盐水和 Gd-DTPA 之间。在以实验二方法试针注射时，高压注射器总导管内液体呈现淡红色。该研究认为，MRI 增强扫描前进行高压注射器试针排出的液体内可能含有钆对比剂成分，这些对比剂可提前进入人体并在 MRI 蒙片影像上形成高信号。为避免增强扫描前对比剂进入血管，可采用含 5 ml 生理盐水的注射器连接套管针进行试针，之后再将套管针与高压注射器连接注射对比剂。

吴红霞总结 2530 例患者高压注射器在磁共振动态扫描中的运用及护理。该研究认为，高压注射器能准确掌握扫描时间及推注的速度，使病灶显影更清晰，能提高疾病的诊断率，并且使用过程中注意良好有效的医患沟通及检查前、中、后护理配合，有利于患者成功接受磁共振检查，并提高疾病的治疗效果。

三、在数字减影血管造影中的应用

高压注射器在数字减影血管造影（DSA）中的应用研究主要是在高压注射器参数优化方面。陈培昕等探讨了高压注射器参数与注射延时时间的优化。该研究将患者分为实验组和对照组，实验组采用曝光延时注射对比剂进行造影，对照组采用注射延时注射对比剂进行造影。结果两组造影图像质量均能满足临床诊断要求。实验组无对比剂的图像比例较对照组有所下降，患者表面剂量较对照组有所减少。研究表明，采用曝光延时注射对比剂进行造影所产生的表面剂量较小，可减少 X 线对患者和手术人员的伤害。赵猛等回顾分析 241 例肝动脉造影图像，分别从患者屏气配合程度、高压注射器注射参数、插管技术和其他因素分析造成图像优劣的原因，对显影不良者采取相应的对策后重新造影。研究结果显示，对所有显影不良者采取相应的对策后，图像质量都得到显著的改善，满足了临床诊断要求。李国兴的研究表明，合理选择造影方法、图像采集方式、设置高压注射器参数、应用路径图，有利于提高诊治成功率。

四、高压注射器的不良事件

1. 高压注射器不良事件原因分析　梁燕等针对安徽省内一次性使用高压注射器导致的可疑不良事件进行调查、分析。研究结果显示，25 例一次性使用高压注射器可疑不良事件报告中，连接管路、针筒、活塞等发生的器械故障占 84.0%。引起不良事件的原因主要为产品因素，其次为医护人员非正常使用的因素和患者老龄、肿瘤等原患疾病的因素。研究认为，以此次 25 例为警戒，生产企业应注意连接管路、活塞、针筒等部件的材料选择、设计和质量，并加强医护人员安装方面的培训；医护人员应加强老年患者、肿瘤患者的观察和护理，选择合适的注射压力进行注射，密切观察患者的反应，以减少同类不良事件的发生。

2. 高压注射器使用的不良事件　在高压注射器不良事件方面，对比剂渗漏相关研究报道较多。梁俊丽总结 17 198 例 CT 增强患者的临床资料，分析发生对比剂外渗的原因，总结预防对比剂外渗的护理措施。结果显示，17 198 例患者中 18 例发生对比剂外渗。单因素分析显示，患者年龄（<10 岁或≥60 岁）、合并肿瘤、穿刺血管部位（前臂小静脉或手背静脉）、注射速度快（3~4 ml/s）及注射渗透压高是引发对比剂外渗的原因。研究认为，CT 增强扫描发生对比剂外渗受到多种因素影响；重视医学健康教育、提高穿刺与注射技术、合理选择穿刺静脉、科学使用高压注射器，是降低对比剂外渗的有效护理措施。

杨惠群总结了 13 例 CT 对比剂外渗的处理措施与预防对策。该研究认为，在处理对比剂外渗的时间上越快效果越好。CT 增强扫描中对比剂外渗影响检查效果和检查的依从性，注射对比剂前采取积极有效的预防措施能减少外渗的可能性，出现外渗后采取合适的处理措施能够很快缓解症状，避免医患矛盾。顾梅丽总结 2 例高压注射器静脉注射致碘海醇外渗的护理体会。研究认为，硫酸镁粉在临床中为常用药物，具有价格便宜、取材方便等特点，对渗漏区域湿敷后保鲜膜包裹，更换频率相对降低，减轻了护理人员的工作负荷，提高了临床治疗效果。王海龙等总结分析了 1 例高压注射造影引起迷走神经反射性休克的应对措施。1 例 56 岁男性患者在进行下肢动脉造影支架置入术造影过程中突然发生迷走神经反射性休克，经过及时抢救患者恢复正常。回顾分析图像资料发现，由于造影导管紧贴血管壁，高压注射对比剂的压力直接刺激血管壁压力感受器，从而导致迷走神经反射。虽然高压注射器的压力较大，患者的症状较重，但由于抢救及时，患者恢复良好。研究表明，血管迷走性晕厥的患者预后较好，但应及时发现，积极抢救。

五、高压注射器维修

蒋准飞探讨了对 Medrad Vistron CT 高压注射器的维修经验。研究认为，对医疗设备进行维修时，不能仅靠维修经验或相关说明书，因为个人经验总是有限的，而且即使是厂家的说明书，也可能因为追求简明等原因，而只列出了主要的情况，不一定能完全涵盖所有的可能。对于维修而言，更为重要的是要靠耐心细致的观察，以及运用专业知识进行科学合理的分析，不但要观察分析设备本身，必要时还要观察分析故障发生的场景，排查各种可能的原因。

参考文献

[1] 田美云，张珊，张月英，等. CT 增强中两种注射方式下碘对比剂对肾功能影响的研究. 中国现代医生，2016，54（31）：99-102.

[2] 胡晴，杨尚文，吕春艳，等. 两种预注射方式在冠状动脉 CT 成像中预防对比剂外渗的效果观察. 解放军护理杂志，2016，33（13）：74-76.

[3] 杨昕，蔺彦军，杨淑琴，等. 对比剂温度对 CT 增强扫描时注射压力及 CT 峰值的影响. 实用放射学杂志，2016，32（9）：1451-1452.

[4] 王德强. 高压注射器在增强螺旋 CT 血管造影检查中的操作要点. 内蒙古中医药，2016，35（16）：49.

[5] 史金雁. 高压注射器在 CT 增强扫描中的应用与探讨. 中国医药指南，2016，14（18）：81.

[6] 张思瑾. 进口高压注射器在 Force 开源 CT 中的应用体会. 世界最新医学信息文摘，2016，16（83）：149.

[7] 杨昆良. Ulrich 注射器在双源 CT 冠状动脉成像检查中的应用及护理. 当代护士（上旬刊），2016，（6）：114-115.

[8] 王文波. 高压注射器在 CT 增强扫描检查中的操作及护理方法分析. 中国卫生标准管理，2016，7（5）：244-245.

[9] 陈丽云，林荣军，辽茹金，等. 高压注射器在 CT 增强扫描中的应用与护理. 深圳中西医结合杂志，2016，26（24）：160-162.

[10] 乔忆莲，刘琪珍，黄庆艳，等. 综合护理服务在高压注射器行 CT 增强扫描中的应用效果分析. 现代诊断与治疗，2016，27（5）：970-972.

[11] 孔艳红，袁雁雯，苗田，等. MRI 增强扫描前高压注射系统两种试针方法的比较研究. 临床和实验医学杂志，2016，15（6）：590-593.

[12] 吴红霞. 高压注射器在磁共振中的使用及护理配合. 当代护士（上旬刊），2016，（11）：122-123.

[13] 陈培昕. 数字高压注射器参数优化研究. 中国医疗设备，2016，31（1）：110-112.

[14] 赵猛，杨莉莉，崔莹，等. 探讨肝动脉数字减影血管造影的影响因素与对策. 人人健康，2016，（20）：277.

[15] 李国兴. 脑静脉窦血栓形成介入治疗的效果和 DSA 的应用. 北方药学, 2016, 13 (4): 190-191.

[16] 梁燕, 朱凤仪, 杨建林, 等. 安徽省一次性使用高压注射器不良事件重点监测分析. 中国医疗器械信息, 2016, 22 (15): 21-24.

[17] 梁俊丽. CT 增强扫描对比剂外渗原因及护理干预分析. 中西医结合护理, 2016, 2 (3): 26-28.

[18] 杨惠群. CT 对比剂外渗 13 例的处理措施与预防对策. 中国乡村医药, 2016, 23 (2): 82.

[19] 顾梅丽. 2 例高压注射器静脉注射致碘海醇外渗的护理体会. 中国卫生标准管理, 2016, 7 (2): 188-189.

[20] 王海龙, 乔翠云, 程艳芬, 等. 高压注射造影引起迷走神经反射性休克 1 例. 承德医学院学报, 2016, 33 (3): 258-259.

[21] 蒋准飞. Medrad Vistron CT 高压注射器维修实例. 医疗装备, 2016, 29 (16): 46-47.

第7章 中国医学影像技术学研究精选文摘与评述

第一节 数字 X 线检查技术研究进展

文选 1

【题目】 同步辐射 X 线 CT 应用于纤维增强陶瓷基复合材料的孔隙结构检查（Porosity characterization of fiber-reinforced ceramic matrix composite using synchrotron X-ray computed tomography）

【来源】 Journal of Instrumentation，2016，11（3）：C03052.

【文摘】 应用高分辨率的同步辐射 X 线 CT（XCT）对纤维增强陶瓷基复合材料进行孔隙结构的表征。通过断层图像的重建分割显示孔隙结构的不同类型，显示纤维开孔的"节点键"几何形状，并显示纤维束内隔离孔的管道形状。XCT 揭示了纤维增强陶瓷基复合材料孔隙结构的三维形态学改变，并可完成每个孔隙的结构示踪。本研究通过滤波定量分析显示复合材料的总孔隙为 8.9%，闭孔率为 7.1%～9.3%。

【评述】 纤维增强陶瓷基复合材料是以纤维作为增强体，陶瓷为基体混合而成的一种复合材料（如碳纤维增强碳基复合材料），具有高比强度、高比模量、耐腐蚀、耐高温、低密度等优良特性，拥有良好的高温力学性能和热性能，已成为航空航天领域非常理想的热结构材料。该复合材料多采用聚合物浸渍热解法制造，但该方法可导致一些残余孔隙结构，如何显示这些孔隙及其三维结构具有极其重要的价值。同步辐射是加速器产生的一种 X 线，具有连续的宽光谱、高准直性、高亮度、高偏振度、高洁净性等优点。本研究应用同步辐射 X 线 CT 表征纤维增强陶瓷基复合材料的孔隙结构，显示孔隙结构的三维形态及其连通性的直观可视图，具有重要的研究价值。

文选 2

【题目】 基于稀疏性收缩法的 H-LBP 边缘提取的实用性改进研究（Sparsity-based shrinkage approach for practicability improvement of H-LBP-based edge extraction）

【来源】 Nuclear Instruments and Methods in Physics Research A，2016，825：1-5.

【文摘】 运用 H 函数的局部二进制模式（H-LBP）能快速高效地完成边缘的数字成像提取。本研究通过建立 H-LBP 数学模型，提出了一种基于稀疏性的数据收缩新方法，该方法通过自动调整阈值来适应数据稀疏性。利用这个模型，通过改进 H-LBP 并实际应用于数字 X 线摄影。实验结果表明，采用这种新的改进收缩方法可以避免参数调整的人为性，与现有其他方法相比，在不增加处理时间的情况下，H-LBP 的边缘提取具有更强的稳定性。

【评述】 图像边缘是指图像灰度变化率最大的地方，边缘提取就要保留图像灰度变化剧烈的区域。数学上最直观的方法就是对图像轮廓进行微积分处理，物理学上的信号处理就是通过高通滤波器保留高频信号。局部二进制模式（LBP）是一种理论简单、计算高效的非参数局部纹理特征描述子，由于它具有较高的特征鉴别力和较低的计算复杂度，近期获得了越来越多的关注，在图像分析、计算机视觉和模式识别领域得到了广泛的应用，尤其是在纹理分类和人脸识别两个经典例子，LBP 法得到充分的发展。本文通过建立 H-LBP 模型，提出了一个基于稀疏性的收缩方法，通过阈值法自动适应数据的稀疏性，并较好地应用于数字 X 线摄影，取得了稳定性极强的边缘提取效果。

文选 3

【题目】 肾细胞癌的放射学大小测量与病理学测量之间的差异性研究（The effect of discrepancy between radiologic size and pathologic tumor size in renal cell cancer）

【来源】 Springerplus，2016，5（1）：899.

【文摘】 探讨肾细胞癌的术前放射学肿瘤大小（radiologic tumor size，RTS）与术后病理学肿瘤大小（pathological tumor size，PTS）之间的差异。本文回顾性分析 2010 年 1 月至 2015 年 5 月上海华山医院 257 例肾细胞癌的术前 CT 资料，RTS 选取肿瘤的 CT 最大直径，PTS 为手术标本的肿瘤最大直径。结果显示，RTS 大于 PTS 约 0.55 cm [（4.57±2.15）vs.（4.02±2.15）cm，$P=0.004$]。按肿瘤的大小分组对比 RTS 与 PTS 之间差别：≤4 cm 组为 2.90 cm vs. 2.59 cm，$P=0.02$；>4 cm 且≤7 cm 组为 5.08 cm vs. 4.38 cm，$P<0.0001$；>7 cm 组为 8.9 cm vs. 8.0 cm，$P=0.142$。在肾透明细胞癌中，RTS 也大于 PTS（4.57 cm vs. 3.98 cm，$P=0.004$），在肾非透明细胞癌中也有相似的结果（4.54 cm vs. 4.16 cm，$P=0.045$）。对于部分肾切除（partial nephrectomy，PN）者，RTS 也大于 PTS（3.34 cm vs. 2.92 cm，$P=0.067$）。通过比较 RTS 与 PTS 结果，在 257 个肾癌病灶中对 76 个肿瘤的 T 分期进行下调。这 76 个肿瘤病灶的 RTS 与 PTS 对比中，在患者的性别（$P=0.283$）、手术的方式（$P=0.102$）和不同病理学类型（$P=0.209$）等方面均无统计学差异。该研究提示肿瘤的放射学大小测量被高估，需要下调肿瘤的 T 分期。因此，对于肿瘤的大小接近 4 cm 的 PN 患者应首先考虑为 T1b 期，同时根据 EAU 指南，应将 T1b 的 PN 肿瘤推荐为 B 级。

【评述】 肾细胞癌占所有癌症的 2%～3%，其主要的外科手术方式包括部分肾切除和根治性肾切除两种。肾肿瘤的大小对分期、预后和选择合适的手术方式具有重要的作用。对于 T 分期为 T_1 的局限性肿瘤，欧洲泌尿外科学会（European Association of Urology，EAU）指南推荐采用 PN 手术方式，但决定是否采用 PN 治疗取决于肾细胞癌的 RTS 测量值，而不是 PTS 值。准确判断 RTS 与 PTS 值之间的差异，将有助于泌尿外科医师在临床实践中做出更好的决策。CT 测量肾肿瘤的术前大小与手术标本的病理大小存在一定程度的差异，用 CT 估计肿瘤大小时可能会误导其术前的 T 分期，从而让部分患者失去 PN 手术的机会。本研究显示 RCC 大小的 RTS 值被高估了，需要对部分肿瘤的 T 分期进行下调。但该研究也存在一些局限性：①病例来自单一机构且为回顾性分析。②样本量相对较小，尚需更多的病例来验证。③病例中没有对非透明细胞癌的组织学亚组进行对比，且缺乏 Fuhrman 分级。

文选 4

【题目】 腰椎小关节退变的影像学与病理学分级的相关性研究（The correlation between radiographic and pathologic grading of lumbar facet joint degeneration）

【来源】 BMC Medical Imaging, 2016, 16 (1): 1-8.

【文摘】 在保留小关节的脊柱非融合手术之前，对小关节退变程度的精确放射学评估具有重要的价值。为此，本研究拟通过腰椎小关节退变的影像学和病理学分级之间的相关性研究来判断影像学分级的准确性和可靠性。本研究以病理分级为金标准来判断腰椎小关节退变的 CT 与 MRI 分级的准确性。本文对 42 例腰椎后入路手术患者的 74 个小关节进行了影像学分级评估，所有患者术前均行 CT 与 MRI 检查，使用多位医者提出的方法进行影像学分级。病理学分级采用苏木精-伊红染色和甲苯胺蓝染色。结果表明小关节退变的病理分级与影像学分级具有较好的一致性。通过病理学与影像学分级的对比，CT 的相关性加权 κ 系数为 0.506，MRI 为 0.561。CT 与 MRI 的影像学分级相关性加权 κ 系数为 0.592。如果以病理学分级为金标准，CT 和 MRI 检查具有较好一致性，其加权 κ 系数为 0.459。总之，影像学检查对小关节退变的判断是准确而可靠的，在行保留小关节的脊柱非融合术之前，有必要进行影像学检查以评估小关节的退变情况。

【评述】 脊柱融合术是目前腰椎退行性病变最常用的手术方法，但术后运动丧失及邻近脊柱再发退变是其较常见的并发症，如何进行术前脊柱小关节退变的准确评估，将有助于选择合适的治疗方法。Gries 新近提出的脊柱小关节退变的病理学分级已被广泛认可，为了研究影像学分级与此病理学分级之间的相关性，该课题招募了 42 例志愿者，均在症状缓解 3~240 个月后进行腰椎手术，术前所有患者均行 CT 和 MRI 检查，并在手术中获得 74 个下关节突。腰椎小关节退变 CT 分级的主要标准：1 级为正常；2 级为小关节狭窄；3 级为小关节狭窄合并硬化或肥厚；4 级为严重的小关节炎与小关节狭窄、硬化和骨赘形成。MRI 分级的主要标准：1 级为均匀的软骨完全覆盖关节面；2 级为软骨覆盖整个关节面，但部分受侵蚀或有不规则改变；3 级为软骨不能完全覆盖关节面；4 级为完全没有软骨。Gries 提出的病理学分级的主要标准：1 级为小关节表面光滑完整，软骨细胞分布有序；2 级为骨小梁轻微增厚，软骨交界处有纤维组织形成；3 级为软骨受损的深度小于总深度的 50%；4 级为软骨受损的深度大于总深度的 50%，并有广泛的细胞死亡、囊变和纤维化。该研究的结果显示影像学分级与病理分级具有较好的一致性，但还需要更加准确的影像学分级法来评估腰椎小关节退变的程度。

文选 5

【题目】 用通过多传感器功能光声成像非侵袭测量指关节血管血氧饱和度（Noninvasively measuring oxygen saturation of human finger-joint vessels by multi-transducer functional photoacoustic tomography）

【来源】 Journal of Biomedical Optics, 2016, 21 (6): 61009.

【文摘】 风湿性关节炎常由于血管增生引起关节部位过度缺氧。指关节是风湿性关节炎好发部位。在指关节检测微小血管增生情况和血氧变化是对成像技术的挑战。光声成像是一种结合光学成像和超声成像的成像模态。本研究建立针对指关节微小血管，采用多种传感器的光声成像系统，可以精确测量直径为 0.1～0.2 mm 的微小血管，并测量其血氧饱和度。

【评述】 光声成像（photoacoustic imaging，PAT）是结合光对比剂和超声检测的新兴的成像模态。PAT 在外周血管非侵入性高分辨成像具有巨大优势。许多研究组已经利用 PAT 在指关节血管成像，如 Wang 等获得近指关节和远指关节处血管的二维光声图像。血氧饱和度是风湿性关节炎重要的诊断指标，因此，如果利用光声成像同时获得血管的血氧饱和信息将会对临床具有重要帮助。

文选 6

【题目】 以气胸为最初表现的非特异性外周 T 细胞淋巴瘤：病例报告和文献综述（Peripheral T-cell lymphoma unspecifed type presenting with a pneumothorax as the initial manifestation: a case report and literature review）

【来源】 Oncology Letter，2016，11（6）：4069-4076.

【文摘】 本研究报道 1 例 51 岁男性表现为气胸，最终诊断为非特异性外围 T 细胞淋巴瘤（PTCL-U）的患者。患者持续 2 个月运动后出现气短症状，行纤维支气管镜检查。支气管镜检查后，患者出现复发性气胸，并伴随消瘦、盗汗和发热。联合 CT 检查和肺间质病理检查提示为恶性淋巴瘤高风险。进一步检查提供佐证，纤维支气管镜活检发现大量淋巴细胞聚集，超声检查发现锁骨下和左颌下淋巴结增大（最大为 2.3 cm×1.3 cm），伴随肺门淋巴结缺失。颈部淋巴结术后活检验证为非特异性外周 T 细胞淋巴瘤（ⅣB 期）。患者行 2 个疗程的 CHOP（环磷酰胺，长春新碱，多柔比星，地塞米松）化疗方案，化疗结束后症状缓解。胸片检查证实气胸消失。患者因为经济原因拒绝后续治疗，并于 6 个月后病故。

【评述】 外周 T 细胞淋巴瘤占非霍奇金淋巴瘤 12%，主要包括非特异性外周 T 细胞淋巴瘤、间变大细胞淋巴瘤和血管免疫母细胞性 T 细胞淋巴瘤。其中 PTCL-U 是最常见的亚型。PTCL 侵袭性较强，预后较差，迄今为止未有理想的治疗方案。目前，临床常用 CHOP 或类似的化疗方案，但是治愈率较低。PTCL 患者的 5 年存活率仅有 20%～30%。PTCL 未有特异性的临床症状，好发男性，且常伴随淋巴结病和（或）淋巴结外病。肺部淋巴瘤引起气胸的报道较少。原发型和继发型肺部淋巴瘤主要为 B 细胞淋巴瘤，迄今为止只有 1 例报道肺部淋巴瘤引起原发气胸，且为 B 细胞淋巴瘤。T 细胞淋巴瘤引起的气胸报道较少，本研究报道的 PTCL-U 引起的原发气胸为首例。本文为临床工作中遇到的 PTCL-U 引起的肺部浸润的处理提供指导意见。

文选 7

【题目】 古代哈拉帕彩瓷离子体光谱和同步辐射硬 X 线成像研究（Investigation of ancient Harappan faience through LA-ICP-AES and SR-μCT）

【来源】 Journal of Instrumentation, 2016, 11 (04): C04001.

【文摘】 彩瓷（玻璃石英）是哈拉帕时代（公元前 2600—1900 年）一种古人用于制造高端艺术品的复杂的工艺技术。本研究利用离子体光谱法（LA-ICP-AES）和同步辐射硬 X 线成像（SR-μCT）分析巴基斯坦哈拉帕地区出土的彩陶产品，发现按照熔剂可将彩瓷分为 2 组（一种草木龙和混合碱熔剂），铜和铁分别用于彩瓷的蓝色和红色染色。SR-μCT 证实两组彩瓷的塑性技术类似：珠子先置有机缸内塑性，然后通过风化技术进行上釉。本研究验证了印度河流域彩瓷制造工艺。

【评述】 大多数彩瓷研究都是对抛光切片利用扫描电镜结合利用波长散布分析仪或能谱仪分析其化学成分。此外，X 线荧光光谱法和激光剥蚀电感耦合等离子体质谱仪和质子激发 X 线荧光分析被用于分析化合物。光学相干断层成像术被用于分析埃及彩瓷的微观结构。综上，对古代彩瓷的结构和化合物分析是研究古代彩瓷的必要信息，本研究结合 LA-ICP-AES 和 SR-μCT 证明了古哈拉帕彩瓷的制造工艺的细节信息。

文选 8

【题目】 职业性石蜡气溶胶接触引起的罕见慢性类脂性肺炎研究（Investigation of rare chronic lipoid pneumonia associated with occupational exposure to paraffin aerosol）

【来源】 Journal of Occupation Health, 2016, 58 (5): 482-488.

【文摘】 职业性石蜡气溶胶引起的罕见慢性类脂性肺炎研究及相关的数据较少。本文调查一家钢铁厂 3 例慢性类脂性肺炎与职业性石蜡气溶胶的关系。研究方法包括现场调查、空气监测、肺部放射检查、细胞染色及肺部活检。X 线衍射测试证明车间的原材料为石蜡晶体。车间内气溶胶浓度显著高于户外。通过放射影像观察到全肺呈现弥漫性粟粒性边缘不清晰阴影。CT 检查提示两肺弥漫性点状结节和条状阴影（下叶呈磨玻璃样阴影，肺底附近出现团块状损伤和高半透明区）。痰和支气管灌洗观察到富脂肺泡巨噬细胞。肺部活检提示扩大的肺泡间隔和纤维化。

【评述】 职业性接触石蜡是慢性类脂性肺炎高发因素。类脂性肺炎的病理是呼吸矿物油引起的慢性异物反应，以出现富脂肺泡巨噬细胞为重要临床征象。矿物油吸入常常不会引起明显的气道反应，但是会引起纤毛转运异常和降低呼吸道的油滴的清除。因此，慢性类脂性肺炎常于临床和影像征象显示多样，非特异性，与其他肺部疾病如肺癌、肺纤维化很难区分。钢铁厂工人常接触到硅尘，其患肺硅沉着病风险较高，此外，肺结核是肺尘埃沉着病（尘肺）常见的并发症。本研究中 3 例患者初诊疑似肺尘埃沉着病伴肺结核。本研究提示该类人群治疗中应当考虑慢性类脂性肺炎。

文选 9

【题目】 后外侧寰枢脱位致 Ⅱ 型齿状突骨折后寰枢关节交锁（Atlantoaxial joint interlocking following type Ⅱ odontoid fracture associated with posterolateral atlantoaxial dislocation: a case report and review of published reports）

【来源】 Orthopaedic Surgery, 2016, 8 (3): 405-410.

【文摘】 本研究报道1例由于Ⅱ型齿状突骨折导致的创伤性第1～2颈椎脱位引起的继发性寰枢侧块交锁的病例并探讨其后续影响。放射影像学检查结合3D数字化解剖重建观察到72岁男性患者出现创伤性寰枢侧块交锁，无脊髓信号变化。颅骨牵引术失败后行后路内固定术。由于侧块关节交锁导致大量外科手术失败。最终通过寰枢侧后位和轴位打入钢钉压制缓解了交锁。12个月后，齿状突骨和第1～2颈椎后骨愈合。患者最终获得完整的神经功能恢复，未有残余颈部疼痛和神经根病。

【评述】 由于寰枢后外侧脱位导致的Ⅱ型齿状突骨折是非常罕见的上颈椎损伤，在英国只有9例报道。由于病例较少，迄今为止尚无较为一致的损伤程度和处理手段的共识。这种交锁的现象尚无详细的报道。本文研究组通过临床实践发现后路缓解效果较好。在进行寰枢正位的同时应当行侧向正位。第1～4颈椎位置可以提供较好的稳定性。寰枢侧块关节交锁被认为是影响本损伤治疗效果的最主要的影响因素，但同时也应当认识到由于这种关节交锁对神经有一定程度的保护作用，所以本损伤的患者无神经性损伤或损伤程度较轻。

文选 10

【题目】 多孔碳酸钙复合陶瓷与双相磷酸钙陶瓷体内反应的比较研究（Comparative study on in vivo response of porous calcium carbonate composite ceramic and biphasic calcium phosphate ceramic）

【来源】 Materials Science and Engineering, 2016, 64: 117-123.

【文摘】 骨科手术通常需处理因创伤、肿瘤切除和感染引起的骨缺损。小的骨缺损可以随着时间的推移而愈合，而大的骨缺损很难在没有骨移植的情况下修复。除了自体和异体骨移植，合成骨移植是修复骨缺损的一种有效的选择。原则上，合格的合成骨移植物能够支持和刺激组织再生，而且骨移植体内的再吸收率应与新骨形成率相匹配。本实验利用兔股骨临界尺寸移植模型，比较了多孔碳酸钙陶瓷（calcium carbonate/phosphate-based glass CC/PG）与多孔双相磷酸钙陶瓷（biphasic calcium phosphateBCP）的体内反应。通过大体观察、X线摄影、微计算机体层成像和组织学检查评估材料降解和骨形成过程。结果表明两种材料均具有良好的生物相容性和骨传导性，并逐步降解。虽然植入后4周CC/PG的体外降解速率明显快于BCP，但体内骨生成和材料降解均小于BCP。然而在术后8周，CC/PG骨生成和材料降解幅度明显大于BCP。这些结果表明，CC/PG是除传统合成骨材料外的一个潜在的可吸收的骨移植材料。

【评述】 由于磷酸钙（calcium phosphate, CAP）与骨具有化学相似性，故其具有很好的生物相容性和骨传导性。磷酸钙陶瓷尤其是羟基磷灰石（hydroxyapatite, HA）、β-磷酸三钙（β tricalcium phosphate, β-TCP）和HA/β-TCP双相磷酸钙陶瓷，是目前临床应用中基本的合成骨移植材料。HA陶瓷的吸收率相对较低，但与其他磷酸钙陶瓷相比，具有较高的机械强度。相反，β-TCP是一个生物吸收率较高的材料，但具有较低的机械强度。通过改变HA与β-TCP的比值，可以调节BCP的降解速率和机械强度，满足不同植入部位的要求。碳酸钙具有良好的生物相容性和骨传导性，而且其降解率低于磷酸钙。如今，开发合成碳酸钙生物材料作为骨移植材料备受关注。制备碳酸钙陶瓷的困难在于其在600～700℃易被分解成CaO和CO_2。即便如此，碳酸钙陶瓷已用各种方法成功地制备了。这些方法包括碳酸钙粉末的压制，$Ca(OH)_2$的碳化，添加低熔点烧结剂和在CO_2环境下烧结。磷酸盐玻璃（phosphate-based glass，PG）是一种无毒，可降解，能通过调整改变磷和金属氧化物的含量而改变其物理性质（熔点、溶解度）的物质。PG被视为可吸收的生物材料，因此，它适用于生物医学，如血液接触的材料，神经引导渠道，增强填料的聚合。在前面的研究中，采用一种新的方法制备了碳酸钙复合陶瓷（CC/PG），即在低熔点（650 ℃）下用可生物降解的生物降解磷酸盐玻璃快速烧结碳酸钙。得到的CC/PG较均匀的碳酸钙陶瓷明显提高了抗压强度，其体外降解速率明显快于磷酸钙陶瓷（HA和β-TCP）。而且细胞对CC/PG反应良好。事实上，培养于CC/PG的大鼠骨髓间充质干细胞相比HA和β-TCP有较弱的增殖和表达早期骨细胞分化标志物的能力，但具有更高的表达骨桥蛋白的水平。在这项研究中，对CC/PG和BCP（HA/β-TCP）的体内反应进行了比较。

文选 11

【题目】 骨盆摄影和侧位腹部摄影与血液透析患者CT测量的冠状动脉钙化的相关性良好：横断面研究（Both pelvic radiography and lateral abdominal radiography correlate well with coronary artery calcification measured by computed tomography in hemodialysis patients: a cross-sectional study）

【来源】 Hemodialysis International，2016，20（3）：399-406.

【文摘】 在评价血管钙化时，侧位腹部平片可作为冠状动脉计算机体层成像（CT）的一种替代方法。本文采用骨盆和腹部X线片评分两种简单的评分系统，来研究它们与冠状动脉钙化的相关性。本研究对106例维持性血液透析（maintenance hemodialysis，MHD）患者进行冠状动脉CT、侧位腹部及盆腔X线片检查。Agatston评分系统用于评价冠状动脉钙化，根据冠状动脉钙化积分（calcium scoring of coronary artery，CACS）可分为>30、>100、>400和>1000。腹主动脉钙化应用4分法和24分法进行评分。盆腔动脉钙化应用4分法评分，研究分析腹主动脉钙化评分和盆腔动脉钙化评分对预测不同类型冠状动脉钙化的敏感性和特异性。通过研究腹主动脉和盆腔动脉钙化的诊断能力计算似然比来预测不同CACS程度。应用受试者工作特征曲线并确定每个测试曲线下面积。结果为48（45.3%）、15（14.2%）、11（10.4%）、11（10.4%）和11（10.4%），分别对应CACS>0、>30、>100、>400和>1000。CACS的程度与年龄、糖尿病的患病率、腹主动脉和盆腔钙化评分的分数呈正相关。除盆腔4分法在诊断CACS >30时无显著性差异（$P>0.05$）外，X线评分系统对不同CACS的诊断曲线下面积均在0.70以上。说明在评价冠脉血管钙化时，侧位腹部和骨盆平片是CT可接受的替代方案。

【评述】 MHD患者心血管疾病发生率较普通人群高20～30倍，是导致死亡的首位病因，占病死率的50%。血管钙化与心血管疾病发生直接相关，是MHD患者全因及心血管疾病死亡的独立预测因子。电子束计算机体层成像（EBCT）和多层螺旋CT（MSCT）是动脉钙化检测的金标准，但因设备需求和高检测费用限制了其临床应用，难以作为常规筛查手段。因此，Kauppila等开发了一个评分系统，通过X线检测腹主动脉钙化，是范围从0～24点的半定量评估。这个评分系统是KDIGO建议的EBCT和MSCT识别慢性肾病患者血管钙化的有效替代。其他放射学方法也被报道与患者的预后有关。但以前的研究没有探究使用其他影像的诊断能力，如骨盆、双手X线片作为一种替代冠状动脉计算机体层成像（CT）的方法，作者提出是否腹部X线和24点评分系统是最适合作为CT的有效替代。研究旨在探讨不同诊断能力的 X 线摄影技术根据钙化范围对于 CACS 的检测价值。在本研究中，作者比较了在临床中简单实用侧位腹部 X 线片与盆腔 X 线片对钙化的鉴别价值。同时，作者还比较了 Kauppila 的 24 点预测和简单的 4 分法系统预测 CACS 的能力。

文选 12

【题目】 在测量正常肱骨近端时，与 X 线相比，CT 三维测量是一种可重复的放射学方法（Compared to X-ray, three-dimensional computed tomography measurement is a reproducible radiographic method for normal proximal humerus）

【来源】 Journal of Orthopaedic Surgery and Research, 2016, 11 (1): 1-7.

【文摘】 准确理解正常的肱骨形态对肩关节置换术中的解剖学重建至关重要。然而，传统的肱骨形态学测量主要基于尸体和放射检查。本研究的目的是基于三维测量提供一系列精确和可重复的正常肱骨近端关节成形术的参数，研究对 120 例成人进行肱骨近端的 X 线和三维计算机体层成像（CT）测量。对性别差异、两种图像模式的差异和参数的相关性进行了评价。组内和组间的可重复性采用组内相关系数（interclass correlation coefficient, ICC）进行评价。基于 CT 三维测量，男性组除了肱骨颈角外各参数均大于女性组（$P<0.05$）。两种影像学方法各变量间差异有显著性意义（$P<0.05$）。在三维 CT 测量中，除颈轴夹角外的各项参数均具有相关性（$P<0.001$），尤其是肱骨头的两个直径（$r=0.907$）。CT 三维测量中的所有参数具有极好的重现性（ICC 范围，0.878～0.936），高于 X 线片（ICC 范围，0.741～0.858）。在正常肱骨近端形态的三维重建中，CT 三维测量较 X 线平片更具可重复性。因此，这种可重复的方式可用于术前计划。本文的数据可作为指导肱骨假体选择和改进肩关节假体设计的有效指导。

【评述】 肩关节置换术已广泛用于治疗盂肱关节骨性关节炎和严重的肱骨近端骨折，取得良好的临床效果。据报道，通过假体修复正常肱骨近端解剖对术后临床效果非常重要。众所周知，解剖重建始于准确理解正常肱骨的形态特征。先前的研究表明肱骨近端的形态是相当多变的。同时，肱骨与假体之间很小的不匹配就可能导致生物力学的巨大变化。评价正常肱骨解剖的传统的方法主要是根据尸体标本和 X 线片。这些研究为肩关节假体的设计提供了重要的参考价值。尽管结果是准确的，但由于很难获得大量的尸体标本，使样本量较小，基于二维平面的 X 线片，可能受肱骨位置和不同投射角度的影响。然而，没有文献报道 CT 三维测量和 X 线片测量正常肱骨近端是否存在差异。最近的一些研究用 CT 三维测量对肱骨近端正常解剖进行了分析，但三维空间的测量结果还没有达成一致。因此，在这方面的进一步研究是必要的。本研究的目的是：①应用新颖的三维技术测量正常肱骨近端的三维形态特征。②检验 X 线片和 CT 三维图像测量之间是否在存在差异。③评价两种成像方式测量的可重复性。

文选 13

【题目】 缺氧诱导因子 1α 在牵张成骨过程中的骨再生中的作用：一项动物研究［The effects of

hypoxia-inducible factor（HIF）-1α protein on bone regeneration during distraction osteogenesis：an animal study］

【来源】 Int. J. Oral Maxillofac. Surg，2016，45（2）：267-272.

【文摘】 本研究的目的是观察缺氧诱导因子（HIF）1α在牵张成骨过程中的骨再生中的作用。将51只新西兰白兔以牵张率2 mm每天进行下颌延长，并随机分为3组，每组17只。连续10天在牵张间隙为C组注射20 μg rHIF-1α，B组注射10 μg rHIF-1α，A组注射100 μl生理盐水。分别进行放射性核素骨显像（radioactilty nuclide bone imaging，RBI），计算机体层成像，双能X线骨密度仪，放射摄影，组织学和三点弯曲试验。RBI显示B组（1.41±0.25，$P=0.013$）和C组（1.64±0.37，$P<0.001$）的摄取率高于A组（1.01±0.26）。C组骨矿化密度和骨矿化含量在3组中最高。放射学和组织学检查显示C组和B组有更多的骨痂再生。力学性能测试表明，在C组的最大力量［（289.71±43.31 N），$n=6$］为A组的1.49倍（$P<0.001$），为B组的1.20倍（$P=0.012$）。HIF-1α可能作为一种新的媒介通过促进成骨和矿化来推进牵张成骨。

【评述】 牵张成骨术是一种在世界范围内用于肢体延长、矫正畸形和重建大骨缺损的外科手术。与其他骨增量技术相比该技术的一个独特的优点是，在该技术中骨延长同时伴随着功能性的软组织增长，包括骨膜、血管、神经、肌肉、皮肤等。然而，在某些情况下，治疗时间长、针道感染的可能、关节僵硬或不愈合，仍然是主要的限制因素，尤其是对骨形成不利的患者。多种生长因子和激素已被用于提高再生骨质量和缩短骨整合期，如骨形态发生蛋白、胰岛素样生长因子、碱性成纤维细胞生长因子、血管内皮生长因子、神经生长因子、脂联素、富血小板血浆等。这些因素中的大多数已经取得了一些积极的结果，但还远未满足临床应用。

在牵张成骨过程中，已观察到骨形成与血管生成有着密切的时间和空间关系。以往的研究表明，HIF影响间充质细胞分化为成骨细胞通路沿线，部分是通过激活成骨细胞特异性转录基因表达。HIF也是一个活跃的核蛋白，能够提高相应蛋白质的生产，启动血管新生的过程。因此，该药可以通过促进骨形成和血管生成来促进牵张成骨过程。

本研究旨在观察重组的人HIF-1α（rHIF）在兔下颌牵张成骨模型的骨再生过程中的作用。在兔下颌牵张成骨模型中，模拟了成骨条件差、延迟时间短、牵张速度快的现象。

文选14

【题目】 基于X线相位对比成像的中药材微观鉴定：从定性到定量（Microscopic identification of Chinese medicinal materials based on X-ray phase contrast imaging：from qualitative to quantitative）。

【来源】 Journal of Instrumentation，2016，11（7）：C07001.

【文摘】 中药材的检测包括从简单形态学检查到物理化学分析及DNA分子生物学检测的各种方法，但没有方法可以同时实现中药材的种类鉴定和质量评估。常用方法包括光学和电子显微镜，这些检测对样品制备和测试环境的要求非常严格，如超薄切片或用特定化学试剂加工。这些处理不仅损害了中药材的性质，还可能导致一些原始的微结构的改变，而导致产生错误的结果。X线具有穿透性，其相位对比成像可以不需要特定化学试剂和非破坏性加工的情况下观察中药材的内部微观结构。上海应用物理研究所采用 X 线相位对比成像和基于同步辐射的定量 X 线相位对比微 CT 成像，对中药材的微观结构的特征进行了研究。实现了各种典型中药材从二维（2D）X 线成像到三维（3D）微 CT 成像，从定性到定量的研究。这些结果验证了定量 X 线相位对比微 CT 是中药材微观研究的实用工具。项目组正在进一步努力研究微观结构的定量因素和活性化学成分之间的关系。目前的实验结果表明中药材的质量可以通过其特征微观结构的定量信息直接评估。

【评述】 中医学和中药材是中国人千百年来通过治疗疾病积累的宝贵财富。2015 年 10 月初，屠呦呦获得诺贝尔医学奖引起了国内外学者和机构对中医学和中药材发展的浓厚兴趣。随着全球中药材越来越多地使用，中药材的识别和应用越来越受到科学家的关注。近十多年来，中国一直在规划和实施促进中药现代化建设。中药材认证是中药标准化和全球化的前提，微观识别是认证过程中最重要的部分。中药材的认证不仅涉及来源的鉴定，还涉及中药材的质量评估。中药材的传统鉴定方法主要有 4 种：原产地识别、宏观鉴定、微观鉴定和物理化学鉴定。前 2 种方法需要整个样本和具有丰富经验的专业人员来识别。微观鉴定和物理化学鉴定方法更准确和严格，检测方法主要通过使用光谱和液相色谱法，分析其生成的化学图谱以确定活性成分，间接对中药材的质量进行评估。这些方法容易受到中药材的生产区域、收集时间和加工方法的影响。近年来，分子识别检测法受到欢迎，分子识别法与用于人类 DNA 鉴定的方法类似，并通过遗传物质 DNA 序列识别不同的中药材。但这种方法只能识别中药材的真实性，不能评估其质量。然而，中药材的质量直接决定了其功效或有效性。分子识别鉴定方法还需要化学提取，添加的试剂可能破坏中药材的结构和有效成分而导致误差，更重要的是，分析化学成分所需的现代仪器不能有效地区分真实和伪造的中药材。上海应用物理研究所采用 X 线相位对比成像和基于同步辐射的定量 X 线相位对比微 CT 成像，对中药材的微观结构特征进行定性分析，对活性成分进行定量研究，提取结构与活性成分之间的关系，最终实现通过微观结构定量信息直接评价中药材质量。该研究实现了各种典型中药材从二维（2D）X 线成像到三维（3D）微 CT 成像，从定性到定量的研究，这项研究是一个重大的突破，对中药材的国际应用推广有重要的意义。

文选 15

【题目】 改进 DR X 线图像的自动拼接系统（Improvement of automated image stitching system for DR X-ray images）

【来源】 Computers in Biology and Medicine，2016，71（C）：108-114.

【文摘】 本研究采用一种基于图像配准技术的新型自动图像拼接方法，用于全脊柱和下肢 X 线图像的拼接。拼接程序包括 4 个步骤：预处理，相位相关，相关系数，图像融合。第 1 步，图像重新采样以减小其尺寸，减少计算量，要求重采样图像尺寸大于 200×200 像素。第 2 步，采用改良的相位相关算法找到重叠区域。相位相关是图像配准的一种快速方法，它结合了傅里叶变换和交叉功率谱，以估计出具有重叠区域的 2 个图像之间的相对平移。相位相关方法对噪声有弹性，并且可以扩展以通过将图像转换为对数极坐标来确定 2 个图像之间的旋转和缩放差异。通过相位相关来确定图像的粗略重叠区域。在这个阶段，相位相关算法重复几次以获得重叠区域，要求重叠区域>16%，<32%。第 3 步，使用相关系数以评估 2 个图像之间重叠区域的相似性（本研究相关系数阈值为>0.85），如果相关系数小于某个阈值，则放射科医师将对其进行检查，以便在图像融合之前进行手动拼接。第4步，通过加权混合算法消除重叠部分的混合缝隙，实现图像无缝的融合图像以产生全景。研究对40对脊柱侧凸或下肢畸形的患者的图像按照上述方法进行拼接，相关系数分别为0.93、0.95、0.98和0.87，远高于阈值（相关系数为0.85），该方法可以适应图像旋转，误差<1°，平均拼接时间为1.9秒，当图像垂直方向的偏差<4 mm时，该方法具有90%的精度，高于DR自带软件（80%）。

【评述】 骨骼全景成像对脊柱侧弯或下肢畸形的诊断和术前计划非常重要，但数字X线摄影（DR）系统不能在一次曝光中对相关骨骼全景进行成像，需要对相关X线图像进行拼接。图像拼接中常用的技术是基于网格图像拼接法，这种方法获得的图像被网格遮蔽，这可能会影响医师的观察和诊断结果，甚至导致误诊。还有一些图像拼接技术如基于X线尺的拼接方法、基于外部特征的拼接方法、基于C形臂的无视距长骨缝法等方法，这些方法简单，但不适合DR设备。本研究采用一种基于图像配准技术的新型自动图像拼接方法，用于全脊柱和下肢X线图像的拼接。通过对比分析，表明改良的相位相关算法比以前的方法具有更高的精度和更短的平均拼接时间，该拼接方法完全自动化，无须任何用户输入，还可以解决图像拼接中的图像转换、旋转和小重叠等问题。

文选16

【题目】 在紧急医疗救护情况下使用全身数字X线成像系统的系统评价（Use of a full-body digital X-ray imaging system inacute medical emergencies: a systematic review）

【来源】 Emergency Medicine Journal, 2016, 33（2）: 144-151.

【文摘】 本研究从PubMed、Embase和Cochrane图书馆（截至2014年1月）搜索文献，用于评估全身数字X线成像系统（Lodox）在紧急医疗救护情况下的临床有效性和生物危害安全性。研究回顾分析了256篇文章，169篇文章阅读标题或摘要后，因与本研究不相关被排除，对其余87篇文章和7篇参考文献进行详细的回顾，排除与全身数字X线成像系统无关文献57篇，排除全身数字X线成像系统未用于紧急和创伤患者文献9篇，排除综述5篇，最终入组了23项研究，包括15项临床研究和8例病例报告。所有23项研究报告均在紧急医疗救护情况下使用Lodox全身X线成像系统。对Lodox的图像质量、辐射剂量、诊断的敏感性和特异性、检查时间与传统X线摄影或CT进行对比分析。结果显示Lodox与常规X线的图像质量大体相当，辐射剂量显著降低。在评估与多发性硬化症相关的紧急患者中，Lodox的敏感性（73%）明显高于CT（62%），Lodox的特异性（100%）也稍高于CT（99%），Lodox诊断的敏感性和特异性与常规X线相似，但Lodox对颈椎损伤的敏感性较低（43.0%~57.1%）。Lodox的检查时间为3.5~13.9分钟，常规X线为8.0~25.7分钟。但是，没有证据表明明显缩短复苏时间或在急诊部门逗留的时间。

【评述】 紧急医疗救护是放射科日常的重要内容之一，采用最短的时间、最低的辐射剂量对急救伤病员做出准确的诊断是放射科紧急医疗救护的目标。Lodox能够快速扫描整个身体，提供与常规X线等效的诊断图像，并且与常规X线相比，能减少患者的辐射剂量。Lodox的应用可以优化急救检查的资源配置和流程，有重要的临床意义。

文选 17

【题目】 X 线基于光栅相位对比成像的强度漂移校正（Correcting intensity drift in X-ray grating-based phase contrast imaging）

【来源】 Journal of Instrumentation, 2016, 11 (3): C03055.

【文摘】 本文首先介绍实验设置，然后演示 X 线光子强度漂移影响曲线位移的结果和图像，通过校正方法呈现原始图像的校正图像。该实验装置采用在多维电动光学位移台上的 X 线管、X 线平板检测器和 3 个微结构光栅的实验设备，进行基于光栅的 X 线相位成像的强度漂移校正研究。该超精密压电平移台（Micronix inc., California, America）带有编码器用于控制相位步进扫描精度，X 线管是具有 1.0 mm 焦点尺寸的锥形束源（YXLON international GmbH, Hamburg, Germany），光栅部分由通过 UV 光刻和电镀制造的 3 个线性光栅，分别是源光栅 G0（栅间隔 100 μm，栅高 50 μm，大小为 1 cm×1 cm），分束器光栅 G1（栅间隔 50 μm，栅高 50 μm，大小为 10 cm×10 cm），分析器光栅 G2（栅间隔 100 μm，栅高 50 μm，大小为 10 cm×10 cm）。源光栅 G0 距离 X 线源内的发射点约为 10 mm，分束器光栅 G1 放置在 G0 后面 600 mm 处，分析器光栅 G2 与平板检测器接触，与 G1 之间的距离为 600 mm。探测器大小为 20.48 cm×20.48 cm，像素大小为 0.2 mm×0.2 mm。根据基于不相干几何投影的莫尔计量学原理，原发光子通过光栅后，探测器接收到的图像曲线会产生折射，依据相位步进原理，当原发光子沿光栅间隔排列方向平移时，探测器接受的图像曲线也会相应平移。但分析实验移动曲线，发现 2 个峰值之间的步数等于预设的扫描步长数，但两个峰值的纵坐标值不相等，通常是右侧的峰值大于左侧，表明 X 线强度发生了漂移。X 线源强度随时间呈线性增加。因此，可以使用线性拟合 X 线强度和时间。由于偏移曲线的不等坐标值主要受 X 线源强度漂移的影响，可以采用基于强度漂移来校正背景和样本的移动曲线。本研究提出了一种调整移位曲线的校正方法，即根据光子强度线性增加，将较低峰值提升为与较高峰值相同的值。为验证这种校正方法，研究将 4 个不同的实验样品（直径分别为 5 mm、10 mm 的聚甲基丙烯酸甲酯和聚甲醛棒）置于 X 线管和 G0 之间，得到不加光栅和 3 个不同光栅时步进位移去曲线图，再对不同光栅的步进位移曲线通过上述校正方法与不加光栅的步进曲线图进行比较，校正折射图像与理论计算一致，结果表明，本校正方法可行。

【评述】 X 线相位对比成像技术可以提供弱吸收材料的附加信息。基于光栅的 X 线相位对比成像是 X 线相位对比成像的新突破，可以同时提供吸收材料的衰减、折射和散射信息，在医疗和工业应用有巨大潜力。但在实际实验中，X 线源的光子强度漂移将影响最终图像，特别是折射图像。在相位步进中，光栅沿垂直于光栅线的方向逐步移动，检测器的每个像素的强度与光栅位置振荡，形成移位曲线。理想情况下的振荡可以形成近似正弦的函数曲线，当放置不同的样本时，可以获得不同的正弦移位曲线。通过分析移动曲线（有和没有样本）吸收，可以提取折射和散射信息。但由于 X 线源光子强度漂移，光栅质量和实际实验中的一些其他原因，作者得到的位移曲线不是正弦曲线，因此需要进行优化校正。本研究使用线性插值调整位移曲线的校正方法有效地校正了 X 线强度漂移。

文选 18

【题目】 一个大的中纵隔神经鞘瘤：个案报道和文献综述（A large schwannoma of the middle mediastinum: a case report and review of the literature）

【来源】 Oncology Letters, 2016, 11 (3): 1719-1721.

【文摘】 中纵隔神经鞘瘤是罕见的、典型良性肿瘤。本例为一位 61 岁老年女性，出现持续咳嗽和颜面水肿。术前 X 线胸片、增强计算机体层成像（CT）和三维 CT 扫描显示一个边界清楚的包块，大小为 6.5 cm×6.1 cm×5.0 cm，位于气管前、上腔静脉后，包块紧邻右肺门；因右迷走神经压迫，上腔静脉为扁平状。这个具有包膜的肿瘤在胸腔镜下完全切除，病理学检查诊断为良性神经鞘瘤。呼吸道症状和颜面水肿在术后立即消失，随访 6 个月无复发。本研究记录了 1 例罕见的用视频辅助胸腔镜成功切除中纵隔肿瘤。

【评述】 神经源性肿瘤很少发生于中纵隔，而是后纵隔肿瘤的常见类型。只有 5%～15% 的神经源性肿瘤是癌，而且患者没有明显的症状；但有少部分患者有呼吸困难、胸痛、咳嗽、阻塞性肺炎和肢体麻木等症状。神经源性肿瘤是有典型包膜的，分为神经鞘瘤、神经纤维瘤、神经肉瘤、神经母细胞瘤、交感神经肿瘤、神经节细胞瘤、副神经节细胞瘤及嗜铬细胞瘤。女性的中纵隔肿瘤发生率高于男性，约 50% 的儿童和<10% 的成人中纵隔肿瘤为恶性肿瘤。虽然典型的中纵隔肿瘤起源于脊神经根，也可以起源于任何胸内神经。通过 X 线摄影检查，中纵隔肿瘤显示为边界清楚、很少钙化的病变。结合几种医学成像技术包括 CT、MRI、经皮穿刺活检，有利于对中纵隔肿瘤定性。视频辅助胸腔镜手术可提高手术视野，减少组织损伤和加快患者恢复。起源于迷走神经的中纵隔神经鞘瘤是一种很罕见的病例。本研究中增强 CT 见中纵隔肿块，位于气管前、上腔静脉后，大小为 6.5 cm×6.1 cm×5.0 cm，边界清楚，不均匀强化，迷走神经压迫上腔静脉。用视频辅助胸腔镜手术成功切除这个大的中纵隔肿瘤，后经组织学和免疫组织化学检查，证实为神经鞘瘤。因此选择一种适宜手术方法有利于患者成功康复并减少并发症。

文选 19

【题目】 评估一种新型的基于羟基磷灰石/二氧化锆可渗透的并结合重组人骨形态发生蛋白 2/壳聚糖缓释水凝胶的生物陶瓷仿真椎骨体（Evaluation of a novel HA/ZrO$_2$-based porous bioceramic artificial vertebral body combined with a rhBMP-2/chitosan slow-release hydrogel）

【来源】 PLoS ONE, 2016, 11 (7): e0157698.

【文摘】 一种新型的基于羟基磷灰石/二氧化锆可渗透的生物陶瓷仿真椎骨体，它携带有重组人骨形态发生蛋白 2/壳聚糖缓释水凝胶，准备用于修复小猎犬的脊椎骨缺陷。一种通过离子型交叉连接的壳聚糖水凝胶被用作重组人骨形态发生蛋白 2 的缓释载体。脊椎骨缺陷体，在 A 组植入载有重组人骨形态发生蛋白 2 的仿真椎骨体，在 B 组植入未载有药物的仿真椎骨体，在 C 组植入自身髂骨。装载于壳聚糖水凝胶的重组人骨形态发生蛋白 2 的封装率为（91.88±1.53）%，药物负载为（39.84±2.34）ng/mg。术后第6、12、24周，X线摄影显示A组骨痂随着时间逐渐增加，在术后24周仿真椎骨体已经和宿主骨完全融合。C组明显的骨重塑发生在早期，在术后24周移植骨和宿主骨也已完全融合。B组融合的发生少于A组和C组。术后24周微观计算机体层成像（微CT）显示A组新形成的骨容量显著多于B组（$P<0.05$）。术后24周，手术植入物的极限压缩力，A组为（14.03±1.66）MPa，B组为（8.62±1.24）MPa，C组为（13.78±1.43）MPa，A组和C组均显著高于B组（$P<0.05$）。术后24周硬化组织切片显示A组的仿真椎骨体已和宿主骨紧密融合，仿真椎骨体的毛细孔已被大量几乎成熟的骨充填，新骨构成相似的小梁结构，这和C组的结构相似。相反，B组仿真椎骨体的植入物融合不如A组明显。总之，新型的基于羟基磷灰石/二氧化锆可渗透的生物陶瓷仿真椎骨体，它携带载有重组人骨形态发生蛋白2的壳聚糖缓释水凝胶，可提升骨缺陷的修复，诱导骨组织渗入仿真椎骨体的毛细孔，可以在临床实践中替代髂骨移植作为常规应用。

【评述】 在当今临床实践中，仿真移植骨常用来修复大的骨缺陷。移植成功的关键因素是术后新骨组织渗入移植物的能力，尤其是需要在移植物处形成大量的新骨，并在移植骨与宿主骨组织之间形成紧密的连接，然而现在大多数的骨移植物充当了骨的替代物。大骨缺陷的修复是复杂的，并会增加感染和移植物塌陷的危险，需要更长的融合时间。因此，提高仿真骨移植物的成骨作用与融合率，将会显著提升骨移植手术的成功率。仿真骨材料研究已成为骨组织工程领域的流行趋势。在本研究中，二氧化锆被用作羟基磷灰石的强化物质来制造基于羟基磷灰石/二氧化锆可渗透的生物陶瓷仿真椎骨体。包含仿真椎骨体的羟基磷灰石/二氧化锆具有卓越的骨传导活性、很好的机械性及大量的新骨渗入的毛细孔，有望成为一种理想的骨支架。另外，目前普遍接受重组人骨形态发生蛋白2调解骨的诱导。成熟成骨细胞内几乎所有的骨形态蛋白能刺激碱性磷酸酶，而重组人骨形态发生蛋白2是唯一可诱导所有的成骨细胞，从而区分多能造血干细胞与间充质干细胞。过去十年里，偶尔会提到临床应用重组人骨形态发生蛋白2的不良反应。首先，纯化的重组人骨形态发生蛋白2的半衰期短，移植后容易扩散，接触体液和酶后就会溶解。其次，单一、大剂量重组人骨形态发生蛋白2有许多不良反应，如移植骨附近骨质疏松、术后脊髓水肿及脊髓异位骨化。因此，需要载体来传递重组人骨形态发生蛋白2，并允许其以稳定浓度在局部缓慢释放，来达到治疗效果。壳聚糖常用作缓释载体，因其为无毒、具有生物相容性及可生物降解的自然物质，还有止血与抗癌特性。壳聚糖带正电荷和氨基组，这就允许它与带负电荷的聚合物及大分子蛋白相互作用。因此，它被广泛用于生物制药领域和设计药物缓释系统。在本研究中，壳聚糖水凝胶用作重组人骨形态发生蛋白2的缓释载体，二氧化锆用于加固羟基磷灰石，从而制备一种新型的基于羟基磷灰石/二氧化锆可渗透的生物陶瓷仿真椎骨体。作者检验它是否具有卓越的生物相容性、成骨活动及充足的生物力学强度，来提升修复骨缺陷，并希望建立有关骨缺陷临床治疗的实验基础。首先，前期准备好实验动物（将15只成年小猎犬随机分为A、B、C 3组，每组5只）、试剂（重组人骨形态发生蛋白2壳聚糖水凝胶）和装备。A组植入基于羟基磷灰石/二氧化锆可渗透的生物陶瓷仿真椎骨体，它携带有重组人骨形态发生蛋白2/壳聚糖缓释水凝胶；B组植入无药物装载壳聚糖水凝胶的仿真椎骨体；C组植入自身髂骨。记录这种新型的基于羟基磷灰石/二氧化锆可渗透的生物陶瓷仿真椎骨体的成骨活性，它携带有重组人骨形态发生蛋白2/壳聚糖缓释水凝胶。最终这项研究提供了以下有用信息：①冻干的壳聚糖水凝胶具有三维网状薄膜结构，其毛细孔大小范围在电子显微镜下为50~300 μm。在壳聚糖水凝胶内重组人骨形态发生蛋白2的封装有效率为（91.88±1.53）%，相应的负荷容量为（39.84±2.34）ng/mg。②重组人骨形态发生蛋白2在不同的时期释放量不同，在前3天暴发释放，第3~12天较慢释放，第12~15天稳定释放。③新型的基于羟基磷灰石/二氧化锆可渗透的生物陶瓷仿真椎骨体通过准备（包括泡沫浸渍、梯度复合、高温烧结、三维相互连接的细孔和72.99%~77.48%的孔隙率），已证明具有很好的生物相容性和足够的断裂韧性强度。④新型的仿真椎骨体携带装载于壳聚糖水凝胶的重组人骨形态发生蛋白2，可诱导骨组织渗入毛细孔和提升骨缺陷的修复，这提供了一种安全健康的系统，用于设计、合成骨移植替代物和组织工程支架。

文选20

【题目】 比较迭代重建超低剂量CT与低剂量CT发现与测量肺结节大小（Detection and size measurements of pulmonary nodules in ultra-low-dose CT with iterative reconstruction compared to low dose CT）

【来源】 European Journal of Radiology，2016，85（3）：564-570.

【文摘】 本研究评估用迭代重建超低剂量计算机体层成像（CT）来发现与测量肺结节的准确性。84例因肺癌筛查接受低剂量CT（low dose CT，LDCT）与超低剂量CT检查，平均年龄（54.5±10.8）岁。CT检查操作基于减弱的管电流调节。参考管电压与管电流在LDCT设置为120 kV、25 mA，在超低剂量CT为80 kV、4 mA。CT图像在LDCT用滤波反投影重建，在超低剂量CT数据集用滤波反投影与迭代重建。两位放射科医师一致同意建立LDCT的参考标准。在用滤波反投影的LDCT和用滤波反投影和迭代重建的超低剂量CT中测量实性结节的体积与直径。观察者间与扫描内变量用Bland-Altman方法分析和比较。共127个结节被证实，包括105个实性结节、15个部分实性结节、7个磨玻璃样结节。在超低剂量CT扫描中，有效辐射剂量为（0.13±0.11）mSv。用滤波反投影2位观察者分别发现113（88.9%）和110（86.6%）个真阳性结节，用迭代重建分别发现117（92.1%）和118（92.9%）个结节。105个实性结节的体积和大小被测量，其平均体积和直径为（46.5±46.6）mm^3、（5.1±1.6）mm。在超低剂量CT与LDCT方案间，对实性结节的体积和直径测量无显著差异。

【评述】 肺癌是一种世界范围内常见的致死性疾病，它通常在相对晚期被发现。手术切除早期肺癌可提供潜在治愈的处理及最好的生存机会，因此早期发现很重要。国家肺筛查实验显示，用低剂量CT筛查可减少约20%肺癌致死的相关风险。低剂量CT会意外发现许多肺结节，其中大多数是良性的。最大的挑战是从大量的良性结节中鉴别出很少的恶性结节。结节的尺寸愈大、恶性风险愈高，恶性结节体积翻倍的时间可从30天到400天，因此发现和测量的准确性尤为重要。在评估结节大小与直径增长中，体积已被显示有更好的准确性与可重复性。对不确定的结节采用重复CT随访，来排除或确认结节的生长；然而对基本健康筛查采用重复CT检查将会导致辐射剂量累积。为了使辐射剂量控制在合理和可接受范围内，并保证足够的图像质量满足CT诊断，几种减少剂量的策略已应用于扫描，包括管电流调节、管电压最优化、噪声减少滤过等。同时对结节大小的测量也受几种因素影响，如扫描方案、重建算法、结节衰减及结节分割软件。之前大部分是在体外进行尺寸测量的准确性和重复性研究，或在正常剂量CT与低剂量CT间比较。而到目前为止，没有文献报道在活体内用超低剂量CT（非常接近于传统胸部X线摄影的剂量）发现和测量肺结节。因此，并不清楚用迭代重建超低剂量CT来进行体内肺结节测量是否可行。本研究探讨配备第二代迭代重建算法和高分辨率环形探测器的超低剂量CT发现肺结节的敏感性与半自动测量的准确性。采用128排双源CT，机架旋转时间0.28秒，螺距1.5，Z轴飞焦点探测器宽度2.0 mm×128.0 mm×0.6 mm，重建层厚1.5 mm。超低剂量CT的剂量减少90%，而发现结节的敏感性仅减少7%，其平均有效剂量为0.13 mSv，与X线胸片的有效剂量很相似。作者观察到用滤波反投影重建的图像噪声显著高于迭代重建的，因此低噪声的迭代重建图像有助于提高病变的可视性。结果显示，用超低剂量CT测量实性结节的体积与直径是可靠的；并首次揭示在人类用低到0.13 mSv的有效剂量值，对肺结节大小测量的可行性。本研究的潜在争议有两个，一是没有人工修正的半自动测量的精准性，另一个是没有评估观察者间变量。总之，辅以迭代重建和高分辨率环形探测器的超低剂量CT发现和测量肺结节的辐射剂量可低于X线胸片，其发现肺结节的敏感性和测量实性结节的准确性可媲美低剂量CT。

文选21

【题目】 设计、优化和评估一种用于低剂量数字X线摄影的智能像素传感阵列（Design, optimization and evaluation of a "smart" pixel sensor array for low-dose digital radiography）

【来源】 Physics of Medical Imaging，2016：978362.

【文摘】 非晶硅薄膜晶体管已被广泛用于制造数字X线摄影的平板探测器。随着低剂量X线成像需求的增长，一种具有高信噪比（SNR）的像素结构探测器出现了。"智能"像素，有意使用一种双面感光的非晶硅薄膜晶体管来传感、储存与转换。在这种像素内，它有别于传统的被动像素传感与主动像素传感，而是将上述3种功能整合为一种设备，从而代替3个独立的单元。因此，它希望有高的充填性与高空间分辨率。另外，它利用双面感光的非晶硅薄膜晶体管的放大作用来形成一种单晶体管主动像素传感，这将产生潜在的高信噪比。这篇文章描述了用于低剂量数字X线摄影的智能像素传感阵列的设计、优化与评估。本文从闪烁计数器到薄膜晶体管水平设计和优化智能像素，并通过光电刺激和1个4×4传感阵列实验来验证它。

【评述】 非晶硅平板X线探测器已应用于数字X线摄影数十年。与传统模拟胶片X线成像系统相比，其形成一幅图像的剂量显著减少。作为一个基本构造单元，像素对取得高信噪比至关重要。最先进的像素结构包含1个闪烁计数器（转换高能X线为可见光）、1个非晶硅光电二极管（将可见光转换为电子空穴对）、1个非晶硅薄膜晶体管（作为开关）。这种像素结构已成为今天平板X线成像系统的金标准。然而，它有某些局限性，如充填性低和处理复杂性高。作者在2014年首先提出了低剂量X线成像的智能像素概念。具体的理论研究和实验证明已发表。本研究是为了进一步发展用于低剂量数字X线摄影的智能像素传感阵列，并从以下3方面进行阐述：像素设计（包括空间分辨率、X线作用、闪烁计数器与光输出、光学模型及设计）；像素制造和特性描述；阵列检验及图像捕获（包括阵列制造和检验设置、图像捕获）。最终设计和优化了智能像素传感阵列，且模拟和初始实验结果显示，其适用于低剂量数字X线摄影。

文选 22

【题目】 数字X线摄影系统用于货物检查的当前情况和发展趋势（State of the art and development trends of the digital radiography systems for cargo inspection）

【来源】 Journal of Physics：Conference Series，2016，（671）：012059.

【文摘】 恐怖主义事件发生率、非法药品交易及通过各种形式运输的爆炸物增加，导致对检查用数字X线摄影系统的技术参数要求增加，需要新型的技术方案可实时确保乘客和货物的安全。这种检查分析方法要求创造新型的、现代化的、数字X线摄影的即时整体操作系统、主要部件和特殊原理。这些主要部件和原理包括X线记录系统源，放射性测量信息和算法的转化，执行这些算法来处理、可视化和解释检查结果的软件。X线单元的新进展和使用电子感应加速器检查由不同材料构成的大、小物件得到了特别关注。最有效的X线探测器基于各种闪烁计数器的线性与放射性测量的探测器矩阵。在检查物体、鉴别材质的算法中，最有希望的方法是双源法。本文描述了数字X线摄影的各种模型，并应用在俄罗斯和海外来检查行李、容器、车辆和大货车。

【评述】 21世纪社会的主要危险之一就是恐怖主义。在交通领域发生层出不穷的恐怖行为，导致使用数字X线摄影系统来进行货物检查就显得十分重要。检查用数字X线摄影系统的进展主要有增强X线源和探测器、加强算法和软件来处理数据。分步扫描（对所有目标的主要扫描和对选择的可疑区域进行重复扫描）可显著提高检查性能。为了提高数字X线摄影系统的检查效率，建议使用多角度射线（多视野），并同时使用几种辐射源和探测器阵列。为了提高未授权物品检查的可靠性，有必要进一步改进方法来提高数字X线摄影系统的空间分辨率和材质鉴别方法（双源法）。

文选 23

【题目】 一种新型的基于自由形态变化和三维编织管状复合物的几何建模方法（A new geometric modelling approach for 3D braided tubular composites base on free form deformation）

【来源】 Composite Structures，2016，136：75-85.

【文摘】 三维编织管状粗成品的微观几何结构比矩形物品复杂得多，特别是纱线与纱线之间的交界面。这种纱线界面很难进行理论分析，如果模型里界面的两边没有完美地适合，最终结果将会包含重叠的纱线，它不利于有限元计算。本文聚焦于三维4个方向编织的管状复合物，并提出一种基于自由形态变化理论的建模方法。首先，分析平面及空间的纱线路径，并推断出从矩形单元晶格到管状亚单元晶格的3个几何图形方程式。这种建模方法被发展来建立亚单位晶格模型。最终，通过微计算机体层成像扫描圆形编织粗成品的干样本来比较这种建立的模型。这种模型不仅解决了纱线重叠的难题，而且准确描述了粗成品的关键特性。

【评述】 三维编织复合物受到广泛关注，因其杰出表现如高横向强度、高剪切刚度、低分层趋势及高损伤宽容度。这些好的机械特性使这种编织复合物的应用显著增加。在多种工业特别是在航空航天、飞机制造、汽车、航海及国内建筑业，可发现其根据各种不同的纤维架构用于制造结构部件。编织复合物的机械特性很大程度依赖于粗成品的微观几何结构，如倾斜长度、编织角度及纤维容积分数。因此，一种用于预测三维编织复合物的合理模型应该考虑上述参数。在过去20年里，用于机械性分析的几何模型持续发展，它们主要包括两类。一类将复合物看作是均匀的各向异性元素的集合物，如组织构造几何模型。这些模型能准确预测材料的弹性表现。有学者首先建立三维编织复合物的单元晶格，并提出纱线方向角度概念。另有学者提出的"纤维倾斜模型"和"三细胞模型"也属于这类理论分析。另一类模型将复合物纤维和周围的基质看作不同的实体，如用于有限元方法的单细胞模型。这些模型处理更为复杂的难题，它会考虑纱线间的界面和相互作用。还有学者发展了虚拟纺织复合物 WiseTex 软件，该软件整合了用于机械性分析的单元晶格模型技术和仿真树脂流动。纱线横截面形状被假定为椭圆形及晶状体等。这种软件包含卓越的功能，从内消旋几何模型到最终数字计算。有学者通过从内部结构剥落编织纱线来探查三维编织粗成品的微观结构，发现纱线在牵引下开始堵塞。另一些学者提出几个用于三维编织复合物的机械性分析技术。在这些技术里，考虑纱线被挤压，纱线束横截面被认作六角形。有学者用八角形纱线束横截面制造了一种模型，目的在于三维编织复合物的逐渐损伤分析。有学者建立了一种用于三维全部5方向编织复合物的新型微观结构模型，并比较了三维全部5方向与三维4方向复合物间的机械性。应当注意上述提到的研究主要聚焦于矩形横截面。然而对于三维编织复合物，至今还没有发展出一种用于有限元分析的有效方法，它可以分析复合物的结构和机械特性。现在关于管状模型的研究主要有两种方法：直接法与间接法。间接法用管状与矩形粗成品间的联系，间接建立管状模型。直接法通过仿真或近似几何方法来建立管状结构模型。本文致力于建立一种用于三维编织4方向管状复合物的几何建模方法。假定矩形和管状亚单元晶格的拓扑性特点，得出矩形模型和管状模型的几何图形联系，并建立模型方法。接着基于自由形态变化，建立管状亚单元晶格模型和组织结构几何模型。同时为了证实这种方法的准确性，微观CT技术被用于观察三维4方向编织管状粗成品的微观结构，并用建立的模型比较上述结果。本文概括了用于三维4步编织管状复合物的几何建模方法的发展和有效性。通过使用现在的建模方法，可建立用于三维编织管状复合物的组织结构几何模型和单元晶格模型。也进行了CT扫描实验来检测这种方法的准确性，并详细探讨三维编织管状粗成品的微观几何。这种模型方法应用于建立组织机构几何模型和亚单元晶格模型，它可以提高在有限元模型分析中的建模准确性，也可被用于预测编织参数，这对进展设计是有意义的：①用这种方法建立的组织结构几何模型，并没有局限在直纱线假定，纱线路径由几何图关系决定。②用这种方法建立的亚单元晶格避免了纱线重叠难题。这是因为界面的两边被用相同的几何关系绘图了。③微观CT扫描结果显示，在三维编织管状复合物内，纱线的横截面面积是恒定的，每层的倾斜长度也是相同的。这种交织的角度和编织角度随着圆心半径的增加而增加，间距随着径向位置的增加而减少。但CT扫描结果显示为离散数据，特别是编织角度。这可能是由数据处理的精准性低及编织过程的不稳定性造成。④模仿和CT扫描结果显示好的一致性。尤其是对间距，模仿结果匹配随着圆心半径增加而下降的趋势。对于编织角度，存在着最小值。为了进一步验证这种建图关系的可行性，需要增加CT扫描实验。应用这种建模来进行有限元计算，需要进一步研究。

文选 24

【题目】 采用粒子群优化算法检测龋的损伤和修复（Detection of carious lesions and restorations using particle swarm optimization algorithm）

【来源】 International Journal of Dentistry，2016，2016（10）：3264545.

【文摘】 目前还没有一种智能的检测牙疾病的方法应用于临床，牙医仅凭影像和经验就判断病变的位置。如采用新技术，科学家们将实现智能诊断牙的病变和修复。本文采用公式修正后的粒子群优化算法智能检测龋的损伤和修复，此算法已应用于2D影像，若扩展这种算法将可应用于所有2D影像和3D影像。近年来，很多程序采用高效率优化算法无须人工干预即可智能处理影像，特别在检测龋的损伤和修复方面效果明显，作者将牙DR影像应用粒子群优化算法检测龋的损伤和修复，结果表明，使用该算法处理DR影像检测龋的损伤和修复具有良好的收敛性。事实上，这种方法的容错率为8%，所以它可以实现检测龋的损伤和修复，如果再调整一些参数，容错率有可能低于0.5%。

【评述】 20世纪70~80年代，计算机辅助诊断逐渐开始应用于医疗行业，而牙的病变和修复检测需要高效率、高检测率的系统辅助，本文采用公式修正后的粒子群优化算法智能检测龋的损伤和修复具有良好的收敛性，相对于医师明显提高了诊断准确性，容错率从25%降低至8%，如再进一步调整一些参数，容错率有可能低于0.5%。目前该算法已应用于2D影像牙科数字X线影像，未来可应用于所有2D影像和3D影像，具有良好的发展前景。

文选 25

【题目】 一种新的两步法取出迁移至心脏或肺动脉的经外周静脉穿刺中心静脉置管的导管断端（A novel two-step technique for retrieving fractured peripherally inserted central catheter segments migrating into the heart or the pulmonary artery）

【来源】 Biomed Research International，2016，2016：7814529.

【文摘】 报告取出迁移至心脏或肺动脉的经外周静脉穿刺中心静脉置管（PICC）的导管断端的经验。从2013年4月至2015年7月，5例经PICC化疗导管断端迁移至心脏或肺动脉的癌症患者，采用DR胸片诊断PICC的导管断裂。这5例患者包括3例乳腺癌、1例直肠癌，1例下肢尤因肉瘤，断端残留于血管1~3天，所有的断端都在DSA下采用新的两步法取出。首先将猪尾导管插入心脏或肺动脉，抓住导管残端，送至下腔静脉下段；再通过下腔静脉滤网收集系统取出断端。5例患者的所有断端都从单侧或双侧股静脉取出，介入过程中未发生并发症。介入取出PICC的导管断端是一种安全、方便、微创的方法，该方法不仅适用于PICC的导管断端，也可应用于其他迁移至心脏或肺动脉的导管断端。

【评述】 PICC应用广泛，其导管断裂应及时取出防止进一步的并发症，但迁移至心脏或肺动脉的PICC的导管断端取出困难。作者采用两步法，首先将猪尾导管插入心脏或肺动脉，抓住导管残端，送至下腔静脉下段，然后通过下腔静脉滤网收集系统取出断端，经 DR 胸片术前、术后对比，5 例经 PICC 化疗导管断端迁移至心脏或肺动脉的癌症患者，其中 4 例成功经右侧股静脉取出，1 例成功从双侧股静脉取出断端，且介入过程未发生并发症。这种方法成功率高，但有一个缺点，在操作过程中断端易掉，如果断端从下腔静脉回到心脏，就不得不用另外一侧股动脉插管重新操作。两步法操作简单易行，是血管内异物取出方法的一个有效补充。

文选 26

【题目】 基于非下采样轮廓小波变换的多管电压 DR 影像融合（Fusion of multi-voltage digital radiography images based on nonsubsampled contourlet transform transform）

【来源】 Journal of X-ray Science and Technology，2016，24（1）：67-77.

【文摘】 在工业领域为了增加复合组件的单次数字 X 线摄影（DR）图像信息，首先采集层厚不同区域多管电压 DR 影像，然后采用非下采样轮廓小波变换处理原始 DR 影像，低频子带通过主成分分析融合，修正后的中心能量区域用于高频子带的融合。虚假的边缘被提取，同时虚假边界的高频子带系数的值设置为一个较小的值，减少融合图像虚假边界，最后采用非下采样轮廓小波逆变换输出图像。实验结果显示，融合图像具有更多的细节信息，复合组件的边缘显示更加清晰，因此融合图像可快速和准确地判断组件质量。

【评述】 工业重要组件的质量检测主要靠 X 线探测，但有些组件外观和结构非常复杂而且厚度不一，所以单能或双能 DR 影像就会出现有些区域过度曝光，有些区域曝光不足，影响结构边界的显示。非下采样轮廓小波变换是一种灵活、适用多种分辨力、平移不变性的算法，所有子带影像与原始影像大小一致，所以多管电压 DR 影像应用此变换可轻易消除虚假边界。作者首先采集层厚不同区域多管电压 DR 影像，然后采用非下采样轮廓小波变换处理原始 DR 影像，低频子带通过主成分分析融合，修正后的中心能量区域用于高频子带的融合。虚假的边缘被提取，同时虚假边界的高频子带系数的值设置为一个较小的值，减少融合图像虚假边界，最后采用非下采样轮廓小波逆变换输出图像。实验结果显示，融合图像具有更多的细节信息，复合组件的边缘显示更加清晰，因此融合图像可快速和准确地判断组件质量。

文选 27

【题目】 基于最小 L_0 总变分的中子数字影像增强技术（Digital neutron image enhancement based on total variation-based L_0 minimization）

【来源】 Nuclear Inst & Methods in Physics Research A，2016，806：154-158.

【文摘】 中子数字成像技术采样时由于其光子有限，穿透率高，吸收少，不可避免导致对比度较差。本文介绍了一种新的结合最小 L_0 和总变分（TV）的数学模型，该模型应用基本层动态范围修改和细节层的细节放大来增加图像对比。实验在几个真正的中子图像上验证了该方法的有效性。

【评述】 中子数字成像技术利用中子束对物体进行扫描获取数字影像，近年来中子影像设备不断发展，提高了图像质量，但高能粒子反应使中子数字成像分辨力落后于其他诸如X线等成像技术。本文介绍了一种新的结合最小L_0和总变分的数学模型，该模型应用基本层动态范围修改和细节层的细节放大来增加图像对比。实验在几个真正的中子图像上验证了该方法的有效性，但这种方法未考虑噪声的影响。

文选 28

【题目】 一种用于形态学研究的多功能对比染料（A multifunctional contrast dye for morphological research）

【来源】 Microscopy Research and Technique，2016，79（2）：111-121.

【文摘】 设计和验证一种多功能对比剂，用于数字X线摄影（DR）或计算机体层成像（CT）、磁共振成像（MRI）和动物体外实验部分的彩色染色实验。将亲脂性染料Oil Red O溶解在碘化罂粟籽油（Lipiodol，LPD）中，然后进行物理化学表征，制备定制的对比染料即红色碘化油（RIO）。为了探索和验证RIO的实用性，将正常大鼠（$n=10$）和心肌梗死（mgocardial infarction，MI）的兔（$n=10$）进行安乐死，通过导管插入RIO灌注戊巴比妥。将大鼠和兔子的尸体和（或）切除器官包括心、肝、脾、肾及胰腺在临床乳腺X线照相机、CT和MRI上扫描成像。使用Wilcoxon Rank检验对这些图像进行定性研究和定量分析，$P<0.05$被认为在统计学上有显著性差异。成像结果通过组织形态学证实。结果，使用RIO成功实施了所有实验程序。RIO的T_1和T_2弛豫时间分别为（234.2±2.6）毫秒和（141.9±3.0）毫秒，接近于天然LPD。质子（^{1}H）NMR光谱显示RIO和天然LPD之间的谱几乎相同。将RIO与DR、MRI、CT和组织学结合实现了器官的微血管造影术、大鼠胰腺的3D可视化、MI的活体内定量分析和冠状动脉闭塞后兔死亡的原因确定。通过冷冻和石蜡切片，RIO以红色液滴和液泡出现在血管中。图像分析显示DR图像的优越性，它为所有分析的肝血管片段提供了更好的总体图像质量（4.35±0.49）。MRI图像显示整体图像质量评级为中等到良好（3.45±60.52）。比较不同MRI序列的血管和肝信号强度，所有P均<0.01。结论为，RIO是一种多功能对比染料，可用作组织血管或血液灌注的成像生物标志物，用于器官解剖学的可视化和体内动物实验的离体验证。

【评述】 通过溶解唇色无色染料Oil-Red-O将其重新配制成RIO后，LPD的物理化学性质（如MR T_1、T_2弛豫时间及MRS曲线）几乎不变。这种无色的碘化油一旦注入身体空间就突然变成明亮的红色，有助于勾勒模糊的结构如大鼠的胰腺和区分健康和缺血性心肌。通过组织形态学研究没有观察到LDP对组织结构的不利影响。除了不透射线的性质外，LPD和（或）RIO中的富集质子可以进一步开发为MRI标记，分别使用非脂肪饱和度和脂肪饱和度序列在图像上产生明暗的信号。从其他研究小组来看，LPD还从未被重新制成红色对比染料用于实验目的。本研究进一步证实，RIO不仅作为原始的X线对比剂起作用，而且还作为虚拟MRI对比剂促进脉管系统的可视化。与通常MRI对比剂强电磁场干扰质子弛豫不同，RIO简单地通过其在T_1和T_2加权像上产生明亮信号的高脂质含量来发挥其对比度特性。这样的超信号强度可以通过应用脂肪饱和MRI序列"关闭"。其他液体如水和生理盐水也可在T_2和T_1加权MRI上产生正负反差。但是，与脂质RIO不同，因为它们的亲水性和对血管外和（或）细胞外空间的渗透性，它们不能被限制在诸如血管的空腔中。因此，亲脂性似乎有利于 RIO。显微镜观察到冷冻切片上显示为限制性红色物质的 RIO，亲脂性染料 Oil-Red-O 似乎没有从生物组织中的 LPD 浸出，这使得 RIO 成为稳定的光学标记。临床上，在癌症患者中使用 LPD 用于经导管动脉化学栓塞（transcatheter arterial chemoembolization，TACE）的益处被广泛认可，并且过去 30 年中在这一领域持续不断地开展了极多的临床前和临床研究。其作为肿瘤探查、药物递送、栓塞和 X 线非透明剂的独特组合性质，使它仍然在世界范围内用于化疗栓塞手术。其临床适应证远远不止于肝恶性肿瘤。可以通过 X 线和 MRI 技术可视化的 LPD 增加了治疗程序的安全性和功效。更确切地说，X 线可见性为干预者提供了监测血液流量的 LPD 的机会，提供即时反馈，有助于最小化非靶向递送。总之，作者开发和测试了一种多功能对比染料 RIO，可作为组织血管和血液灌注的有效的成像生物标志物。

文选 29

【题目】 基于同步辐射的骨质疏松模型的有限元分析（Finite element analysis of osteoporosis models based on synchrotron radiation）

【来源】 Journal of Instrumentation，2016，11（4）：C04002.

【文摘】 随着社会老龄化的压力越来越大，中国必须面对骨质疏松症患者和全球人口的不断增长。近来具有高分辨率和高稳定性优点的同步辐射已成为生物医学探索的重要工具。为了研究原发性骨质疏松症不同阶段特征的变化，本研究集中在基于同步加速器辐射的大鼠骨质疏松症的不同时期。然后根据重建的三维模型进行骨组织形态学分析和有限元分析。最后对不同时期骨组织的变化进行定量比较。组织形态学测定分析显示，随着骨量的减少，骨质疏松症小梁的结构降低。对于股骨，骨量分数（骨量/总体积，BV/TV）从 69% 下降到 43%。这导致小梁分离厚度的增加和小梁数量的减少。用有限元分析（finite element analysis，FEA）模拟各种机械试验表明，随着骨质疏松症的恶化，骨骼抗压缩、弯曲和扭转能力逐渐降低。股骨的压缩特性从 1770.96 Fμm^{-1} 下降到 697.41 Fμm^{-1}，弯曲和扭转特性分别以 1390.80 Fμm^{-1} 降至 566.11 Fμm^{-1}，从 2957.28 Nm/° 降至 691.31 Nm/°，表明骨强度下降，并与组织形态计量分析相匹配。本研究表明，FEA 和同步加速辐射是结合组织形态计量分析骨密度的优良方法。

【评述】 骨质疏松症被称为临床慢性骨病，已经使越来越多的人，特别是老年人的日常生活受到威胁。骨质疏松是针对骨质量的损失和骨骼结构的微型骨折而定义的。因此，骨的孔结构逐渐变大，导致大规模的中空松散现象，骨质强度受损。骨密度由骨矿物质密度和骨质量决定。在现阶段，研究机构将骨组织的矿物质含量定义为骨密度（bone mineral density，BMD）。BMD 描述了骨量的合成和损失。另一方面，骨质量通常表示骨组织的代谢、结构和钙化。一般来说，BMD 只能表达 70% 的骨强度。在临床检测中，BMD 自然成为诊断骨质疏松症的金标准，虽然仍然有很大的提高准确性的空间。骨质疏松症是骨发育代谢的广泛骨骼疾病。因此，骨质疏松症可分为原发性骨质疏松症和继发性骨质疏松症两种。近 30 年来，随着老年人口的增长，亚洲骨质疏松性骨折的上升趋势明显。髋部骨折的发生率上升了约 3 倍。60 岁以上的人口占世界总数的

1/5 以上，而骨质疏松症的总体发生率为 16.1%，远高于世界平均水平。传统的骨质疏松诊断成像方法一般分为单光子吸收光度计、双光子吸收光谱仪、定量 CT、定量超声系统和双能 X 线吸收光度法 5 种。同步辐射具有独特的高空间和时间分辨率，因此成为考古学、地球科学、材料科学、生物医学领域的有价值的方法。与常规计算机体层成像相似，同步辐射计算机体层成像能区分不同材料的不同吸收系数。骨吸收系数与空气或软组织的吸收系数明显不同。因此，同步辐射计算机体层成像已被用于骨质疏松症研究。为了获得更多的骨质疏松细节，本研究应用更先进的光源如同步辐射，和多种分析方法如 FEA 联合组织形态计量分析，获得最佳结果。FEA 验证了形态学参数变化将导致的结果。随着骨质疏松的恶化，小梁宽度几乎没有变化，整体骨质量损失扩大了小梁间隙的体积，结果骨小梁数量减少，骨质结构退化，直接削弱了骨骼的力量。通过形态学分析，可以直观地描述恶化过程，可以定量分析骨微结构的变化。FEA 的结果与形态学分析达成了良好的一致。在这项研究中，同步辐射被应用于高分辨率成像。然而，由于高分辨率导致更高的精度，成功率较低，因此，必须选择准确性或成功率。解决方案为更好的配置计算机和并行计算。在这种情况下，较大规模的模型将更好地预测整个零件的实际范米塞斯应力分布。目前这项研究的目的是研究骨质疏松症的过程和机制。将来会考虑康复过程。骨质疏松症的主要治疗方法分为运动和药物治疗两种。对于药物治疗，肯定含有注射剂如激素或其他药物。本研究使用的分析方法将用于定量分析康复评估。

文选 30

【题目】 硬化蛋白是咬合功能减退中牙槽骨丢失的关键因素（Sclerostin is essential for alveolar bone loss in occlusal hypofunction）

【来源】 Experimental and Therapeutic Medicine，2016，11（5）：1812-1818.

【文摘】 由咬合功能不全引起的骨质缺失是严重的健康问题。这对于老年人常见的牙损失尤其如此。然而，骨丢失的细胞和分子机制尚未完全阐明。据报道，硬化蛋白和 Wnt/β- 连环蛋白信号传导在调节骨重塑中起重要作用。因此，本研究旨在调查硬化蛋白和 Wnt/β- 连环蛋白信号传导在咬合功能不全诱导的牙槽骨重建中的价值。选取 14 只雄性 Sprague-Dawley 大鼠的单侧上颌磨牙建立咬合功能减退模型。将每只大鼠的非提取侧作为对照组进行处理，与提取侧进行比较。拔牙后 8 周处死大鼠，收集牙槽骨标本进行 X 线放射治疗，微计算机体层成像、组织学和免疫组织化学检查。在咬合功能减退侧观察到骨丢失和结构恶化，与对照侧相比，骨质疏松密度明显降低，骨量与总体积的比值显著降低（$P<0.001$）。另外，与使用酒石酸盐酸性磷酸酶染色的情况相比，功能低下的破骨细胞数显著高于对照侧（$P<0.001$）。此外，与对照侧相比，核因子 -κB 配体的硬化蛋白和受体激活药的蛋白表达水平升高，而 Wnt/β- 连环蛋白的蛋白表达水平则出现功能下降。结论：本研究的结果表明，咬合功能低下诱导的骨丢失可能与硬化蛋白的上调表达有关，这反过来可能抑制 Wnt/β- 连环蛋白信号通路的活性。

【评述】 牙损失是一个普遍和严重的健康问题，特别是对于老年人。虽然工业化国家大众的牙损失发生率有所下降，但世界卫生组织在 20 世纪 80 年代所建立的目标，即保留 20 颗牙，尚未得到广泛应用。机械应力在骨重塑中起着至关重要的作用，由于机械应力降低可能导致骨丢失，这被定义为消瘦性骨质疏松症。由于牙脱落引起的咬合功能减退对下颌骨稳态有负面影响。咀嚼期间牙损失可能导致拮抗牙和下面的牙槽骨的咬合力降低。功能不全性闭塞可能诱发活动性牙槽骨丢失，减少骨量和体积。此外，在某些病理状况下，如雌激素缺乏，已经显示功能性闭塞减慢了骨丢失的速度，而咬合功能减退则加速了骨丢失。然而骨丢失的细胞和分子机制尚未完全阐明。Wnt/β-连环蛋白信号通路通过调节成骨细胞分化和功能在骨重塑中起重要作用。骨骼中最丰富的骨细胞在转导机械应激中具有主导作用。骨细胞表达硬化蛋白，尤其是 SOST 基因编码的可溶性蛋白质，其通过骨细胞小管的厚网络扩散到达骨表面。以前的研究已经表明，通常通过结合 LRP5/6 受体来抑制骨形成拮抗 Wnt/β-连环蛋白信号通路的硬化蛋白在机械应力下分泌较少，从而在这种情况下导致骨产生增加。此外，硬化蛋白能够通过核因子-κB 配体（RANKL）依赖途径的受体激活药促进破骨细胞发生和破骨细胞吸收活性。在尾悬液卸载诱导的骨质疏松症模型中，在股骨中检测到与硬化症上调相关的 Wnt/β-连环蛋白信号降低。牙槽骨高度适应牙齿和咬合力的发展，与肢体长骨相比具有独特性。咬合后，牙周牙根-牙槽骨复合体的组成以协同的方式进行。牙槽骨对机械刺激的反应可能受牙周膜多个成分的影响。据报道，咬合功能减退是颌骨研究的一种有用的卸载模型，因为它与需要修复牙根治疗的患者的牙脱落相关。然而，迄今为止还没有研究硬化蛋白在咬合功能低下的表达水平。因此，本研究旨在研究硬化蛋白和 Wnt/β-连环蛋白信号在调节由咬合功能不全引起的牙槽骨丢失中的作用。已证明牙损失会造成严重损伤并可能损害患者口腔健康相关的生活质量。牙清除可能导致牙槽骨吸收并促进上覆软组织的结构和组成变化。另外，已报道牙损失减少了拮抗性牙的功能阻塞，这可能导致牙挤压和消除牙槽骨骨质疏松。因此，考虑到假体康复期间的潜在并发症，在综合性修复前治疗之前，硬组织和软组织变化程度评估至关重要。在假体修复不立即应用的情况下，这些变化可能恶化并且对口腔健康产生不利影响。相反，骨头如果应用假体以平衡牙槽骨上的咬合负荷，吸收可以减少到某种程度。另外，修复牙根治疗的功能和美容效果取决于牙槽骨的数量和质量。因此，当牙脱落发生时，重要的是及时接受假体修复。骨重塑过程由骨形成和骨吸收组成。骨骼细胞在骨骼重建过程中起核心作用，通过感应和传递外部机械载荷信息到效应细胞，并且作为调节成骨细胞和破骨细胞活动的协调者。已经发现许多细胞信号传导分子在机械应激反应中调节成骨细胞，包括三磷腺苷、一氧化氮、前列腺素 E2 和钙通道。以前的研究表明，负荷降低了骨细胞分泌软骨素，这降低了能够结合 LRP5/6 以拮抗 Wnt 信号通路的软骨素的量。此外，硬化蛋白在骨细胞中的下调已被证明是对机械负荷的成骨反应的强制性步骤。在卸载模型中，如尾悬液、软骨素表达水平升高，从而抑制 Wnt 信号通路，诱导细胞凋亡，抑制骨架爆发活性和降低骨量。因此，目前关于抗骨质疏松症治疗骨质疏松疾病的策略作为一种潜在的治疗方法已经被大量研究。在本研究中，在咬合功能低下检测到明显的骨丢失和建筑鉴定。以前的研究报道，尾悬液卸载导致硬化蛋白的上调，这在本研究中在咬合功能低下的环境中同样观察到，因为咬合功能减退也是一种卸载环境。在从大鼠中提取上颌磨牙时，咬合力的减小暴露下颌骨卸载。RANKL 和骨保护蛋白（OPG）分别被认为是破骨细胞发生的阳性和阴性对照。在本研究中，RANKL 的蛋白表达水平在功能低下的骨细胞中显著增加。这与 Nakashima 等的研究一致，这表明骨细胞是破骨细胞发生所需 RANKL 的关键体内源。相反与对照侧相比，功能低下的 OPG 的蛋白表达水平没有显著差异。假设本研究中在功能低下的 OPG 的更强染色的发现可能是由于负反馈机制的目的在于控制 RANKL 引起的破骨细胞发生过程。这些发现可能表明它促进了骨吸收。另外，在咬合功能低下的环境中观察到 Wnt/β-连环蛋白降低，硬化蛋白表达水平升高。由于硬化蛋白是 Wnt/β-连环蛋白信号通路的拮抗药，所以咬合功能低下的硬化蛋白上调可能抑制 Wnt/β-连环蛋白的信号传导活性，从而减少骨形成，增强骨吸收，最终导致骨质流失。已有充分证据证明咬合功能减退与骨丢失的关联。本研究表明，硬骨素介导的 Wnt/β-连环蛋白信号传导抑制可能在该过程中起关键作用，并提供了一种潜在的分子解释。硬骨细胞介导的 Wnt/β-连环蛋白信号传导在卸载（尾悬浮）诱导的骨反应调节中的作用之前已经在长骨中描述。然而，咬合卸载与尾悬挂卸载不同。通常，机械刺激分布在牙、牙周韧带和整个牙槽骨中。因此，正常咬合功能的丧失不仅导致骨质流失，而且导致牙周韧带的萎缩性变化，这也可能在由牙周韧带成纤维细胞反应机械应力引起的牙槽骨丢失和重构中起重要作用。因此，颌骨卸载实验需要咬合功能减退模型。未来的研究需要调查 Wnt/β-连环蛋白及许多其他信号通路在咬合功能低下状态及其潜在机制中的作用。骨质疏松症正在成为骨病治疗中有希望的治疗目标。各种动物研究表明，硬化蛋白抗体可有效预防卸载诱发的骨质疏松症。因此，可以假设抗硬化剂治疗可能能够防止咬合功能低下引起的牙槽骨丢失，并且其在牙科修复中的应用可能是有希望的。总之，本研究表明，咬合功能低下诱导的骨丢失与硬化蛋白和 Wnt/β-连环蛋白信号传导有关，其中上调的硬化蛋白可能拮抗 Wnt/β-连环蛋白信号通路的活性，从而抑制骨形成和加速骨吸收。

文选 31

【题目】 气胸患者反复行胸部 X 线平片和 CT 检查引发的慢性粒细胞白血病：病例报道及文献回顾（Chronic myeloid leukaemia following repeated exposure to chest radiography and computed tomography in a patient with pneumothorax: a case report and literature review）

【来源】 Oncology Letters, 2016, 11 (4): 2398-2402.

【文摘】 众所周知，放射性射线对人体有害。现代医学的进步导致患者遭受治疗和诊断辐射风险增加。虽然已有明确证据显示慢性髓性白血病（CML）与辐射剂量呈依赖关系，特别是对年幼遭受辐射的患者。但是诊断成像过程中的辐射是否会增加患者患癌的风险还不清楚。本研究报告涉及的病例为一位复发性气胸患者，行几项诊断影像学检查（包括胸部 X 线和 CT），在这些检查后约 1 年，患者被确诊为慢性粒细胞白血病，其表现为患者的白细胞数量逐渐增加。骨髓涂片显示，粒细胞和红细胞的比例为 13.9 : 1。此外，定性的断裂点簇区域（BCR）/Abelson（ABL）基因测试显示阳性结果，BCR/ABL 融合（P210）。这些数据显示，关于放射诊断潜在风险的研究是非常必要的。医师在开具放射性影像检查时需考虑潜在的不良反应。

【评述】 放射诊断和放射治疗所带来的辐射会对健康人体造成急性损伤或者导致癌症。辐射剂量一直是放射科医师关注的焦点。虽然目前关于诊断性辐射是否会增加 CML 的患病风险还没有明确的定论，但已有大量的研究表明 CML 的发病率与辐射剂量呈正相关。本文通过大量临床资料证明文中患者是由于多次接受放射诊断性的辐射剂量后患了 CML，这不仅提供了一例辐射导致 CML 的确凿证据，同时再一次提醒放射科医师，在临床工作中，应该通过各种手段来降低患者的辐射剂量而又不影响检查结果。

文选 32

【题目】 锥形束 CT 成像探测牙根骨折的准确度：系统回顾和 meta 分析（Detection accuracy of root fractures in cone-beam computed tomography images: a systematic review and meta-analysis）

【来源】 International Endodontic Journal，2016，49（7）：646-654.

【文摘】 本综述的目的是评估锥形束 CT（CBCT）成像是否能可靠检测出无根管填充情况下的牙根骨折，以及体素的大小是否影响诊断的准确性。本综述选取的是发表在 PubMed、Web of Science、ScienceDirect、Cochrane 图书馆、EMbase、Scopus、知网和万方上的 2014 年 5 月前的论文。同时，研究内容需为使用 i-CAT（$n=8$）和 3D Accuitomo CBCT（$n=5$）进行非根部牙齿填充的文章。研究发现，在 i-CAT 组，汇总敏感性为 0.83，汇总特异性为 0.91；在 3D Accuitomo 组的研究中，汇总敏感性为 0.95，汇总特异性为 0.96。i-CAT 组包括 5 个像素组亚群，3D Accuitomo 组包含 2 个像素组亚群。i-CAT 组所包含的 5 个亚组之间有明显差异（0.125、0.2、0.25、0.3 和 0.4 mm；$P=0.000$）。成对比较表明，0.125 mm 的像素组明显不同于 0.2、0.25 和 0.3 mm 像素组，但与 0.4 mm 像素组无差异。在 3D Accuitomo 组，体素分别为 0.08 和 0.125 mm 的组间并无明显差异（$P=0.320$）。本综述证实了锥形束 CT 成像对牙根骨折检测的准确性，但认为体素的大小对提高非填充牙牙根骨折检出率没有影响。

【评述】 由于 CBCT 克服了传统 X 线摄影技术的许多缺点，比如图像的放大、变形、解剖重叠等，且能在较短的时间内提供亚毫米级分辨率的图像，辐射剂量比常规 CT 要低约 15 倍。因此 CBCT 在口腔科已经广泛使用。理论上讲，成像体素越小，图像分辨率越高，对非填充牙牙根骨折的检出率就更高，但患者接受的辐射剂量也越高。那么体素大小与非填充牙牙根骨折检出率之间是否有关系呢？能否采用较大的体素从而减少患者的辐射剂量，而牙根骨折的检出率不受影响呢？针对这个临床密切关心的问题，作者查阅了大量文献，综合分析后认为 CBCT 成像技术可对牙根骨折进行准确诊断，同时，体素的大小对非填充牙牙根骨折的检出率没有影响。本文的结论对临床工作具有重要的指导意义。

文选 33

【题目】 肺浸润性黏膜相关淋巴组织淋巴瘤并发嗜酸性细胞增多的个案报道（Pulmonary infiltration with eosinophilia complicated with mucosa-associated lymphoid tissue lymphoma: a case report）

【来源】 Oncology Letters，2016，12（3）：1818-1820.

【文摘】 本文报道了一个罕见的案例：肺黏膜相关淋巴组织淋巴瘤伴嗜酸性粒细胞增多。肺黏膜相关淋巴组织淋巴瘤最初误诊为嗜酸性肺炎，是一种罕见的截然不同的病种。最初的诊断基于胸部 X 线摄影的结果和支气管肺泡灌洗，临床难以准确诊断。通过激素治疗，嗜酸性粒细胞计数立即下降到正常水平，CT 扫描病灶无改善。CT 引导经皮活检结合实验室结果确诊。

【评述】 肺黏膜相关淋巴组织淋巴瘤是起源于黏膜相关淋巴组织的 B 细胞淋巴瘤，是非霍奇金淋巴瘤的一种，约占非霍奇金淋巴瘤的 8%。肺黏膜相关淋巴组织淋巴瘤是少见且诊断困难的肺部肿瘤，借助于免疫组化和聚合酶链反应（polymerase chain reaction，PCR）可做出诊断。目前CT影像结合病理已成为主要的诊断方法。

文选 34

【题目】 脊柱侧凸患者重复性全脊柱X线照射的影响：累积辐射剂量和癌症风险的相关性评估（Cumulative radiation exposure and associated cancer risk estimates for scoliosis patients：impact of repetitive full spine radiography）

【来源】 European Journal of Radiology，2016，85（3）：625-628.

【文摘】 脊柱侧凸是指脊柱的横向弯曲，X线检查技术为诊断和长期监测脊柱畸形的标准化方法。以往研究证实长期暴露在低剂量电离辐射的环境中会增加患癌症的风险。本研究的目的是评估脊柱侧凸患者在诊断和随访过程中重复进行X线检查累积的有效辐射剂量，并与癌症风险进行相关性研究。运用PCXMC软件进行计算机模拟计算，计算不同年龄进行全脊柱照射时器官的辐射吸收剂量，并根据国际辐射防护委员会（ICRP）-103规范计算有效吸收剂量。同时本研究运用PCXMC软件进行不同性别、年龄及不同地区人口X线暴露的癌症终身归因风险（the lifetime attributable risk，LAR）的计算，并进行数学拟合建立有效剂量和终身癌症风险在不同暴露年龄、性别之间的关系函数，评估患者有效剂量和癌症风险的相关性。结果：①脊柱侧凸患者在5～30岁每年进行DR全脊柱正侧位摄影，患者所接收的全脊柱累积有效辐射剂量约为15 mSv，相当于7年的自然本底辐射剂量。②相应的辐射累积癌症风险在亚洲人群和西方人群分别是0.08%～0.17%。在相同的曝光条件下女性患者的癌症风险显著高于男性患者。

【评述】 常规的X线脊柱全长正侧位摄片是诊断和临床随访脊柱侧凸公认的标准检查方法。因此，当患者被诊断为脊柱侧凸后，即可能接收多次重复的定期的X线检查。而X线检查是一种电离辐射检查，随着公众防护意识的增加，最大限度避免不必要的照射，减少对患者的辐射损伤是临床需要考虑的因素。以往没有对脊柱侧凸患者重复接收X线全脊柱照射是否安全进行统计学的研究，临床中也不太可能实现对大队列的患者进行长达数年的临床跟踪研究，因此本研究通过设定不同年龄所接收的照射的标准kV和mAs数值，设定特定的X线束面积和曝光次数，以及运用不同的X线摄影机摄影，巧妙地运用计算机模拟实验，运用PCXMC软件，计算出不同年龄、不同性别及使用不同机型患者在5～30岁所受到的累积吸收剂量和有效吸收剂量。研究发现，不同的X线摄影机及不同的性别之间其吸收剂量和有效吸收剂量没有明显的统计学差异，在5～30岁所吸收的累积有效辐射剂量为15 mSv，这样的累积剂量远低于诱导辐射安全的阈值水平。且发现在15岁之后患者的累积辐射每年增长约为0.6 mSv，因此，在患者病情稳定的情况下，为了减少辐射，可以适当延长X线重复检查的时间。本研究还利用PCXMC软件，将患者的年龄、性别、不同地区患者的累积辐射剂量与患者发生癌症的概率进行相关性的研究，发现患者仅在性别方面，累积辐射剂量与癌症发生率有明显的差异，女性约为男性的2倍。作者认为这可能是女性患乳腺癌的概率远高于男性导致的这一结果。但无论男性、女性患者，其癌症的发生概率是随着累积有效吸收剂量的增加而增加的，因此如果病情稳定，仍然有必要延长复查的时间。可见，该研究可以为临床医师、患者及其家属提供一个具有参考价值的依据，降低其在实施X线重复检查过程中对辐射安全的担忧，也为临床实施必要的X线检查提供重要的参考资料。

文选 35

【题目】 双MV能量X线数字成像动态材料识别算法（A dynamic material discrimination algorithm for dual MV energy X-ray digital radiography）

【来源】 Applied Radiation and Isotopes，2016，114：188-195.

【文摘】 双能X线成像由于其材料或组织鉴别能力，已成为医学、工业和安全应用领域中公认的技术。这项技术的主要困难是处理材料重叠问题。当沿X线束有2个或更多的材料时，材料的分辨性能会受到影响。为了解决这一问题，提出了一种新的双能X线数字成像动态材料识别算法，该算法也可推广到多能X线情况。该算法分为3个步骤：基于α曲线的预分类、重叠材料的分解和最终材料识别。该算法的关键是建立一个既有纯基础材料又有成对组合的双能影像库。在预分类结果的基础上，利用该算法将重叠材料的原始双能投影动态分解成两组双能射线照片。因此，即使存在重叠问题，也能提供更精确的判别结果。数值和实验结果证明了该算法的正确性和有效性。

【评述】 本文根据仿真和实验结果，验证了该方法的有效性。从理论上讲，如果已知这2种材料，重叠材料的图像就可以完全分解并被重新输入2个分层的图像中，每个图像都包含一个纯物质。在此研究中所描述的方法在只有一种材料已知的情况下仍然有效，作者使用最接近这个像素的基底材料来近似于其他未知材料，然后计算已知材料的厚度，最后将已知的材料剥离出来，从而对未知材料进行鉴别。如果剥离材料不是4种基材之一，则需要手工选择含有该材料的区域（纯），并用插值法生成其α曲线。有时，X线图可能有一些区域包含2个重叠的材料，需要分解，但作者对这两种材料一无所知。在这种情况下，这2种材料需要初步的猜测。一般来说，剥离的材料将被替换为基片材料，其α曲线最接近于这些区域的像素。本研究提出的方法也可以近似地分解和识别其他材料，尽管精度可能受到很大的影响。与虚拟剥落法相比，该方法的显著优势在于当有已知材料（需要剥皮的背景）时，它的效果很好，但不同像素之间的厚度显著不同。受光子计数探测器等多能X线成像技术的启发，该方法也可推广到多重叠材料的情况。基于多能X线片的多材料分解技术，可为多能X线摄影系统开发一种多材料分辨算法。

文选 36

【题目】 B4C强化铝复合材料的动态拉伸变形和损伤：应用X线同步加速器进行时间分辨成像（Dynamic tensile deformation and damage of B4C-reinforced alcomposites: time-resolved imaging with synchrotron X-rays）

【来源】 Materials Science & Engineering A，2016，664：86-93.

【文摘】 动态拉伸实验是采用15%和30%重量百分比的B4C/Al复合材料与分离式霍普金森拉力杆，连同X线高速同步加速器数字图像相关性（XDIC）在μm和μs尺度上映射应变场一起进行的。如体积应力-应变曲线所示，较高的粒子含量导致较高的屈变力，但具有较低的延展性。XDIC的应变场映射表明，与剪切和剪切破坏相反，拉伸变形和拉伸断裂主导复合材料的变形和破坏。回收样品的断口形貌显示出一致的特征。粒子-基质界面是应变定位的成核位点，它们的传播和聚结被Al基体扩散。随着粒子含量的增加，应变定位位点之间的间距减小，有助于其聚结并导致延展性降低。设计具有平衡强度和延展性的强化粒子-金属基复合材料应考虑优化粒子间距离作为关键参数。

【评述】 在本研究中，高应变率拉伸实验是在使用雷普金森拉力杆和高速 XDIC 的 B4C/Al 复合材料上进行。应力-应变曲线表明，随着粒子含量的增加，屈变力增加，断裂应变反而减小。在连续图像之间进行应变场映射，并计算应变场的平均值和标准偏差。平均拉伸应变似乎远高于平均剪切应变，这意味着拉伸断裂主导了 B4C/Al 复合材料在动态拉伸载荷下的破坏。回收样品的扫描电子显微镜（SEM）分析表明拉伸断裂是粒子基质脱粘。粒子-基质界面是应变定位的成核位点，它们的传播和聚结被 Al 基体扩散。随着粒子含量的增加，应变定位位点之间的间距减小，有助于其聚结并导致延展性降低。总之，使用分离式霍普金森拉力杆和高速同步加速器 X 线成像和 XDIC，对 B4C/Al 复合材料进行重量百分比为 15% 和 30% 的动态拉伸实验。体积尺度应力应变曲线和"mecoscale"应变场图显示出一致的变形特征。如应力-应变曲线所示，较高的粒子含量导致较高的屈变力和较低的延展性。XDIC 的应变场映射表明，平均拉伸应变远大于剪切应变，因此拉伸变形和断裂主导 B4C/Al 复合材料的变形和破坏。回收样品的 SEM 结果显示 15-B4C/Al 中的空隙和凹坑表明可塑性和韧性断裂。另一方面，30-B4C/Al 中的微裂纹和破碎的粒子是脆性断裂的特征。因此，粒子-基质界面是位错传播的障碍，从而提高屈变力。它们也是菌株定位的成核位点。应变定位的扩散和聚结由 Al 基体扩散，并从应变定位位点之间的较小甚至更小的间距中获益。应变定位位点之间随着粒子含量的增加而减小的间距促进了它们的聚结，导致延展性降低。设计具有平衡强度和延展性的强化粒子金属基复合材料应考虑优化粒子间距离作为关键参数。

文选 37

【题目】 通过骨抑制和一致性处理技术提升重症监护病房患者的胸片图像质量（Enhancement of chest radiographs obtained in the intensive care unit through bone suppression and consistent processing）

【来源】 Phys. Med. Biol，2016，61：2283-2301.

【文摘】 便携式 X 线胸片（chest radiographs，CXR）常用于重症监护病房（intersive care unit，ICU）检测患者微小病变。然而，曝光参数设置或设备定位影响了图像质量。ICU 患者的 X 线胸片常常是模糊的，表现为对比度低和噪声高。为了帮助临床医师检测细微的病变，建议通过骨结构抑制和一致性处理方法，以减少图像显示的变化，提高图像的诊断质量。采用基于感兴趣区域查表法对 ICU CXR 原始图像进行处理，使之表现与标准 CXR 一致。然后，基于标准的 CXR，训练人工神经网络生成相应的双能量骨图像。一旦神经网络进行训练，真正的双能图像不再是必要的，训练后的神经网络应用于一致性处理 ICU CXR 输出骨图像。最后，采用基于灰阶的形态学方法对图像进行平滑处理，增强了骨骼图像的显示。这种增强的图像从一致性处理 ICU CXR 中实现减影，产生软组织图像。该方法用于 20 位患者共 87 张 CXR。研究结果表明对于 ICU CXR 和标准 CXR，此方法成功抑制骨结构，同时保证了微小病变的显示。

【评述】 本研究已经开发了一种骨抑制和一致性处理方法来减少图像显示的变化，提高图像的诊断价值。通过新技术，临床医师可以提高他们对肺实质和微小病变识别能力，并增强他们判断 ICU CXR 是否存在异常的信心。胸片的诊断非常具有挑战性。各种肺部疾病的外观或特征在大小、形状和对比度方面有显著差异。重要的是，一种骨抑制方法能够保存图像细节，以便在骨抑制后可以改善 SNR 对一系列肺部疾病的治疗。本文希望这种方法能够为 ICU 临床医师提供一种提高他们对 CXR 诊断能力的有效方法。在本研究中，骨抑制参数是固定的。可以通过使用不同的曝光设置对 CXR 的不同参数进行抑制。用于一致性处理的参数由 9 组经过训练的标准 CXR 确定，并由有经验的放射科专家验证。在一些图像中并没有得到满意的骨抑制，可能是因为所提的方法只在分割的肺区域内进行骨抑制。ICU CXR 的分割是一项艰巨的任务。虽然本文已经介绍了改良的肺切分运动形状模型（ASM），但在肺领域的一些大融合区域却失败了，因为用于与肺边界匹配的局部特征与标准 CXR 完全不同。此外，ICU CXR 上的肺形状可能很大程度上偏离了标准 CXR 训练的形状模型。肺分割的表现在今后的工作中有很大的潜力。在一个基于个人电脑的工作站（Intel Pentium 2.4 GHz 处理器，3 GB 内存）中，处理一个图像和增强方法的时间为 7.1 秒（包括图像一致处理的 5.5 秒和骨抑制的 1.6 秒）。一致性处理消耗了大部分的处理时间，因为在一致性处理中有背景分割和 ROI 自动选择步骤。骨抑制几乎是实时的，软件可以在没有任何延迟的情况下对每幅图像进行处理，从而满足临床要求。

文选 38

【题目】 在数字胸片上的肋骨分割（Segmentation of ribs in digital chest radiographs）

【来源】 Spie Medical imaging，2016：9788.

【文摘】 在后-前位（PA）数字胸片上，肋骨和锁骨通常与肺重叠，导致诸如肺结节之类的异常改变的误诊，因此去除或减少胸部 X 线片的肋骨是必要的。本研究的目的是开发一种完全自动化的算法，在数字 X 线成像（DR）的肺区域内分割肋骨，以去除肋骨。肋骨分割算法由 3 个步骤组成。一是对 X 线片进行对比度调整和噪声去除的预处理；二是采用广义的 Hough 变换对肋骨下界进行定位；三是采用一种新颖的双边动态规划算法，同时准确分割出肋骨的上下边界。在双侧动态规划的代价函数中，对肋骨的宽度和棱边的平滑度进行计算，得到上下边界一致的结果。作者的数据库包括 93 个 DR 图像，分别是由上海联影医疗和 GE 公司医疗的 DR 系统获得的 23 个和 70 个图像，肋骨定位算法的灵敏度为 98.2%，每幅图像假阳性为 0.1。检测到的肋骨的精确性分为 3 个等级：好、可接受、差。良好的、可接受的、较差的分割结果的百分比分别为 91.1%、7.2% 和 1.7%。作者的算法可以在胸片上取得良好的分割结果，有助于今后的研究。

【评述】 肺癌是世界上最致命的疾病之一。胸部数字影像学广泛应用于常规临床实践。然而，因为肋骨与病灶的重叠，肺部结节或其他疾病的检测对于计算机辅助检测或放射科医师来说一直是一个挑战。肺内肋骨的分割和减少可以帮助放射科医师减少因病变与肋骨重叠造成的误诊。本研究尝试开发一种完全自动化的算法，利用广义霍夫变换（GHT）和一种新颖的双边动态规划算法来精确分割后肋骨。分割后的肋骨可以在一根肋骨切除后移除。数据库包括 93 幅 DR 图像，首先确定左或右肺图像肋定位算法的敏感性（分段肋骨的数量除以总数量的肋骨肺内区域）和假阳性。对于右肺和左肺，肋骨定位算法的灵敏度分别为 98.4% 和 98.1%，假阳性分别为 0.11 和 0.08。对于所有分段的肋骨，物理学家主观地评价每一种肋骨分割结果的质量，好、可接受、差。结果显示，在左肺中肋骨分割的质量略高于右肺。总的来说，超过 90% 的肋骨分割质量被认为是好的。本文研制了一种胸部数字 X 线摄影的肋骨自动分割方法。该算法取得了很好的效果，对于后续的肋骨抑制步骤非常有用。

第二节　数字乳腺成像技术研究进展

文选 39

【题目】　超声诊断中国医院中隐匿性乳腺癌的临床病理特征和远期预后（2001—2014）Clinicopathological characteristics and long-term prognosis of screening detected non-palpable breast cancer by ultrasound inhospital-based Chinese population（2001—2014）

【来源】　OncoTargets，2016，7（47）：76840-76851.

【文摘】　在中国，乳腺癌主要是在没有症状的女性在医院检查时偶然发现的。本研究分析了 2001—2014 年 1.8 百万～2.3 百万个无症状女性 699 个隐匿性乳腺癌结节，包括从 3786 例超声阳性的女性中发现的 572 个隐匿性乳腺癌和从 788 例钼靶阳性的女性中发现的 127 个隐匿性乳腺癌。比较超声和钼靶发现的隐匿性乳腺癌结节的临床病理征象、疾病的存活率、整体的存活率。本研究用一些数据说明在中国超声发现隐匿性乳腺癌的价值。

【评述】　乳腺癌是目前中国女性最常见的肿瘤疾病，因乳腺癌死亡的女性人均年龄<45 岁。中国女性通常比年龄匹配的白种人的乳腺癌肿块更小，密度更致密，这就使钼靶检测出乳腺癌的准确率降低。超声在中国医院检测出的隐匿性乳腺癌，10 年的疾病存活率和整体存活率跟钼靶一致。超声不能延迟早期隐匿性乳腺癌的检查率，因此，医院里在没有症状的女性乳腺癌的筛查中超声可作为首选的影像方法。

文选 40

【题目】　肿瘤相关自身抗体作为乳腺癌诊断标志物：系统综述及 meta 分析（Tumour-associated autoantibodies as diagnostic biomarkers for breast cancer：a systematic review and meta-analysis）

【来源】　Scand J Immunol，2016，83（6）：393-408.

【文摘】　肿瘤相关自身抗体可能是一种有前景的生物标志物，能够促进乳腺癌的诊断并提高患者预后。本综述的目的是寻找具有最佳诊断潜力的肿瘤相关自身抗体。使用 PubMed 和 Web of Science 进行系统的文献检索。将最具有研究价值的相关文献纳入分析，使用 Fagan 列线图分析其临床价值。

与肿瘤相关自身抗体有关的具有诊断价值的研究共 84 项纳入分析，结果显示，p53 抗体是研究最多的自身抗体，其次是 MUC1 自身抗体，以及 HER2、cyclin B1（细胞周期素 B1）抗体。尽管单独使用这些抗体诊断敏感性较低，其联合使用敏感性却相当高。酶联免疫吸附测定（ELISA）是最常用的检测方法，核酸可编程蛋白微阵列比普通的蛋白微阵列更好。将研究最多的 p53 抗体纳入 meta 分析，用 ELISA 进行检测，临界点为 m＋2SD 或 m＋3SD 时，ROC 曲线下面积为 0.78 可判断有乳腺癌。Fagan 列线图表明，阳性或阴性结果的测试后概率分别为 32%、6%。乳腺 X 线摄影发现有高乳腺癌风险的年轻女性可补充使用肿瘤相关自身抗体检测作为乳腺癌诊断中生物标志物。尽管研究肿瘤相关自身抗体作为诊断乳腺癌生物标志物的应用的文献已有数篇，但仍需要高质量的前瞻性研究验证其在临床实践中的诊断价值。

【评述】 乳腺癌是世界范围内女性最常见的癌之一。乳腺癌占所有女性癌症病例的 25%，占所有癌症死亡的 15%。近来，乳腺癌的发病率达到了平台期。乳腺癌高致死率的原因在于缺乏早期诊断的方法，许多患者在发现转移灶前并没有就医。需要有成效的策略来发现和诊断早期乳腺癌，以降低其病死率，并提高患者预后。目前，乳腺钼靶被许多国家广泛应用，也仍然是已被证实的唯一有效的能降低病死率的方法。但是，并不是所有的乳腺癌都能通过钼靶检查发现。在加拿大及其他许多国家，乳腺摄影不被推荐用于 50 岁以下、患癌风险平均的女性。此外，在年轻女性及其他致密型乳腺群体中，钼靶检查的敏感性和特异性均较低。目前，诊断性血液测试是基于对肿瘤相关标志物的检测，比如癌胚抗原、甲胎蛋白。然而，这些肿瘤相关抗原缺乏敏感性和特异性，使之不能用于患癌高风险人群。与肿瘤相关抗原比较，相应的自身抗体更稳定、表达更持久，因此具有被广泛用作诊断标志物的潜力。而且，自身抗体比自身抗原能更早地在血清中检测到，在临床症状出现前就分泌到血清中。过去数年间，有数百种肿瘤相关自身抗体被报道，有许多关于它们用作生物标志物方面的研究。但是，目前仍然没有能用作乳腺癌检测的临床研究的肿瘤相关自身抗体。

本篇 meta 分析着重回顾了那些关于乳腺癌诊断性标志物的肿瘤相关自身抗体的研究。每一项研究中，选取了敏感性、特异性、ROC 曲线下面积及用于鉴别患者有无乳腺癌的相应的 P 值。本篇综述的最终目的是发现最具有诊断潜能的肿瘤相关自身抗体，而且，一并讨论了该抗体的临床应用价值。

文选 41

【题目】 基于极速学习机的数字钼靶成像中乳腺肿块的分类法（Breast mass classification in digital mammography based on extreme learning machine）

【来源】 Neurocomputing，2016，173（3）：930-941.

【文摘】 本文提出一种新的用于乳腺癌诊断的、基于极速学习机（extreme learning machine，ELM）的计算机辅助诊断（CAD）系统。在乳腺图像阅片过程中，首先通过去除伪影对图像进行预处理，然后，用作者计划的水平集模型对图像进行分割处理。接着，建立一个多维特征向量模型；由于不是所有特征向量对提高鉴别诊断都有帮助，因此通过联合应用支持向量机（support vector machine，SVM）和极速学习机（ELM）进行特征选择。最后，将最优特征向量子集输入分类器以判断肿块是良性还是恶性。作者将这种基于ELM的乳腺肿块分类法与目前的其他集中分类模型进行比较，结果表明，作者提出的这种CAD系统不仅在敏感性、特异性、准确性方面更有价值，而且在训练时间上较SVM和粒子群优算法支持向量机（particle swarm optimization- support vector machine，PSO-SVM）显著缩短。最终，作者的系统取得了更佳成绩，平均准确率达到了96.02%，表明作者提出的分割模型、特征向量选择的应用及基于ELM的有效分类法提供了一个令人满意的系统。

【评述】 乳腺癌是女性最常见的癌症之一，也是发展中及发达国家女性癌症中最常见的死因。有证据表明，乳腺癌的早期诊断和治疗能显著提高生存率。到目前为止，钼靶X线摄影是一项有效的发现乳腺肿块的成像技术。但钼靶图像存在的主要问题是正常组织与病变间的对比度低，使良恶性鉴别存在困难。而在数字钼靶摄影中，鉴别病变的良恶性是最主要任务之一。因此，需要智能的CAD系统来帮助放射医师更好地识别钼靶图X线片中的乳腺肿块。尽管良恶性肿块经常隐藏在各种结构中，但还是有一些特征可用于分类这些病变的。

近来，已有一些研究团队试图研究并提出一些方法对乳腺片中的肿块进行分类。有文献提出了一项新的肿块分类体系，认为肿块的潜在特征揭示其隐藏的分布模式。Liu等将一种基于SVM的回归特征消除过程与标准化互信息整合，从而避免其单一使用的不足。Saki等介绍了快速反向权重学习规则在乳腺癌诊断中的应用。Zhang等用集成系统进行乳腺癌良恶性的鉴别，方向特征被用于乳腺片中肿块的自动分类。Tahmasbi等应用Zernike矩鉴别肿块良恶性。Verma等也研究了肿块的分类问题。Mu等运用形态、边缘锐利度和组织特征选择，通过基于线性和内核的分类器对乳腺肿块进行分类。文献提出一种影像报告系统（BI-RADS系统）用于数字钼靶片中肿块的分类。基于该系统，Yoon等通过组合应用SVM＋径向基函数核，用形状、大小、边缘和密度特征来确定肿块类型，该系统效果相当好。

在上述的一些文献中，感兴趣区（ROI）是从原始乳腺片中手动提取的。实际上，CAD系统应当是自动的。而且，不同类型的特征（如倾斜度、形状、密度、组织结构）在大多数病例中能提高分类效果。因此，怎样选择更多正确的特征来区分病灶的良恶性仍需进一步研究。此外，更有效、更正确的分类器在乳腺癌诊断中具有重要的作用。在考虑到一套完整的CAD系统会耗时不少，因此也必须把系统的每一部分的计算时间考虑在内。

为解决上述问题，作者提出一种新的基于ELM的肿块分类体系。随着计算机版本和计算机学习能力的快速发展，由于机器学习团体的原理简单、计算成本低、推广泛化能力优秀、人工干扰少等优点，ELM在文字分类和影像识别中广泛应用。尤其在医学应用领域，基于ELM的算法已被证实表现优异且高效。Savitha等提出了一项快速学习循环赋值的ELM分类器，以解决声音发射信号分类问题及钼靶图像分类问题。Cordeiro等应用ELM神经网格来进行乳腺肿块的定位，比多层感知机（MLP）学习时间更快，准确度更高。Malar等将小波分析与ELM融合来分类钼靶片中的微小钙化灶。Kaya等基于将粗糙集与ELM两者联合，提出一项新的乳腺肿块分类方法。该方法根据已有的特征在威斯康星乳腺癌数据库中进行了测试。有些研究者通过应用ELM来区分有肿块区与无肿块区，并在中国女性钼靶片中进行测试。此外，ELM被用于CT图像中检测肺癌性结节。

但是，基于ELM的CAD分类系统最好能涵盖ROI勾画，肿块自动分割，特征提取和肿块分类，而且耗时少、分类准确度高。这样的CAD系统尚未见用于数字钼靶的报道。

在本文中提出了一项新的自动分割方法用于乳腺肿块的自动分类。该方法使用作者提出的水平集模型和极速学习机（ELM）。实际上，本文对文献中提到的方法进行了扩展。而且，本文包含了特征选择和肿块分类，这些主要解决了肿块类型的追踪问题。钼靶片首先经过一系列图像预处理步骤及ROI勾画，进一步应用水平集模型进行自动分割，然后得到3类处理后的图像，即肿块区、肿块边缘和背景图（无肿块区的ROI），将这3组图进行特征提取。最后选择一个三维特征向量模型，用ELM分类器进行良恶性区分。该方法使用数字化乳腺摄影筛查数据库（DDSM）及乳腺钼靶图像分析学会（MIAS）提供的图像进行验证，该数据库也经常在其他文献中应用。

本文的主要贡献总结如下：①提出了新的基于水平集模型的肿块分割模型，该模型也克服了对初始化敏感的缺点。②由于不是所有的特征都正确，因此将一项新的基于联合使用SVM和ELM的特征选择方法考虑入该系统中，以提取最优特征子集用于分类。③从DDSM数据库选取300例、MIAS中选取60例钼靶片中选取30个维度特征向量，以此作为数据集用于ELM首次分类使用，因此与SVM、PSO-VSM比较，其计算费用更低，更高效。

文选 42

【题目】 ^{99m}Tc-Sestamibi乳腺专用伽马成像、钼靶、超声、MRI在中国女性乳腺癌检测中的回顾性分析及对比研究（Retrospective and comparative analysis of ^{99m}Tc-Sestamibi breast specific gamma imaging versus mammography, ultrasound, and magnetic resonance imaging for the detection of breast cancer in Chinese women）

【来源】 BMC Cancer, 2016, 16（1）: 450.

【文摘】 乳腺癌的早期诊断有助于降低肿瘤病死率。在西方发达国家，钼靶摄影已成为乳腺癌检测的金标准。但是，中国女性乳腺通常较白种人小，密度更高，从而降低了钼靶诊断的准确率。但是，乳腺专用伽马成像（brest-specific gamma imaging，BSGI）是一种用于乳腺癌精准诊断的分子功能成像，不受腺体致密度的影响。本文目的是分析BSGI在中国女性乳腺病变中的诊断价值。

研究共纳入357例患者，除乳腺钼靶（MMG）、超声（US）或磁共振成像（MRI）检查外，均行BSGI进行诊断评估。研究这4项检查方法的敏感性、特异性，比较其生物学活性。所有357例患者最终均经手术病理诊断证实，其中恶性168例（58.5%），良性119例（41.5%）。有166例患者术前行上述4种检查，敏感性分别为BSGI 80.35%、US 82.17%、MMG 75.6%、MRI 94.06%。而且，乳腺癌诊断特异性最高的是BSGI，特异性依次为BSGI 83.19%、US 77.31%、MMG 66.39%、MRI 67.69%。BSGI对致密型乳腺结构中诊断的敏感性高于MMG，尤其是对Luminal A型以外的其他类型敏感性更高，Luminal A型与非Luminal A型敏感性分别为68.63%、88.3%。因此，可以得出结论，BSGI能提高中国女性乳腺癌的早期诊断，尤其是导管原位癌、致密型乳腺癌和非Luminal A型乳腺癌。

【评述】 乳腺癌是全世界女性新发癌中最常见的类型，居癌症死亡的第2位。在过去30年里，乳腺癌的发生率和病死率在中国女性中逐年上升，并成为主要的死因，每年有160万新诊断患者，其中120万死亡。现行指南建议乳腺癌影像检查方法包括对普通人群行MMG、US检查，对高危人群行MRI检查。这些措施能发现早期乳腺癌，降低病死率。尽管这些传统方法行之有效，但仍然存在一些局限性，使影像质量的标准化复杂混乱，并影像乳腺检查的准确性。MMG的准确性受乳腺密度影响，在致密型乳腺癌中敏感性降低，而MRI检查中正常乳腺纤维-腺体组织强化（称为背景实质强化，background parenchymal enhancement，BPE）程度差异较大，显著的BPE会增加误诊率，影响MRI诊断准确率。尤其是中国女性诊断乳腺癌的平均年龄为45～55岁，显著低于西方人。与老年女性比较，年轻女性乳腺中脂肪成分较纤维腺体成分比例少，而中国女性乳腺较白种人乳腺更小、更致密。因此，传统的影像检查手段在中国诊断率较低。

BSGI使用分辨率高、体积小的伽马相机，用示踪剂 ^{99m}Tc-Sestamibi（MIBI）进行乳腺成像，是一种物理学方法。随着乳腺优化成像，乳腺分子成像近年来发展迅速。^{99m}Tc-MIBI在肿瘤内的滞留受细胞膜和线粒体膜电位计三磷酸腺苷（ATP）驱动的流出泵如p糖蛋白影响，后者能转运细胞外物质。与MMG不同的是，BSGI的诊断效果不受乳腺密度影响。而且，BPE可能与血容量及正常乳腺组织的血管通透性有关，因此估计背景MIBI摄取可能不会受影响。来自8篇文献2183个病灶的meta分析表明，BSGI敏感性、特异性分别是95%（95% *CI:* 93%～96%）、80%（95% *CI:* 78%～82%），而且不受乳腺密度影响。这个结果优于文献中最大样本量的MRI研究结果，在那篇文献中，样本量 $n=821$，敏感性为88.1%（95% *CI:* 84.6%～91.1%），特异性为67.7%（95% *CI:* 62.1%～71.9%）。因此，核医学会推荐对技术上难以用传统MMG对乳腺成像的患者可行BSGI检查，这些患者人群包括致密乳腺、植入物、游离硅或蜡注射后。

中国女性乳腺更致密。而近来的研究也表明，致密型乳腺女性患乳腺癌风险在上升，也是乳腺癌风险预测中的最高危因素之一。因此，有效且准确的影像检查手段是必须的。精准乳腺伽马成像系统，克服了这些限制，使闪烁乳腺成像成为乳腺影像学检查的前沿。本文回顾性分析了BSGI作为补充的影像手段在中国女性乳腺癌检查中的应用。

文选43

【题目】 靶向超声造影在BI-RADS 3、4级病变检查中的补充作用（Adjunctive targeted contrast-enhanced ultrasonography for the work-up of breast imaging reporting and data system category 3 and 4 lesions）

【来源】 J Med Imaging Radiat Oncol，2016，60（4）：485-491.

【文摘】 本研究的目的在于评价靶向超声造影（targeted contrast-enhanced ultrasonography，CEUS）作为补充方法，对由钼靶结合超声（MMG+US）检查诊断为BI-RADS 3、4级的病变是否需要更进一步的诊断所起的作用。对37例BI-RADS 3级病变、6例4级病变进行靶向CEUS检查，并行活检。以活检病理学结果作为金标准，评价CEUS在鉴别乳腺病变良恶性方面的有效性。有2例3级病变、4例4级病变CEUS诊断为阳性，阴性预测值（negtive predictive value，NPV）分别为100%、89.2%。由于靶向CEUS对BI-RADS 3级病变的阴性预测值高，因此，经CEUS诊断为阴性的BI-RADS 3级病变可避免不必要的活检。但是靶向CEUS诊断阴性不能使BI-RADS 4级病变的患者免除穿刺活检等进一步的诊断措施。

【评述】 如何评估及处理美国放射学会（American College of Radiology，ACR）BI-RADS报告为3、

4级的病变对乳腺影像专家及内科医师意味着巨大的挑战，因为其在分类指南中具有不确定性。即使是经验丰富的放射学家，也难以准确判断在哪个临界点上其假阴性诊断的风险可抵消不必要的活检的风险。ACR定义BI-RADS 3级病变为良性病变可能性极大，其恶性概率<2%。ACR推荐此类病变为MMG随访，通常间隔时间为6个月。然而，由于担心潜在的恶性风险，此类患者通常都会直接行活检术。在所谓"可能良性"病变中，不同文献报道实际为癌的概率差别很大。BI-RADS 4级需要活检，但其诊断为恶性的阳性预测值也差别很大，为2%～95%。因此，期望有进一步的评估方法来判断病变是需要立即活检，还是只需要随访。

在传统的US之外，乳腺磁共振成像和靶向超声造影也常用作无创评价乳腺病变的形态学特征及血管化情况，从而提高良恶性鉴别。与乳腺磁共振成像相比，靶向超声造影优势在于，一旦查明可疑病变，可立即行超声引导下穿刺活检。

不少研究评价了CEUS在确定恶性病变及良恶性病变鉴别诊断中的价值。但是这些研究主要集中于影像特征的分析。因此，本研究的目的是评价CEUS作为常规MMG＋US的补充手段，在决定BI-RADS 3级及4级病变是否需要进一步诊断性检查中的应用。

文选44

【题目】 乳腺腺肌上皮瘤的钼靶及MRI表现（The mammography and MRI manifestations of adenomyoepithelioma of the breast）

【来源】 Clin Radiol，2016，71（3）：235-243.

【文摘】 通过研究乳腺腺肌上皮瘤（AME）的乳腺钼靶（MMG）及MRI表现，提高对本病的认识。本组病例共有乳腺腺肌上皮瘤13例，其中良性11例，恶性2例。所有患者均行术前MMG检查，4例术前行MRI检查。MMG示11例病变呈圆形、分叶状或卵圆形，除1例病变边缘模糊伴钙化外，其余10例边界清楚、锐利。1例病灶示结构扭曲，1例有局灶性高密度区。在MRI检查4例中，3例为良性，均呈明显均匀强化，动态强化曲线呈进行性强化；另1例为恶性，形态不规则，边缘见毛刺，增强扫描为均匀强化，动态强化曲线呈快速廓清型。AME通常为圆形或卵圆形肿块，边缘光滑，没有钙化，部分病灶可见结构扭曲和局灶不透光。不同MRI序列上，乳腺腺肌上皮瘤常为均匀低信号。恶性肿瘤其表观扩散系数（ADC）值相当低。

【评述】 乳腺腺肌上皮瘤起源于正常乳腺组织中的肌上皮、上皮细胞。其特征性是2种上皮成分呈双向同步增殖。由于该病非常罕见，只有少数MMG和超声的相关文献研究其特征性表现。而关于其MRI表现特征的文献仅有一篇，且该文献还并未包括DWI序列的研究。本文的目的就是探讨乳腺腺肌上皮瘤的MMG表现及MRI特征，分析其ADC值。

文选45

【题目】 X线、CT和MRI在保乳术前评估的序贯应用研究（The use of sequential X-ray, CT and MRI in the preoperative evaluation of breast-conserving surgery）

【来源】 Exp Ther Med, 2016, 12 (3): 1275-1278.

【文摘】 本研究的目的是探讨钼靶X线成像（MMG）、多层螺旋CT（MSCT）和MRI检查在保乳术前评估的应用价值。将有保乳术指征的乳腺癌患者76例随机分为两组，对照组与观察组各38例。对照组随机行MMG、MSCT、MRI、US 4种方法中的2种检查，观察组行MMG、MSCT、MRI序贯检查。对患者行24个月随访，对照分析两组手术后效果、并发症发生率、手术切缘阳性率、复发及生存率。对照分析术前病灶的影像结果，包括肿瘤数目、平均最大径、淋巴组转移数目、转移淋巴结的数目，结果为观察组明显高于对照组（$P<0.05$），而患者一般情况如年龄、肿瘤分布和肿瘤分期两组间无明显差异，确认分析有效。观察组保乳术成功的百分比明显高于对照组，而并发症发生率更低（$P<0.05$），手术切缘阳性率及肿瘤复发率在观察组也明显低于对照组，生存率更高，差异有统计学意义（$P<0.05$）。总之，术前行MMG、MSCT、MRI序贯检查进行术前评估，明显影响保乳术的成功率，提高其诊断准确率和治疗效果。

【评述】 乳腺癌保乳术由于只切除肿瘤本身，能最大程度保留乳腺的形态和功能，从而显著提高生活质量，因此应用广泛。术前对病变进行系统而精准的评估是保乳术安全、成功实施的关键。钼靶X线、MCST、MRI和US都是常用的影像检查手段。钼靶是发现和诊断乳腺癌最常用的方法，对钙化高度敏感。MSCT主要用于判断胸部淋巴结是否受累，淋巴结的受累情况会影响外科手术的规划。而相应地，MRI能非常准确地判断肿瘤大小、浸润范围、周围病变情况，并且比超声更敏感，从而在保乳手术实施中具有重要的补充作用。本研究的目的是研究术前钼靶X线成像、MSCT、MRI的序贯使用能否提高保乳术的安全性与有效性。

文选 46

【题目】 乳汁及良恶性肿瘤乳头溢液中CEA、CA153、CA125的含量差异（Different levels of CEA, CA153 and CA125 in milk and benign and malignant nipple discharge）

【来源】 PLoS One, 2016, 11 (6): e 0157639.

【文摘】 本研究的目的是评价乳汁及良恶性肿瘤乳头溢液中CEA、CA153、CA125这3种乳腺肿瘤标志物在预测不同乳腺疾病中的诊断价值。有乳头溢液的患者336例（96例乳腺癌、204例良性乳腺病变）和对照组56例（健康临产志愿者）纳入研究。乳头溢液标本于术前收集，乳汁为志愿者初乳。所有标本均行CEA、CA153、CA125检测。应用ROC曲线确定诊断乳腺病变的临界点。乳头溢液中CEA、CA153、CA125水平与乳汁中显著不同（所有$P<0.001$）。在有乳头溢液的患者中，CEA、CA153水平在乳腺癌组显著高于乳腺良性病变组，临界点分别为263.3 μg/L、1235.3 U/ml，但CA125两组差异不显著。CEA、CA153、CA125在乳头溢液组及健康对照组中的差异显著。目前的数据提示CEA、CA153可能在鉴别乳腺良性肿瘤与乳腺癌中具有潜在的应用价值，而CA125可能对乳腺癌诊断没有作用。

【评述】 乳头溢液是仅次于乳腺肿块及疼痛的一个相当常见的主诉。乳头溢液都是病理性的。绝大部分乳头溢液是自发性的。溢液位于乳腺导管内或起于导管，通常与良性或恶性肿瘤有关。据报道，在乳头溢液患者中，恶性肿瘤发生率为5%～21%。大部分非哺乳期乳头溢液为单侧、自发性的、浆液性或血性分泌物。检查方法包括超声、脱落细胞学检查、乳腺导管造影术和乳管镜检。但是，在没有触及包块的患者中，影像学检查对乳腺癌鉴别诊断没有多大临床价值。乳腺导管造影术被认为是一种检测导管内病变位置和范围的一种检查方法。钼靶可能会漏掉10%～40%的早期乳腺癌。非哺乳期女性患者乳头溢液中含有浓缩的来自于乳腺导管上皮的分泌蛋白。CEA对诊断复发和乳腺癌进展有用。CA153用于管理乳腺癌预后、转移和复发。术前血清中的CEA、CA153水平可显著影响乳腺癌预后已是众所周知。研究发现乳腺癌组织中CA125表达上调，而在非新生物的导管中无表达。由于乳头溢液标本容易获取，简便、无创，现在需要发现一种有吸引力的手段对其进行检查。本研究的目的是通过与健康对照组乳汁进行对照，研究乳头溢液中CEA、CA153及CA125含量的诊断价值。本研究也试图比较正常女性哺乳期分泌的乳汁与乳腺良恶性肿瘤乳头溢液中肿瘤标志物水平。

文选47

【题目】 新的NAMPT、VEGF、HER2三联标志物作为检测板用于人乳腺癌的诊断和预后（Biomarker triplet NAMPT/VEGF/HER2 as a de novo detection panel for the diagnosis and prognosis of human breast cancer）

【来源】 Oncol Rep，2016，35（1）：454-462.

【文摘】 乳腺癌是全世界女性最常见的恶性肿瘤，其早期诊断依赖于钼靶检查和自身乳腺检查。本文评价良性及恶性乳腺肿瘤患者血清中尼克酰胺磷酸核糖转移酶（nicotinamide phosphoribosyltransferase，NAMPT）、血管内皮生长因子（vascular endothelial growth factor，VEGF）、人表皮生长因子受体2（human epidermal growth factor receptor 2，HER2）在乳腺癌组织中的表达与临床病理特征之间的关系。免疫组化分析表明，NAMPT、VEGF和HER2蛋白在乳腺肿瘤中过量表达，在恶性肿瘤中表达最高，良性肿瘤中表达较低，而邻近正常组织无表达，意味着三者可能是肿瘤进展的标志物，而且三者相互关联。NAMPT、VEGF和HER2单一使用，在组织中的检测率分别为54.17%、64.58%、60.42%，两者联合应用检测率升至约79%，三者联合应用约为90%。ELISA检查中，健康人血清中的NAMPT、VEGF和HER2基础含量分别为（94.90±4.24）pg/ml、（87.02±2.41）pg/ml、（1.12±0.04）pg/ml，在恶性乳腺肿瘤中其含量分别上升6.64倍、1.76倍、2.52倍。在肿瘤切除术后，血清中NAMPT、VEGF和HER2含量会下降，表明这些分子是反映治疗有效的指标。这3种检测联合应用可能提高乳腺癌诊断的敏感性，可用作检测乳腺恶性肿瘤的检测板，评估治疗的有效性，检测乳腺癌患者疾病的进展情况。因此提出NAMPT、VEGF、HER2三联体可被用作新的检测板进行人类乳腺癌的诊断和预后评估。

【评述】 乳腺癌是女性最常见的恶性肿瘤。全世界每年约有新发癌138万人，其中约23%为乳腺癌。世界卫生组织（WHO）估计其中50%患者来自发展中国家，其病死率约60%。在中国，2007年发病数和死亡人数分别为164 952、44 908，到2012年升至187 000、48 000（源于2012年全球肿瘤流行病统计数据，GLOBOCAN 2012）。目前，乳腺癌早期诊断依赖于钼靶和患者自查。尽管有数种乳腺癌的血清生物学标志物已经提出，但使用定量方法的临床价值几乎还没有被证实。NAMPT又名内脂素或前B细胞增强因子（PBEF），是一种胰岛素样因子，与糖尿病有关，在内脏脂肪组织中高表达并由其分泌。已发现 NAMPT 在多种不同类型的人类恶性肿瘤中过度表达，包括结直肠癌、胃癌、子宫内膜癌、卵巢癌、乳腺癌、前列腺癌、胸腺癌、骨髓瘤、黑色素瘤、星形细胞瘤（胶质瘤）及其他一些癌症。血浆 NAMPT 水平在乳腺癌患者较正常对照组高。VEGF 是一种表达于血管内皮细胞的血管源性因子，在肿瘤血管生成中起作用。许多研究表明，癌症患者循环血中 VEGF 升高。乳腺癌患者血清中 VEGF 及其可溶性受体浓度较高，被认为与该疾病的发生发展有关，因为其浓度与其临床分期呈正相关。与正常对照组比较，VEGF 在乳腺癌早期就有升高。HER2 是一种致癌基因。有报道乳腺癌患者血清中 HER2 水平高于正常对照组，有转移者高于无转移者。以往的报道表明，在早期乳腺癌患者，术前与围术期血清中 VEGF、HER2 水平没有相关性。因此，可以推测，NAMPT、VEGF、HER2 三者全都可以用作乳腺癌早期诊断的标志物。但是，良恶性乳腺肿瘤中 NAMPT 的绝对值变化是否与 VEGF 及 HER2 相关尚不明确。而且，循环血中 NAMPT、VEGF、HER2 这三者的含量是否与乳腺癌患者的临床病理学特征有关，目前尚未有研究证实。本研究的目的是检测良恶性肿瘤中 NAMPT、VEGF、HER2 的表达，并探讨其表达含量是否与人类乳腺癌的临床病理学特征相关。而且，本文也评价了乳腺癌患者在肿瘤切除手术前后血清中的 NAMPT、VEGF、HER2 水平。最后，本文分析了乳腺癌患者这些标志物在血清中的水平与其在乳腺组织中的表达间的相关性。

文选 48

【题目】 在乳腺成像中多目标引导的先验指导提高近红外光谱断层成像的准确性（Multiobjective guided priors improve the accuracy of near-infrared spectral tomography for breast imaging）

【来源】 J biomed Opt，2016，21（9）：90506.

【文摘】 为了提高全血红蛋白（HbT）和水的数量，研制了一种用于磁共振成像制导近红外光谱断层成像的图像重建正则化方法。通过结合动态对比增强（DCE）和扩散加权（DW）边缘的先验信息，肿瘤中 HbT 和水的绝对偏差分别减少了 22% 和 18%、21% 和 6%、10% 和 11%，而在三维模拟中，这两种情况分别是由 DCE 和 dwor 引导的重建图像。此外，从 1.4 和 1.4（DCE）、1.8 和 1.4（DW）到 4.6 和 1.6 的患者图像重建中，HbT 和水的明显对比值也增加了。

【评述】 近红外光谱断层摄影（NIRST）显示了其有乳房病变特征和治疗监测的潜力。然而，大多数研究表明，由于空间分辨率的限制，NIRST 单独使用可能无法提供临床应用所需的定量精确性。通过 X 线或 MRI 等结构图像的高空间分辨率指导，提高了 NIRST 的定量精度。MRI 指导 NIRST 特别适合于乳腺癌成像，因为该方法利用了 MRI 的高灵敏度，通过恢复 NIRST 参数，提高了特异性。

文选 49

【题目】 在肝纤维化的小鼠模型中，利用类同轴法相衬成像评估纤维组织和微血管结构（Assessment of fibrotic tissue and microvascular architecture by in-line phase-contrast imaging in a mouse model of liver fibrosis）

【来源】 Eur Radiol, 2016, 26: 2947-2955.

【文摘】 目的为通过同步辐射（SR）对肝纤维化进行类同轴法相衬成像（ILPCI-CT），来探索类同轴法相衬成像（ILPCI-CT）的价值。对13例BALB/c小鼠腹膜注射硫代乙酰胺，通过类同轴法相衬成像，进行了肝纤维化模型的研究。利用组织学分级将肝纤维化分为正常、轻度纤维化和晚期肝纤维化组。比较3组微血管密度（MVD），总血管长度与体积（L/V）的比值，总支点与肝容积（P/V）的比值和血管直径的分布。结果显示在纤维化组的门静脉周围有轻微的高密度阴影。三维重建可以在肝纤维表面发现血管和结节的变化。3组间MVD有显著差异（$P=0.024$），3组间L/V有显著差异（$P=0.014$）。MVD和P/V呈正相关关系。结论为，纤维性物质在纤维化早期就可检测到。MVD、L/V、P/V及血管直径的分布与纤维化相关的血管生成过程是一致的。三维重建是一种很有前景的方法，可以将肝纤维化的变化展示出来。

【评述】 第三代同步加速器（SR）的相衬成像广泛应用于研究肾、浸润性导管癌、导管原位癌、肝血管和海绵状血肿、胰腺癌和肺转移，尤其是肿瘤检测。它使用相位对比度来提高图像质量，并显示没有对比剂的血管变化。SR源在宽波长范围内工作，并能达到高亮度、高准确度和高极化。与传统的X线相比，不仅可以精确地计算出SR源的能量，而且提供了比常规X线至少大5个的连续能量谱。因此，SR源非常适合评估密度差异小的软组织。类同轴法相衬成像（ILPCI-CT）是最简单和最快的相衬成像技术。在没有对比剂的情况下，可以清楚地发现结肠癌的肿瘤囊和血管形成，这使得肿瘤的重建比磁共振成像更清晰。在肝纤维化中，只需在门静脉、肝静脉系统和扩张的胆管用生理盐水作为对比剂来检测。另一种相衬成像技术，即衍射增强成像可以检测到鼻窦的结构变化，并通过二维的预测定量地评估血管形成，提供证据表明血管生成直接与纤维化的进展呈正比。然而，投射重叠掩盖了肝的内部血管结构，并限制了计算的准确性。以前的实验研究没有显示相衬成像能够观察纤维化和肝硬化的区域。因此，本研究也初步确定ILPCI-CT对早期肝纤维化的成像和定量评价有一定价值。

文选 50

【题目】 具有可变间距的双平面PET系统的高分辨率图像重建方法（High resolution image reconstruction method for a double-plane PET system with changeable spacing）

【来源】 Chinese Physics C, 2016, 40（5）: 111-120.

【文摘】 近年来，乳房专用的正电子发射断层造影（position emission tomogrophy, PET）成像技术得到了发展。其检测毫米大小的乳腺肿瘤的能力已经成为许多研究的课题。其中一些已经在临床应用中取得了良好的效果。双平面探测器的排列因其便于乳房固定，可用于组织活检。然而，乳房大小不同其可变间距不同，应对双平面PET的严重模糊度加以研究。本文研究了一种适用于双平面PET的高分辨率图像重建方法。探测器之间的距离是可以改变的。通过对两种不同的探测器距离的实时计算，得到了几何和模糊的分量，并利用新的管区模型得到了精确的几何灵敏度。通过对模拟的单一伽马响应信息的模糊估计，实现了分辨率的恢复。结果表明，该新型几何模型在双平面PET中具有更高的灵敏度和平滑度。模糊的组件产生的对比度恢复水平，在没有模糊建模的情况下无法达到,并且改善了最小的球体的视觉恢复和得到重建图像中结构更好的轮廓。在匹配的分辨率下进行模糊建模与没有模糊建模相比,统计噪声在体素水平上具有较低的方差。结论为,双平面PET在重建过程中,在无噪声放大的情况下,在重建过程中实现了分辨率的恢复。

【评述】 本文对双平面PET系统的高分辨率图像重建方法进行了研究。平板的间距应该是可以改变的。文中应用了一种具有几何灵敏度的模型,研究了一种由单一伽马响应产生的磁共振。同时,对图像的小结构和噪声性能的对比恢复也得到了改进。这一方法为乳房成像应用程序提供了一种高分辨率的空间分辨率重建方法。

文选51

【题目】 关于中国女性总体生活满意度及其与乳腺疾病相关性的调查研究(A survey of overall life satisfaction and its association with breast diseases in Chinese women)

【来源】 Cancer Medicine,2016,5(1):111-119.

【文摘】 本文探讨中国女性总体生活满意度与其健康生活方式、乳腺癌知识、体检、乳腺癌及乳腺良性疾病检出率的相关性。在中国一个多中心乳腺疾病筛查的项目中,招募了33 057例年龄在45～65岁且无乳腺癌病史的女性。完成流行病学调查问卷后,所有受试者分别接受乳腺临床查体、乳腺超声检查和乳腺钼靶检查。所有乳腺癌和选定的良性乳腺疾病病例均经病理证实。通过单变量和多变量比值(OR)及95%可信区间(CI)评估生活满意度与生活方式、乳腺癌知识、体检和乳腺疾病检出率之间的相关性。女性总体生活满意度与健康生活方式呈正相关。与对生活不满意的女性相比,对生活满意的女性基本不吸烟(OR=0.54,95% CI:0.47～0.62),锻炼较多(OR=1.49,95%CI:1.26～1.75),很少吃油炸食品(OR=0.60,95% CI:0.50～0.71)、烟熏食品(OR=0.54,95% CI:0.47～0.63)、腌制食品(OR=0.66,95% CI:0.55～0.79)和烧烤(OR=0.63,95% CI:0.54～0.74)。对生活满意的女性更可能具备乳腺癌的知识(OR=1.48,95% CI:1.29～1.70),并定期体检(OR=1.11,95% CI:1.01～1.12)。研究显示,与对生活不满意的女性相比,对生活满意的女性的乳腺良性疾病的检出率显著降低(OR=0.90,95% CI:0.82～0.99),乳腺癌的检出率较低但呈非显著性降低(OR=0.66,95% CI:0.35～1.25)。总体生活满意度较高的女性更可能有健康的生活方式、乳腺癌的相关知识、定期的体检,因此降低了乳腺疾病筛查的检出率。

【评述】 乳腺癌已成为全世界女性最常见的恶性肿瘤,在中国,每年有160多万名女性被诊断为乳腺癌。乳腺良性疾病(breast benign diease,BBD)更常见,并且与乳腺癌有密切的关系。BBD的某些亚型,尤其是非典型增生,其转化为乳腺癌的可能性很大。心理因素与乳腺癌风险的相关性已经确立,但其作用机制尚不清楚。有人推测心理因素可以直接干预神经内分泌和免疫系统的功能,从而影响乳腺癌的风险。例如,与压力相关的因素可能会降低自然杀伤细胞的活性,而这种细胞是肿瘤监测免疫系统的重要组成部分。值得注意的是,生活方式(吸烟、饮酒、饮食、运动)和健康认知(寻求卫生保健)的改变也被认为是心理因素与乳腺癌发展之间的间接中介关系。然而,目前还没有关于心理因素同生活方式、乳腺癌知识及体格检查之间联系的研究,只有少数对照研究探究BBD与心理因素的关系,并且可能因为样本量不足,大多数研究没有发现不良生活经历、心理压力、焦虑或抑郁在增加BBD风险中的作用。本研究基于多模态独立筛查试验来探讨中国女性总体生活满意度与生活方式、乳腺癌知识及体格检查之间的关系，并评估总体生活满意度与乳腺癌及良性乳腺疾病检出率之间的关系。在本研究中，总体生活满意度被认为是评价主观生活幸福感的综合性概念。作者假设生活满意度可以通过促进健康的生活方式和（或）乳腺癌知识及定期体检对乳腺癌产生积极的影响。

文选52

【题目】 数字乳腺断层摄影：致密型乳腺肿块样病变的一种新的诊断方法（Digital breast tomosynthesis: a new diagnostic method for mass-like lesions in dense breasts）

【来源】 The Breast Journal，2016，22（5）：535-540.

【文摘】 比较数字乳腺断层摄影（digital breast tomosyhthesis，DBT）和2D数字乳腺摄影（digital mammography，DM）对致密型乳腺肿块样病变的检出率和准确率。通过DBT（患侧乳腺）和DM（双侧乳腺）获取631例女性致密型乳腺内外侧位和头尾位图像，采用乳腺影像报告和数据系统（BI-RADS）分别对所得图像进行评分，并比较肿块检出率和诊断准确率，诊断的敏感性和特异性，假阴性和召回率，以及显示的清晰度，特别是边缘和毛刺。所有病例均通过手术活检获得病理结果。DBT的检出率和诊断准确率（分别为84.3%和82.3%）均显著高于DM（77.3%和73.4%；$P<0.01$，两组数据的差异均具有统计学意义）。DBT的敏感性和特异性（68.1%和95.2%）均高于DM（58.8%和86.7%），而DBT的召回率较DM低（3.6% vs. 9.8%）。DBT检出良性局限性肿块和恶性浸润性肿块的例数（172和182）显著高于DM的检出量（75和115，$P<0.01$，两组数据的差异均具有统计学意义）。对于恶性病变，影像医师于DBT图像上对病灶恶性度评价的BI-RADS评分较DM高（$P=0.025$）；对于良性病变，这两种方法的差异无统计学意义（$P=0.065$）。与DM相比，DBT对良恶性肿块具有更高的检出率和准确率，并具有更高的灵敏性和特异性及较低的召回率。此外，DBT图像有利于对病灶边缘的分析，并且活检证实对恶性度的评判准确率更高。

【评述】 数字乳腺断层摄影（DBT），也被称为三维（3D）摄影，自2011年被美国食品和药物管理局批准投入临床使用，并得到全世界认可。在大多数西方国家，DBT是公认的筛查和诊断潜在乳腺疾病的方法。然而，在中国由于缺乏认识和充分理解，DBT的使用受到限制。在中国期刊中，仅发现一个关于乳腺断层摄影的原始报告。2D数字乳腺摄影（DM）的缺点包括假阳性率、阴性率和召回率高，这源于与二维图像中乳腺重叠有关的问题。而DBT克服了这些问题，其可以描绘乳腺组织的各个层面。DBT能更详细地显示病变特征，包括形状、边缘、边界和密度。此外，DBT提高了隐藏在重叠乳腺组织中小病灶的显示率，并且有助于良恶性病变的鉴别。之前的研究报道，相对于DM，DBT提高放射医师的诊断水平，增加非钙化病变的检出率，并且降低假阴性率。对于绝经前具有非常致密乳腺组织的女性来说，DBT的优势明显。因为中国大部分女性具有致密乳腺，DBT值得考虑和应用。关于采用DBT和DM对乳腺密度分型的对比研究较少。这样的比较，将有助于确定哪种患者将从这两种技术中受益最多。本研究的主要目的是比较DBT和DM在致密乳腺女性中肿块样病变的检出率和准确率。

文选 53

【题目】 乳腺化生性癌：影像与病理特征（Metaplastic carcinoma of the breast：imaging and pathological features）

【来源】 Oncology Letters，2016，12（5）：3975-3980.

【文摘】 乳腺化生性癌是一种罕见的乳腺癌。本研究的目的是探讨乳腺化生性癌的影像与病理特点。回顾性分析13例女性乳腺化生性癌的钼靶、超声特点。通过雌激素受体和孕激素受体，CerbB-2和p53的免疫组化染色评价钼靶、超声图像的结果。在乳腺钼靶图像中，最常见的特征如下：不规则形和椭圆形肿块，分别占53.8%和46.2%；边缘毛刺和边缘清晰，各占30.8%；高密度和等密度肿块，分别为69.2%和30.8%。最常见的超声特征表现如下：低回声肿块，占84.6%；混杂回声，占76.9%；不规则形、圆形和椭圆形肿块，分别占69.2%、30.8%和30.8%；边缘模糊与边界清楚，分别占53.8%和46.2%；有丰富血流，占53.8%；后方回声增强，占61.5%。13例患者的免疫组化表明ER在所有患者中不表达，PR和CerbB-2在92.3%的患者中不表达，p53在63.6%的患者中表达。因此，与浸润性导管癌相比，化生性乳腺癌表现出更加良性的免疫组化特征。此外，与其他类型的乳腺癌相比，对没有后回声增强或没有表达激素受体的患者，其诊断可能具有挑战性。

【评述】 与其他常见类型乳腺癌相比，乳腺化生性癌是一种罕见的乳腺癌，预后较差。乳腺化生性癌具有腺上皮向鳞状上皮及间叶组织化生转换的特性，在所有乳腺癌中所占比例不到5%，并且可能含有上皮和间质组织复合物的腺体及非腺体成分。乳腺化生性癌常见血行转移，腋窝淋巴结受累罕见。与其他类型的乳腺癌相比，乳腺化生性癌预后更差，复发风险更高。它通常表现为三阴性，因此激素疗法作用有限。与更常见类型的乳腺癌相比，由于乳腺化生性癌的异质性和增加的复杂性，因此混合化疗方案和剂量可能更有效、更合适。乳腺化生性癌与其他类型乳腺癌之间手术治疗和化疗存在差异，因此正确的诊断尤为重要。在钼靶和超声图像上，乳腺化生性癌表现出很多类似于浸润性导管癌的良性特征，因此会被误诊为良性病变。由于不同类型乳腺的肿瘤需要特定的处理，因此术前鉴别诊断尤为重要。虽然关于乳腺化生性癌的临床和病理特点已有大量报道，但关于其影像学特点的报道很少。因此，本研究的目的是探讨乳腺化生性癌的影像学特征及其与病理和免疫组化的关系。

文选 54

【题目】 血浆脂质组学分析是鉴别早期乳腺癌和良性病变的脂质生物标志物（Plasma lipidomics profiling identified lipid biomarkers in distinguishing early-stage breast cancer from benign lesions）

【来源】 Oncotarget，2016，7（24）：36622-36631.

【文摘】 乳腺癌是女性常见恶性肿瘤，致死率高。目前无创检出方法如钼靶不令人满意。脂类组学是一种很有前景的检测方法，可作为高危乳腺癌患者一种新的预测方法。本文根据预测模型，15种脂类组合具有很高诊断价值。在训练组中，15种脂类组合敏感性、特异性、阳性预测值（PPV）和阴性预测值（NPV）分别为83.3%、92.7%、89.7%和87.9%，曲线下面积（AUC）为0.926（95% CI：0.869~0.982）。在确诊组中有类似的结果，其敏感性、特异性、PPV和NPV分别为81.0%、94.5%、91.9%和86.7%，AUC为0.938（95% CI：0.889~0.986）。采用三重四极杆液相色谱-电喷雾电离串联质谱法，检测训练组和确诊组共计194例血浆标本中的全部脂质，其中84例早期乳腺癌患者（0~Ⅱ期）、110例乳腺良性疾病患者。采用二元Logistic回归建立预测模型评估脂类物质作为生物标志诊断乳腺癌的效能。将这15种脂类结合起来作为乳腺癌诊断的血浆标志物是可行的。

【评述】 乳腺癌是美国女性最常见的恶性肿瘤，是癌症死亡第2个主要原因。据2015年美国癌症协会（ACS）的估计，有231 840例新增乳腺癌被确诊，占所有新确诊女性癌症患者的29%；有40 290例乳腺癌患者死亡，占当年女性癌症死亡人数的15%。早期诊断对患者预后有重要作用。乳腺钼靶是目前最广泛使用的乳腺癌筛查方法。然而，由于假阳性率高，结果往往不令人满意。钼靶筛查乳腺癌的过度诊断率范围很宽，为0~30%。乳腺钼靶筛查异常的女性需额外接受昂贵的磁共振成像（MRI）和组织取样（由细针穿刺抽吸、核心活检，或切除活检）。更糟糕的是，约10%的女性在每次检查中都会被召回行进一步检查，但只有5%的女性患癌，而其他病例则是良性的。Chiarelli等报道乳腺MRI加乳腺钼靶是一种有效的乳腺癌筛查方法。然而，这种方法非常昂贵，且MRI对筛查高危人群是否有利于生存期延长尚未被证实。此外，MRI有很高的假阳性率，可能会导致高频率的无效活检，并造成额外的压力和成本。为了避免对那些良性肿瘤患者进行不必要的昂贵和创伤性检查，迫切需要一种更好的方法。目前，基于血液的肿瘤标志物是肿瘤诊断的研究热点之一。然而，它们尚未在临床试验中使用。血清肿瘤标志物如CA153和BR27/29，由于敏感度低，通常不被用于检测乳腺癌。因此，迫切需要微创方法和对乳腺恶性病变的早期诊断。脂质参与调节许多生理活动，如能量储存、结构、细胞凋亡和信号转导。许多研究表明，血脂障碍是代谢综合征的重要组成部分，在各种癌症的发生中起着重要作用，包括前列腺癌、卵巢癌和肾癌。对于乳腺癌，已经有充分的证据表明，代谢组学或脂类组学对癌症诊断和进展具有潜力。然而，大多数研究关注癌症患者的总血脂水平，只有少数研究将乳腺良性疾病患者包括其内。有研究以血脂标志物对5例乳腺癌患者和6例良性乳腺疾病患者中的良性乳腺疾病进行了血脂水平的综合评估，结果显示脂质标志物在这些疾病中具有诊断效能。在本研究中，用脂质组学技术和电喷雾串联质谱方法对训练组和验证组中共84例乳腺癌患者和110例良性病变患者进行血浆样品的定量分析，应用于全组（联合训练组和验证组）去验证结果的可信性。在这项研究中，确定了一个能够区分早期乳腺癌和良性病变的血脂组，并将其作为乳腺癌早期诊断的潜在生物标志物。

文选55

【题目】 量子点表面修饰对三阴性乳腺癌细胞存活和转移的影响（Effects of surface modification of quantum dots on viability and migration of triple-negative breast cancer cells）

【来源】 Journal of Colloid and Interface Science，2017，485：51-58.

【文摘】 三阴性乳腺癌转移性强，预后差。迄今为止，几乎无有效的方法来检测早期的乳腺癌细胞。量子点（quantum dots，QDs）是检测乳腺癌细胞最有前景的纳米物质之一。QDs通常被某些功能分子修饰,如聚乙二醇(PEG)和血清蛋白(BSA),以减少或尽可能消除它们的毒性。虽然大量的试验研究了QDs的细胞毒性,但QDs表面修饰对三阴性乳腺癌细胞生物学行为的影响仍不清楚。在这项研究中,QDs用热水法制备,并用PEG和BSA进行化学修饰。QDs的光学性能用数码相机记录下来。分别用紫外-可见光分光光度计和荧光分光光度计对它们吸收的光和荧光的性质进行了分析。主要研究QDs和表面修饰对活性和转移性的影响。对可能的作用机制做了主要的分析。结果表明,在紫外线照射下QDs表现出极好的光学性能。表面修饰稍微降低到达QDs表面的光子数。此外,表面修饰导致QDs的荧光峰蓝移,这是由于PEG和BSA修饰引起表面化学环境的变化。此外,QDs、PEG标记的QDs和BSA标记的QDs可以降低乳腺癌细胞的活性并抑制其转移。这种抑制作用具有时间和浓度依赖性。此外,与非修饰的QDs相比较,PEG和BSA修饰的QDs对乳腺癌细胞有更低的抑制作用。在这个过程中,活性氧物质似乎并没有起到重要的作用,而应该考虑其他途径。这项工作为QDs在乳腺癌检查中的应用提供了实验支持和有用的临床指导。

【评述】 在发达和发展中国家,乳腺癌是女性最常见的恶性肿瘤之一。乳腺癌发病率逐年上升,全世界新发病例每年约170万例,超过50万例女性患者因乳腺癌的转移和复发而死亡。三阴性乳腺癌占乳腺癌病例的12%~17%,在免疫组化中表现为缺乏人表皮生长因子受体2、孕激素受体和雌激素受体的表达。三阴性乳腺癌预后差,不能采用内分泌和靶向治疗。大量文献报道三阴性乳腺癌具有较高的复发率和转移率。事实上,早期乳腺癌的总体治愈率几乎为100%,但晚期乳腺癌的治愈率仅为20%。因此,对乳腺癌来说,早期诊断和治疗尤为重要,可以明显提高治愈率和患者的生活质量。虽然有一些诊断乳腺癌的技术存在,但不能对乳腺癌进行早期诊断。纳米技术是实现早期诊断乳腺癌最有前景的技术之一。在众多新兴的纳米材料中,QDs是最有前景的纳米颗粒,其具有可调的光学和电子性质,这依赖于它们的大小和组成。因此,在许多领域具有很高的潜力,如太阳能电池、蛋白组学、金属检测、生物传感器、药物分析。与传统的有机荧光相比,QDs具有宽激发带,优越的荧光强度和优良的光稳定性。因此,研究人员利用QDs研究乳腺癌细胞的检测,并取得了令人兴奋的结果。虽然QDs在乳腺癌细胞的检测方面的应用是一个令人兴奋的进展,但是关于这种有前景的纳米材料的细胞毒性是研究人员所关注的。在生物环境中,QDs可能释放Cd^{2+},从而对细胞产生进一步的毒性作用。近年来,表面修饰被认为是降低QDs细胞毒性的有效方法。事实上,表面修饰在纳米材料表面工程领域得到了广泛的研究。黄教授等曾用化学还原牛血清白蛋白(dBSA)修饰碲化镉(CdTe)QDs。他们发现在CdTe"核心"表面形成了壳状复杂结构$CdTe_x(dBSA)_{1-x}$,导致PL强度增强,PL峰值发生蓝移。李教授等采用表面分子印迹过程,把分子印迹聚合物固定在dBSA修饰的QDs表面。dBSA不仅用来修饰的CdTe QDs的表面缺陷,同时也为作为辅助单体建立有效的点。在最佳条件下,溶菌酶浓度的线性范围是1.4×10^{-8} M到8.5×10^{-6} M,同时检测界限为6.8 nM。赵教授等使用BSA修饰QDs表面。在最佳条件下,BSA标记的QOs可在0.08~10.66 μM范围内检测到银,并且检出界限为0.01 μM。在细胞毒性研究方面,Bhatia等发现,在一定条件下CdSe核心QDs确实是剧毒。在合成、紫外光照射和表面涂层期间,QDs的细胞毒性将受到处理参数的调节。黄等以K562和HEK293细胞系作为模型,评估了一系列硫醇稳定的CdTe、核壳结构CdTe/Cd和核壳结构QDs的细胞毒性。后续人员的调查清楚地表明,QDs的细胞毒性可以通过表面修饰来调节。尽管对QDs细胞毒性的研究数量剧增,但目前关于其对三阴性乳腺癌细胞影响的研究还很有限。QDs 在临床应用前还需要进行一系统的实验。在这项研究中，作者合成了 QDs，并用 PEG 和 BSA 化学修饰了它们的表面。三阴性乳腺癌 MBA-MD-231 细胞被选为靶细胞。主要研究在有或没有表面修饰的情况下，QDs 对细胞存活率和转移的影响。结果表明，QDs 能降低乳腺癌细胞的存活和转移能力。而用 PEG 和 BSA 的表面修饰降低了这种抑制作用。在这个过程中，活性氧物质可能并没有起到关键作用。这为 QDs 在乳腺癌检测中的应用提供了有力的实验支持和技术基础。

文选 56

【题目】 基于乳腺钼靶图像增强的非线性局部转换（Nonlinear local transformation based mammographic image enhancement）

【来源】 International Workshop on Digital Mammography，2016：167-173.

【文摘】 钼靶是早期检出乳腺癌最有效的技术之一。低分辨率或低对比度可降低图像质量，这会影响放射科医师的诊断效能。为了提高图像质量，本文介绍了一种新的乳腺钼靶图像增强算法。首先，采用非线性变换降低背景组织强度；其次，基于局部标准偏差和亮度信息，实现自适应的局部对比度增强。基于 45 幅图像研究，无论在客观还是主观上，该方法都比替代的方法能获得更好的图像。实验结果表明，该算法可有效提高对比度，增加病变的信息［微小钙化和（或）肿块］。

【评述】 近年来，乳腺癌的发病率大幅增加。乳腺钼靶是检出和诊断乳腺癌最常用和最有效的技术之一。由于硬件的限制，乳腺钼靶图像具有噪声，从而影响早期发现不同乳腺癌异常的准确度。图像增强是提高乳腺钼靶视觉质量的有效途径。本研究引入了一个新的乳腺钼靶图像增强算法。首先采用形态学开算法去除离散的噪声；然后利用非线性转换函数降低背景组织强度；最后利用二维高斯卷积和局部标准偏差实现自适应的局部对比度增强。该算法能有效抑制背景组织强度，改善图像对比度。

文选 57

【题目】 乳腺分泌物 CA153 作为诊断乳腺癌的一个潜在的分子标记：meta 分析（CA153 in breast secretions as a potential molecular marker for diagnosing breast cancer：a meta analysis）

【来源】 PLoS One，2016，11（9）：e0163030.

【文摘】 许多研究表明，乳腺分泌物中的糖类抗原 153（CA153）可以从健康个体中区分乳腺癌患者，提示乳腺分泌物 CA153 可作为乳腺癌的一个潜在的检测指标。该 meta 分析的目的是评估 CA153 的实际诊断价值。相关文献来自 Pubmed、Embase、Scopus、Ovid、Sciverse、Cochrane 图书馆、中国生物医学文献数据库（CBM）、重庆科技（VIP）、万方数据和中国知网（CNKI）。采用随机效应模型分析了 CA153 在乳腺癌诊断中的敏感性、特异性和诊断优势比。应用汇总受试者工作特征曲线（SROC）和曲线下面积（AUC）来评估总体诊断效率。结论为，乳腺分泌物中的 CA153 是诊断乳腺癌有价值的分子标记，在乳腺癌筛查的标准临床实践中应用于更大的前瞻性研究。

【评述】 乳腺癌现在是世界上诊断最多的女性癌症。由于治疗进步，乳腺癌患者的 5 年生存率在过去几十年中有所增加。然而，如果乳腺癌在晚期诊断出来，治疗相当麻烦，预后非常差。本研究结果证实，CA153 对于乳腺癌具有适度的诊断价值，应被纳入常规筛选实践中。

文选 58

【题目】 乳腺导管分泌物中癌胚抗原在乳腺癌诊断中的应用：系统回顾和 meta 分析（CEA in breast ductal secretions as a promising biomarker for the diagnosis of breast cancer：a systematic review and meta-analysis）

【来源】 Breast Cancer, 2016, 23（6）：813-819.

【文摘】 其他研究表明乳腺导管分泌物（breast ductal secretions，BDS）中的癌胚抗原（carcinoembryonic antigen，CEA）水平在乳腺癌患者和健康个体之间有显著差异。BDS 中的 CEA 可作为乳腺癌的一个很有前途的生物标志物。该 meta 分析旨在评估 BDS 中的 CEA 的潜在诊断价值。本文使用 Embase、Pubmed 和 Cochrane 图书馆检索。使用随机效应模型汇集 BDS 中 CEA 诊断乳腺癌的敏感性、特异性和诊断优势比。汇总受试者工作特征曲线（SROC）和曲线下面积（AUC）用于估计总体诊断性能。结论为，BDS 中的 CEA 是诊断乳腺癌的有希望的生物标志物，应该在更大的研究人群中验证，并作为标准筛选工具进行评估。

【评述】 CEA 是乳腺癌的知名生物标志物。虽然血清 CEA 已被证明在诊断早期乳腺癌时无效，但 BDS 中较高水平的 CEA 已被报道在早期诊断中具有重要的临床价值。作为诊断乳腺癌的生物标志物，BDS 中的 CEA 具有几个明显的优势：首先，BDS 中的 CEA 是早期乳腺癌的良好诊断生物标志物；其次，CEA 水平的检测是安全无创的；最后，检测 CEA 的成本相对便宜，无须特殊仪器，成为普通人群的便捷诊断工具。使用 CEA 作为乳腺癌的生物标志物还有其他优点，如具有高精度和精确度的客观结果。简而言之，来自乳房导管的 CEA 与其他筛选程序相比具有明显的优点，是作为乳腺癌诊断的有用、安全和便宜的生物标志物。本研究表明，来自 BDS 的 CEA 检测表现出良好的乳腺癌诊断性能。如果在较大的队列研究中得到验证，BDS 中的 CEA 可能成为未来乳腺癌筛查的生物标志物。

文选 59

【题目】 干血斑质谱的代谢组学方法用于乳腺癌的快速检测（A dried blood spot mass spectrometry metabolomic approach for rapid breast cancer detection）

【来源】 Onco Targets Ther, 2016, 9：1389-1398.

【文摘】 乳腺癌仍然是全世界女性面临的致命威胁。从临床角度看，以简便的方式进行准确的筛查和诊断是十分必要的。除了常规的聚焦蛋白标记外，血液中充满了不同结构和性质的小分子代谢物。本研究旨在筛选具有乳腺癌诊断潜能的代谢标志物。对乳腺癌和非乳腺癌进行干血基斑点直接输注质谱代谢组学分析。目标分析物包括 23 种氨基酸和 26 种酰基肉碱。多因素分析筛选出 21 种乳腺癌相关血液代谢物，回归分析产生由参数 Pip、Asn、Pro、C14∶1/C16、Phe/Tyr 和 Gly/Ala 组成的诊断模型，测试另一套乳腺癌和非乳腺癌样本，该模型显示出 92.2% 的敏感性和 84.4% 的特异性。与常规使用的蛋白质标志物相比，该模型具有较高的灵敏度，具有明显的优势。结论为，血液代谢物筛查是乳腺癌检测更合理的方法。此外，这种直接的质谱分析可以在数分钟内完成，这意味着其吞吐量高于目前使用的成像技术。

【评述】 乳腺癌是女性癌症死亡的主要原因之一。虽然出现了许多新出现的筛查和治疗措施，但发病率和病死率仍然没有得到令人满意的控制，对公共卫生构成了巨大挑战。越来越多的证据表明，乳腺癌患者的检测结果在诊断时受到癌症阶段的强烈影响。早期患者的 5 年生存率高于晚期诊断的患者。因此，有效的乳腺癌筛查在提高存活率和预后方面起着关键作用。血液肿瘤标志物检测已广泛用于乳腺癌筛查、诊断和预后。广泛使用的标志物包括但不限于癌胚抗原（CEA）、癌抗原（CA27，CA29，CA153）、组织多肽特异性抗原和组织多肽抗原。然而，这些标记缺乏所需的特异性和敏感性，因此迫切需要简单、准确和易于实施的替代筛选方法。与正常对照组相比，癌细胞显示出明显的代谢特征，随着代谢组学概念产生，其就被广泛应用于生命科学的不同方面。目前普遍的代谢组学技术主要包括色谱-质谱和磁共振光谱。本研究通过使用乳腺癌的直接输注 MS/MS 分析和对照样品进行基于 DBS 的代谢组学分析。定量代谢物包括在目标分析物中通常遇到的 23 种氨基酸和 26 种酰基肉碱，还计算了一些基于上述代谢物的比例，以丰富分析信息。然后通过使用在两组之间差异变化的参数来构建回归模型。通过采用另一组样本，鉴于灵敏度和特异性，对诊断能力进行了评估。辽宁医科大学第一附属医院收集了 258 例新诊断的乳腺癌患者和 159 例良性乳腺疾病（包括 78 例健康人）的 DBS 样本。乳腺癌患者和对照组的平均年龄分别为 60.4 岁（44～80 岁）和 58.7 岁（42～83 岁）。统计学分析显示两组间差异无统计学意义（$P=0.351$，t 检验）。总而言之，建立了只有 6 个血液参数的适当的诊断模型，可以用于区分乳腺癌与非乳腺癌。可以预期，基于 DBS 的 MS 策略是乳腺癌筛选的有前途的替代方案，其灵敏度更高。此外，整个 MS 分析可以在数分钟内完成。

文选 60

【题目】 中国乳腺疾病的能谱对比增强乳腺摄影与 MRI 诊断表现的比较临床前研究（Preclinical study of diagnostic performances of contrast enhanced spectral mammography versus MRI for breast diseases in China）

【来源】 Springer Plus，2016，5（1）：763.

【文摘】 比较能谱对比增强乳腺摄影（contrast enhanced spectral mammography，CESM）与乳腺 MRI 在中国乳腺疾病诊断中的表现。68 例乳腺病变患者分别行 MRI 和 CESM 检查，2 名放射科医师独立分析 MRI 或 CESM 图像。按照 BI-RADS 1～3 级和 BI-RADS 4～5 级患者被分为可疑良性组和可疑恶性组，计算诊断精度，为 2 种方法构建 ROC 曲线，分析 CESM 和 MRI 的最大病灶直径与病理检测结果的相关性。结果发现，CESM 诊断的敏感性为 95.8%，特异性为 65.5%，阳性预测值（PPV）为 82.1%，阴性预测值（NPV）为 90.5%，准确性为 84.4%。乳腺 MRI 诊断的敏感性为93.8%，特异性为82.8%，PPV为88.2%，NPV为92.3%，准确性为89.6%。ROC曲线下面积（AUC）乳腺MRI为0.96，CESM为0.88。CESM与乳腺MRI之间的乳腺肿瘤尺寸差异显著，CESM与病理检测结果及乳腺MRI与病理检测结果之间差异无统计学意义。结论为CESM在诊断敏感性和病变大小评估方面具有比乳腺MRI更好的诊断表现，CESM是筛选高危人群乳腺癌的好方法。

【评述】 CESM是一种基于双能采集的新型乳腺成像技术，可获得一对低能量和高能量的图像，并且将这2个图像重新融合成类似数字减影的图像。MRI被认为是乳腺疾病诊断的最佳方式。当CESM被提出作为筛选和诊断乳腺癌的新替代方法时，乳腺MRI的作用受到挑战。然而，CESM对MRI的优越性仍在争议之中。本研究表明，CESM（84.4%）的诊断准确性低于MRI（89.6%）；AUC的比较MRI为0.96，CESM为0.88（$P<0.001$）。然而，CESM的敏感性（95.8%）优于MRI（93.8%）。在病变尺寸评估中，CESM与病理检测结果相关性更好。CESM中的阴性预测值（NPV）和小于乳腺MRI。CESM的低能量图像可以提供重要的补充信息。对于其他诊断表现，CESM在尺寸评估方面比MRI更好。因此，CESM用于确定病变程度比MRI更好。总之，CESM作为一种新的检查技术，能够准确检测和诊断乳腺病变。CESM是筛选高危人群乳腺癌的好方法。

文选61

【题目】 评估自动乳腺全容积扫描在乳腺导管原位癌保乳手术治疗中的价值（Evaluation of automated breast volume scanner for breast conservation surgery in ductal carcinoma in situ）

【来源】 Oncology Letters，2016，12（4）：2481-2484.

【文摘】 回顾性分析自动乳腺全容积扫描（automated breast volume scanner，ABVS）在乳腺导管原位癌（ductal carcinoma in suit，DCIS）保乳手术治疗的价值。本研究纳入142例病理证实的DCIS患者。术前检查包括常规超声及ABVS。根据BI-RADS判断病灶的良恶性，进行保乳手术治疗，并比较疗效。DCIS在乳腺的每个象限都能够检出病灶。病灶特征包括以下几点：导管扩张23例；肿块38例（多数是实性，偶见囊性，伴或不伴钙化）；低回声区33例（伴或不伴钙化）；钙化23例；形态不规则17例。另外，根据BI-RADS分级，110例（82.1%）为4级以上；常规超声检查发现92例（68.7%）为恶性。ABVS的检出率明显高于常规超声检查（$\chi^2=268.000$，$P<0.001$）。肿瘤的平均直径，ABVS为（2.5±0.8）cm，常规超声为（2.0±0.9）cm（前者明显大于后者；$t=6.325$，$P=0.034$）；8例（5.6%）为复发患者，ABVS检出的这8例肿瘤的直径明显大于常规超声。ABVS在DCIS患者保乳手术治疗及预测复发时明显优于常规超声，但是仍然需要大样本的研究来证实。

【评述】 导管原位癌是一种非侵入性的局限于乳腺导管系统的癌症，没有累及基底膜及周围间质。其特征为显著的上皮增生及中、重度细胞异型性，增加了发展为浸润性乳腺癌的风险。因此，早发现、早治疗十分重要。在中国每年新发现的DCIS占乳腺肿瘤的7.8%~18.8%。临床上，乳腺X线摄影及彩超为最常用的检查技术。但是，这两种方法都有各自的局限性：X线仅仅对钙化敏感；常规超声仅能用于评估肿瘤的大小、回声、形态及灌注等特征。而且诊断范围广，不能进行定量分析。

ABVS能够获得冠、矢、轴及任何平面的图像，能够更加清楚地显示肿瘤的特征。另外，电脑自动定位分析使得结果更加客观。可以应用BI-RADS给乳腺肿瘤进行良恶性分类，指导手术治疗。本文的目的在于评估ABVS在DCIS的诊疗和预后的价值，为临床治疗提供帮助。结果显示，在引导DCIS保乳手术治疗及预测复发方面，ABVS优于常规的超声。

文选62

【题目】 乳腺浸润性导管癌MRI动态增强扫描征象与WHO病理分级相关性的研究（Association between dynamic contrast enhanced MRI imaging features and WHO histopathological grade in patients with invasive ductal breast cancer）

【来源】 Oncology Letters，2016，11（5）：3522-3526.

【文摘】 乳腺癌是中国女性近20年最常见的恶性肿瘤，发病率逐年上升，因此，早发现、早诊断及早治疗对于提高患者的生存率及生活质量至关重要。世界卫生组织（WHO）病理分级是评价乳腺癌恶性生物学行为及其预后的重要指标，但是常常在手术后才能获取，限制了其对乳腺癌治疗方案的选择。MRI具有组织对比度高，能够多方向、多参数及多功能成像的特点，在准确评估病灶的大小、数量、边界及内部结构等方面较钼靶及超声更具优势。动态增强MRI（DCE-MRI）对于显示肿瘤的形态学及血流动力学特征十分敏感，因此在乳腺疾病的诊断中越来越显示出优越性。本研究回顾性分析了经手术切除或穿刺活检的92例乳腺浸润性导管癌患者的DCE-MRI资料，并分析其与WHO病理分级的关系。统计分析表明肿瘤的大小、形态及早期强化特点与WHO病理分级有关：肿瘤的直径越大，WHO病理分级越高；圆形和卵圆形肿块WHO病理分级相对较低，而分叶状和不规则形肿块分级较高；不均匀强化和环形强化的肿块分级较高，而均匀强化的肿块分级较低。病灶边缘是否光整、不规则或毛刺状与WHO病理分级无关。本研究观察到乳腺浸润性导管癌DCE-MRI的特征与WHO病理分级一致，而且这些MRI特征能够用于评估肿瘤生物学行为及患者的预后。本研究的目的在于分析乳腺浸润性导管癌DCE-MRI特点与WHO病理分级的关系，以期活体评估乳腺癌的生物学行为和预后，给治疗方案的制订提供帮助。

【评述】 乳腺癌的DCE-MRI表现具有多样性和复杂性，主要由肿瘤的不同生长方式、生长速度及恶性程度等组织病理学特点所决定的。理论上，可以通过探讨病灶的影像学特征与病理学特征之间的关系来无创性预测肿瘤的侵袭性，从而指导治疗方式的选择及进行预后评估。总之，乳腺浸润性导管癌的DCE-MRI特征与WHO病理分级有一定的相关性，可根据MRI征象对病灶的生物学行为和预后进行评估，为临床治疗方案的选择提供指导。

文选63

【题目】 关于从生物力学获取乳腺图像配准信息的综述（A review of biomechanically informed breast image registration）

【来源】 Physics in Medicine & Biology, 2016, 61 (2): R1-R31.

【文摘】 乳腺放射学有各种成像技术：X线摄影、磁共振成像及超声（二维及三维成像），还有一些更新的技术，如数字乳腺断层摄影及一些乳腺专用成像系统（如正电子发射乳腺摄影和超声成像等）。此外，还有一些新的实验成像方法，如声波、近红外光谱技术及电阻抗成像等。乳房是一个高度可变形的结构，这大大增加了对于乳腺筛查、癌症诊断（包括影像引导活检）、肿瘤分期、治疗监测、手术方式的选择、手术疗效及伤口愈合等方面的图像视觉复杂程度。弹性变形所带来的挑战，使得能够配准的自动化方法得以发展，因此乳腺影像图像内部及图像之间的信息融合仍然是活跃的研究领域，但尚未探索出合适的临床实践方法。

本文介绍了乳腺生物力学模型，揭示了纳入乳腺图像配准和模拟算法模型的出处。虽然在不断发展，但临床应用的生物力学模型仍然存在一些问题，包括以下几点：构建模型的准确性、不能满足临床计算成本的水平、自动化患者特异性模型相关的挑战（即稳定图像分割和网格生成）及常规临床实践中生物模型方法应用的复杂性等。

【评述】 乳腺癌是世界上女性最常见的肿瘤，是女性癌症病死率最高的疾病。每年有130万以上女性诊断为乳腺癌，是所有肿瘤中除了肺癌以外人类患病率最高的肿瘤。不同地区的患病率和病死率不同，在西方国家，由于广泛的筛查及治疗措施的提升，病死率呈稳定或下降的趋势，但是在东欧、亚洲、拉丁美洲及非洲则病死率呈上升趋势。虽然早发现仍然是提高生存率的重要因素，但是过度诊断也会带来一些问题。乳腺癌的诊断分级十分重要，但近年来随着乳腺癌相关特异性分子亚群及与诊断特征相关基质的发现，这一观点在逐渐弱化。放射影像在发现、诊断、分期、治疗监测乳腺癌中的优势表明：如果能够结合所有的影像学及组织病理学信息，乳腺癌的疗效评价及预后判断是可以进行个性化分级的。乳腺成像的影像方法包括常规的乳腺X线摄影、MRI成像（增强或不增强）、超声（二维或三维）及近期发展使用的数字乳腺断层摄影及乳腺成像专用的PET和断层超声。但是由于乳腺具有高度可变形性，其影像检查仍具挑战。这些检查中患者常采用直立、俯卧或仰卧位。在做乳腺X线摄影、乳腺断层摄影、侵入性检查（如活检）时，乳房常被固定在压缩板之间，受到外力的作用；保乳手术中，患者常采取仰卧位，与床板呈一定的角度，双臂打开；MRI检查时，患者通常处于俯卧位，乳房下垂；超声或者手术时，患者处于仰卧位，乳房由于重力作用而下垂。在超声检查期间，由于探头的压力，乳房会进一步受压。在乳腺组织取活检或细针抽吸组织取样时，乳腺又处于不同以往的位置。当乳腺影像检查用于保乳手术方式的选择及引导中时，乳腺变形的问题更加严重，而对于清晰显示手术的边界更为重要。由于乳腺的高度可变形性，已经研究了一些变形模型来研究不同成像过程中乳腺的变形关系，比如影像检查、活检及手术。这些方法多集中在生物力学模型上，以及如何利用这种计算工具来创建非刚性图像配准模型，达到解决模型内部或模型之间的对应问题及影像和物理干预之间的对应问题。本综述总结了目前乳腺生物力学模型领域的相关研究，以及纳入乳腺影像配准和模拟算法模型的出处。本文开始便介绍了非刚性图像配准及变形模型的相关概念，强调了在这个领域广泛应用的生物力学模型及有限元分析方法。接下来回顾性分析了乳腺生物力学模型及软组织材料的相关现状，并对乳腺的图像配准方法进行了全面研究，并根据具体的乳腺变形组合进行了细分。

文选 64

【题目】 乳腺锥形束 CT、超声及数字乳腺 X 线摄影在恶性乳腺肿瘤诊断中的应用：212 例患者的前瞻性研究（The utility of breast cone-beam computed tomography, ultrasound, and digital mammography for detecting malignant breast tumors: a prospective study with 212 patients）

【来源】 European Journal of Radiology, 2016, 85（2）: 392-403.

【文摘】 乳腺锥形束 CT（breast cone-beam computed tomography, BCBCT）是一种基于 X 线成像, 提供高质量乳腺成像的平板探测器系统。本研究的目的是探讨 BCBCT 与超声（US）和数字乳腺 X 线摄影（MG）在检测乳腺异常能力之间的差异。前瞻性研究 212 例患者, 92 例（172 个病灶）接受 BCBCT 检查, 120 例（270 个病灶）进行 BCBCT 及动态增强 BCBCT（CE-BCBCT）检查, 所有患者均进行超声及数字乳腺 X 线摄影检查。其中 102 例（110 个病灶）病理确诊为癌。BCBCT 检出 97 例, 而超声和数字乳腺摄影检出 93 例。乳腺癌诊断的 ROC 曲线下面积（AUC）BCBCT 为 0.861, US 为 0.856, 而 MG 则为 0.829。CE-BCBCT 诊断的敏感性提高了 20.3%（78.4%~98.7%）。诊断敏感性 AUC 值分别为 0.869（CE-BCBCT）、0.846（BCBCT）、0.834（US）及 0.782（MG）。本研究发现 BCBCT 在检测乳腺恶性肿瘤方面更准确。CE-BCBCT 在诊断 C 级和 D 级肿瘤方面比单独使用 BCBCT、US 及 MG 提供更多的信息。

【评述】 过去的 30 年证实了乳腺癌早发现能够降低患者的病死率。钼靶 X 线具有一定的局限性：乳腺和乳腺病灶的对比度低, 乳腺病灶的病理类型多种多样。而且, 不同的人乳腺腺体密度及分布有差异。BCBCT 是基于平板探测器成像, 提高乳腺癌检出率特异性和敏感性的成像系统。这种快速发展的乳腺特异性成像方法有其独特的诊断优势。BCBCT 提供高质量的乳腺图像及实时 3D 可视化乳腺图像。初步研究表明, BCBCT 对乳腺的成像覆盖范围及乳腺病变的显示相当或优于 MG 检查, 而且这一技术能够进一步确定 MG 和 US 筛选出的高危病灶。本研究的主要目的是评估 BCBCT 或 CE-BCBCT 相对于 MG 和 US 能够检出乳房恶性肿瘤的能力。本研究阐述了一种有效区分乳腺病灶和乳腺组织及诊断没有强化的小乳腺癌的三维检查方法。本研究表明 BCBCT 可能减少 MG 中组织的重叠, 准确定位病灶空间位置, 充分显示病灶形态特征。而且 BCBCT 和 CE-BCBCT 的结合能够发现小病灶及区分 C 和 D 级乳腺癌, 优于 MG 和 US。BCBCT 或 CE-BCBCT 能够提供较 US 等更多的信息, 但是仍然不能取代这些检查。

文选 65

【题目】 超声弹性成像联合 BI-RADS-US 评分分级是否有助于常规超声诊断的研究（Ultrasound elastography combined with BI-RADS-US classification system: is it helpful for the diagnostic performance of conventional ultrasonography?）

【来源】 Clinical Breast Cancer, 2016（3）, 16: e33-e41.

【文摘】 探讨超声弹性成像（UE）和常规超声成像（US）结合 2003 年或 2013 年乳腺影像报告

和数据系统（BI-RADS）在乳腺肿块良恶性鉴别诊断中的价值。收集2010年6月至2012年12月738例患者770个病灶，进行回顾性分析，分别对病灶进行UE评分、US评分及两者联合评分分级检查，US是基于2003年或2013年BI-RADS进行评分，UE是基于改良五分法进行评分。对结果进行比较。在没有对病灶4级进行亚分类时，US、UE及同时使用两种方法评估的AUC分别为0.735、0.877及0.878（$P<0.01$），如果同时对病灶4级进行亚分类，则US、UE及同时使用两种方法评估的AUC分别为0.865、0.877及0.883（$P>0.05$）。用UE对4A病灶进行分析，恶性率降低2.56%。结果表明：当结合2003年旧版BI-RADS分类时，UE的诊断率明显优于US，能够为鉴别乳腺肿瘤的良恶性提供更多的信息；当结合2013年新版BI-RADS分类时，UE与US的诊断效率并无明显差异，但可以减少对4A级肿瘤不必要的活检。

【评述】 US是乳腺癌患者临床首选的影像学检查方法。2003年版BI-RADS规范了超声对乳腺报告的书写，为乳腺疾病的超声诊断提供了规范化准则。由于良恶性病变形态学特征存在一定的重叠，而且4级恶性病变的恶性符合率范围大，因此，2013年版BI-RADS存在一些不可避免的缺点：鉴别良恶性肿瘤的特异性低。因此，2004年美国放射学会提出了补充建议：将4级病变划分为4A（低度可疑恶性）、4B（中度可疑恶性）及4C（重度可疑恶性）3类。但是，各个亚型的恶性可能性并没有进行阐述。直到2013年，美国放射学会在新版BI-RADS中提出4级病变中各亚类病变恶性可能性的具体范围：4A为2%~10%，4B为10%~50%，4C为50%~95%。4级病变的分类提高了超声诊断率。UE近年出现并不断发展成熟的检查技术，主要利用超声来评估组织的硬度。目前对超声弹性图像的分析方法有很多，准静态UE是常用的一种。通过采集组织压缩前后的射频信号，会产生一种叠加在实时灰阶的彩色超声图像，可以观察组织的弹性和应变性。早期研究发现UE能够提高US诊断的特异性。但是，最近也有研究显示UE对US的帮助并不大，准确度也不一定比US高。这一差异可能与不同研究应用的BI-BADS版本不同有关。目前关于利用新旧不同BI-BADS版本来鉴别乳腺病变的报道较少。本研究的目的在于探索UE联合不同版本的BI-BADS是否有助于常规US的诊断。本研究显示，在BI-RADS未对4级病变进行亚分类之前，UE能够提高常规US诊断的准确性和特异性，但是，再对4级病变进行亚分类之后的BI-RADS研究，UE并不能提高US诊断的准确性。因此，结合2013年版BI-RADS，UE并不能提高US诊断的准确性，但是仍然能够减少良性4A病变不必要的活检。

文选66

【题目】 运用轮廓波变换及非连接简化脉冲耦合神经网络方法检测乳腺X线中微钙化簇的新方法（A new method of detecting micro-calcification clusters in mammograms using contourlet transform and non-linking simplified PCNN）

【来源】 Computer Methods & Programs in Biomedicine，2016，130：31-45.

【文摘】 乳腺X线摄影是早期检测乳腺癌的有效方法。微钙化簇（micro-calcification clusters，MCs）是乳腺癌的重要特征，因此MCs的检测在计算机辅助检测系统中非常重要。本文提出了一种新的混合检查方法来提高乳腺X线摄影中MCs的检出率。本研究纳入118例，包括38例有微钙化簇，80 例没有微钙化簇，运用 MIAS 和 JSMIT 2 个数据库来演示本算法。首先用最大连接区域标记和区域生长方法去除胸肌等组织，使用双顶帽变换及灰度调整功能增强 MCs 的显示，然后用高频轮廓变换系数重建修改子带来获得可疑钙化簇，最后利用非连接简化脉冲耦合神经网络方法来检测钙化簇。结果表明本方法高效而且准确。结果特异性高达 94.7%，敏感性 96.3%，AUC 为 97.0%，准确性为 95.8%，Matthew 相关系数（Matthew's correlation coefficient，MCC）为 90.4%，Matthew 相关系数样本比例（Matthew's correlation coefficient-population of sample，MCC-PS）为 61.3%，综合评价指标（comprehensive evalution indicator，CEI）为 53.3%。这一结果表明此算法胜过目前最先进的算法。另外，这一结果也通过甘肃省人民医院的 20 例乳腺 X 线片得到了证实，检测结果表明本方法能够更加准确地用于临床检查钙化。本文提出的方法简单快捷，而且检出率高，可以用于计算机辅助检测系统进行乳腺癌的诊断。

【评述】 乳腺癌在女性中发病率和病死率均很高，2012 年国际癌症研究机构（Internationd Agency for Research on Cancer，IARC）报道全球近 170 万人诊断出乳腺癌，约占所有癌症的 11.9%，同年约有 52 万人死于乳腺癌。2012 年 IARC 数据也显示到 2025 年乳腺癌患者将增加到 1930 万人，乳腺癌是所有疾病中发展最快的。为了提高乳腺癌的诊断率，改善预后，早发现十分重要。乳腺癌的发现和诊断包括乳腺自检（BSE）、临床检查（CBE）及影像或乳腺 X 线及手术等。这些方法中乳腺 X 线检查是早期检查最有效及可靠的检查方法，能够发现 85%～90% 的乳腺癌。MCs 是乳腺癌 X 线检查中的主要征象，微钙化簇的大小、形态、质地及分布为乳腺癌的诊断提供了重要信息。因此，微钙化簇的准确检测是计算机辅助检测系统中至关重要的一步。近年来有大量学者从事计算机自动检测 MCs 的研究，这对于诊断乳腺癌十分有利。虽然计算机辅助检测系统检测钙化的研究已经持续了数十年，但是由于乳腺 X 线高噪声等，钙化研究仍然面临着挑战，各种准确检测 MCs 的方法仍在不断提出和研究。近年来，Oliver 等提出了基于知识的方法来自动检测 MCs，这是基于一组滤波器提取的局部特征获得的微钙化的局部形态，这一方法在非公开的数据库提取的全数据化 MIAS 数据库和全数字乳腺 X 线造影中得到了证实。Pal 等提出使用多重感知器网络来分割 MCs 的方法。在此研究中需要考虑 MCs 的位置，因此需要对钙化灶进行准确定位。他们从 MIAS 数据库中挑选了 7 个异常和 1 个正常的乳腺 X 线片来设计系统。Li 引入了一个多尺度多位置钙化的新方法来检测 MCs，并用乳腺 X 线摄影数字数据库对实验进行了测试，发现多形态钙化簇检出率可达 97.26%，假阳性率为 36.84%。也有研究结合综合模型和统计学特征对 MCs 进行分析，采用 MIAS 数据库中的 20 例乳腺 X 线片，25 处 MCs 进行测试，真阳性率高达 94%，假阳性率仅 1%，而且如果真阳性率在 90% 时假阳性率可低至 0.65%。Malar 等展示了利用基于组织形态的小波法检测 MCs 的方法，准确的高达 94%。AbuBaker 提出了一种新的方法，通过采用多统滤波及轮廓波转换来检测 MCs，在 MIAS 及 USF 数据库中准确率高达 98.1%，而假阳性率仅 0.63%。本研究提出了一种新的方法，首先用最大连接区域标记和区域生长方法去除胸肌等组织，使用双顶帽变换及灰度调整功能增强 MCs 的显示，然后用高频轮廓变换系数重建修改子带来获得可疑钙化簇，最后利用非连接简化脉冲耦合神经网络方法来检测钙化簇。结果表明本方法高效而且准确。本研究是利用 CT 和非连接简化脉冲耦合神经网络方法来检测微钙化簇。乳腺 X 线摄影时在预处理中去除胸肌等组织，然后使用双顶帽变换和灰度调节功能来强化微钙化灶的显示，后用 CT 来消除一些噪声、背景等，通过非线性功能保留重要信息，最后运用非线性简化脉冲耦合神经网络方法检测微钙化簇。本研究纳入118例，包括38例有微钙化簇，80例没有微钙化簇，运用MIAS和JSMIT 2个数据库来演示本算法。结果特异性高达94.7%，敏感性96.3%，AUC为97.0%，准确性为95.8%，MCC为90.4%，MCC-PS为61.3%，CEI为53.3%。这一结果表明此算法胜过目前最先进的算法。本研究样本量有限，后续需要增加更多的样本量，也可以将此方法引入其他医学疾病的诊断。

第三节　计算机体层成像技术研究进展

文选67

【题目】　尤因肉瘤/肾原发性神经外胚层肿瘤的CT和US特征：2例报告和文献回顾（The CT and US features of Ewing's sarcoma/primary neuroectodermal tumor of the kidney: two case reports and review of literature）

【来源】　OncoTargets Therapy，2016，9：1599-1603.

【文摘】　尤因肉瘤（Ewing's sarcoma，EWS）/原发性神经外胚层肿瘤（primary neuroecto dermal tumor，PNET）是特征性组织学特别罕见的原发性肾脏肿瘤。到目前为止，EWS/PNET的成像特征没有被清楚地描述。本文报道的EWS/PNET是通过细针抽吸活检确认的2个病例，并分析其计算机体层成像和超声的发现，提出了EWS/PNET的放射学特征及对相关文献的简要回顾，以进一步理解EWS/PNET的成像特征。

【评述】　尤因肉瘤/原发性神经外胚层肿瘤（EWS/PNET）最常见于下肢（尤其是股骨）和骨盆。然而，肾的EWS/PNET是非常罕见的，在儿童和成人中均有发现。它首次发表于1974年。到目前为止只报道了126例，只有极少的放射学详细描述。EWS/PNET没有得到临床医师或放射科医师很好的认识，并且EWS/PNET的临床和成像特征还没有很好地说明。作者报告肾EWS/PNET病例发生于2个男性患者中，并通过分析计算机体层成像和超声得以发现。

文选68

【题目】　汉族人群下颌切牙神经管锥形束CT的应用研究（Mandibular incisive canal in Han Chinese using cone beam computed tomography）

【来源】　International Journal of Oral and Maxillofacial Surgery，2016，45（9）：1142-1146.

【文摘】　本研究的目的是通过使用锥形束CT（cone beam CT，CBCT）研究下颌切牙神经管（mandibular incisivo canol，MIC），为汉族人群的植入手术和下颌骨采集提供参考依据。该研究纳入50例受试者。对所有受试者行CBCT扫描，其中22例加用全景放射扫描以评价MIC的可见性。重建50例受试者的CBCT数据以测量下颌骨内的MIC直径、长度和位置。在38.6%的全景X线片中可见到MIC，13.6%具有良好的清晰度；而在100%的CBCT图像中可见到MIC，63.6%具有良好的清晰度。MIC 的直径从起点到终点逐渐减小。左右 MIC 平均长度分别为 17.84 mm 和 17.73 mm。MIC 接近颊侧皮质边界和下颌下缘。结论为，MIC 是下颌骨中可以用 CBCT 可靠地识别的解剖结构。在植入手术时，植入物应朝向下颌前牙的舌侧轻微倾斜以保护 MIC。下颌骨采集深度应限制为 4 mm；收获位点可以调整到 MIC 以上或以下的区域。

【评述】 常规 X 线图像常常不能显示 MIC，因为全景放射图像和周边射线图像是二维图像。此外，与下颌管相比，MIC 显示较少的骨皮质化且直径较小。锥形束计算机体层成像是用于口腔和颌面的较好的成像系统。CBCT 的优点包括均匀放大，运用软件生成三维图像，高几何精度，低辐射剂量和相对较低的成本。在牙的海绵状结节和椎板硬膜的研究中，CBCT 的准确性被认为等同于多层 CT。进行这项研究以评估 MIC 在全景放射图像和 CBCT 上的可见性，并且在 CBCT 上评估了 MIC 的直径、长度和位置，为汉族人群提供植入手术和下颌骨采集的参考信息。

文选 69

【题目】 双能 CT 成像评价肝泡状棘球蚴供血特点的影像与病理对照研究（Assessment of vascularity in hepatic alveolar echinococcosis: comparison of quantified dual-energy CT with histopathologic parameters）

【题目】 PLoS One, 2016, 11（2）: e0149440.

【文摘】 通过对肝泡状棘球蚴病灶进行双能碘定量及微血管密度测量，探讨双能碘图成像在评价肝泡状棘球蚴病灶供血特点的应用价值。研究共纳入 25 例患有肝泡状棘球蚴病（hepatic alveolar echinocousis，HAE）的患者［16 例男性，9 例女性，平均年龄（40.9±13.8）岁］接受腹部双能 CT，包括动脉期、门静脉期、延迟期扫描，在双源模式（100 kV/140 kV）下，使用双能 CT 软件算法处理图像数据，评价病变不同层边缘区、实体和囊性中的碘分布。HAE 病变根据双能 CT 表现分为固体型、假性囊肿型和"地图型"（混合型）3 种类型。对不同层和不同类型病变的碘浓度进行统计学比较。使用切除的 HAE 组织的 CD34 进行免疫组织化学染色检查微血管密度（microvasular density，MVD），并基于阳性染色细胞的百分比及其强度进行评分。Pearson 相关系数用于评估双能 CT 参数与 MVD 之间的潜在相关性。共收集 27 个 HAE 病灶，其中 9 个为实体型，3 个为假性囊肿型，15 个为混合型。平均病灶大小为（100.7±47.3）mm。在相同扫描期相内不同层的 HAE 病变之间的碘浓度存在显著差异（$P<0.001$）。边缘区的碘浓度显著高于动脉期中的实性和囊性成分（2.15 mg/ml 相对于 0.17 mg/ml 或 0.01 mg/ml），门脉期（PVP）（3.08 mg/ml 相对于 0.1 mg/ml 或 0.02 mg/ml）和延迟期（DP）（2.93 mg/ml 相对于 0.04 mg/ml 或 0.02 mg/ml）。CD34 在 92.5%（25/27）的病变中发现，在 HAE 病变周围的边缘区中没有特异性，其中 18.5%（5/27）为强阳性，62.7%（17/27）为中度阳性，11.1%（3/27）为弱阳性。相比之下，7.4%（2/27）的病变为 CD34 阴性。在 HAE 病变边缘区的 IC 测量和 MVD 之间存在正相关（$r=0.73$，$P<0.05$）。结论为，双能 CT 定量碘浓度与 HAE 病变边缘区的 MVD 显著相关。使用定量分析方法的双能 CT 可以用于评价 HAE 的血供特点。

【评述】 氟脱氧葡萄糖标记的正电子发射断层成像（FDG-PET）是目前公认的唯一一种能以间接无创方式评价泡型包虫病灶代谢活性的检测工具。FDG-PET 延迟显像（在注射 FDG 3 小时后）对判断包虫病灶代谢活性敏感，并且能够为决定是否停用化疗药物提供有力的依据。然而PET/CT这种高端设备以其高昂的检查费用使它不能够普及应用来进行泡型包虫病的评估。双能CT扫描在临床中有着极为广阔的前景，使用相对较低剂量的同时即可获得更多的能量扫描数据，通过对碘浓度的测量，使组织器官的血供状态量化，可定量评价病灶的手术可切除性及为临床随访提供更多、更准确的影像学依据。

文选 70

【题目】 应用锥形束CT对中国青少年气道形态和舌骨位置的关系研究（Correlation between hyoid bone position and airway dimensions in Chinese adolescents by cone beam computed tomography analysis）

【来源】 International Journal of Oral and Maxillofacial Surgery，2016，45（7）：914-921.

【文摘】 本文通过对中国青少年上气道和舌骨的锥形束CT（CBCT）图像进行研究。选取254个CBCT图像样本作为研究对象。上气道和舌骨的数据由图像处理软件进行测量和分析。上气道的形态可以由多个测量指标来评价，包括上气道的体积、横截面积、平均横截面积、长度、横截面的前后径宽度、横截面的左右径宽度及上气道横截面形状。舌骨位置的测量由8个线性参数和2个角度参数组成，面型测量由3个线性参数和3个角度参数组成。舌骨位置和气道形态之间的客观关系，为外科正畸-正颌手术提供依据。结果说明，大多数舌骨位置（特别是舌骨和硬腭之间的距离）与大多数气道形态显著相关。不同的面型和舌骨位置也有重要关系。气道形态与大多数面型线性参数具有显著相关性，但只有少数角度参数与之相关。

【评述】 上气道是一个管状结构，在呼吸和吞咽过程中起重要作用。颌面部发育异常，如小颌畸形、缩颌、高角生长型、颅基线长度减小及下颌平面角过陡等，均可能引起上气道空间的狭窄和体积变小。舌骨是人体中唯一一块没有与其他骨骼连接的可移动骨，它通过肌肉和韧带连接着咽、下颌骨和颅骨，在语言、阻嚼、吞咽和维持呼吸道通畅时起必要的作用。因此，不管从解剖还是功能上看，上气道与舌骨之间关系密切。上气道是正畸医师在研究牙科治疗改变气道形态的可能性时最感兴趣的部位。下颌后退手术上可使气道狭窄、舌骨后移。下颌前徙手术可使气道扩大，最狭窄位置也明显增宽。功能性矫治器可以刺激下颌向前生长，用于治疗下颌后缩和发育不良。据报道，功能性矫治可以改变青少年的口咽气道体积及舌骨位置，然而一些功能性矫治，如上颌快速扩弓治疗，对咽部气道及舌骨位置影响较小。因此，在行正畸治疗时应准确分析气道的大小、形态及舌骨位置关系。然而，上气道形态及舌骨位置与颅面关系研究未见报道。在三维影像技术出现前，传统的头颅部影像测量主要采用X线平片，关于不同面型与上气道形态及舌骨位置的相关性研究是利用X线数字头颅侧位片的头影测量分析来进行的。检查气道形态、软组织及气道周围时，CBCT是一个可靠和准确的分析方法。先前报道，CBCT扫描可以在正畸诊断和治疗前对患者的气道空间及舌骨位置进行明确的临床判断。然而，CBCT扫描很少用于对健康青少年气道空间及舌骨位置关系的评估。本研究旨在提高对正畸-正颌手术不良反应的关注，同时为制订合适的治疗计划提供依据，应用CBCT图像对中国青少年上气道形态及舌骨位置关系进行评价。

文选 71

【题目】 基于 CT 图像采用单块线性检测算法的肝自动分割（Automatic liver segmentation from CT images using single-block linear detection）

【来源】 Biomed Res Int，2016，(6)：9420148.

【文摘】 肝自动分割不仅在肝疾病分析中起着重要作用，而且降低了成本及其在分割中对人的影响。此外，由于无数的解剖变异和技术难点，肝分割是一个非常具有挑战性的任务。已经设计了许多方法来克服这些难点，但是这些方法仍然需要改进以获得所期望的分割精度。本文提出了一种快速算法，用单块线性检测方法从 CT 图像中提取肝，所提出的方法不需要迭代，因此计算时间和复杂性大大降低。此外，初始化在算法中并不重要，因此提高了算法的稳定性和特异性。实验验证了本文提出的方法在正常和异常（肝血管瘤和肝癌）腹部 CT 图像中的有效分割。肝癌的平均灵敏度、准确度和特异性分别为 96.59%、98.65% 和 99.03%。图像分割的结果近似于有经验医师的手动分割结果。此外，新方法具有较高的灵活性。

【评述】 目前，计算机体层成像（CT）图像的信息后处理技术有助于评估诊断、活组织检查和形态解剖。此外，磁共振成像（MRI）图像的技术在疾病的病理生理学和发展中也是重要的。Sharma 和 Aggarwal 讨论了自动分割方法的优点和局限性。腹部 CT 图像的后处理技术广泛用于确定肝疾病的类型，在后处理技术中，来自 CT 图像的肝分割不仅是必要的先决条件，而且在评估肝功能、病理学和解剖学研究中起重要作用，也是肝病诊断的关键技术。使用 3D 重建技术的计算机辅助操作，准确的肝分割方法有助于诊断、治疗。准确的肝分割方法也用于确定病变大小和程度以用于特定治疗或用于外科手术（如放射治疗）的病变边界和位置。

文选 72

【题目】 组织间 ^{125}I 放射粒子植入治疗头颈部恶性肿瘤颈部淋巴结转移的临床应用（Clinical application of computed tomography-guided ^{125}I seed interstitial implantation for head and neck cancer patients with unmanageable cervical lymph node metastases）

【来源】 European Journal of Medical Research，2016，21：18.

【文摘】 本研究旨在评估 CT 引导下组织间 ^{125}I 放射粒子植入治疗在不能耐受或不愿意接受重复手术、化疗或放射治疗头颈部恶性肿瘤（head and neck cancer，HNC）颈部淋巴结转移患者中的价值。2010 年 2 月至 2013 年 12 月，连续有 31 例患者接受了 CT 引导下 ^{125}I 粒子植入治疗。为了评估临床效果，分别在 3 个月、6 个月、1 年及 2 年进行术前及术后的 KPS 评分、NRS 评分，对局部控制率（LCR）、总生存率（OSR）和并发症进行比较。与植入前相比，植入后 3 个月和 6 个月时的肿瘤体积明显减小（$P<0.05$），NRS 显著降低（$P<0.05$），而 KPS 显著增加（$P<0.05$）。而 3 个月、6 个月、1 年和 2 年的 LCR 分别为 96.30%、83.87%、64.51% 和 45.16%，OSR 分别为 100%、100%、67.74% 和 45.16%。其中 3 例出现 1 级放射性损伤，2 例出现 2 级放射性损伤。结果说明，组织间 ^{125}I 放射粒子植入治疗头颈部恶性肿瘤颈部淋巴结转移创伤小，并发症少，局部控制率较高，

疼痛缓解明显，为不能手术的晚期头颈部恶性肿瘤颈部淋巴结转移的患者提供了一种安全可行的治疗手段。

【评述】 颈部转移瘤的治疗仍是难点，传统治疗主要包括再次手术及体外放疗，再次手术理论可行，但局部复发率仍高于40%，体外放疗局部控制率50%，5年生存率仅20%，目前对于颈部转移瘤仍无特效的治疗手段。几十年前放射性同位素已经应用于治疗口腔及口咽部T_1和T_2期肿瘤，目前^{125}I放射粒子已被应用于治疗包括前列腺癌、肺癌、胰腺癌、骨转移癌等疾病，并取得良好效果。^{125}I放射粒子植入治疗颈部转移瘤存在以下优势：①按照术前放射治疗（TPS）计划植入粒子，粒子放射的γ射线可以有效覆盖肿瘤全部及肿瘤边缘正常组织内的亚临床区域，肿瘤内部高放射剂量，外部放射剂量迅速衰减，有效杀伤肿瘤细胞，但对于周边的正常组织器官损伤较小。②^{125}I粒子能持续释放γ射线，干扰肿瘤细胞核内的DNA合成，杀伤肿瘤细胞及肿瘤干细胞，使其失去增殖能力，细胞周期内持续杀伤肿瘤细胞。③肿瘤内植入^{125}I放射粒子属于微创手术，局部麻醉下完成，手术时间较短，患者耐受良好。④通过CT引导的方式，可以掌握穿刺针的位置，减少由于穿刺引起的周围组织的损伤。⑤对于体外放疗后患者，^{125}I放射粒子仍然可以应用。根据^{125}I粒子的放射生物学优势及近年来国内外的使用现状，认为只要无全身多处转移或恶病质以致不能耐受手术的终末期患者，无论原发肿瘤还是复发肿瘤，^{125}I粒子植入治疗都适合作为头颈部恶性肿瘤综合治疗中的一项重要手段。

文选73

【题目】 多层螺旋CT对孤立性肺磨玻璃结节良恶性的鉴别（Multi-slice computed tomography characteristics of solitary pulmonary ground-glass nodules：differences between malignant and benign）

【来源】 Thoracic Cancer，2016，7（1）：80-87.

【文摘】 磨玻璃结节（ground-glass nodule，GGN）作为潜在的癌前病变，越来越引起关注。许多研究尝试确定GGN的特征性影像表现，用于其定性诊断，但对GGN的理解仍有争议。本研究旨在确立孤立性GGN的鉴别诊断成像特征。回顾性分析从112例患者中切除的孤立性GGN，手术切除后进行病理检查。对GGN的影像特征进行评价，如大小、形状、实性成分、分叶、毛刺、血管集束征、胸膜牵拉和空气支气管征。使用二元Logistic回归分析对恶性结节和良性结节之间的差异进行分析。在112例GGN中，82例恶性，30例良性。实性成分、血管集束征和较大直径是恶性肿瘤的危险因素，敏感性、特异性和准确性分别为93.9%，60.0%和84.8%。分叶、毛刺、空气支气管征及胸膜牵拉也是恶性肿瘤的重要指标，阳性预测值分别为93.5%、83.3%、91.7%和87.2%。结果说明，具有实性成分、血管集束征和较大直径的GGN高度提示恶性肿瘤可能。在GGN具有分叶、毛刺、空气支气管征及胸膜牵拉的情况下，也应该考虑肿瘤可能。为了获得结节更全面、准确的分析，建议行三维重建。

【评述】 肺癌仍然是全世界癌症死亡的主要原因。Ⅰ～Ⅳ期肺腺癌患者的5年生存率仅为15%。肺癌患者50%以上将在确诊后1年内死亡。然而，如果患者早期诊断和治疗，5年生存率可以达到50%。磨玻璃结节作为公认的癌前病变，已经越来越引起关注。应用CT对早期肺癌进行筛查，使得

GGN 的发现率增加。病理上 GGN 是由肺泡腔的不完全充填、炎症所致肺间质增厚、水肿、纤维化、肿瘤性增生、肺泡部分萎陷、正常呼吸状态或毛细血管的容量增加所致，是肺间质或肺泡早期损害的表现，常为早期肺癌的一种表现形式，但也可以是良性病变如纤维化、炎症、出血或浸润前病变（如不典型腺瘤样增生）等。在 CT 检查中发现的 GGN 若能准确定性并进行合理的临床干预，对改善疾病的预后有非常重要的作用。

文选 74

【题目】 双侧对称颅内动脉瘤破裂与未破裂动脉瘤的形态学分析：多中心 CT 脑血管造影研究（Geometric parameter analysis of ruptured and unruptured aneurysms in patients with symmetric bilateral intracranial aneurysms: a multicenter CT angiography study）

【来源】 American Journal of Neuroradiology，2016，37（8）：1413-1417.

【文摘】 先前有研究已经对颅内动脉瘤的形态学特征进行了分析，以确定破裂风险，但由于患者风险因素特异性（例如性别、高血压和年龄）而未进行明确完整定义。为此，本研究比较了同一患者双侧对称颅内动脉瘤破裂与未破裂的特征。纳入 2361 例患者，通过 CT 脑血管造影发现 2674 个动脉瘤，并对它们进行分析。对称的双侧颅内动脉瘤几何及形态学特征相关指标包括动脉瘤壁规则性、大小、瘤颈宽度、纵横比、大小比、瘤颈-载瘤动脉比和横截面积比。进行单因素和多因素统计学分析以确定动脉瘤破裂的独立危险因素。结果显示，具有双侧对称动脉瘤的 63 例患者[48 例女性，15 例男性，平均年龄（62.5±9.8）岁]均符合纳入标准。最常见的动脉瘤位置是后交通动脉。单因素分析显示动脉瘤大小、纵横比、大小比、横截面比和不规则瘤壁在破裂与未破裂动脉瘤的患者之间有差异。多因素分析表明纵横比、横截面积比和动脉壁规则性是动脉瘤破裂的重要预测因素。结论为，纵横比≥1.6、横截面积比≥1.5 及动脉壁不规则是动脉瘤破裂的独立危险因素。这些指标可以帮助预测动脉瘤破裂。

【评述】 颅内动脉瘤是一种常见病，患病率为 3%～7%。动脉瘤破裂是蛛网膜下腔出血的主要原因，具有较高发病率和病死率。同时，未破裂的颅内动脉瘤的预防治疗也与风险相关。先前对几项几何参数（包括纵横比和大小比）的研究已经表明它们与动脉瘤破裂有关。然而，结果被患者个体特异性所混淆，高血压、年龄、动脉瘤位置和来自另一动脉瘤的蛛网膜下腔出血史。因此，动脉瘤相关因素需要通过比较同一个体中破裂和未破裂动脉瘤的特征来分析，以区别患者在对照设计中的风险因素。本文在中国人群中进行了颅内动脉瘤的多中心回顾性研究。目的是明确导致同一患者双侧对称颅内动脉瘤破裂的形态和几何参数。这样才能在临床诊治中更好地运用相关形态学参数，准确预测动脉瘤发生破裂的危险程度，为未破裂颅内动脉瘤患者提供更加完善的术前评估，做出更恰当的临床决策。

文选 75

【题目】 基于参考图像正则化的能谱 CT 自适应重建算法（An adaptive reconstruction algorithm for spectral CT regularized by a reference image）

【来源】 Physics in Medicine & Biology, 2016, 61 (24): 8699-8719.

【文摘】 基于能谱 CT 系统的光子计数检测器在 CT 领域受到越来越多的关注。然而，能谱 CT 在硬件和软件方面仍然是不成熟的。为了从低剂量投影中重建高品质的光谱图像，提出了自适应图像重建算法来假定一个已知的参考图像。这一想法出自于不同光谱信道的重建图像高度相关这一事实。如果同一对象的高质量图像是已知的，它可以用于提高每个通道的低剂量重建。这是通过使目标图像和参考图像之间的匹配相关性最大化来实现的。广泛的数字模拟和临床前小鼠的研究表明了该算法的可行性和优点。它还对截断的投影有良好的作用，并且可以对相关范围的周围区域更准确地重构。此外，引入一种方法来自适应地选择步长，使得该算法对应用程序更可行且更容易。

【评述】 自从戈弗雷菲尔德 1971 年发明了第一台样机，X 线计算机体层成像（CT）已被广泛应用于许多领域。尤其，CT 作为一种医学成像方式，在临床和临床应用方面具有重要作用，如肿瘤分期、急性卒中分析、放射治疗规划等。在过去的几十年里，CT 系统的硬件和软件都经历了引人注目的进展。在所有可用的无损医疗成像方式中，X 线 CT 具有最高的空间和时间分辨率。然而，由于其固有的缺点，它仍然不能满足许多实际应用的要求。第一个缺点是低对比度分辨率。在传统 CT 扫描仪重建的图像中，像素值是传达图像信息唯一的元素。由于软组织和血液/水的衰减系数差异非常小，它会产生携带较少信息的低对比度分辨率的图像。事实上，临床/前临床应用的 X 线光谱是彩色的，且物体的 X 线衰减系数取决于光子能量。由于传统 CT 探测器集成了整个光谱的光子能量，因此它不反映能量相关的信息。这使得它难以区分不同的材料，特别是此种材料在重建图像中具有相似衰减系数的情况下。另一个常规 CT 的缺点是射束硬化伪影。这是因为传统 CT 重建理论假设了一种线性积分投影模型，这种模型只对单色 X 线有效。射束硬化伪影是由单色投影模型和现实的多色投影之间的不匹配引起的。

为了克服上述缺点，提出了双能 CT。其中双能 CT 最重要的优点是利用光谱信息。实现 DECT 系统有 3 个主要的方法：一是使用 2 种不同电压的 X 线源；二是使用一个结合快速电压开关技术的 X 线源；三是对双能 CT 采用一种基于双层的单源装置。因为大多数的双能 CT 也采用能量集成探测器，因此在 2 个能量通道之间存在一个显著的光谱重叠。这就限制了材料分解的应用。虽然 2 个 X 线源具有不同的能量谱，但 1 个双能 CT 系统的能量分辨率仍然是有限的。据报道，某些材料最突出的特征是其边缘的位置。然而，对于其边缘位置相邻的那些材料，双能 CT 系统无法有效区分。这意味着双能 CT 不能充分利用频谱信息，还有很大的进步空间。

为了充分利用频谱信息，能谱 CT（也称为彩色 CT，能量敏感 CT，能量选择 CT，多能量 CT）的概念通过延长双能 CT 的能量范围这一想法而提出。目前，最先进的基于能谱 CT 系统的光子计数探测器可以将整个 X 线谱分成很多轨道。虽然光子计数探测器不能完全消除由于电荷共享和 X 线荧光逃逸而产生的轨道间的重叠，但它可显著提高能量分辨率。通过设置适当的检测阈值，可以观察到对于某些材料由相应的边缘引起的衰减系数的突然增大。因此，可以得到更精确的材料分解结果。光子计数检测器另一个特点是高信噪比，因为每个通道对应的阈值可以阻止低噪声。此外，研究已证明，能谱 CT 系统具有比传统 CT 系统更高的剂量率。这些优点使得能谱 CT 成为近年来的热点，并在能谱 CT 的不同方面及其应用领域开展了许多研究课题。

虽然近年来能谱 CT 技术取得了长足的进步，但仍存在许多需要攻克的技术问题。正如上面提到的，1个光子计数探测器可以将在多色谱中接收到的光子分解成许多带有适当信号处理步骤的轨道。因此，假设一种通信能量积分检测器具有相同数量的总光子数，那么在每个通道中的光子的量将是较小的。根据公认的泊松噪声模型，发现每个轨道的投影中噪声越高，重建的图像质量将会越低。为了确保相同的图像质量，如从能量积分检测器的投影中重建的图像，可以增加在每个单独的信道中的光子数。然而，这会增加总的光子数，并导致过量的辐射剂量，这对人体是有害的。另一个问题是关于光谱检测器。目前，最先进的光子计数探测器是不成熟的，2个主要弱点是易碎和昂贵。当探测器覆盖整个物体时，饱和X线源会使探测器边缘失去线性甚至损坏。同时，一个大到足以覆盖整个成像物体的探测器是非常昂贵的。此外，由于晶体/电子处理临床水平X线通量能力较弱的问题，在实践中必须应用低辐射剂量。这会严重降低重建图像质量。所有这些缺点限制了能谱CT的应用。

在实际临床应用中，上述能谱CT的脆弱性和昂贵的问题可以由内部重建技术来部分克服。有研究证明，如果某些先验信息是可用的，那么其内部区域可以从截断的局部预测并准确地重建。到目前为止，已经研发了2种流行的内部重建理论和算法，一种是基于截断希尔伯特变换来假设一个已知的子区域，另一种是基于压缩感知理论来假设一个分段常数多项式成像模型。然而，对于能谱CT，如果保持相同的剂量水平并采用传统的CT重建方法，那么每个轨道中的噪声问题是需要面对的。这就促使研究者研发一种新的能谱CT重建算法，以改善在每个单独的信道的图像质量，并将其应用到光谱内部重建中。

通过对同一目标不同通道的重建图像的比较，作者发现了它们之间的一些共同特征，即不同材料之间的相对位置是不变的。这表明从不同的信道中重建的图像是高度相关的。如果某一物体高质量的图像是已知的，那么它可以用于作为参考图像提供先验信息。通过整合先验信息，每个单独信道的低剂量重建可以显著提高。在高维空间中，参考图像和目标图像可以被视为向量。一种很自然的方法是通过相关正则化来最小化参考图像和目标图像之间的空间向量角度。此外，引用了自适应步长来优化结果。这使得这种算法适用于各种图像，而不需要调整参数。该算法有2个主要优点：首先，即使在噪声极强的情况下，仍然可以维持目标图像的初级结构。这种功能在剂量极低时是非常有用的。第二，它可以帮助抑制强度的不断变化，特别是对于内部重建的时候。

文选 76

【题目】 胃CT灌注成像：根据不同的腺癌细胞分化程度做定量分析（CT perfusion imaging of the stomach: a quantitative analysis according to different degrees of adenocarcinoma cell differentiation）

【来源】 Clinical Imaging, 2016, 40 (3): 558-562.

【文摘】 探讨CT灌注成像（CT porfusion imaging, CTPI）在胃癌中的临床应用价值。20例无胃疾病受试者（对照组）和50例胃癌患者（胃癌组）使用CTPI检查进行前瞻性研究。分别计算4种灌注参数值，即血流量（BF）、血容量（BV）、平均通过时间、表面通透性（PS）。胃癌组分为3组：分化良好、中度分化和低分化胃腺癌。3组之间BF、BV、PS比较，高分化组、中分化组和低分化组之间的差异均有统计学意义。结论为，BF、BV和PS可作为胃癌的恶性程度的指标。

【评述】 在过去的几十年里，胃癌的发病率和病死率在西方国家稳步下降；然而，在中国的消化道恶性肿瘤中胃癌仍居第一。据报道，中、晚期胃癌的平均存活期<1年。目前，胃肠道钡剂检查、CT、MRI等方法在胃癌的诊断中起重要作用。然而，这些成像方法中的大多数仅依靠形态学的变化来判断。本研究的目的是寻求一种可以从功能的角度提供额外定量信息来评估胃癌的可靠技术。CT灌注成像（CTPI）是一种新型的功能检查技术，其概念最早是在1991年由迈尔斯等提出的。目前已被广泛用于脑、肺、肝、胰腺和其他器官的研究。然而，胃CTPI的研究仍处于探索阶段。本研究通过对对照组和胃癌组患者CT灌注参数值的计算和比较，探讨不同分化程度胃癌的特点。

文选 77

【题目】 双源CT在儿童先天性肺动脉瓣狭窄的诊断价值（Dual-source computed tomography evaluation of children with congenital pulmonary valve stenosis）

【来源】 Iran J Radiol，2016，13（2）：e34399.

【文摘】 尽管双源CT技术在成人和婴幼儿心脏病方面的应用已经非常成熟，但是在儿童先天性肺动脉瓣狭窄（pulmonary stenosis，PS）方面的应用有待完善。本研究旨在建立一个适用于儿童的双源CT技术，并评估儿童双源CT图像质量，诊断儿童PS。2013年10月至2015年3月，济宁医学院附属医院收治了98例先天性PS患儿。根据不同的年龄（0～1岁，1～3岁，3～7岁，7～14岁）将患儿分为4组，或根据不同心率（90，90～110，>110次/min）将患儿分为3组。根据4分分级量表（1～4分）评估肺动脉瓣的图像质量。3分及以上的病例被选定做进一步调查。用相关分析来确定年龄和心率对图像质量的影响。此外，双源CT的诊断结果与手术结果进行了比较，进一步证实了双源CT的准确性。经肺动脉瓣成像评价获得3分，可做进一步诊断的病例有72例（73.4%）。除0～1岁组和1～3岁组之间，3～7岁组和7～14岁组之间，其他几组之间有显著的统计学差异（$P<0.05$），且年龄较大组的图像质量高于年龄较小组。随着心率的增加，影像学评分逐渐下降（$F=19.05$，$P<0.01$）。心率与肺动脉瓣评分呈负相关（$r=-0.391$，$P<0.001$），而年龄和评分之间不存在相关性（$r=0.185$，$P=0.070$）。双源CT评估肺动脉瓣的数量、形状、接合处和开放程度与手术结果相同。心率是影响双源CT成像质量的一个关键因素。双源CT为儿童先天性肺动脉瓣狭窄提供功能评价，从而为相应治疗方案的确定提供理论基础。

【评述】 肺动脉瓣狭窄（PS）很少表现为运动不耐受，但经常出现无症状收缩期杂音。轻度PS被忽视多年，而严重的PS可以进展为严重的漏斗部狭窄和继发性肥大。因此，用有效的方法及时诊断PS是一个亟待解决的问题。随着多层螺旋CT在心血管成像中的广泛应用，CT在心脏瓣膜中的诊断价值引起了广泛关注。双源CT在先天性心脏病患者术前评估中被广泛使用，其可以用于检测右心室、右心室流出道病变及肺动脉发育异常。因此，目前的影像学检查可稳定、高效地测定大多数患者的肺动脉瓣的数量和形状，双源CT已用于研究一些成人心脏疾病。然而，双源CT评估先天性小儿肺动脉瓣疾病的价值还需进一步研究。本研究旨在探讨双源CT在小儿先天性肺动脉瓣疾病的诊断价值，并建立儿童PS评分系统。

文选 78

【题目】 评价最低衰减值对于 CT 平扫肾上腺腺瘤鉴别的效果（Evaluate the efficacy of minimum attenuation value in differentiation of adrenal adenomas from nonadenomas on unenhanced CT）

【来源】 Clinical Imaging，2016，40（1）：86-89.

【文摘】 大多数肾上腺肿块是含有大量脂质的腺瘤，并且在 CT 平扫检查中具有较低的衰减值。平均衰减值和 CT 直方图分析通常用于腺瘤的诊断。但前者忽视了质量的组织异质性，并且诊断效率较低，而后者需要特定的后处理工作站进行数据分析。本研究的目的是开发一个简单而又敏感的 CT 平扫方法诊断腺瘤。

【评述】 肾上腺肿块在 5% 的腹部 CT 扫描中偶然显示，这些肿块为腺瘤的可能性最大。当前使用的以 10 Hu 的平均衰减值作为 CT 平扫阈值的方法可以诊断大多数腺瘤，但是约 1/3 的腺瘤是乏脂质的，并且不能从嗜铬细胞瘤、肾上腺皮质瘤或淋巴瘤中精确地鉴定出来。CT 直方图分析已被证明在肾上腺腺瘤和非腺瘤的鉴别诊断中具有较高的敏感性和特异性，而这种方法需要特定的后处理工作站进行数据分析。所以，它并没有被广泛用于临床实践。本研究的目的是开发一个简单而又敏感的 CT 平扫方法诊断腺瘤。本文调查了最低衰减值的功效，然后将其和当前使用的 10 Hu 阈值平均值的功效进行比较。结果发现，最低衰减值的功效更优。

文选 79

【题目】 探讨超声造影和增强 CT 在肾囊性恶性病变价值的 meta 分析（The Value of Contrast-Enhanced Ultrasonography and Contrast-Enhanced CT in the Diagnosis of Malignant Renal Cystic Lesions: A Meta-Analysis）

【来源】 PLoS One，2016，11（5）：e0155857.

【文摘】 通过 meta 分析比较超声造影（CEUS）和增强 CT（CECT）诊断肾囊性病变的有效性，进而确定 CEUS 在预测复杂恶性肾囊性病变中的潜能。对 11 篇文章进行研究：4 篇为 CEUS 和 CECT 的对照研究，3 篇 CEUS 研究和 4 篇 CECT 研究。比较 CEUS 和 CECT 的灵敏度、特异性、阳性似然比和阴性似然比分别为 0.95/0.90，0.79/0.85，4.39/5.00 和 0.10/0.15，CEUS 和 CECT 的简易受试者操作特征曲线下面积（AUCs-SROC）分别为 94.24% 和 93.39%，估计 Q 值分别为 0.880 5 和 0.869 8，Q 值两者没有显著的统计学差异（$P>0.05$）。与传统 CECT 相比，CEUS 还可用于诊断临床中的肾囊性病变。

【评述】 在影像检查中，肾占位性病变包括偶然发现的囊性和液性物质成分；这些病变大多数是简单的良性囊肿，可以通过彩色多普勒超声清晰诊断，也可以通过增强 CT 扫描病变位置的血管情况来做出正确的诊断。作者检索了 CEUS 和 CECT 相关的肾囊性病变的文献，并从 meta 分析的结果中得出结论，这可为临床诊断提供依据。

文选 80

【题目】 术中使用 CEUS-CT/MR 融合图像对提高肝癌患者术中消融边缘精准度的应用（Improvement of ablative margins by the intraoperative use of CEUS-CT/MR image fusion in hepatocellular carcinoma）

【来源】 BMC Cancer, 2016, 16: 277.

【文摘】 探讨使用 CEUS-CT/MR 图像融合是否能准确评估肝癌患者消融边缘（AM）和引导消融治疗后再消融边缘的准确定位。纳入此项前瞻性研究的 98 例患者，126 个病灶均接受热消融治疗。术中使用 CEUS-CT/MR 融合图像来评估是否 5 mm 消融边缘包含在消融区域内，在消融边缘不够充分的地方进行再消融，记录 CEUS 图像质量、使用 CEUS-CT/MR 融合图像时间、图像融合成功率。术后随访局部肿瘤进展（LIP）情况。检查包括消融边缘在内的临床因素判断其是否是局部肿瘤的进展因素。结果显示，图像融合成功率为 96.2%（126/131），图像融合的持续时间为 3~13 分。CEUS 图像质量好占 36.1%（53/147），质量中占 63.9%（94/147）。补充消融中，21.8%（12/55）消融不充分病灶消融充分。随访期间，在边缘消融不充分病灶中发现 5 个 LTP，在边缘消融充分病灶中发现 1 个 LTP。多因素分析中，消融边缘是 LTP 的唯一独立危险因素。因此，术中使用 CEUS-CT/MR，融合图像是可行的，可作为评估消融边缘的准确方法，并指导降低消融不充分进行补充消融。

【评述】 经皮消融是治疗肝癌最常用的方法，但不适合于肝转移瘤的切除或肝转移瘤。与肿块切除相比，经皮消融术有较高的局部复发率，而 LTP 不利于长期生存。消融边缘是影响 LTP 的独立危险因素。一些研究提出了不同的评价消融边缘的方法。但在这些研究方法中，没有一种方法是在术中进行的。理论上，术中对消融边缘进行评估，这种对消融边缘补充评价方法可提高肿块充分消融的个数及减少 LTP 的发生。

文选 81

【题目】 双能 CT 碘定量评估肺癌患者原发病变、转移性及非转移性淋巴结：初步经验（Iodine quantification to characterize primary lesions, metastatic and non-metastatic lymph nodes in lung cancers by dual energy computed tomography: an initial experience）

【来源】 European Journal of Radiology, 2016, 85 (6): 1219-1223.

【文摘】 评价非小细胞肺癌患者通过双能 CT 碘定量发现原发病变及区分非转性淋巴结、转移性淋巴结。经病理确诊的 61 例非小细胞肺癌患者术前行双能 CT 胸部增强扫描。分别测定原发病变、20 个转移性及 20 个非转移性淋巴结的碘浓度和标准化碘浓度。对原发病变、转移性淋巴结及非转移性淋巴结之间的差异进行统计学分析。结果显示，鳞状细胞癌和腺癌的原发病变和转移性淋巴结的碘浓度和标准化碘浓度无统计学差异（$P>0.05$），转移性和非转移性淋巴结的碘浓度和标准化碘浓度有统计学差异（$P<0.05$）。转移性和非转移性淋巴结碘浓度和标准化碘浓度最佳阈值分别为 29.32 100 $\mu g/cm^3$、0.432 8，敏感性分别为 80%、75%，特异性分别为 65%、75%，阳性预测值分别为 70%、75%，阴性预测值分别为 76%、75%，准确度分别为 73%、

75%。因此，双能CT碘定量可能有利于区分非小细胞肺癌中的转移性淋巴结及非转移性淋巴结，但它在非小细胞肺癌中区分原发病变及转移性淋巴结的价值需要进一步被证实。

【评述】 肺癌是人类最常见的肿瘤之一，并且是世界上主要的致死癌症。85%～90%的肺癌是非小细胞肺癌。腺癌和鳞状细胞癌是其主要组织学类型。肿瘤的治疗方法取决于肿瘤的组织学类型、分期和分子标志物，包括放疗、化疗及靶向治疗。因此，对确诊的NSCLC患者来说，确定肿瘤的分期和范围是非常重要的，可以帮助其选择合适的治疗方法并判断预后。

文选82

【题目】 右侧三角肌腺泡状软组织肉瘤的CT和MRI特征：1个病例报道（Magnetic resonance imaging and computed tomography features of alveolar soft-part sarcoma in the right deltoid muscle: a case report）

【来源】 Oncology Letters，2016，11（4）：2857-2860.

【文摘】 腺泡状软组织肉瘤（alveolar soft-part sarcoma，ASPA）是一种罕见的高度恶性的血管源性肿瘤，主要发病人群为青壮年。可发生于任何部位，主要位于四肢深部软组织，但很少位于上肢。本文报道1例位于右侧三角肌的ASPS。患者发现右肩部肿块3年，在确诊前1个月肿块生长迅速。患者行CT和MRI检查。与肌肉相比，病灶MRI T_1呈等信号或稍高信号，T_2呈不均匀高信号。CT增强扫描强化均匀。肿块切除并病检。镜检和免疫组化证实ASPS。自切除6周内没有发现远处转移及局部复发。随访期间肺内未发现转移结节。青壮年四肢深部软组织发现生长缓慢、体积较大、T_1高信号、T_2信号不均匀、强化明显的肿块，应考虑ASPS可能。

【评述】 腺泡状软组织肉瘤（ASPS）是一种罕见的软组织肉瘤，常位于四肢软组织。ASPS占软组织肉瘤的不到1%，主要发生于青壮年。ASPS易转移，肺是其常见的血源性转移部位。尽管延长已发生转移患者的生存期是可能的，但其病死率仍然很高。由于经常发生转移，肿瘤常被误诊为其他疾病。一项大型研究表明，若肿瘤在诊断时已发生转移，患者中位生存期是3年，未发生转移患者中位生存期是11年。

文选83

【题目】 基于逼近L_0范数的超稀疏X线CT重建（Smoothed L_0 norm regularization for sparse-view X-ray CT reconstruction）

【来源】 Biomed Research International，2016，2016：2180457.

【文摘】 低剂量成像是医学成像中面临的挑战。为了完善标准滤波反投影（FBP）重建，稀疏投影重建获得了越来越多的关注，因为它能降低辐射剂量，减少伪影，降低噪声。本研究中，主要利用稀疏投影方法展示采用逼近L_0范数的迭代重建方法。由于超稀疏投影方法效果较好，由此产生的图像质量较佳。为了评估逼近L_0范数方法性能，通过Shepp-Logan模型和临床头部切片图像重建出仿真数据。另外，也通过动物实验获得2组真实数据。以FBP、全变分（tobtal variation，TV）技术作为参照，结果证实这种方法具有明显优势。尤其是它能在保证解剖特点的同时降低噪声。

【评述】 X线CT已经广泛应用于临床疾病诊断、手术指导、灌注成像等。然而，检查过程中过多X线辐射也有可能诱导癌症及其他疾病。因而低剂量CT成像引起了越来越多的关注。目前，有2种减低辐射剂量的方法：①降低管电流或管电压。②减少扫描视野。

文选 84

【题目】 使用 M-∇f 直方图 CT 体积数据的可视化研究（Visualization of boundaries in CT volumetric data sets using dynamic M-|∇f| histogram）

【来源】 Computers in Biology and Medicine，2016，68：109-120.

【文摘】 直接容积再现是医学数据三维可视化的一种常用方法，如CR和MR。在许多医学应用上，边界可视化能提供有价值的、直观的信息。由于传统方法在传递函数设计的局限性，它在准确测量边界上面临诸多挑战。同时，互动策略对新的用户甚至是专家来说都是复杂的。本文通过噪声建立一个通用的边界模型，提供边界中间值（M）并具有很好的统计特性。基于此模型，利用边界中间值（M）、边界高度（Δh）、梯度强度（|∇f|）提出提取边界的用户友好型策略及转移函数设计。事实上，它是一个动态迭代处理过程。首先，按高度大小由高到低依次排序，然后使用者在重新定义的域里面根据∇f值用迭代重建的方法提取出边界。不同的边界通过M-|∇f|直方图转化为垂直的竖条。这样可能便会降低对不同边界的错误分类。

【评述】 直接容积再现展示容积数据内在信息的常用可视化方法。为了生成有意义的可视化图像，转移函数用于绘制数据内容。不同性质数据之间常用颜色来对它们加以区分。

文选 85

【题目】 胃神经内分泌癌：临床特征和CT表现（Neuroendocrine carcinoma of the stomach: clinical features and CT findings）

【来源】 Abdom Radiol，2016，41（1）：19-24.

【文摘】 本文研究胃神经内分泌癌的临床特征和影像表现以提高对该疾病的认识。从PACS收集2010年8月至2014年11月确诊为胃神经内分泌癌的22例患者，分析其临床资料、CT表现、病理记录。结果，22例患者中，男性21例，女性1例。平均年龄63.5岁。嗜铬粒蛋白A染色阳性率77.28%，突触素染色阳性率86.36%。所有病例均为单发，16例位于胃底，3例位于胃体，1例位于胃角，2例位于胃窦。15例胃壁局限性增厚，7例肿块形成，邻近胃腔狭窄。肿块直径1.2～7.4 cm（平均直径2.47 cm），12例直径<2 cm，10例直径2.0～7.4 cm。15例肿块密度均匀患者CT值为22～47 Hu（平均34 Hu）。19例有基底不光滑、周边稍隆起的溃疡形成。CT扫描15例强化均匀，7例强化不均匀。2例明显强化，16例中度强化，4例轻度强化。5例CT峰值在动脉期，17例在静脉期。11例侵犯胃浆膜，21例淋巴性转移，8例肝转移，2例肝转移患者明显强化。胃神经内分泌癌病灶位置、溃疡发生率、强化程度等CT特征与胃其他恶性肿瘤并无明显差异。因而，胃神经内分泌癌的确

诊依赖病理结果。

【评述】 神经内分泌肿瘤是少见的起源于神经内分泌细胞的恶性肿瘤。它在1907年由Oberndorfer等首先报道。发生率为每年（1~2）/1 000 000，占胃肠道神经内分泌肿瘤的8.7%。由于对其认识增加，越来越多的此种疾病被发现。根据2010年WHO分类，胃肠道神经内分泌肿瘤分为神经内分泌瘤G1、神经内分泌瘤G2、神经内分泌癌、小细胞型、大细胞型、混合型。由于其高度恶性，手术方式和诊断有别于分化较好的胃神经内分泌癌（G-NEC）。因此，理解G-NEC影像学特点及术前正确诊断是十分必要的。

文选 86

【题目】 心脏CT血管成像诊断1例患有急性心肌梗死的49岁男性的主动脉缩窄（Coarctation of the aorta diagnosed by cardiac computed tomography angiography in a 49-year-old man presenting with acute myocardial infarction）.

【来源】 The International Journal of Cardiovascular Imaging，2016，32（4）：655-657.

【文摘】 急性心肌梗死的患者伴有主动脉缩窄很罕见，本文报道1例患有急性心肌梗死的49岁男性同时伴有经CT三维成像确诊的严重主动脉缩窄。

【评述】 急性心肌梗死患者伴有主动脉缩窄很罕见。主动脉缩窄在先天性心脏病中占4%~6%，在男性中发病率更高，这可能与唐氏综合征及大动脉炎有关。这类疾病可在幼年时期被诊断出来，但也有可能直到成年才被发现。主动脉缩窄的检查包括无创检查和有创检查，无创检查包括超声心动图、磁共振和CT，冠状动脉造影是有创检查中诊断主动脉缩窄的金标准。主动脉缩窄在大部分患者中会引起持续性的收缩期高血压和早期就有的冠状动脉疾病、卒中、主动脉夹层及心力衰竭。硬化型主动脉缩窄需要介入治疗或外科手术治疗，介入治疗包括球囊成形术及支架植入术。球囊成形术是治疗主动脉再缩窄的经典治疗方式。

文选 87

【题目】 使用微计算机体层成像评估大鼠模型在正畸中诱导牙根吸收修复的动态变化（Using micro-computed tomography to evaluate the dynamics of orthodontically induced root resorption repair in a rat model）

【来源】 PLoS One，2016，11（3）：e0150135.

【文摘】 观察牙根再吸收修补术、牙的移动、牙槽骨的微观结构沿着正畸的应力方向变化情况。分别使用20g、50g及100g的力量作用于15只10周大的大鼠左侧上颌骨的第一磨牙14天，每1只大鼠在施力解除之后的第0、3、7、10、14、28天及42天接受微型CT扫描。再吸收的牙根形成一个坑，在每个时间点测量牙的移动及牙槽骨的微细结构。从第3天到第14天，每组都可以观察到吸收的牙根体积显著减少。在20g力组中，牙根吸收在14天后逐渐稳定，50g和100g力组中牙根吸收28天后逐渐稳定。在所有组中，牙齿运动复发从第0~14天显著，然后保持稳定。从第3~10天，

20 g 组表现出比 50 g 和 100 g 组更快的复发。在所有组中，结构模型指数和小梁分离从第 0~10 天缓慢降低，最终稳定。小梁数从第 0~7 天缓慢增加，然后稳定下来。因此，最开始牙根吸收修复的改变不明显，在稳定之前变化很特殊，最严重的情况发生在牙套去掉瞬间回到原来的位置上。

【评述】 牙根重吸收通常发生在正畸治疗期间或之后，被称为正畸诱导根吸收（OIRR）。据报道，在正畸治疗期间 OIRR 的发生率为 3%~100%；当然，不同情况牙根吸收的程度不同。估计 30% 的正畸患者有超过 3 mm 的牙根缩短。这种不良反应对口腔健康和美观有害，并直接影响治疗功效。在本研究中使用微型 CT 扫描来动态和定量评估牙齿移动后左上颌第一磨牙中牙根吸收空隙体积、牙复发距离和牙槽骨微结构的变化。这项研究还提供了所需的时间和力量评估大鼠根部修复和牙运动的参考值，以便于未来研究牙根在 OIRR 和正畸后的校准。

文选 88

【题目】 用平板探测器 CT 校正环状伪影（A variation-based ring artifactcorrection method with sparse constraint for flat-detector）

【来源】 Physics in Medicine and Biology，2016，61（3）：1278-1292.

【文摘】 CT 重建薄层的图像质量常受到环状伪影的影响。由于同心环在 CT 薄层转换为极坐标时显示为直条纹，于是提出了基于变化的模型来抑制条纹。该方法由关于极坐标中条纹的 2 个观察激发：环状伪影沿径向方向逐渐衰减，导致条纹和条纹的稀疏分布极大地扭曲跨越条纹的图像梯度，同时轻微影响沿条纹的图像梯度。因此，基于 L_1 范数的数据保真度项和 L_0 范数 / L_1 范数单向提出基于变异的正则化项来表征条纹。引入乘法器的交替方向法来求解导致最小化问题。此外，讨论插值方法用于坐标变换并找到最近的相邻插值是最优的。模拟和实际数据的实验结果证明本方法可以有效校正环状伪影使用基于最先进的基于坐标变换的方法，以及保留薄层的结构和细节。

【评述】 平面检测器计算机体层成像已经广泛应用于许多领域，如生物医学成像、工业诊断系统和材料科学。在癌症诊断、器官缺陷和多种疾病中，获得高质量重建图像十分关键。然而，闪烁体的缺陷，灵敏度和不均匀的检测器导致的扫描数据出现问题，导致同心环通过 FDK 的算法重建的 CT 切片出现伪影。环状伪影干扰 CT 薄层的质量，应在后续应用之前校正。

文选 89

【题目】 CT 探测甲状腺孤立性钙化灶：甲状腺乳头状癌的重要表现（CT-detected solitary thyroid calcification: an important imaging feature for papillary carcinoma）

【来源】 OncoTargets and Therapy，2016，9：6273-6279.

【文摘】 通过 CT 检测甲状腺孤立性钙化灶来识别出甲状腺乳头状癌，评估检测能力是否会随着甲状腺增强后肿瘤大小的改变而改变。搜集 2014 年至 2016 年山东大学附属山东省肿瘤医院的 96 例做过颈部 CT 增强扫描和甲状腺切除术患者，包括甲状腺不伴钙化、周边伴钙化、多发钙化及仅表现为点状钙化的患者。针对占位性病变同时做 CT 平扫和增强扫描。按照组织学分类将患者进行分组，用 Fisher 确切概率法和二元 Logistic 分析进行对比。96 例患者包括 74 例女性和 22 例男性，年龄为 38.5～61.1 岁，平均 49.8 岁。结果，在 85.4% 的伴有孤立性钙化灶的甲状腺结节和 58.2% 的周边伴有低密度的钙化灶的甲状腺中发现了甲状腺乳头状癌，差异有统计学意义。64 例患者的病灶在增强后显得更大，这其中的 90.6%（58 例）被诊断为恶性。另外 32 例患者的病灶在增强后大小没有变化，其中 31.2%（10 例）患者被诊断为癌，68.8%（22 例）患者被诊断为结节性甲状腺肿，差异有统计学意义（$P<0.001$）。通过二元 Logistic 分析证实病灶变大是癌的一个独立危险因素。因此，甲状腺结节的孤立性钙化灶是甲状腺乳头状癌的高危因素，尤其是在结节在增强 CT 中显得更大时。

【评述】 甲状腺结节非常常见。有 4%～7% 的患者有可触及的甲状腺结节，不可触及的甲状腺结节更多。超声、细针穿刺活检和 CT 都可用于甲状腺的探查，其中超声用得最普遍。然而，超声检查容易受到检查者的主观影响，所以超声运用于甲状腺结节的血流动力学检查受到了广泛的争议。某些学者认为结节中丰富的脉管系统影响结节的性质，另有一些学者对此表示反对。细针穿刺活检对肿大甲状腺中的多发结节没有必要，对正常组织没有损伤，伴有粗糙钙化的结节不好穿刺。用 CT 检测甲状腺结节方面的报道很少。一般认为 CT 所能显示的结节数量少于超声。有研究表明 CT 无法区分良性结节与恶性结节。然而，相比于超声检查的局限性，CT 的优势在于评估甲状腺肿瘤尤其是发现晚期甲状腺肿瘤转移及淋巴结转移，CT 在颈部或胸部扫描的检查中会在偶然中发现甲状腺的问题。临床中，凭借 CT 诊断甲状腺结节是可行的。钙化在良恶性甲状腺结节中都很常见，在恶性结节中出现率更高。许多研究都已经评估了钙化在良恶性甲状腺结节中的诊断价值。孤立性钙化性甲状腺结节是单个粗大钙化的例子，其密度低于正常甲状腺组织的周围低密度聚焦的可视化。Kwak 等报道伴有孤立性钙化灶的甲状腺结节如果不包含软组织密度可以被超声诊断为甲状腺乳头状癌。Ma 等报道 5 例患者经超声诊断有 2 例被确认为恶性。因此，甲状腺结节的孤立性钙化灶不应该被忽视。关于这些结节的 CT 方面的研究还没有相关报道。超声诊断钙化的敏感性为 82%～96%，高于 CT 的 75%。然而，在外科手术前的超声检查中，超过一半结节没有发现钙化灶。而外科手术前的 CT 诊断钙化灶往往与病理结果一致。另一方面，超声的特异性也比较低。Han 等报道超声特异性低的原因是结节的纤维组织像钙化灶一样是高回声的。钙化后方的回声衰减妨碍了占位的识别，这限制了超声的应用。所以，CT 在识别伴有孤立性钙化灶的甲状腺结节有独特的优势。通过目前的报道，可以知道 CT 诊断伴有孤立性钙化灶的甲状腺结节和甲状腺乳头状癌的关系。

文选 90

【题目】 通过 CT 诊断严重颅底骨质破坏预测鼻咽癌 N 期的远处骨转移（CT-diagnosed severe skull base bone destruction predicts distant bone metastasis in early N-stage nasopharyngeal carcinoma）

【来源】 OncoTargets and Therapy，2016，9：7011-7017.

【文摘】 骨转移是鼻咽癌远处转移中最常见的类型。在这项研究中，研究了鼻咽癌患者的颅底骨质破坏与远处骨转移的关系。将 2001—2006 年被确诊为鼻咽癌并且要接受放疗的患者纳入研究。所有患者通过 CT 确诊颅底骨质破坏，其中 191 例患者同时接受了磁共振扫描。伴有颅底骨质破坏的这一组有9%（14/155）有远处骨转移，而不伴颅底骨质破坏的患者中有4.1%（12/294）有远处转移。多元分析显示，CT诊断的颅底骨质破坏是早期骨转移的独立危险因素，但是MRI诊断的颅底骨质破坏不是。CT诊断的鼻咽癌患者的颅底骨质破坏对远处骨转移尤其是早期转移有预测价值。

【评述】 鼻咽癌在中国南方发病率比较高，而且分化程度都比较低，主要特征表现为浸润性生长及远处转移。目前，鼻咽癌的治疗是在放射治疗基础上进行的综合治疗，现在的5年生存率已经从1960—1970年的40%增长到了2000年的80%。根据放化疗后鼻咽癌患者的临床和生物学表现，将鼻咽癌分为4型：Ⅰ型，没有明确的原发病灶及远处转移；Ⅱ型，有原发病灶但是没有远处转移；Ⅲ型，没有明确的原发病灶但是有远处转移；Ⅳ型，原发病灶及远处转移。在调强放疗中，远处转移被视为鼻咽癌治疗的失败，其中最常见的类型就是骨转移。某些学者建议从鼻咽癌中细分出M_1期以给予更具针对性的治疗。因此，与骨转移相关的预后因素的确定有助于确定可能受益于更积极化疗或其他治疗干预的鼻咽癌患者。CT和MRI是诊断鼻咽癌患者和评估预后的重要途径。CT诊断颅底骨质破坏为鼻咽癌预后和远处转移的评估提供了独立的证据。颅底骨质破坏的发生率在CT上为30%～40%，在MRI上为55%～66%。虽然强度调节放疗可以提高局部控制率，远处转移主要是还因为鼻咽癌治疗的失败。先前的研究表明骨转移是鼻咽癌中最常见的远处转移（在超过29%的病例中发现过）。因此，确定骨转移的预测因子和提供早期干预是重要的研究方向。根据"种子和土壤"的经典理论，16个肿瘤倾向于迁移到具有合适微环境的器官。颅底具有类似于远端骨的微环境。这项研究目的是确定颅底破坏与远处骨转移在鼻咽癌患者之间的相关性。

文选91

【题目】 长期放置引流管的静脉内锥形束C形臂CT血管造影：技术评价和预期结果（Intravenous C-arm conebeam CT angiography following long-term flow-diverter implantation：technologic evaluation and preliminary results）

【来源】 American Journal of Neuroradiology，2016，37（3）：481-86.

【文摘】 具有高空间分辨率和无金属伪影的无创性研究对于引流管植入后的长期影像随访是必要的。本文旨在评估锥形束CT血管造影对于血管栓塞后血管成形的评价及预期结果的判断。这是一个对颅内动脉瘤栓塞术的持续性的前瞻性研究。排除了改良Rankin量表评分为4～5分的患者。从栓塞装置植入到锥形束CT血管造影的时间间隔的中位数和四分位数间距分别为56.6个月和42.9～62.4个月。通过使用具有平板探测器的C形臂CT对清醒状态下的患者进行锥形束CT血管造影。共有34例患者被纳入研究。所有34例患者的对比效果和图像质量都很好，和动脉增强的锥形束CT血管造影差别不大。14例线圈聚集的地方产生了金属伪影；3例发生了管道的栓塞。在所有34例患者中，没有残余动脉瘤，没有血管闭塞，1个血管狭窄（50%），良好的管道栓塞装置与血管的并置，并且没有管道栓塞装置诱导的钙化。所有28条栓塞的血管包括侧支都显得很清楚。因此，锥形束CT血管造影与静脉对比增强可以有效评估颅内导管植入后的血管状态。用于颅内动脉瘤的管道栓塞装置是比较安全的，可长期放置，形态稳定没有并发症。

【评述】 与多排探测器CT相比，锥形束CT有着更高的空间分辨率，这对于颅内血管成像，特别是伴动脉粥样硬化斑块、脑动脉瘤和血管内支架的情况有很大的优势。锥形束 CT 对于高对比度结构具有同样的对比度分辨率，尽管对于大多数临床应用来说差别不大，但是与多排探测器 CT 相比，对于低对比度结构的对比度的分辨率较低。锥形束 CT 对头部的辐射剂量一般低于多排探测器 CT。例如，在鼻窦成像中，锥形束 CT 和多排探测器 CT 的有效辐射剂量分别为 0.17 mSv 和 0.87 mSv。然而，锥形束 BCT 图像中的图像噪声比多排探测器 CT 图像中的图像噪声高 54.8%~70.6%。锥形束 CT 扫描仪的 CT 值均匀性和精度也更差。

文选 92

【题目】 自动分割系统：在 CT 序列图像中髋臼个性化人工股骨头的设计（An automatic segmentation system of acetabulum in sequential CT images for the personalized artificial femoral head design）

【来源】 Computer Methods and Programs in Biomedicine，2016，127：318-335.

【文摘】 本文介绍了一种从 CT 序列图像中自动和精确提取髋臼组织的方法。髋关节由髋臼和股骨头组成。在通过逆向工程技术设计的个性化股骨头假体中，获得准确的髋臼形状是十分重要的。但是，坏死股骨头的形状复杂，骨间区域狭窄，获得准确的髋臼形状十分困难。本文克服了这些问题，并开发了一种自动分割方法。首先，通过利用大转子的约束，获得股骨头的粗糙轮廓和股骨头在初始切片中的形状。第二，利用正交直线边缘检测方法对粗轮廓进行细化，然后将细化轮廓作为 Snake 算法的初始轮廓。然后，执行逐层执行 Snake 算法产生相邻轮廓。在这个过程中，分割切片中的股骨头的轮廓被用作下一个初始未分段切片的轮廓。最后，通过去除股骨头和股骨区域获得髋臼的准确连续轮廓。可以相应地获得髋臼的 3D 模型。实验结果表明，本文研究的自动分割方法获得的 3D 模型准确可靠。在这种情况下，可以重建个性化的股骨头 3D 模型并设计个性化股骨头假体。

【评述】 股骨头缺血坏死在临床上非常常见。治疗该疾病的主要方法是人工股骨头置换。股骨头的形状因人而异，而人工股骨头假体在统一模式下制造、生产和供应。所以假体易导致患者行动不便。因此，基于患者的自身参数和骨结构，进行个性化人工股骨头假体制作是十分必要的。若患者的股骨头已经坏死，那么利用其参数重建的股骨头假体模型也是错误的。可以利用髋臼参数重建股骨头模型。因此，在 CT 图像采集的数据中，去除坏死股骨头和分割髋臼对制作个性化股骨头模型是最重要的步骤。然而，这也十分困难，原因为：①CT 图像中的骨密度不均匀。②股骨头和髋臼之间的骨间区域极窄。③股骨头变形。一些有关提取股骨头组织的分割方法已经被报道。在这些报道中，通过采集大量髋臼数据来创建一个髋臼的统计模型，然后利用变形模型或其他方法来搜索特定的精确轮廓图像。Seim 等用普遍的霍夫转换获得髋臼的先前形状，然后使用自由变形步骤获得最优结果。Johanna Pettersson 等使用了一个形状分割良好的数据集作为先验形状。Luo Sandin 等提出了一种基于多层中的 2D 轮廓特征匹配方法测量健康髋关节，然后提取 3D 数据。

文选 93

【题目】 各种环境和计算机体层成像参数对体外肾体积测量的影响：一个影像研究（Effect of

various environments and computed tomography scanning parameters on renal volume measurements in vitro: a phantom study）

【来源】 Experimental and Therapeutic Medicine，2016，12（2）：753-758.

【文摘】 肾体积在临床应用中是一个重要参数，肾体积的准确评估至关重要。本研究的目的是评价环境因素、管电压、管电流和层厚对新型分割软件在CT图像上测定肾体积准确性的影响。测量CT图像上马铃薯和猪肾的体积，然后与水置换法测定的实际体积进行比较。对不同的环境（空气或油），管电压/管电流（80 kV/200 mA、120 kV/200 mA、120 kV/100 mA）和重建层厚（0.75或1.5 mm）进行CT扫描。计算相对参考标准的百分比误差（percentage errors，PE）。此外，对不同CT扫描参数下的衰减和图像噪声进行比较。t检验分析不同条件对图像质量和体积测量的影响。结果表明在油中测量的体积更接近实际体积（$P<0.05$）。用80 kV管电压时，衰减和图像噪声显著增加，而管电压在80～120 kV时，平均PE没有明显差异。相对200 mA的管电流，100 mA管电流有较大的平均PE（$P<0.05$）。1.5 mm层厚测量的体积更接近实际体积（$P<0.05$）。因此，不同的环境、管电流与层厚影响体积测量。本研究中，在120 kV/200 mA和1.5 mm层厚时获得最精确的体积测量。

【评述】 肾体积是一个重要参数，肾病患者可用这个参数进行疾病管理、选择手术方式、评估疾病状态。因此，精确的肾体积越来越受到临床关注。通常使用超声、计算机体层成像和磁共振成像模拟评估肾体积。超声是一个容易使用并且低成本的技术。通常使用这种技术，测量出肾3个轴向的值（长度、宽度和厚度），然后代入椭圆体公式，计算出肾体积。但是，在大多数情况下，肾的形状变化很大，用超声来计算体积可能会发生错误。MRI在区分软组织方面具有卓越的灵敏度，从而有助于肾的分割。然而，在MRI中，空间分辨率、人为因素和信号不均匀等多种因素会影响图像分割的准确性。随着多层CT的发展，空间分辨率和时间分辨率的改进，用三维（3D）度量评估器官体积是可行的。肾体积分析中，用CT图像分割肾是必要的。现有的用于测量器官体积的图像分割方法有阈值和自适应增长区域方法、应变模型和基于知识的方法。在目前的研究中，一个以可变形模式为基础的新分割软件已经开发出来了，这个软件可测量肾的体积。然而，图像分割可能受到许多因素的影响，包括层厚、管电压、管电流和周围结构。本研究的目的是调查多种环境、管电压、管电流和层厚对肾体积体外测量的准确性的影响。

文选 94

【题目】 从牙锥形束计算机体层成像数据自动合成全景照片（Automatic synthesis of panoramic radiographs from dental cone beam computed tomography data）

【来源】 PLoS One，2016，11（6）：e0156976.

【文摘】 本文提出了一种从牙锥形束计算机体层成像（CBCT）数据自动合成全景X线照片的方法，用于直接观察所有牙，前后结构不叠加。该方法由2个主要步骤组成。首先，牙弓曲线从3D CBCT数据的最大强度投影（MIP）生成。然后，基于该曲线，提取上牙和下牙的长轴向曲线，以创建描述整个齿列的3D全景曲面。在本研究中应用了开放咬合形状和闭合咬合形状的牙CBCT数据集，并且分析所得到的图像以评估该方法的有效性。利用该方法，单片全景X线照片可以清楚、完整地显示整个牙列，而不会出现其他牙结构的模糊和叠加。该方法一个特征是在没有人工干预的情况下可以自动执行。另一个特征是其需要更薄的全景X线片以显示整个齿列，而不是由其他现有方法产生的，这有助于提高解剖结构（包括釉质、牙质和牙髓）的清晰度。此外，该方法可以快速处理常见的牙CBCT数据。该方法的速度和图像质量使其在临床中观察整个牙列具有优势。

【评述】 全景放射摄影和锥形束计算机体层成像是现代牙科中2种常见的成像技术。全景放射成像将上颌骨、下颌骨、鼻腔、整个牙列和颞下颌关节投射到单个平面上。全景放射照片向医师提供患者的口腔健康概况和牙相关结构的状态；然而，这些图像中因几何失真、模糊和结构叠加可能影响临床判断。已表明CBCT是一种用于分析牙结构和病理有效的成像技术，用CBCT重建的图像与患者的实际结构一致。但CBCT图像不能直接显示整个牙列。从牙CBCT数据提取全景X线片将有利于查看整个牙列的解剖结构，也有利于诊断并进行下一步研究。本文提出一种从牙CBCT数据自动合成全景X线照片的方法。该方法提取整个牙列3D全景曲面，然后通过开发3D曲面来创建全景X线照片。由此产生的单片全景影片方法可以完全自动显示整个牙列，可清楚地显示解剖结构。此外，这种方法也能够生成加厚全景摄影，因此可以显示更多的特征。

文选95

【题目】 碘克沙醇与碘海醇在全身CT检查中的安全性比较（Safety enhancement in adult body computed tomography scanning: comparison of iodixanol versus iohexol）

【来源】 Springer Plus, 2016, 5(1): 148.

【文摘】 本研究的目的是在对比增强计算机体层成像检查中，比较低渗造影剂碘海醇和等渗造影剂碘克沙醇的安全性和个体差异。采用单中心、双盲、前瞻性研究对2000例患者进行CT扫描，其中1000例注射碘克沙醇，另1000例注射碘海醇。两组均以3.5 ml/s的速率注射造影剂。3位观察者使用3级评分表对图像质量进行主观评价。注射造影剂前和注射后24小时和48小时对患者的生命体征进行监测和询问，同时进行广泛的实验性评估。实验室结果显示各组间差异无统计学意义。这项研究中的2个对比组图像质量之间也没有检测到差异。注射碘克沙醇的患者总不良反应发生率低于1%，而注射碘海醇的患者总不良反应发生率为2.5%（$P<0.05$）。其中，注射碘海醇的患者中2%有直接反应，而注射碘克沙醇的仅有0.7%。注射碘克沙醇患者中0.2%和注射碘海醇中0.5%有迟发型变态反应。此外，两组均未发生死亡病例。同样质量的图像，碘克沙醇比碘海醇不良事件的发生率更低。

【评述】 静脉注射医用造影剂成像通常比较安全，并已在过去的几十年里被广泛应用于世界各地。然而，一些个例可能出现不适，如过敏样反应甚至不良反应。高渗透压被认为是导致全身不良反应和造影剂外渗局部症状的重要的因素。目前，更有效和安全的造影剂已被广泛开发，其通过降低造影剂渗透压来造福于患者。碘克沙醇是一种水溶性的、非离子型、二聚、等渗的血管内注射造影剂。临床研究显示碘克沙醇有较好的毒理药理作用和理化性质。一个双盲、随机、前瞻性、多中心研究得出结论，在高风险人群中碘海醇与等渗对比剂碘克沙醇相比出现更多的肾毒性。许多临床试验也证明碘克沙醇在CT应用的安全性和有效性。碘海醇是另一个广泛使用的低渗非离子型造影剂单体，被认为是安全、高效和耐受性良好的应用于头部和身体 CT 的造影剂。因此，本研究试图对碘海醇和碘克沙醇在 CT 增强扫描中得到的图像质量及在扫描过程中的安全度进行评价。

文选 96

【题目】 超声造影在诊断肝外胆管占位性疾病的应用：与常规超声和对比增强计算机体层成像的比较（Application of contrast-enhanced sonography for diagnosis of space-occupying lesions in the extrahepatic bile duct: comparison with conventional sonography and contrast-enhanced computed tomography）

【来源】 J Ultrasound Med，2016，35（1）：29-35.

【文摘】 探讨超声造影与常规超声和增强 CT 对肝外胆管的占位性病变的诊断价值。回顾性分析 72 例经病理诊断为肝外胆管占位性病变的患者。所有患者接受常规超声、超声造影和增强 CT 检查。对诊断的敏感性、特异性和诊断精度进行比较。72 例患者中，有 11 例良性，61 例恶性。常规超声、超声造影和对比增强 CT 诊断准确率分别为 66.67%（48/72）、90.28%（65/72）和 88.89%（64/72）。约登指数超声造影为 0.811，增强 CT 为 0.720，传统超声为 0.159。常规超声和超声造影在诊断精度上有显著差异（$P=0.001$），常规超声和增强 CT 在诊断精度上有显著差异（$P=0.001$）；但超声造影和增强 CT 在诊断精度上没有显著的差异（$P=0.785$）。常规超声和超声造影在诊断敏感性有显著差异（$P=0.006$），常规超声和增强 CT 在诊断敏感性上有显著差异（$P=0.006$），但超声造影和增强 CT 在诊断敏感性没显著差异（$P>0.99$）。这几项技术在诊断特异性方面没有明显差异（$P>0.05$）。在清晰显示病灶的数量上有显著差异：常规超声为 16，超声造影为 56（$P=0.006$）。超声造影能动态显示肝外胆管恶性病变区域的血液供应。超声造影在肝外胆管病变诊断的准确性高于常规超声和增强 CT。因此，在肝外胆管占位性病变的诊断方面，超声造影是一个有前途的成像技术。

【评述】 肝外胆管疾病在临床上非常常见，主要包括结石、炎症、癌症和先天性的胆道变异。超声成像是一种最重要的诊断肝外胆管疾病的诊断技术。传统超声在发现扩张的肝外胆管方面非常敏感，可通过瞄准胆管阻塞的区域来检测胆道的损伤。但是，传统的超声在发现肝外胆管病变上很容易受到患者的体型、体位和胃肠道气体的影响。此外，传统的超声不能明确胆管病变的性质，导致其在肝外胆管病变诊断方面有较低的精确性。超声造影可以大大提高对占位病变诊断的准确性，通过在每个阶段引入对比剂，来动态观察占位病变血流和轮廓。超声造影相对于传统超声具有优势，如在显示灌注损伤方面，但其也有一些无法克服的限制，如体型、体位和胃肠道气体。通过超声造影来提高胆道系统疾病的诊断率已经有过报道。然而，利用超声造影来诊断肝外胆管病变的研究数目，并且在临床实践中这项技术并没有被广泛认可。在这篇文章中，常规超声和造影超声被用来与增强 CT 对肝外胆管病变的诊断进行对比。结果显示，超声造影优于常规超声和增强 CT。

文选 97

【题目】 64 层螺旋 CT 和三维重建技术对于囊性胰腺肿瘤的诊断（64-Slice spiral computed tomography and 3D reconstruction in diagnosis of cystic pancreatic tumors）

【来源】 Experimental and Therapeutic Medicine, 2016, 11 (4): 1506-1512.

【文摘】 该研究旨在用CT描述囊性胰腺肿瘤的特征及对以前影像三维重建对其诊断的准确性评价。回顾性分析2008年8月至2014年6月期间就诊于临沂人民医院并被病理证实为囊性胰腺肿瘤的30例患者，临床影像资料包括多层螺旋CT平扫、增强扫描和三维重建。所有患者使用碘浓度为300 mg/ml的碘普罗胺造影剂，动脉期、门脉期、实质期扫描分别在第28秒、60秒、150秒获得，同时生成CT图像三维重建。患者平均年龄为38.4岁（16～77岁），包括5例男性及25例女性。其中包括8例黏液性囊腺瘤（诊断准确率80%），9例囊腺癌（诊断准确率84%），6例浆液性囊腺瘤（诊断准确率100%），3例实性假乳头状瘤（诊断准确率100%），4例导管内乳头状黏液瘤（诊断准确率100%）。获得4例导管内黏液性囊腺瘤患者CT三维重建图像，发现其中1个病例的病变位于主胰管，并表现为多发壁结节。三维重建诊断准确率为89.3%。64层螺旋CT和三维重建技术有助于使胰腺囊性肿瘤的特征形象直观，特别是对病变与主胰管位置关系的显示。总之，多层螺旋CT数据三维重建联合临床影像资料能为外科团队提供重要的信息资源。

【评述】 胰腺囊性肿瘤占胰腺囊性病变的5%～15%，约占胰腺肿瘤病变的5%。由于影像技术的发展及人们健康意识的提高，胰腺囊性肿瘤筛查率提高。由于缺乏典型的临床特征及实验室检查，胰腺囊性肿瘤的正确诊断和治疗十分困难，影像诊断显得尤为重要。多层螺旋CT因密度及空间分辨率高，已被用于骨折、胃肠道淋巴结转移、术前对胰腺肿瘤的评估、术前对食管癌的分期。但是，对于胰腺囊性肿瘤的诊断受限制。不过最大密度成像及曲面成像等技术可以很好地显示胰腺囊性病变与主胰管的关系，为外科团队提供重要的信息，这对于临床来说是很有意义的。

文选98

【题目】 应用能谱多探测器CT对采用虚拟非增强和分次稀释注射方法对肾细胞癌显像水平及辐射剂量的评价（Utility of virtual unenhanced images and split-bolus injection using spectral multidetector CT for the assessment of renal cell carcinoma conspicuity and radiation dose）

【来源】 International Journal of Clinical Practice, 2016, 70 (9B): B56-B63.

【文摘】 本研究旨在评估采用虚拟非增强和分次稀释注射方法对肾细胞癌显像水平及辐射剂量的影响。该前瞻性研究经伦理委员会知情同意，将90例经腹部超声及超声增强疑诊为肾细胞癌的患者随机分成两组。A组进行能谱多探测器CT采用虚拟非增强和分次稀释注射方法，B组采用传统非增强及三期增强扫描。A组：造影剂用量以1.5 ml/kg给药，流率4 ml/s，扫描前间隔60秒。虚拟非增强图像生成使用标准三物质分解算法和最佳单能量计算显示肿瘤、肾动脉和肾静脉。B组（对照组）：造影剂用量以1.5 ml/kg给药，流率4 ml/s。当动脉内CT值达100 Hu开始扫描皮髓期，再过60秒扫描肾实质期。排泄期在注射造影剂5分钟后扫描。肾病变大小、皮髓期、实质期CT值均测量。肾的集合系统（包括肾小盏、肾大盏、肾盂）均被记录。放射剂量也该被记录。数据采用 t 检验、Fisher's精确检验、M-W检验、K检验。两组病例在年龄、性别和体重指数上无统计学差异，但是在治疗方法上有差别。显示肿瘤及肾动脉最佳单能量为58 keV，显示肾静脉最佳单能量为67 keV。正常肾实质、肿瘤、两组图像质量在皮髓期、实质期的衰减上没有差别。结论说明，使用能谱多探测器CT采用虚拟非增强和分次稀释注射方法在对肾细胞癌的显像、动脉期、静脉期成像方面优于或等同于传统的三期增强扫描，并且辐射剂量降低28.78%。

【评述】 肾细胞癌发病率逐年上升，占所有肿瘤的3%，占所有肾恶性肿瘤的85%。能谱多探测器CT已经成为筛查、检测、分期、随访肾细胞癌的首选方法。通过影像准确地对肾细胞癌进行TNM分期对外科手术非常重要。标准的肾快速灌注造影剂注射扫描包括平扫、皮髓期、实质期及排泄期。该方案提供了明确的肾细胞癌局部侵犯及肾动脉的评估和静脉解剖学。肾动静脉的侵犯与否对手术方法的选择至关重要。但是三期增强扫描要面临高辐射剂量。本研究表明使用能谱多探测器CT对采用虚拟非增强和分次稀释注射方法对肾细胞癌显像质量同传统扫描方法，同时又降低了辐射剂量，是安全有效的。

文选99

【题目】 由锥形束CT评估牙槽骨移植重建骨的骨生长影响（Osteogenesis effect of guided bone regeneration combined with alveolar cleft grafting: assessment by cone beam computed tomography）

【来源】 Int J Oral Maxillofac Surg，2016，45（6）：683-687.

【文摘】 锥形束CT比传统CT扫描的辐射剂量更低，同时提供更精确的牙槽骨移植区域图像。本研究评价引导骨再生与常规牙槽骨移植治疗牙槽嵴缺损的成骨效果。60例牙槽骨移植患者被随机分为两组。实验组接受GBR采用非真皮矩阵电影联合髂嵴骨肺泡移植，对照组仅采用牙槽骨移植。在这个过程中，锥形束CT图像在第1周和第3个月获取。使用Simplant 11.04软件计算两组的骨吸收率并对比。对照组1周到3个月骨吸收率为（36.50±5.04）%，而实验组为（31.69±5.50）%（$P=0.017$）。自体髂嵴骨联合引导骨再生术对牙槽骨植患者来说可以减少骨吸收，更好地使骨生长。

【评述】 牙槽骨移植是唇腭裂手术治疗必须的一部分。这个操作成功的关键是骨移植和安全有效地防止软组织和细菌入侵骨再生区，从而减少骨吸收等并发症，防止感染和开裂。本研究使用锥形束CT评价对引导骨再生术牙槽骨移植对骨生长的影响，通过骨吸收率间接证明了新方法的安全性、有效性、可行性。

文选100

【题目】 在病理难以获得时治疗前用F-18-FDG PET-CT诊断淋巴相关嗜血细胞淋巴组织增生症的重要性（The signifcance of pre-therapeutic F-18-FDG PET-CT in lymphoma-associated hemophagocytic lymphohistiocytosis when pathological evidence is unavailable）。

【来源】 J Cancer Res Clin Oncol，2016，142（4）：859-871.

【文摘】 研究在病理难以获得时治疗前用F-18-FDG PET-CT鉴别诊断淋巴相关嗜血细胞淋巴增生组织症的重要性。在这项研究中，回顾了44例在临床治疗前进行PET-CT检查的霍奇金淋巴瘤患者，其中有18例PET-CT高度怀疑是淋巴相关嗜血细胞淋巴组织增生症。作者对比了该病患者与非该病患者的PET-CT，并对初始治疗高度怀疑是该病患者的PET-CT参数进行了评估。在

SUV_{Sp}、SUV_{BM}、SUV_{LN}、SUV_{max}、$SUV_{LN/Li}$ 和 $SUV_{max/Li}$ 这几个参数上，淋巴相关嗜血细胞淋巴增生组织症患者均高于非该病患者。霍奇金淋巴瘤患者当 SUV_{max} 值＞5.5、SUV_{LN} 值＞3.3 和 SUV_{Sp} 值＞4.8 时，其很可能是淋巴相关嗜血细胞淋巴增生组织症患者。随着 F-18-FDG 摄取率的增高或多发骨质病变发生率的提高，淋巴相关嗜血细胞淋巴增生组织症患者的发病率明显高于未患病组。另外，对比治疗可以发现，淋巴瘤化疗组完全缓解率高于免疫抑制组，并且化疗组总生存期高于免疫抑制组。因此，在病理难以获得时治疗前用 F-18-FDG PET-CT 诊断淋巴相关嗜血细胞淋巴组织增生症是非常重要的。一旦 PET-CT 高度怀疑是该病患者，使用化疗会让患者比接受免疫治疗受益。

【评述】 淋巴相关嗜血细胞淋巴组织增生症的病理诊断有时非常难以获取或非常难以明确。但是 PET-CT 能为该病的诊断提供重要的依据，指导临床治疗。同时，本研究也表明，对于高度怀疑该病的患者，使用化疗将使患者更受益。

文选 101

【题目】 MRI 和 CT 在外耳道恶性肿瘤分期、治疗计划、预后方面的作用（The contribution of CT and MRI in staging, treatment planning and prognosis prediction of malignant tumors of external auditory canal）

【来源】 Clinical Imaging，2016，40：1262-1268.

【文摘】 外耳道恶性肿瘤临床上非常罕见。影像技术特别是 CT 和 MRI 在外耳道恶性肿瘤的分期、治疗计划、随访中扮演了重要的角色。本研究旨在回顾总结 CT 和 MRI 在外耳道恶性肿瘤不同生长类型、分期、治疗计划、随访、预后方面的作用。

【评述】 每年约有百万分之一的人患外耳道恶性肿瘤，约占头颈部肿瘤的 0.2%。由于罕见，截至目前仅有 20 多篇关于这类肿瘤的报道。外耳道恶性肿瘤最常见类型是鳞状细胞癌，约占 80%。影像学在该类疾病的诊治、预测方面扮演了重要的角色，并且该研究首次从多个角度进行了分析。

文选 102

【题目】 256 层冠状动脉 CTA 评估冠状动脉斑块特点以及症状 2 型糖尿病患者冠脉斑块与高敏 C 反应蛋白之间的相关性评估（Coronary Plaque Characteristics Assessed by 256-Slice Coronary CT Angiography and Association with High-Sensitivity C-Reactive Protein in Symptomatic Patients with Type 2 Diabetes）

【来源】 Journal of Diabetes Research，2016，2016：4365156.

【文摘】 目前，对于冠状动脉斑块分布、成分及斑块与 2 型糖尿病患者炎症指标的相关性了解很少，本次研究的目的主要是评估冠状动脉斑块类型与高敏 C 反应蛋白（hs-CRP）水平间的关系。研究纳入 98 例 2 型糖尿病患者及 107 例非糖尿病患者，两组均采用 256 层螺旋 CT 行冠状动脉 CTA 检查。然后对斑块的范围、类型及管腔狭窄程度进行评估。其中，2 型糖尿病患者至少 1 个冠状动脉节段存在钙斑并致管腔明显狭窄（狭窄程度>50%）的可能性要大于非糖尿病患者（$P<0.01$）；糖尿病与非糖尿病组的弥漫性钙斑发生率分别为31.6%、4.7%（$P<0.01$）。存在钙斑的2型糖尿病组的血浆hs-CRP水平要高于非糖尿病组（$P<0.01$）。总之，联合冠状动脉CTA及hs-CRP有助于对2型糖尿病患者进行危险分级。

【评述】 糖尿病是冠心病的危险因素之一。2型糖尿病患者在发生心肌梗死或猝死之前常无明显的冠心病症状。已有广泛证明，急性心脏事件的发生与轻度狭窄斑块（易损斑块）的破裂和急性栓塞有关。早期发现易损斑块可有效预防冠心病。传统的X线冠状动脉造影检查是目前冠心病侵入性评估的金标准。然而，冠状动脉造影检查只能显示血管的腔内情况，大大低估了动脉粥样硬化的影响。因此，直接检测冠状动脉粥样硬化的非侵入性是非常有益的。冠状动脉CTA无创性提供冠状动脉粥样硬化斑块的综合性信息，包括斑块的位置、严重程度及斑块的特征（非钙化斑块、钙化斑块及混合斑块）。之前有研究表明，糖尿病患者更容易形成多部位易损斑块，并有高动脉粥样硬化风险。炎症是动脉粥样硬化形成的一个基本组成部分，最广泛应用的炎症指标是hs-CRP，它能够预测健康个体首次发生心肌梗死和稳定型冠心病患者未来心脏事件发生的风险。众所周知，CRP的升高和特异性斑块亚型与疾病预后不良有关。了解了易损斑块与CRP之间的关系，并运用图像技术评估这种关联就能够协助早期发现易损斑块。最近，在一组无症状人群中研究发现，CRP水平的升高与任何斑块、混合钙斑及冠状动脉的狭窄的发生有关。目前尚没有在有症状的糖尿病患者群中的相关研究。因此，本研究的主要目的是评估在256层螺旋CT扫描条件下有症状的2型糖尿病患者hs-CRP水平与斑块类型之间的关系。

文选 103

【题目】 肾上腺神经鞘瘤的CT表现（CT findings of adrenal schwannoma）

【来源】 Clinical Radiology, 2016, 71（5）: 464-470.

【文摘】 本次研究主要目的是分析肾上腺神经鞘瘤患者的CT图像特征。本次研究收集8例经病理证实的肾上腺神经鞘瘤患者，且8例患者均行多期增强CT扫描，并对肾上腺神经鞘瘤的CT图像特征进行详细的回顾性分析，包括其大小、形态、边缘、密度、钙化和增强模式。8例患者中男性6例、女性2例，平均年龄44.5岁（25~52岁）。其中2例患者诉右腰部疼痛，2例诉左上腹不适，其余患者经常规超声检查确诊。平扫CT示，所有的肾上腺神经鞘瘤边界清楚，呈圆形或椭圆形，不均匀的囊实性肿块，2例可见钙化，3例囊内可见间隔。增强CT显示所有病例在动脉期表现为轻度不均匀强化，门静脉期和平衡期呈渐进性增强。因此，肾上腺神经鞘瘤通常呈现为一个边界清楚的单发肿块，可有囊性变、分隔，多期增强扫描呈渐进性强化。

【评述】 神经鞘瘤是一种起源于周围神经、自主神经或脑神经髓鞘的良性肿瘤，肿瘤恶变率<1%。神经鞘瘤好发于头颈部或上下肢屈肌面，腹膜后病例只有少数报道，发生于肾上腺或肾上腺旁区域的神经鞘瘤极为罕见，回顾肾上腺区病变共3979例，仅有19例肾上腺神经鞘瘤（0.48%）。到目前为止约40例肾上腺神经鞘瘤已报道，然而，对原发性肾上腺神经鞘瘤影像学特征的研究还很少。肾上腺神经鞘瘤的术前准确诊断对避免不必要的手术治疗如全肾上腺切除和区域淋巴结清扫十分

重要的；然而，由于缺乏肾上腺神经鞘瘤的特异性临床和影像学特点，在临床实践中，很容易误诊为发生于肾上腺或腹膜后器官的恶性肿瘤。本研究采用多层螺旋CT来评估8例肾上腺神经鞘瘤的影像学特征，提供有用的术前治疗信息。

文选 104

【题目】 对肝局灶性结节增生的特点评价：动态增强螺旋CT与病理对照研究（Evaluation of the characteristics of hepatic focal nodular hyperplasia: correlation between dynamic contrast-enhanced multislice computed tomography and pathological findings）

【来源】 OncoTargets and Therapy，2016，9：5217-5224.

【文摘】 本研究主要目的是通过分析动态增强螺旋CT（MSCT）的特点探讨肝局灶性结节增生（focal nodular hyperplasia，FNH）的强化特征，并探讨其强化特征与临床病理结果的相关性。研究中收集25例（9例男性和16例女性）经病理证实为FNH并有完整术前MSCT数据的患者作为研究对象。由2位有经验的放射科医师共同分析FNH的平扫及增强影像特征。在25处病灶中，病理结果显示存在17处中央瘢痕和21处异常血管，多期MSCT可发现17处中8处中央瘢痕（47.1%）和21处中13处异常血管（61.9%）。此外，异常血管中5处病灶为异常引流静脉，这是另一个重要的发现。因此，MSCT多期增强扫描能提供病灶的全貌，揭示其强化特征和病理特点。病灶或其周围的异常血管比中央瘢痕更常见，在FNH的诊断中异常血管及中央瘢痕都应该观察。

【评述】 FNH是一种富血供的良性肝肿瘤样病变，继肝血管瘤之后，FNH是第二个常见的肝良性病变。FNH为良性病变且并发症发生风险很小，所以普遍认为FNH可采用非手术治疗。虽然有些学者认为FNH是肝实质在血管畸形或血管损伤后反应性增生的结果，但其发病机制目前仍有争议。此外，随着肝星状细胞活化的增加，血管内皮细胞和体细胞生长因子的表达增加，一些学者认为病变动脉灌注可进一步促进其表达增加，这可能在典型FNH中央瘢痕的形成中起重要作用。一组研究显示，避孕药可以促进FNH的生长，在数据库中有FNH女性患者多于男性，且发病平均年龄36岁，这与本研究相一致。此外，血管畸形如遗传性出血性毛细血管扩张症也可能与FNH发生相关。病变可以位于肝的任何部位，但在大多数情况下，包膜下间隙是最常见的受累部位。虽然无包膜，但病灶和正常肝组织之间分界清楚。发生于肝表面的FNH可造成肝表面凹陷。目前，FNH分为典型和非典型。其中非典型FNH分为3个亚型：①毛细血管扩张性FNH。②细胞学异型性FNH。③混合增生和腺瘤性增生。典型的FNH的特点包括：①异常结节状结构。②畸形血管。③毛细胆管增生。非典型FNH缺乏下面典型特征中的一个：球结构异常或畸形血管，但总是显示胆汁胆管增生。FNH的检出率逐年上升，一个原因是FNH的患病率每年增加，另一个原因是随着CT、MRI的应用增加，放射科医师逐渐掌握了FNH的影像学特征。另一方面，在临床实践中，FNH需要与肝细胞腺瘤、肝细胞癌、纤维层状肝癌相鉴别。MSCT多期增强目前广泛应用于腹部检查，特别是鉴别肝良恶性肿瘤。其优点是客观证实FNH的血供和病理特征。本研究探讨FNH的MSCT特征与病理特征的相关性。通过对平扫CT和CT多期增强扫描的结果进行分析，探讨其与病理结果的相关性，确定MSCT在FNH诊断中的作用。

文选 105

【题目】 70 kV 条件下前瞻性心电图触发大螺距冠状动脉 CT 血管造影与侵入性冠状动脉造影在图像质量、辐射剂量和诊断性能中的对比（Image quality, radiation dose, and diagnostic accuracy of prospectively ECG-triggered high-pitch coronary CT angiography at 70 kV in a clinical setting: comparison with invasive coronary angiography）

【来源】 Eur Radiol, 2016, 26 (3): 797-806.

【文摘】 本研究主要目的是对 70 kV 条件下前瞻性心电图触发大螺距冠状动脉 CT 血管造影（coronary CT angiography, CCTA）与侵入性冠状动脉造影（invasive coronary angiography, ICA）在图像质量、辐射剂量和诊断性能做比较。本次实验收集 43 例行 70 kV、30 cc（11 g 碘）对比剂条件下 CCTA 检查和 ICA 的患者，并对每组 CCTA 图像做主客观质量评分，评估 CCTA 对狭窄程度≥50%诊断能力。结果根据心率、BMI、Agatston 评分和图像质量进行分级。结果显示，CCTA 可以诊断出 94.3% 的狭窄冠脉节段，ICA 诊断患病的敏感性及精确度分别是 100%、93%，诊断每根狭窄血管和每节段狭窄血管敏感性及精确度分别是 92.2% 和 89.5%，79.5% 和 88.3%。在每个患者基础上，不同 HR、BMI、钙化组条件下图像诊断精确度没有显著差异（$P>0.05$）。然而，低图像质量会降低每个患者、每根血管及每节段血管的诊断精确度。平均有效辐射剂量为（0.2 ± 0.0）mSv。本研究结果显示在选择的非肥胖人群狭窄血管中，CCTA 在有效辐射剂量为 0.2 mSv 的条件下有较高的诊断精确度。

【评述】 CCTA 已成为排除冠心病的一种快速、可靠的技术，并且具有很高的灵敏度和阴性预测值。然而，近年来，有关 CCTA 检查中的辐射剂量逐渐受到高度重视，此外，有关 CCTA 检查中碘造影剂潜在的肾毒性也受到高度关注。虽然最近的数据表明，CT 血管造影和静脉注射对比剂对低风险的患者影响很小，但在肾功能不全患者中有很大风险。随着 CT 技术的提高，低辐射剂量和低造影剂水平逐渐被提出以减轻这些问题。

减少管电压是最有效的剂量减少技术之一，它不仅可降低辐射剂量，而且在保持图像质量的情况下可降低碘造影剂的用量。目前的指南中建议对于体重小于 90 kg 的 CCTA 检查者使用低管电压（即 100 kV）；此外，一些研究表明，在满足图像诊断的质量下，对于 BMI≤23 kg/m² 的患者可以使用 80 kV 的管电压。与 CCTA 相比，结合其他降低辐射剂量的技术如高螺距、前瞻性心电图触发采集和迭代重建技术可以实现大幅降低检查中的辐射剂量。最近，已有研究运用 70 kV 的管电压成功完成 CCTA 扫描，然而，到目前为止，70 kV 高螺距扫描条件下的 CCTA 的诊断精确度还没有一个独立的参考验证标准。本研究的主要目的是以 ICA 为标准，评价 70 kV 条件下前瞻性心电图触发高螺距冠状动脉 CT 血管造影的图像质量、辐射剂量和诊断性能。

文选 106

【题目】 CT 引导下 ¹²⁵I 粒子植入治疗晚期脊柱转移瘤患者的临床效果（Clinical efficacy of computed tomography-guided iodine-125 seed implantation therapy in patients with advanced spinal metastatic tumors）

【来源】 OncoTargets and Therapy，2016，9：7-12.

【文摘】 本研究目的是检测CT引导下放射性^{125}I粒子植入技术治疗脊柱转移瘤患者的安全性和临床效果。回顾性分析20例脊柱转移瘤患者，包括9例男性和11例女性患者，年龄50～79岁（平均年龄61.1岁）。经应用治疗计划系统构建脊柱转移瘤的三维图像，并确定应用^{125}I粒子所需的数量和剂量率。^{125}I粒子适合的周围剂量为90～130 Gy。使用CT引导下放射性^{125}I粒子植入方法对20例脊柱转移瘤患者进行治疗。平均植入19粒（数量范围4～43）^{125}I粒子。20例患者随访平均15.3个月（范围7～32个月）。疼痛缓解率为95%。所有患者的平均控制时间为12.5个月。>3个月、>6个月和>12个月的累积局部控制率分别为100%、95%和60%。所有患者的平均生存时间为16个月。>6个月和>12个月的累积生存率分别为100%和78.81%。经观察没有发生主要并发症，也未发现^{125}I粒子丢失或转移到其他组织或器官的现象。对于脊柱转移瘤患者来说，CT引导下放射性^{125}I粒子植入技术是一种安全、有效且微创的治疗方法。它可作为一种治疗脊柱转移瘤的非传统方法。

【评述】 脊柱是许多恶性肿瘤转移的常见部位。恶性肿瘤脊柱转移的常见症状为背部疼痛，这种疼痛严重影响了患者的生活质量。传统脊柱转移治疗采用开放性手术，这种方法通常会引发较大创伤，导致并发症，还会因住院治疗时间的延长而延误原发疾病的治疗。随着介入治疗的发展，放射性^{125}I粒子植入技术已经广泛应用于许多原发和继发的恶性肿瘤治疗上，并在临床上取得了令人满意的效果。以往的研究结果显示，^{125}I粒子植入技术可大大减轻不可切除的胰腺癌患者和腹膜后淋巴结转移患者的疼痛。本研究对^{125}I粒子植入技术治疗脊柱转移瘤的可行性进行评估。

文选107

【题目】 ^{18}F-ALF-NOTA-PRGD2 PET/CT扫描能预测初诊胶质母细胞瘤患者对同步放化疗的敏感性吗？（Can an ^{18}F-ALF-NOTA-PRGD2 PET/CT scan predict treatment sensitivity to concurrent chemoradiotherapy in patients with newly diagnosed glioblastoma?）

【来源】 The Journal of Nuclear Medicine，2016，57（4）：524-529.

【文摘】 本研究检测了用一种新型1期标记整合素$α_vβ_3$靶向药物^{18}F-AlF-NOTA-PRGD2（表示为^{18}F-RGD）进行PET/CT扫描在评估初诊多形性胶质母细胞瘤（glioblastoma multiforme，GBM）患者对同步放化疗（concurrent chemoradiotherapy，CCRT）敏感性的价值。本研究纳入25例初诊GBM患者并在手术切除3～5周后进行观察。所有参与者在CCRT初始期（T1）和第3周（T2）均用^{18}F-RGD PET/CT进行检查，可以获得肿瘤体积、肿瘤最大标准摄取值（SUV$_{max}$）和肿瘤平均标准摄取值（SUV$_{mean}$）、肿瘤与非肿瘤的体积比。MRI治疗反应在第11周（T3）予以评价。T1～T3期MRI病变体积的改变可作为评价^{18}F-RGD PET/CT预测能力的指标。结果显示，通过^{18}F-RGD PET/CT图像扫描，可成功观测到GBM的残留病变组织。分析25个初期和13个第3周^{18}F-RGD PET/CT的扫描图像。^{18}F-RGD PET/CT的参数，如初始期处理前SUV$_{max}$与在第3周中期处理的SUV$_{max}$（SUV$_{maxT2}$）和肿瘤与非肿瘤体积比，可以预测CCRT治疗的敏感性（$P<0.05$）。此外，T1～T2期MRI扫描病变体积的改变也是可预测的（$P<0.05$）。通过受试者工作特征曲线分析，SUV$_{maxT2}$（曲线下面积为0.846）是

最具有意义的参数。SUV_{maxT2} 的阈值是 1.35，其敏感性、特异性和准确性分别为 84.6％、90.0％ 和 87.0％。可得出结论，^{18}F-RGD PET/CT 可用于 GBM 病变组织的无创显像并且在治疗初期对 CCRT 的敏感性预测提早 3 周。

【评述】 GBM 是最常见的恶性脑肿瘤。GMB 的标准治疗方法是手术切除之后联合放疗和替莫唑胺化疗。然而即使采用标准治疗，预后也很差，中位总生存期约 15 个月。

GBM 预后较差的主原因为其较高的侵袭性和频繁复发的特点。研究表明，复发的病变大多位于原发病变周围 2 cm 处，并且原地复发早于远处转移。更好地控制原发病变才有助于提高治疗效果。较早地确定没有治疗反应并调整治疗计划对于有效的治疗很重要。因此，早期评价同步放化疗的敏感性是 GBM 患者个性化治疗的必要前提。

MRI 是评价脑部赘生性肿瘤最重要的诊断方法。一般治疗 2~3 个月后通过钆剂增强 MRI 来评价 GBM 的治疗效果。但是，常规影像技术通常不能早期检测放化疗的效果，因为治疗后病变的形态学表现在数周或数月后才可以看到。PET 可以在分子水平上评价肿瘤的改变并在相对较早的时期检测肿瘤对治疗的反应。然而，最近有研究显示在脑部神经胶质瘤易出现的区域，葡萄糖较高的生理代谢可以减弱 ^{18}F-FDG PET 诊断的准确性。

许多技术已被用于监测肿瘤对治疗的效果反应，其中包括 ^{18}F-AlF-NOTA-PRGD2 PET/CT（表示为 ^{18}F-RGD PET/CT）。精氨酸-甘氨酸-天冬氨酸（RGD）是一种与整合素 $α_vβ_3$ 反应物特异性结合的三肽序列，这种物质在血管生成的激发、维持和调控过程中起重要作用，并且能在肿瘤的血管生成时表达。已被广泛接受的是，肿瘤血管生成的影像检测既可早期探测肿瘤也可监测治疗效果。Haubner 等首先发明了整合素造影剂，即 ^{18}F-RGD，并因其良好的容忍性和无害反应在 9 例患者身上成功应用。Schnell 等首次报道了对 GBM 患者采用 ^{18}F-RGD PET/CT 扫描的医学研究，发现 GBM 表现出 RGD 吸收现象，在肿瘤的高增殖和高渗透区域吸收最大，此区域也是肿瘤微血管中 $α_vβ_3$ 主要表达的场所。研究表明肿瘤的吸收力与整合素 $α_vβ_3$ 的表达密切相关。然而，^{18}F 标记的 RGD 示踪的放化疗合成物复杂而又会随时间消减，它们会限制这种造影剂的临床应用。

在本预期性的临床研究中，一种新型 1 期标记整合素 $α_vβ_3$ 靶向 PET 探针，即 ^{18}F-RGO，可以用于评价初诊 GBM 患者对 CCRT 治疗的敏感性。

文选 108

【题目】 能谱 CT 扫描能提高孤立肺结节良恶性的鉴别吗？（Can spectral CT imaging improve the differentiation between malignant and benign solitary pulmonary nodules?）

【来源】 PLoS One, 2016, 11（2）: e0147537.

【文摘】 本研究目的是定量评价双能 CT 鉴别孤立肺结节良恶性的价值。63 例经 CT 平扫为孤立性肺结节的患者进行动脉期和静脉期的增强 CT 扫描，应用能谱成像对肿瘤的性质进行鉴别。宝石能谱成像（gemstone spectral imaging，GSI）显示器可进行图像显示和数据分析。定位结节相对密度均匀的区域为感兴趣区，在碘基材料分解图像上测量碘浓度（iodine concentration，IC）并且在设有能谱 HU 曲线的单色影像上测量 CT 值。可计算 70 keV 图像的标准 IC（normalized IC，NIC）、能谱 Hu 曲线的斜率（λ_{Hu}）和净 CT 增加值。得到受试者工作特征曲线可计算其敏感性和特异性。63 个结节中有 37 个恶性结节（59%）和 26 个良性结节（41%）。70 keV 图像中恶性结节的 NIC、λ_{Hu} 和净 CT 增加值都大于良性结节的对应数值。从良性结节中鉴别恶性时 NIC 和 λ_{Hu} 表现为中度到高度水平，动脉期两者曲线下面积分别为 0.89 和 0.86，静脉期分别为 0.96 和 0.89。以 0.3 为静脉期 NIC 阈值，从良性肺结节中鉴别恶性结节得到其 93.8% 的敏感性和 85.7% 的特异性。这两者值均比相应的常规 CT 增加值高 74.2% 和 53.8%，结果具有统计学意义。用 GSI 模式的双能 CT 成像在良性结节中定性分辨恶性结节比 CT 增强扫描进行鉴别具有更多预期价值。

【评述】 在现代医学中对孤立性肺结节的评估依旧是一个巨大而困难的挑战。对怀疑恶性患者，可用一些成像方式诊断，如 CT、血管造影、正电子发射体层成像、磁共振成像和多普勒超声。然而，标准增强 CT 扫描检查通常作为首选。应用常规 CT 对孤立性肺结节的诊断性评价包括 2 个部分：形态学特征（如大小、边缘、外形、内部特征）和增强程度。由于良恶性结节的血管形成和血管系统存在明显差异，测量孤立性肺结节的增强程度与血管形成和血管内外空间的分布有直接关系，因此证明动态增强 CT 的方法有助于在良性结节中分辨恶性结节。肺癌的血管、大血管内部及间质区域的紊乱和各种排列都会表现出富集而快速的增强吸收峰和对比剂的延迟保留。来自分支动脉的血管供应，大多数炎性孤立性肺结节病变也会出现明显强化，并且到达强化峰后可能会观察到消退现象，这是因为对比剂从一般结构的直血管流入并且随着激活的淋巴而加快流速。然而血管形成缺乏的一些非炎性良性结节也会轻度强化。

然而，孤立性肺结节良恶性的常规 CT 增强图像有许多重叠相似。对 356 个肺结节进行预期和多方面研究（171 个恶性结节和 185 个良性结节）显示，将增强程度作为鉴别孤立性肺结节良恶性的诊断参数，其结果得出的准确性仅 58%，而敏感性高达 98%。另外，动态增强 CT 有使患者增加辐射剂量的缺点。

然而，双能宝石能谱成像能产生材料分解图像，这种图像可以在碘剂增强图像上测量孤立性肺结节的碘成分，并且可用来比较增强程度的净增长。另外，在彩色图像检测中分辨单个能量水平后可获得不同的单色图像，因而作为一种 X 线光能的作用可提供不同材料上不同稀释变化的信息。

本研究目的是确定应用 GSI 的双能 CT 成像是否能清晰地显示孤立性肺结节的良恶性不同。

文选 109

【题目】 诊断中轴脊柱关节炎的新型方法：骶髂关节的能谱计算机体层成像 [A novel diagnostic method（spectralcomp uted tomography of sacroiliac joints）for axial spondyloarthritis]

【来源】 Journal of the Formosan Medical Association，2015，115（8）：658-664.

【文摘】 评价用骶髂关节的能谱计算机体层成像（CT）图像诊断中轴脊柱关节炎（spondyloarthritis，SpA）的价值。回顾性地分析了 125 例表现为腰痛（low back pain，LBP）的疑似 SpA 患者。对每个患者进行骶髂关节能谱 CT 检查。进行水基和钙基分解图像重建。随访 3～6 个月后，76 例患者诊断为 SpA，其余 49 例患者诊断为不确定性腰痛（nLBP）。计算出骶髂骨的骨髓 Hu 曲线（λ_{Hu}）、CT 值、骶骨和髂骨的骨髓相对正常肌肉的水浓度和钙浓度之比，并将 nLBP 和 SpA 患者做比较。结果显示，

nLBP 患者的髂骨 λ_{Hu} 为（8.26±3.91），SpA 患者为（9.81±4.92）；nLBP 患者的平均髂骨水钙浓度比分别为（1.04±0.03）和（21.67±4.40），SpA 分别为（1.07±0.04）和（111.50±358.98）；平均髂骨 CT 值 nLBP 为（311.12±86.52），SpA 为（423.97±127.51）。nLBP 和 SpA 患者髂骨的水钙浓度比、CT 值和 λ_{Hu} 差异均具有统计学意义（$P<0.05$）。髂骨的 λ_{Hu} 敏感性最高。髂骨钙浓度比率的诊断可能比最高，其阴性似然比最低。结论可知，能谱 CT 不仅能显示骨质的侵蚀和硬化，而且能显示和定量检测 SpA 患者骶髂关节的骨髓水肿。

【评述】 血清阴性脊柱关节炎是一种慢性风湿炎性疾病。骶髂关节炎是 SpA 疾病的早期临床表现和诊断此种病的特征标志。CT 是检测骶髂关节慢性改变的较敏感方式；然而，磁共振成像（MRI）能更敏感地明确骶髂关节炎的早期表现（骨关节炎、附着点炎、囊性炎症）。随着探测 SpA 患者的早期不可识别的影像特征中 MRI 应用的不断增加，国际脊柱关节炎评估协会（ASAS）已经发表了最新的 SpA 诊断标准。在 ASAS 中骶髂关节炎的表现已被列入 SpA 诊断的主要标准之一。由于 ASAS 标准的推荐，常规应用评价骶髂关节的 MRI 序列为 T_1 加权自旋回波序列和短时回复序列。最近，经基础材料分解图像获取的骨质水钙浓度相对值的能谱 CT 扫描的出现提高了检测此种疾病的概率。能谱 CT 表现为在高能和低能状态下应用一种 X 线管、一种高性能宝石探测器和强大的图像后处理技术所获得的 2 种连续性扫描图像。通过这些技术的应用，可实现 40~140 keV 能量水平范围下准确的材料分解图像（水基和钙基材料分解图像）和单色能谱图像。以往研究中对肌肉骨骼疾病扫描的能谱 CT 主要用于对癌症患者来自骨岛成骨细胞转移的鉴别诊断、对金属器材伪影的剪影和对沙粒状痛风尿酸沉积的探测。本研究的目的是分析能谱 CT 扫描骶髂关节的图像参数是否能鉴别 SpA 和 nLBP 患者。

文选 110

【题目】 应用限制性总广义 p 变分最小化模型进行的不完全角度 X 线计算机断层图像重建（Constrained total generalized p-variation minimization for few-view X-ray computed tomography image reconstruction）

【来源】 PLoS One，2016，11（2）：e0149899.

【文摘】 以总广义变分（total generalized variation，TGV）为基础的图像高阶导数 CT 图像重建，比根据边缘信息的保存和不利阶梯效应的抑制所采用的总变分基础方法更好。然而，常规 TGV 规则化应用 L_1 基础形式，但这并不是最大化稀疏先验的最直接方式。本研究中，提出一种总广义 p 变分（total generalized p variation，TGpV）的调整模型可提高 TGV 的稀疏利用并提供解决不完全角度 CT 图像重建问题的有效方法。为了解决 TGpV 最小化模型的非凸优化问题，本研究提出了基于增广拉格朗日函数的交替最小化的有效迭代算法。所有产生的子问题通过应用交替最小化方法和广义 p 收缩映射的变分承认明确解来解答。此外，使用近点法推导出可以通过快速傅立叶变换轻松执行和快速计算的近似解，以降低内部子问题的成本。定性和定量评估模拟数据和实际数据的准确性和有效性，以验证所提方法的有效性和可行性。总而言之，所提出的方法表示出合理的性能，并且应用于少数视图问题时优于基于 TGV 的原始方法。

【评述】 X 线计算机体层成像（CT）在生物学、医学和其他领域有改革性的功能变化。考虑到过多的 X 线辐射可能引起遗传疾病，近期研究聚焦到减少 X 线 CT 检查时的辐射剂量。颇具前景的减少辐射剂量的方法是通过人体样本的 X 线投影。然而，不完全角度的图像重建可视为一种病态性的数学问题，若没有很早之前的信息这个问题也很难得到正确解答。压缩传感理论的发展促使许多关注增加图像稀疏先验研究的采样率减少。应用图像梯度稀释性的规范化总变分（total variation，TV）是一种备受关注的能解决 CT 图像重建中不完全角度的方法。然而，TV 是以图像是一种分段常数的假设为基础的。因此，TV 算法有过度平滑的特点且具有阶梯效应，这反而可能产生不理想的块状影像。目前已经有人提出一些方法来提高 TV 的性能并减少以上缺陷。据笔者所知，已有 2 种方法在广泛地研究：①通过加入一种局部信息充足的罚重提高原本的 TV 标准，比如边缘保持 TV 模型和自适应加权 TV 模型。②高阶导数的应用，如总变分斯托克斯模型、高度 TV 模型和总广义变分模型等。将局部信息加入到 TV 标准的策略可降低阶梯效应，但通常仍保留一些人为的作用。后来的策略一般显示在一阶和高阶导数之间合理平衡的良好性能。尤其是 TGV 调整可代替任何固定组合促使一阶和高阶导数平衡的自动化。因而，这个程序可产生令人舒适的图像视觉效果，这种图像拥有分段多项式强度和锋利的边缘而没有阶梯效应。在传统概念里，TGV 基于 L_1 范数，它是 L_0 范数这种消耗使用稀疏先验的性能简单计算的松弛。实际上，最直接的稀疏测量是计算目标向量的零组件；这种方法得出 L_0 范数的解，同时会遇到非确定性多项式难题。近几年在稀疏搜寻中采用 Lp 范数松弛获取传统属性的方法已备受关注。Sidky 等用最小化功能 Lp 范数代替 L_0 范数并提出了总 p 变异（TpV）最小化算法。即使 Lp 范数可引起非凸优化的问题，但是它可以实现即使只有少量投影数据集仍能获得有效的图像重建并且会减少辐射剂量。本文探究一种 Lp 范数（0<p<1）松弛可提高 TGV 的系数搜寻特征，它与 L_0 范数相近并能准确测量其稀疏性。提出的调整模型称为总广义 p 变分（TGpV）。所提出的的模型可通过变量分离和与非凸 p 收缩映射相关联的交替最小化方式有效解决问题。本研究的创新之处有以下 3 方面。第一，在 X 线 CT 图像重建中 TGpV 模型远比 TGV 和 TpV 模型限制小。这不仅显示了通过合并高阶图像导数保留细节的优异性能，而且实现了优先对图像规律稀疏性潜能的准确测量。第二，有效的迭代算法有望优化 TGpV 最小化的客观功能并得到一种快速而稳定的聚集结果。第三，通过邻近点技术和快速的傅里叶变换便可以在计算复杂的子优化问题上研究出快速而有效的闭式解。与以前 TpV 为基础的和 TGV 为基础的重建相比，不论是数值的模拟还是 CT 真实数据中作者这种方法的优点都能明显表现。本论文的剩余内容如下。第二部分简明介绍了 TGpV 模型并描述了有关图像重建的限制性 TGpV 最小化模型和现存的 TGpV-ADM 算法。第三部分给出了实验结果。

文选 111

【题目】 一种在低剂量 CT 图像中去除量子噪声的剪切波变换算法（A shearlet-based algorithm for quantum noise removal in low-dose CT images）

【来源】 SPIE Medical Imaging，2016，9784：978430.

【文摘】 低剂量 CT（low deose CT，LDCT）扫描是一种减少 X 线辐射的有效方法。提高 LDCT 图像的质量很有必要。本文为去除 LDCT 图像的量子噪声而提出一种应用剪切波变换的有效算法。由于量子噪声可用泊松程序模拟，作者首先用 Anscombe 方差稳定化变换（variance stabilizing transform，VST）将量子噪声变形，近似地得到一组方差的高斯噪声。第二，在剪切波域内通过自适应硬阈值处理得到非噪声剪切波系数。第三，用逆剪切波转化重建去噪声图像。最后，一种 Anscombe 逆转换应用于去噪声图像之中，这样便可提高图像质量。研究的主要优势是将 Anscombe VST 和剪切波转换相结合。应用这种方法，边缘系数和噪声系数可有效地从高频子带中分离。通过本法的应用许多实验可在 LDCT 图像上进行。结果表明，本法能有效减少量子噪声并显示图像细微细节，提高图像质量。这在临床应用有一定价值。

【评述】 计算机体层成像（CT）对临床诊断贡献突出。由于 X 线有害人体健康，尽可能地降低辐射剂量已成为 CT 影像领域的重点。LDCT 扫描是减少 X 线辐射剂量的有效方法。但是，它产生强烈的量子噪声会严重影响 CT 图像质量和诊断的准确性。因此，去除 LDCT 图像的量子噪声很有必要。去除量子噪声的方法称为后处理技术。因为量子噪声与图像的 CT 值有关，传统的空间域去噪声方法效果不理想。多尺度变换方法比空间域方法有更好的去噪声性能，此方法在多维度和多方向上扩展图像，如小波、曲波和剪切波变换。除此之外，量子噪声可用泊松程序来模拟。因此，本研究应用剪切波变换算法（多尺度转换方法）去除泊松噪声以提高 LDCT 的图像质量。小波转换在医学图像去噪声中是较受欢迎的多尺度方法之一。然而，大部分发展中的小波去噪声算法呈现高斯分布的噪声并且评价局部统计的图像像素，这对 LDCT 图像并不有效。最近几年，已有研究提出用小波方法去除泊松噪声。主要方法是先用 VST 方法将泊松噪声转换为近似的高斯噪声。第二，此噪声用传统的去高斯噪声算法来去除。最后，用逆 VST 方法得到去噪声图像。例如，Zhang 等提出一种方法是将 VST 与小波、脊波和曲波结合在一起，这种方法在非常低的计数率下可以有效而敏感地探测一些微小特征。Sandeep 等将快速离散曲波转换与多尺度方差稳定化变换相结合，得出去除图像泊松噪声的较好的方法。以上的多尺度变换方法不能对图像实现最佳的稀疏表现，它们最大的缺点是在去噪声的图像上导致不理想的人工伪影出现。传统小波算法可以处理包含分布不连续面的多维信号，而已经通过计算证明剪切波算法表现的图像比前者更好。基于剪切波对医学图像进行去除噪声的方法目前已有人提出。其代表性方法包括基于剪切波收缩的去除噪声方法和剪切波域内的总变分调整方法。前者可以有效地去除吉布斯效应，然而由于边缘和噪声信息不能在高频子带中完全分离，去除噪声后的图像有部分细节信息会丢失。虽然后者更能保留细节信息，但是由于多次叠代，其算法的操作效能会减小。

为了提高 LDCT 图像的质量并保留更的细节信息，提出以非亚取样剪切波变换为基础的有效算法来去除 LDCT 图像的噪声。本法首先将 Anscombe 方差稳定化变换与剪切波变换结合，转换量子噪声为近似的高斯噪声。通过此方法，不仅克服了以小波为基础分解方法的定向选择性差的缺点，而且在高频子带中可分离边缘系数和噪声系数。然后，用改进的剪切波阈值化方法得到去除噪声的图像，这种方法中可以选择最适合的水平和方向值。实验结果表明，与迭代方法相比本方法的峰值信噪比和平均结构相似度都有所提高。

文选 112

【题目】 基于结构张量总变差正则化的多能 CT 图像重建迭代法（Iterative image reconstruction for multienergy computed tomography via structure tensor total variation regularization）

【来源】 SPIE Medical Imaging，2016，9783：978349.

【文摘】 多能 CT（multienergy CT，MECT）拥有同时提供特定能量窗的多种可选能量数据的能力。但是，与整个能量窗相比较，其在特定能量窗中没有足够多的光子计数，因此，使用解析方法重建的 MECT 图像存在低信噪比（SNR）及强横条伪影。为了解决这些问题，本文提出一种结合结构张量总变差（structure tersor total variation，STV）正则化的惩罚加权最小二乘法（penalized weighted least-squares，PWLS）方案来改善从低 mAs（low-mAs）采集数据构建的 MECT 图像质量，简称该方案为"PWLS-STV"。具体来讲，STV 正则化是通过对 MECT 图像中每一点的结构张量的特征值进行惩罚实现的。因此，这能提供更加稳定的图像变化测度，并可以消除在总变差正则化中常见的横条伪影。随后，采用交替优化算法最小化目标函数。在数字 XCAT 影像中进行的试验表明，在噪声引起的伪影抑制、分辨率保存和物质分解评价中，本文提出的 PWLS-STV 算法比目前基于 TV 的算法和传统的过滤反向投影算法能够获得更多的收益。

【评述】 MECT 是一种新兴的诊断技术，能够同时提供特定能量窗的多种可选能量数据。由于 MECT 能够有效地消除电子噪声和斯旺克噪声，因而在临床应用上 MECT 较 CT 能够获得更多收益。MECT 的能量分辨率主要取决于能量槽宽度的选择。一个窄的能量槽拥有较高的能量分辨率，但是含有较少的可利用光子。因此，如果在图像重建中没有采用合适的手段处理数据噪声，由解析法重建的 MECT 图像经常出现低信躁比（SNR）及强横条伪影。为提高 MECT 图像质量，各种改进 MECT 图像处理的算法被提出。在这些算法中，统计迭代重建（SIR）算法考虑了噪声的统计属性并模拟了图像系统，因而比解析重建技术在噪声和分辨率平衡方面具有显著的优越性。SIR 算法一般由一个两个成分的目标函数构成，即数据保真项和正则化（等效或惩罚）项。SIR 算法通常采用惩罚加权最小二乘法（PWLS）作为其常用的目标函数。数据保真项模拟测度的统计属性，正则化项则反映一个设计分辨率所需求图像的先验信息。在目标函数中，正则化项是 MECT 图像重建的关键一环。被广泛应用于 MECT 图像重建的建立正则化项的方法中，有一大类方法是基于总变差（TV）模型的，其假设 MECT 图像是分段恒定的。在这些基于 TV 的方法中，最简单的方法就是将各个能量槽的总变差相加，被称为"通道－通道"TV。尽管已有研究表明"通道－通道"TV 算法能够提供较好的结果，但是其具有一个显著的理论缺陷，即其对每一个特定能量图像独立地进行惩罚并忽视了 MECT 图像内部通道的关联性。为了解决这些问题，Rigie 等将传统的 TV 进行扩展，提出了一种总核变差（TNV）重建算法。具体来讲，TNV 算法鼓励边缘位置和 MECT 图像中相同的梯度方向。尽管 TNV 算法在低剂量的情况下能够有效地提高 MECT 图像的质量，但由于其是 TV 算法的扩展，TNV 算法仍然存在和基于 TV 的传统算法相同的限制：①过度平滑低对比度区域并产生块状和卡通化伪影。②只是单纯地在局部惩罚图像变化，并未考虑其周边的信息。

为了解决上述问题，一个高阶空间导数模型，本文提出了 PWLS-STV 算法。PWLS-STV 的创新之处主要有 2 点：第一，与传统基于 TV 的算法相比较，本文提出的 PWLS-STV 算法提供了一个更加稳定且丰富的图像变化测度，其充分利用了 MECT 图像提供的每一个点周边的信息，并且没有损耗 TV/TNV 算法的优良特性。因此，本文提出的 PWLS-STV 算法拥有产生视觉友好的具有合理光滑区域和连续边界的 MECT 图像，从而最大程度地消除块状和卡通化的伪影现象。第二，一个改进的有效迭代算法被应用于 PWLS-STV 算法的目标函数的优化，临床结果表明其具有可信的结果。

文选 113

【题目】 心率对 256 层 CTA 诊断冠状动脉狭窄精度的影响：ROC 曲线分析（Effect of heart rate on the diagnostic accuracy of 256-slice computed tomography angiography in the detection of coronary artery stenosis：ROC curve analysis）

【来源】 Experimental and Therapeutic Medicine，2016，11（5）：1937-1942.

【文摘】 本研究的目的是探讨心率对 256 层 CTA 诊断冠状动脉狭窄精度的影响。应用飞利浦 256 层螺旋 CT 行冠状动脉成像，结合受试者工作特征（ROC）曲线分析评估 256 层 CTA 在冠状动脉狭窄诊断中的价值。本研究共纳入 100 例患者行 256 层 CTA 检查，受试者心率范围为 39～107 次 /min，根据心率将患者分为 3 组：低心率组，心率＜75 次 / 分；中等心率组，75 次 / 分≤心率＜90 次 / 分；高心率组，心率≥90 次 / 分。2 个观察员分别对 3 组冠状动脉 4 个节段进行图像质量评估，1～3 级图像质量可诊断冠状动脉狭窄，4 级图像质量不可诊断。低心率组可诊断占 97.76%，中等心率组可诊断 96.86%，高心率组可诊断 95.80%。根据 ROC 曲线分析，低、中、高心率组 CTA 诊断冠状动脉狭窄的特异性分别为 98.40%、96.00%、97.60%。结论，256 层 CTA 能够清晰地显示冠状动脉的主要节段，较为准确地诊断冠状动脉狭窄。在一定心率范围内的研究证实心率对 256 层 CTA 诊断冠状动脉狭窄没有显著性的影响。

【评述】 冠状动脉疾病（CAD）对人类健康的威胁越来越严重，准确诊断冠状动脉疾病，评估其严重性，对于最终指导临床干预或治疗至关重要。影像检查可以帮助诊断冠状动脉疾病，如多层螺旋 CT 血管造影（CTA）、数字减影血管造影（DSA）和超声检查。在这些技术中，DSA 是目前公认的黄金标准。然而，随着设备和技术的不断发展，CTA 已经在某些方面取代了 DSA 的功能。

近年来，CTA 已广泛应用于临床冠状动脉疾病的诊断，尤其是最新的 64 层螺旋 CT 的时间分辨率有了较大的改善，使冠状动脉的成像更清晰、诊断更准确。目前的研究报道中，多采用敏感性和特异性指标对冠状动脉 CTA 的诊断价值进行评价，但是单纯采用这 2 种指标进行分析往往忽视了观察者诊断水平的差异对研究结果的影响。相比之下，ROC 曲线方法能够模糊上述可能存在的差异，使得诊断试验的评价更为客观。本文应用飞利浦 256 层 CT 行冠状动脉成像，结合 ROC 曲线进行分析，探讨 CTA 在冠状动脉成像及冠状动脉狭窄诊断中的价值。

文选 114

【题目】 CT 灌注和血管内皮生长因子在头颈部肿瘤中的诊断价值（Differential diagnostic value of computed tomography perfusion combined with vascular endothelial growth factor expression in head and neck lesions）

【来源】 Oncology Letters，2016，11（5）：3342-3348.

【文摘】 头颈部肿瘤有多种类型，传统 CT 对头颈部肿瘤及类肿瘤疾病较难于明确诊断和鉴别诊断，特异性和敏感性均不高。本研究的目的是评估灌注 CT 和血管内皮生长因子（vascular endothelial growth factor，VEGF）表达在鉴别良恶性头颈肿瘤的价值。将 41 例经病理证实的头颈部肿瘤患者进行 CT 灌注和 VEGF 分析。将病例分成 3 组：A 组，良性乏血供肿瘤；B 组，良性富血供肿瘤；C 组，恶性肿瘤。对所有肿瘤术前行 CT 灌注检查，用后处理软件绘制时间-密度曲线（TDC），并计算感兴趣区的最大密度投影（MIP）、血容量（BV）、血流量（BF）、平均通过时间（MTT）和毛细血管表面通透性（PS）等参数。用 Pearson 相关分析评估 CT 灌注参数和 VEGF 的相关性。头颈部肿瘤 CT 灌注成像 TDC 可分为 3 种类型，良性肿瘤（A 组+B 组）出现 Ⅰ 型 TDC 的频率明显高于恶性肿瘤（C 组）（$P=0.003$），恶性肿瘤中以 Ⅱ 型和 Ⅲ 型 TDC 为主。B 组和 C 组的 MIP、BV 及 BF 值明显高于 A 组（均 $P<0.01$），恶性肿瘤（C 组）的 VEGF 表达明显高于良性肿瘤（A 组+B 组）（$P=0.007$）。VEGF 与各 CT 灌注参数间均无明显相关性。目前的研究结果表明，CT 灌注成像结合 VEGF 可帮助鉴别头颈部良性乏血供肿瘤、良性富血供肿瘤及恶性肿瘤。

【评述】 肿瘤血管生成是新生微血管的过程，肿瘤血管生成对于肿瘤发生、发展、浸润和转移至关重要。一些研究表明，肿瘤血管生成具有重要的预后价值，其能增加癌症的复发、远处转移，从而降低肿瘤患者的生存期。传统上，肿瘤组织血管的内皮细胞生长因子（VEGF）可以用于评估血管的生成。据报道，VEGF 可以作为食管鳞状细胞癌患者的预后因子，VEGF 的表达越高，预后越差。CT 灌注成像技术是近年来发展较为迅速的成像方法，它可以评估供瘤血管，间接反映肿瘤血管生成。新生血管的产生能够引起一些生理变化，肿瘤血管生成与灌注增加，血容量和渗透率有关，在进行 CT 灌注时对比度增强。CT 灌注能够量化这些生理变化，判断肿瘤血管在头颈部产生的程度。理论上，良性和恶性病变新生血管的程度不同。因此，CT 灌注能够帮助恶性肿瘤的早期检测，评估对治疗的反应，区分残留或复发性肿瘤和治疗后的纤维性改变。作为临床工具，CT 灌注在评估头颈部肿瘤血管的生成和区分肿瘤的良恶性方面很有前景。VEGF 是一种血管生成分子标记，CT 灌注能够定量测定肿瘤的灌注，反映肿瘤血管生成。因此，CT 灌注的发现可能是瘤内 VEGF 的预测指标。已有一些报道评估 CT 灌注在区分头颈肿瘤良恶性的价值。然而，在头颈部肿瘤中，有一项关于 CT 灌注和 VEGF 的研究，证实了平均通过时间与 VEGF 呈正相关。本研究的目的是前瞻性研究 VEGF 表达与 CT 灌注参数的相关性，确定 CT 灌注与 VEGF 在头颈部良恶性肿瘤鉴别诊断的价值。

文选 115

【题目】 肾上腺腺瘤和非腺瘤动态增强 CT 的区别（Differentiation between adrenal adenomas and nonadenomas using dynamic contrast-enhanced computed tomography）

【来源】 OncoTargets and Therapy，2016，9：6809-6817.

【文摘】 对经手术和临床证实的 70 例共 79 个肾上腺肿块（腺瘤 44 个，非腺瘤 35 个）进行 CT 和动态增强检查，分析评价肾上腺肿块的时间密度（T-D）曲线和廓清率（相对廓清率 Washr 和绝对廓清率 Washa）。结果表明，T-D 曲线分为 5 种类型，T-D 曲线在肾上腺腺瘤和非腺瘤的分布具有显著的差异性。腺瘤的特征曲线为 A、C 型，非腺瘤为 B、D、E 型。应用 T-D 曲线对腺瘤进行诊断，其敏感性为93%，特异性为80%，准确性为87%。因髓脂瘤一般诊断容易，若不将其包括在内，则T-D曲线对腺瘤进行诊断的特异性为90%，准确性为92%。腺瘤的Washr和Washa值都高于非腺瘤。动态增强CT对于腺瘤的检查在7分钟延迟点诊断价值最大，并且Washr的诊断效果优于Washa。Washr≥34%或Washa≥43%均能提示腺瘤，反之，则提示为非腺瘤。Washr诊断腺瘤的敏感性、特异性和准确性分别为84%、77%和81%。临床上，髓脂瘤一般诊断容易，若不将其包括在研究组内时，对腺瘤的诊断效能均有一定提高，其诊断特异性和准确性有明显增加，分别为87%和85%。肾上腺CT动态增强检查结合廓清率能够对腺瘤和非腺瘤尤其对乏脂性腺瘤与非腺瘤的鉴别诊断具有较大价值。

【评述】 随着断层影像检验方法的完善，肾上腺肿块的检出和诊断也有所提高。临床上约有5%的肾上腺肿块是由CT检查偶然发现的，其中恶性肿瘤占9%~13%，转移瘤占26%~36%。准确诊断肾上腺肿瘤的类型对于患者的护理至关重要。对于X线、正电子发射体层成像（PET）和磁共振成像（MRI），X线局限于研究肾上腺钙化，然而，如果肾上腺没有完全钙化或肾显示不良，那它很难对肾上腺进行更多的细节描述；PET可以描述肾上腺肿块，但可能会出现良性病灶的假阳性结果，因此，PET主要用于已知的癌症患者，而不推荐用于良恶性未知者；磁共振成像已迅速成为研究肾上腺肿块特征的主要工具，磁共振成像的优点很多，包括无辐射、多平面显像、低毒性钆等，然而，磁共振有许多限制，如成本高，扫描时间长，供应有限，配备重症监护设备的实际困难，也不适用于幽闭恐惧症患者和金属植入患者。目前，CT扫描仍然是使用最广泛的检查方法，具有快速、无痛、无创、准确的特点，但仍有研究证明有不良反应。许多报道已经证明延迟CT对描述肾上腺肿块很有价值，目前许多研究集中于利用动态增强CT对肾上腺腺瘤和非腺瘤进行诊断。因此，本文对70例肾上腺肿瘤患者进行研究，评估动态增强CT检查对于诊断肾上腺腺瘤的价值，尤其是对乏脂性腺瘤和非腺瘤的鉴别诊断价值。

文选116

【题目】 肝细胞腺瘤：实时增强超声和动态CT的对比（Hepatocellular adenoma: comparison between real-time contrast-enhanced ultrasound and dynamic computed tomography）

【来源】 SpringerPlus, 2016, 5 (1): 951.

【文摘】 为了研究和比较增强超声和增强CT在肝细胞腺瘤（hepatocellular adenoma, HCA）的不同表现特征。从增强超声数据库中回顾性地选择经病理证实的肝细胞腺瘤18例，其中有14例做了增强CT，回顾性地分析其在平扫时的基本特性和在增强时的具体特性，对增强超声和增强CT的不同进行比较。所有的肝细胞腺瘤在动脉期呈明显强化，在门脉期和延迟期，增强超声显示有12例（12/18，66.7%）强化减退，而在增强CT有11例（11/14，78.6%）强化减退。增强超声上，10例（10/18，55.5%）表现为动脉期向心性填充，环形持续性强化，其中5例（5/18，27.8%）在门脉期或延迟期强化表现为延迟性中心减退。在增强CT上，2例（2/14，14.3%）表现为持续性边缘强化，4例（4/14，28.6%）表现为中央无强化出血区。结论为，增强超声在描述特定动态特性的方面要优于动态CT，超声有无辐射、随时可用、易于操作等优点，所以成为诊断肝细胞腺瘤的首选工具。

【评述】 肝细胞腺瘤是常见的良性肝脏肿瘤，它可能发生恶变，有明显的出血倾向。因为不同患者的管理及出现的结果也不相同，肝细胞腺瘤与其他肝局灶性病变（FLLs）的鉴别诊断尤其重要，特别是与局灶性结节增生和分化较好的肝细胞癌的鉴别。因此，无创诊断有利于进一步治疗。CT 由于其广泛可用性和较快的多行探测器，已成为定位与描述肝局灶性病变的重要工具。肝细胞腺瘤的典型增强 CT 表现为：平扫与周围肝实质等密度，动脉期明显强化，门脉期或延迟期表现为等密度或低密度。出血和钙化在肝细胞腺瘤出现的概率较低，分别为 9%~15.7% 和 5%~15%。这些影像表现不是肝细胞腺瘤的特有特征。此外，考虑到辐射危害，描述 HCA 使用 CT 的手段有待于考察。

增强超声描述病变时可以提供实时信息，由于其高空间和时间分辨率，增强超声可以描述更多肝局灶性病变的形态学特征。在增强超声上，动脉期向心性强化，环形持续强化，中心延迟减退被认为是描述肝细胞腺瘤的特有动态特征。超声有无辐射、随时可用、易于操作等优点，许多单位把增强超声作为检测肝局灶性病变的常规检查手段。

目前，许多研究把重点放在用增强超声鉴别肝细胞腺瘤与局灶性结节性增生上，而增强超声与动态 CT 在描述肝细胞腺瘤的鉴别诊断研究较少。本研究的目的是为了比较增强超声和 CT 在描述经病理证实的肝细胞腺瘤的不同特征。

文选 117

【题目】 ^{18}F-FDG PET/CT 检测阳性淋巴结的数量在局部晚期胃癌患者预处理中的预测价值（Predictive role of the number of ^{18}F-FDG positive lymph nodes detected by PET/CT for pre-treatment evaluation of locally advanced gastric cancer）。

【来源】 PLoS One, 2016, 11 (12): e0166836.

【文摘】 本研究的目的是调查用 ^{18}F-FDG PET/CT 检测代谢阳性淋巴结（metabolically positive lymph nodes，MPLN）的数量在局部晚期胃癌（locally advanced gastric concer，LAGC）患者的预测价值。回顾性分析了 50 例局部晚期胃癌患者（T2~T4 期），所有患者均接受术前 PET/CT 检查和开腹手术（全胃切除术，$n=11$；胃大部切除术，$n=13$；远端胃切除术，$n=22$；胃空肠吻合术，$n=4$）。通过视觉观察与最大标准摄取值（SUV$_{max}$）半定量测量相结合测定 MPLN 数。在预测术后总生存期的方面进行了研究。平均术后生存时间为 32.57 个月（3.0~94 个月）。组织学淋巴结的数目与 MPLN 的数目呈中度相关（$r=0.694$，$P=0.001$）。在单变量分析中，MPLN 的数量（≤2 vs. ≥3），PET/CT 淋巴结（阳性 vs. 阴性），淋巴结 SUV$_{max}$（<2.8 vs. ≥2.8），TNM 阶段（Ⅰ、Ⅱ vs. Ⅲ、Ⅳ）和手术类型（R0 vs. 非 R0）明显与术后总生存期相关。在多变量分析中，手术类型（R0 vs. 非 R0）和 MPLN 的数量（≤2 vs. ≥3）都是较差术后生存期的独立因子。因此，本研究的研究表明，MPLN 的数量可为局部晚期胃癌患者预后提供更多的信息，数量在 ≥3 时可能出现比较差的结果，并且需要进一步的临床试验。

【评述】 胃癌是世界范围内常见的恶性肿瘤。在中国，胃癌在恶性肿瘤的发病率和病死率中排第二。在中国人群中，只有约 20% 的胃癌在早期诊断，大多数人被诊断出来已处于晚期。手术是治疗胃癌的最重要并且也是唯一可能治愈的治疗方法。局部晚期胃癌，术后 5 年生存率仍然较低。近年来，随着术前化疗、靶向药物和免疫治疗的发展，胃癌治疗正朝着多元化的方向发展。因此，患者通过手术能不能实现长期生存对于下一步的优化治疗非常重要。

^{18}F-FDG PET/CT 是一种功能形态，可以呈现生动的组织葡萄糖代谢活性。目前，^{18}F-FDG PET/CT 的代谢参数，包括标准摄取值（SUV）、代谢肿瘤体积（MTV）和总损伤糖酵解（TLG），已经证明其对多种恶性肿瘤预后的价值，如头颈部癌、胰腺癌、非小细胞肺癌等。这些参数对胃癌预测价值的研究报道较少。研究发现原发病灶具有高 SUV_{max} 值，^{18}F-FDG PET/CT 预测预处理接受姑息性化疗转移性晚期胃癌患者，临床结果较差。主要的 SUV 的预后价值对于可切除的胃癌还没有研究证实。

近期有一些研究预测 ^{18}F-FDG PET/CT 检查阳性淋巴结数量对于胃癌的价值。Hur 等报道，原发肿瘤高的 SUV（>5）和 PET/CT 在局部淋巴结阳性 ^{18}F-FDG 的摄取可以预测治疗局部晚期胃癌手术失败的风险，但灵敏度和阳性预测值较低，分别是 35.2% 和 57.1%。Coupe 等和 Song 等报道，由 PET 指示阳性淋巴结或高的 SUV 是较差术后总生存期的独立预测因子。这些结果表明，由 PET/CT 检测代谢阳性淋巴结数量（MPLN）是胃癌的一个重要标志。

本研究回顾性分析一组进行手术且没有新辅助治疗的局部晚期胃癌患者（T2~T4 期），研究术前通过 ^{18}F-FDG PET/CT 检测代谢阳性淋巴结的预测价值，除了淋巴结的 SUV 值，把代谢阳性淋巴结的数目作为另一参数，代谢阳性淋巴结的数目可以提供一些额外信息，如预测局部晚期胃癌患者术后总生存期或有助于患者的预后分类。

文选 118

【题目】 在仿真 CT 的药动学扩散荧光层析成像下直接重建：二维仿真和实验验证（Direct reconstruction in CT-analogous pharmacokinetic diffuse fluorescence tomography: two-dimensional simulative and experimental validations）

【来源】 Journal of Biomedical Optics，2016，21（4）：46007.

【文摘】 笔者有一个想法：在仿真 CT 扫描模式下，对药动学扩散荧光层析成像直接重建。它可以实现在活体小动物一步重建吲哚菁绿动率图像，并通过合并房室动力学模型的自适应扩展卡尔曼滤波方案，采用瞬时采样数据。这个方案，与已建立的间接和直接的方法相比，消除了扩散荧光层析成像的反演误差，对仪器的高时间分辨和对数据进行 360° 完整预测的要求放松了。通过对两室模型和一室模型实验的二维模拟验证的方案，说明所提出的方法可以估算区域浓度和药动学速率，同时具有良好的定量和定位精度，非常适合高灵敏光子计数技术的高精度、高密度采样仪器。

【评述】 本文提出了一个直接的策略，即用广义多模型自适应扩展卡尔曼波算法和使用基于 CT 扫描的瞬时采样的离散探测器来测定药动学 DFT。这种策略进一步放宽了限制，同时采集采样投影，并简化了系统配置。该方法首先验证了在一个二维圆形几何下模拟数据的两室模型具有不同的药动学对比。然后通过使用一个基于 CT 扫描模式的光子计数 DFT 系统而专门开发的四通道光电倍增管试验建立一室模型，无论是模拟和实验结果表明该方法具有较高的可行性，实现区域浓度的同时，重建和药动学速率的测定准确度较高。

文选 119

【题目】 CT血管造影诊断外伤性主动脉瘤：1例22岁男性患者出现进行性呼吸困难和吞咽困难（Traumatic aortic aneurysm diagnosed by computed tomography angiography in a 22-year-old man presenting with progressive dyspnea and dysphagia）

【来源】 Int J Cardiovasc Imaging, 2016, 32（8）: 1323-1324.

【文摘】 外伤性主动脉瘤是继发于急性胸外伤的一种罕见且致命的潜在并发症。然而，由于严重的胸部和腹部创伤，其在早期诊断中常被忽视。报道1例交通意外后13天在CT血管造影诊断为迟发性外伤性主动脉瘤的患者。

【评述】 急性胸外伤患者即使没有发现主动脉瘤，但随着时间的推移，对于高度怀疑主动脉损伤的患者，医师需谨慎诊断。特别是当患者出现典型的晚期临床表现，即进行性呼吸困难和吞咽困难，医师可用CT血管造影进行诊断。可用CTA早期诊断迟发性主动脉瘤。早期诊断和治疗是优化患者预后的关键。

文选 120

【题目】 腮腺结核的CT表现及误诊分析（CT features and analysis for misdiagnosis of parotid tuberculosis）

【来源】 Clinical Imaging, 2016, 40（4）: 810-815.

【文摘】 本文分析了腮腺结核的CT征象及误诊原因。回顾性分析13例确诊10年以上（2005—2015年）腮腺结核患者的CT特征。分析不同病理类型腮腺结核的性质、范围及程度。结果显示由于腮腺结核没有特异性CT表现，13例中有10例误诊为腮腺良恶性肿瘤，并行手术切除。13例中包括10例淋巴结结核、1例实质性结核病和2例混合（淋巴结和实质型）结核。增强CT扫描，2例呈不均匀强化，8例呈环形强化（包括5例薄壁环形强化，2例花环样强化，1例厚壁偏心性环形强化）；弥漫性强化见于1例实质型；2例混合型腮腺组织呈弥漫性强化，淋巴结呈环形强化。腮腺周围皮肤增厚8例，其中皮肤窦道2例。同侧颈淋巴结肿大的有10例，双侧淋巴结肿大的有3例。因此，腮腺结核的非特异性CT特征与病理变化密切相关。认识和了解腮腺结核的CT特征有助于鉴别诊断，但确诊仍取决于实验室和病理检查。

【评述】 结核病是由结核分枝杆菌引起的慢性传染病。结核通常发生在肺部，但也可能发生于身体其他部分，如肾、骨骼、脑、脊柱和淋巴结等。肺外结核约占所有结核病的25%，而头颈部发生结核约占10%。淋巴结结核是最常见的肺外结核，颈淋巴结受累最为常见。然而，腮腺结核是一个极为罕见的胸外结核，即使在结核病流行的国家，也只有很少的文献报道。由于少见，腮腺的CT表现尚不明确，未行病理检查时容易误诊为腮腺良恶性肿瘤。解读腮腺恶性肿瘤的CT可表现为肿瘤转移并扩散到身体远端，可与腮腺结核相鉴别。认识和了解腮腺结核CT表现有助于诊断。

文选 121

【题目】 冠状动脉 CT 血管造影对钙化斑块在冠状动脉狭窄评估中的价值（The Diagnostic performance of coronary CT angiography for the assessment of coronary stenosis in calcified plaque）

【来源】 PLoS One, 2016, 11 (5): e0154852.

【文摘】 以常规冠状动脉造影（conventional coronary angrography, CAG）作为标准参考，前瞻性地评估冠状动脉 CT 血管造影（CCTA）用于评估钙化斑块中冠状动脉狭窄的价值。已知 894 例患者具有或怀疑患有冠状动脉疾病，进行 CCTA 和 CAG 检查。评估所获得的所有图像。根据钙化斑块体积与血管周长的比例，将 CCTA 中的钙化斑块分为 4 种类型（Ⅰ～Ⅳ）。在受试者工作特征曲线（AUC）下进行总体诊断准确度分析。CAG 用作标准参考。对 894 例患者共 12 845 个节段进行评估，通过 CCTA 检查发现在 3645 个节段检测到 4955 个钙化斑块。总体 AUC、灵敏性、特异性、阳性预测值（PPV）和阴性预测值（NPV）分别为 0.939、97.8%、90.1%、71.2% 和 99.4%。在Ⅰ～Ⅱ型钙化中，CCTA 具有较高的 AUC（Ⅰ型，0.983；Ⅱ型，0.976）、灵敏性（96.7%；98.1%）、特异性（99.8%；97.0%）、PPV（95.7%；90.1%）、NPV（99.8%；99.5%）和准确性（99.6%；97.3%）。在Ⅲ～Ⅳ型钙化中，CCTA 具有较高的敏感性（Ⅲ型，97.6%；Ⅳ型，97.9%）和 NPV（98.3%；98.7%），AUC 中度表现（0.877；0.829），较低的特异性（78.7%；67.9%）、PPV（71.0%；56.2%）和准确率（84.9%；76.8%）。结论表明，CCTA 在诊断Ⅰ～Ⅱ型钙化斑块的冠状动脉狭窄方面具有最高的准确性，但是在Ⅲ～Ⅳ型钙化斑块中特异性、PPV 和准确性显著降低。

【评述】 冠状动脉疾病（coronary artery disease, CAD）常导致死亡，因此，早期诊断和及时治疗这种疾病可以显著降低患病人群的发病率和病死率。冠状动脉 CT 血管造影（CCTA）是一种行之有效的用于评价与检测阻塞性冠状动脉疾病并且具有高灵敏度和阴性预测值的无创性冠状动脉成像方法。然而，由于在冠状动脉壁中存在高度钙化的斑块，CCTA 的诊断常受到射束硬化和放射状伪影的阻碍。这些伪影可导致钙化斑块明显扩大，从而过度高估或低估狭窄的严重程度，因而导致 CCTA 对冠状动脉钙化斑块的高阳性发现。冠状动脉钙化评分是一种常见的评估 CAD 钙化严重程度的方法。但是，这种技术不能准确和直接测量钙化斑块的狭窄严重程度，一些研究甚至表示冠状动脉钙化和狭窄严重程度之间存在非线性关系，并且一些显著的冠状动脉狭窄是由非钙化斑块引起的，因此，冠状动脉钙化评分在评估具有严重钙化的 CAD 中的有效性颇有争议。

为了提高利用 CCTA 评价钙化斑块狭窄严重程度的诊断准确度，本文提出了一种根据钙化斑块体积与血管周长的比值来评价其狭窄程度的新方法。

文选 122

【题目】 应用 CT 仿真血管内镜对主动脉夹层破口撕裂和内膜瓣的三维可视化与成像（Three-dimensional visualization and imaging of the entry tear and intimal flap of aortic dissection using CT virtual intravascular endoscopy）

【来源】 PLoS One，2016，11（10）：e0164750.

【文摘】 常规计算机体层成像（CT）对主动脉夹层（aortic disseetion，AD）的整个腔内变化的可视化是有限的，三维 CT 仿真血管内镜（virtual intravascular endoscopy，VIE）可以作为其需要补充显示相关的细节。本研究旨在确定 VIE 在显示 AD 的破口撕裂和内膜瓣方面的价值。84 例被证实患有 AD 的患者纳入研究。观察和评价常规的 CT 和 VIE 图像。常规 CT 显示 92 个撕裂口，在 VIE 上显示 88 个（95.7%）破口，破口形状包括圆形（$n=26$）、裂隙形（$n=9$）或不规则形（$n=53$），而内膜瓣显示片状（$n=34$）、管状（$n=34$），波状（$n=13$）和不规则形（$n=7$）。VIE 还显示了撕裂瓣和邻近结构之间的空间关系。在常规 CT 上显示的 58 个多线性撕裂瓣膜中，在 VIE 上 41 个（70.7%）呈现不规则形，而常规 CT 扫描显示的 30 条单线型撕裂瓣膜中，在 VIE 上 17 条（56.7%）呈现圆形或裂隙形。这些结果有显著差异（$P<0.05$）。VIE 对破口显示较差与管腔低 CT 衰减值或邻近伪影有关（$P<0.01$）。因此，CT 仿真血管内镜提供了比常规 CT 对显示 AD 内膜撕裂口和内膜瓣完整结构和细节更好的方法。因此，应推荐其作为血管内治疗的必要评估工具，并作为患者术前检查的一部分。

【评述】 随着主动脉夹层（AD）微创治疗方法的日益普及，血管内支架移植物植入已被广泛应用于临床，并已成为传统手术修复的良好替代，但其需要精确定位内膜撕裂位置。因此，内膜细节的完全可视化，包括 AD 内膜撕裂和瓣的异常变化，以及和相邻解剖结构变化之间的关系，对于计划和评估治疗是至关重要的。在过去几年中，多层螺旋 CT 已成为 AD 诊断和评估的关键技术。这种技术表现出比磁共振成像和经食管超声心动图更高的准确性和可行性。

基于常规 CT 检查的可行性诊断指南，其通常包括二维（2D）和三维（3D）重建的轴向成像。这种重建由多平面重建、最大密度投影和容积再现组成。在大多数情况下，所获得的图像足以用于诊断和评估。然而，在具有复杂解剖的患者中，常规 CT 提供的整个腔内结构和变化非常有限，从而影响准确评估。

相比之下，仿真血管内镜（VIE）克服了这种限制，并在血管内细节的完全可视化中显示出独特的价值。然而，到目前为止，VIE 在 AD 可视化的临床价值还没有得到足够重视。

文选 123

【题目】 动态增强 CT 对非小细胞肺癌靶向治疗有效性的早期评估（Early evaluation of targeted therapy effectiveness in non-small cell lung cancer by dynamic contrast-enhanced CT）

【来源】 Clin Transl Oncol，2016，18（1）：47-57.

【文摘】 探讨动态增强 CT（DCE-CT）对非小细胞肺癌靶向治疗疗效的早期评估。采用 DCE-CT 检测 20 例晚期非小细胞肺癌患者，并测量治疗前后 7 天的肿瘤直径、峰高（PH）、峰值时间（TP）、肿瘤 - 主动脉峰高比（M/A）和血液灌注（BP）。治疗 4~6 周后行常规 CT 评估治疗功效，然后将患者分组为部分反应（PR）、病情稳定（SD）和病情进展（PD）3 组。在治疗 7 天后，PR 组原发性肿瘤直径（$P=0.0007$）和 BP（$P=0.0225$）均减小；SD 组的 DCE-CT 值变化不显著；PD 组 M/A（$P=0.0443$）和 BP（$P=0.0268$）增加。BP 减少显著延长患者的无进展生存期。因此，DCE-CT 可以评价治疗 7 天后的靶向治疗功效。原发性肿瘤直径和血流灌注的降低表明肿瘤对治疗的敏感性；BP

的增加与肿瘤直径不变表明肿瘤对治疗不敏感。BP降低提示治疗有效。

【评述】 肺癌是最常见的恶性肿瘤之一，并且在所有癌症中具有最高的病死率。系统性化疗是晚期非小细胞肺癌的替代治疗方案，但一些Ⅲ期随机试验已经指出其1年存活率仅为35%~45%。最近，分子靶向药物已被广泛用于治疗非小细胞肺癌，并已取得了良好的效果。但多中心的临床试验表明，一些因素如种族、性别、吸烟状况和肿瘤细胞类型会影响其疗效，这需要卫生保健服务者及时、准确地评估这些因素。目前，靶向药物治疗功效的放射学评价主要基于根据实体瘤中的反应评价标准评估形态学变化。第1次随访检查通常在治疗4~6周后进行，但是在临床应用中遇到了使用该方法的一些困难。一方面，在治疗期间肿瘤形态可能改变或可能发生空洞，导致测量不准确。另一方面，仅根据肿瘤大小评价治疗效果可能导致评估不准确。

此外，分子靶向治疗可能在原发性肿瘤直径发生任何变化之前影响肿瘤血管生成。因此，传统的反应评价标准评估应与功能成像技术相结合，以便更好地评估非小细胞肺癌的靶向治疗效果。分子靶向治疗还存在其他问题，如可能引起不良反应和费用昂贵。如果医师能够尽快评估治疗效果，便可更好地控制肿瘤发展、避免不良反应和经济损失。反应评价标准使用成像技术在早期疗效评价中存在一定的局限性。形态和组织学变化之间的相关性尚未确定。因此，在早期疗效评价中，功能成像可能比反应评价标准更重要。

文选 124

【题目】 基于图像的颅内动脉瘤计算模型的再现性：3D旋转血管造影、CT血管造影与MR血管造影的比较（Reproducibility of image-based computational models of intracranial aneurysm: a comparison between 3D rotational angiography, CT angiography and MR angiography）

【来源】 Biomedical Engineering OnLine, 2016, 15（1）: 1-14.

【文摘】 颅内动脉瘤患者的特异性生物力学模型的重建基于不同的成像模式。然而，不同的成像技术可能影响几何模型和模拟计算流体动力学（computational fluid dynamic，CFD）。这项研究的目的是比较计算机体层成像血管造影（CTA）、磁共振血管造影（MRA）和3D旋转血管造影（3DRA）重建的计算模型形态和血流动力学参数的差异。10例脑动脉瘤患者纳入研究。对所有患者行MRA、CTA和3DRA检查。基于每个患者的3组成像数据分别重建3个患者特异性模型。在每个模型上进行CFD模拟。几何模型和血流动力学参数在3个模型之间进行比较。结果显示，在形态学参数方面，通过比较基于CTA的模型（CM）和基于3DRA的模型（DM）作为"标准模型"，长宽比具有最小差异（$\Delta=8.3\pm1.72\%$，$P=0.953$），表面距离为（0.25 ± 0.07）mm。同时，通过比较基于MRA的模型（MM）和DM，尺寸具有最小差异（$\Delta=6.6\pm1.85\%$，$P=0.683$），表面距离为（0.36 ± 0.10）mm。关于血流动力学参数，所有3个模型显示相似的分布：囊袋的平均壁剪切应力（WSS）低，体部的高振荡剪切因子（OSI）高和颈部的壁剪切应力梯度（WSSG）高于平均水平。然而，平均WSS有很大的变化（CM $\Delta=34\pm5.13\%$，MM $\Delta=40.6\pm9.21\%$）。因此，CTA和MRA在再现颅内动脉瘤几何形状方面没有显著差异。CFD结果表明，在3个基于图像的模型之间的血流动力学参数可能有一些显著的差异，这需要将基于不同图像模型的CFD结果的解释考虑在内。如果的只需要研究主流模式，那么 3 种基于图像的模型可能都适用于患者特异性计算模型的研究。

【评述】 颅内动脉瘤是常见的神经血管疾病，最严重的后果是其破裂导致蛛网膜下腔出血。血流动力学可能在动脉瘤形成、进展和破裂的过程中发挥重要作用。研究表明，颅内动脉瘤的尺寸和其他形态学参数与破裂风险相关。此外，血流动力学参数的变化，如 WSS 或 WSSG，可能影响内皮细胞和平滑肌细胞的行为，从而导致血流介导的血管舒张和血管重塑。

随着 CT 血管造影（CTA）、磁共振血管造影（MRA）和 3D 旋转血管造影（3DRA）技术的发展，基于图像的患者特异性颅内动脉瘤的血流动力学分析在诊断和治疗计划中变得越来越重要。基于图像的颅内动脉瘤分析可以帮助评估动脉瘤破裂的潜在风险并为治疗选择提供指导。与其他图像技术相比，3DRA 可以显示出更多额外的小型血管动脉瘤。此外，重建的 3DRA 图像还可以显示出增强的血管腔。因此，通过使用 3DRA 技术可以对动脉瘤做出更精确的诊断和测量。但 3DRA 是侵入性的并且价格昂贵，颅内动脉瘤的检查临床上更倾向于 CTA 和 MRA，而不是 3DRA。

近期，计算流体动力学（CFD）在脑动脉瘤的研究中发挥重要作用。CTA、MRA 和 3DRA 的不同成像特性可能对 CFD 模拟中的动脉瘤模型的重建产生影响。本文已经提出了不同图像的模型生成的比较研究。先前有研究指出，即使重建的动脉瘤模型仅有微小的变化，血流动力学结果仍可能有很大的差异。

文选 125

【题目】 在犬模型中慢性血栓栓塞性肺动脉高压：双能 CT 和 SPECT 的比较（Chronic thromboembolic pulmonary hypertension: comparison of dual-energy computed tomography and single photon emission computed tomography in canines）

【来源】 Eur J Radiol，2016，85（2）：498-506.

【文摘】 比较双能 CT 肺灌注血容量（肺 PBV）成像和单光子发射计算机体层成像（SPECT）对慢性血栓栓塞性肺动脉高压（CTEPH）诊断的准确性，其中组织病理学结果作为犬模型中的参考标准。本研究纳入 18 只 CTEPH 犬。所有步骤包括穿刺、栓塞、扫描、压力测量和喂食药物，每 2 周重复，直到犬的收缩压/舒张压≥30/15 mmHg 或平均肺动脉压≥20 mmHg，处死 CTEPH 犬进行组织病理学检查。由 2 名放射科医师（读者 1 和 2）和 2 名核放射科医师（读者 3 和 4）分别在双能 CT，肺 PBV 成像和 SPECT 分析常规 CT 肺血管造影的图像。以每叶为基础记录肺栓塞的数量和位置。病理检查作为参考标准来计算肺 PBV 和 SPECT 的灵敏性、特异性和准确性。κ 统计用于量化读者间协议。以组织病理学结果为参照标准，评估双能 CT 和 SPECT 诊断 CTEPH 的灵敏性、特异性和准确性，结果为双能 CT（κ=0.662）优于 SPECT（κ=0.706），用于诊断 CTEPH。在这个犬模型研究中，双能 CT 比 SPECT 具有更高的检测 CTEPH 的准确性。

【评述】 慢性血栓栓塞性肺动脉高压（CTEPH）是指单次或复发性肺栓塞后持续性的肺动脉高压（平均肺动脉压>25 mmHg）。CTEPH 是通过血栓、小血管动脉和发展为高肺血管阻力为特点的肺动脉阻塞。患者的平均肺动脉压超 30 mmHg 时，其 5 年存活率为 30%。CTEPH 是肺动脉高压的唯一形式，可以进行手术治疗。因此，CTEPH 早期准确的影像诊断是至关重要的。

计算机体层成像肺血管造影和单光子发射计算机体层摄影（SPECT）是诊断 CTEPH 重要的技术手段。然而，哪种模式是诊断 CTEPH 的黄金标准尚未达成共识。例如，Tunariu 等报道 V/Q 显像表现出比传统的单源、单能 MDCT 肺检测，CTEPH 造影有更高的灵敏度。然而，Lu 等报道在诊断 CTEPH 上 V/Q 扫描和 CT 肺动脉造影均是准确的诊断方法。双能 CT 能同时提供形态和功能的信息，在急性和慢性肺栓塞的成像上打开新的视野。一些临床报告证实基于双能 CT 肺灌注成像用于肺灌注在急性肺栓塞和 CTEPH 评估其可行性能媲美肺显像。然而，上述临床研究没有使用组织病理学结果作为独立的外部参照标准。因此，本研究的目的是评估双能 CT 和 SPECT 在犬模型中诊断 CTEPH 的准确性。

文选 126

【题目】 卵巢硬化性间质瘤的 CT 表现：2 例报告和文献综述（CT findings of sclerosing stromal tumor of the ovary: a report of two cases and review of the literature）

【来源】 Oncol Lett, 2016, 11 (6): 3817-3820.

【文摘】 Chalvardjian 和 Scully 在 1973 年首次提出了卵巢的硬化性间质瘤（SST），SST 是一种罕见的卵巢肿瘤，主要发生于年轻女性。SST 患者最常见的临床症状是月经失调。在显微镜下，肿瘤的特征是存在假性分叶状细胞区域、具有明显的硬化倾向、具有明显的血管分布、细胞大小和形态显著变化。本研究报道了 2 例卵巢 SST。2 例患者通过影像、手术和组织学检查确诊。没有对患者施加辅助治疗，在手术 24 个月后影像评估患者没有出现肿瘤复发或转移。

【评述】 卵巢硬化性间质瘤（SST）是一种罕见的良性肿瘤，已被列为性索间质肿瘤，主要发生于年轻女性。SST 占所有卵巢肿瘤的 1.5%。肿瘤发生年龄 2~30 岁（平均年龄 21 岁）。最常见的症状是月经失调、腹痛和下腹部肿块。显微镜下，肿瘤的特征是蜂窝区的假分叶、标记血管、细胞大小和形态显著改变、易硬化。手术切除是无局部或远处复发肿瘤的治疗方法。许多研究报道了关于该肿瘤的微观、超微结构和免疫组织化学结果，但没有影像方面的研究。本研究报道了 2 例卵巢 SST 患者的 CT 表现，证实了影像和病理结果之间的相关性，以及术前表征成像的可靠性。

文选 127

【题目】 在光声计算机体层成像重建过程中多焦点图像的优化（Optimization of the image reconstruction procedure in multi-focal photoacoustic computed tomography）

【来源】 SPIE Bios, 2016, 9708: 970840.

【文摘】 光声计算机显微镜（photoacanstic-computed microscopy, PACM）与传统的光声显微镜（PAM）成像技术相比，一个二维微透镜陈列同时产生成千上万的光学焦点，广角图像电光栅扫描这些光学焦点产生。PACM 的主要缺点是由高功率脉冲激光和大量的声波造成的成像速度慢。本研究通过压缩传感和图像修复解决该问题。结合这 2 种方法，成像速度可提高 16 倍。

【评述】 多焦点光声显微镜（MF-PAM）是一种全新的高速广角成像的光声显微镜。Song 等第一次系统介绍了 MF-PAM，他利用 20 个线性微透镜阵列的光学焦点和线性传感器阵列 48 单元。2013 年，Xia 等进一步提高通过了光学和声学设计轴的正交作用。这个新设计允许调解成千上万的光学焦点。由于使用了计算机体层成像重建方法，系统被命名为多焦点光声计算机显微镜。原则上，MF-PACM 可以提高几千次 PAM 的成像速度。实际上，有限的速度、低重复率、高功率脉冲激光器（10 Hz）会影响 MF-PACM 的成像速度，该方法需要确保每个光学聚焦有充分的集约性。

文选 128

【题目】 一项中国患者胰腺腺泡细胞癌与导管腺癌 CT 表现的对比研究（A comparison study of pancreatic acinar cell carcinoma with ductal adenocarcinoma using computed tomography in Chinese patients）

【来源】 Onco Targets Ther，2016，9：5475-5481.

【文摘】 胰腺腺泡细胞癌（pancreatic acinar cell carcinoma，ACC）是一种罕见的肿瘤，难以在术前诊断。本研究的目的是评估 ACC 的 CT 表现，并将其结果与胰腺导管腺癌（pancreatic ductal adencarcinma，DAC）进行比较，以提高术前诊断率。对照组由 34 例从病理学电子数据库收集的 DAC 患者组成。回顾性分析了 9 例（14 个肿瘤）病理确诊的 ACC 患者的 CT 图像。2 个放射科医师独立评估肿瘤位置、大小、结果和强化方式。64.3%（9/14）的 ACC 肿瘤密度均一，35.7%（5/14）有坏死。胆总管和胰腺导管扩张的百分比分别为 14.3%（2/14）和 7.1%（1/14）。ACC 的平均大小为（50.1±24.2）mm。ACC 的平均衰减在增强前为（35.4±3.9）Hu，动脉期为（73.1±42.9）Hu，在门静脉期为（71.8±15.6）Hu。在术前仅依据 CT 表现很难区分 ACC 和 DAC。然而，与 DAC 相比，ACC 肿瘤体积较大，并且血管下区域包含更多的异质肿瘤内坏死，而胰腺导管和胆总管扩张较少见。

【评述】 超过 80% 的胰腺由腺泡细胞组成，只有 4% 的胰腺由导管上皮细胞组成。但与胰腺导管腺癌（DAC）相比较，腺泡细胞癌（ACC）占所有胰腺肿瘤不足 1%。DAC 是一种侵袭性恶性肿瘤，预后较差，是主要的组织学亚型，占所有胰腺癌的 90%。ACC 由于其少见性没有界定病理。只有几个关于 ACC 图像性能、治疗和结果的报道，并且大多数报道只是个例或小数量的病例。对于这种肿瘤的认识仍不清楚。并且 ACC 与其他胰腺肿瘤术前鉴别没有达成共识。先前认为 ACC 与 DAC 一样具有侵袭性，并且肿瘤类型之间的预处理分化是不重要的。然而，近期一些研究报道称，ACC 的恶性潜能和治疗原则与 DAC 有很大不同。在以前的报道中，76.5% 的 ACC 被认为是可切除的，并且切除后的 5 年存活率为 43.9%。即使 ACC 为不能切除或复发，化疗往往仍然有效，如紫杉醇和氟尿嘧啶。因此，为了获得更好的预后，开始治疗前的影像学鉴别诊断是很重要的。

本研究回顾性地分析了中山医院在过去 7 年里经病理学确诊的 ACC 患者。通过 CT 扫描评估 ACC 的特征并与 DAC 进行比较，以提高对 ACC 诊断和治疗。

文选 129

【题目】 能谱CT对甲状腺碘含量的测量价值（Evaluation of energy spectrum CT for the measurement of thyroid iodine content）

【来源】 BMC Medical Imaging, 2016, 16 (1): 47.

【文摘】 本研究旨在通过能谱CT评估甲状腺正常碘含量，计算甲状腺与胸锁乳突肌的碘含量比，为碘缺乏障碍的诊断提供参考。226例患者行甲状腺能谱CT扫描，并使用GSI能谱分析软件对扫描图像进行分析。测量甲状腺及双侧胸锁乳突肌的碘含量，并计算它们的碘含量比。甲状腺左叶及右叶碘含量差异无统计学意义（$P>0.05$）。然而，男性和女性甲状腺碘含量有显著差异（$P<0.01$）。此外，随着年龄增大，甲状腺碘含量逐渐减少。甲状腺与胸锁乳突肌的碘含量比为96.6271±33.2442。因此，宝石能谱CT可用于测量人体甲状腺碘含量，为碘缺乏障碍的诊断提供重要依据。

【评述】 碘是人体必需的微量元素，与甲状腺密切相关，对甲状腺激素的合成至关重要。碘缺乏或过量均可导致甲状腺功能障碍、甲状腺组织中的碘含量异常，从而导致甲状腺和身体其他器官功能失调。甲状腺的碘摄入水平和体内储存浓度可以通过测量甲状腺组织的碘含量来评价。其可用于确定甲状腺功能障碍是由碘缺乏还是碘过量引起，这在甲状腺疾病的诊断中具有重要的临床意义。以往通过测量尿碘水平和甲状腺碘吸收率来间接测定身体的碘含量。但甲状腺的碘含量不能通过这些方法测量。甲状腺碘含量可通过甲状腺CT值变化来确定。普通X线具有有限的光谱能量范围，这会导致CT值的不准确，从而影响定量诊断的结果。宝石能谱CT基于不同物质的X线衰减系数的差异，不仅可以获得单能图像，而且可以获得物质分离图像。碘基图对碘沉积非常敏感，并表现出良好的组织分辨率，如甲状腺。因此，它们可以用于甲状腺碘含量的定量测量。既往研究表明，能谱CT碘基图可以部分或完全替代以前的方法测量甲状腺碘含量。

文选 130

【题目】 心脏CT检查中的硬化和运动伪影：评估和迭代校正方法（Beam hardening and motion artifacts in cardiac CT: evaluation and iterative correction method）

【来源】 Spie Medical Imagiug 2016, 9783: 978336.

【文摘】 对于心肌CT检查，硬化（beam hardening, BH）伪影可能降低心肌灌注异常检测的准确性。同时，心脏运动可能使BH过程不一致，可使得常规BH校正（BH correction, BHC）方法无效。本研究的目的是评估BH伪影和运动伪影的严重性，并提出一种基于投影的迭代BHC方法，其与常规方法相比能更好地处理运动诱发的不一致性。在本研究中，首先使用圆柱体模型和心脏图像作为对象获得4组正向投影数据：①具有无运动的单色X线。②具有无运动的多色X线。③具有运动的单色X线。④具有运动的多色X线。对每个数据集使用滤波反投影重建图像。对于数据集2和4，还进行以下BHC方法之一：①无BHC。②仅涉及水的BHC。③本文研究的迭代方法——考虑水和碘的BHC。图像的偏差通过平均绝对差（mean absolute difference, MAD）来量化。单独具有BH

伪影的图像（数据集2，无BHC）的MAD与单独具有运动伪影的图像（数据集3）的MAD相当或更大。在心脏图像的研究中，BH伪影占全部伪影的80%以上。使用BHC是有效的：对于数据集4，无BHC的MAD值为170 Hu，涉及水的BHC的MAD值为54 Hu，涉及水和碘的BHC的MAD值为42 Hu。图像质量的定性提高在重建图像中也是显著的。

【评述】 运动伪影是心脏CT检查中的主要问题，有许多研究旨在解决此问题。然而，研究表明，对于心肌CT检查，除了运动伪影，硬化（BH）伪影也可能降低心肌灌注缺陷检测的准确性。需要定量和定性研究来评估BH伪影与运动伪影的严重性。校正BH伪影的常规方法基于重建图像。然而，心脏运动可能使投影和图像之间的关系不一致，这可能导致常规BH校正（BHC）方法无效。本研究作者首先分别研究BH伪影和运动伪影的严重性，及其集成的伪影。然后作者提出了一种基于投影的迭代BHC方法，期望比传统方法更好地处理上述的伪影。

文选131

【题目】 CT灌注成像对猪小肠局部缺血再灌注损伤模型微小循环功能障碍的检测（Computed tomography perfusion imaging detection of microcirculatory dysfunction in small intestinal ischemia-reperfusion injury in a porcine model）

【来源】 PLoS One，2016，11（7）：e0160102.

【文摘】 在猪模型中评估CT灌注成像在诊断小肠缺血再灌注（ischemia reperfusion，IR）损伤中微循环功能障碍的价值。52只猪被随机分为4组：①IR组（$n=24$），利用夹闭肠系膜上动脉（supenior mesenteric artery，SMA）诱导肠缺血，再分别于1、2、3、4小时后给予再灌注（分别为IR-1小时，IR-2小时，IR-3小时和IR-4小时；每组$n=6$）。②假手术组（SO）（$n=20$）：在夹闭SMA术后3、4、5、6小时后未予处理（SO-3小时，SO-4小时，SO-5小时，SO-6小时；每组$n=5$）。③缺血组（$n=4$），SMA分离并夹紧2小时，没有再灌注。④对照组（$n=4$），未做任何处理。在相应的时间点进行CT灌注扫描并获得相应的灌注参数。切除远端回肠后检测的丙二醛（malondialdehyde，MDA）和超氧化物歧化酶（superoxide dismutase，SOD）并行病理学检查。IR组的灌注参数与相应的SO组及对照组（缺血前）相比有显著性差异。IR组中的4者间血流量（BF）、血容量（BV）和表面通透性（PS）显著不同。在IR组，BF和BV与MDA呈显著负相关，与SOD呈显著正相关。组织病理学上，缺血后2小时再灌注没有使病情加剧。因此，CT灌注成像可以用于检测小肠缺血再灌注微循环功能障碍及其动态监测。

【评述】 肠管可能是缺血再灌注（IR）损伤最敏感的器官，其可发生于多种疾病，如疝气、坏死性小肠结肠炎、肠系膜栓塞、凝血功能亢进、败血症及血容量减少性休克。肠IR损伤的炎症后果是肠屏障功能的破坏，进而导致细菌移位、内毒素血症、炎症介质和细胞因子的大量释放，最终引发全身炎症反应综合征及远隔器官的损伤。还可能发生多器官功能障碍综合征或多器官衰竭。微循环功能障碍被认为是肠IR损伤发展和恶化的主要决定因素，并且发生在组织损伤和肠功能障碍之前。因此，在肠组织损伤发展之前检测微循环功能障碍至关重要。激光多普勒、组织反射分光光度法和活体荧光显微镜等已被用于检查肠道微循环。然而，这些技术多是侵入性或不可用的。CT灌注成像已经成为临床实践中评估组织微循环的有力工具。并且是评估血管病理生理学的非侵入性手段，可测量脑、肾、心脏、脾和胰腺中的组织灌注。

本研究的目的是探讨 CT 灌注成像用于检测肠道 IR 损伤微循环功能障碍的可行性，并将其与临床实验室检查相结合。

文选 132

【题目】 CT 引导下髓核活检用于犬椎间盘退变模型制作：放射学和组织学研究（Computed tomography-guided nucleus pulposus biopsy for canine intervertebral disc degeneration preparation: a radiology and histology study）

【来源】 The Spine Journal, 2016, 16（2）：252-258.

【文摘】 不同的动物模型被用于椎间盘退行性疾病（disc degenerative disease, DDD）的研究。大多数模型是用侵入性的方法获得的。CT 引导下经皮穿刺活检是一种安全、有效、精确的方法，广泛应用于临床恶性肿瘤的诊断。但这种方法没有应用于制备椎间盘退变的动物模型。本研究将微创 CT 引导的经皮穿刺活检应用于制造椎间盘退变的动物模型，用放射学和组织学评价该方法的有效性。并对取出的髓核重量与椎间盘退变过程的关系进行了初步探讨。将犬的腰 1~2 椎间盘、腰 3~4 椎间盘和腰 5~6 椎间盘随机分成 3 组。A 组：18 G 活检枪；B 组：20 G 活检枪；C 组：24 G 活检枪。首先用 CT 扫描腰椎，确定操作部位的深度和角度，活检枪经皮瓣穿过纤维环刺入髓核。用活检枪夹取少量髓核组织。分别在术前和术后第 1 个月和第 3 个月进行数字 X 线成像（DR）和磁共振成像（MRI）检查。在术后第 3 个月收集样本进行组织学检查。分别用 18 G、20 G 和 24 G 活检枪在 CT 引导下获得 6 块组织。在该过程中，测量取出髓核组织的重量：A 组为（3.0±0.53）mg，B 组为（2.01±0.34）mg，C 组为（0.99±0.12）mg。各组间取出的髓核组织重量具有明显统计学差异（$P<0.05$）。后续观察期间，虽然 A 组和 B 组的椎间盘高度减小，但在 DR 上每个时间点的组间和组内之间椎间盘高度无明显差异。然而，术后 3 个月，A 组 MRI 的信号强度较 C 组显著降低（$P<0.05$），而 B 组信号强度较 C 组轻度降低（$P<0.05$）。术后 3 个月，不管是 HE 染色还是 SO 染色，都可以观察到 A 组的 NP 和 NP 细胞减少，并且可以看到疏松的纤维环。因此，CT 引导下经皮穿刺活检可应用于犬椎间盘退变模型的制备，且 20 G 活检枪将是最佳的选择。可以预测椎间盘退变过程与取出的 NP 组织的重量呈负相关。

【评述】 腰背痛在全世界普遍存在，其不仅增加了社会经济负担，还使患者的生活质量明显下降。可以导致腰背痛的因素有很多，椎间盘退变是能显著加剧这种疼痛的危险因素。因此需要研究椎间盘退变的基础机制，探索新的治疗方案。目前，各种椎间盘退变动物模型已经被开发，其中穿刺损伤模型被许多科学家和临床医师使用。抽吸效应、穿刺深度、穿刺次数和针距均可影响穿刺损伤模型的椎间盘退变过程。然而，在椎间盘穿刺过程中，髓核的丢失不被认为是一个重要因素。髓核位于椎间盘的中心，主要作用是保持椎间盘的静水压和渗透压平衡。髓核的完整性损伤将导致负载应力异常分布、触发流体渗出和体积减少。随后，椎间盘便发生退变。本研究将微创 CT 引导的经皮穿刺活检应用于制造椎间盘退变的犬模型中。对取出髓核的重量与椎间盘退变的关系进行了初步探讨。

文选 133

【题目】 双源 CT 对孤立性肺结节的鉴别诊断价值（Differential diagnosis of solitary pulmonary nodules with dual-source spiral computed tomography）

【来源】 Experimental And Therapeutic Medicine，2016，12（3）：1750-1754.

【文摘】 本研究的目的是分析 64 层双源 CT 在孤立性肺结节（solitary pulmonary nodules，SPN）鉴别诊断中的价值。对 45 例孤立性肺结节（最大直径≤3 cm）患者的纵隔窗图像进行分析，并通过临床及病理确定病变性质。应用 64 层螺旋 CT 平扫、增强及三维重建技术确定病变发生率、直径、强化程度、分叶征、毛刺征、胸膜缺陷征、血管集束征及支气管截断征。最终病理证实 34 例为恶性 SPN（75.6%），11 例为良性病变（24.4%）。恶性组与良性组直径差异无统计学意义（$P>0.05$）。恶性组多呈不均匀增强，而良性组呈均匀增强。恶性组增强扫描 CT 值高于良性组，差异有统计学意义（$P<0.05$）。恶性组中具有分叶征者比例显著高于良性组（$P<0.05$）。恶性组结节中有钙化、血管集束征及支气管截断征的比例明显高于良性组，差异有统计学意义（$P<0.05$）。两组间空泡征、胸膜凹陷征、毛刺征及脂肪密度发生差异无统计学意义（$P>0.05$）。CT 增强的灵敏度为 85.6%，特异性为 79.6%，阳性预测值为 92.3%，阴性预测值为 85.2%。总之，CT 增强扫描时，通过观察 SPN 强化程度、分叶征、钙化、血管集束征和支气管截断征等，可诊断病变的良恶性。

【评述】 孤立性肺结节（SPN）是位于肺实质内的孤立的、圆形不透明结节，直径小于 3 cm。SPN 与肺不张、感染、肝门及纵隔淋巴结增大无关。随着早期肺恶性肿瘤的检测率增加，每 500 个胸片中就有 1 例 SPN。SPN 是多种良性和恶性疾病的常见表现，且多无症状。SPN 的定性诊断在肺癌的治疗和预后中显示出明显的差异。肺癌的 5 年存活率只有 10%～20%，而早期肺癌的存活率可达到 70%～85%。目前，SPN 的早期诊断技术主要包括纤维支气管镜检查、痰脱落细胞学检查、胸部 X 线检查、肺穿刺活检、胸腔镜手术、^{18}F-FDG PET/CT 功能成像、快速回旋 MRI、动态 CT 灌注成像和能谱 CT。动态 CT 灌注成像已证明在 SPN 的早期诊断有价值。高分辨率 CT 不仅提高了 SPN 的检测率，而且能够充分分析病变内部密度、边缘特征及病变与周围组织结构之间的关联。本研究的目的是分析 64 层双源 CT 增强扫描在 SPN 鉴别诊断中的价值。

文选 134

【题目】 双源 CT 对发绀型先天性心脏病患儿的肺动脉评估：与经胸超声心动图的比较研究（Dual-source computed tomography for evaluating pulmonary artery in pediatric patients with cyanotic congenital heart disease：comparison with transthoracic echocardiography）

【来源】 European Journal of Radiology，2016，85（1）：187-192.

【文摘】 与经胸超声心动图（transthoracic echocardiography，TTE）相比，评估双源 CT（DSCT）

对患有发绀型先天性心脏病（cyanotic congenital heart disease，CCHD）患儿肺动脉定量测量的准确性。35例患有CCHD的患儿［平均年龄（27.88±28.27）个月］行DSCT和TTE检查，分别测量主肺动脉（MPA）、右肺动脉（RPA）和左肺动脉（LPA）的直径。将术中测量作为测量金标准。通过线性回归分析、Pearson相关性分析和Bland-Altman分析评估数据。同时观察患儿心内外畸形。研究发现，DSCT高估了MPA、RPA和LPA的测量值［偏差分别为（0.15±0.95）mm,（0.31±0.63）mm,（0.35±0.68）mm］，但其与术中测量值之间存在显著的相关性（$r=0.95\sim0.97$；$P<0.001$）；TTE低估了MPA、RPA和LPA的测量值［偏差分别为（−1.20±1.69）mm,（−1.80±1.77）mm,（−1.50±2.30）mm］，其与术中测量值之间存在中度相关性（$r=0.61\sim0.84$；$P<0.001$）。此外，DSCT在诊断心内外畸形方面比TTE更有效。因此，与TTE相比，DSCT作为一种可靠、无创和低辐射剂量的成像模式，可以为心脏外科手术提供更准确的肺动脉测量。

【评述】 发绀型先天性心脏病（CCHD）是一系列心内结构异常病变的总和，可对患儿的生命造成严重威胁，肺动脉通常参与这一系列疾病的发生发展。肺动脉直径的准确测量对于CCHD的患儿手术治疗至关重要。常规的心内导管电生理检查已被长期用于检测肺动脉的解剖信息。然而，它是一种侵入性操作，除了暴露于高辐射下外，还存在发生导管相关并发症的危险。随着成像技术的快速发展，CT在CCHD中发挥越来越重要的作用。以前的研究表明，与传统的心导管相比，多层螺旋CT能够准确评估肺动脉。近年来，在CCHD中更频繁地应用具有高时间分辨率、低辐射剂量和优良图像质量的双源CT（DSCT）。其可以在短时间内完成扫描，并且可以提供精确的解剖信息（心脏内结构，心脏外脉管系统，气道和肺特征等），这对儿科患者，特别是不合作或昏迷的患儿意义重大。虽然DSCT肺动脉测量在CCHD中经常使用，但目前仍未见有关准确性的报道。因此，本文旨在研究以术中测量作为标准时，DSCT对CCHD患儿的肺动脉测量的可靠性。

文选135

【题目】 1+1>2：多个简单的策略在CT肺准确分段中的整合（Many is better than one: an integration of multiple simple strategies for accurate lung segmentation in CT images）

【来源】 Biomed Research International，2016，2016：1-13.

【文摘】 精确的肺分段是开发计算机辅助肺疾病诊断系统的一个重要步骤。然而，由于计算机体层成像（CT）图像的高度可变性，使用简单策略来精确地分割CT中的肺组织仍然是一个挑战。基于上述原因，本文提出了一种基于多策略整合的新型CT肺分段方法。①为了避免噪声，使用导频滤波器对输入CT图进行平滑处理。②使用优化的阈值将平滑的图片转换成二进制图像。接下来，采用区域生长策略提取胸部框架。③使用基于种子的随机游走算法从胸部分割出肺。④将分割的肺轮廓平滑处理并且在每个图片上用基于曲率的校正方法进行校正。⑤使用肺模糊技术，从CT图像上将肺部区域自动分段。本研究所提出的方法在包括23个扫描的CT数据库上验证，包括通过将其与常用的肺分割方法相比较的多达883个2D图像（每个扫描的图像数为38个）。实验结果表明，本文提出的方法可以准确进行CT肺分段。

【评述】 精确的肺分段对于确保计算机辅助疾病诊断系统的性能非常重要。最近的一项研究表明，17%的真阳性病变由于肺分段不良而漏诊。因此，近年来对用于肺CT图像的自动化和精确分段方法的研究越来越多。研究报道了许多方法，通常分为基于阈值、基于区域和基于可变形模型的方法。虽然都获得了好的成效，但是在临床实践中，没有一种方法能在临床和病理学范围内呈现出准确的结果。因此，由于胸部的复杂解剖和图像伪影，在CT图像中精确地分割肺部区域仍然是一个挑战。

本文提出了一种基于多个分段策略的整合在CT图像中精确进行肺分段的新方法。该方法是从几个不同的简单的策略中整合获得，并且效果获得了肯定。

文选 136

【题目】 128层低剂量前瞻性心电门控CT扫描和经胸超声心动图对诊断复杂先天性心脏病的比较（Comparison of 128-slice low-dose prospective ECG-gated CT scanning and trans-thoracic echocardiography for the diagnosis of complex congenital heart disease）

【来源】 PLoS One, 2016, 11（10）: e0165617.

【文摘】 比较前瞻性心电门控多层螺旋CT（MSCT）和经胸超声心动图（TTE）对复杂先天性心脏病（congenital heart disease, CHD）的诊断。前瞻性研究2013年5月至2015年5月之间连续在三级医院接受治疗的复杂性CHD患儿（年龄<7岁）。所有患儿在术前1周内均行TTE和前瞻性心电门控128层螺旋CT检查。有效辐射剂量（ED）由体积CT剂量指数（$CTDI_{vol}$）和剂量产品长度（DLP）计算而来。图像质量（5分）由2名放射科医师独立评估。以手术结果作为参考，对MSCT与TTE的诊断能力进行了比较。结果，35例患儿的$CTDI_{vol}$、DLP和ED分别为（0.90±0.24）mGy,（12.9±4.7）mGy/cm和（0.64±0.21）mSv（0.358～1.196 mSv）。图像质量分数为（4.3±0.5），所有图像能满足诊断要求。诊断冠心病的敏感性、特异性、阳性预测值和阴性预测值，MSCT分别为97.2%、99.8%、99.0%和99.5%；TTE分别为90.6%、99.8%、99.0%和98.4%。整体上，MSCT不仅比TTE有较高的灵敏度（97.2% vs. 90.6%；$P<0.05$），而且诊断心脏血管畸形更敏感（92.0% vs. 68.0%；$P<0.05$）。结论，128层低剂量前瞻性心电门控CT扫描可以补充和扩展TTE的结果，在儿童复杂性CHD的诊断中具有重要的临床价值。

【评述】 先天性心脏病（CHD）是最为常见的先天畸形，影响4～10/1000活产儿。在过去数十年中，诊断技术进展及手术管理极大地提高了患者的生存率，约90%的CHD患儿可以存活至成年。复杂性CHD表现为多种畸形，需要准确的术前诊断，以利于制订恰当的手术方案。当前，有多种检查方法可用于冠心病的诊断，包括超声导管造影、磁共振成像（MRI）和计算机体层成像（CT）。每项技术都有各自的优缺点。导管血管造影诊断CHD已应用多年，其侵入性和造影剂使用带来的并发症风险注定其被新的无创检查所代替。经胸超声心动图由于其非侵入性，便捷，能够详述心脏形态，多普勒技术能够测量流速，已成为目前诊断CHD的一线检查方法。然而，TTE依赖于操作者，在观察心外复杂结构（如肺动脉、肺静脉、主动脉弓及大血管）方面能力有限。因此，TTE在诊断复杂CHD患者时还需要其他技术手段的补充。MRI再现技术拥有多平面和较大视野，不需要造影剂，无电离辐射，能够同时显示心内和心外结构，并且在功能及形态学上评价复杂性 CHD 具有优势。但 MR 血管造影（MRA）比其他非侵入性技术方法空间分辨率低，无法评价肺组织和气道，扫描时间长达 45～60 分钟，增加了插管和麻醉的风险等。相比之下，CT 血管造影（CTA）拥有较高空间分辨率，能够显示心内和心外结构（包括呼吸道和肺实质），扫描时间更短（5～10 分钟），所需镇静药更少。尽管有这些优势，CTA 受制于电离辐射和碘对比剂所带来的并发症风险。常规 CTA 相关的辐射剂量（非心电门控或回顾性心电门控用于成年人冠状动脉成像）为 12～15 mSv，另外，儿童对射线更加敏感，因此电离辐射致癌风险还是需要考虑的。前瞻性门控技术比回顾性门控技术可以减少相关辐射剂量至 0.2～1.6 mSv。本研究旨在评价 128 层低剂量前瞻性门控技术 MSCT 用于准确诊断儿童 CHD 的心内、心外异常，同时限制辐射暴露低于 1 mSv 水平。文中选择分析了儿童复杂 CHD 的数据，包括 128 层小剂量前瞻性门控技术 MSCT 与 TTE 资料，比较这些技术在临床应用中诊断复杂 CHD 中的价值。

文选 137

【题目】 基于双源 CT 图像的法洛四联症心功能评估与智能诊断（Tetralogy of fallot cardiac function evaluation and intelligent diagnosis based on dual-source computed tomography cardiac images）

【来源】 Artif Organs, 2016, 40（5）: 459-469.

【文摘】 法洛四联症（tetralogy of fallot TOF）是最常见的发绀型复杂性先天性心脏病（CHD）。随着 CHD 诊断技术和治疗技术的发展，心室功能的研究越来越多。合理地选择影像学检查，准确地术前和术后左心室功能是提高 TOF 根治率、疗效评价和判断预后的重要保证。因此，利用双源 CT（DSCT）的高时间分辨率和高清晰度心脏成像，测量左心室图像的时间容量曲线，并计算左心室功能参数，对 TOF 患者进行初步评价。为了全面评价心功能，节段室壁功能参数也进行了测量，其结果映射到靶心图上，呈现标准化节段室壁功能评价。最后，介绍了一种新的基于自回归模型参数的聚类方法并结合欧氏距离测量建立 TOF 的智能诊断方法。实验结果表明，本文推荐的 TOF 评价和智能诊断方法是可行的。

【评述】 据估计，50% 的儿童先天性心脏病在患者达到 16 岁以后需要特殊的后续随访。其中最常见的如主动脉弓狭窄、主动脉瓣狭窄、法洛四联症和室间隔缺损。目前，新生儿 TOF 发病率为 0.26%～0.8%，CHD 患者的发病率为 5%～6%。TOF 的病理变化主要包括肺动脉瓣狭窄（或肺动脉闭锁）、室间隔缺损、主动脉骑跨和右心室肥大。影像学诊断 TOF 主要包括超声心动图、磁共振成像（MRI）和 CT。诊断的准确性受 2 个因素的影响：成像技术和诊断经验。双源 CT 成像速度和质量高、放射剂量低，已广泛应用 TOF 诊断。使用回顾心电门控技术测量并获得左心室功能参数，可以降低辐射剂量，不需要重新扫描。DSCT 的回顾心电门控技术心脏检查比普通 64 层螺旋 CT 扫描辐射更低。DSCT 的高时间分辨率可以提高 4D 心脏图像的质量，能够更准确地评价心功能。本文通过测量 DSCT 图像数据和评估室壁节段运动对心功能进行评价。基于回归模型参数，应用一种新的聚类方法确定形态相似的左心室时间容积曲线。结合距离测量方法，临床医师通过参数评估和智能辅助，可以为 CHD 患者提供出一个全面、正确的诊断。

文选 138

【题目】 来自单源双能 CT 的虚拟平扫图像评价胃肿瘤的可行性（Feasibility of virtual nonenhanced images derived from single-source fast kVp-switching dual-energy CT in evaluating gastric tumors）

【来源】 Eur J Radiol，2016，85（2）：366-372.

【文摘】 探讨源于单源快速电压转换的双能 CT 的虚拟平扫（virtual nonenhanced，VNE）图像，即碘抑制（material suppressed iodine，MSI）图像评价胃肿瘤的可行性，并计算宝石能谱成像（GSI-CT）与普通 CT 三期腹部扫描所减少的辐射剂量。这项前瞻性研究经审查委员会批准，所有患者提供书面知情同意。95 例进行术前 CT 增强，包括常规 120 kV 平扫（TNE），GSI 模式动脉期（AP）和静脉期（VP）。MSI 图像从能谱动脉期图像中获得。2 名腹部放射医师使用 5 分法，独立评估 TNE 和 MSI 的图像质量。分别对 TNE 和 MSI 图像发现病变的灵敏度进行评价。对 TNE 和 MSI 图像多个区域的 CT 值和图像噪声进行测量。计算出胃肿瘤的相对增强 CT 值、对比噪声比（CNR）、三期和双期的有效辐射剂量。观察者一致性由 κ 值评价。使用 Wilcoxon 符号秩检验和配对 t 检验检测统计学差异。结果，图像质量的观察者一致性很好（所有 κ＞0.75）。图像质量无显著差异（TNE 4.32±0.53 和 MSI 4.21±0.5，P＞0.05）。对于发现胃肿瘤、淋巴结和肝转移灶的敏感度，TNE 和 MSI 图像之间无显著差异（P 均＞0.05）。胃肿瘤的 TNE 和 MSI 图像的 CT 值分别为（32.79±6.45）Hu 和（35.02±5.01）Hu（P=0.006）；淋巴结，（31.33±6.37）Hu 和（31.61±5.73）Hu（P=0.334）；肝转移灶，（37.79±8.40）Hu 和（39.76±8.50）Hu（P=0.041）；肝，（56.56±7.87）Hu 和（58.32±8.73）Hu（P=0.057）；腰大肌，（52.30±5.63）Hu 和（51.80±6.86）Hu（P=0.533）；主动脉，（38.16±4.91）Hu 和（42.49±4.49）Hu（P＜0.001）。胃肿瘤、淋巴结和肝转移灶的 TNE 和 MSI 图像的相对增强 CT 值之间无显著差异（P=0.083，0.194，0.156）。MSI 图像噪声比 TNE 高（P＜0.001）。胃肿瘤在 MSI 图像上的 CNR 高于 TNE 图像（P＜0.001）。三期有效剂量为（25.1±6.2）mSv，双期为（17.7±4.1）mSv。减少常规平扫后辐射剂量降低 7.5 mSv（30.5%）。结论，来自单源快速切换 kV 双能 CT 的胃肿瘤患者的 MSI 图像可以提供和常规平扫相当的图像质量，并提供可靠的诊断信息，如果能够替代常规平扫，将降低总辐射剂量的 30.5%。

【评述】 除了胃镜检查，CT 是术前分期和术后随访的重要手段。而源于 CT 的医疗辐射致癌的相关潜在风险越来越受关注。减少辐射剂量已成为放射学家、医学物理学家和 CT 制造商的重要目标。增强 CT 的标准方案包括常规平扫、动脉期与静脉期。

胃肿瘤的特征取决于病灶的形态和其在增强 CT 的强化特点，因此需要 TNE 提供基线图像，紧接着采集增强图像。虚拟平扫（VNE）图像，作为 TNE 的替代图像，是一个有效减少辐射剂量的解决方案。能谱 CT 是一种新的双能扫描模式，具备快速切换高、低能量数据采集能力。此扫描的模式能够产生出虚拟的单能量图像（VMS）和精确的物质分离图像。碘抑制（MSI）图像是一种 VNE 图像，由 70 keV 的 VMS 图像减去碘元素后获得，可以提供 CT 值，不同于以往的水基图像。理想情况下 MSI 图像可以作为 TNE 图像的替代，有可能减少扫描的总辐射剂量和图像采集时间。

文选 139

【题目】 从胸片及CT判定漏斗胸矫治术后移除固定板短期内胸壁回缩的研究（Chest wall constriction after the Nuss procedure identified from chest radiograph and multislice computed tomography shortly after removal of the bar）

【来源】 Thorac Cardiovasc Surg, 2016, 64（1）: 70-77.

【文摘】 本研究用放射影像研究漏斗胸患者在移除Nuss板后的胸壁变化，用于明确Nuss术后胸椎狭窄是否由固定板和稳定器造成。在研究的第一部分，将漏斗胸患者的胸片与术前漏斗胸对照组对照，对比其变化。第二部分，使用多层螺旋CT扫描提供的三维重建评估胸壁变化。第一部分方法，从2006年6月至2011年8月，4家医院的1125例漏斗胸患者作为对照组，在接受矫治手术之前进行后前位胸片检查。同时，将进行金属板移除的203例患者作为研究组。分别测量了第1到第9对肋骨外界最大直径（R1~R9肋宽）、胸部厚度及胸部宽度。第二部分方法，对31例连续进行Nuss板移除术后7~30天的漏斗胸患者（男20例，女11例）进行评估。在此期间，另有34例漏斗胸患者，他们在放置金属板前进行了CT评价，并与术后组比较。第一部分结果，在金属板移除之后，低位的肋骨宽度（R4~R9）显著低于年龄匹配的对照组。而金属板旁的肋骨（R5~R7）显示受限最明显。上部肋骨宽度（R1~R3）在放置金属板后的2~3年无显著差异。10岁以上的手术患者较少受限。金属板放置3年比2年受限更明显，特别是10岁以下的年轻患者。第二部分结果，Nuss板移除后有13例患者出现明显的胸壁收缩。金属板置入旁的第5~8肋骨呈现收缩。然而，34例术前组中只有3例出现了胸壁收缩。术后组中收缩（如spline模型分级）的严重程度也有所增加。结论，漏斗胸患者经过放置Nuss板矫形后，其胸壁的增长受限。需要长期随访以弄清胸壁收缩是否可随时间缓解。

【评述】 Nuss手术可以改善漏斗胸患者身体形象和体质，并提供足够的稳定性，移除金属固定板后效果令人满意。相比Ravitch手术方式，这种手术的术后并发症发生率在可接受范围内。然而人们仍然担心在放置金属板的2~3年内，金属板附近的胸壁生长受限问题。这项研究的第一部分是漏斗胸患者在移除金属板后的后前位胸片中胸壁的变化，用于确认畸形是否由固定板和稳定器造成。第二部分，多层螺旋CT进行三维重建评估的Nuss术后胸椎狭窄是否由固定板和稳定器造成。

文选 140

【题目】 生物标志物CCR7联合CT对膀胱癌淋巴结转移的诊断（CCR7 as a predictive biomarker associated with computed tomography for the diagnosis of lymph node metastasis in bladder carcinoma）

【来源】 Oncol Lett, 2016, 11（1）: 735-740.

【文摘】 本研究的目的是探讨CC趋化因子受体7（CCR7）的表达水平联合CT扫描是否与膀胱移行细胞癌（bladder transitiomal cell carcinoma, BTCC）淋巴结转移有关。对115例在湘雅医院泌尿外科的BTCC患者进行分析。包括术前腹盆部CT图像、免疫组化法CCR7在肿瘤中的表达和淋巴结转移病理结果。此外，CCR7 和 CT 对 BTCC 淋巴结转移诊断的敏感性、特异性和准确性也分别进行单独和联合评估。BTCC 患者的 CCR7 表达水平明显高于正常对照组（$P<0.01$）。多变量分析表明：CCR7 的过表达是一个独立的预测膀胱移行细胞癌淋巴结转移的因素（$P<0.05$）。CCR7 结合 CT 扫描对 BTCC 淋巴结转移诊断敏感性、特异性和准确性分别为 92.3%、83.6% 和 70.0%；而 CCR7 单独对 BTCC 淋巴结转移诊断敏感性、特异性和准确性分别为 88.1%、69.9% 和 76.5%，CT 单独对 BTCC 淋巴结转移诊断敏感性、特异性和准确性分别为 52.4%、79.5% 和 69.6%。结果显示 CCR7 是 BTCC 淋巴结转移的独立预测指标。因此，CCR7 与 CT 联合使用可提高 BTCC 淋巴结转移诊断的准确性。

【评述】 膀胱移行细胞癌是最常见的泌尿系统恶性肿瘤之一。肌层浸润和淋巴结转移目前被认为是与生存最高相关的变量。以往的研究表明，趋化因子及其受体参与肿瘤的转移。趋化因子受体 7（CCR7）本质上是自稳态的趋化因子受体，表达于迁移而来或淋巴器官内的各种亚型的免疫细胞。之前在胃癌、非小细胞肺癌、乳腺癌和膀胱转移癌的研究表明：CCR7 在肿瘤细胞中的高表达与淋巴结转移显著相关。CT 常用于评估 BTCC 的淋巴结转移。然而，CT 的准确性和敏感性有限。本研究中，对 CCR7 作为 BTCC 淋巴结转移的独立预测因子的潜在作用进行了研究。此外，CCR7 和 CT 诊断 BTCC 淋巴结转移的敏感性、特异性和准确性进行了单独和联合评定。结果表明，CCR7 是一个独立的预测肿瘤标志物，与 CT 联合可用于 BTCC 淋巴结转移的诊断。

文选 141

【题目】 基于球面轨迹的 CT 扫描成像方法研究（CT scanning imaging method based on a spherical trajectory）

【来源】 PLoS One，2016，11（3）：e0149779.

【文摘】 由于物体复杂结构的限制，X 线能量及有效厚度间不匹配，使得在传统扫描模式下，CT 难以保证获得完整的投影数据。所以，本研究开发了基于球面轨迹的 CT 成像方法。根据迭代重建的无限轨迹原理，可以使用一种迭代算法实现针对完全投影数据的 CT 球面轨迹重建。此外，使用一个倾斜的圆轨迹作为一个轨迹球的例子来说明这种新的扫描方法的准确性和可行性。仿真结果表明，当出现更大的锥束角、有限的角度和表格物体时，该新方法与传统的圆形轨迹扫描相比得到的结果更好。

【评述】 对于某些复杂和不规则的扫描对象，其厚度和沿射线方向能量衰减之间可能不匹配。因此，使用固定 X 线的传统圆轨迹可能导致投影信息的丢失。这个问题可以用动态管电压成像解决，其涉及在不同电压下的多种成像和多能谱图像的融合。然而，辐射剂量也随之增加。因此，本研究尝试改变扫描模式。在不规则物体的 3D 空间中，其在一些投影方向的厚度将和某一能量值相匹配，而不是一个特定的动态范围。如果这些投影数据完整，CT 重建可以完成。所以，可以定义 3D 扫描空间，相对于传统的二维扫描（如圆形轨迹、线轨迹），被称为球面轨迹。最近，C 形臂 CT 的发展使得扫描轨迹高度灵活实用，锥束投影图像重建取得了重大进展。为不同轨迹制订了准确、高效的重建算法，如螺旋形、圆-线形和鞍形。这些算法大部分有滤波的反投影（FBP）结构。首先，锥束投影经过过滤，继而反投影结果于图像空间。另外，慢速的 FBP 算法也有报道。还有一种有趣的反投影过滤（BPF）算法已经为螺旋CT开发出来。此方法可推广至其他完整的源代码轨迹。然而，BPF从计算的角度看不够高效，较为费时。但是，BPF在处理截断数据方面比FBP灵活得多。计算机层析摄影（CL）专门针对平面物体成像。由于成像物体复杂的结构，扫描轨迹并不是通用的，它不能表达于单个公式，这些新的轨迹仅用作参考。本研究开发了投影模型，基于空间几何知识的基础，衍生出沿球面扫描投影矩阵。还使用迭代重建算法防止不完整数据影响算法分析。

文选 142

【题目】 CT图像分割在肝病变的常用方法（A general approach to liver lesion segmentation in CT images）

【来源】 Spie Medical Imaging，2016，9786：978623.

【文摘】 不同身体部位病变的图像分割一直是个挑战。即使在特定的器官使用特定方式，结果的变异性仍较普遍，因此在已经发表的方法中缺乏普适性。这样就很难建立标准化的疾病量化和报告办法。本文尝试推广一种根据临床常用的视觉属性对病变及其背景进行分类成组的方法。使用一个迭代的相对模糊连通性（iterationrelatiae fuzzy connectivity，IRFC）描画引擎，执行CT图像上肝病变的分割。对于具有相同背景属性的病变，为背景组织选择几个特征进行训练，以获得最优的IRFC参数项。具有类似前景属性的病变，IRFC的最佳前景参数被设置为训练子集的中等强度值。对属于特定组的肝病灶进行分割，新方法需要手动加载相应的参数、前景和背景，正确设置种子，之后数秒内就能完成分割。对分割精度和重复性及种子的特异性进行评估。由指定的勾画质量评分对每一例图像进行精度评价。操作者间可重复性评价由独立进行分割的2个操作者的结果的差异来反映。对80例肝病灶的试验表明，该方法取得的平均勾画质量评为4.03分，操作者间可重复性为92.3%。

【评述】 肝癌是世界上致死的五大癌症之一，且常见于转移性肝癌，肝占位病变需要准确评价病变性质和肿瘤负荷并指导适当的治疗。然而，CT上肝病变的图像分割目前仍是一项具有挑战性的任务。很多因素，包括不规则的病灶形态、组织的不均匀性和病变与周围正常组织变化范围之间接近，均不利于图像分割。常用的方法是经过训练的操作者人工分割，由于不同操作者之间技能、专业知识和经验不同，这个过程既费时又易受到主观性的影响。目前半自动法更适于完成这项任务。过去10年，通过应用一些基本的图像分割算法，如阈值、区域生长、病变水平集和流域等，已经为CT图像上各种类型的肝脏病灶建立了许多半自动分割方法，如自适应阈值结合基于形态学处理模型、基于分水岭算法、基于最小交叉熵多阈值分割算法、基于知识约束的二维区域生长、基于标记控制流域变换、本地的分割多相C-V水平集算法与多级Otsu阈值选取方法等，这些方法均能达到较好的分割性能，但其仅对特定类型的肝占位病变的有效。现有的大多数方法仍然需要设定感兴趣区，事先获得关于肝边界的信息。本文的目的是开发通用的，为所有（或大多数）类型的肝占位病变进行图像分割。前提是，通过临床采用的视觉属性、背景属性将病变分类。然后通过确定的病变组，获得预设参数，再应用有效的勾画引擎进行试验组病变分割。本研究是利用临床视觉属性进行病变标准化分组，建立适用于全身范围内病灶分割的大项目的子课题。

文选 143

【题目】 320 探测器容积 CT 血管成像诊断和治疗颅内动脉瘤（Diagnosis and treatment of intracranial aneurysms with 320-detector row volumetric computed tomography angiography）。

【来源】 World Neurosurg，2016，91：347-356.

【文摘】 探讨利用 320 探测器容积 CT 血管成像（drow volumetric computed tomography angiography，VCTA）对颅内动脉瘤患者进行临床诊断与治疗指导的可行性。对 2011 年 2 月至 2015 年 5 月之间共 550 例疑似颅内动脉瘤患者成功实施了 320 排颅脑 CTA。使用三维（3D）数字减影血管造影（DSA）作为参考标准，分析非减影和减影 VCTA 在识别动脉瘤中的灵敏度、特异性和准确性。结果显示：非减影 VCTA 发现了 417 个动脉瘤（2 个假阳性，12 个假阴性）。基于每个动脉瘤，非减影 VCTA 的诊断灵敏度、特异性和准确度分别为 97.2%、99.0% 和 97.6%。减影 VCTA 明确了 426 动脉瘤（2 假阳性，3 假阴性），其灵敏度、特异性和准确度分别为 99.3%、99.0% 和 99.2%。减影 VCTA 和 3D DSA 之间没有发现诊断准确度的差异。然而，非减影 VCTA 较 3D DSA 和减影 VCTA 敏感性低。依据 VCTA 成像，26 例动脉瘤病例转入手术治疗。所有动脉瘤在手术夹闭期间被认为完全闭塞。在 VCTA 成像的基础上，发现 299 个动脉瘤适合于血管内盘绕，其中 293 个动脉瘤（98%）被成功治疗。结论，320 排减影 VCTA 技术是对动脉瘤手术和血管内治疗有效的一站式诊断成像模式。非减影的 VCTA 不如减影 VCTA 精确，特别是对于邻接骨组织的颅内动脉瘤。

【评述】 非创伤性蛛网膜下腔出血（subarachiod hemorrhage，SAH）是神经系统紧急事件，具有高病死率和严重并发症。80% 非创伤性 SAH 由动脉瘤破裂引起。动脉瘤引起的 SAH 症状包括突然发作的严重头痛、呕吐、恶心、畏光、颈部疼痛和意识丧失。大多数存在破裂性动脉瘤的患者常因初始出血、再出血、血管痉挛或并发症而死亡。因此，及时干预对动脉瘤性 SAH 的患者至关重要。三维数字减影血管造影是目前颅内动脉瘤的金标准，诊断准确性高并可快速进行血管内介入治疗。DSA 是一种侵入性和昂贵的检查方式，神经系统并发症的风险为 1.3%，约 0.5% 会发生永久神经损伤。因此，探讨一种更准确且无创的成像方法极其必要。计算机体层成像血管造影（CTA）是侵入性较少且易行的精确方法，即通过一次对比剂注入过程。本研究旨在评估 320 探测器行 VCTA 诊断颅内动脉瘤的精度并探讨其临床效用。

文选 144

【题目】 基于血管树的肝 CT 图像的功能区注释（Functional region annotation of liver CT image based on vascular tree）

【来源】 Biomed Res Int，2016，2016：5428737.

【文摘】 肝区域的解剖分析在肝疾病的诊断和治疗中至关重要。肝区注释的报告有助于医师精确评估肝系统。其中一个具有挑战性的问题是通过分析计算机体层成像（CT）图像来注释肝的功能区域。本研究提出一种基于血管树的肝注释方法的 CT 图像。所提出的注释方法的第一步是从 CT 扫描提取包括血管和肿瘤的肝区。然后应用三维稀疏算法获得肝血管的空间骨架和几何结构。利用血管骨架，门静脉的拓扑结构通过具有几何属性的有向无环图进一步表示。最后，基于拓扑图，构建分层血管树并根据 Couinaud 分类理论将肝分为 8 个区段，从而注释功能区域。实验结果表明，本研究提出的方法可有效地精确肝标记，有助于支持肝疾病诊断。

【评述】 作为一种无创和无痛的医学测试，计算机体层成像（CT）可以提供体积图像数据用于肝病诊断，已被广泛应用。计算机辅助诊断（CAD）肝疾病十分复杂，取决于医师对全肝系统良好的了解，包括肝、血管和病变，以及具体患者的解剖特征。自动注释功能肝段是支持医师的有效方式，并可精确评估肝系统。虽然肝注释研究工作是有限的，其实现的真正的 CAD 应用仍十分艰巨。该研究提出了基于血管树的肝注释方法的 CT 图像并详细介绍了所提出的方法，其中包括血管树生成、肝段和注释。结果验证了该研究提出的注释方法有效性。

文选 145

【题目】 在视觉和定量分析中，将双时间点 ^{18}F-FDG PET/CT 成像用于地方性肉芽肿中分类孤立性肺结节的有限诊断价值研究（Limited diagnostic value of dual-time-point ^{18}F-FDG PET/CT imaging for classifying solitary pulmonary nodules in granuloma-endemic regions both at visual and quantitative analyses）

【来源】 Eur J Radiol，2016，85（10）：1744-1749.

【文摘】 比较使用单时间点成像（STPI）PET/CT 和双时间点成像（DTPI）PET/CT 定点分析或视觉分析在地方性肉芽肿中孤立性肺结节（SPN）病变分类的诊断能力。该研究回顾性收集注射示踪剂 60 分钟和 180 分钟接受早期和延迟 ^{18}F-FDG PET/CT 的 SPN 患者。诊断由病理结果或随访确认。对每个病灶测量 3 个定量参数，即早期 SUV_{max}、延迟 SUV_{max} 和保留指数 RI（在早期 SUV_{max} 和延迟 SUV_{max} 之间变化率）。医师基于 STPI PET/CT 图像、DTPI PET/CT 图像和 CT 图像进行的盲法解释给出了 3 个 5 点量表评分。对 3 个定量参数和 3 个视觉解释得分进行 ROC 分析。结果显示，124 例病灶中，早期 SUV_{max}、延迟 SUV_{max}、RI、STPI PET/CT 评分、DTPI PET/CT 评分和 CT 评分的 ROC 曲线的曲线下面积（AUC）分别为 0.73、0.74、0.61、0.77、0.75 和 0.76。STPI PET/CT 图像和 DTPI PET/CT 图像之间，早期和延迟 SUV_{max} 之间，视觉解释中的 AUC 差异均无统计学意义。STPI PET/CT 和 DTPI PET/CT 之间在定量分析或视觉解释中的灵敏度、特异性和准确度的差异均无统计学意义。结论，在地方性肉芽肿中，DTPI PET/CT 在定量分析和视觉解释中对分化恶性 SPN 没有提供超过 STPI PET/CT 的显著改善。

【评述】 孤立性肺结节（SPN）为直径<3 cm 的单一、明确的肺结节，被正常肺组织包围，与心力衰竭或腺病不相关、常被偶然发现，可存在于肺癌的早期阶段。在早期肺癌阶段，准确诊断恶性 SPN 对于提高手术切除的成功率和增加 5 年生存率至关重要。作为最常见的诊断指征之一，使用 ^{18}F-FDG PEI/CT 以区分良性病变与恶性病变已经获得普遍认可。^{18}F-FDG 是葡萄糖代谢的 PET 示踪剂，在恶性和良性病变之间的摄取有显著差异。SUV_{max} 为在病变内的示踪剂最大摄取量，已被证明在肺结节中具有良好的定量重复性。然而，^{18}F-FDG 的高吸收率对于恶性肿瘤不是特异性的。PET 诊断恶性 SPN 的敏感性高（71%～100%），但不同研究中的特异性有所不同（13%～89%），其原因是恶性

和良性病变的 SUV_{max} 重叠。局部炎症如结节病、结核病、组织胞浆菌病和韦格纳肉芽肿，其 FDG 摄取增高可能是假阳性结果。此外，一些类型的癌症，如支气管肺泡癌，具有低的 ^{18}F-FDG 摄取，也可导致假阴性结果。为了提高 PET 的特异性，一些医师有提出的双时间点成像（DTPI），采用早期和延迟扫描的 SUV_{max} 以帮助区分良性和恶性 SPN。他们的研究结果表明 DTPI PET 可提高 SPN 分类的准确性。但一些研究表明 DTPI 不能改善精度。因此，该研究致力于比较当临床使用 PET 扫描的定量分析或视觉解释来诊断恶性肿瘤 SPN 病变时，STPI 和 DTPI 的诊断能力。

文选 146

【题目】丙硫氧嘧啶诱发的血管炎伴肺泡出血的临床、实验室、计算机体层成像和支气管镜检查确认：病例报告和文献综述（Propylthiouracil-induced vasculitis with alveolar hemorrhage confirmed by clinical, laboratory, computed tomography, and bronchoscopy findings: a case report and literature review）

【来源】Iran Red Crescent Med J, 2016, 18（4）: e23320.

【文摘】丙硫氧嘧啶（PTU）通常用于治疗甲状腺功能亢进症，并且可以诱导抗中性粒细胞胞质抗体（anti-neutrophil cytoplasmic antibodies，ANCA）相关的血管炎。虽然这是一个罕见的不良反应，ANCA 相关的血管炎可以进展到严重的疾病，如果其诊断和治疗延迟，导致预后不良。本研究介绍病例如下：1 例患有格雷夫斯病的 43 岁女性发展为与 ANCA 相关的针对髓过氧化物酶和蛋白酶 3 的肺血管炎和弥漫性肺泡出血，其通过计算机体层成像（CT）和支气管镜检查证实并用 PTU 治疗。PTU 撤除并用皮质类固醇治疗后，肺泡出血的症状和体征迅速消退。在 6 个月后随访，患者保持完全的 ANCA 阴性临床缓解状态，并经 CT 和支气管镜检查证实。该研究为首次记录支气管镜比较 PTU 诱导弥漫性肺泡出血类固醇治疗之前和之后的案例。用 PTU 治疗的患者应该密切监测和跟踪，即使药物已经使用了数年。当患者发展成进展性呼吸困难伴不能解释的胸部 CT 成像上肺泡浑浊，肺泡出血应该是一个重要的鉴别诊断，同时调查病案。结论，早期诊断和及时终止 PTU 治疗对于改善患者预后至关重要。

【评述】丙硫氧嘧啶（PTU）为最常用的抗甲状腺药物之一，于 1947 年被引入临床用于治疗格雷夫斯病（GD）。PTU 可引起各种不良反应，包括皮疹、全血细胞减少、肝损伤、狼疮样综合征和血管炎。PTU 诱导的血管炎可涉及皮肤、肌肉、骨骼、呼吸道、胃肠、血液、肾和神经系统。已知 PTU 罕见的不良反应诱导抗中性粒细胞胞质抗体（ANCA）相关的血管炎（AAV）。ANCA 是系统性血管炎的重要血清学标志物，已知与药物诱导的血管炎有关。已知 3 种染色模式：核周（p-ANCA）、细胞质（c-ANCA）和非典型。在 GD 患者中报道了许多与 AAV 复合的类似病例，其中大多数患者服用 PTU。尽管具有这种病症的患者几乎总是对髓过氧化物酶或 p-ANCA 测试为阳性，但不是所有在硫酰胺上产生 ANCA 的患者都具有临床症状。医师需要保持警惕 PTU 诱导的血管炎，因为其可发生在 1 周到 10 年内，变化很大。在此，该研究提出和讨论 1 例 GD 患者发展弥漫性肺泡出血继发于 PTU 诱导的 AAV 和经历完全缓解后停止 PTU 和开始用皮质类固醇治疗。这个罕见的病例突出了包括 AAV 在肺泡出血症状的鉴别诊断和立即停止 PTU 治疗和开始皮质类固醇治疗的重要性。

文选 147

【题目】 慢性阻塞性肺疾病急性加重的 CT 表现：一项试点研究（Computed tomography manifestation of acute exacerbation of chronic obstruetive pulmonary disease: a pilot study）

【来源】 Exp Ther Med，2016，11（2）：519-529.

【文摘】 慢性阻塞性肺疾病急性加重（acute exaerbation of chronic obstruetive pulmonary disease，AECOPD）是一种急性事件，其特征在于患者的呼吸道症状恶化。很少有研究调查了 AECOPD 的计算机体层成像（CT）表现。本研究总结了 AECOPD 期间的 CT 表现。40 例入住急诊科的 AECOPD 患者入组。配对比较加重时和 3 个月随访时 CT 图像，并记录临床特征和常规血液测试结果。定量测量每个患者的气道尺寸和衰减。量化肺气肿程度，并检测、分类和测量肺浸润。结果显示，CT 图像显示在 AECOPD 期间壁面积百分比（WA%）、平均和峰值壁衰减均增加，但肺气肿的程度没有显著变化。与随访 CT 扫描相比，60% 的 AECOPD 患者呈现肺浸润。节段性分布实变的存在和程度与中性粒细胞百分比（N%）相关，差异有统计学意义。肺实质浸润的总体积与白细胞计数（WBC）和 N% 相关。然而，在腺泡阴影、空间实变与小叶分布，磨玻璃密度与小叶分布，小叶间隔的增厚和感染征兆（包括主要症状的数量、体温、WBC 计数和 N%）的存在或严重程度之间没有相关性。结论，AECOPD 期间 WA%、平均壁衰减和峰壁衰减增加，但肺气肿程度不变。肺浸润常见，但只有与节段性分布的实变似乎与细菌感染相关。

【评述】 慢性阻塞性肺疾病（COPD）是由持续气流受限的一种疾病。该疾病通常进行性加重，COPD 患者可能有复发性恶化。COPD 急性加重是一种急性事件，其特征在于患者的呼吸症状恶化（包括呼吸困难、咳嗽和痰产生），超出正常的日常变化并需要额外的治疗。AECOPD 与肺功能的加速丧失和生活质量差有关。目前对 AECOPD 的 CT 表现的研究很少。许多研究已经证明 COPD 的主要病理变化包括肺气肿、气道壁增厚和管腔口径降低。肺气肿程度可以通过低衰减区域占据的肺容积的百分比（LAA%）来评估。内径 <2 mm，低于 CT 分辨率的气道是 COPD 气道阻塞的主要部位。此外，肺功能受损已被证明与肺气肿程度（LAA%）和支气管尺寸显著相关。肺部感染可以表现为肺浸润，CT 较普通 X 线摄片显示更清楚，AECOPD 的 CT 表现主要包括气道尺寸、肺气肿程度和肺浸润的 3 个方面。

文选 148

【题目】 联合肺 CT 图像分割：一种分层贝叶斯方法（Joint lung CT image segmentation: a hierarchical bayesian approach）

【来源】 PLoS One，2016，11（9）：e0162211.

【文摘】 准确的肺 CT 图像分割具有很大的临床价值，特别是其涉及描绘包括肺肿瘤的病理区域。本研究提出一个新的框架，通过分层狄利克雷过程（hierarchical dirichlet process，HDP）联合分割多个肺计算机体层成像（CT）图像。具体来说，基于来自不同患者的肺 CT 图像共享相似的图像结构

（器官集和相对定位）的假设，导出数学模型以同时分割，使得可以利用患者间的共享信息来规则化每个单独的分割。此外，与许多常规模型相比，由于狄利克雷过程（DP）的非参数性质，该算法需要很少的手动参与。该研究对提出的模型（由健康人和肺癌患者组成）的临床数据进行了验证。结果证明，联合分割可获得更准确和一致的分割。

【评述】 肺部疾病是全世界关注的一个主要健康问题。现代成像模式如CT和磁共振成像（MRI）是提供诊断检查的有效方法和治疗手段。正电子发射体层成像（PET）和多模态的发展仪器还提供了描述肺部疾病的有价值的功能信息。在患者的CT图像上，可在肺野、肺肿瘤和脊柱提取感兴趣区（ROI）并进行后续定量分析。在大多数情况下，需要图像分割作为准确的介绍步骤描绘肺和其他组织的边界，特别是用于癌症的诊断和治疗。肺CT的另一个重要应用是放射治疗。精确治疗在很大程度上取决于计算肿瘤大小的分割方案和位置。然而，在当前的临床实践中，这样的程序仍然严重依赖于医师的操作手段。此外，视觉检查可能无法识别小的病变。因此，可以跟踪边界的自动肺野分割是临床迫切需要的。

文选149

【题目】 全脑CT灌注结合CT血管造影在颅内动脉瘤破裂显微手术夹闭和血管内盘绕后的缺血性并发症的应用（Whole-brain CT perfusion combined with CT angiography for ischemic complications following microsurgical clipping and endovascular coiling of ruptured intracranial aneurysms）。

【来源】 J Clin Neurosci, 2016, 26: 50-56.

【文摘】 显微手术夹闭和血管内盘绕相关的缺血并发症影响颅内动脉瘤患者的预后。本研究前瞻性地评估了58例神经功能恶化或表现为恶化（Hunt-Hess Ⅲ和Ⅳ级），动脉瘤尺寸>13 mm，并且在夹闭或盘绕后出现多发性动脉瘤的颅内动脉瘤患者。结果显示，30例患者有全脑CT灌注（WB-CTP）联合CT血管造影（CTA）证实的缺血并发症（52%）。这30例患者中有一半存在亲代血管直径（$n=6$），母血管或穿孔动脉连接（$n=2$）处血管腔狭窄和不明原因或不可区分的血管损伤（$n=7$）。这15例患者中有7例出现脑梗死。其余15例患者伴有由全身性血管痉挛（$n=6$）和局灶性血管痉挛（$n=9$）引起的相关性疾病，如脑缺血，并有6例患者发生脑梗死。在WB-CTP中发现了缺血并发症的3种血流动力学模式，其中峰值到达时间、延迟时间和与脑血流量减少和脑血容量相关的平均通过时间是不可逆缺血性损害的主要预测因子。结论，WB-CTP联合CTA可以准确地确定神经学恶化的原因并分类缺血性并发症。这种组合方法可能有助于评估血流动力学模式和监测手术结果。

【评述】 颅内动脉瘤破裂可导致蛛网膜下腔出血（SAH），这是一种严重的临床情况，发生时常危及患者生命安全。显微外科夹闭和血管内介入是优选治疗动脉瘤患者SAH的方法。术后动脉瘤SAH预后受缺血性并发症的影响，包括治疗和疾病相关事件。典型治疗相关的缺血性并发症是血栓栓塞，继发于母血管损伤和动脉闭塞夹紧或盘曲。术后缺血并发症的发生率与治疗和血管痉挛患者颅内动脉瘤变化范围有关，从7.6%到65%。对于及时管理缺血性并发症，神经影像学诊断工具需要识别急性临床的患者恶化。该研究明确了早期使用全脑CT灌注和CT血管造影都能对在缺显微手术夹闭或血管内盘绕治疗破裂性颅内动脉瘤的缺血性并发症进行分类和检测。

文选 150

【题目】 通过 CT 重建中先前图像和 Split-Bregman 法的一种改进的总变异最小化方法（An improved total variation minimization method using prior images and Split-Bregman method in CT reconstruction）

【来源】 Biomed Res Int，2016，2016：3094698.

【文摘】 压缩感知理论具有从稀疏视图投影数据重建计算机体层成像（CT）图像的巨大潜力，并且基于总变异的 CT 重建方法是非常普遍的。然而，它不直接将先前的图像并入重建中。为了提高重建图像的质量，本研究提出了一种改进的电视最小化方法，在 CT 重建中使用先前图像和 Split Bregman 方法，其使用先前的图像以获得有价值的先前信息并促进随后的成像过程。异步获得的图像通过局部线性嵌入注册。为了验证该方法，进行了 2 项研究。使用腹部体模的数值模拟已被用于证明所提出的方法能够在稀疏投影数据下精确地重建图像对象。使用真实数据集来进一步验证该方法。

【评述】 关于如何减少计算机体层成像患者的扫描剂量，同时图像质量不恶化，在理论和实际工作中均具有非常重要的意义。剂量取决于投影次数、管电压、管电流和管电流曝光时间乘积、X 线滤波器、器官屏蔽、等等。该研究假设除了投影的数量，其他因素在扫描期间固定。与传统 CT 重建方法相比，基于压缩感知的算法更受欢迎。通常，患者不只被扫描一次，重复 CT 扫描包含一些相同的结构信息。以前扫描中嵌入的信息被称为先验知识，对于重建是有价值的，在之后 CT 扫描中使用低剂量也可获得更好的图像。第一次对象应该使用正常视图进行扫描以产生具有高质量 CT 图像，然后后续扫描将在低剂量情况下进行，即少数投影。由于第一次的正常剂量扫描和后续的低剂量扫描不是同时进行的，甚至有可能在不同的机器上扫描，所以第一次的扫描图像或重建图像会由刚性或非刚性运动而和后面的低剂量扫描图像存在差异而不能被直接使用。所以，这时候就需要对这两次的扫描进行配准，而如何配准就是一个很大的挑战。

文选 151

【题目】 关于 CT 引导下经皮冷冻消融复发性腹膜后软组织肿瘤的安全性与有效性的研究（Percutaneous computed tomography-guided cryoablation for recurrent retroperitoneal soft tissue sarcoma: a study of safety and efficacy）

【来源】 Oncotarget，2016，7（27）：42639-42649.

【文摘】 临床上，腹膜后软组织肿瘤实际上很难处理，因为它们在腹腔和邻近间隔内，与其他重要的结构邻近，特别是复发性腹膜后肿瘤。外科手术是主要的治疗手段，也可能是唯一的能治愈腹膜后软组织肿瘤的方法，其 5 年生存率约为 60%。局部消融疗法如射频消融、微波消融、冷冻消融是实体肿瘤姑息疗法的治疗模式。本文对 72 例行经皮冷冻消融复发性腹膜后软组织肉瘤的患者的数据进行回顾性研究，对无进展生存期（PFS）、总生存期（OS）及疗效的预后因素基于 mRECIST 标准进行分析，不良反应根据肿瘤直径大小（<10 cm 和 ≥10 cm）进行分析。结果，不良反应限制在 1 级

和2级，包括发热（$n=19$），局部疼痛（$n=11$），呕吐（$n=10$），冻伤（$n=6$），严重损伤（$n=1$）。发热在大肿瘤组中所占的比例（15.8%）比在小肿瘤组中所占的比例（1.9%）更高（$P=0.008$）。中位PFS和OS分别是（37.0±7.7）个月（范围4～39个月）及（43.0±5.9）个月（范围6～54个月），PFS和OS在小肿瘤组比大肿瘤组相对更长久一些（分别为$P=0.011$和$P=0.015$），但灵敏度没有显著差异（分别为82.7%和72.8%，$P=0.240$）。单因素分析，肿瘤的大小、侵犯范围、远处转移是影响PFS和OS的重要因素。多变量分析，肿瘤直径≥10 cm是冷冻消融后PFS和OS独立的负面的影响因素（分别是$HR=3.98$，95% CI：1.27～12.50，$P=0.018$和$HR=4.33$，95% CI：1.41～13.26，$P=0.010$）。结论，微创经皮冷冻消融对复发性腹膜后软组织肉瘤是安全并有效的。

【评述】 腹膜后软组织肉瘤（retroperitoneal soft tissue carcoma，RPS）是产生于腹膜后腔而不是腹膜后器官本身的肿瘤，约占所有恶性肿瘤的0.15%。经皮冷冻消融复发性腹膜后软组织肉瘤相关的问题是可能影响存活时间和导致复发。RPS肿瘤如果出现复发推荐再切除，局部消融疗法如射频消融、微波消融、冷冻消融是实体肿瘤姑息疗法的治疗模式。特别是冷冻消融，它的优势是在CT下可视的冰球能引起肿瘤坏死，它也能缓解肿瘤内脏癌痛，现已广泛用于治疗腹部肿瘤。经皮冷冻消融可以延长晚期或复发肿瘤患者的生存时间。经皮冷冻消融根治复发性RPS患者的临床疗效还没有经过研究。在这项研究中，为了评估CT引导下经皮冷冻消融治疗复发RPS对安全性、效率、不利因素、局部效应和长期结果，进行了回顾性分析。同时进行CT的优势在于其可快速摄影，清楚地显示脊柱及相邻情况，在冷冻消融中有良好显示。猜想通过联合这2个技巧将会产生更多可喜的结果。

文选152

【题目】 能谱CT成像在宫颈CT血管造影中的应用：比较能谱CT单色成像与常规CT成像（Spectral CT imaging in cervical computed tomography angiography：comparison of spectral CT monochromatic imaging and conventional CT polychromatic imaging）

【来源】 Clinical Practice，2016，70：B44-49.

【文摘】 临床上早期宫颈癌通常建议行手术治疗，但对于中、晚期宫颈癌手术是不合适的，通常给予术后放化疗。新辅助化疗，特别是经导管动脉化疗，是一种有效的术后辅助治疗手段，可改善中晚期宫颈癌的生存率。因此，仔细评估每位患者宫颈癌动脉网供应在外科治疗和动脉化疗中是必不可少的。通过分析CT血管造影在宫颈癌患者中的应用来比较能谱CT单色成像与常规CT成像的成像质量。在IRB批准的前瞻性研究中，已被确诊为宫颈癌的60例患者接受盆腔动脉CTA。所有患者被随机分为两组，一组（30例患者）接受120 keV的多色成像（常规CT组），另一组（30例患者）接受能谱CT成像（能谱CT组），两组中所有患者都要注射1 ml/kg造影剂。在能谱CT组通过数据重建共获得101套单色图像（40～140 keV），在髂总动脉和盆腔脂肪之间（即最好的单色能量）选定具有对比噪声（CNR）最好的单色图像。观察能谱CT组的最佳单色图像和常规CT组多色图像在MIP、VR和CPR模式中的处理和可视化。在能谱CT组和常规CT组中用最好的单色能量测定CT衰减值、噪声和双侧髂总动脉的CNR，同样是70 keV。用一个尺度即5.0的模式评估CT图像质量。

在两组中测量 CTDI$_{vol}$ 和剂量长度乘积（DLP），并对结果进行统计学分析。结果，当图像为（50±1）keV 时，髂总动脉和盆腔脂肪的 CNR 值最高，比常规 CT 值 70 keV 的图像高 72%（$P=0.001$），因此，（50±1）keV 的图像被认为最好的单色能量。对于髂内动脉平均 CT 值，能谱 CT 组的最佳单色能量高于常规 CT 组的图像（603.96±62.68 vs. 251.24±28.77，$P<0.001$），并且在 CNR 的差异（73.97±11.83 vs. 45.21±16.63）和主观评分（3.10±1.73 vs. 2.80±1.63）差异有统计学意义（两者 $P<0.05$）。在能谱 CT 组和常规 CT 组之间，CTDI$_{vol}$ 或 DLP 无显著差异。结论，单色能谱 CT 成像具有良好的软组织对比度和良好的空间分辨率，并且能更清楚地可视宫颈癌患者肿瘤的动脉分支供应。与多色常规 CT 图像相比，单色能谱 CT 图像质量更高，这有助于宫颈癌患者的治疗。

【评述】 宫颈癌是一种恶性肿瘤，它发生在交界区——鳞状上皮细胞的复层鳞状上皮或移行区和宫颈管内膜的柱状上皮细胞之间。它是妇科最常见的恶性肿瘤之一，仅次于乳腺癌。CT 血管造影（CTA）是一种微创操作，能可视化血管结构。增加造影剂剂量可提高 CTA 的图像质量，但造影剂可能会导致造影剂肾病（CIN），CIN 的发病与造影剂浓度、造影剂的总碘及其渗透压有关。这大大限制了 CTA 的临床应用。单色图像能量范围为 40～140 keV，双能谱 CT 成像允许重建传统的多色图像。本研究减少了射束硬化伪影，优化了可选择的单色能量（keV）。能谱 CT 一个潜在的效益是用较低的能量来增加血管衰减。本研究的目的是评估采用能谱 CT 来改善图像质量，并选择显示子宫颈动脉最佳的单能级。

文选 153

【题目】 正常股骨边侧形态变化：122 根股骨的三维 CT 分析（Side-to-side variation in normal femoral morphology：3D CT analysis of 122 femurs）

【来源】 Orthopaedics & Traumatology：Surgery & Research，2016，102：91-97.

【文摘】 临床上原生股骨经常用于计划手术和评估髋关节重建的准确性，如半关节成形术和全髋关节置换术。因此，理解常见测量参数的正常变化有可能改善术前计划和术后髋部评估。对侧股骨经常用作单侧髋关节病理学重建的参考。本研究的目的是量化股骨近端的边侧变化。假设左右股骨之间存在显著的左右差异，对术前计划和髋关节置换术后的腿长差异有影响。重建纳入 61 例年轻健康受试者，平均年龄（46.9±6.8）岁，没有髋病史的 122 根配对股骨基于 CT 的 3D 股骨模型。对股骨头直径、股骨前倾、水平偏移和股骨头中心位置的几个股骨形态学参数的侧向差异进行比较，并使用多元线性回归与人口因素分析。结果，在股骨前倾（4.3°±3.8°，范围：0.2°～17.3°），水平偏移 [（2.5±2.1）mm，范围 0.1～10.3 mm] 和股骨头中心位置 [（7.1±3.8）mm，范围：0.5～19.4 mm] 中发现显著的侧向差异（$P<0.01$）。股骨前倾的差异与颈部直径的差异（$r^2=0.79$）密切相关，而水平股骨偏移的差异与头部直径差异（$r^2=0.72$）高度相关。股骨头中心差异与股骨前倾、水平偏移和颈-轴角度差异（$r^2=0.82$）相关。结论，在髋关节置换期间依靠对侧股骨的解剖标志不一定导致天然解剖和腿长的恢复。基线侧向不对称的认知可以提供在髋关节重建后可容忍的一定范围的误差。

【评述】 目前的研究使用 3D 建模技术来精确量化近端股骨之间的侧向差异解剖并建立基线

不对称。这项研究报告实验结果支持在股骨中存在显著的侧面至侧面变化前倾、水平偏移和股骨头中心位置。此结果意味着，当对侧股骨用作参考时，应当注意，因为侧面到侧面的变化可能很大。头和颈直径的显著差异，在平面X线容易测量的参数，可以帮助确定股骨前倾和股骨头中心不对称。

文选 154

【题目】 C形臂CT引导下肾栓塞治疗后射频消融治疗不能切除的肾细胞癌（C-arm CT-guided renal arterial embolisation followed by radiofrequency ablation for treatment of patients with unresectable renal cell carcinoma）

【来源】 Clinical Radiology, 2016, 71: 79-85.

【文摘】 临床上肾细胞癌（renal cell carcinoma, RCC）标准治疗方法是根治性或部分肾切除术。为了降低患者发病率和保持肾功能，肾单位手术、腹腔镜手术和经皮射频消融（radiofrequency ablation, RFA）等发展起来。RFA目前可用于处理RCC不适合手术切除的患者；然而，因为肿瘤体积和肿瘤血流量的原因，RFA的功效受到极大的制约，也称为"热沉"效应。因为肾是高度灌注的器官，大多数RCC患者患有高血压，所以RFA的疗效受"热沉"效应影响较大。从而在应用平板探测器配备血管造影C形臂CT（CACT）系统的，通过先进行选择性肾动脉栓塞（renal arterial embolisation, RAE），后进行射频消融（RFA），减少消融区域血流量，改善对肾细胞癌的疗效。本研究收集了共28例登记过不手术的患者，肿瘤的平均大小为（6.7±2.2）cm（4.1～9.6 cm），28例肿瘤患者在CACT引导下行RFA，治疗5～7天后再在CACT引导下行RAE。结果，CACT引导RFA-RAE在所有患者均成功。20例肿瘤单次RFA-RAE增强后消失，4例患者2次RAE-RFA增强后消失，剩余4例在3次RAE-RFA增强后消失。1例患者13个月后RFA-RAE发生血尿，死于肺转移；另1例患者23个月后重复RAE-RFA，死于肺源性心脏病。平均随访27个月，26名患者的肿瘤得以控制，肿瘤显著减小［（6.7±2.2）cm至（3.9±1.7）cm，$P<0.01$］。肌酐水平或尿素氮浓度于RFA-RAE前后没有很大变化（$P>0.05$），术中及术后均无严重并发症发生。结论，CACT引导下的RFA-RAE是一种治疗不能手术的肾癌患者的安全有效的方法。

【评述】 血管造影、计算机体层成像（CT）、磁共振成像（MRI）、超声是常见的成像技术；然而，这些技术各有其局限性。例如，超声不能清晰显示深结节或在隔膜下面发现的结节，CT使用荧光镜引导可能会导致高辐射剂量；然而，新开发的平面检测器配备血管造影C形臂CT（CACT）技术可以获得CT像横截面图像。CACT相比传统CT可提供实时RFA的定位。最近，CACT成功使用经皮经胸廓穿刺活检肺部病变并在RFA过程中辅助治疗肝肿瘤；但是文献中没有报道使用CACT导向系统在RAE或RFA期间治疗RCC的研究。因此，本研究的目的是评价其可行性。

文选 155

【题目】 血清N末端B型利钠肽和冠状动脉CTA检测冠状动脉粥样硬化斑块特征的关系

(Association between serum N-terminal pro-B-type natriuretic peptide levels and characteristics of coronary atherosclerotic plaque detected by coronary computed tomography angiography)

【来源】 Experimental and Therapeutic Medicine, 2016, 12: 667-675.

【文摘】 临床上，探讨血清 N 末端 B 型利钠肽（NT-proBNP）和不稳定型心绞痛（UA）冠状动脉 CTA（CCTA）检测冠状动脉粥样硬化斑块特征的关系。病例共 202 例（年龄范围 47～82 岁），分为以下 3 组：非心脏病组（57 例）；稳定型心绞痛（SAP）组（62 例）；UA 组（83 例）。比较组的 NT-proBNP 水平。结果，这 3 组的 NT-pro BNP 水平有显著差异（$P=0.007$）。然而，在多元化诊断中，NT-pro BNP 水平对于 UA 来说，不是一个独立危险因子。血清 NT-proBNP 与血管数量（$r=0.462$, $P<0.001$），SIS（$r=0.475$, $P<0.001$），段狭窄评分（$r=0.453$, $P<0.001$），冠状动脉钙化评分（$r=0.412$, $P=0.001$），冠状动脉堵塞的次数（$r=0.346$, $P<0.001$），冠状动脉软斑的数量（$r=0.235$, $P=0.017$），混合斑的数量（$r=0.234$, $P=0.017$）和钙斑的数量（$r=0.431$, $P<0.001$）呈阳性相关。与无 UA 无 LM-LAD 疾病相比时，血清 NT-proBNP 水平在不稳定型心绞痛患者患左主干、左前降支（LM-LAD）疾病时明显升高。血清 NT-proBNP 水平在冠状动脉堵塞和 UA 中对比无冠状动脉堵塞时升高（$P<0.001$），NT-proBNP 曲线下面积 0.656（$P=0.006$；最佳截点值，1.74；灵敏度，77.6%；特异性，51.9%）。结论，血清 NT-proBNP 与 UA 患者冠状动脉粥样硬化性疾病的严重程度相关，并可能对 UA 患者危险度分层有帮助。

【评述】 B 型利钠肽（BNP）主要由慢性心肌梗死患者的心室肌细胞分泌，它在调节血液循环中的水和电解质平衡方面起着关键的作用，它与心肌细胞收缩和舒张功能关系紧密，目前，BNP 被认为是一种有效的心肌功能评价指标，血清 NT-proBNP 与 BNP 是紧密相关的，并且血中 NT-proBNP 水平是稳定的，足以被实验室检测到。

冠心病（CAD）主要由动脉粥样硬化引起，是一种慢性进行性炎性疾病。急性冠状动脉综合征的发病机制包括易损斑块的破裂或侵蚀，其特征是炎性细胞的浸润、大片坏死核心和一个薄的纤维帽。早期检测 UA 对于治疗与预后更好。

血清 NT-proBNP 能诊断和评估冠心病的预后。目前 CT 血管造影（CTA）是最优的无创性评估冠状动脉粥样斑块的方法，这种技术与光学相干断层成像（OCT）和血管内超声（IVUS）高度一致，被广泛认为是评估斑块特征的金标准。目前，冠状动脉 CT 血管造影（CCTA）被广泛用于评估不稳定型心绞痛（UA）患者冠状动脉粥样硬化斑块的危险性和稳定性。本研究探讨血清 NT-proBNP 水平与 CCTA 检测出的动脉粥样硬化特征性硬化斑块之间的关系。

文选 156

【题目】 从全身 CT 血管成像数据集自动探测主动脉 - 股动脉走行（Automatic detection of aorto-femoral vessel trajectory from whole-body computed tomography angiography data sets）

【来源】 International Journal of Cardiovascular Imaging, 2016, 32: 1311-1322.

【文摘】 临床上经导管主动脉瓣置换术（transcotheter aortic valve replacement，TAVR）前的一系列检查中，利用 CT 血管成像探测股动脉的走行最为重要。本研究的目的是开发一个新的、全自动的探测技术,以便观察从股动脉到主动脉根部的整个主动脉的走行。首先,应用一种自动血管跟踪算法去寻找连接股动脉和主动脉根的中心线。随后,在全身 CT 血管成像数据集中用一个可变形的三维模型拟合方法来描绘血管腔的边界。2 名经验丰富的观察者比较了全自动生成的结果与半自动获得的结果,并在 36 例全身 CT 血管成像的数据中比较。自动分割法和观察员 1 在左髂动脉、右髂动脉和主动脉的平均相似指数分别是 0.977±0.030、0.977±0.977、0.030±0.016;自动分割法和观察员 2 的平均相似指数分别是 0.950±0.040、0.954±0.031、0.965±0.965。观察者之间的相似性指数在左髂动脉、右髂动脉和主动脉分别是 0.954±0.038、0.952±0.031、0.969±0.018。自动分割法、观察员 1 和观察员 2 得出的髂动脉的平均最小直径(MLD)分别为(6.03±1.48)mm、(5.70±1.43)mm 和(5.52±1.32)mm。自动分割法、观察员 1 和观察员 2 得出的主动脉的 MLD 分别是(13.43±2.54)mm、(12.40±2.93)mm、(12.08±2.40)mm。自动测量左髂动脉 MLD 略高于观察员 1 平均 0.323 mm($SD=0.49$ mm,$P<0.001$),高于观察者 2 平均 0.51 mm($SD=0.71$ mm,$P<0.001$)。提出的自动分割法可以自动提供整个动脉可靠的测量值,用于支持 TAVR。结论,这种方法是第一种在 CT 血管图像中全自动分割主动脉－股动脉血管的方法。

【评述】 主动脉瓣狭窄是一种在 65 岁及以上老年人比较普遍的疾病。如果不加治疗,病死率大大提高。以往通过手术行主动脉瓣置换术(SAVR)治疗这种疾病,但并不是所有患者都适合这种方法。尤其是老年患者行 SAVR,围术期病死率较高。近 10 年,对于不适合手术或风险较高的患者,经导管主动脉瓣置换术或经导管主动脉瓣置入术(TAVI)已经成为一种可选的治疗方法。为了减少手术并发症,应特别注意选择适合行 TAVR 的患者。对于行经股动脉经导管主动脉替换术(TF-TAVR)的患者,CT 图像已被证明可以预测血管并发症。经股动脉通路是否可行取决于髂动脉的大小和弯曲度。此外,选择合适的设备需根据整个主动脉的大小决定。能够无缝、便利地将这种测量方法和 TAVR 的临床工作联系起来,一个全自动的可以探测股动脉－主动脉走行并根据 3D 模型测量血管大小的方法就应运而生。在以往研究中,有几种根据 CT 血管成像探测血管轮廓的方法。Lesage 等回顾了最新的多模块血管分割法。基于模型的血管分割方法较为常用。在本研究中,血管表面建模是基于通过中心线的广义圆柱,这种横截面模型较先前的形态信息基础上可以减少轮廓探测程序的复杂度。本研究采取的方法包括 2 个步骤:首先,获得从股动脉到主动脉根的中心线;然后,通过细分曲面模型拟合检测方法探测血管 3D 轮廓。本研究在 36 例 TAVR 术前 CT 血管成像中得到验证。

文选 157

【题目】 多期增强 CT 中肿瘤血管生成相关的参数与肝细胞癌的患者在彻底的肝切除术后的结果相关性研究(Tumor angiogenesis-related parameters in multi-phase enhanced CT correlated with outcomes of hepatocellular carcinoma patients after radical hepatectomy)

【来源】 EJSO- European Journal Surgery Oncology,2016,42:538-544.

【文摘】 探讨肝细胞癌患者术前肿瘤的 CT 强化的程度和方式是否和彻底肝切除术后的预后有关。回顾性分析了 87 例肝癌患者在彻底肝切除术前的 CT 强化的程度和方式及术后患者的情况和结果。单变量生存分析用 K-M 方法和 log-rank 检验。多变量分析用 Cox 比例风险方法。1 年累积生存率和 3 年累积生存率分别为 78% 和 57%。单变量分析表明，影响生存的危险因素包括：动脉期肿瘤的强化程度（A-dTE），肿瘤与主动脉 CT 值的比值（A-T/A），肿瘤与肝实质 CT 值的比值（A-T/L），门静脉期肿瘤与主动脉 CT 值的比值（P-T/A），肿瘤与肝实质 CT 值的比值（P-T/L）。进一步多变量 Cox 分析显示，A-T/A（$P=0.020$）和 P-T/L（$P=0.045$）是独立的、重要的与存活率有关的因素。当 A-T/A＜0.25 或 P-T/L＜0.85，或 2 个均满足时，则肝细胞癌患者肝切除术后预后不佳。结论，术前多期相增强 CT 参数对肝细胞癌彻底切除术后的预后有一定作用。

【评述】 肝细胞癌是第五常见的恶性肿瘤，每年全世界有超过 50 万人死于肝细胞癌。临床在肝癌的许多方面取得了很大的进步，早检测、早诊断和早治疗可以明显提高肝细胞癌患者的长期生存率。肝切除术被认为是唯一的治疗方法。然而，预后很差，5 年生存率 20%～40%。

评估肝癌患者手术的预后，制订合理的治疗计划对医师来说仍是一个挑战。肝细胞癌是富含血管的肿瘤，微血管丰富。肝细胞癌的成长和转移需要肿瘤血管不断生成。根据不同的肿瘤血管成分，肝细胞癌的阶段不同，肿瘤血管的组成不同。肝癌的血液供应和血管生成很大程度上决定了肿瘤的侵犯能力，因此，这些因素与预后有关。一项数据研究表明，肿瘤分化的程度和微脉管密度（肿瘤血管生成的定量描述），是 2 个主要影响肝癌患者预后的因素。评估这 2 个因素需要侵入性检查。此外，因为肿瘤内成分分化不同，肿瘤活检与病理结果本身就存在偏差，不能给出肿瘤恶性成分和血管的全貌。肝癌患者治疗前与预后相关的临床化验在是非常有限的。增强 CT 和 MRI 是肝细胞癌诊断和分期最常见的成像方法。肿瘤的强化程度与肝癌分化和微脉管密度紧密相关。尽管 CT 强化不能直接精确地评估新血管生成，但是肿瘤强化的程度和方式确实反映了肿瘤微血管增生，包括血液供应及毛细血管通透性的变化。肝细胞癌肿瘤 CT 强化程度显示于一个图像可能也反映了肝癌细胞分化程度。因此，推测术前增强 CT 也许可以获得提示肿瘤血管再生程度的图像，以用来判断切除术的预后。本研究评价术前增强 CT 的强化方式和程度是否可以为术后的预后提示。目前未见到类似研究 CT 参数和肝细胞癌血管生成相关性的文章。

文选 158

【题目】 低碘对比剂双能能谱 CT 腹壁下动脉造影（Utility of dual-energy spectral CT and low-iodine contrast medium in DIEP angiography）

【来源】 International Journal of Clinical Practice，2016，70(Isppl 9B)：B64-B71.

【文摘】 将 40 例 BMI＜28.0 kg/m^2 接受 CTA 检查的乳房重建患者随机分为两组（每组 20 例）：A 组使用双能能谱 CT 和碘剂（含碘 270 mg/ml），B 组使用常规高碘对比剂（含碘 350 mg/ml）。记录 CT 剂量指数（CTDI$_{vol}$）和剂量长度乘积，计算有效辐射剂量（ED）。A 组根据图像对比噪声比（CNR）选出最佳单能图像。A 组的单能图像和 B 组的常规图像均进行穿通动脉最大密度投影（MIP）和容积再现（VR）重建。2 名放射科医师采用 4 分法评价主观图像质量。测量股动脉的直径、CT 值、SD 值，计算 CNR。计算和比较两组的总碘摄入量和辐射剂量。结果，最佳 CNR 提示的最优单能图像是在 63 keV。A 组股动脉的 CT 值 [（380.96±42.75）Hu] 比 B 组 CT 值 [（354.71±42.01）Hu]

高7.40%，但是无统计学差异（$P>0.05$）。A组股动脉的CNR（23.84 ± 6.73）比B组（25.60 ± 6.20）低6.88%，无统计学差异（$P>0.05$）。穿通血管的直径分别是（2.44 ± 0.15）mm、（2.49 ± 0.14）mm，无统计学差异（$P>0.05$）。两组的主观图像质量都较好可以诊断，A组和B组的得分分别是（3.88 ± 0.28）和（3.93 ± 0.18）。2名放射科医师一致性得分（$\kappa=0.634$）。A组有效辐射剂量[（9.09 ± 0）mSv]较B组[（10.17 ± 1.91）mSv]低10.62%。总碘摄入量A组（27 000 mg）比B组（35 000 mg）低22.86%。结论：双能能谱CT结合低碘摄入量在CT腹壁下动脉造影利用最佳CNR技术可以满足临床诊断，可以减少22.86%的碘摄入量和11.01%的辐射剂量。

【评述】 腹壁下动脉穿支（DIEP）是一个显微外科技术，用于乳房切除术后的乳房重建。由于并发症较少，住院时间较短，处理成本较低，DIEP技术已经成为最常用的乳房重建术。成功的DIEP手术需要根据血管最大口径和解剖特点选择最佳射孔动脉。准确的术前评估是术前准备的基础。CT血管造影（CTA）技术可以评估腹壁下动脉及分支，可以看到射孔和捐助皮瓣的血管分布和构造。它还可以为临床医师提供移植供体皮瓣腹壁和整体血管的分布，以指导手术计划，其敏感性和特异性在尸体和临床研究中分别达到了96%～100%和95%～100%。CTA评估是评价射孔的金标准，是减少手术时间的有价值的方法。常规CTA检查中，对比剂发生不良反应的风险、对比剂肾病和辐射剂量越来越受到关注。因此，为了患者的安全，低碘剂量和低辐射剂量的多排CT检查已成为趋势。270碘剂是最低的等渗对比剂（270 mg/ml）。研究表明，使用等渗对比剂相对于低渗对比剂可以减低对比剂肾病的风险。等渗对比剂是慢性肾病患者CTA检查的首选。但是另一方面，低剂量对比剂可减低CT值和使血管显示不佳。双能宝石能谱成像（GSI）技术可以获得最佳单能图像，根据最佳CNR曲线使血管和周围组织形成良好对比，在40 keV和140 keV范围内改善和优化外围血管视觉。因此，本研究的目的是探究低碘对比剂联合最佳单能图像在DIEP患者术前CTA的价值。

文选159

【题目】 基于深部学习网络的脑CT图像分类（Classification of CT brain images based on deep learning networks）

【来源】 Computer Methods and Programs in Biomedicine，2017，138：49-56.

【文摘】 虽然CT可能是临床上第一种研究人类大脑的成像，但它尚未应用于诊断阿尔茨海默病（Alzheimer's disease，AD）。随着CT的发展，因其价格便宜和非侵入性的特点，CT已经在一定程度上用于诊断。本研究探讨了根据学习深度和技巧进行CT图像脑部分类的意义和影响，尤其是利用脑回神经网络（convolutional neurel network，CNN），旨在为阿尔茨海默病的早期诊断提供补充信息。为此，将CT图像（$n=285$）分成3组，分别是AD组、病变（如肿瘤）组和正常老化组。此外，考虑到这个系列的图像在深度方向更厚（3～5 mm），一个进一步的CNN体系在2D和3D CNN网络中建立。2个CNN网络随后基于从2个网络的2D图像空间轴位方向和3D分段中获得的平均Softmax分数融合。结果，这种CNN体系的分类准确率在AD组、病变（如肿瘤）和正常老化组分别是85.2%、80%和95.3%，平均为87.6%。此外，当使用CNN网络2D版或遇到一些先进的手工方法时，改进的 CNN 网络比其他的网络要好。因此，这些方法的准确率在 2D CNN、2D SIFT、2D KAZE、3D SIFT 和 3D KAZE 分别是 86.3%、（85.6±1.10）%、（86.3±1.04）%、（85.2±1.60）%、（83.1±0.35）%。本研究这 2 个主要贡献为构成新的应用深度学习技术去提取根植于 2D 层面和 3D CT 图像信息时的 3D 方法和复杂的手动的 3D KAZE。

【评述】 目前，在英国有 800 000 人被正式诊断为老年痴呆。事实上，约 60% 的人没有得到确切诊断。这是因为痴呆症状是一个复杂的过程。因此，需要更全面的数据提供补充信息。随着 CT 的发展，因其价格便宜和非侵入性的特点，各个医院都在使用 CT 为人体器官检查。此外，CT 是第一个引入人类大脑的成像工具，一直以来谈到阿尔茨海默病（AD）时，首选 CT 排除其他疾病可能性。大多数患者进行脑 CT 检查，主要目的是排除其他疾病（如肿瘤、卒中等）。由于 CT 相对较低的分辨率和手工测量间的差异，如与 AD 相关的内侧颞叶，尚未实现对 AD 的临床诊断。此外，关于脑部 CT 图像，脑萎缩不仅与 AD 有关，还与正常老化和脑血管疾病有关。例如，内侧颞叶萎缩与脑脊液生物标志物被证明是 AD 最重要的诊断指标，但是并不是特定的指标。此外，海马体萎缩（尤其是左海马）既在 AD 中出现，也在健康老龄化成年人中出现。尽管有这些问题，最近发现，通过精确测量颞角和鞍上池的萎缩比，CT 数据可以使诊断的准确率提高到 90.2%。因此，CT 测量可以在很大程度上提高对 AD 患者的诊断，缓解手工测量可能带来的误差。本研究旨在调查手工测量状态下对 CNN 对 AD、健康（正常）老化和病变的分类。

文选 160

【题目】 双能能谱 CT 成像在结直肠癌分级的初步研究（Dual energy spectral CT imaging for colorectal cancer grading: a preliminary study）

【来源】 PLoS One, 2016, 11（2）: e0147756.

【文摘】 评估利用双能能谱 CT 动静脉期碘基值确定结直肠癌分期的价值。将 81 例结直肠癌患者根据病理结果分为两组：低分组包括分化良好（$n=13$）和中度分化癌（$n=24$）；高分组包括未分化（$n=42$）和印戒细胞癌（$n=2$）。碘基值从碘水图像中获得，腰大肌的碘基值作为标准碘值。计算在动脉期和静脉期 2 种碘基值间的差异。低分的 ID 和 NID 动脉期分别是（14.65±3.38）mg/ml、（1.70±0.33）mg/ml，静脉期分别是（21.90±3.11）mg/ml、（2.05±0.32）mg/ml。高分的 ID 和 NID 动脉期分别是（20.63±3.72）mg/ml、（2.95±0.72）mg/ml，静脉期分别是（26.27±3.10）mg/ml、（3.51±1.12）mg/ml。低分和高分之间的碘密度（ID）和标准碘密度（NID）在动静脉期均有统计学差异（$P<0.001$）。ROC 分析显示动脉期的 NID 1.92 在区别高低分的肿瘤时显示出 70.3% 的敏感性和 97.7% 的特异性。结论，动静脉期定量测量碘基值可以提供有用的信息，如动脉期的 NID，以区别得分高低的肿瘤。

【评述】 结直肠癌已经成为一种很常见的恶性肿瘤，是西方国家高病死率的肿瘤之一，近年来在中国更是如此。外科手术后的 5 年生存率约为 50%。目前，有很多关于结直肠癌分期的研究，但很少有研究评估肿瘤分级。肿瘤分级和肿瘤的恶性程度密切相关。分级越高，肿瘤预后越差，肿瘤细胞分化越差。这也意味着更容易转移和复发。腺癌是最常见的一种结直肠癌。根据世界卫生组织第 4

版消化系统肿瘤分类，腺癌分级的基础主要根据腺管的发育程度，应该分为分化好、中等和差。分类的另一种方法是将肿瘤分为低级别的腺癌（包括分化好的和中度分化的腺癌）和高级别的腺癌（包括分化差的腺癌和未分化癌）。低分化腺癌至少应表现出一些腺体或黏液腺形成，小管通常不规则折叠和扭曲。本研究采用后一种分类方法。现代成像技术可以非侵入性探测疾病的分期。体积大的肿瘤常规钡灌肠就可检测到，气钡双重造影提高了早期病变的可视性。一些检查如 CT、MRI、经直肠超声内镜，有助于评估肿瘤局部浸润和远处转移。

文选 161

【题目】 CT 鉴别小儿肺炎和支原体肺炎的临床价值（Analysis of clinical value of CT in the diagnosis of pediatric pneumonia and mycoplasma pneumonia）

【来源】 Experimental & Therapeutic Medicine，2016，11（4）：1271-1274.

【文摘】 临床上，肺炎是一种可导致死亡的肺部感染性疾病。支原体肺炎（mycoplasma pneumonia，MP）是一个可以损伤其他器官的非典型细菌性肺炎。肺部 CT 通常用于与其他炎症鉴别。本研究的目的是探讨 CT 对 MP 诊断的价值。本研究前瞻性分析 1280 例儿童肺炎的病例，分析肺部病变的形态和分布，总结 CT 对儿童 MP 的诊断价值。结果，688 例单侧肺叶发生病变，592 例双侧肺叶发生病变，1101 例弥漫型改变，496 例局部改变；432 例肺纹理增加，256 例条索状影，192 例磨玻璃样密度；992 例支气管壁增厚、128 例肺门淋巴结、纵隔淋巴结增大。CT 显示 32 例肺部有空洞，144 例胸腔积液。结论，儿童 MP 的 CT 征象信号有几种类型，部分 CT 表现复杂。考虑儿童的临床表现和症状可提高诊断率。

【评述】 肺炎是一种可由多种病原体引起的肺部感染，病原体包括病毒、细菌、真菌和寄生虫。儿童的年龄不同，肺炎的病原体不同，肺炎的症状就不同。主要症状包括喉咙痛、头痛、咳嗽和发热。肺炎是一种在全球范围内都发病并可致死的感染性疾病。支原体肺炎是一种不是很严重的感染。儿童的分泌物使其很容易在儿童间传播。MP 是一种非细菌性肺炎，可以通过感染局部呼吸道损害多个器官和系统。当儿童间传播越来越广泛，发病率越来越高，就会迅速发展成传染性疾病。诊断肺炎首选胸部 X 线检查。但是，这种检查并不能鉴别肺炎的原因。临床试验不是很重要，因此肺部 CT 对疾病的早期诊断十分必要。小儿肺炎的诊断应该基于主要临床表现和 CT 征象。本研究分析了 1280 例儿童的临床和 CT 资料，获得的 CT 特征对临床诊断和治疗儿童肺炎十分重要。

文选 162

【题目】 CT 对慢性淋巴细胞性甲状腺炎患者良恶性结节的分析（Multidetector computed tomography analysis of benign and malignant nodules in patients with chronic lymphocytic thyroiditis）

【来源】 Oncology Letters，2016，12：238-242.

【文摘】 本研究的目的是比较慢性淋巴细胞性甲状腺炎（chronic lymphocy tic thyroiditis，CLT）患者良恶性结节的多排 CT（MDCT）的特点。回顾性分析了 127 例 CLT 患者 137 个甲状腺结节的

MDCT 特点，包括大小、组成、钙化、边缘、囊性成分、前后横径比、结节的强化方式和程度。此外，还对良性和恶性结节之间的多层螺旋 CT 特点包括 CT 灌注成像和病理结果的相关性的差异进行分析。137 个结节中恶性 40 个，良性 97 个。77.5%（31/40）的恶性结节实性成分为主，33%（32/97）的良性结节囊性成分为主。与良性结节相比，微钙化和内部钙化更容易在恶性结节观察到（$P<0.05$）。多层螺旋 CT 特征，如边缘不光滑、缺乏囊性成分或不完全是囊性成分或均匀强化，则更倾向于恶性结节（$P<0.05$）。然而，动脉或静脉强化程度在良恶结节间并无统计学差异（$P>0.05$）。结论，多层螺旋 CT 在区分 CLT 患者良恶性结节时是有效的，在临床实践中，CT 特征对放射科医生鉴别良恶性是十分必要的。

【评述】 CLT 也称为桥本甲状腺炎，是一种自身免疫性疾病，其特征是甲状腺抗原反应，T 淋巴细胞和 B 淋巴细胞浸润。一般来说，95% 的 CLT 病例发生在女性，尤其是在 30～50 岁的女性。甲状腺结节是一种常见的甲状腺疾病，CTL 患者通常良性和恶性甲状腺结节共存。在大多数情况下，CTL 病例有恶性甲状腺结节时才会手术，可是很多患者在诊断不清的情况下已经手术了。因此，区分良恶性甲状腺结节对临床十分重要。此前，CLT 患者甲状腺结节通常由超声和细针穿刺诊断。然而，超声特异性较低，灵敏度和假阳性率较高，很难区分良恶性结节。杨等对 1100 例患者进行临床试验，发现甲状腺活检只有 75% 的特异性。值得注意的是，MDCT 被建议诊断甲状腺结节。但是，此前还没有 MDCT 用于区分甲状腺结节良恶性的研究。本次研究中，127 例 CLT 患者 137 个结节均进行 MDCT 扫描，包括 CT 灌注成像。本研究分析了结节的特点，包括大小、组成、钙化、边缘、囊性成分、前后横径比、结节的强化方式和程度。此外，也分析了良恶性结节病理结果和 CT 灌注成像之间的相关性。

文选 163

【题目】 使用自适应加权张量去卷积核 CT 动态心肌灌注（Robust dynamic myocardial perfusion CT deconvolution using adaptive-weighted tensor total variation regularization）

【来源】 Spie Medical Imaging，2016，9783：97833D.

【文摘】 临床上，动态心肌灌注 CT（MPCT）是一种通过心肌灌注血流动力学映射（mycardial perfusion hemodynamic mapping，MPHM）诊断冠状动脉疾病风险很有前途的技术。但是，同一区域重复扫描会使患者获得一个相对较大的辐射剂量。本研究提出一个 MPCT 使用自适应加权张量去卷积核积算法准确估计低剂量背景下的剩余功能，即"MPD-AwTTV"。更特殊的是，AwTTV 规则化相比于原来的 TV 规则化法考虑到物质边缘的异物性。随后，迭代算法减少了目标函数的组合。实验结果证实，XCAT 虚拟呈现出的 MPD-AwTTV 算法在噪声方面、边缘细节的保存和准确 MPHM 估计方面优于现有的反卷积算法。

【评述】 动态心肌灌注 CT（MPCT）是一种新兴技术，通过心肌灌注血流动力学参数（如心肌血流速度、心肌血流量、平均通过时间）评估冠状动脉疾病的风险。然而，由于连续扫描，MPCT 比常规 CT 增高了累积辐射剂量。为了减少 MPCT 的辐射，进行了很多这方面的研究。在这些研究中，降低 MPCT 管电流（mA）是一个简单而有效的方式。然而，如果没有足够的好的图像重建，这个方案将不可避免地降低图像质量,引入严重光子噪声使 MPHM 估计不准确。为解决这个问题,各种先进的图像处理和重建算法用来降低噪声。例如,Speidel 等提出了一种高度受限反投影图像处理方法来降低图像噪声。Modgil 等提出的正弦图方法,从嘈杂的数据里获得一个理想 MPCT 的投影,并在理想的投影数据中重建出 MPCT 图像。另一种方法是,Tao 等提出通过建模统计的加权最小二乘法可显著降低噪声和抑制条纹伪影的作用,显著改善低 mAs 的缺点。最近,Bian 等在动物模型中结合运动自适应先验模型利用迭代重建自适应获得低剂量 MPCT 图像。上述提到的算法可以基于反卷积算法得到合理的 MPHH 奇异值分解算法,但他们没有考虑到反卷积算法建模的特殊性,其在超低 mAs 情况下效率会降低。

文选 164

【题目】 CT 引导下经皮肺穿刺联合结核球内灌注化疗治疗胸膜结核的安全性和有效性(Safety and effectiveness of CT-guided percutaneous pulmonary paracentesis and tuberculoma perfusing chemotherapy for the treatment of pleural tuberculosis)

【来源】 Experimental and Therapeutic Medicine,2016,12:957-960.

【文摘】 本研究的目的是比较不同方法治疗胸膜结核的中长期效果,如比较 CT 引导下经皮肺穿刺胸膜结核球灌注化疗、全身水平的标准或扩展化疗的安全性和有效性。研究在 2010 年 2 月至 2014 年 2 月之间被诊断为结核性胸膜炎的患者共 60 例,作为实验组;2006 年 2 月至 2010 年 2 月接受治疗的结核性胸膜炎患者 70 例作为对照组。实验组患者采用 CT 引导下经皮肺穿刺和结核球灌注化疗治疗不超过 3 个疗程,每个疗程用 0.1 g 异烟肼,0.5 g 卡那霉素,0.2 g 左氧氟沙星和 1 ml 利多卡因化疗,每周 4 次。对照组采用全身标准或扩展的化疗,方案治疗 3~6 HRZE(S)/6~12 HR。术后随访 18 个月,比较两组的治疗效果。实验组患者结核球的直径在 6、12、18 个月明显短于对照组($P<0.05$)。实验组在 18 个月治疗的总有效率及治疗期间的有效率均高于对照组($P<0.05$),药物相关并发症发生率实验组较对照组低($P<0.05$)。实验组无手术并发症。因此,CT 引导下经皮肺穿刺结核球灌注化疗治疗结核性胸膜炎是安全有效的,在临床具有更大的价值和推广作用。

【评述】 近年来肺结核再次出现。在中国,每年报告出现 30 万~50 万例原发肺结核。此外,由于化疗药物的不足、过度或不规范使用,继发性和复发性肺结核的发病率呈上升趋势。肺结核因为健康的劳动力损失、增加医疗费用和显著降低肺结核患者的生活质量,给国家造成了沉重的负担。结核性胸膜炎越来越因 CT 引导下经皮肺穿刺技术被诊断和临床证实。由于胸膜结核的大部分肿瘤壁厚,影响药物对病变组织的渗透,化疗效果极差。王等认为常规化疗方案或扩张化疗方案的效果并不理想,但曾等认为,在原有和不变的药物方案下,该治疗方案是有效的。最近的一项研究发现,CT 或超声引导下经皮肺穿刺或与结核球灌注化疗是安全有效的。然而,支持这些结果这样的研究较少。因此,本研究比较了 CT 引导下经皮肺穿刺和结核球灌注化疗的安全性和有效性。

文选 165

【题目】 散射补偿锥形束 X 线荧光 CT（Scattering-compensated cone beam X-ray luminescence computed tomography）

【来源】 Spie Medical Imaging，2016，9783：978354.

【文摘】 X 线荧光计算机体层成像（XLCT）打开了 X 线分子成像新的可能性。它是一种基于纳米荧光粉当被 X 线激发时可以发出近红外光这一原则的双模态成像技术。X 线散射效应是 CT 和 XLCT 重建时的一个大问题。研究已经表明如果散射效应补偿，重建平均相对误差在笔形射速 XLCT 可以从 40% 减少至 12%。然而，散射效应在锥形束 XLCT 尚未得到证实。为了验证和减少散射效应，本研究提出散射补偿锥形束 X 线荧光 CT，使用一个额外的主要防止多余的 X 线辐射的通道来减少外散射效应。幻影实验 2 个管装满了 YO：Eu，该方法可以减少 30% 的散射度，可以将定位误差从 1.8 mm 减少到 1.2 mm。因此，该方法在一般情况下和实际实验中是可行的，很容易实现。

【评述】 最近，纳米荧光粉被用作体外和体内生物医学成像制剂。X 线纳米荧光粉主要是固态晶体掺杂了镧系元素离子，可以吸收 X 线能量，然后发射近红外光。发射的光可以穿透生物组织被高灵敏度的 CCD 相机检测到。因此，这些纳米荧光粉适合体内生物医学成像，像一些光学成像技术，如生物发光体层成像和荧光分子体层成像。基于纳米荧光粉的属性，一个新的双模态成像 X 线荧光 CT（XLCT）最近被提出，它结合了光学成像的高灵敏度和高空间分辨率。与其他光学成像技术相比，XLCT 有几个优点：首先，成像深度提高，因为 X 线可以穿透生物组织；第二，使用 X 线激发消除了自发荧光，提高了成像质量。虽然目前做了很多努力来提高 XLCT 重建的图像质量，但当 X 线穿过组织的时候仍然遇到很多挑战。Cong 等提出了一种散射补偿锥形束 X 线的方法适用于 XLCT。他们将 X 线散射模型发展到 XLCT 成像模型。重建结果表明，平均相对误差从 40% 减少到了 12%。但目前，没有 X 线散射在散射更高、重建的图像质量更差的锥形束 XLCT 系统方面的研究。本文提出了一种在锥形束 X 线荧光 CT 散射补偿的方法。在 X 线源和成像对象之间有一道间隔，减少了多余的 X 线和相应的散射效应。重建结果表明，其大大抑制了散射效应，使重建的位置更准确。

文选 166

【题目】 CT 检查技术专家共识

【来源】 中华放射学杂志，2016，50（12）：916-928.

【文摘】 计算机体层成像（computed tomography，CT）是继 1895 年伦琴发现 X 线以来，医学影像学发展史上的一次革命。由于具有密度分辨率和空间分辨率高、对病灶定位和定性准确、可以为临床提供直观可靠的影像资料等优势，CT 检查已成为临床医学不可缺少的诊断手段，在我国已经普及到各级医疗机构。

【评述】 规范 CT 检查技术，为临床和诊断提供普遍公认的优质图像至关重要。为了规范 CT 检查技术，更好地为患者服务，国内相关专家综合相关文献并结合临床实际起草了本版CT检查技术专家共识。

文选167

【题目】 3T磁敏感加权成像技术对脑深部髓质静脉的新认识
【来源】 中风与神经疾病，2016，33（6）：574-576.
【文摘】 深部髓质静脉（deep medullargvein，DMV）是室管膜下静脉的细小分支，一般多见为垂直于侧脑室排列。它直接参与室管膜下静脉内血液的回流，并与室管膜下静脉、大脑内静脉、基底静脉直接构成脑内深部静脉的微循环。只有在磁敏感加权成像（SWI）中，DMV呈现低灰度，其特点包括：宽度为1～2个像素，其中有一个像素比较深，一个比较模糊；其分布走向基本都偏水平方向，便于观察和分析。DMV扩张的机制目前推测可能是病变区不同原因引起的脑组织缺血，脑血流灌注减低，脑内微循环开放造成该区域脑小动脉持续反应性扩张、脑组织氧摄取率的增高，导致血管和组织学层面的血流动力学代偿性损害，其直接结果是造成小静脉血液内脱氧血红蛋白比例增高。2008年Tong等第1次应用SWI技术研究儿童缺血性梗死中DMV不对称性的特征并发表了文章，引起了学者们对DMV研究的热潮，并不断探索DMV在疾病中的意义。

【评述】 本研究就DMV在以下疾病中的表现及意义进行讨论。DMV在脑白质脱髓鞘中的研究，脑白质脱髓鞘发病机制尚不明确，目前学者们公认的原因可能与局部区域脑血流量（cerebral blood flow，CBF）的减少、断裂的毛细血管通透性和血脑屏障的破坏有关。O'Sullivan等通过定量灌注加权成像（perfusion weighted imaging，PWI）研究认为脑内CBF减少是脑白质脱髓鞘的病因之一。脑血流量的减少进一步加重了静脉内氧的摄取率，使脱氧血红蛋白含量增加，进而造成DMV结构在SWI上显示更加清晰。

研究结果表明，SWI对显示脑深部髓质静脉有独特的优势，且可对DMV进行半定量、定量或分型等研究。DMV显影程度可反映脑内低灌注情况，对脑缺血性疾病的预后、临床治疗有重大意义。但对正常人、脑肿瘤等DMV显示情况尚未见报道。相信随着SWI技术的不断完善，DMV的研究可应用于更多的脑部疾病中，不断探索DMV的临床意义。

文选168

【题目】 16层螺旋CT多期增强扫描与后处理技术在肝肿瘤诊断中的应用价值
【来源】 临床医学研究与实践，2016，26（1）：80-81.
【文摘】 探讨在肝肿瘤诊断中运用16层螺旋CT多期增强扫描及其后处理技术的诊断价值。选取2015年3月至2016年5月应用螺旋CT多期增强扫描处理的肝肿瘤患者52例为研究对象，经过平扫后，进行多期增强扫描，对患者的肿瘤位置、供血情况、不同时期强化特征、与肝关系及周围组织关系进行观察。结果说明，所有患者经平扫检出肝肿瘤44例（84.62%），未检出8例（15.38%），增强扫描检出51例（98.08%），未检出1例（1.92%），增强扫描检出率（98.08%）显著高于平扫检出率（84.62%）（$P<0.05$）。采用平扫高密度检查出4例（7.69%），等密度检查出8例（15.38%），低密度检查出40例（76.92%）；动脉期、门静脉期、平衡期和延迟期进行了增强扫描，检出率分别是84.62%、61.54%、78.85%、84.62%。因此，运用16层螺旋CT增强扫描及后处理技术，能够在短时间内准确定位血管的走向，确定肝肿瘤的位置，具有良好的临床诊断价值。

【评述】 肝肿瘤疾病是我国的一种常见病。早期及时确诊可以有效降低患者的病死率，提高患者后期的生活质量。随着现代医学技术的发展，多层螺旋CT扫描技术在临床中已经得到了广泛的使用。本文针对肝肿瘤患者运用增强扫描及后处理技术，判断此项技术在肝肿瘤诊断中的价值。运用16层螺旋CT增强扫描及后处理技术，能够在短时间内准确定位血管的走向，增强肝肿瘤的位置，这将为及时诊断奠定基础。

文选169

【题目】 64层螺旋CT灌注参数值与灌注图变化对肾积水患者肾功能评价的指导意义

【来源】 中国CT和MRI杂志，2016，14（6）：82-84.

【文摘】 明确64层螺旋CT灌注参数值与灌注图变化在肾积水患者肾功能评价中的应用价值及对临床治疗的指导意义。将我院2013年6月至2015年12月收治65例肾积水患者纳入观察组，由同期进行健康体检者中随机抽取65例作为对照组。患者均应用64层螺旋CT扫描仪检查，先行常规CT平扫，采取多层连续动态电影扫描模式对所选层面进行灌注扫描，之后行CT增强扫描。分析肾积水患者CT影像表现、灌注图，对比肾积水患者与正常体检者肾皮质及肾髓质血流量（BF）、毛细血管通透性（PS）、血容量（BV）、灌注血容量（PBV）等CT灌注参数。肾积水患者CT影像主要表现为患侧后腹膜纤维化致患侧输尿管狭窄、肾盂输尿管扩张及肾功能减退。肾积水患者的肾皮质BF、PS、BV、PBV等参数值分别为（208.4±28.6）ml/（100 ml·min）、（30.7±6.6）ml/（100 ml·min）、（27.5±4.3）ml/100 ml、（46.6±5.0）ml/100 ml，肾髓质BF、PS、BV、PBV等参数值分别为（102.7±18.2）ml/（100 ml·min）、（51.7±7.2）ml/（100 ml·min）、（18.5±4.0）ml/100 ml、（21.2±1.6）ml/100 ml，均低于正常体检者，差异有统计学意义（$P<0.05$）。结论，64层螺旋CT灌注成像技术具有较高空间与时间分辨率，可获得良好解剖图像与清晰三维图像，利用灌注图及灌注参数对患肾功能进行精确定量评价，进而为临床治疗提供指导。

【评述】 肾积水多为梗阻所致，尿液排出受阻发生蓄积，致使肾盂肾盏内压力升高，肾盂肾盏扩张、肾实质萎缩，严重者可能引起急性肾衰竭而死亡。目前普遍认为，对于肾功能受损严重者，即便解除梗阻，往往也无法恢复肾功能，手术治疗需谨慎。对此，积极评价患者肾功能对临床治疗具有明显参考价值。有研究提出，螺旋CT可显示肾形态学变化并借助灌注成像明确肾微循环血流动力学改变，对肾功能评价有较大作用。本研究将我院收治的肾积水患者与同期健康体检者进行对比，探析64层螺旋CT灌注对肾积水患者肾功能的评估价值。64层螺旋CT灌注成像技术在肾积水患者中的应用可间接评价肾功能，具有良好空间分辨率解剖图像与清晰三维图像，且利用灌注图及灌注参数对患肾功能进行精确定量评价，明确患者肾功能受损程度，为临床评价肾功能开拓了思路，也为临床治疗提供指导，临床应用价值高。

文选 170

【题目】 64层螺旋CT后处理技术评价下肢血管损伤

【来源】 影像诊断与介入放射学，2016，25（5）：405-409.

【文摘】 探讨64层螺旋CT后处理技术显示下肢血管损伤的优缺点及应用价值。分析行64层螺旋CT血管造影（CTA）检查的下肢血管损伤的30例患者的血管重组图像，比较各种图像后处理技术对下肢动脉损伤的显示效果。30例患者包括16例单纯动脉损伤，10例假性动脉瘤，4例动静脉瘘，其中8例为下肢骨折内固定术后。10例假性动脉瘤患者同时行数字减影血管造影（DSA）检查及破口修复术，15例单纯动脉损伤经手术证实，其余5例病例经磁共振血管造影（MRA）等检查和随访证实。比较各种图像后处理技术对下肢动脉损伤的显示效果。结果，30例患者CTA都能清晰显示下肢动脉损伤，与原始轴位和MPR/CPR相比，MIP及VR诊断动脉狭窄的准确性分别为70.59%（12/17）和58.82%（10/17）。CTA对血管损伤的诊断与DSA、手术所见及MRA等相关检查随访完全相符，但CTA对下肢动脉损伤后血栓形成诊断的准确率为60.71%（17/28）。因此，64层螺旋CTA可准确、直观显示下肢动脉损伤情况。各种下肢血管后处理成像技术中，MPR/CPR结合原始轴位对下肢血管损伤显示最佳，VR对手术定位有很好的辅助作用。

【评述】 肢体损伤是临床上常见的一种外伤，往往伴随着血管、神经损伤，而血管损伤通常关系到肢体损伤的治疗方案的选择和预后，因此术前准确评价血管损伤具有重要的临床意义，而血管损伤多发于下肢。目前，评价血管损伤的金标准是数字减影血管造影。随着多层螺旋CT血管成像的发展，特别是64层以上多层螺旋CT的应用，为血管损伤提供了无创、准确的诊断方法。本文旨在探讨64层螺旋CTA后处理技术在下肢血管损伤中的应用及价值。64层螺旋CTA具有准确、无创、直观的特点，可作为诊断下肢动脉损伤的一种首选的血管成像方法。各种后处理技术与原始轴位相结合对诊断下肢动脉损伤具有很高的准确性，对治疗方法的选择、手术方案的实施和观察术后疗效具有重要的临床价值。

文选 171

【题目】 64排螺旋CT对门静脉高压症的诊断价值

【来源】 中国CT和MRI杂志，2016，14（10）：68-70.

【文摘】 探究64排螺旋CT成像对门静脉高压症的诊断价值。对2013年3月至2014年3月我院收治的160例诊断为门静脉高压症的患者进行64排螺旋CT门静脉成像检查，并对其容积数据进行重建，分析患者的门静脉及其属支及侧支循环的影像学特征。结果说明，门静脉主干和脾静脉等属支在64排螺旋CT成像技术下均能清楚地显示，根据其影像学表现可初步评估门脉高压症的程度及其主要疾病，亦能清楚地判断侧支循环的分布范围。因此，对门静脉高压症患者进行64排螺旋CT成像检查可以提高对门静脉高压症患者症状发展程度判断的准确性，为临床治疗提供极大的辅助功能，值得在临床上推广应用。

【评述】 门静脉高压症（portal hypertension，PHT）是各种原因所致门静脉血循环障碍的临床综合表现，可伴有上消化道大出血、门体分流性脑病和自发性细菌性腹膜炎等疾病，如若诊疗不及时，可危及患者的生命安全。通过 CT 或 MRI 可直接了解门静脉高压症的发病部位，直观显示门脉及其属支有无扩张、血栓或瘤栓。本研究通过对门静脉高压症患者进行 64 排螺旋 CT 门静脉成像检查，分析不同患者的门静脉及其属支以及侧支循环的影像学特征，以探讨 64 排螺旋 CT 成像对门静脉高压症的诊断价值。综上所述，对肝炎和肝硬化的患者进行 64 排螺旋 CT 检查可有效筛查出其中门静脉高压症的患者，显示了 64 排螺旋 CT 检查较高的诊断符合率，表明 64 排螺旋 CT 检查在诊断门静脉高压症中具有重要的临床意义。

文选 172

【题目】 64 排螺旋 CT 功能成像技术在兔急性肾损伤诊断中的价值

【来源】 实用放射学杂志，2016，32（3）：452-455.

【文摘】 利用 64 排螺旋 CT 功能成像技术定量分析 N- 硝基 -L- 精氨酸甲酯（L-NAME）致兔高血压急性肾损伤后肾血流动力学变化，探讨该技术在评估早期肾功能损伤中的应用价值。将 14 只雌性新西兰大白兔随机分成正常对照组（$n=6$）和 L-NAME 组（$n=8$）。对照组注入氯化钠溶液，L-NAME 组注入同等量 L-NAME 溶液建立兔高血压急性肾损伤模型；并在注射完毕后行 64 排螺旋 CT 及单光子发射计算机体层成像（single-photon emission computed tomography，SPECT）检查。同时于注药前后取血检测血肌酐（Cr）。比较 2 组兔肾 Cr、CT 灌注检查所得各参数值并与病理相对照。利用动态增强 CT 肾图测得 GFR_{CT} 与 SPECT 检查所得 GFR_{SPECT} 进行相关性比较。结果，对照组与 L-NAME 组兔肾血容量（BV）、血流量（BF）、毛细血管通透性（PS）、对比剂达峰时间（TTP）及峰值差异有统计学意义（$P<0.05$）。动态增强 CT 肾图所得 GFR_{CT} 与 GFR_{SPECT} 具有高度相关性。L-NAME 组 GFR_{CT} 均值较对照组明显减低（$P=0.000$）。L-NAME 组在光镜及大体镜下肾损伤明显。结论，64 排螺旋 CT 功能成像技术可动态观察并定量分析高血压早期肾功能异常，特别是单侧肾血流异常，是一种有效的定量评估肾功能变化的影像学检查方法。

【评述】 高血压是一种严重危害人类健康的临床常见病及多发病，常导致心、脑功能损伤，也是引起高血压肾损伤并导致终末期肾衰竭的重要病因之一。目前临床常用血浆肌酐水平和肌酐清除率作为检测肾功能损伤的实验室指标，但其在早期肾损伤时并不出现明显变化，且无法进行分侧肾功能评价。单光子发射计算机体层成像可以比较准确地评估肾功能早期变化，但对肾脏细微的解剖结构显示欠佳。本研究旨在应用 64 排螺旋 CT 功能成像技术动态评估 N- 硝基 -L- 精氨酸甲酯（N-nitro-L-argininmethylester，L-NAME）致兔急性肾损伤的可行性，并进一步探讨 CT 功能成像技术对评估肾功能，特别是分侧肾功能变化过程的临床价值。CT 灌注成像及动态增强 CT 肾图测量 GFR 等功能成像技术的应用不仅可以更好地显示肾的解剖结构及形态学特点，还可以研究活体肾血流动力学状态、准确评估肾功能，是具有较高临床应用价值的影像学检查技术。

文选 173

【题目】 64 排螺旋 CT 三维重建技术在外伤性髋臼骨折中的应用价值

【来源】 华夏医学，2016，29（4）：107-109.

【文摘】 探讨 64 排螺旋 CT 三维重建技术在髋臼骨折中的应用价值。回顾性分析经 X 线、螺旋 CT 三维重建技术证实的 42 例髋臼骨折患者影像资料。结果，42 例髋臼骨折前柱 6 例，后柱 4 例，前壁 7 例，后壁 9 例，横行骨折 5 例，臼顶骨折 2 例，"T"形骨折 3 例，复合骨折 6 例。X 线平片骨折检出率 57.1%，螺旋 CT 三维成像骨折检出率 100.0%。结论，64 排螺旋 CT 三维重建能立体直观地显示复杂髋臼骨折的空间位置，有助于临床诊断及治疗。

【评述】 随着社会经济交通运输业及建筑业的高速发展，髋臼骨折的发生率日渐增高。髋臼骨折为一种复杂的关节内骨折，如不能恢复关节面平整，保证解剖复位，常会导致愈合后创伤性关节炎。精确的解剖复位要求医师对骨折的严重性和分型的准确性有充分认识。多排螺旋 CT 三维重建技术的应用，尤其是 64 排螺旋 CT 超薄层扫描的三维重建技术为临床提供全面、准确的图像资料，对髋臼骨折的诊断又多了一种客观检查手段。本研究对 64 排螺旋 CT 三维重建技术应用于髋臼骨折中的临床价值进行探讨。

文选 174

【题目】 64 排螺旋 CT 头颈部 CTA 检查对脑动脉瘤合并自发性蛛网膜下腔出血的临床应用

【来源】 中国实用神经疾病杂志，2016，19（2）：86-88.

【文摘】 评价 64 排螺旋 CT 头颈部 CTA 检查对脑动脉瘤合并自发性蛛网膜下腔出血（SAH）的临床应用价值。回顾性分析 83 例脑动脉瘤合并 SAH 患者的 CT 血管成像（CTA）检查结果，影像学资料经容积再现（VR）、最大密度投影（MIP）、多平面重建（MPR）、仿真内镜（VE）技术等技术处理，将该结果与 DSA 或手术结果进行对照研究。结果，83 例患者中，DSA 或手术结果检出瘤体 93 个（单个瘤体 73 例，2 个瘤体 10 例），CTA 共检出瘤体 91 个，与 DSA 或手术结果比较漏诊 2 个，CTA 的诊断敏感性为 97.8%，诊断符合率很高（$\chi^2=25.632$，$P=0.011$）。结论，CTA 检查脑动脉瘤合并 SAH 快速、无创，且敏感性很高，能够显示瘤体大小、瘤颈、瘤轴指向以及载瘤动脉与血管的关系等信息，具有很高的临床参考价值。

【评述】 SAH 的发病原因较多，但以动脉瘤和脑血管畸形最为常见。SAH 患者临床表现为急性发作的剧烈头痛，且常伴昏迷或严重的神经系统受累症状，致死率和病死率均很高，及时、准确的诊断对改善患者预后具有重要意义。多层螺旋 CT 平扫联合 CTA 诊断 SAH 具有明显优势，更短的检查时间能够争取更多的抢救时间，无创检查可降低患者的危险系数，检出率高，能够为临床确诊提供重要参考。本文回顾性分析我院 2010 年 1 月至 2014 年 6 月收治的 83 例脑动脉瘤合并 SAH 患者的 CTA 影像学结果，认为 64 排螺旋 CT 头颈部 CTA 检查对脑动脉瘤合并 SAH 有很高的临床应用价值。CTA 检查脑动脉瘤合并 SAH 快速、无创，且敏感性很高，能够显示瘤体大小、瘤颈、瘤轴指向及载瘤动脉与血管的关系等信息，具有很高的临床参考价值，可作为脑动脉瘤合并 SAH 的首选检查方法。作者认为，一旦 SAH 的临床诊断成立，需要即刻行多排 CTA 检查，明确出血原因，为下一步治疗方案的确定提供准确参考。

文选 175

【题目】 64 排螺旋 CT 血管成像在下肢动脉闭塞性病变中的应用价值

【来源】 安徽医学，2016，37（8）：1022-1025.

【文摘】 探讨 64 排螺旋 CT 血管成像技术在下肢动脉血管闭塞性疾病中的应用价值。对 2014 年 1 月至 2015 年 12 月安徽省六安市立医院疑似下肢动脉血管闭塞性病变的 50 例患者行 CT 血管成像（CTA）检测，其中 30 例患者自愿在 CTA 检后 1 周内接受数字减影血管造影（DSA）检测，以 DSA 结果为金标准，比较 30 例患者 CTA 的图像质量及分辨血管狭窄的特异性及敏感性。参照 DSA 的结果，CTA 下肢动脉血管狭窄情况（≥50%）的准确性为 95.55%（275/288），特异性及敏感性分别为 98.1%（106/108）与 93.9%（169/180），两组对中度及以上狭窄的准确性的差异无统计学意义（χ^2＝0.246，P＝0.999）。因此，64 排螺旋 CT 血管成像技术在下肢动脉血管闭塞性病变的诊断方面有一定的价值。

【评述】 近些年来，随着社会老龄化现象的加重及生活方式的改变，下肢动脉闭塞性病变发病率亦随之升高，病情通常发展较为迅速且最终结果往往严峻。故尽早掌握下肢的侧支循环状态对患者的治疗具有积极的作用。数字减影血管造影（DSA）为目前临床诊断下肢动脉血管疾病的公认手段。因 DSA 为典型的侵入性治疗法，可能会造成血管的意外损伤且要求医务人员有较高的操作水平。随着现代 CT 技术迅速发展，目前 64 层螺旋 CT 的后处理系统功能强大且具有精细的空间分辨率及时间分辨率。由于其种种优势，此法在下肢动脉血管闭塞性病变的检测中被人们广泛地应用，并对患者的术后复查及术前检查提供了准确的信息。本文比较分析 30 例疑似患有下肢动脉血管闭塞性病变患者下肢的 DSA 及 CTA 资料，探究 64 层螺旋 CT 血管成像在下肢动脉血管闭塞性病变中的应用价值。与传统的 DSA 法相比，64 排螺旋 CT 血管成像在下肢动脉血管闭塞性病变的诊断方面有其独特优势且有巨大的应用前景。其对下肢血管的展示结果与大体解剖相近，并对血管狭窄的原因与状态有更好的展示。CTA 技术在对疑患下肢动脉闭塞性病变的患者的筛选与复查方面具有重大的意义。

文选 176

【题目】 64 排螺旋 CT 重建在诊断肝外胆管癌病变的临床价值分析

【来源】 中国 CT 和 MRI 杂志，2016，14（6）：72-75.

【文摘】 探讨 64 排螺旋 CT 诊断肝外胆管癌的临床价值。选择经手术病理或活检证实为肝外胆管癌的 44 例患者，回顾性分析其 CT 影像学资料，总结肝外胆管癌 CT 表现特征及 64 排螺旋 CT 诊断价值。肝外胆管癌以肿块型多见，其次为管壁浸润型，腔内乳头状少见。肝门胆管癌以肿块型居多，CT密度不均，边界模糊，管壁浸润者管壁不规则增厚，部分伴管腔狭窄。腔内乳头型CT可见不规则结节状影，突向管腔。中下段胆管癌腔内乳头状病变多见，管壁浸润型次之，影像学表现与肝门区胆管癌类似。因此，64排螺旋CT配合重建技术是肝外胆管癌诊断的理想影像学手段。

【评述】 肝外胆管癌指源于左、右肝管汇合下侧胆总管末端的肿瘤性病变，常见于中、老年群体，男性多于女性，早期症状不典型，检出率低。当出现进行性加重性恶性黄疸症状时已进展至中、晚期，恶性程度高，手术切除率低，可导致胆汁性肝硬化病变，引起肝衰竭。而64排螺旋CT的应用为早期诊断肝外胆管癌奠定了影像学基础。研究证实，多排螺旋CT空间分辨率高，配合CT重建，可清晰显示肿瘤与附近动静脉关系，观察淋巴结及其他脏器转移情况，为外科治疗方案的确立提供依据。为研究64排螺旋CT重建在肝外胆管癌诊断中的应用价值，对44例患者的临床资料进行回顾性分析。64排螺旋CT可为肝外胆管癌诊断提供影像学依据，其中肿块型胆管癌以延迟强化为典型特点，而管壁浸润型、腔内生长型胆管癌强化特征复杂，或伴延迟强化与胆囊改变，与胆管癌发生部位有其联系。配合三维重建可清晰显示胆管结构及与附近组织关系，为手术治疗奠定基础。

文选177

【题目】 70 kV结合个性化对比剂注射方案在糖尿病足下肢CTA检查中的可行性研究

【来源】 放射学实践，2016，31（2）：118-122.

【文摘】 探讨70 kV结合个性化对比剂注射方案在糖尿病足下肢CT血管成像（CTA）检查中的可行性。前瞻性收集因糖尿病足而行下肢CTA检查的患者资料，所有患者检查前均签署知情同意书。CTA扫描范围自膈下至足尖。管电压设定为70 kV，采用个性化对比剂注射方案，使用正弦确定迭代重建（SAFIRE）技术（等级为3）进行重建。观察及评估内容：图像质量的主、客观评价；血管（膝上、膝下动脉）病变程度的评估；患者所受辐射量。结果，共20例患者入组，其中16例下肢CTA图像质量评分为2~4分，纳入评估。下肢动脉各段血管CT值为（319±147）~（702±150）Hu。膝上血管共192段，其中28段血管（14.6%）重度狭窄，12段血管（6.2%）完全闭塞；膝下血管共224段，其中61段（27.2%）血管重度狭窄、闭塞。辐射剂量：容积CT剂量指数（$CTDI_{vol}$）为（2.15±0.58）mGy，剂量长度乘积（DLP）为（265±73.7）mGy·cm。因此，70 kV下肢CTA在降低辐射剂量的同时提高了血管的CT值，为临床诊治提供良好的影像依据。

【评述】 糖尿病足是糖尿病最常见且最严重的并发症之一，其与血管病变、神经病变及感染密切相关，其中动脉狭窄、闭塞性病变是引起糖尿病足的主要因素，严重者需截肢，甚至可致死。多层螺旋CT血管成像是一种准确、安全、无创的检查技术，在评价糖尿病足下肢动脉病变中具有很高的价值。如何在保证临床诊断要求的前提下，尽可能地减少X线辐射量及对比剂用量已成为当今研究热点之一。本文拟探索低管电压（70 kV）结合个性化对比剂注射方案在糖尿病足下肢CTA检查中的可行性。结合迭代重建技术，使用70 kV下肢CTA扫描方案的成像效果可达到临床诊断要求，同时明显降低了患者所受辐射剂量。

文选 178

【题目】 70 kV 下肢动脉 CT 成像技术的诊断价值

【来源】 中华医学杂志，2016，96（43）：3494-3498.

【文摘】 与数字减影血管造影（DSA）对照，评价 70、120 kV 下肢动脉 CT 成像的图像质量、辐射剂量及诊断效能。前瞻性连续收集 2014 年 1 月至 2015 年 12 月临床疑诊或确诊下肢动脉硬化闭塞症（lower extremity a therosclerotic occlusive disease，LEASO）于山东省医学影像学研究所行下肢动脉 CT 血管造影（CTA）的 200 例患者资料，男 124 例、女 76 例，年龄 40~80 岁[（59±8）]岁，体重 53~80 kg[（67±8）kg]，按照随机数字表法将患者随机分为 2 组：A 组 100 例，行 70 kV 下肢动脉 CT 成像，对比剂用量 0.8 ml/kg 体重，B 组 100 例，行 120 kV 下肢动脉 CT 成像，对比剂用量 100 ml。A 组 30 例患者 35 个患肢（420 段血管）、B 组 28 例患者 32 个患肢（384 段血管）行 DSA 检查，基于血管分段，比较 2 组间 3 个解剖分部 50% 以上狭窄程度的诊断效能。并对图像质量进行主观评分。记录并比较 2 组的辐射剂量、对比剂用量及对比剂的总碘量。结果，A、B 组小腿-足部平均主观评分分别为 2.20±0.36 和 1.72±0.34，差异有统计学意义（$P<0.01$），A、B 组平均 CT 值分别为 500、310 Hu，差异有统计学意义（$P<0.05$）。基于血管分段，A、B 组小腿-足部 50% 以上狭窄程度敏感度、阳性预测值、阴性预测值、诊断准确率分别为 98.6%、95.8%、98.1%、96.7% 和 90.9%、88.5%、91.0%、89.7%，组间差异有统计学意义（$P<0.05$）。A、B 组剂量长度乘积分别为（396±34）mGy·cm 和（1041±159）mGy·cm，差异有统计学意义（$P=0.001$）。A、B 组对比剂用量、对比剂总碘量分别为 53.5 ml、100 ml；18.7 g、35 g，差异均有统计学意义（均 $P<0.01$）。结论，70 kV 管电压结合低对比剂用量下肢动脉 CT 成像操作简单、方便，诊断准确率高，是诊断 LEASO 可靠的检查手段。

【评述】 数字减影血管造影（DSA）是诊断下肢动脉硬化闭塞症（LEASO）的金标准，空间分辨率高，可以准确清晰的显示病变及细小侧支血管，但属于有创检查，并发症相对较多（穿刺部位血肿、夹层形成等），且检查费用昂贵，需要住院检查，作为一项检查方法，已被其他无创的检查方法取代，如血管超声、CT 血管成像（CTA）及磁共振（MR）对比剂血管成像（MRA）。目前，多层螺旋 CTA 已被证实可以准确诊断 LEASO。但是大范围的扫描使得患者接受的放射辐射剂量较大，剂量长度乘积（DLP）1300~1465 mGy·cm，且对比剂用量较多（100~140 ml 或 1.8 ml/kg）。降低管电压是最有效的降低辐射剂量的方法，且在降低辐射剂量的基础上还可以减少对比剂用量，已被用于小儿先天性心脏病、冠状动脉等。本研究采用 70 kV 低管电压及 120 kV 常规管电压对随机分组患者行下肢动脉 CTA 检查，部分患者行 DSA 检查，对照分析 70 kV 低管电压联合低对比剂用量对 LEASO 的临床价值。

文选 179

【题目】 80 kV 低剂量在头颈部 CT 血管成像的初步研究

【来源】 罕少疾病杂志，2016，23（1）：4-7.

【文摘】 探讨"双低"血管成像技术（低千伏、低对比剂用量）应用于临床头颈部血管成像的可行性。采用35 ml的低对比剂用量用于头颈部CT血管成像，将20例临床疑似头颈部血管疾病患者随机分为两组，实验组10例采用80 kV进行头颈部血管成像扫描，对照组10例采用常规120 kV，两组的对比剂用量均为35 ml，注射速率为5 ml/s，注射完毕后同等速率注入生理盐水40 ml；均采用自动管电流调节技术（Caredose 4D），迭代算法（SAFIRE）重建，根据原始图像及最大密度投影像（MIP），比较不同千伏血管强化程度、不同kV下的辐射剂量、脑实质的密度及信号噪声比（SNR）、对比噪声比（CNR）、噪声等，并对其进行统计学分析。实验组和对照组图像质量评分分别为5.833±0.100和5.856±0.133（$P=0.694>0.05$）；图像噪声分别为2.261±0.026和2.522±0.031（$P=0.000<0.05$），噪声明显增加；辐射剂量分别为412.4±49.2和101.8±11.6（$P=0.000<0.05$），辐射剂量显著下降。因此，采用"双低"技术进行头颈部CT血管造影，所得图像能满足影像诊断，且大为减少辐射剂量和对比剂用量，可望用于头颈部CT血管成像筛查和治疗后复查，值得临床进一步深入研究和推广应用。

【评述】 CT血管造影（CTA）是一项非创伤性的血管疾病检查方法，已成为血管疾病协助诊断和临床筛查的重要手段。CTA图像质量的好坏直接影响到血管病变诊断的准确性，以往血管检查由于设备等因素的限制，常采用高kV及大剂量对比剂等方法，虽然图像质量满足诊断需要，但存在许多技术问题和不良反应，如头臂静脉和锁骨下静脉所致的硬化束伪影导致动脉开口诊断困难；大剂量高浓度对比剂引起的造影剂外渗导致骨筋膜室综合征及急慢性肾损害等。随着计算机硬件的更新，当今医学领域，低剂量的运用已是临床及放射领域发展的必然趋势，并有众多研究在头颅CT血管成像采取70~80 kV、30 ml造影剂的相关研究。本研究在不影响血管图像质量的情况下，头颈部CTA采用80 kV的低千伏、35 ml的低对比剂用量，所得血管图像质量不仅可以满足临床协诊的需要，同时也大大降低了患者的辐射剂量，且减少了对比剂的不良反应发生概率。

文选180

【题目】 100 kV与120 kV上腹部双期增强CT胰腺强化程度及图像质量的对比

【来源】 中国医学影像学杂志，2016，24（2）：122-125.

【文摘】 探讨100 kV上腹部双期增强CT扫描对胰腺强化程度、辐射剂量的影响，并评价其图像质量。回顾性分析行上腹部CT增强扫描患者60例，根据管电压不同分为100 kV组和120 kV组，每组30例。患者平扫后采用团注追踪技术行动脉晚期和门静脉期增强扫描。比较两组胰腺和肝各期CT值、腹主动脉动脉晚期及门静脉的门静脉期CT值，比较胰腺及肝的绝对强化值及两组动脉晚期胰腺噪声、信噪比（SNR）、对比噪声比（CNR）、优良指数（FOM）、CT容积剂量指数（$CTDI_{vol}$）、剂量长度乘积（DLP）、有效剂量（ED）、特异性剂量估计值（SSDE）。阅片者1、阅片者2对100 kV组和120 kV组图像评分分别为（4.7±0.2）分和（4.8±0.2）分、（4.7±0.3）分和（4.8±0.2）分，差异无统计学意义（$P>0.05$）。图像质量评价一致性良好（$\kappa=0.722$，$P<0.001$）。两组图像噪声比较差异无统计学意义（$P>0.05$），SNR、CNR比较差异有统计学意义（$P<0.05$）。两组动脉晚期及门静脉期胰腺和肝CT值、动脉晚期腹主动脉和腰大肌、门静脉期的门静脉CT值、胰

腺及肝绝对强化值比较，差异均有统计学意义（$P<0.05$、$P<0.01$）。100 kV 组 $CTDI_{vol}$、DLP、ED、SSDE 均低于 120 kV 组（$P<0.05$），FOM 高于 120 kV 组（$P<0.05$）。因此，对于体重指数 $<28\ kg/m^2$ 的患者，推荐 100 kV 上腹部双期增强 CT 扫描，胰腺实质强化显著，整体图像质量满足临床诊断需要，还能降低辐射剂量。

【评述】 腹部双期增强 CT 检查对胰腺疾病的诊断具有重要价值，临床应用广泛。多层螺旋 CT 是胰腺肿瘤诊断、术前分期及术后随访的主要检查手段，而如何获得更高的胰腺强化值对于显示胰腺病变尤为重要。Zamboni 等将 80 kV 与 120 kV 进行对比，发现降低管电压不仅可以明显提高胰腺强化程度、增加胰腺正常组织与病变的对比度，还能降低辐射剂量。本研究通过降低管电压的方法，探讨在 100 kV 条件下行上腹部双期增强 CT 扫描对胰腺实质强化程度及图像质量的影响。

文选 181

【题目】 128 层螺旋 CT 肺动脉造影在肺动脉栓塞诊断中的应用

【来源】 齐齐哈尔医学院学报，2016，37（25）：3169-3170.

【文摘】 探讨 128 层螺旋 CT 肺动脉造影（CTA）在肺动脉栓塞诊断中的应用价值。选择 2013 年 4 月至 2016 年 3 月经 128 层螺旋 CT 肺动脉造影（CTA）明确诊断的肺动脉栓塞（PE）患者 82 例，采用 VR、MPR 及 CPR 技术观察分析肺动脉血管，重点观察栓子的位置、数量、大小、形态及肺野、胸膜及心脏的改变。结果，82 例肺动脉造影中，肺动脉主干、双肺动脉干、肺叶、肺段及亚段肺动脉均显示清晰，准确显示肺动脉栓塞的直接征象，即肺动脉内栓子的部位、大小、形态及肺动脉狭窄的程度；间接征象，即肺梗死、胸腔积液、右心增大及肺动脉高压等。结论，128 层螺旋 CT 肺动脉造影在肺动脉栓塞诊断中具有无创、快速、安全、可靠等优点，在清晰显示肺动脉解剖的基础上，准确显示肺动脉内栓子的部位、大小及形态，可作为肺动脉栓塞诊断的首选方法。

【评述】 肺动脉栓塞（PE）是指由于内源性或外源性栓子阻塞肺动脉，引起肺循环功能障碍的临床综合征。不经治疗的 PE 病死率高达 25%～30%，早期诊断并及时治疗可使病死率下降到 3%～10%。128 层螺旋 CT 肺动脉血管造影在清楚显示肺动脉解剖的同时，可准确显示肺动脉栓塞的直接征象和间接征象，对于肺栓塞患者早期诊断、治疗及预后有重要的意义。本研究重点讨论 128 层螺旋 CT 肺动脉血管造影在肺动脉栓塞诊断中的优势及临床应用价值。

文选 182

【题目】 128 层螺旋 CT 冠脉成像在诊断及分级评价冠心病的临床价值

【来源】 医学影像学杂志，2016，26（6）：1150-1152.

【文摘】 探讨 128 层螺旋 CT 冠状动脉成像在临床诊断及分级评价冠心病中的应用价值。对 120 例进行 128 层螺旋 CT 检查诊断的疑似冠心病患者的临床检查结果分析，并与冠状动脉造影对比评价冠状动脉狭窄程度分级诊断的准确性。120例患者经冠状动脉造影检查确诊冠状动脉狭窄阳性84例，阳性率为70.00%；阴性36例，阴性率为30.00%。另外，120例患者经冠状动脉造影检查发现冠状动脉内斑块出现钙化82例，钙化率为68.33%，非钙化38例，非钙化率为31.67%。120例患者经冠状动脉成像检查确诊冠状动脉狭窄阳性85例，阳性率为70.83%；阴性35例，阴性率为29.17%。另外，120例患者经冠状动脉成像检查发现冠状动脉内斑块出现钙化83例，钙化率为69.17%，非钙化37例，非钙化率为30.83%（37/120）。经统计学分析经冠状动脉成像检查与经冠状动脉造影检查2种方法对冠状动脉狭窄的阳性率和冠状动脉内斑块检查中钙化率检出情况比较无明显差异。120例患者检出1572段血管节段，在行冠脉狭窄程度检查时，其对狭窄程度分级过程中均清晰显现出较多的低估或高估情况。因此，128层螺旋CT冠状动脉成像技术可作为可疑冠心病患者筛查手段或低危冠心病患者的复查手段，具有可靠、简便、准确、快捷的优点。

【评述】 通过对120例进行128层螺旋CT检查诊断的疑似冠心病患者的临床检查结果分析，并与CAG对比评价冠脉狭窄程度分级诊断的准确性，对于该病临床诊断和治疗中具有重大意义。128层螺旋CT冠状动脉成像技术可作为可疑冠心病患者筛查手段或低危冠心病患者的复查手段，具有可靠、简便、准确、快捷的优点，在冠心病临床治疗与预后分析中具有较高应用价值。

文选183

【题目】 128层螺旋CT扫描的室内辐射场分布及辐射剂量

【来源】 中华放射学杂志，2016，50（5）：388-390.

【文摘】 近年来，CT检查在临床诊断工作中得到迅速推广和大量应用，截至2013年底，全国CT装机量就已超过16 000台。随着CT检查人次及频率的不断升高，受检者接受的辐射剂量也在大幅度增加。CT扫描产生的辐射剂量几乎占到所有医学辐射剂量的1/2，已成为最大的医源性人工辐射来源。研究证实，受检者接受的辐射剂量越高，致癌的风险就越大，在儿童尤为明显。国际放射防护委员会发布的数据显示，每增加1 mSv的X线照射剂量，恶性肿瘤的发生率将会增加5/10万。目前，国内外研究的重点主要集中在如何降低受检者的辐射剂量上，不断推出低剂量检查技术和方案。然而，在一些特殊患者（如儿童、意识模糊不配合及重症危急患者等）的CT检查过程中，需要其家属或医护人员在机房内陪同检查。本研究对标准CT水模进行扫描，采用热释光剂量计（thermoluminescence dosimeter，TLD）测量128层螺旋CT常规头部扫描时CT机房内的辐射场，对数据进行分析并绘制出CT机房内的辐射场示意图，为临床防护提供依据。

【评述】 临床上，CT是脑出血、脑外伤、高坠伤、主动脉夹层等危急症患者的首选检查方法。遇到儿童、意识模糊或不能较好配合的患者时，常需要其家属或医务人员在机房内陪同或辅助检查。目前，对于陪护人员的辐射防护研究关注度不够，需要进行深入研究。为了更好地保护非受检者的健康，非受检者应站在检查床侧，避免站在CT机架后的区域，同时应尽量靠近检查床并且远离CT扫描中心。高压注射器和医用手推车应该放在CT机架两侧，应该避免放在离扫描孔较近的在水平面45°的区域。

文选 184

【题目】 128 层螺旋 CT 头颈部血管成像评估急性脑梗死患者颈动脉狭窄的临床价值

【来源】 中国 CT 和 MRI 杂志，2016，14（7）：37-39.

【文摘】 研究 128 层螺旋 CT 头颈部血管成像评估急性脑梗死患者颈动脉狭窄的临床价值。选取我院 2010 年 3 月至 2013 年 3 月急性脑梗死患者 58 例为观察组，同时选取同期就诊的非急性脑梗死患者 58 例为对照组，两组均采用 128 层螺旋 CT 头颈部血管成像技术进行诊断。根据检测所获得的图像比较两组颈动脉狭窄程度和双侧颈动脉斑块的分布情况。结果，观察组二次诊断 81.03% 的患者出现颈动脉狭窄，较对照组 48.28% 显著较高（$P<0.05$），其中轻度狭窄 44.83%、中度狭窄 24.14%，与对照组的 25.86%、10.34% 比较显著较高（$P<0.05$）；观察组斑块总检出率为 71.78%，较对照组的 54.45% 均显著较高（$P<0.05$）。因此，临床上应用 128 层螺旋 CT 头颈部血管成像技术可更有效地评估急性脑梗死患者颈动脉狭窄情况，其双侧颈动脉斑块检出率更高，对诊断急性脑梗死有重要作用，有应用推广价值。

【评述】 急性脑梗死是指脑供血突然中断后导致的脑组织坏死，通常是由于供应脑部血液的动脉出现粥样硬化使颈动脉狭窄甚至闭塞，致使患者因脑供血不足而发病，尽早发现脑供血动脉狭窄对降低脑梗死患者的致残率及改善预后有一定价值，通常进行 CT 扫描诊断急性脑梗死比较方便。在近年来临床上，128 层螺旋 CT 头颈部血管成像技术得到更多的应用，这种技术在颈动脉成像过程中受到的干扰少，成像分辨率更高，大大提高了检测的准确性。为进一步研究 128 层螺旋 CT 头颈部血管成像评估急性脑梗死患者颈动脉狭窄的评估影响。临床上应用 128 层螺旋 CT 头颈部血管成像技术可更有效地评估急性脑梗死患者颈动脉狭窄情况，其双侧颈动脉斑块检出率更高，对诊断急性脑梗死有重要作用，有应用推广价值。

文选 185

【题目】 128 层螺旋 CT 影像与 MRI 在消化系统疾病诊断中的临床价值对比研究

【来源】 首都食品与医药，2016，23（8）：30-31.

【文摘】 探讨 128 层螺旋 CT 多期扫描技术与 MRI 在胰腺癌中的影像表现及病理对照分析，为胰腺癌治疗提供一定的诊断价值。选取我院 2012 年 8 月至 2015 年 3 月做过多层螺旋 CT 扫描胰腺肿块的患者 64 例，均由病理切片证实，其中胰腺癌 32 例，胰腺炎 32 例，并将胰腺炎和胰腺癌强化后的 CT 值进行比较分析。结果：①与其他各时相比较，螺旋 CT 胰腺期薄层扫描显示胰腺癌直接征象（胰腺肿块）最佳（$P<0.05$），而对胰腺癌间接征象的显示，各期扫描图像差异无显著性（$P>0.05$）。②螺旋 CT 三期检查显示胰腺癌直接征象（胰腺肿块）较 MRI（T2W＋MRCP）更佳（$P<0.05$），而对显示胰腺癌间接征象差异无显著性（$P>0.05$）。③与 MRI（T2W＋MRCP）比较，螺旋 CT 三期扫描诊断胰腺癌的准确率较高（$P<0.05$）。128 层螺旋 CT 三期扫描特别是胰腺期薄层扫描及 MRI 的 SE 序列 T1W＋脂肪抑制技术对胰腺癌直接征象显示率较高，有助于提高胰腺癌诊断的准确性。

【评述】 胰腺癌多见于中老年人，可发生于胰腺的头、体、尾部，或累及整个胰腺，以胰头部最多，占 60%～70%，胰腺癌的大小和外形不一，呈结节状或弥漫性生长。胰头癌早期即可累及胆管与十二指肠，引起胆道梗阻，稍后即侵犯周围血管如肠系膜上动、静脉，门静脉等或经淋巴道转移至胰头及胆总管淋巴结，少数可转移至肝。胰体、尾部癌则可广泛转移至周围器官结构，如胃、脾、肾、腹膜后腔及血管、淋巴结等。胰腺癌早期可无明显症状，发展到一定程度出现腹痛、黄疸及消化道症状等。

文选 186

【题目】 128 层双源 CT 前瞻性心电门控序列扫描与大螺距扫描在小儿先天性心脏病诊断准确率、图像质量及辐射剂量的对比研究

【来源】 中华放射学杂志，2016，50（6）：421-427.

【文摘】 比较 128 层双源 CT（DSCT）前瞻性心电门控序列扫描与大螺距扫描对于小儿先天性心脏病的诊断准确率、图像质量和辐射剂量。前瞻性纳入 2011 年 10 月至 2013 年 2 月先天性心脏病患儿 92 例，采用随机数字表法分为两组。46 例行 DSCT 前瞻性心电门控序列扫描（序列扫描组），46 例行 DSCT 前瞻性心电门控大螺距扫描（大螺距扫描组）。以手术 /DSA 结果作为参考标准，计算序列扫描组及大螺距扫描组对心内结构、心外大血管、冠状动脉异常的诊断准确率和敏感度，组间比较采用 Fisher 精确检验。以 5 分法评价心内结构、心外大血管和冠状动脉近中段的图像质量。κ 检验评价 2 名医师对图像质量评分的一致性。Mann-Whitney U 秩和检验比较两组图像质量评分。Student's t 检验或 Mann-Whitney U 秩和检验比较两组患儿的年龄、体重、心率、升主动脉根部及主肺动脉的 CT 值、噪声、信噪比及辐射剂量。结果，92 例患儿均成功完成 DSCT 前门控序列扫描及大螺距扫描。大螺距扫描组和序列扫描组对心内结构异常诊断准确率分别为 95.65%（88/92）、99.28%（274/276），差异有统计学意义（$P<0.05$）；诊断灵敏度差异无统计学意义（$P>0.05$）。两组对心外大血管异常诊断的准确率和敏感度差异均无统计学意义（$P>0.05$）。两组对冠状动脉异常诊断准确率差异无统计学意义（$P>0.05$）；两组对冠状动脉异常诊断灵敏度分别为 50.00%（3/6）、100.00%（11/11），差异有统计学意义（$P<0.05$）。2 名医师对心内结构、心外大血管和冠状动脉近中段图像质量评分的一致性优（$\kappa=0.81$、0.85、0.85，$P<0.05$）。大螺距扫描组和序列扫描组在大血管的图像质量评分中位数均为 5.00 分，差异无统计学意义（$U=981.000$，$P>0.05$）。大螺距扫描组在心内结构和冠状动脉近中段的图像质量评分中位数分别为 4.00 分、3.00 分，序列扫描组对两者的图像质量评分中位数分别为 5.00 分、4.00 分，序列扫描组对心内结构（$U=594.500$，$P<0.05$）和冠状动脉近中段（$U=397.500$，$P<0.05$）的显示优于大螺距扫描组。两组升主动脉根部及主肺动脉的 CT 值、噪声及信噪比差异无统计学意义。大螺距扫描组和序列扫描组的平均有效辐射剂量分别为（0.27±0.11）mSv、（0.39±0.17）mSv，差异有统计学意义（$t=4.316$，$P<0.05$）。128 层 DSCT 前瞻性心电门控序列扫描和大螺距扫描均能为小儿先天性心脏病的诊断提供诊断准确率较高的图像。与序列扫描相比，大螺距扫描虽然受心率的影响图像质量有所下降，但辐射剂量显著降低。

【评述】 近年来，小儿先天性心脏病病死率显著下降，约 90% 的先心病患儿能存活至成人。术

前准确评估对于小儿先心病预后至关重要。MSCT现已成为诊断小儿先天性心脏病的有效检查手段。回顾性心电门控扫描由于采用小螺距，大量的数据重叠导致辐射剂量较大，在小儿先天性心脏病患者中有效剂量为2~7 mSv。前瞻性心电门控序列扫描（简称"序列扫描"）仅在预设的心动周期曝光，是目前公认的最有效的降低剂量的方法，在小儿先天性心脏病患者中有效辐射剂量可降至0.2~0.7 mSv。128层双源CT提供了一种新的采集模式，即前瞻性心电门控大螺距扫描（简称"大螺距扫描"），最快进床速度达460 mm/s，最大螺距达3.4，能够在1个心动周期内完成心脏的容积采集，大大降低辐射剂量。Han等、纪晓鹏等报道了大螺距技术在小儿先天性心脏病中的初步应用。目前，小儿先天性心脏病序列扫描和大螺距扫描对比研究的报道较少。本研究旨在比较128层双源CT两种不同的扫描技术对于小儿先天性心脏病的诊断准确率、图像质量和辐射剂量。

文选187

【题目】 256层CT灌注成像监测急性缺血性脑卒中溶栓前后脑血流动力学变化

【来源】 中国医学计算机成像杂志，2016，22（5）：393-397.

【文摘】 探讨256层CT灌注成像（CTP）在急性缺血性脑卒中溶栓前后脑血流动力学评估中的作用。共22例急性缺血性脑卒中患者，发病后急诊行256层CTP及CTA，并且在溶栓后24小时内复查CTP、MRI。获得脑血流量（CBF）、脑血容量（CBV）、平均通过时间（MTT）、达峰时间（TTP）灌注参数，测量患侧及健侧各5个区域的灌注参数，并计算溶栓前后患侧/健侧相对比值（rCBV、rCBF、rMTT、rTTP），采用配对t检验或配对秩和检验，比较溶栓前后CT灌注参数值及相对值变化。溶栓前大脑中动脉（MCA）供血区的CBF、MTT、TTP，PCA供血区的TTP，基底节区的CBF、MTT、TTP，梗死核心CBF、MTT、TTP均与健侧相比差异有统计学意义（$P<0.05$）；溶栓后，梗死核心的CBF、MTT、TTP、ACA及MCA供血区的TTP依然有统计学差异（$P<0.05$）。溶栓后MCA供血区的rMTT及rTTP较溶栓前明显缩小，PCA供血区的rCBF较溶栓前明显增加，rTTP较溶栓前明显缩短，差异均具有统计学意义（$P<0.05$）。因此，CTP检查不仅可以评价急性缺血性脑卒中患者血流灌注情况，还可以对溶栓前后脑血流动力学的变化进行监测。

【评述】 256层CT灌注成像通过检查床的快速穿梭显著扩大扫描范围，能探测到全脑的血流异常灌注区域，更容易对缺血性脑血管疾病患者实施脑血流动力学评价，本研究旨在探讨256层CT脑灌注成像在急性缺血性脑卒中溶栓时脑血流动力学评估中的作用。CT灌注成像不仅可以对急性脑卒中的脑组织灌注情况进行评估，还可以对溶栓后的血流动力学变化进行监测，为溶栓治疗方案的选择和溶栓后的疗效评价提供客观依据，对指导临床治疗具有很大的意义。

文选188

【题目】 256层螺旋CT灌注成像区分轻、中度肝纤维化的价值

【来源】 实用放射学杂志，2016，32（5）：721-724.

【文摘】 探讨256层螺旋CT灌注成像区分轻、中度肝纤维化的价值。分析经肝穿刺活检证实轻

度肝纤维化（F1期）患者18例和中度肝纤维化（F2、F3期）患者21例，均行256层螺旋CT肝灌注成像，采用体灌注软件获得肝动脉灌注（HAP）、门静脉灌注（PVP）、全肝总灌注（TLP）和达峰时间（TTP）参数值，对比分析2组灌注参数值差异，采用受试者工作特征曲线（ROC）评价各灌注指标区分轻、中度肝纤维化的能力，选择最大约登指数作为截断点，计算敏感性及特异性。中度肝纤维化患者与轻度肝纤维化患者相比，TTP明显增加［（43.86±13.41）秒 vs.（37.84±9.97）秒，$P=0.034$］，HAP、PVP及TLP均无显著差异。ROC分析显示，TTP阈值在41.7秒区分轻、中度肝纤维化的敏感性为72.7%，特异性为75%。因此，256层螺旋CT灌注参数能反映肝纤维化的血流动力学改变，TTP有助于区分轻、中度肝纤维化。

【评述】 肝纤维化是各种慢性肝病发展至肝硬化乃至肝癌的必经阶段，研究显示肝纤维化经过有效干预可逆转，尤其是在肝硬化发生前，因此，对肝纤维化的准确评估有重要的临床意义。肝活检是判断肝纤维化程度的金标准，然而肝活检是有创性检查，严重并发症可危及生命；另外，由于标本局限导致评估不全面。因此，无创、准确的评估方法尤为重要。随着影像设备的不断更新，形态和功能影像学在肝评估方面具有极大优势。有学者报道形态影像学不能准确进行肝纤维化分期；CT灌注成像（CTP）作为功能影像学的一种，具有低成本，高空间和时间分辨率，重复性好等优点，尤其256层螺旋CT具有宽探测器、快速扫描、低剂量等优势，同时拥有4D技术，使得CTP在肝上的应用前景更为广阔。研究表明，CTP可用于评估肝纤维化和肝硬化微循环变化，但由于CTP影响因素较多，包括机器设备、灌注分析方法等，对肝纤维化早期诊断及准确分期仍有待证明，因此，本文探讨256层螺旋CT灌注成像方法区分轻、中度肝纤维化的价值。

文选189

【题目】 320排CT三维血管成像技术在脑膜瘤术前评估中的应用

【来源】 放射学实践，2016，31（10）：923-927.

【文摘】 探讨320排CT三维血管成像技术在颅内脑膜瘤术前评估中的价值。回顾性分析了经手术病理证实的36例颅内脑膜瘤患者的CT三维血管成像资料，所有患者术前均接受320排CT脑血管检查，并采用MPR、VR、MIP等三维后处理，观察及评估肿瘤与周围血管及静脉窦的关系，并与术中结果比较，分析CT血管成像术前诊断与术中所见是否一致。结果，36例CTA中34例均清楚显示脑膜瘤的供血血管，其中颈外动脉供血9例，颈外、颈内动脉共同供血8例，颈内动脉供血17例，2例供血动脉显示不清。CTA结果与术中所见比较，显示供血动脉率94.4%（34/36），准确判断符合率85.3%（29/34）。CT静脉成像（CTV）示17例窦旁脑膜瘤中2例静脉窦正常，未受肿瘤侵犯，与术中所见一致，15例静脉窦不同程度受肿瘤侵犯，其中Ⅰ型5例，Ⅱ型7例，Ⅲ型3例，而术中示14例静脉窦受侵，1例未受侵，CTV与术前诊断符合率为94.1%（16/17）；其余19例其他部位与静脉窦分界清晰，与术中所见一致。因此，320排CT血管成像能清楚显示颅内脑膜瘤与邻近动脉、静脉的关系，对临床选择最佳手术入路、确定肿瘤切除范围和处理周围血管有重要的意义。

【评述】 脑膜瘤是一种生长缓慢的脑外肿瘤，占颅内原发肿瘤的15%～18%，绝大多数为良性。临床上早期常无明显症状，晚期可出现颅内压增高。其主要治疗手段为开颅手术，部分脑膜瘤因位置特殊，如窦旁脑膜瘤、颅底脑膜瘤等，血管受侵后无法手术直接切除，术后可进行放疗或再次手术；若术前能明确肿瘤血管，根据术前判断尽量对供瘤血管给予烧灼、切断，同时注意保护肿瘤周围血管和穿瘤血管，可以降低出血、梗死或血管痉挛，肿瘤难以切除等风险，故术前了解肿瘤与邻近血管的关系、血管的走行方向至关重要。320排CT动态容积扫描能明确显示脑膜瘤与血管间的解剖关系，有助于评估手术风险，制订手术方案，提高手术的安全性及成功率。

文选190

【题目】 320排动态容积CT成像评估单侧大脑中动脉闭塞患者侧支循环的应用价值

【来源】 介入放射学杂志，2016，25（6）：469-472.

【文摘】 探讨320排动态容积CT全脑成像在评估单侧大脑中动脉（MCA）闭塞患者侧支循环中的应用价值及其对预后的评价作用。纳入2011年3月至2015年9月在浙江省人民医院住院治疗的37例单侧症状性MCA闭塞患者。采用320排CT进行多参数全脑灌注扫描，获取常规CTA和4D-CTA图像，分析常规CTA、4D-CTA所示侧支循环状况和金标准DSA图像并做一致性检验，同时计算4D-CTA侧支循环评分与预后的相关性。结果，4D-CTA、常规CTA所示侧支循环良好患者分别为22例（59.4%）、14例（37.8%）。以DSA为金标准，常规CFA、4D-CTA侧支循环评分κ值分别为0.58、0.78。4D-CTA所示侧支循环不良患者和侧支循环良好患者间治疗时间窗差异有统计学意义（$t=2.27$，$P=0.029$），两者侧支循环评分与随访90天改良Rankin量表评分呈负相关（$r=-0.68$，$P<0.001$）。因此，320排动态容积CT成像是评价单侧症状性MCA闭塞患者侧支循环建立情况的有效方法。4D-CTA比常规CTA能更好地评估侧支血流和预测预后，有助于血管内介入治疗决策。

【评述】 大脑中动脉（MCA）闭塞是颅内缺血性卒中的重要危险因素，早期血管再通、改善缺血脑组织血流灌注是最有效的治疗方法。然而，血管内治疗效果除与时间窗有关外，还与侧支循环等因素相关。既往研究发现，同样是MCA闭塞患者的临床症状和预后也存在差异，其中软脑膜侧支循环代偿起着重要作用。CT可用于评估侧支血流，但在常规单期相CTA上，侧支血流强弱评估很大程度上取决于采集时间和速度，很可能丢失脑血流动力学重要信息。320排CT机Z轴覆盖范围达16 cm，采用低剂量间断采集模式能实现基于4D-CTA的侧支血流评估。本研究通过与常规CTA、DSA比较，探讨320排CT评估单侧MCA闭塞患者侧支循环的优势，为血管内介入治疗前无创影像学评估和患者预后判断提供客观依据。与常规CTA比较，4D-CTA侧支循环评分与DSA评估一致性更好，且与预后密切相关。320排动态容积CT能更准确地评价症状性MCA闭塞患者侧支循环建立情况。为病情评估、介入治疗选择及预后判断提供影像学依据。

文选191

【题目】 320排动态容积CT检测肾动脉解剖形态在介入治疗中的应用价值

【来源】 介入放射学杂志，2016，25（1）：24-28.

【文摘】 评价320排640层动态容积CT检测肾动脉解剖形态的优势及在介入治疗中的应用价值。回顾性分析200例中上腹部320排动态容积CT增强扫描动脉期资料，容积数据通过ViTAL工作站进行后处理。结合容积再现、最大密度投影、多平面重建及曲面重建成像进行统计分析，检出肾动脉变异和疾病患者，并对肾动脉变异类型和病例进行分类分析。结果，200例患者中99例（49.5%）存在变异肾动脉，其中62例（31.0%）有副肾动脉，57例（28.5%）有肾动脉早发分支。共发现142支变异肾动脉，变异率为35.5%（142/400），左侧为38.5%（77/200），右侧为32.5%（65/200）；副肾动脉80支（56.3%），肾动脉早发分支62支（43.7%）；起源于腹主动脉78支，起源于肾动脉主干62支，起源于肠系膜上动脉1支，起源于右膈下动脉1支。200例患者中检出11例13支肾动脉狭窄，5例肾肿瘤。结论，320排动态容积CT增强检查扫描时间短，辐射剂量低，既能准确评估肾动脉变异类型，又能清晰显示各类变异细节，为临床肾病变介入治疗及其他外科治疗提供更多解剖学信息。

【评述】 肾动脉变异临床较常见，表现形式多样。充分了解肾血管解剖形态，对提高某些肾病病因诊断及各类肾介入手术、外科手术具有重要意义。320排动态容积CTA可清晰显示肾动脉解剖形态，如肾动脉变异起源、解剖走行及管径、长度等较详细信息，还可显示肾动脉狭窄及管腔内斑块情况。本研究评价320排640层动态容积CT检测肾动脉解剖形态的优势及在介入治疗中的应用价值。

文选192

【题目】 320排动态容积CT血管造影对硬脊膜动静脉瘘的诊断价值
【来源】 介入放射学杂志，2016，25（7）：573-576.
【文摘】 探讨320排动态容积CT诊断硬脊膜动静脉瘘（spinal durel arteriovenous fistula，SDAVF）的价值。对12例临床表现符合脊髓血管畸形患者做CTA（320排CT）和对比增强MRA（CE-MRA）检查，并于1周内做DSA检查，评价CTA成像所示病变范围、供血动脉、瘘口及引流静脉等，并与CE-MRA、DSA检查对照。结果，12例患者经CTA检查均明确显示脊髓异常血管及病变范围，容积再现（VR）、多平面重组（MPR）和最大密度投影（MIP）成像清晰显示畸形血管的供血动脉、瘘口、引流静脉，畸形血管与周围骨性结构空间位置关系。CE-MRA检查显示脊髓畸形血管病变范围，但仅显示8例患者供血动脉及瘘口位置。结论，320排动态容积CT可快速、无创、清晰地显示脊髓血管畸形患者供血动脉、引流静脉及瘘口，弥补了DSA、CE-MRA单一成像的不足，对SDAVF有较高的诊断准确率。

【评述】 硬脊膜动静脉瘘（SDAVF）是一类少见的脊髓血管畸形，临床和影像学表现复杂，容易误诊漏诊，如不及时治疗，可引起进行性脊髓功能损害，致残率高。传统观点认为脊髓血管畸形主要通过MRI和DSA确诊，随着近年CT技术快速发展，320排动态容积CT时间与空间分辨率均较16排、64排CT提高，明显提升了CTA诊断脊髓血管畸形的功能。本文对比分析2009年2月至2014年9月收治的12例SDAVF患者CTA、对比增强MRA（CE-MRA）与DSA影像资料及手术结果，旨在评价320排动态容积CT诊断SDAVF的临床应用价值。

文选 193

【题目】 320 排容积 CT 双血供灌注评估肺占位性病变的良恶性及与微血管密度的相关性

【来源】 复旦学报（医学版），2016，43（3）：318-323.

【文摘】 评价肺占位性病变双重血供 CT 灌注（dual-input CT perfusion，DI-CTP）的可重复性、鉴别良恶性病变的能力及与病变微血管密度（microvessel density，MVD）的相关性。116 例经病理证实的肺占位性病变患者接受 320 排容积 CT 的 DI-CTP 检查，由 2 名观察者单独进行 DI-CTP 参数测量，获得病变的肺动脉血流量（pulmonary flow，PF）、支气管动脉血流量（bronchial flow，BF）及血流灌注指数（perfusion index，PI），并计算灌注总量（total perfusion，TPF）。评价观察者内及观察者间的可重复性；分析良恶性病变 DI-CTP 参数的差异；并对其中 94 例外科手术切除病灶进行 CD34 免疫组化染色分析 DI-CTP 参数与 MVD 间的相关性。结果，观察者间和观察者内的可重复性达到良好以上（ICC＞0.90）。良恶性肺占位的 BF、PF、PI 差异有统计学意义（$P<0.05$），其中 PI 的 ROC 曲线下面积为 0.936。良恶性肺占位间的 MVD 差异具有统计学意义（$P<0.05$）；BF、PF 及 TPF 与 MVD 呈正相关。结论，320 排容积 DI-CIP 可重复性良好，其参数可反映肺占位性病变的血管生成情况，并为鉴别肺占位的良恶性提供依据。

【评述】 CT 灌注成像（CTP）作为一种无创性评价组织血流灌注的功能成像方式，已经成为评价肿瘤血管生成及抗血管生成治疗药物效果的主要检查方法。以往肺癌 CTP 由于受扫描技术限制，一般只能采用主动脉作为输入动脉，即采用单血供灌注（single-input CT perfusion，SI-CTP）模型，该模型只能反映肺肿瘤的支气管动脉供血情况。然而大量研究均证实，肺癌的供血来自支气管动脉和肺动脉。320 排容积 CT 成像由于探测器宽度达到 16 cm，在无须移床的情况下，一次曝光扫描范围即可覆盖成人肺的大部，单次容积扫描一般可同时包含肺内病灶、肺动脉和主动脉，该扫描技术能够同时捕捉到肺动脉、主动脉及病灶的动态强化特征，在此基础上建立的双血供灌注（DI-CTP）模型可以获得反映肺部病变两套血供的参数，对于肺内病灶的诊治有重要意义。目前使用 320 排容积 CT 进行肺占位 DI-CTP 的研究才刚刚起步，国内外文献报道不多，且主要用于良恶性病变的鉴别诊断，尚未见系统性地评估肺占位性病变 DI-CTP 观察者可重复性的研究，尚未见将 DI-CTP 参数与病变的微血管密度（MVD）这一评价病变血管生成"金标准"进行对照的报道。本研究评价肺占位性病变 DI-CTP 观察者的可重复性和对肺占位性病变的鉴别诊断价值，并研究其与 MVD 之间的相关性。320 排容积 DI-CTP 可重复性好，其参数可反映肺占位性病变的血管生成情况，并对肺占位的良恶性鉴别提供帮助。

文选 194

【题目】 640 层螺旋 CT 脑灌注成像与 CT 血管成像在超早期脑梗死中的应用

【来源】 中国实用神经疾病杂志，2016，19（23）：69-70.

【文摘】 探讨东芝 Aquilion ONE 640 层 CT 脑灌注成像（CTP）与 CT 血管成像（CTA）在超早

期脑梗死患者中的应用价值。我院2014年6月至2015年12月收治的28例超早期脑梗死患者,均在发病后6小时内实施CT平扫、CTP与CTA检查,分析平扫及灌注CT表现,计算CTP的达峰时间(TTP)、脑血流量(CBF)、脑血容量(CBV)各参数值,并与对侧及半暗带周边相应区灌注参数相对比;重建颈段和脑内动脉CTA图像,采用图像后处理技术显示病变血管情况,对动脉狭窄程度进行分级评价。所有患者3~7天内行多层螺旋CT复查,评估CTP与CTA在超早期脑梗死诊断中的临床价值。结果,28例患者经头颅CT平扫发现,11例有可疑脑缺血区,其余17例未见明显异常。行CT脑血管灌注成像发现,感兴趣区内rCBF、rCBV、rTTP(病变侧与对照侧灌注参数的相对比值)明显改变,脑梗死区较边缘区TTP更高,CBF、CBV更低,差异均有统计学意义($P<0.01$);半暗带区CBF、TTP与对侧比较差异有统计学意义($P<0.01$),而CBV对比差异无统计学意义($P>0.05$)。CTA检查发现,10例患者大脑中动脉闭塞,7例大脑中动脉狭窄,11例一侧颈内动脉狭窄或闭塞。因此,CTP早期发现脑梗死患者脑组织中的缺血半暗带,CTA检查可准确判断狭窄或闭塞血管,在脑梗死患者的早期诊断和指导溶栓治疗中有重要临床价值。

【评述】 CTA可明确颈-脑动脉病变,重建出颈段和颅内动脉,估计栓子的大小,判断侧支循环情况,评价缺血脑组织灌注情况,为临床治疗提供有力依据。东芝Aquilion ONE 640层螺旋CT扫描速度快,图像清晰,空间分辨率高,减少了部分容积效应,扫描范围大,可发现直径<1 mm的病变,避免了由于扫描范围有限而造成的小病灶漏诊,能够很好显示缺血区供血动脉的狭窄或闭塞,明确脑缺血的原因,诊断更快捷、更安全、更准确。因此,CT平扫联合CTP、CTA检查,为临床诊断超早期脑梗死提供了准确、详细的影像学依据,有助于了解患者的实际情况,从而制订有针对性的个体化治疗方案,提高脑梗死患者的生活质量,改善预后。

文选 195

【题目】 CT灌注成像参数评估孤立性肺结节的诊断价值——meta分析
【来源】 实用放射学杂志,2016,32(2):196-199.
【文摘】 用meta分析方法评价CT灌注成像(CTP)参数对孤立性肺结节(solitary pulmonary nodule,SPN)的诊断价值。检索关于CTP方法评估SPN的文章,查询PubMed、EMBASE、中国期刊全文数据库(CNKI)、维普(VIP)和万方等数据库,根据Cochrane协作网的内容制定文献的纳入与排除标准,对文献进行筛选,评价入选文献的质量并提取特征信息。应用Review Manager 5.3软件进行数据分析,检验异质性及偏倚情况。共纳入17篇文献,包含了877个病灶,由于存在异质性,故采用随机效应模型。软件分析后提示恶性SPN的血容量(BV)值明显高于良性($P<0.00001$)。因此,在CTP中,恶性SPN的BV值与良性SPN的BV值存在显著差异,作为CTP的血流动力学参数之一,BV值可以为SPN提供鉴别诊断依据。

【评述】 孤立性肺结节(SPN),是指直径<3 cm的全肺唯一的圆形或类圆形孤立性病灶,病灶一般不伴有肺不张、卫星病灶和局部淋巴结肿大,是肺部常见疾病。早期发现和诊断SPN,对于肺部疾病的治疗及提高患者生存率很重要。以往的CT平扫仅从形态学角度诊断结节的性质,往往存在一定的局限性和不可靠性。CT灌注成像(CTP)通过测量灌注参数来反映结节的血流动

力学特征，能对疾病做出更准确的诊断。之前已经有研究表明CTP的灌注参数血流量（BF）对于良恶性结节的鉴别有一定的价值，本研究通过综合多个研究中SPN在CT灌注中的参数血容量（BV）值，进一步研究并证明了BV值在不同结节之间也存在一定的差异，从而证明其在SPN中的诊断价值与临床意义。

文选 196

【题目】 CT灌注成像对胃癌评估的临床应用
【来源】 实用放射学杂志，2016，32（8）：1230-1232，1236.
【文摘】 探讨CT灌注成像参数值与不同分化程度胃癌的相关性。应用64层螺旋CT对经手术病理证实的50例胃癌患者术前行灌注成像检查，获得灌注参数值，包括血流量（BF）、血容量（BV）、平均通过时间（MTT）和毛细血管表面通透性（PS）；根据肿瘤细胞不同分化程度分成高、中、低分化3组，然后应用SPSS 17.0软件进行统计分析。结果，高分化胃癌组10例（20%），灌注参数：BF值（75.28±6.81）ml/(min·100g)，BV值（9.01±0.94）ml/100g，MTT值（9.89±1.65）s，PS值（10.05±0.71）ml/(min·100g)；中分化胃癌组24例（48%），灌注参数：BF值（110.01±31.90）ml/(min·100g)，BV值（18.18±5.62）ml/(min·100g)，MTT值（9.81±3.69）s，PS值（40.08±15.82）ml/(min·100g)；低分化胃癌组16例（32%），灌注参数：BF值（138.59±38.09）ml/(min·100g)，BV值（21.08±4.11）ml/(min·100g)，MTT值（9.47±1.80）s，PS值（57.50±13.28）ml/(min·100g)。3组比较，BF、BV、PS值在高分化与中分化组及高分化与低分化组间差异有统计学意义（$P=0.05$）。结论，CT灌注参数BF、BV、PS值可以作为胃癌恶性程度的评估指标。
【评述】 胃癌是最常见的消化道恶性肿瘤，其发病率及病死率在我国消化道恶性肿瘤中居首位，而进展期胃癌平均生存期不超过1年。1991年Miles等首次提出了CT灌注成像的概念。目前CT灌注成像已广泛应用于头颅、肺、肝、胰腺等的相关研究，但对于胃的CT灌注研究，查阅目前国内外文献仅见少量报道，仍处于探索阶段。本研究着重测取3组不同细胞分化程度胃癌的CT灌注参数值，并比较组间的差异性，明确CT灌注参数值与胃癌细胞分化程度的相关性，探寻其参数对胃癌恶性程度的评估是否有提示作用。

文选 197

【题目】 CTA对冠状动脉钙化斑块管腔狭窄准确性评价的研究进展
【来源】 解放军医药杂志，2016，28（3）：104-108.
【文摘】 冠状动脉粥样硬化性心脏病（简称冠心病）是严重危害人类健康的疾病，随着医学影像技术飞速发展，多层螺旋CT（MSCT）作为一种无创性检查手段，以其扫描速度快，空间分辨率高，以及良好的图像质量和较高的诊断准确性，成为检测冠心病的主要方法。特别是64排螺旋CT、双源CT（DSCT）及320排动态容积CT（320 DVCT）的应用，使冠状动脉成像技术更加完善和成熟，为无创性检测冠心病和判断预后提供了快速、简便的检查手段。伴随着MSCT在冠状动脉血管成像中的广泛应用，其在成像技术和诊断中所面临的问题，也越来越被人们关注。既往研究表明：造成冠状动脉血管成像（CTA）假阳性和假阴性的主要原因：一是心率过快和心律失常造成的心脏运动伪影；二是冠状动脉管壁的钙化伪影。特别是钙化伪影对图像质量及诊断准确性的影响越来越被医学界所关注。本文就 CT 成像技术在冠心病、特别是对冠状动脉钙化性管腔狭窄的研究现状及展望做一综述。

【评述】 通过研究冠状动脉钙化测定方法及其临床应用价值，冠状动脉钙化对 CTA 诊断血管狭窄准确性判断的影响，冠状动脉钙化与冠状动脉狭窄 CTA 影像相关性研究，得出一些可靠的结论。钙化仍是影响 CTA 对冠状动脉成像判断准确性的主要原因，开展冠状动脉钙化斑块对 CTA 成像准确率的量化研究，进一步提高 CTA 的成像质量，能够更好地指导临床工作，意义重大。有学者提出能否通过改变冠状动脉管腔内对比剂增强的程度，增大冠状动脉管腔与钙化之间的对比度，增强两者之间的密度差异，从而减少钙化伪影对冠状动脉管腔观察的干扰，提高 CTA 成像质量和对冠状动脉狭窄诊断的准确性，这方面的文献报道还不多，有待于进一步研究论证。

文选 198

【题目】 CT 低剂量扫描及后处理技术在婴幼儿气管非金属异物中的应用探讨
【来源】 中国耳鼻咽喉头颈外科，2016，23（10）：606-608.
【文摘】 探讨多层螺旋 CT 低剂量扫描及其后处理技术在婴幼儿气管非金属异物中的诊断价值。分析我院收治的 48 例被确诊为婴幼儿气管非金属异物患者的 CT 影像学资料。128 层螺旋 CT 扫描参数为 100 kV，30~40 mA，层厚 0.9 mm，螺距 1.4，对获得的数据进行多平面重建（MPR）、最小密度投影（MIP）及 CT 仿真内镜（CTVE）与支气管内镜结果对比分析。结果，48 例 CT 低剂量扫描图像全部符合诊断要求。CT 对异物的检出率和支气管内镜无统计学差异，3 种后处理技术中 MPR 与 MIP 无统计学差异，MPR、MIP 分别与 CTVE 比较有显著性差异，MPR 和 MIP 诊断的准确性高于 CTVE。因此，螺旋 CT 及后处理技术能准确诊断及定位婴幼儿气管内的非金属异物，清楚显示出异物的大小和位置，具有很高的实用价值。

【评述】 婴幼儿气管异物是耳鼻喉科最常见的急诊之一，轻者可以引起呼吸道损伤及感染，重者可以引起窒息危及生命。及早发现和诊断支气管异物可以大大减少患者的痛苦及风险。传统气管异物的诊断主要依靠 X 线透视及摄片，金属异物比较容易发现，非金属异物中部分可以依靠间接征象来发现，如纵隔摆动、肺野透亮度增高、肺不张及阻塞性肺炎等，但是体积较小的非金属异物透视往往很难发现。支气管内镜准确性高，但是属于有创性检查，检查前往往需要全身麻醉，易出现麻醉意外、喉头水肿、气管撕裂等，风险较高，再加上小儿不够配合，一般不作为检查的首选。目前螺旋 CT 及后处理技术已成为诊断婴幼儿气管异物最有效的手段之一，但如何降低螺旋 CT 辐射并且能够满足诊断需要成为目前大家关注的课题，国内相关报道并不多。本组收集的 48 例病例均采用低剂量扫描，并和支气管内镜结果进行对比分析。可以看出，多层螺旋 CT 在降低辐射剂量的同时，不仅能保证图像的质量，并且在对气管支气管异物的检出率上和支气管内镜检查无明显差异。相信低剂量 CT 扫描定会成为婴幼儿气管支气管异物的首选检查方法。

文选 199

【题目】 CT定量诊断慢性阻塞性肺疾病气流受限的研究进展

【来源】 世界最新医学信息文摘：电子版，2016，16（14）：34-36.

【文摘】 慢性阻塞性肺疾病（chorinc obsmctive pulmonary disease，COPD）是呼吸系统疾病中最常见的一种慢性病，以持续性气流受限为典型特征，严重影响患者的生活质量。传统诊断COPD主要是依靠临床病史、症状及肺功能检查等综合分析。随着影像学检查技术的快速发展，多层螺旋CT实现定量诊断，为临床定量评估和早期诊断气流受限提供了新方法，为COPD的诊断提供了一个新的方向。

【评述】 慢性阻塞性肺疾病（COPD）目前已经成为人类呼吸系统疾病死亡的第一大病因，其致死率与致残率逐年升高。但COPD是可预防和治疗的疾病，因此早期诊断非常重要。以往通过对疑似COPD的患者行肺功能检查明确有无持续性气流受限来确诊。但是肺功能检查不能发现早期病变，而且患者依从性和耐受性较差，导致结果存在偏差而漏诊或误诊。

随着多层螺旋CT的应用技术越来越娴熟，以及计算机软件的发展，实现了CT定量诊断肺部疾病，使影像学疾病诊断由视觉感知向定量分析转变，从而使诊断结果更加有说服力，更加有证可循。因多层螺旋CT（MSCT）扫描为无创检查，观察结果直观，并且可以精确地测量所需要的参数，包括气道经线、气道壁厚度、有效通气腔面积等，进而反映患者气道的形态学变化及肺组织的功能。MSCT检查辅助诊断COPD可以弥补其他检查的弊端：① MSCT定量评估肺功能是直观检查支气管、肺组织甚至肺血管情况的方法，与肺功能检查相比可以更早的发现病变，以便提早预防和治疗疾病。② MSCT定量检查不但可以评价肺功能的情况，而且还可以鉴别肺部病变，如重度哮喘的可逆性气流受限不明显，肺功能检查可能无法区分哮喘还是COPD，但是CT可以通过直接征象及定量测量支气管管壁厚度等方法予以鉴别，从而使诊断更加精确。③ MSCT除了可以辅助诊断COPD以外，还可以辅助诊断COPD患者是否合并其他并发症。总之，HRCT定量诊断COPD不但可以反映病变部位的形态学改变，还可以在一定程度上提示肺功能变化，同时通过测量参数值预测气道阻塞程度。因此，临床医师越来越重视多层螺旋CT定量诊断技术。但是此项技术还不是很成熟，存在许多问题有待解决，如：目前尚不能精确测量小气道管壁厚度等参数，不能精确预测病变程度；在CT图像上测量参数的数值与图像质量及医师的手法和经验有关，尚未形成明确的标准。综上所述，CT定量诊断与分析技术在呼吸系统疾病的诊断中发挥着必不可少的作用，可以提高临床诊断准确率，但是仍需继续钻研，克服不足之处。

文选 200

【题目】 CT冠状动脉成像半自动化测量非钙化斑块的可重复性研究

【来源】 中华临床医师杂志：电子版，2016，10（13）：2010-2014.

【文摘】 探讨CT冠状动脉成像（CCTA）半自动化测量软件检测非钙化斑块的可重复性。连续入选初次 CCTA 结果为单支局限性非钙化为主斑块病变的患者。由 2 名医师分别测量斑块，其中一名医师于不同时间再次测量斑块。配对样本 t 检验用于读者内和读者间斑块测量数据的比较。用 Pearson 相关分析和 Bland-Altman 检验探讨读者内及读者间测量结果的相关性和一致性。研究共纳入 62 例患者。读者内 2 次测量斑块体积的均数为（78.1±46.7）mm³，差值的均数为（0.1±3.2）mm³，95% 一致性界限为 -6.2~6.4 mm³，2 次测量结果的相关系数为 0.998（P<0.001）。读者间测量斑块体积的均数为（78.0±47.2）mm³，差值的均数为（0.9±4.8）mm³，95% 一致性界限为 -8.5~10.3 mm³，两者测量结果的相关系数为 0.995（P<0.001）。读者内 2 次测量斑块体积百分比的均数为（45.1±12.1）%，差值的均数为 -（0.3±2.2）%，95% 一致性界限为 -4.6%~4.0%，2 次测量结果的相关系数为 0.984（P<0.001）。读者间测量斑块体积百分比的均数为（45.4±12.1）%，差值的均数为 -（0.4±2.3）%，95% 一致性界限为 -4.9%~4.1%，两者测量结果的相关系数为 0.982（P<0.001）。因此，CCTA 半自动化测量软件检测非钙化斑块的可重复性好，可用于检测斑块负荷和评价药物干预斑块进展等研究。

【评述】 CT 冠状动脉成像（CCTA）对冠心病有较高的诊断敏感性和阴性排除价值，其临床应用越来越广泛。除了判断狭窄程度，CCTA 还可用于量化分析斑块的成分和体积。既往研究显示，以血管内超声为标准，CCTA 测量冠状动脉斑块的准确性良好。近年来国外越来越多的研究中用 CCTA 测量斑块负荷，用于评估预后或评价他汀类药物干预斑块进展的效果等。随着冠状动脉 CT 扫描质量和图像后处理技术的提高，CT 测量和分析斑块的准确性进一步提高，作为一项无创的检测方法有望取代有创的血管内超声检查。尤其针对非缺血病变（非梗阻性斑块）的患者使用有创的血管内超声是不适当的，而 CCTA 作为监测病变进展的影像学工具更具优势。然而 CT 测量斑块的可重复性仍是决定其能否很好地应用于斑块研究的关键因素之一，目前国内尚缺乏相关的研究。本研究探讨了 CCTA 量化分析非钙化斑块的可重复性，为进一步的研究奠定基础。

文选 201

【题目】 CT 灌注、MR 灌注和 DWI 成像综合应用在肝疾病的诊断价值

【来源】 世界最新医学信息文摘，2016，16（24）：142，151.

【文摘】 探讨在肝疾病诊断中综合应用 CT 灌注成像、MR 灌注成像以及 DWI 成像技术的价值。从我院 2013 年 2 月至 2015 年 10 月间收治的肝疾病患者中抽取 108 例，在常规 MR 或 CT 诊断检查的基础上，运用 CT 灌注成像、MR 灌注成像及 DWI 成像技术对其进行补充诊断，并统计在补充诊断前后本组患者病灶检查和诊断情况，对患者的具体诊断结果进行分析。结果，13 例肝腺瘤、17 例肝脓肿和 8 例局灶性结节增生（FNH）患者在灌注扫描和 DWI 扫描后基本上均获得明确诊断。24 例肝内多发病灶患者的 DWI 检查结果与常规 MR 检查相比，病灶数目均有增加，且成像更加清晰，获得了结节恶变明确诊断。46 例肝癌术后患者通过 DWI 检查，测得该异常信号区的 ADC 值稍低于正常的肝实质，但依然高于典型肝癌，最终诊断为外科术后局限性肝灌注异常或者炎性增生。结论，综合应用 CT 灌注成像、MR 灌注成像及 DWI 技术，有助于进一步明确肝脏疾病的性质，提高临床诊断检查的准确性，可作为肝疾病的辅助诊断手段。

【评述】 随着临床肝硬化、肝癌等疾病的发生率不断升高,以 CT 和 MR 为代表的诊断检查技术在临床肝疾病的诊治中开始发挥突出的作用。本研究收治的肝疾病患者中抽取 108 例进行临床观察和研究,主要探讨了在肝疾病诊断中综合应用 CT 灌注成像、MR 灌注成像及 DWI 技术的价值。

文选 202

【题目】 CT 灌注成像及 MR 扩散加权成像评价兔肝纤维化的价值

【来源】 新疆医科大学学报,2016,39(10):1257-1260.

【文摘】 探讨双源 CT 灌注成像及 MR 扩散加权成像评价兔肝纤维化分期的价值。新西兰大白兔 60 只进行四氯化碳腹腔注射建立肝纤维化模型(实验组),新西兰大白兔 10 只进行腹腔注射生理盐水建立对照模型(对照组)。行双源 CT 灌注成像及 MR 扩散加权成像,比较不同肝纤维化分期时 CT 灌注参数,包括门静脉灌注量(portal venous perfusion,PVP)、肝动脉灌注指数(hepatic perfusion index,HPI)和 MRI 扩散加权成像测量 ADCperf 值的变化,分析各参数与纤维化分期的关系。结果,HPI 随着肝纤维化程度的增加逐渐升高,PVP 随着肝纤维化程度的增加而减低。PVP 与肝纤维化的严重程度呈负相关($r=-0.589$),HPI 与肝纤维化的严重程度呈正相关($r=0.652$)。ROC 曲线显示,PVP 预测 S2 期及以上肝纤维化时诊断效能最佳,HPI 预测 S2 期及以上肝纤维化时诊断效能最佳。随着肝纤维化程度加重,ADCperf 值依次降低,差异有统计学意义($P<0.01$),ADCperf 预测 S2 期及以上肝纤维化时曲线下面积最大。肝 ADCperf 值与肝纤维化的严重程度呈负相关($r=-0.720$)。因此,HPI、PVP、ADCperf 能够反映肝纤维化各期灌注变化。

【评述】 肝纤维化是许多慢性肝病,如病毒性肝炎、脂肪肝等共同的病理过程,如任其发展就可形成肝硬化。肝纤维化经治疗后可以逆转,肝硬化则难以逆转。目前,临床认为穿刺后的肝细胞活组织检查为判断肝纤维化程度的"金标准",但该检查有很多不足之处。肝穿刺存在一定的并发症风险,多数患者不愿接受,也不便于动态观察和随访。因此,寻找针对肝纤维化程度诊断率高并且无创伤性的检查方法是非常有意义的。随着影像学检查技术快速发展,显示组织器官微循环状态和血流特征成为可能。CT 灌注成像(CTP)是通过分析病变组织与正常组织的灌注参数来区别病变性质的。磁共振扩散加权成像除了可以反映组织的扩散,还能够反映组织灌注。本研究通过建立兔肝纤维化模型,经双源 CT 灌注扫描及磁共振(MR)扩散加权成像,分析这 2 种技术灌注参数变化,评价其与兔肝纤维化程度的相关性。

文选 203

【题目】 CT 灌注成像在 Borrmann Ⅱ 型与 Ⅲ 型胃癌鉴别诊断中的价值

【来源】 中华胃肠外科杂志,2016,19(10):1149-1153.

【文摘】 探讨 CT 灌注成像在 Borrmann Ⅱ 型与 Ⅲ 型胃癌鉴别诊断中的应用价值。回顾性分析 2013 年 10 月至 2014 年 6 月期间郑州大学第一附属医院收治的术前经胃镜证实为溃疡型胃癌并行

CT灌注扫描的42例患者的临床资料，其中经术后病理证实为Borrmann Ⅱ型19例（Borrmann Ⅱ型组），Borrmann Ⅲ型23例（Borrmann Ⅲ型组）。采用日本东芝Aquilion One 320排螺旋CT检查，选取常规扫描图像，在溃疡面最大的层面，沿着溃疡堤两侧内缘垂直于溃疡基底部胃壁作切线，将胃癌病灶组织分为近端（近贲门侧病灶）、溃疡部（溃疡及溃疡基底部）及远端（近胃窦侧病灶）3部分。在东芝4.7后处理工作站中选取灌注图像，采用Patlak-plot模式得出以下灌注指标：血流量（BF）、血容量（BV）、清除率（CL），并在Single-input Maximum模式下得出动脉血流量（AF）。比较不同分型两组胃癌病灶的灌注值指标，并采用受试者操作特征（ROC）曲线评估上述灌注指标对Borrmann分型的鉴别价值。结果，两组溃疡处的AF、BV及BF的差异均无统计学意义（均$P>0.05$），但Borrmann Ⅲ型组溃疡部CL值明显高于Borrmann Ⅱ型组[（7.17±2.41）L/s比（4.82±2.26）L/s，$P=0.00$]。两组病灶近端及远端的AF、BV、BF及CL值的差异均无统计学意义（均$P>0.05$）。溃疡处CL值鉴别胃癌Borrmann分型所绘制的ROC曲线下面积为0.78，CL值鉴别诊断阈值为0.59 L/s；当CL值>0.59 L/s时，诊断为Ⅲ型的敏感性为0.70，特异性为0.80。结论，CL值对Borrmann Ⅱ型与Ⅲ型胃癌的分型诊断有一定价值。

【评述】据统计，有80%的胃癌患者就诊时已发展为进展期胃癌。临床上，进展期胃癌最常用的病理分型是Borrmann分型，其中Borrmann Ⅱ型亦称为局限溃疡型，Borrmann Ⅲ型亦称浸润溃疡型。Borrmann Ⅱ型与Ⅲ型胃癌生物学特性存在一定差异，预后及5年生存率相差较远，且Borrmann Ⅲ型的发病率要高于Borrmann Ⅱ型。但两者在术前很难完全鉴别。CT灌注参数可明确反映肿瘤部位的血供，从而反应肿瘤的生物学特性。但关于CT灌注在胃癌Borrmann分型中的研究相对较少，本研究采用CT灌注参数来定量评价溃疡型胃癌病灶的特点，以协助外科医师选择合理的手术方式。

文选204

【题目】CT灌注成像在缺血性脑血管病诊断及治疗中应用的研究进展

【来源】山东医药，2016，56（30）：110-112.

【文摘】CT灌注成像（CTP）是基于CT扫描技术发展而来的一项脑功能成像技术。近年来，随着CT设备及影像后处理技术的不断改进，CTP在评估缺血性脑血管病的脑供血状态及指导治疗方面发挥了越来越大的作用，可用于诊断急性脑梗死、短暂性脑缺血发作（TIA）及评估缺血半暗带范围，评估梗死后脑组织的代偿能力，判断溶栓治疗后血管再通的效果等。

【评述】CT灌注成像（CTP）是基于CT扫描技术延伸出的一项脑功能成像技术，经静脉团注对比剂，通过CT机对定位感兴趣层面进行连续多次扫描，得到示踪剂经过感兴趣层面脑组织的时间-密度曲线（TDC），形成数字模型后，采用后处理软件计算脑血容量（CBV）、脑血流量（CBF）、对比剂的平均通过时间（MTT）、血流到达峰值时间（TTP）、流空时间（TFD）等参数，经图像重建及伪彩染色处理得到伪彩图，从而评价脑组织的灌注状态。相比于扩散加权成像（DWI）、增强灌注成像（PWI），CTP在缺血性脑血管病诊断中的检查时间短，便于实施。随着CT设备及后处理技术的不断改进，CTP在评估缺血性脑血管病的脑供血状态及指导治疗方面发挥了越来越大的作用。本文对有关 CTP 在缺血性脑血管病诊断及治疗方面的研究现状进行综述，以更好地利用此技术对缺血性脑血管病进行诊断及治疗。

文选 205

【题目】 CT 灌注成像在肾细胞癌中的应用进展

【来源】 国际医学放射学杂志，2016，39（4）：400-404.

【文摘】 肾细胞癌（renal cell carcinoma，RCC）是泌尿系统常见的恶性肿瘤，其发病率及病死率近年来逐渐上升。影像检查对 RCC 的定性诊断、分级与治疗反应评价具有重要价值。CT 灌注成像（CTPI）是一种功能成像技术，能无创性反映整个肿瘤的微循环血流灌注情况，RCC 的 CTPI 评估成为研究热点。CTPI 灌注参数不仅有助于判断 RCC 部分亚型，还可以与肾盂癌及乏脂肪肾血管平滑肌脂肪瘤进行鉴别，并且能够预测 RCC 病理分级、评估非切除治疗及 RCC 转移灶的疗效，以及判断预后。就 CTPI 对 RCC 以上几方面的研究现状及进展予以综述。

【评述】 肾细胞癌（RCC）是泌尿系仅次于膀胱癌的常见恶性肿瘤，占全身恶性肿瘤的 3%～4%。近年来，由于体层成像检查的广泛应用，RCC 检出呈上升趋势，尤其是直径<4 cm 的 RCC。RCC 各亚型、肾盂癌及乏脂肪的肾血管平滑肌脂肪瘤（renal angiomyolipomas，RAML）等形态影像特征之间存在交叉性，常规检查难于相互鉴别，经皮肾穿刺活检有一定帮助，但为有创检查，且对于血供丰富的肿瘤可能出现术后出血等并发症。CT 灌注成像（CTPI）是一种较成熟的功能影像技术，能无创反映组织微循环血流灌注情况。有研究显示，CTPI 能够反映肿瘤血管生成，从而间接为 RCC 鉴别诊断提供依据。RCC 血供丰富，其血管生成与肿瘤生长、转移及预后密切相关，而且随着肿瘤恶性程度的增加，血管密度也相应增加。目前，采用免疫组化技术检测肿瘤组织内的微血管密度（MVD）是评价肿瘤血管生成的金标准，且与肿瘤分级相关性良好，但该技术也存在诸多限制：①需进行标准化。②需要组织取样，如活检。③不能进行重复研究。④研究不能覆盖整个瘤体，瘤体不均质可导致结果偏差。目前研究已证实 CTPI 各灌注参数可用于推测 RCC 血管生成情况。

随着新型抗血管生成药物的问世，RCC 首选的根治性肾切除术这一传统治疗模式经历了重大转变，已有部分病例选择非手术切除治疗，如全身化疗、介入治疗及抗血管生成治疗等。抗血管生成药物早期不能使肿瘤大小发生显著变化，但可使肿瘤的生物学特点发生改变，从而延缓肿瘤生长。既往采用基于肿瘤大小的实体瘤疗效评价标准（response evaluation criteria in solid tumours，RECIST）已难以完全适应新型治疗后评估，不能全面反映新型药物的疗效，因此迫切需要功能成像技术对 RCC 治疗效果进行无创性评价。CTPI 可全面、定量反映整个肿瘤的微循环情况，在 RCC 治疗反应监测、病理分级及预后评估等方面均有重要作用，本文对其当前研究予以综述，并提出研究存在的问题与可能趋势。

文选 206

【题目】 CT 检查与 X 线检查诊断肺部孤立性球形病变的比较

【来源】 临床医药文献电子杂志，2016，3（6）：1110-1111.

【文摘】 探讨CT手段与普放手段对肺部孤立性球形病变进行诊断的效果。选择我院2013年5月至2015年5月收治的确诊为肺部出现孤立性球形病变的患者50例作为研究对象，分别针对患者实施CT检查和普放检查，回顾性分析患者的检查结果。结果，相对于其他病变而言，其中直径>5 cm的肺癌患者36例具有显著性高的患病率，达到了72.0%的肺癌率，相对于良性病变而言，差异有统计学意义（$P<0.05$）。肺部孤立性球形病变在CT图像中具有比较清楚的边缘显示，其主要表现就是球形团块状，还有一些呈现出波浪状，另外有一部分病例呈现出毛刺状。因此，在诊断和鉴别肺部孤立性球形病变的时候，需要与患者的临床症状和影像学表现密切地结合起来实施诊断，尤其是要重视对CT诊断技术的应用，这样对早期诊断病灶的良恶性十分有利，值得在临床上推广和应用。

【评述】 在社会经济不断发展的今天，我国的医疗科技水平变得越来越高，医疗影像学技术和操作水平也变得越来越完善，在临床疾病的诊治中影像学技术发挥了越来越重要的作用。肺孤立性球形病变在常见的胸部X线影像表现类型中往往占有较高的比例，其中最为多见的就是结核球、良性肿瘤、支气管癌和炎性病灶。作为普放手段的一种重要补充方法，CT在疾病的诊断和鉴别中具有十分重要的作用，其有力地支持了肺部孤立性球形病变治疗方案的制订及病情监测工作。为了对CT手段与普放手段对肺部孤立性球形病变进行诊断的效果进行分析，本文选择收治的确诊为肺部出现孤立性球形病变的患者50例作为研究对象，对患者的CT检查和普放检查结果进行回顾性分析。

文选 207

【题目】 CT静脉成像在布加综合征诊疗中的应用

【来源】 重庆医学，2016，45（8）：1043-1045.

【文摘】 探讨CT静脉成像（CTV）技术在布加综合征（Budd-Chiorisyndrome，BCS）诊疗过程中的应用价值。对2012年1月至2014年1月该院收治的58例BCS患者进行CTV检查，对下腔静脉、肝静脉、门静脉及侧支血管进行重建分析。所有患者均完成CTV检查，被明确诊断为BCS。其中下腔静脉隔膜型19例，短段病变型15例，长段病变型8例，肝静脉型9例，合并血栓形成7例。所有患者均见到侧支血管不同程度的代偿扩张、肝硬化及脾大等表现。结论，CTV技术的应用对于BCS的诊疗具有图像清晰、直观、全面，能够显示病变血管部位、性质及长度的优点，还能观察侧支血管扩张及肝硬化程度。

【评述】 布加综合征（BCS）是指肝静脉开口后段下腔静脉和（或）肝静脉狭窄或闭塞引起的疾病，导致肝静脉及下腔静脉回流障碍，进而出现门静脉高压及下腔阻塞综合征的一系列临床症状。疾病晚期会出现肝硬化、上消化道出血及下肢巨大溃疡等严重临床症状，治疗较为棘手。BCS的辅助检查主要有超声检查、数字减影血管造影（DSA）、CT及磁共振成像（MRI），其中血管造影曾经被认为是该病最重要的检查手段，随着CT仪器的快速发展及检查技术的不断提高，CTV也凸显出重要意义，在某些方面有DSA及其他检查技术无法替代的优势。

文选 208

【题目】 CT 能谱成像技术诊断肝硬化门静脉高压并发 EVB 的价值

【来源】 浙江临床医学，2016，18（7）：1337-1338.

【文摘】 探讨 CT 能谱成像技术在肝硬化门静脉高压并发食管静脉曲张破裂出血（esophageal varices bleeding，EVB）风险性预测中的价值。50 例肝硬化门静脉高压并发食管静脉曲张患者根据是否出现 EVB 分为出血组（$n=25$ 例）和非出血组（$n=25$ 例），选择同期 25 例肝 CT 正常者作为正常对照组。评价动脉期门静脉期左叶、右叶及尾状叶肝实质、脾实质的碘浓度及胃冠状静脉（GCV）直径预测 EVB 的诊断效能。选择上述参数进行联合判别分析，评价联合诊断价值。出血组和非出血组在性别、年龄、Child-Pugh 分级、肝硬化类型及胃镜下静脉曲张分级等方面比较差异无统计学意义（$P>0.05$）；动脉期肝硬化非出血组和出血组左叶、右叶、尾状叶的碘浓度明显高于对照组（$P<0.05$），但两者比较差异无统计学意义（$P>0.05$），动脉期肝硬化非出血组和出血组脾实质碘浓度明显高于对照组（$P<0.05$），且出血组明显高于非出血组（$P<0.05$）；门脉期肝硬化非出血组、出血组与对照组在左叶、右叶、尾状叶、脾实质碘浓度及 GCV 直径比较差异有统计学意义（$P<0.05$）；多参数分析显示诊断准确率为 96.0%。因此，CT 能谱成像技术在肝硬化门静脉高压并发 EVB 风险性预测中具有较高的临床价值。

【评述】 肝硬化门静脉高压并发食管静脉曲张的发生率>80%，而其中 10%~30% 可出现食管静脉曲张破裂出血（EVB），病死率较高。既往国内外多采用电子胃镜、Child-Pugh 分级、影像学检查（MR、多层螺旋 CT 门静脉血管造影）等方法预测 EVB 的风险性，但临床应用中均存在局限性。近些年研究发现，能谱 CT 碘基值和灌注指标在反映血流动力学改变方面具有较好的相关性。因此，本文探讨 CT 能谱成像技术在肝硬化门静脉高压并发 EVB 风险性预测中的价值。

文选 209

【题目】 CT 能谱智能匹配技术联合自适应统计迭代重组技术对腹部低对比剂量扫描图像质量和辐射剂量的影响

【来源】 中华放射学杂志，2016，50（2）：122-127.

【文摘】 探讨 CT 能谱智能匹配技术联合自适应统计迭代重组技术（ASIR）对上腹部低对比剂量增强扫描的图像质量和辐射剂量的影响。前瞻性收集因病情需要行上腹部 CT 平扫和双期增强扫描的 100 例患者，采用电脑随机数字法将研究对象随机分为试验组和对照组，每组 50 例。试验组采用 CT 能谱智能匹配技术，对比剂含碘 300 mg/kg，并分别采用滤波反投影法（FBP）和 ASIR 技术重组能谱单能量图像（40~60 keV）获得 A 组和 B 组图像；对照组采用常规 120 kV 扫描模式和含碘 450 mg/kg 对比剂，采用 FBP 方法重组，获得 C 组图像。对 3 组图像质量进行客观评价图像噪声及肝、胰腺、腹主动脉和门静脉的对比噪声比（CNR）和主观评分。采用单因素方差分析和 Kruskal-Wallis H 检验比较 3 组图像的客观和主观评价指标；采用 t 检验比较试验组和对照组的辐射剂量。结果，试验组和对照组的容积CT剂量指数均为（12±5）mGy，剂量长度乘积分别为（364±142）mGy·cm、（377±131）mGy·cm，差异均无统计学意义（t值分别为-0.408和-0.428，P均>0.05）。在40 keV水平下，B组图像双期各部位的CNR值高于A、C组，双期图像噪声值低于A组，但高于C组，双期总体图像质量评分低于C组，但与A组差异无统计学意义（$P>0.05$）；在50 keV水平下，B组双期各部位的CNR值高于A组，双期图像噪声值低于A组但相当于C组，双期总体图像质量评分高于A组但与C组差异无统计学意义（$P>0.05$）；在60 keV水平下，B组双期图像噪声值低于A、C组，双期各部位的CNR值和总体图像质量评分均高于A、C组。B组图像质量评分除双期40 keV单能量图像外均>3分，均符合临床诊断需求。结论，通过采用CT能谱智能匹配技术，上腹部能谱CT扫描可获得与常规扫描相当的辐射剂量；联合ASIR重组技术，50、60 keV低单能量图像可在提高图像CNR、降低对比剂使用量的同时保持或提高总体图像质量。

【评述】 单源高、低电压瞬时切换技术的CT能谱扫描模式，因不能个体化选择管电流容易引起辐射剂量的增加。林晓珠等通过手动方法选择合适的能谱扫描参数，获得了与常规120 kV相当的辐射剂量，但由于增加了临床工作量，限制了其临床推广。CT能谱智能匹配技术，通过以非能谱扫描模式的噪声指数为参考，以患者体型和所设定的扫描参数为基础，可智能匹配患者扫描的最佳参数，有利于产生与非能谱扫描相似的辐射剂量。另外，能谱CT技术结合其能谱成像浏览器可产生40~140 keV的单能量图像，其中低单能量水平成像图像对比度高，可以减少对比剂用量，但同时会增大图像噪声。自适应统计迭代重组技术（ASiR）通过建立系统噪声模型，并利用迭代方法加以抑制，可以降低图像噪声，提高图像质量。本研究旨在探讨CT能谱智能匹配技术联合ASIR技术在上腹部增强扫描中优化辐射剂量、降低对比使用量及提高图像质量的价值。

文选210

【题目】 CT三维重建技术诊断复杂性四肢创伤性骨折的临床价值分析

【来源】 浙江创伤外科，2016，21（2）：388-389.

【文摘】 CT三维重建技术诊断复杂性四肢创伤性骨折的临床价值。回顾性分析本院2013年1月至2015年1月诊断为复杂性四肢创伤性骨折患者的临床资料，对比分析了多层螺旋CT三维重建技术与X线的诊断价值。482例复杂性四肢创伤性骨折患者均行X线摄影及多层螺旋CT三维重建技术处理，CT三维重建检查的总阳性率为93.6%（451/482），明显高于X线摄影检查80.5%（388/482），差异明显，具有统计学差异（$P<0.001$）。尤其是在桡骨远端骨折、尺桡骨骨干双骨折、髋关节骨折、胫骨平台骨折、Colles骨折、踝关节骨折、腕关节骨折、肘关节骨折的诊断方面。因此，多层螺旋CT三维重建技术可明显提高复杂性四肢骨折的诊断阳性率，具有重要的诊断价值和意义，值得临床进一步推广应用。

【评述】 四肢创伤性骨折是临床上最为常见一种骨科疾病之一。本文通过回顾性分析诊断为复杂性四肢创伤性骨折患者的临床资料，对比分析了多层螺旋CT三维重建技术与X线的诊断价值，取得了较理想的疗效。

文选 211

【题目】 CT 血管成像对手部动静脉瘘的诊断价值

【来源】 中华手外科杂志，2016，32（5）：370-372.

【文摘】 64 排螺旋 CT 血管成像（CTA）技术对手部动静脉瘘的诊断价值。回顾性分析 2013 年 1 月至 2015 年 7 月在我院经手术和病理证实为手部动静脉瘘的 9 例患者 CTA 资料。以手术检查结果为标准，分析 CTA 在手部动静脉瘘诊断中的准确性。结果，9 例患者血管重建图像均显示清晰，CTA 可以很好地显示手部动静脉瘘的供血动脉及引流静脉，明确病变部位、范围及受累肌肉组织，与手术结果一致。因此，CTA 是一种高度准确的无创性成像技术，在手部动静脉瘘的诊断和治疗中具有重要价值。

【评述】 动静脉瘘是由于血管发育畸形等先天因素或外伤、医源性损伤等后天因素使动脉不经过毛细血管网而直接与静脉沟通，可发生于全身各个部位，多见于四肢。数字减影血管造影（DSA）一直作为诊断动静脉瘘的"金标准"。但因为有造影剂的覆盖，小瘘口难以被探查到，而且 DSA 不能很好地显示瘘口与周围组织结构的关系。近年来，CT 血管成像（CTA）因快速、层薄、大范围扫描及多种后处理重建方式等特点，在显示上肢动脉疾病方面有独特优势。回顾性分析经手术和病理证实为手部动静脉瘘的 9 例患者 CTA 资料，旨在探讨 CTA 在手部动静脉瘘诊断和治疗中的临床应用价值。

文选 212

【题目】 CT 血管成像技术在颅脑病变诊断中的价值分析

【来源】 河北医学，2016，22（3）：405-408.

【文摘】 探讨 CT 血管成像技术在颅脑病变诊断中的价值，指导临床选择合适的治疗方案，提高临床对该类疾病的治疗效果。选取 2012 年 7 月至 2015 年 5 月 166 例颅脑病变患者为研究对象，所有患者均给予多平面重建、曲面重建、最大密度投影和三维容积重建等技术显示颅脑血管，对颅脑血管显示情况进行评价，将其诊断结果和手术病理结果进行对比。结果，166 例患者 CTA 显示有 80 例患者为脑动脉瘤，增强后血栓处不强化，动脉瘤直径为 2～15 mm。其中长囊袋状有 5 例，呈带蒂囊状 9 例，瘤体瘤颈分界不清 4 例。4 例为静脉畸形，CTA 清晰显示异常静脉；70 例为脑梗死，CTA 显示脑动脉管腔狭窄和闭塞；4 例为烟雾病，3 例为颈动脉海绵窦漏，5 例脑梗死。166 例患者术后病理检测结果与 CTA 诊断结论一致。因此，CT 血管成像技术能显示出颅脑病变的各种血管病变，价值肯定，优势明显。

【评述】 CT 作为一项临床诊断技术，自问世以来，不断发展，尤其是 2003 年正式在临床使用的 64 层螺旋 CT，因其能详细准确地提供血管的多种信息，成为临床头颅诊断技术的亮点，在此基础上开发出的血管成像技术更是为临床血管疾病的诊断提供了更为广阔的天地。CT血管成像技术（CTA）结合了CT增强技术、多层、范围扩大、快速扫描等技术，后期对所得图像进行三维成像处理，全方位深度清晰反应全身的血管细节，临床用于各种血管病变的诊断，为临床治疗提供准确信息，具有重要的临床价值。加之该技术具有无创、操作简便的优势，在临床应用日益广泛。颅脑病变的临床诊断治疗中，最重要的指标是血管情况，因此，CTA技术在颅脑血管病变中诊断价值也越来越大。多层螺旋CT具有扫描时间短、扫描层薄等优势，同时在处理图像质量等方面均有明显进步。本次研究通过观察采用64排螺旋CT血管成像技术对颅脑病变的诊断情况，分析其对颅内疾病诊断的价值，以期为临床提供准确的疾病信息，提高治疗水平。

文选 213

【题目】 CT引导不可逆电穿孔消融术治疗局部晚期胰腺癌的有效性和安全性

【来源】 中华放射学杂志，2016，50（10）：789-793.

【文摘】 评价CT引导不可逆电穿孔（irreversible electroporation，IRE）消融术治疗局部晚期胰腺癌的有效性和安全性。前瞻性收集经穿刺病理证实的影像表现提示为Ⅲ期胰腺癌患者14例，术前常规行实验室检查和影像检查（CT、MRI、PET-CT等）了解患者的疾病状况。在全身麻醉下行IRE消融术，于CT引导下经皮穿刺置入消融电极，根据肿瘤大小、位置及电极针数目进行消融参数设置，电极针尖端裸露1 cm，消融模式为拔针分段消融。术后第1~3天、1周、1个月、3个月复查影像及实验室检查，采用改良的WHO实体瘤疗效评价标准评价IRE消融治疗的有效性。观察并发症发生情况。结果，14例患者手术均顺利完成。消融完成后即刻行CT增强扫描，消融区均呈低密度坏死改变，无强化，消融边界清晰。术后1周复查CT，14例肿瘤坏死彻底，周围组织结构无破坏。术后1个月行CT或MRI显示所有病灶消融区域均呈低密度（信号）改变，增强扫描未见异常强化，周围血管及胰管形态完整。术后胰淀粉酶及CA199一过性升高，而后逐渐降低，术后1周及1个月后复查明显降低，癌胚抗原未见明显升高。并发症包括胰周炎性渗出3例、腹膜后感染1例、肠系膜上静脉血栓2例、门静脉主干血栓2例、十二指肠狭窄1例。1例术后2.5个月死于消化道大出血。其余13例于术后3个月评价疗效，完全缓解4例、部分缓解7例、病变稳定2例。结论，CT引导下IRE消融术治疗局部晚期胰腺癌有效、安全。

【评述】 胰腺癌易包绕周围血管及神经组织生长，临床出现症状时多已无法进行外科手术切除，放、化疗效果不理想，预后不良。常规肿瘤消融术因易损伤周围血管、胆管、神经等组织结构而无法实施。不可逆电穿孔（IRE）消融术是一项非热能肿瘤消融技术，通过电极针间两两释放电脉冲，在肿瘤细胞膜上打出纳米级的不可逆空隙，导致肿瘤细胞内、外环境失衡，从而引起细胞凋亡，又称纳米刀消融术。因其对脉管结构损伤小，故可以对脉管结构受累的肿瘤进行消融。目前IRE消融治疗的临床应用主要包括外科开腹术中IRE消融治疗、内镜下IRE消融及影像引导下经皮穿刺IRE消融治疗3种方式。CT引导下经皮穿刺IRE消融术有微创、定位准确、安全性高、术后恢复快的特点，具有广泛的临床应用前景。本研究旨在探讨CT引导IRE消融术治疗局部晚期胰腺癌的有效性和安全性。

文选 214

【题目】 CT 在肝纤维化及肝硬化诊断中的研究进展

【来源】 医学研究生学报，2016，29（5）：546-550.

【文摘】 肝纤维化、肝硬化分期的评估直接关系着临床治疗的选择。肝组织活检是肝纤维化、肝硬化诊断的金标准，但由于检查操作的有创性限制其临床运用。近年来，CT 技术飞速发展，国内外在 CT 无创性评估肝纤维化、肝硬化的研究上取得了重要进展。文中就常规 CT、CT 灌注成像、能谱成像及 CT 分子影像学在肝纤维化、肝硬化诊断中运用做一综述。

【评述】 肝纤维化、肝硬化是所有慢性肝疾病的最终病理结局。早期研究表明肝纤维化是可以逆转的，新近的多项动物实验及临床研究则显示，不仅是肝纤维化，肝硬化亦是动态可逆的。鉴于肝纤维化、肝硬化的动态变化过程，动态精确监测治疗反应，对慢性肝病的治疗和预后具有重要意义。目前，肝组织病理学检查仍是肝纤维化、肝硬化诊断的"金标准"，但由于肝组织穿刺的有创性和局限性，使其难以作为动态监测肝纤维化、肝硬化状态的常规手段，故无创评估肝纤维化、肝硬化成为研究的热点。影像学检查具有良好的重复性和一致性，近年来超声瞬时弹性成像、声脉冲辐射成像和功能性磁共振检查作为无创性评估肝纤维化、肝硬化的新方法被国际指南所推荐。传统观点认为 CT 仅能对中、晚期肝硬化及其相关并发症进行诊断，而不能衡量肝纤维化的程度和分期，但随着 CT 硬件的发展、新的功能软件的开发运用，CT 新技术不断用于肝纤维化、肝硬化的诊断与评估并取得了一些进展。本文就 CT 在肝纤维化、肝硬化诊断的研究进展做一综述。

文选 215

【题目】 CT 增强扫描密度测量在甲状旁腺腺瘤、甲状腺和淋巴结鉴别诊断中的临床意义

【来源】 中国医学科学院学报，2016，38（3）：318-321.

【文摘】 通过多期计算机断层增强扫描对甲状旁腺腺瘤、淋巴结及甲状腺进行鉴别诊断。分析 21 例甲状旁腺腺瘤患者的多层螺旋 CT 增强扫描检查结果，并对其术后的病理标本进行研究。在多层螺旋 CT 检查过程中，记录 CT 平扫（D0）及增强扫描造影剂注入后 35 秒（D35）与 65 秒（D65）甲状旁腺腺瘤、淋巴结和甲状腺在 3 个不同阶段的密度。结果，D0 期甲状旁腺腺瘤 CT 值 [（45±12）Hu] 与甲状腺实质 CT 值 [（90±15）Hu] 差异有统计学意义（$P=0.007$）；ROC 曲线表明，75 Hu 是区分甲状旁腺腺瘤和甲状腺实质密度的界值，敏感性和特异性均为 95.2%。注射对比剂 35 秒后，甲状旁腺腺瘤的强化程度明显高于淋巴结 [（182±39）Hu vs.（80±20）Hu，$P=0.004$]；ROC 曲线表明，111 Hu 是区分甲状旁腺腺瘤和淋巴结密度的界值，敏感性和特异性均为 95.2%。注射对比剂后 35 秒和 65 秒，甲状旁腺腺瘤密度下降 52 Hu，而淋巴结密度升高 13 Hu，与甲状旁腺腺瘤密度降低差异有统计学意义（$P=0.008$）。因而增强 CT 不同时段测量密度可以区分甲状旁腺腺瘤、淋巴结和甲状腺。

【评述】 甲状旁腺腺瘤为内分泌肿瘤的一种，起自滤泡上皮，约占甲状腺上皮性肿瘤的 60%，是引起原发性甲状旁腺功能亢进的原因之一，在临床中最有效的治疗手段即手术治疗。近年来，随

着医学的发展，微创手术切除甲状旁腺腺瘤已经成为主流的治疗手段，所以影像学上对病变性质和位置进行准确、及时、有效的诊断，能够使患者得到及时治疗，准确分辨病灶与周围的关系，提高手术成功率，提高患者的生活质量。甲状旁腺腺瘤通常有较为光整的包膜，肿瘤质软、有弹性、表面光滑，与周围无粘连。切面多呈实性、灰棕或桔棕色，若腺瘤中含有大量嗜酸性细胞则呈巧克力色。肿瘤实质呈均质肉样，有薄层的纤维性包膜。包膜外常有残留的正常甲状旁腺组织。较大的腺瘤可见局灶性出血区域、纤维条索或囊性变，甚至可见钙化或骨化。在CT平扫上一般呈类圆形软组织密度影，密度较为均匀，边界清晰；当瘤体较大时病灶会显示为不均匀的低密度影，原因可能是腺瘤内的坏死及陈旧性的出血。增强扫描时甲状旁腺腺瘤的实性部分中度明显强化，CT值为40～60 Hu，但强化程度依旧低于正常甲状腺强化程度。甲状腺增生也是常见疾病，在原发性甲状旁腺功能亢进症中占10%～30%，当腺体显著增生时，影像学表现与甲状旁腺腺瘤非常相似，甲状腺周围的淋巴结也在临床工作中影响医师的判断。多层螺旋CT平扫对甲状旁腺腺瘤的诊断具有出色的解剖关系和良好的诊断能力，但是在其与淋巴结或甲状腺的鉴别诊断时也常常很难区分。本研究比较了甲状腺、淋巴结和甲状旁腺腺瘤多层螺旋CT增强扫描不同的密度，以此建立标准来区分这3种结构。

文选216

【题目】 CT增强延时扫描技术在肝肿瘤鉴别诊断中的应用效果观察

【来源】 中国医药指南，2016，14（10）：110-111.

【文摘】 观察应用CT增强延时扫描技术在肝脏肿瘤鉴别诊断中的应用效果。回顾性分析2015年4月至2016年1月应用CT增强延时扫描技术，并经手术病理诊断确诊的74例肝肿瘤患者的临床资料，观察其临床诊断情况。结果，74例肝肿瘤患者手术检查结果为原发性肝癌31例（41.9%），肝内转移瘤10例（13.5%），肝血管瘤8例（10.8%），肝囊肿14例（18.9%），肝局灶性结节性增生6例（8.1%），肝脓肿3例（4.1%），肝母细胞瘤2例（2.7%），诊断符合率为100%；CT增强延迟扫描技术检查结果为74例肝肿瘤患者中原发性肝癌33例（44.6%），肝内转移瘤9例（12.2%），肝血管瘤8例（10.8%），肝囊肿14例（18.9%），肝局灶性结节性增生5例（6.8%），肝脓肿3例（4.1%），肝母细胞瘤2例（2.7%），诊断符合率为97.3%。CT增强延迟扫描技术的诊断符合率和手术病理诊断符合率比较差异无统计学意义（$P>0.05$）。因此，CT增强延时扫描技术应用肝肿瘤鉴别诊断中，具有创伤小、安全性高、准确率高等特点，可以在临床肝疾病诊断中广泛应用。

【评述】 肝肿瘤是临床常见的一种肿瘤，发病率较高，对人们的健康和生命安全造成严重的威胁。肝脏肿瘤不仅影响了人们的正常生活，严重的会导致患者死亡。因此，加强对肝肿瘤的诊断对人们具有重要的意义。随着医学技术水平的提高，多层螺旋CT被临床中广泛的应用，在肝疾病的诊断中具有一定的优势，提高了肝疾病的诊断率。为探究CT增强延时扫描技术在肝肿瘤鉴别诊断中的应用效果，本次研究选取应用CT增强延时扫描技术，并经手术病理诊断确诊的74例肝肿瘤患者的临床资料进行分析。

文选 217

【题目】 CT 阻塞指数对肺栓塞的评价及其与 D- 二聚体相关性分析

【来源】 实用放射学杂志，2016，32（12）：1876-1879.

【文摘】 探讨肺动脉 CT 阻塞指数对肺栓塞（pulmonary embolism，PE）高危性的评价及其与 D- 二聚体之间的关系。收集经 CT 肺动脉成像（computed tomographic pulmonary angiography，CTPA）及 D- 二聚体检查的 125 例 PE 病例。将其分为高危 PE 组和非高危 PE 组，比较分析两组在 CT 阻塞指数、D- 二聚体、主肺动脉直径间的差异，以及肺动脉 CT 阻塞指数与 D- 二聚体、主肺动脉直径之间的相关性（Spearman 相关性评价）。结果，高危 PE 组的 CT 阻塞指数明显高于非高危 PE 组（$P=0.000$），高危 PE 组主肺动脉直径较非高危 PE 组增粗，差异有统计学意义（$P=0.000$），而高危 PE 组和非高危 PE 组 D- 二聚体差异无统计学意义（$P=0.103$）。CT 阻塞指数与 D- 二聚体无相关性（$P=0.71$）。因此，血浆 D- 二聚体指标可以提示 PE，不能评价 PE 的高危性；肺动脉 CT 阻塞指数在一定程度上可以反映 PE 的严重性，其与 D- 二聚体间无相关性。

【评述】 肺栓塞（PE）是临床工作中较为常见的肺循环系统疾病，其发病突然，病情危重，临床症状多样，且缺乏特异性，容易漏诊及误诊，给临床诊断与治疗带来一定困难，及时准确的诊疗，能明显降低患者致残及致死率。目前常用的临床检查方法有心电图、D- 二聚体、高分辨 CT 肺动脉成像（CTPA）等，本文对 PE 的 CT 阻塞指数、D- 二聚体、主肺动脉管径进行分析，特别是 CTPA 及 D- 二聚体检查。对 PE 的严重性评价，一直都是临床工作的挑战，本文探讨 PE 严重性评价。

文选 218

【题目】 C 形臂锥形束 CT 技术在前列腺动脉栓塞术中的应用价值

【来源】 中华放射学杂志，2016，50（3）：209-212.

【文摘】 探讨 C 形臂锥形束 CT 技术在前列腺动脉栓塞术（prostatic artery embolizathon，PAE）中的应用价值。回顾性分析接受 PAE 的 81 例中、重度前列腺增生患者的 DSA 和 C 形臂锥形束 CT 资料。81 例患者的 162 侧髂内动脉中，6 侧因图像质量欠佳而剔除，156 侧髂内动脉的 DSA 和 C 形臂锥形束 CT 资料纳入分析。对比观察 DSA 和 C 形臂锥形束 CT 成像中的前列腺动脉数目、起源及与邻近动脉的吻合支。采用 χ^2 检验比较 DSA 和 C 形臂锥形束 CT 技术对血管显示率的差异。结果，156 侧髂内动脉的选择性前列腺动脉（PA）DSA 和 C 形臂锥形束 CT 成像共确认 161 支 PA，其中 C 形臂锥形束 CT 技术准确辨认的 PA 为 158 支（98.1%，158/161），经 DSA 准确辨认的 PA 为 130 支（80.8%，130/161），差异有统计学意义（$\chi^2=25.78$，P<0.05）。27 侧（17.3%，27/156）髂内动脉发出的 28 支 PA（17.4%，28/161）仅在髂内动脉前干的 C 形臂锥形束 CT 技术中得以辨认；有 3 支 PA（1.9%，3/161）仅在 DSA 中得以辨认，差异有统计学意义（$\chi^2=22.31$，

$P<0.05$）。单纯依靠 DSA 认定的 137 支 PA 中，有 7 支（5.1%，7/137）经 C 形臂锥形束 CT 技术排除。11 侧（7.1%，11/156）髂内动脉发出的 PA 仅在 C 形臂锥形束 CT 成像中得以辨认其起源，其余 145 侧（92.9%，145/156）髂内动脉发出的 PA 在 DSA 和 C 形臂锥形束 CT 技术中均可辨认其起源。C 形臂锥形束 CT 技术确定的 PA 与邻近动脉存在吻合支的比率为 42.3%（66/156），高于单纯 DSA 的观察结果（31.4%，49/156），差异有统计学意义（$\chi^2=3.98$，$P<0.05$）。因此，C 形臂锥形束 CT 技术对 PAE 术中准确辨认前列腺动脉及其起源、吻合有重要价值。

【评述】 经导管前列腺动脉栓塞术（PAE）是治疗中、重度良性前列腺增生症的重要方法，治疗安全性较高，有效率达 76%。盆腔内血供复杂，且前列腺动脉（PA）解剖的变异性较高，而 PAE 的关键技术就在于辨认 PA 及其与邻近动脉的吻合。PA 常规血管造影（包括 DSA）对显示 PA 有一定局限性，有学者推荐术前行 CTA 检查显示 PA 和指导 PAE，但由于 CTA 难以清楚显示细小血管及需要使用的对比剂剂量较大，尚不能被多数学者接受。C 形臂锥形束 CT 技术在血管成像的同时可获得多方位血管、骨骼及软组织图像，在观察比较复杂的血管解剖时具有优势，已经广泛应用于腹部血管介入诊疗中用以预测栓塞效果。研究结果显示，在 PAE 中应用 C 形臂锥形束 CT 有利于观察 PA 的灌注范围，并通过显示的前列腺灌注缺损区为寻找残留前列腺供血动脉提供线索。本文应用常规血管造影和 C 形臂锥形束 CT 技术观察 PA 的起源、分布和吻合支规律，旨在探讨 C 形臂锥形束 CT 在 PAE 术中的应用价值。

文选 219

【题目】 C 形臂 CT 在急性缺血性脑血管病介入治疗中的应用
【来源】 介入放射学杂志，2016，25（2）：93-96.
【文摘】 探讨 C 形臂 CT 技术在急性缺血性脑血管病介入治疗中的应用价值。C 形臂 CT 成像技术应用于 152 例急性缺血性脑血管病患者血管内介入治疗前后图像获取和处理，静脉注射对比剂经 Vaso CT 获取类似 CTA 的脑血管图像，评估脑血管再通后脑出血或梗死风险。结果，C 形臂 CT 能够在短时间内快速诊断血管缺血病变；152 例血管内接触溶栓治疗后发现脑血管再通高灌注引发脑出血 17 例（前循环出血 11 例，后循环出血 6 例），经积极抢救治疗 12 例痊愈；可清晰显示颅内血管植入支架信息。因此，C 形臂 CT 应用于急性缺血性脑血管病介入治疗，有利于及时快速诊断脑缺血病变，迅速发现脑出血等严重并发症，及时有效抢救患者。

【评述】 脑血管急性血栓形成、血管闭塞等所致突发脑组织缺血可引起脑梗死，如果得不到快速有效治疗，会造成极高致残率，甚至危及生命。脑血管急性闭塞血管内介入再通技术已成为急性缺血性脑血管病主要治疗方法之一。C 形臂 CT 可在短时间内快速判断经急诊绿色通道介入治疗的急性缺血性脑血管病患者缺血血管病变、脑血管再通后高灌注引发脑出血风险，清晰显示颅内血管支架和颅内相关血管结构、走行等信息。本研究总结分析 C 形臂 CT 在 152 例急性缺血性脑血管病患者急症脑血管动脉接触溶栓、血管内球囊扩张或支架植入等介入检查及治疗过程中的应用价值。

文选 220

【题目】 FibroTouch 与 B 超、CT 对脂肪肝的诊断价值比较

【来源】 临床肝胆病杂志，2016，32（3）：459-462.

【文摘】 探讨影像引导瞬时弹性成像系统 FibroTouch 脂肪衰减参数（fat attenuation parameter, FAP）对脂肪肝诊断的意义。以 2014 年 1~12 月在中国医科大学附属第一医院体检的 1080 例体检者为研究对象，统计所有人员的肝 FAP、肝彩超结果和肝 CT 平扫肝/脾 CT 比值。计量资料组间比较采用 Kruskal-Wallis H 检验，采用 κ 一致性系数和 ROC 曲线比较 FAP 与肝彩超结果和肝 CT 平扫肝/脾 CT 比值诊断脂肪肝的一致性及其诊断价值。结果，通过肝 B 超诊断脂肪肝阴性 336 例（31.11%），阳性 744 例（68.89%）；参照 B 超结果，FibroTouch 的敏感性及特异性分别为 80.5% 和 75.3%。通过肝 CT 诊断脂肪肝阴性（0 级）821 例（76.02%）、阳性 259 例，其中轻度（1 级）216 例、中度（2 级）34 例、重度（3 级）9 例；参照 CT 结果，FibroTouch 的敏感性及特异性分别为 95.4% 和 47.0%，B 超的敏感性及特异性分别为 93.1% 和 36.8%。FibroTouch 诊断脂肪肝结果与 B 超有较高的一致性（$\kappa=0.597$，$P<0.0001$）；与 CT 的一致性较低（$\kappa=0.113$，$P<0.0001$）。因此，FibroTouch 诊断脂肪肝准确、方便、无创、费用低，是临床最具优势的诊断脂肪肝的影像学检测方法。

【评述】 脂肪性肝病是临床常见病，影像学诊断和肝穿刺活组织检查是国际公认的两种诊断标准。其中肝穿刺活组织检查是脂肪肝诊断的"金标准"，但并非必要条件，因其有创性，不易被患者接受，也不易反复取材进行动态观察，且穿刺标本很小，取样组织只占整个肝的五万分之一，肝脂肪变性往往分布不均，导致穿刺存在取样误差，影响准确性，临床工作中无法广泛推广，因此脂肪肝的诊断主要依靠影像学检查。目前主要的影像学检查方法有肝 B 超、CT、瞬时弹性成像技术（Fibro Scan 和 FibroTouch）等。最新的成像技术 FibroTouch 通过 B 超影像引导准确定位，可无创、定量评估肝纤维化和脂肪变性程度。FibroTouch 作为脂肪肝检测手段，不但操作简单方便，而且实现了诊断结果的量化分级。

文选 221

【题目】 Flash 双源 CT 冠状动脉成像与 DSA 的对比分析

【来源】 医学影像学杂志，2016，26（10）：1923-1926.

【文摘】 双源 CT 冠状动脉成像（dual source computed tomography coronary angiography, DSCTA）与冠状动脉数字减影血管造影（DSA）诊断冠状动脉疾病的效果。对 44 例临床怀疑冠心病而行 CT 冠状动脉检查的患者采用 Flash 双源 CT 冠状动脉成像检查，并以 DSA 为金标准进行对比分析。结果，本组患者均顺利完成 DSCTA，均可见完整清晰的显影血管，共计检查了 524 段动脉节段，MSCTA 检查发现无狭窄 420 段，轻度狭窄 20 段，中度狭窄 28 段，重度狭窄 56 段。经冠状动脉造影检查确诊冠心病阳性 28 例，阴性 16 例；双源 CT 冠状动脉成像诊断 44 例患者中真阳性 27 例，3 例

假阳性，13 例真阴性，1 例假阴性。经分析，DSCTA 诊断符合率为 90.91%，敏感性为 96.43%，特异性为 81.25%。与金标准 DSA 的检查结果进行对比分析，DSCTA 诊断冠状动脉狭窄的一致性较好，κ 值为 0.87。因此，双源 CT 冠状动脉成像技术可作为冠心病患者筛查手段或低危冠心病患者的复查检查手段，具有可靠、简便、准确、快捷的优点。

【评述】多层螺旋 CT 技术的进步，尤其是双源 CT 结合回顾性心电门控的冠状动脉成像（DSCTA）技术已趋成熟，为冠心病的诊断提供了一种无创的检查方法。本研究对 44 例临床怀疑冠心病而行 CT 冠状动脉检查的患者采用双源 CT 冠状动脉成像检查，并以 DSA 为金标准进行对比分析。

文选 222

【题目】H 型高血压患者冠状动脉病变诊断中冠状动脉 CT 技术应用的价值

【来源】中国 CT 和 MRI 杂志，2016，14（2）：60-63.

【文摘】探讨研究 H 型高血压患者冠状动脉病变诊断中冠状动脉 CT 技术应用的价值。选取符合入选标准的原发性高血压患者 120 例，均行冠状动脉 CT、冠状动脉造影，以及同型半胱氨酸（Hcy）水平检测。依据 Hcy 水平将所有患者分为 H 型高血压组和单纯高血压组，对比 CT 和冠状动脉造影关于冠状动脉病变检查结果，并分析 CT 技术在 H 型高血压患者冠状动脉病变诊断中的应用价值。结果，CT 检测技术和冠状动脉造影检查结果中，冠状动脉狭窄阳性率和钙化率差异均无统计学意义（$P>0.05$）；以冠状动脉造影结果为"金标准"，CT 检测技术在冠状动脉狭窄和钙化中阳性预测值均为 100.00%，且灵敏度、准确率和阴性预测值均比较高；H 型高血压组患者冠状动脉狭窄阳性率（72.06%）较单纯高血压组（50.00%）显著升高（$P<0.05$），且前者钙化率（51.47%）较后者（28.85%）显著升高（$P<0.05$）。因此，H 型高血压患者采用 CT 检测技术对冠状动脉病变进行诊断和冠脉造影结果相近，且灵敏度、准确率、阳性和阴性预测值均比较高，具有较高的推广应用价值。

【评述】原发性高血压是临床常见疾病，以体循环动脉压升高为基本表现。该病和遗传因素、饮食、精神应激及体重等多种因素均存在相关性，但是其具体发病机制尚不明确。原发性高血压患病率逐年上升，以老年人群最为明显，我国目前约有 1.8 亿人患有高血压。而高血压是多种心脑血管疾病的重要诱因，严重影响心、脑、肾等重要脏器的结构和生理功能，导致器质性病变和功能性障碍，严重者甚至发生衰竭，给患者的生命健康带来极大威胁。据报道，原发性高血压仍是目前心脑血管疾病病死率居高不下的重要原因。H 型高血压在原发性高血压中所占比例约为 75%，且被认为比单纯高血压引发冠状动脉病变的风险更高。以往研究表明，控制 H 型高血压疾病进展对预防冠状动脉病变和脑卒中病发、降低病死率具有至关重要的特殊意义。为了研究 H 型高血压患者冠状动脉病变诊断中 CT 技术的应用价值，对 20 例原发性高血压患者分别进行 CT 和冠状动脉造影检查，并对所得结果进行细致分析，以期为 H 型高血压患者冠状动脉病变的防治提供可行方案。

文选 223

【题目】 多层螺旋CT（MSCT）血管成像对胃肠道血管畸形的评价

【来源】 临床放射学杂志，2016，35（1）：104-107.

【文摘】 评价多层螺旋CT（MSCT）血管成像在胃肠道血管畸形诊断中的价值。对638例有消化道出血症状患者行全腹部MSCT动态增强扫描及血管成像，诊断为胃肠道血管畸形的25例患者纳入研究，其中21例患者进一步行DSA及动脉栓塞治疗，2例行手术治疗，另2例行非手术治疗。结果，25例血管畸形位于胃3例，十二指肠4例，空肠2例，回肠7例，结直肠8例和阑尾1例。21例行DSA检查和治疗的患者中，MSCT血管成像对胃肠道血管畸形的定性和定位诊断均与DSA检查结果完全一致（100%），2例行手术治疗也证实了MSCT血管成像诊断。参照DSA检查结果，MSCT血管成像对21例胃肠道血管畸形供血动脉和引流静脉的显示率分别为76.2%和42.9%，对动静脉瘘的显示率80.0%。因此，MSCT血管成像能对胃肠道血管畸形做出准确的诊断，可作为血管畸形所致隐匿性胃肠道出血的常规筛查技术。

【评述】 隐匿性胃肠道出血是一棘手的临床问题，主要原因是部分患者（约5%）不能明确出血部位和原因，其中39%归因于胃肠道血管畸形。胃肠道血管畸形可发生于从胃至直肠的任何部位，其临床症状包括胃肠道急性大出血、慢性出血、穿孔、腹腔积血等，对诊断而言均无特异性。由于胃肠道特殊的生理构造，常规检查难以显示其全貌，因而很难发现出血部位，常导致患者得不到及时诊断和治疗。最近，有学者报道多层螺旋CT（MSCT）血管成像用于胃肠道血管畸形的诊断，初期的尝试显示其具有较好的诊断效果。本研究报道25例MSCT血管成像诊断的胃肠道血管畸形，其中21例得到数字减影血管成像（DSA）证实，目的是进一步评价MSCT血管成像用于胃肠道血管畸形的诊断价值。

文选 224

【题目】 北美放射学（RSNA）大会2015腹部影像学

【来源】 放射学实践，2016，31（2）：107-110.

【文摘】 北美放射学（Radiological Society of North America，RSNA）大会今年在腹部诊断技术方法上有了新的突破性进展，肝磁共振弹性成像、体素内不相干运动、动态增强MR成像、双源CT、炎性肠病功能成像、虚拟平扫的应用是讨论的热点问题。一系列新技术的报道为今后的临床和科研工作开拓了新的思路。

【评述】 第101届北美放射学（RSNA 2015）大会已经落下帷幕，今年的主题是"创新"。本次RSNA大会在腹部诊断技术方法上也是主要体现在技术方法上的创新，使影像诊断技术从定性向定量诊断的方向发展，主要体现在腹部众多方面。

文选 225

【题目】 宝石CT能谱成像在肝癌经皮肝动脉化疗栓塞术后疗效评估及随访中的应用价值

【来源】 介入放射学杂志，2016，25（1）：34-39.

【文摘】 评价宝石CT能谱成像（GSI）对肝癌患者行肝动脉化疗栓塞术（transhepatic arterial chemotherapy and embolization，TACE）的术后疗效评估及随访中的应用价值。选取2013年2月至2014年10月经病理证实为肝癌经TACE术后患者30例进行回顾性分析。所有30例患者TACE术后1～3个月分别行宝石CT能谱扫描及DSA复查，两者平均间隔时间2～4天。一次CT扫描得出混合能量（QC图）及能谱（Mono）图像，图像后处理采用ADW4.6工作站和GSI-viewer软件。采用2种方法观察，A法观察QC平扫、动脉期及门静脉期；B法观察最佳单能量、碘/水（iodine/water）基物质图及能谱特征。由2名从事腹部影像工作经验丰富的副主任医师分别对图像在后处理工作站上进行独立评价，与DSA对照，计算A、B 2种方法的敏感性、特异性等指标，采用χ^2检验比较2种方法的诊断能力。结果，30例TACE术后复查患者共检出154个病灶，DSA明确其中100个病灶有强化，54个病灶无强化。A法敏感性为72.0%（72/100），特异性为77.8%（42/54）；B法敏感性为97.0%（97/100），特异性为94.4%（51/54），两者敏感性及特异性差异均有统计学意义（$\chi^2=23.04$，$\chi^2=7.11$，$P<0.05$）。A法与DSA一致性中等（$\kappa=0.47$，$P<0.01$），B法与DSA一致性良好（$\kappa=0.91$，$P<0.01$）。结论，与常规CT相比，在不增加辐射剂量的前提下，GSI能明显提高小病灶及多发病灶的检出率；GSI根据能谱分析图的不同特征，反映肿瘤的同源性，客观地提示某一病灶是否为复发或转移灶，有效地鉴别肝脏缺血性肿瘤与其他病变，在肝癌TACE术后疗效评估及随访中更加准确。

【评述】 肝细胞癌（hepatocellular cancer，HCC）发病率在全球呈逐年上升趋势，在我国，其发病率及病死率均居世界之首。HCC就诊时手术切除率只有20%～30%；复发率高达60%～70%。HCC非外科手术疗法众多，而经皮肝动脉化疗栓塞术（TACE）是目前最常用的首选疗法。TACE的疗效与碘油沉积程度及其血供有密切关系，多数治疗后仍有残存瘤体。由于侧支循环的建立，HCC复发、转移很常见，绝大多数需多次重复治疗。因此，及时准确地评估肝癌TACE疗效，早期发现残存活性灶和复发、转移灶至关重要。肝癌TACE术后疗效的判定及随访的常规影像学检查DSA，是发现存活肿瘤的金标准。但是，DSA有创，TACE术后监测单纯依靠反复的DSA检查并不现实。目前仍然缺乏一种简单、无创、有效及可重复率高的影像学方法对TACE术后的患者进行疗效评估和随访观察。宝石能谱CT成像（GSI）对肿瘤病灶的能谱特征进行综合分析，已成为影像学及临床肿瘤学研究的热门课题。作为一种新的影像学检查手法，它通过球管高低电压（80/140 kV）的瞬时切换技术，可生成40～140 keV的101个单能量图像，实现高清成像和物质分离。通过对原始数据的处理，获得多种能谱图像，从而实现物质的定性、定量分析，大大提高了诊断的准确性和安全性。将GSI应用于肝癌TACE术后复查，旨在讨论GSI对肝癌TACE术后疗效评估及随访中的应用价值。

文选 226

【题目】 宝石能谱 CT 冠状动脉成像在冠心病诊断中的临床价值

【来源】 中国处方药，2016，14（7）：138-139.

【文摘】 探讨宝石能谱 CT 冠状动脉成像在冠心病诊断中的临床价值。选取 2014 年 4 月至 2015 年 4 月收治的 60 例冠心病患者作为研究对象，分别采用冠状动脉造影及宝石能谱 CT 冠状动脉成像检查入组病例，观察并评估两种检测手段用于诊断冠心病的临床价值。结果，与冠状动脉造影检查手段相比，宝石能谱 CT 状动冠脉成像技术在冠状动脉钙化与狭窄检出率略高，差异无统计学意义（$P>0.05$）。宝石能谱 CT 冠状动脉成像技术对于冠心病患者诊断敏感性为 98.4%，特异性为 98.5%，诊断符合率为 98.2%，冠状动脉造影诊断敏感性为 99.9%，特异性为 99.7%，诊断符合率为 100.0%，两种检测技术诊断敏感性、特异性及诊断符合率差异无统计学意义（$P>0.05$）。结论，宝石能谱 CT 冠状动脉成像是一种有效的影像学检测手段，在冠心病临床诊断中具有较高的诊断敏感性与特异性，值得推广应用。

【评述】 冠状动脉性心脏病（CHD）在以往临床诊断时多以冠状动脉造影为检测的"金标准"，然而冠状动脉造影存在一定危险性，且属于有创检查手段，部分患者无法接受，因此，宝石能谱 CT 作为一种无创性冠状动脉检查手段逐渐开始广泛应用于临床。本研究就此探讨宝石能谱 CT 冠状动脉成像在冠心病诊断中的临床价值，旨在为临床提供一定指导和帮助。在冠心病临床诊断中，宝石能谱 CT 冠状动脉成像是一种有效的影像学检测手段，具有较高的诊断敏感性与特异性，值得推广应用。

文选 227

【题目】 比较不同心电图编辑技术改善期前收缩患者冠状动脉 CT 血管成像图像质量的特点

【来源】 中华放射学杂志，2016，50（1）：60-61.

【文摘】 目前，冠状动脉 CTA 已经成为临床诊断和排查冠心病重要的无创影像检查手段。扫描时患者的心律变化和是否能屏气配合是影响图像质量的主要因素，曝光过程中患者突发期前收缩常导致心电门控信号识别错误，影响图像质量甚至导致检查失败。研究结果显示，回顾性心电门控扫描技术配合心电图（electrocardiogram，ECG）编辑可以改善心律失常患者的冠状动脉 CTA 图像质量，但采用 ECG 编辑功能中何种技术方法效果最佳尚不清楚。本研究旨在探讨忽略法（disable Sync）、删除法（delete Sync）、插入法（insert Sync）和移动法（shift R-peak）4 种 ECG 编辑技术改善期前收缩患者冠状动脉 CTA 图像质量的价值。

【评述】 ECG 编辑功能可以更好地利用同步记录扫描采集数据与 ECG 信号，重组不同心动周期内最佳时相的冠状动脉 CTA 影像。本研究结果显示，删除法对改善左主干、左前降支、回旋支和右冠状动脉图像质量最有价值。其原因主要在于，心律失常时，由于从门控 ECG 上选择的重组时相并不能真实反映每个心动周期中心脏运动状态，此时需要将错误的心电门控采集数据删除，才能避免影像重组时对真实采集数据的干扰。但在具体应用中，应针对冠状动脉CTA数据采集时心电信号识别、触发错误，选择ECG编辑中的不同技术。

文选228

【题目】 不同碘浓度CT成像对冠状动脉支架评价的研究

【来源】 心肺血管病杂志，2016，35（5）：378-382.

【文摘】 利用心脏动态体模，评价低碘浓度CT成像对冠状动脉支架评价的可行性及可靠性。利用体外心脏动态模型及带支架模拟冠状动脉12条（每条支架内分别放置阶梯状有机玻璃以模拟无狭窄及25%、50%、75%的狭窄），模拟心率58~62次/分，在管电压100 kV下，保持5种CT值[250 Hu、300 Hu、350 Hu、400 Hu及（450±5）Hu]不变的情况下扫描，将图像进行迭代算法（IR）重建。比较组间图像质量（包括主观评分及支架内CT值、噪声、信噪比及对比噪声比），与真实狭窄对照，比较组间诊断显著狭窄的准确性，比较支架内径显示率，比较各组碘浓度。结果，图像质量主观评分组间差异无统计学意义（$P>0.05$）。图像质量客观指标显示：支架内CT值、信噪比、对比噪声比差异均有统计学意义（$P<0.05$）；图像噪声差异无统计学意义（$P>0.05$）。与真实狭窄比较，5组支架内显著狭窄诊断的敏感性及阴性预测值均为100%，特异性91.67%~95.83%，阳性预测值92.31%~96.00%，总符合率95.83%~97.92%，$\kappa=0.91~0.95$。不同碘浓度对支架内径及内径显示率比较无明显差异。通过5种碘浓度比较，从250 Hu到450 Hu，碘浓度由8.2 mg/ml升至14.75 mg/ml，碘含量增加了79.88%。结论，低碘浓度成像可以保证图像质量，诊断支架内狭窄具有可靠性，同时可明显降低碘负荷，支架内径显示率不降低。

【评述】 经皮冠状动脉介入治疗（percutaneous coronary intervention，PCI）是临床冠心病治疗最有效的方法之一，但术后支架内再狭窄的发生率较高，研究显示使用金属裸支架再狭窄发生率为11%~40%，即使采用药物洗脱支架，其再狭窄的发生率虽然降低，但仍然不可忽视，故术后患者需多次随访检查。目前冠状动脉CT血管造影（CCTA）是一种无创性检查手段，已在临床中广泛应用，CCTA在评价冠状动脉斑块性质、管腔狭窄程度、支架及移植后冠状动脉通畅性等方面均有重要价值，已成为冠状动脉支架术后评价的重要方法。但是在CCTA检查中碘对比剂的使用增加了对比剂肾病的风险。如何降低碘负荷是检查中面临的问题。由于低管电压结合迭代重建的应用，在降低辐射剂量的同时使降低碘用量成为可能，从而有可能降低对比剂肾病的风险。目前低碘浓度对冠状动脉成像的研究较多，但对冠状动脉支架的评价鲜有报道，本研究通过心脏体模试验评价低碘浓度成像对冠状动脉支架应用的可行性和可靠性。

文选229

【题目】 不同级别iDose^{4}迭代重建技术在冠状动脉CT成像中的应用

【来源】 中国实验诊断学，2016，20（5）：752-754.

【文摘】 评价冠状动脉CT成像（CCTA）中不同级别iDose^{4}迭代重建技术的图像质量、噪声差异，探讨具有最佳图像质量及低噪声的 iDose⁴ 级别。应用 Philips，Ingenuity Core 128 CT 对 60 例患者行回顾性心电门控 CCTA，采集的原始数据分别进行传统滤过反投影法（FBP）和 iDose⁴-1～iDose⁴-7 的图像重建。由 2 名影像诊断学医师采用 4 分法双盲评价冠状动脉的 9 个主要分支；记录噪声值、SNR 值及 CNR 值，对数据进行统计学分析，比较 8 组数据的差异。结果，不同级别的 iDose⁴ 图像 SNR 值和 CNR 值均明显高于 FBP，噪声值较 FBP 低，且 iDose⁴ 的 SNR 值和 CNR 值随级别升高而逐渐升高。iDose⁴-3、iDose⁴-4 的图像质量评分值无统计学差异，但 iDose⁴-4 的 SNR 值、CNR 值均优于 iDose⁴-3，且噪声值相对较低，故认为 iDose⁴-4 为最佳成像级别。因此，在相同辐射剂量条件下冠状动脉 CT 成像，与 FBP 比较，采用 iDose⁴ 可明显提高图像质量，降低噪声；本组条件下，iDose⁴-4 可以获得最佳图像质量及低噪声。

【评述】 伴随自我保健意识的不断提高，越来越多的人开始关注自身的心血管健康问题。冠状动脉 CT 成像（CCTA）这种无创性心血管检查方法已被越来越多的患者所采用，但随之而来的 CT 检查高辐射剂量问题也显得日益突出。研究者在传统滤过反投影法（FBP）基础上，通过降低管电压、管电流及采用大螺距等方法降低辐射剂量，但这些方法图像质量不甚完美。iDose⁴ 是最新一代的迭代重建技术（IR），与传统滤过反投影法（FBP）相比，其不仅能降低辐射剂量，还能一定程度上改善图像质量。本研究对检查中不同级别的 iDose⁴ 进行比较，并与 FBP 相对照，探讨不同级别的 iDose⁴ 在 CCTA 中的临床应用价值，以选取适合 Philips Ingenuity Core 128 CT 机 CCTA 检查的最佳 iDose⁴ 级别。

文选 230

【题目】 不同剂量前门控心脏冠状动脉多层螺旋 CT 成像的比较

【来源】 中国 CT 和 MRI 杂志，2016，14（4）：49-51.

【文摘】 比较不同剂量前瞻性门控轴面扫描心脏冠状动脉多层螺旋 CT 成像质量及辐射剂量。抽取通过前瞻性门控轴面扫描拟行心脏冠状动脉成像的 80 例患者为研究对象，随机双盲法将其分为两组，每组 40 例，120 kV/100 mA 者为低剂量组，120 kV/200 mA 者为常规剂量组，多层螺旋 CT 扫描后专业人员处理图像，比较两组图像质量及有效辐射剂量等指标。结果，低剂量组图像质量优 30 例，良 10 例；常规剂量组图像质量优 31 例，良 9 例；两组图像质量比较差异无统计学意义（$P>0.05$）；两组 SNR、CNR 比较差异无统计学意义（$P>0.05$）；低剂量组 ED（1.71±0.18）mSv 显著低于常规剂量组的（2.86±0.44）mSv，差异有统计学意义（$P<0.01$）。因此，低剂量前瞻性门控轴面扫描成像与常规剂量成像质量类似，但能显著减少受检者辐射剂量，值得临床推广。

【评述】 冠状动脉粥样硬化性心脏病（即冠心病）作为临床一种常见心血管疾病，是导致患者死亡的高危因素之一，严重影响患者生活质量。冠心病防治的关键在于早期诊断，目前临床常见诊断手段包括 X 线、多层螺旋 CT、冠状动脉造影等，其中多层螺旋 CT 因其分辨率高、准确率高、临床操作方便等特点在冠心病诊断中应用较多。由于心脏冠状动脉多层螺旋 CT 成像主要是利用小螺距及薄层大范围扫描仪获取清晰图像，进而其辐射剂量相对上升，为常规影像技术的 3～5 倍。为此，符合临床诊断基础上采取有效措施尽可能减少辐射剂量成为当下研究的重点。本研究主要比较不同前瞻性门控轴面扫描参数对CT成像质量及有效辐射剂量的影响。

文选 231

【题目】 采用256层螺旋CT前门控冠状动脉成像技术观察不同浓度对比剂对成像质量的影响
【来源】 河北医科大学学报，2016，37（4）：412-415.
【文摘】 采用256层螺旋CT前门控冠状动脉成像技术，探讨不同浓度对比剂对冠状动脉成像质量的影响。对90例怀疑冠心病的患者行256层螺旋CT前门控冠状动脉成像技术扫描，随机分为3组：A组30例采用碘浓度300 mg/ml，B组30例采用碘浓度320 mg/ml，C组30例采用碘浓度350 mg/ml，根据患者的实际体重选择对比剂的用量（0.8 ml/kg），比较3组图像信噪比（SNR）、对比噪声比（CNR）、质量评分、节段可评价比率、节段优良率及碘用量等。结果，A组显示冠状动脉371段，B组显示冠状动脉368段，C组显示冠状动脉365段。C组图像质量主观评分、图像节段可评价率及优良率高于A组和B组（$P<0.01$）。C组CNR和主动脉CT值高于A组和B组，B组CNR高于A组（$P<0.05$）。3组间SNR和主动脉SD值比较差异无统计学意义（$P>0.05$）。A组有效碘用量低于C组（$P<0.05$）。结论，采用256层前门控冠状动脉CT血管造影联合低浓度对比剂可以显著降低患者接受的辐射剂量及对比剂的不良反应，并且保证图像质量，具有可行性。
【评述】 冠状动脉CT血管造影（CTA）作为冠心病筛查的主要手段，已广泛应用于临床，但存在X线辐射剂量大和需要使用大剂量的碘对比剂，加大肾损害的风险。因此，如何在满足冠状动脉CTA诊断的前提下降低辐射剂量及碘对比剂用量成为关注的热点问题之一。为避免冠状动脉CTA患者注射大剂量碘对比剂引起的对比剂肾病（CIN）的发生，应尽可能少地使用对比剂。本研究采用256层螺旋CT前门控冠状动脉成像超低辐射剂量技术，观察不同浓度对比剂对冠状动脉成像质量的影响。

文选 232

【题目】 采用双源CT双能量成像技术评价孤立性肺肿块的可行性分析
【来源】 广西医科大学学报，2016，33（1）：36-40.
【文摘】 探讨采用双源CT（DSCT）双能量成像技术评价孤立性肺肿块的可行性。69例孤立性肺肿块患者，病灶数共69个，采用双源CT常规平扫及双能增强扫描，获得肿块常规平扫与虚拟平扫（virtual non contrast，VNC）图像CT值、常规增强CT值及碘分布图CT值，并对检测结果进行统计学分析。结果，肿块常规平扫分别与VNC（A）、VNC（V）图像CT值差异无统计学意义（均$P>0.05$），动、静脉期常规平扫与VNC（A）图像CT值均显示高度一致性，相关系数分别为$r=0.91$及$r=0.93$，均$P=0.00$。常规平扫图像SNR较VNC图像高，两者差异有统计学意义（$P<0.05$）。VNC图像质量较常规平扫图像稍差，两者图像质量评分得分差异无统计学意义（$P>0.05$）。动脉期肿块增强CT值与碘图CT值差异无统计学意义（$P>0.05$），静脉期差异有统计学意义（$P<0.05$），动脉期增强与碘分布图CT值显示高度一致性（相关系数$r=0.89$，$P=0.00$）。常规增强扫描患者接

受 $CTDI_{vol}$ 总量、DLP 及 ED 总量分别为（43.68±3.89）mGy、（1130.21±109.87）mGy·cm 及（15.82±2.03）mSv，双能量扫描患者接受 $CTDI_{vol}$ 总量、DLP 及 ED 总量分别为（29.23±3.11）mGy、（738.69±90.46）mGy·cm 及（10.34±1.37）mSv，两种扫描方式患者接受 $CTDI_{vol}$ 总量、DLP 总量及 ED 总量分别比较差异均有统计学意义（均 $P<0.05$），采用双能量扫描患者辐射剂量较常规扫描降低约 33.5%。结论，双源 CT 双能量成像技术增强扫描一次能获得 VNC 图及碘剂分布图，在不影响图像质量下用 VNC 能够代替常规平扫对肺部孤立性肿块性质进行评价，同时能明显降低患者的辐射剂量。

【评述】 CT 是肺肿瘤定性诊断的主要检查手段，常规扫描需要平扫及多期增强扫描，患者接受辐射剂量相对较大。双源双能量 CT 物质分离技术可以将增强图像中碘的信息提取出来，实现虚拟平扫（VNC）和碘图成像。近年来，该技术已在全身多个部位病变的影像诊断中得到应用，既减低了辐射剂量，还可无须组织标本便可得到组织结构不同时相的血液分布情况。目前，对于孤立性肺肿块定性诊断研究的文献报道较少，本研究通过对双源 CT（DSCT）双能量成像技术与常规扫描技术的比较，探讨 DSCT 双能量成像技术评估孤立性肺肿块的可行性。

文选 233

【题目】 超声、CT 单一及联合诊断在卵巢原发性恶性肿瘤临床分期中的应用

【来源】 中国 CT 和 MRI 杂志，2016，14（12）：107-109.

【文摘】 分析超声、CT 单独及其联合检测在卵巢原发性恶性肿瘤临床分期中的应用价值。80 例原发性卵巢恶性肿瘤患者为研究对象，均行超声、CT 影像学检查，与手术病理分期结果对照，分析超声、CT 单独及其联合对恶性肿瘤临床分期诊断准确度。结果，手术病理分期：Ⅰ期 21 例，Ⅱ期 17 例，Ⅲ期 37 例，Ⅳ期 5 例，以此为对照标准，超声、CT 及其联合诊断卵巢原发性恶性肿瘤临床分期准确率分别为 72.5%、82.5%、91.3%。超声＋CT 诊断准确率明显高于超声检查（$P<0.01$）。结论，超声联合 CT 诊断卵巢原发性恶性肿瘤临床分期准确率最高，其次是 CT，临床建议两者联合检测。

【评述】 据统计，卵巢原发性恶性肿瘤发病率、病死率在女性肿瘤中分别占据第二、第一，由于卵巢位置较深，大部分早期症状无特异性，临床就诊时多处于晚期，5 年存活率不足 40%。为此早期正确诊断出卵巢肿瘤，及时干预对降低其病死率具有十分重要意义。目前临床诊断卵巢原发性恶性肿瘤以影像学检查为主，包括超声、CT、MRI 等，其中超声无创、操作简单、重复性强，临床常用；CT 具有快速扫描、后处理技术强大特点，在卵巢恶性肿瘤临床分期诊断中有重要作用；MRI 虽然在肿瘤诊断上更有优势，但其价格较高。临床表明肿瘤诊断、治疗方案制订及预后评估与肿瘤临床分期密切相关，基于此，本研究通过比较超声、CT 单独及其联合诊断在卵巢原发性恶性肿瘤临床分期中的应用效果，以为其临床诊治提供重要依据。

文选 234

【题目】 超双低剂量联合迭代重建技术 256 层冠状动脉 CTA 实验研究

【来源】 河北医药, 2016, 38 (8): 1133-1136.

【文摘】 通过建立冠状动脉增强扫描的体外模型，在保证冠状动脉CT血管造影（CTA）图像质量能够满足诊断的前提下，探讨低辐射剂量和低浓度对比剂在冠状动脉CTA检查中的应用。将非离子型对比剂碘克沙醇注射液（含碘270 mg/ml）采用等渗盐水进行稀释，其浓度为3.24、4.32、5.40、6.48、7.56、8.64、9.72 mg/ml，以上液体分别置于7支相同长度的输液管内，按碘溶液浓度由低至高进行编号（①～⑦）。每次将3支输液管固定在鲜猪心上，模仿3支冠状动脉走行。采用256层螺旋CT将管电压设为80 kV，电流采用105、210、315 mA，再固定电流105 mA时变换不同电压80、100 kV及120 kV，记录输液管中CT值、噪声值（SD）、信噪比（SNR）、对比噪声比（CNR）、辐射剂量（$CTDI_{vol}$、DLP、ED）及图像质量评分，并进行统计学分析。结果，管电压固定80 kV时，改变管电流（105、210、315 mA），CT值、SD、SNR、CNR及图像质量评分差异无统计学意义（$P>0.05$）；而$CTDI_{vol}$、DLP、ED差异有统计学意义（$P<0.05$），105 mA较210 mA及315 mA，ED分别降低了50.62%和67.01%。管电压固定105 kV时，改变管电流（80、100、120 mA），3组不同管电压间图像质量评分及SD、SNR、CNR无明显差异（$P>0.05$）；而其管内CT值、辐射剂量差异有统计学意义（$P<0.05$），80 kV较100 kV及120 kV ED分别降低了47.80%和65.84%。管电压固定80 kV时，改变管电流（105、210、315 mA），或当管电流固定105 mA时，改变管电压（80、100、120 kV），碘溶液组（①～⑦）图像质量评分差异无统计学意义（$P>0.05$）。结论，采用256层螺旋CT对冠状动脉体模扫描表明，在不影响诊断质量的前提下，低剂量CT扫描参数与低浓度对比剂联合迭代重建技术冠状动脉CTA成像是可行的。

【评述】 近年来，冠状动脉疾病的发病率及病死率呈逐渐升高趋势，后64层螺旋冠状动脉CT血管造影（CTA）已广泛应用冠心病的筛查，冠状动脉CTA患者往往接受较高辐射剂量、较高浓度及较大剂量碘对比剂造成的肾损伤风险，采用256层螺旋CT低辐射剂量参数及270低浓度对比剂联合迭代重建对冠状动脉模型进行研究，观察在保证冠状动脉诊断图像质量前提下，双低模式在冠状动脉CTA中是否具有可行性。

文选 235

【题目】 纯磨玻璃密度结节肺腺癌的CT三维定量分析

【来源】 中华放射学杂志, 2016, 50 (12): 940-945.

【文摘】 探讨结节三维定量分析对表现为纯磨玻璃结节（pure ground-glass nodule, pGGN）的早期肺腺癌病理分级的预测价值。回顾性分析2012年6月至2015年10月经手术病理证实的CT表现为纯磨玻璃结节的肺腺癌105例，共110个pGGN，其中不典型腺瘤样增生（AAH）22个、原位腺癌（AIS）28个、微浸润性腺癌（MIA）28个、浸润性腺癌（IAC）32个。利用联影CT高级后处理工作站对结节进行三维容积测量，得到最大横断面长径、面积、体积、平均CT值、质量，最小CT值，最大CT值，2%、5%、25%、50%、75%、95%、98%位数CT值。多组之间及浸润前后分组之间测量指标满足正态分布及方差齐性的采用单因素方差分析，不满足的数据采用Kruskal-Wallis H检验分析，并对各单独变量进行ROC曲线分析，再以结节是否为浸润性病变为因变量，结节的最大截面长径、面积、体积、最大 CT 值为自变量进行 Logistic 回归分析。结果，AAH、AIS、MIA、IAC 4 组间结节大小参数（包括最大横截面长径、面积、体积），平均 CT 值，质量，5%、25%、50%、75%、95%、98% 百分位数 CT 值，最大 CT 值差异有统计学意义（$P<0.05$）。浸润前病变与浸润病变之间各结节大小参数，平均 CT 值，质量，2%、25%、50%、75%、95%、98% 位数 CT 值，最大 CT 值差异有统计学意义（$P<0.05$）。对各单独变量进行 ROC 曲线分析，其中曲线下面积（AUC）>0.7 的变量为：结节最大截面长径（AUC=0.754，$P<0.001$），面积（AUC=0.787，$P<0.001$），体积（AUC=0.788，$P<0.001$），质量（AUC=0.822，$P<0.001$）及 98% 位数 CT 值（AUC=0.714，$P<0.001$），最大 CT 值（AUC=0.759，$P<0.001$）。Logistic 回归分析显示，最大截面长径［优势比（OR）=1.143，95% CI：1.027～1.273，$P=0.015$］和最大 CT 值（OR=1.005，95% CI：1.002～1.009，$P=0.001$）是 pGGN 为浸润性病变的危险因素。对 Logistic 逐步回归预测概率进行 ROC 曲线分析，曲线下面积为 0.793（$P<0.001$）。结论，三维定量分析得到 pGGN 的大小参数、质量、最大 CT 值对 pGGN 的病理分级具有预测作用。

【评述】 肺腺癌是肺癌中最常见的组织病理学类型，早期肺腺癌常表现为磨玻璃密度结节（GGN）。近年来人群中 GGN 的检出率显著增加，国际早期肺癌行动计划（International Early Lung Cancer Action Program，I-ELCAP）最近的筛查研究显示人群中纯磨玻璃结节（pGGN）的检出率为 4.2%，混杂磨玻璃密度结节（mixed ground-glass nodule，mGGN）的检出率为 5.0%。同时，相较于实性结节，GGN 病理为恶性的比率更高。近年来国内外对 GGN 的影像表现与病理及生长进展的关系有许多研究，但针对 pGGN 的报道还相对较少。mGGN 中实性成分的大小与肿瘤组织浸润范围存在显著关联，实性成分的比例和大小是影像学评价结节恶性程度的重要指标。而 pGGN 内不存在实性成分，毛刺征等恶性肿瘤的征象也比较少见，因此相对于实性结节及 mGGN、pGGN 的影像诊断及恶性程度评价比较困难。由于表现为 pGGN 的早期腺癌代谢程度不高，PET 检查的诊断价值有限。目前对 pGGN 的处理办法主要还是影像评估结节的大小、密度，并进行随访复查。以往研究对 pGGN 的测量大多是对某个截面的长径测量，并通过目测画感兴趣区测量平均 CT 值代表结节密度。这样的方法存在主观性，不能够客观全面地分析 CT 图像中结节的信息。本研究利用计算机辅助诊断软件的优势，对 pGGN 进行三维容积定量分析，加入密度分布直方图及多百分位比 CT 值的比较，探索更多有助于预测结节性质的数据信息，以此探讨结节三维定量分析对 CT 表现为 pGGN 的早期肺癌病理分级的预测价值。

文选 236

【题目】 大脑中动脉狭窄的 3D-VISTA 诊断价值

【来源】 临床放射学杂志，2016，35（1）：8-12.

【文摘】 探讨三维容积各向同性快速自旋回波（3D volume isotropic fast spin echo，3D-VISTA）技术在大脑中动脉狭窄中的诊断价值。对 37 例经 MR 血管造影（MRA）或 CT 血管造影（CTA）诊断的大脑中动脉 M1 段不同程度狭窄或闭塞的患者进行 3D-VISTA 进一步检查，并与介入治疗时的数字减影血管造影（DSA）检查进行对比，计算 3D-VISTA 及 DSA 检查的血管狭窄率，同时观察狭窄处管壁在 3D-VISTA 上的图像特点。结果，37 例患者有 33 支大脑中动脉的 3D-VISTA 图像质量符合测量要求，与 DSA 测量的血管狭窄率相关性好（$r=0.943$，$P<0.01$），以 DSA 作为金标准，两者一致性较高（$\kappa=0.86$，$P<0.01$）。在 3D-VISTA 图像上表现为狭窄的 27 支大脑中动脉中，21 支出现管壁偏心性增厚，3 支环形增厚；另有 1 支向心性增厚并环形强化，2 支管壁仅见狭窄改变。结论，3D-VISTA 在大脑中动脉狭窄的诊断方面与 DSA 相比有良好的一致性和相关性，并且可以提供狭窄处管壁的相关信息，对大脑中动脉狭窄病因的鉴别提供一定的帮助。

【评述】 缺血性脑卒中是好发于中老年人的脑血管疾病，具有发病率高、致死致残率高及并发症多等特点。对亚洲缺血性脑卒中患者而言，颅内大动脉（尤其是大脑中动脉）粥样硬化是造成颅内动脉狭窄的首要原因，粥样斑块的形成和破裂往往是诱发缺血性脑卒中的直接因素。因此，评估颅内动脉狭窄程度及判断狭窄处管壁斑块的成分和性质，对防治缺血性脑卒中的发生和发展有着至关重要的意义。CT 血管造影在管腔狭窄诊断方面有一定优越性，可以通过斑块内部成分密度的差异，区分软斑块和钙化斑块，但对管壁的显示能力有限，无法细分斑块内成分（如斑块内出血）、判断斑块易损性，对管腔狭窄病因的判断能力也有限。三维容积各向同性快速自旋回波（3D-VISTA）可以通过管壁信号、形态的不同来区分造成狭窄的原因，并且可以判断斑块的易损性，这对后期治疗方案的选择至关重要。本研究旨在探讨 3D-VISTA 技术对大脑中动脉狭窄的诊断价值。

文选 237

【题目】 单扇区扫描联合三段团注技术在实现 64 排 CT 胸痛三联"双低"检查中的应用

【来源】 CT 理论与应用研究，2015，24（6）：835-841.

【文摘】 探讨单扇区扫描联合三段团注技术在 64 排螺旋 CT 胸痛三联检查中的应用价值。将 50 例临床表现急性胸痛并行 64 排螺旋 CT 胸痛三联 CTA 检查的患者随机分为两组，两组均采用回顾性心电门控技术，扫描心率范围 50~75 次 / 分，体重指数范围 18~28。A 组为实验组，采用单扇区采集重建技术，管电压 100 kV，对比剂三段式团注，用量 60~70 ml。B 组为对照组，采用多扇区采集重建技术，管电压 120 kV，对比剂两段式团注，用量 90~100 ml。比较两组上腔静脉、肺动脉、冠状动脉、主动脉及肺静脉的 CT 值和 CNR（对比信噪比），同时比较两组肺动脉、冠状动脉图像质量及辐射剂量的差别。结果，两组病例经 t 检验显示上腔静脉、肺动脉、冠状动脉、主动脉及实验组内肺动脉、肺静脉 CT 值均具有统计学差异（$P<0.05$）。两组图像质量、噪声、CNR 值无统计学差异（$P>0.05$），辐射剂量具有统计学差异（$P<0.05$），实验组较对照组辐射剂量降低 40.19%。结论，单扇区扫描联合三段团注技术使对比剂用量和辐射剂量明显降低，图像质量改善，具有较大临床实用价值。

【评述】 急性胸痛三联症（包括肺动脉栓塞、主动脉夹层、冠状动脉综合征）是临床上较为常见的疾病之一。CTA 胸痛三联排查对于急性非典型胸痛病因鉴别诊断是一种方便无创的检查方法，具有重要的临床价值。回顾性心电门控下胸痛三联的辐射剂量较高，如何优化胸痛三联扫描方案中受检者对比剂的用量和所受辐射剂量是目前需要解决的问题。该研究通过采用单扇区扫描重建技术联合对比剂三段团注技术，以求制订优化的扫描方案。

文选 238

【题目】 单源能谱 CT 在消除金属内固定伪影中的应用

【来源】 医学影像学杂志，2016，26（1）：94-95.

【文摘】 探讨骨折金属内固定术后单源能谱 CT 成像技术的临床应用价值。42 例骨折金属内固定术后复查的患者，包括脊柱 12 例，骨盆 7 例，手足 7 例，关节长骨 16 例，使用单源 CT 采用双能量扫描程序，分 2 次扫描采集 2 个不同能量的数据，所得原始数据后处理采用 80 kV 及 140 kV，2 个不同能量的数据，用相关软件处理、重建，获得不同光子能级图像，并由 2 位有经验放射科主治以上医师对图像质量进行分组评价。评价标准：1 分金属伪影明显，图像无法观察；2 分金属伪影较多，图像细节显示欠清；3 分无明显金属伪影，图像质量优秀。结果，42 例骨折术后内固定病例，利用单源双能量扫描方式所获得的图像，130 keV 消除金属内固定伪影图像质量最佳。因此，单源双能量 CT 扫描技术能够有效去除金属伪影，清晰显示骨折金属内固定术后细微结构。

【评述】 金属内固定已经被广泛应用于骨折的治疗，其术后可能有感染、脱位、愈合不良等后遗症发生，因此，骨折固定术后的疗效监测和远期随访显得至关重要。MRI 检查由于金属伪影导致信号缺失，骨质结构及其周围情况无法观察，X 线检查不能克服图像重叠的缺点，对于金属固定物及骨折处细节显示有一定困难，因此骨折术后评估，一般依靠多层螺旋 CT 检查，但是夏春潮等认为，常规螺旋 CT 的成像技术产生的伪影较大，不能整体地显示固定物材料的形状和位置，不利于术后对细微结构的精确评价。因此，更加直观、全面的影像评价技术显得非常重要。近年来，国内外初步研究报道指出双源双能 CT 能有效消除金属内固定伪影，清晰显示骨折金属内固定术后的细微结构，图像质量较高，而本文正是在此基础上延伸，探讨单源能谱 CT 在消除金属内固定伪影的应用。

文选 239

【题目】 单源双能 CT 不同重建层厚对标准水模 CT 能谱成像数据的影响

【来源】 实用放射学杂志，2016，32（4）：618-620.

【文摘】 探讨单源双能 CT 不同重建层厚对标准水模能谱成像的 CT 值、水（碘）浓度、SD 值的影响。使用 GE 公司单源双能 CT（discovery CT 750 HD）选择辐射剂量相近（165.0~262.5 mA）的 8 个扫描协议，对 GE 20 cm 直径的水模行 CT 能谱成像（gemstone spectral imaging，GSI）扫描，管电压采用 140 kV 和 80 kV 瞬时切换，扫描视野 medium，螺距 1.375，探测器宽度 40 mm，每个协议采集 6 层 5 mm 层厚图像（B 组），重建 1.25 mm 层厚图像（A 组）。使用 AW 4.5 工作站，将面积约 3000 mm^2 的圆形感兴趣区（ROI）置于水模的中心、3、6、9、12 点钟的位置进行测量，分别在 70 keV 单能量图像上测量 A、B 2 组的 CT 值和 SD 值，在水（碘）基图像上测量水（碘）浓度和 SD 值，分别采用独立样本 t 检验、配对样本 t 检验进行统计学分析。结果，A 组及 B 组 CT 值和水（碘）浓度的差异无统计学意义（$P>0.05$）。SD 值的差异有统计学意义（$P<0.05$）。A、B 2

组水（碘）浓度的 SD 值均小于 CT 值的 SD 值，差异有统计学意义（$P<0.05$）。结论，重建层厚的改变不会影响单源双能 CT GSI 扫描的 CT 值和水（碘）浓度，对 SD 值有影响。GSI 对物质浓度的测量及 CT 值测量更加准确。

【评述】 常规 CT 诊断疾病主要依靠 CT 值，但是由于成像的 X 线有一个很宽的能量范围，具有混合能量的 X 线通过物质后被硬化，不可避免地会导致 CT 值不准确，从而影响各种定量诊断。而能谱 CT 采用单源球管瞬时管电压（kV）切换技术进行能量成像，可以获得不同 keV 水平下的单能量图像、基物质密度及其分布图像，同时还能减少一部分硬化伪影，从而实现了定量成像和多参数成像。本研究通过标准水模实验，旨在探讨 CT 能谱成像（GSI）中重建层厚的改变对标准水模 CT 值及其 SD 值（图像噪声）、水（碘）浓度及其 SD 值的影响。

文选 240

【题目】 低辐射剂量联合低碘总量冠状动脉 CT 成像的应用价值分析
【来源】 中西医结合心脑血管病杂志，2016，14（14）：1686-1688.
【文摘】 探讨 384 层螺旋 CT 采用低辐射剂量（100 kV、自动毫安）联合低浓度造影剂碘佛醇（含碘 320 mg/ml）在冠状动脉 CT 血管造影（coronary CT angiogram，CCTA）中的临床价值。回顾性分析 2013 年 9 月至 2015 年 4 月行 CCTA 检查和冠状动脉造影的患者 100 例，分为两组，每组 50 例，双低组采用 100 kV、自动毫安碘佛醇（含碘 320 mg/ml）心电门控扫描。双高组采用 140 kV、500 mA 碘普罗胺（含碘 370 mg/ml）心电门控扫描。以冠状动脉造影为金标准，分别计算两种检查方法诊断冠心病的敏感性、特异性、阳性预测值和阴性预测值。结果，双低组及双高组诊断 CCTA 主动脉根部、前降支中段、回旋支中段、右冠中段 CT 值指标差异无统计学意义（$P>0.05$）；双低组及双高组吸收剂量（$CTDI_{vol}$）和有效剂量（ED）差异有统计学意义（$P<0.05$）；双低组诊断冠脉狭窄的敏感性、特异性、假阳性及假阴性率为 81.2%、93.7%、18.9%、6.3%，双高组诊断冠状动脉狭窄的敏感性、特异性、假阳性及假阴性率为 78.9%、89.1%、21.1%、10.9%。结论，384 层螺旋 CT 在 100 kV、自动毫安的条件下，采用含碘 320 mg/ml 碘佛醇行冠状动脉 CT 血管造影检查较 370 mg/ml 检查在判定冠状动脉有无狭窄、狭窄轻、中、重程度方面差异无统计学意义，且图像质量达到临床诊疗目的，大幅降低了患者的辐射受量和过敏风险，尤其适合临床普及开展应用。

【评述】 随着多层螺旋 CT 技术的不断开发进步，冠状动脉 CT 血管造影（CCTA）同样发展迅速，能清晰显示冠状动脉分支的情况及其远段是否狭窄，已逐渐成为无创诊断冠心病的重要方法之一。但 CCTA 所用的大剂量高浓度造影剂带来的对比剂肾病（CIN）及 10 mSv 以上的当量剂量成为制约该项技术临床应用的绊脚石。数字减影血管造影技术（DSA）是目前诊断冠心病的金标准，但此项检查费用高，为有创检查且可能存在并发症，临床开展应用有一定限制。本研究探讨 384 层螺旋 CT 在 100 kV、自动毫安条件下，采用含碘 320 mg/ml 碘佛醇行冠状动脉 CT 血管造影（CTA）的可行性，且与 DSA 检查进行对比，期望为 CCTA 扫描条件的优化选择提供依据。

文选 241

【题目】 单源双能 CT 不同扫描野对标准体模能谱成像数据的影响

【来源】 中国临床医学影像杂志，2016，27（7）：512-515.

【文摘】 探讨单源双能 CT 不同扫描野对标准体模 CT 能谱成像的 CT 值及水（碘）浓度值的影响。应用 GE 公司单源双能 CT（discovery HD750）对标准水模进行能谱成像（gemstone spectral imaging，GSI）模式扫描，依据扫描协议，按扫描野分为两组：Large 扫描野组（L 组）和 Medium 扫描野组（M 组），其余扫描条件一致，具体参数如下：管电压为 140 kV 和 80 kV 瞬时切换，螺距为 1.375，层厚为 5 mm，管球电流及旋转时间在 180～225 mA 范围进行调制，共扫描 6 层，扫描完成后以 1.25 mm 层厚进行无间隔标准算法重建。重建图像包括 70 keV 单能量图像及水（碘）基物质图像。由两名观察者独立进行数据分析测量。图像分析与测量均在 AW4.5 工作站进行，测量时以水模图像中心为原点，将面积为 3000 mm^2 的圆形感兴趣区（ROI）分别放置于水模正中、前、后、左、右 5 个位置，ROI 距体模切缘约 9 mm，在单能量及水基图像上分别测量每组 6 个层面不同位置的 CT 值及其 SD 值、水浓度值及其 SD 值，使用组内相关系数（ICC）检验两位观察者测量值的一致性，选择标准差小的数据进行分析。使用配对样本 t 检验比较两组数据是否存在差异，以 $P<0.05$ 为差异有统计学意义；以标准水模 CT 值为 0 Hu、水浓度值为 1000 mg/cm^3 作为金标准。分别将两组不同位置的 CT 值、水（碘）浓度值与金标准对照。结果，两位观察者测量计算一致性良好，ICC 值均>0.75。①两组 CT 值比较，两组间 CT 值及其 SD 值比较差异均有统计学意义（$P<0.05$），M 组及 L 组 CT 值的均值分别为（3.07±1.49）Hu、（2.11±2.47）Hu，CT 值 M 组均小于 L 组，M 组更接近金标准，SD 值 M 组大于 L 组。②两组水（碘）浓度值比较，两组间水（碘）浓度值及 SD 值比较差异均有统计学意义（$P<0.05$），M 组平均水浓度值为（1001.86±1.99）mg/cm^3，其平均 SD 值为（4.70±0.50），L 组平均水浓度值为（1002.24±1.88）mg/cm^3，其平均 SD 值为（4.31±1.42），CT 值 M 组均小于 L 组，M 组与金标准更接近，SD 值 M 组大于 L 组。③两组中两种方法的 SD 差异比较，每组中水（碘）浓度值的 SD 值均小于 CT 值的 SD 值，差异有统计学意义（$P=0.000$）。结论，扫描视野的改变可影响能谱成像 CT 值及水（碘）浓度值的测定，Medium 扫描野优于 Large 扫描野，两组相比于传统 CT，能谱成像受扫描野改变的影响更小，可更准确地用于定量分析。

【评述】 CT 值是目前常规 CT 的半定量指标，传统 CT 一直使用混合能量（kV）成像技术进行成像，既往大量研究表明，传统的 CT 值受射线剂量、硬化效应及图像信噪比、像素大小等多种因素的影响。CT 值的不稳定会影响对组织密度判定的准确性，从而影响对疾病的诊断。能谱 CT 的问世改变了常规成像模式，在获得混合能量的同时亦可以获得单能量（keV）图像，其能谱成像（GSI）的基物质浓度测量使 CT 实现了精确定量，使 CT 检查向精准医学迈进成为可能。本研究通过标准水模实验，探讨单源双能 CT 不同扫描野对标准体模 CT 能谱成像的 CT 值及水（碘）浓度值的影响。

文选 242

【题目】 低管电压结合个体化碘对比剂方案在颈动脉 CT 血管成像的优势

【来源】 福建医科大学学报，2016，50（5）：334-338.

【文摘】 探讨低管电压结合个体化碘对比剂应用方案在颈动脉 CT 血管成像（CTA）中的应用价值。前瞻性纳入在能谱 CT 行颈动脉 CTA 成像的受检者 120 例，采用序贯设计依次分为常规组和低剂量组，每组 60 例。常规组管电压 120 kV，滤波反投影重建（FBP）。低剂量组管电压 100 kV，50% 自适应统计迭代重建（ASIR）：余各项扫描参数均相同。常规组对比剂流速 5 ml/s，对比剂用量采用经验值法；低剂量组对比剂流速 4 ml/s，对比剂用量采用个体化方案：碘对比剂用量＝（$T_{test-bolus 峰值时间}$＋2 秒－5 秒）× 注射速率。所有受检者均采用碘佛醇对比剂（含碘 320 mg/ml）。数据上传至 GE AW4.5 工作站，行图像重建分析。记录受检者的性别、年龄等各项客观数值，计算信噪比（SNR）等数值，结合主观评分，行统计学分析。结果，低剂量组碘对比剂用量（57.67±9.44）ml，低于常规组（68.83±12.80）ml（$P<0.001$）；低剂量组有效电离辐射剂量（1.82±0.00）mSv，低于常规组（3.08±0.19）mSv（$P<0.001$）；低剂量组颈动脉 SNR、对比噪声比（CNR）（51.60±20.50，64.73±24.98）分别高于常规组颈动脉 SNR、CNR（31.24±11.18，39.70±13.51）（$P<0.001$）；低剂量组主动脉弓 SNR、CNR（46.40±18.11，59.53±22.57）分别高于常规组（27.21±8.82，35.67±11.11）（$P<0.001$）；2 组性别、年龄、身高、体重指数、颈动脉平均 CT 值和图像质量主观评分差别均无统计学意义（$P>0.05$）。结论，在颈动脉 CTA 成像中，管电压 100 kV 结合个体化碘对比剂应用方案，不仅能很好满足临床诊断需求，而且能有效降低电离辐射剂量及碘对比剂用量，具有较大应用优势。

【评述】 颈动脉 CT 血管成像（CTA）在诊断颈部血管性病变的敏感性和特异性较高，近年来，已被广泛应用于临床。常规颈动脉 CTA 采用螺旋薄层容积扫描，扫描范围较大，具有较大电离辐射危害。近年来，医学影像相关的电离辐射剂量问题已受到全世界广泛关注。如何在保证图像质量的前提下，最大幅度降低颈动脉 CTA 电离辐射剂量，已成为众多医学影像工作者的研究方向之一。在颈动脉 CTA 成像中，为了保证图像质量，不仅需要应用较大剂量的碘对比剂，还需要采用较快的对比剂团注速度。碘对比剂的大剂量应用，使受检者检查风险增大。常见不良反应为毒性反应、过敏反应和碘对比剂外渗，其中最常见的毒性反应为对比剂肾病（CIN）。大量研究结果显示，CIN 的发生率与碘对比剂的用量有着重要关系，降低碘对比剂用量能有效降低 CIN 的发生率，同时降低碘对比剂不良反应的发生率。但是，在临床应用中，影像工作者较多采用碘对比剂经验值法，较少有个体化碘对比剂用量方案的报道。因此，在颈动脉 CTA 成像中，探讨能谱 CT 低管电压结合个体化低剂量碘对比剂应用方案具有重要意义。

文选 243

【题目】 低管电压联合低剂量对比剂在肺动脉 CT 成像中的应用

【来源】 实用医学杂志，2016，32（15）：2532-2534.

【文摘】 探讨128层螺旋CT低管电压联合低剂量对比剂在肺动脉成像（CT pulmonary angiography，CTPA）中的应用。选取经120 kV联合60 ml对比剂确诊治疗后复查的肺栓塞患者30例，根据患者体重指数，常规组（A组）行120 kV联合60 ml对比剂扫描，低剂量组（B组）行80或100 kV低管电压联合30 ml或45 ml低对比剂扫描，记录两组的CT容积剂量指数（$CTDI_{vol}$）、剂量长度乘积（DLP），计算有效剂量（ED）；测量背景噪声（BN）、肺动脉强化CT值（SI），计算信噪比（SNR）、对比噪声比（CNR），比较两组的辐射剂量及图像质量。结果，B组ED（2.43±0.40）mSv较A组（5.56±0.49）mSv显著降低（$t=-138.6$，$P<0.05$），B组SI（502.09±74.36）高于A组（349.59±79.56），而SNR、CNR及图像质量评分均没有统计学差异（$P>0.05$）。结论，对比常规剂量120 kV、80 kV或100 kV低管电压结合自动管电流调制技术（Dose Right Z-DOM）和30 ml或45 ml对比剂，在保证图像质量的同时，有效地降低辐射剂量和对比剂用量，在CTPA有较高的临床应用价值。

【评述】 肺动脉栓塞（PE），指各种原因引起的内源性或外源性栓子栓塞肺动脉，引起肺循环障碍的综合征，其误诊率、漏诊率和病死率极高。而随着CT技术的急速发展，CT肺动脉成像（CTPA）对PE的诊断敏感度和特异性越来越高，已经成为诊断PE的主要影像学检查方法。怎样在保证临床诊断需要前提下，选择合理、有效、简便易行的低辐射剂量、低对比剂扫描方法，从而减少患者所受辐射及造影剂毒副作用伤害，是当代放射技师责任所在。而本文旨在研究低管电压联合低剂量对比剂在CTPA中的临床应用价值。

文选244

【题目】 低管电压在降低肺动脉CT成像对比剂量及辐射剂量的研究

【来源】 实用放射学杂志，2016，32（3）：437-440.

【文摘】 探讨64排螺旋CT肺动脉成像（CTPA）与应用低管电压结合高管电流技术在CTPA中碘对比剂用量、辐射剂量及图像质量对比性的研究。随机将60例临床怀疑肺栓塞要求行CTPA分为3组：Ⅰ组20例，采用120 kV、180 mA，对比剂70 ml；Ⅱ组20例，采用100 kV、280 mA，对比剂50 mL；Ⅲ组20例，采用80 kV、300～500 mA，对比剂30 ml。分别测量每组肺动脉3处中心区及1处段支的CT值和图像噪声，对2组图像的客观指标、主观图像质量评价、CT容积剂量指数（CTDIvol）、剂量长度乘积（DLP）和有效剂量（ED）进行比较，以评价低 kV结合高 mA、低对比剂量应用在MSCTPA扫描中的可行性。使用方差分析及t检验对3组数据进行两两比较分析。结果，与标准法的CTPA相比较，两低剂量组CTPA在所有肺动脉干中均具有较好的显示，3组在5分图像质量评分差异无统计学意义（$P>0.05$），而3组CT值、噪声、信噪比（SNR）、对比噪声比（CNR）均有统计学意义（$P<0.01$）。Ⅱ组、Ⅲ组CT辐射剂量CTDIvol、DLP均低于Ⅰ组，差异有统计学意义（$P<0.01$）。因此，在80 kV扫描条件下采用小剂量对比剂预注射法与传统方法比较，降低对比剂量同时可明显减少上腔静脉内对比剂的硬化伪影对右肺动脉观察的干扰，有利于减轻患对比剂肾病的危险且降低了患者的辐射剂量。

【评述】 CT肺动脉成像（CTPA）是诊断肺动脉栓塞（PE）准确、可靠的无创影像学手段之一，特别是急性PE患者常需多次复查，且间隔时间较短，此类患者所接受的辐射剂量及对比剂量明显增加。对比剂肾病（CIN）已居医源性肾功能不全的第3位，而对于辐射剂量的降低多采用降低管电流（mA）或管电压（kV）来实现。本研究探讨在能够满足临床诊断的前提下降低辐射剂量，同时降低对比剂剂量的方法。

文选 245

【题目】 低剂量螺旋CT的原理及临床应用
【来源】 肿瘤学杂志，2016，22（4）：316-321.
【文摘】 随着低剂量螺旋CT临床应用的开展，如何灵活应用低剂量螺旋CT影像技术手段，已成为临床工作的研究重点。本文总结了低剂量螺旋CT降低辐射剂量的常见方法及原理，并就低剂量螺旋CT的主要临床应用进行了阐述。
【评述】 回顾CT技术的发展，螺旋CT技术的迅猛发展极大地拓展了CT的应用范围，导致临床对CT检查的依赖性增强，普通X线检查中许多投照位置将完全被CT取代，尤其是在肺部疾病的多种检查手段中，CT无疑是最敏感、最有价值的方法之一，然而目前的状况却是：多层螺旋CT的普及率越来越高，临床上应用范围越来越广，患者接受CT检查的概率及频率越来越高，但是同部位CT检查的剂量远大于普通X线检查。如何在保证图像质量满足诊断要求的情况下，尽可能降低辐射剂量水平，成为当前医学影像学界探讨的热点问题。本文总结了低剂量螺旋CT降低辐射剂量的常见方法及原理，并就低剂量螺旋CT在胸部、腹部、头颅、颌面部、咽部及全身血管方面的主要临床应用进行了阐述。

文选 246

【题目】 低剂量对比剂联合生理盐水在CT头颈血管成像中的应用价值
【来源】 中国循证心血管医学杂志，2016，8（8）：1011-1014.
【文摘】 探讨低剂量对比剂联合生理盐水在CT头颈血管成像中的应用价值。选择2014年3月至2015年6月82例因头晕或肢体抽动行头颈CT血管成像的患者作为研究对象，采用随机数字表法分为低剂量组和对照组，每组41例。低剂量组采用50 ml对比剂+20 ml生理盐水，对照组采用70 ml对比剂，对所得原始图像进行技术重建，对原始图像和重建图像进行联合阅片后给出最终CT头颈血管成像结果，比较两组的血管成像图像质量及CT值，并对两组图像的显示情况进行评分。结果，低剂量组与对照组平均年龄分别为（48.53±11.46）岁和（49.74±11.92）岁，男女性别比分别为27/14、28/13，体重指数分别为（22.62±2.54）kg/m^{2}和（22.44±2.63）kg/m^2。两组患者的性别构成、平均年龄、平均身高、平均体重及体重指数等一般资料组间比较差异均无统计学意义（$P>0.05$）；两组患者的颈动脉、颅内动脉显示情况评分结果比较差异无统计学意义（$P>0.05$），低剂量组患者的静脉显示情况评分结果明显优于对照组（$\chi^2=11.439$，$P<0.01$）；低剂量组横断位

图、容积再现（VR）图和最大密度投影（MIP）图均可清晰显示血管，成像效果较对照组更优；两组患者的动脉最大强化、脑动脉分支评分、脑静脉干扰评分和动静脉最大强化差比较不存在显著性差异（$t=0.129$、0.384、-1.221 和 -1.228，$P>0.05$）；低剂量组主动脉弓、右颈总动脉分叉和左颈总动脉分叉的 CT 值均显著高于对照组（$P<0.01$），两组右大脑中动脉和左大脑中动脉的 CT 值比较无明显差异（$P>0.05$）。结论，在 CT 头颈血管成像中，应用低剂量对比剂联合生理盐水可获得良好的 CTA 图像，为临床医师提供可靠的诊疗依据，具有很好的临床应用价值。

【评述】 多层螺旋 CT 具有亚毫秒级图像采集速度，是一种无创、安全和精确的现代检查技术，是头颈部检查中最为重要的无创性检查手段之一。由于头颈部 CT 血管成像（CTA）范围较大，传统上通常采用大剂量对比剂（70~100 ml）来维持血管内对比剂浓度，以取得良好的扫描效果。然而，过多的注射对比剂，容易造成头臂静脉和锁骨下静脉内出现大量高浓度对比剂积累的情况，引起放射状伪影，影响颈动脉和椎动脉起始端的成像质量，并且大剂量对比剂对肾的危害也较大。近年来，很多学者指出，在头颈部 CT 血管成像中，使用小剂量对比剂亦可获得较好的效果。本文选择因头晕或肢体抽动行头颈部 CT 血管成像的 82 例患者为对象，采用临床随机对照试验，应用双盲法进行分析，探讨低剂量对比剂联合生理盐水在 CT 头颈血管成像中的应用价值。

文选 247

【题目】 低能量成像技术在布加综合征肝内门静脉系统及下腔静脉系统成像中的临床应用
【来源】 中国医疗设备，2016，31（7）：16-18.
【文摘】 探讨能谱 CT 低能量（keV）成像技术在布加综合征肝内门静脉系统及下腔静脉系统成像中的临床应用。选取 16 例布加综合征患者，在 GE Discovery CT 机上进行腹部门脉系统及下腔静脉系统 2 期动态增强 CTV 扫描，分别在 40、50、60、70 keV 单能量并联合 60% 迭代技术重建图像，并与 140 kV 混合能量图像比较，计算两期增强图像的门静脉、肝静脉及下腔静脉的对比噪声比（CNR）、信噪比（SNR）及其图像质量评分，并采用多样本非参数分析进行比较。结果，门静脉主干、肝静脉及下腔静脉的最高 CNR 在 40 和 50 keV 联合 60% ASIR 的重建图像上得到，其 CNR 分别为门静脉主干（15.13±11.39，13.31±10.16）、肝静脉（6.79±7.40、5.27±4.74）及下腔静脉（4.03±3.27、3.24±2.74），与 140 kVp 混合能量图像比较，其差异均有统计学意义（$P<0.005$）。50 keV 单能量联合 60% ASIR 重建图像的主观评分均优于其他单能量组。结论，能谱 CT 最佳单能量技术联合迭代重建技术可以明显提高布加综合征门静脉系统及下腔静脉系统 CTV 图像质量，推荐使用最佳单能量为 50 keV 并联合 60% ASIR 迭代技术重建图像来显示门静脉及下腔系统 CTV。

【评述】 能谱成像是 CT 能量成像的最新发展阶段，通过单球管双能瞬时切换来实现能谱成像，可以极大地提高对细微结构的显像。单能量成像可以选取最佳能量（keV）以达到最优化成像质量。目前 CT 检查作为一种快速、方便的影像方法被越来越多的应用于临床诊断，近几年我国接受 CT 检查的患者次数明显增加，其相应的辐射计量也迅速增加，这引起了放射防护部门及公众的密切关注，所以在减少辐射剂量的同时保证图像质量是 CT 检查将来的发展趋势。而静脉系统 CTV 成像一直是 CT 血管成像的一个难题及挑战，单能量技术可以优化血管成像，提高血管相对于周围组织显示的对比噪声比，明显提高静脉系统的 CT 值，使得静脉系统成像的成功率有了很大的提高。通过最佳单能量（低 keV）的选择来提高静脉血管与周围组织的对比，使静脉系统得以清晰的显示。最近新出现的一种重建算法 ASiR 是基于噪声模型的数据空间的迭代重建，它可以降低由于辐射剂量的降低而增加的噪声。在最新一代的能谱 CT 上使用低 keV 单能量成像联合 ASiR 迭代重建技术，可以在保证静脉系统良好显示的基础上最大限度地降低图像的噪声，此项技术可以应用于布加综合征门静脉、肝静脉及下腔静脉成像中，重建门静脉系统最佳对比噪声比（CNR）的单能量图像，提高门静脉与肝实质的对比度，从而提高门静脉、肝静脉及下腔静脉血管的成像质量。

文选 248

【题目】 第二代双源 CT 大螺距模式低辐射剂量血管成像进展
【来源】 国际放射医学核医学杂志，2016，40（5）：389-393.
【文摘】 双源 CT 应用临床以来，在 CT 血管造影方面越来越显示出其独特优势，其较高的时间和空间分辨率及较快的扫描速度使获得高质量的图像成为可能。双源 CT 大螺距扫描模式在血管成像方面具有图像质量好、有效射线剂量低、扫描时间快等优点。本文就第二代双源 CT 大螺距模式在血管成像方面的进展及临床应用价值进行综述。
【评述】 近年来，随着多层螺旋 CT 技术的飞速发展，CT 血管成像（CTA）以其检查的无创性、快捷性和准确性等优点得到了广泛应用，但伴随而来的较高辐射剂量也越来越引起人们的关注。2009 年，第二代双源 CT 问世，它的时间分辨率达到 75 ms，扫描速度 45 cm/s，最大螺距 3.4。双源 CT 的大螺距扫描模式，又称 Flash spiral 模式（Flash 模式）。它实现了前瞻性螺旋扫描单个心动周期心脏成像，采集数据时间减少到 0.25 秒，明显降低了有效射线量。双源 CT 大螺距血管成像使得 CT 血管造影在很大程度上满足了临床的各种需要，使 CT 血管造影技术又达到了一个新高。

文选 249

【题目】 迭代重建技术在肥胖患者肾上腺 CT 成像中的应用
【来源】 国际医学放射学杂志，2016，39（5）：477-480.
【文摘】 将自适应迭代重建技术（adaptive statistical iterative reconstruction，ASiR）用于肥胖患者的肾上腺 CT 成像，旨在评价 ASiR 在降低辐射剂量和提高影像质量中的应用价值。收集 200 例肥胖患者并行肾上腺 CT 扫描，男 112 例，女 88 例，年龄 17～78 岁［平均（54.22±18.63）岁］，分为两组，各 100 例。A 组行常规剂量的滤过反投影（FBP）重建，B 组为低剂量的 ASiR 4 个等级（未降低，分别降低 30%、50%、100%）重建，所有重建图像传送至 AW4.6 工作站，分别由 3 名 CT 诊断医师采用双盲法对两组影像质量进行评价。采用 t 检验对比两组辐射剂量，单因素方差分析比较影像质量的客观指标（噪声、SNR、CNR）及主观评分，组间多重比较采用 LSD-t 检验。采用 κ 检验评价 3 名医师主观评分一致性。结果，A 组与 B 组 4 个不同迭代等级的重建影像进行比较，B 组中各重建的肾上腺噪声、肌肉噪声及脂肪噪声均随迭代等级升高而下降，SNR 及 CNR 随迭代等级的升高而升高（$P<0.05$）。其中，ASiR 50%时各部位噪声、肾上腺 SNR 与 FBP 重建相近（$P>0.05$）。3 名医师主观评分为一致性较好（$\kappa=0.76$）。影像质量显示能力评分由高到低依次为 ASiR 100%、A 组 FBP、ASiR 50%、ASiR 30%、ASiR 未降低（$P<0.05$）。结论，在肥胖患者肾上腺 CT 成像中应用 ASiR 技术显著降低了辐射剂量，ASiR（50%～100%）所得影像质量近似或优于传统 FBP。

【评述】 多层螺旋 CT 由于时间、空间分辨力高，具有强大的后处理技术，在肾上腺肿瘤的定位和定性诊断中发挥着积极的作用，是肾上腺首选的检查手段。目前，国内肥胖的高体重指数患者较多，肾上腺 CT 扫描尚无标准化依据，随意性大，对影像质量控制带来很大难度，需不断提高管电压、管电流来减少噪声影响，但这会增加患者的辐射剂量。迭代重建技术具有获得低噪声影像的能力，因其能够较好地改善影像质量而成为目前的研究热点。有研究者采用迭代算法在鼻窦、胸部平扫及肾动脉成像等方面进行了初步研究，但鲜见在肥胖型高 BMI 患者的肾上腺成像方面的研究。本研究通过降低管电压及管电流，并联合基于原始数据的自适应迭代重建技术（ASiR）与常规剂量的传统滤过反投影（FBP）成像对肥胖患者肾上腺进行 CT 扫描并综合对比分析，旨在评价 ASiR 在降低辐射剂量和提高影像质量中的应用价值。

文选 250

【题目】 动态增强 MRI 与 CT 肝灌注成像在肝癌鉴别诊断中的对比分析

【来源】 实用癌症杂志，2016，31（5）：855-857.

【文摘】 对比分析动态增强 MRI（dynamic contrast-enhanced MRI，DCE-MRI）与 CT 肝灌注成像（CTPI）在肝癌鉴别诊断中的应用价值。回顾性分析 132 例肝局灶性病变患者的临床资料，比较 2 种诊断方法对肝癌鉴别诊断的准确率及对不同类型和不同大小肝癌诊断正确率的差异。结果，DCE-MRI 检出结果与病理结果的 κ 值为 0.558，CTPI 检出结果与病理结果的 κ 值为 0.501，两者对不同类型和不同大小肝癌的诊断正确率差异无统计学意义，（$P>0.05$）。结论，DCE-MRI 与 CTPI 在肝癌鉴别诊断中的价值相当，可以替代使用。

【评述】 肝癌诊断的金标准为组织病理，但是穿刺取活检为有创检查手段，不能作为常规应用。随着医学影像技术的飞速发展，动态增强 MRI（DCE-MRI）和 CT 肝灌注成像（CTPI）技术的临床应用，大大提高了肝癌的检出率和诊断正确率。本研究通过对比分析 2 种检测方法的检出率与准确性来探讨两者在肝癌诊断中的价值，为临床应用提供参考依据。

文选 251

【题目】 多层 CT 对胰腺神经内分泌肿瘤病理分级的可行性

【来源】 中华放射学杂志，2016，50（2）：105-109.

【文摘】 探讨胰腺神经内分泌肿瘤（pancreatic neuroendocrine tumor，pNET）的多层 CT 表现诊断病理分级的可行性和价值。回顾性分析经手术病理证实为 pNET，术前均行上腹部 CT 平扫及双期增强扫描的 21 例 pNET 患者的影像资料。重点观察病变位置、数目、最大径，观察有无钙化、囊变坏死、胰管扩张，包膜是否完整，是否有恶性征象等。测量计算平扫CT值、相对密度指数，动脉期CT值、CT差值、增强百分比、增强指数，门静脉期CT值、CT差值、增强百分比、增强指数。依据肿瘤细胞的核分裂数和ki-67指数将病灶进行病理分级，分为G1、G2、G3级。采用Kruskal-Wallis法比较不同病理分级患者间年龄、性别、是否存在内分泌功能、病灶形态特征的差异，采用单因素方差分析（符合正态分布的数据）或Kruskal-Wallis法比较不同病理分级组间CT平扫及增强扫描参数的差异。结果，21例pNET患者共检出24个病灶，其中G1级13个、G2级7个、G3级4个。不同病理级别pNET患者的年龄、性别差异无统计学意义（$P>0.05$）。G1级病灶中，9个有内分泌功能，G2级病灶中，1个有内分泌功能，差异有统计学意义（$\chi^2=8.355$，$P=0.012$）。位于胰头、钩突或颈部的G1、G2、G3级病灶分别为11、5、2个，位于体尾部病灶分别为2、2、2个。G1、G2、G3级病灶最大径中位数分别为1.5、2.5、6.7 cm，包膜完整的病灶分别为13、4、0个，囊变坏死病灶分别为2、3、3个，钙化病灶分别为0、2、2个，胰胆管扩张病灶分别为0、1、2个，合并恶性征象的病灶分别为0、1、4个。不同病理级别pNET病灶的最大径、包膜完整性、钙化、胰胆管扩张和恶性征象的出现率差异均有统计学意义（P均<0.05），病灶位置和出现囊变坏死的差异均无统计学意义（P均>0.05）。不同病理级别pNET病灶具有相似平扫CT值、相对密度指数，对于动脉期CT值、CT差值、增强百分比、增强指数，门静脉期CT值、CT差值、增强百分比、增强指数而言均表现为G2最高、G3最低，但所有与密度相关的差异均无统计学意义（P均>0.05）。结论，不同病理级别pNET的CT表现具有一定的特征性，CT检查有助于治疗前的准确诊断。

【评述】 胰腺神经内分泌肿瘤（pNET）是起自肽能神经元和神经内分泌细胞的异质性肿瘤，占所有胰腺肿瘤的1%~2%。虽然pNET的患病率远低于胰腺外分泌肿瘤胰腺癌，但pNET多数具有潜在恶性，如能早期发现、早期准确诊断，有利于改善患者预后。根据2010年的WHO分类系统，将pNET分为G1、G2、G3共3个级别，病理级别越高，恶性程度越高。CT检查是临床常用的影像手段，pNET的CT表现对判断病理分级具有一定价值。本文通过比较不同病理级别pNET的CT表现，旨在探讨多层CT表现诊断pNET病理分级的可行性和价值。

文选252

【题目】 多层螺旋CT后重建技术在小肠梗阻中的诊断价值分析
【来源】 中国医药科学，2016，6（11）：182-185.
【文摘】 分析多层螺旋CT后重建技术在小肠肠梗阻中的诊断价值。选取2014年6月至2015年11月于我院经手术病理证实，且临床资料完整的小肠肠梗阻患者34例为研究对象，所有患者进行腹部X线平片检查及16排螺旋CT扫描，对CT扫描后数据进行薄层重建及多平面重建（MPR）图像重建。CT扫描结果显示31例患者CT轴位及MPR重建图像上可显现较为清晰的影像特征，患者肠管呈节段性扩张。低位梗阻者13例，高位梗阻者21例，CT肠梗阻部位诊断准确率（94.12%）显著高于X线平片（44.12%）（$\chi^2=19.91$，$P<0.05$）。CT肠梗阻病因诊断准确率为88.26%，其中肿瘤性肠梗阻11例（11/11），粘连性肠梗阻9例（9/12），肠套叠4例（4/5），腹内疝1例，肠系膜扭转1例，胆石性肠梗阻2例，外伤后肠梗阻1例，血供性肠梗阻1例。结论，多层螺旋CT后重建技术

可较为清晰准确地显示小肠梗阻的存在、部位及原因。

【评述】 小肠梗阻是临床上较为常见的急腹症，造成小肠梗阻的原因有小肠肠腔发生机械性阻塞或小肠正常位置发生不可逆变化。小肠梗阻临床表现特异性较差，若治疗不及时可能会造成穿孔，导致患者休克甚至引起死亡。因此，对小肠梗阻尽早及时的诊断，分析判断其存在部位，发病程度及原因对患者临床治疗较为关键。目前，小肠梗阻的诊断方式有 X 线平片（如小肠造影）、内镜检查及影像学检查，其中 X 线平片是小肠梗阻诊断的首选手段，然而诊断准确率较低，且无法判断导致小肠梗阻的原因，内镜检查成本较高，局限性较大。影像学检查包括 MRI 检查及 CT 检查，其不仅可明确发病部位、原因，还可分析患者是否存在并发症，如肠壁缺血、坏死或绞窄。多排螺旋 CT 具有扫描速度快、重建层面厚度薄、空间与时间分辨率高等特点，本研究通过回顾性分析小肠梗阻 34 例的多层螺旋 CT 表现，讨论分析多层螺旋 CT 重建技术对小肠梗阻的诊断价值。

文选 253

【题目】 多层螺旋 CT 平扫及其重建技术在急性阑尾炎中的诊断价值

【来源】 实用医学影像杂志，2016，17（1）：84-86.

【文摘】 多层螺旋 CT（MSCT）的广泛应用及 MPR、CPR 等重建技术的使用，能够从不同角度观察阑尾及其周围情况，达到准确、及时诊断阑尾炎的要求，使急性阑尾炎术前诊断从以临床诊断为主，转变为影像诊断为主的客观依据上来，提高了急性阑尾炎诊断的准确率。除儿童、育龄妇女和消瘦患者外，CT 可成为急性阑尾炎首选的影像检查方法。

【评述】 急性阑尾炎是临床常见的外科急腹症之一，可发病于任何年龄，发病率较高。对于此病的诊断，可以通过临床症状和实验室检查进行诊断，但是有将近 30% 的患者临床表现并不明显，常有漏诊的情况出现。同时，有资料显示，因临床怀疑急性阑尾炎而行阑尾切除术的患者中 22%～30% 为正常阑尾，易给患者造成不必要的痛苦，甚至贻误病情。随着多层螺旋 CT（MSCT）的出现，特别是它在临床诊断中广泛应用，为急性阑尾炎的快速准确诊断提供了可能。螺旋 CT 多平面重建（MPR）技术对阑尾炎征象的分析可以全方位观察阑尾的形态，为急性阑尾炎的诊断提供更多影像学依据、更确切的临床信息，从而提升急性阑尾炎的诊断准确率。本研究分析了临床疑诊急性阑尾炎患者的临床资料和多层螺旋 CT 影像学图像特征，并与手术病理结果对照，结合文献资料，分析急性阑尾炎的 CT 表现，为外科手术提供有力的客观依据。

文选 254

【题目】 多层螺旋 CT 三维技术在肋骨骨折诊断中的应用价值

【来源】 实用医学杂志，2016，32（3）：505-506.

【文摘】 DR 诊断肋骨骨折及疑似骨折 64 例，阴性骨折 16 例，总肋骨骨折及疑似肋骨骨折 99 处，MSCT 多方法联合应用诊断肋骨骨折及疑似骨折 80 例，总骨折 153 处，CT 轴位骨算法轴位诊断肋骨骨折 80 例，总肋骨骨折 155 处。128 层螺旋 CT 扫描时间更短，最大限度地避免了呼吸运动伪影的产生，空间分辨率更高，很好地做到了各向同性，使CT图像更加清晰，提高了肋骨骨折的检出率。加上其强大的后处理功能，有效地避免了上述X线平片和常规CT的不足，降低了漏诊率。在临床应用过程中，对不同情况不同要求的患者，选择不同的影像检查方法，一般患者可以用普通X线检查；年龄较大的患者应选用三维CT检查，避免隐匿性骨折；对临床高度怀疑的阳性体征区域及相邻区域或VR图像疑似骨折的肋骨加做CPR重建，避免漏诊及误诊。因此，多种重建方法的合理应用能够明显提高骨折的检出率，发现并发症，是胸部外伤中可疑肋骨骨折排查的首选方法。

【评述】 肋骨骨折是胸部损伤中的常见并发症，常规检查使用X线摄片，常规X线摄片的图像为重叠影像，一些老年患者骨质疏松或患有胸廓疾病，使部分肋骨骨折显示不佳，以致误诊延误治疗。随着影像技术的发展，普通X线检查已经不能满足临床诊断的需要，多层螺旋CT（MSCT）的重建技术使肋骨骨折的诊断更加准确。

文选255

【题目】 多层螺旋CT三维重建技术在肋骨隐匿性骨折诊断中的应用价值

【来源】 大连医科大学学报，2016，38（1）：52-55.

【文摘】 探讨多层螺旋CT三维重建技术在肋骨隐匿性骨折诊断中的应用价值。对45例临床怀疑肋骨骨折，而数字X线摄影（DR）检查未见骨折征象的病例，行多层螺旋CT扫描，并以最大密度投影（MIP）、多平面重建（MPR）、曲面重建（CPR）和容积再现（VR）4种图像处理方法重建，分析各方法诊断准确率。结果，45例患者共检出肋骨隐匿性骨折66处，以不完全性骨折为主（87.88%），多位于肋骨角处（59.09%）。4种三维重建技术中以CPR检出率最高（100%），其次为MPR（96.97%）、VR（78.79%），MIP最低（31.82%）。各方法总检出率比较，差异有显著性意义（$\chi^2=110.41$，$P<0.01$），其中CPR总检出率明显高于VR、MIP（P均<0.01）。结论，多层螺旋CT三维重建技术能直观、准确、高效地显示肋骨隐匿性骨折，具有较高的诊断价值和应用前景。

【评述】 肋骨骨折在骨科临床实践中较常见，典型的肋骨骨折经数字X线摄影（DR）检查，再结合临床表现即可明确诊断，但一些不典型的隐匿性肋骨骨折（如不完全性骨折、无显著错位的线性骨折等）DR检查很难发现，容易造成临床上的漏诊，也会给患者的生命健康留下巨大隐患。多层螺旋CT及强大的图像三维重建后处理技术可有效避免这一问题，因其具有扫描范围大、层薄、分辨率高的特点，能精确地显示肋骨的三维形态和空间结构，全方位、多角度地呈现骨质细微损伤，是一种新型可靠的影像学检查手段。本研究回顾性分析了45例肋骨隐匿性骨折患者的影像学资料，旨在为多层螺旋CT三维重建技术在肋骨隐匿性骨折中的应用提供更多翔实、可靠依据。

文选256

【题目】 多层螺旋CT扫描及其重建技术在诊断肠梗阻中应用研究

【来源】 中国CT和MRI杂志，2017，15（1）：107-110.

【文摘】 研究多层螺旋CT扫描及其重建技术在诊断肠梗阻中的应用。选取74例疑似肠梗阻患者为研究对象，采用16层螺旋CT扫描及图像重建，将其诊断结果与手术病理进行分析对照。结果，多层螺旋CT诊断肠梗阻存在的准确率为94.6%，肠梗阻部位诊断准确率为92.6%，肠梗阻病因诊断准确率为91.2%。结论，多层螺旋CT及其重建技术可以清晰显示肠梗阻病变，提高对肠梗阻病因的诊断能力，值得临床应用和推广。

【评述】 肠梗阻是临床常见的急腹症之一，临床表现为腹痛、腹胀、恶心、呕吐、停止排便等，病情发展较快，如果没有进行及时有效的诊断和治疗，可能导致毒血症、休克甚至死亡。X线摄片为检查肠梗阻的常规手段，但X线片存在检出率较低，不能对梗阻原因做出准确诊断等问题。近年来随着多层螺旋CT及其重建技术在临床上的广泛应用，多层螺旋CT在肠梗阻的检查和诊断中发挥重要作用。目前针对多层螺旋CT扫描及其重建技术诊断肠梗阻中应用研究较少，因此本文选取74例疑似肠梗阻患者为研究对象，采用16层螺旋CT扫描，就研究结果探讨多层螺旋CT扫描及其重建技术在肠梗阻检查中的诊断价值。

文选257

【题目】 多层螺旋CT扫描三维重建在环杓关节脱位诊断中的价值
【来源】 医学影像学杂志，2016，26（1）：122-124.
【文摘】 探讨多层螺旋CT扫描三维重建技术对环杓关节脱位的诊断价值。利用多层螺旋CT扫描三维重建技术对1例气管插管后环杓关节脱位患者的环杓关节进行扫描及重建，并与电子喉镜及普通CT扫描所得信息进行对比。结果，多层螺旋CT扫描三维重建技术与电子喉镜及普通CT扫描相比，更直观、更清晰地反映了环杓关节的形态、脱位的性质及杓状软骨位移方向等信息。因此，多层螺旋CT扫描三维重建技术可为环杓关节脱位提供更详细的诊断信息，并有助于指导后续治疗。

【评述】 环杓关节脱位的诊断目前主要依据病史、症状及喉镜检查等，但由于无法直观了解环杓关节的形态及脱位类型，对环杓关节脱位的复位治疗仍主要依靠术者的主观经验。本文采用多层螺旋CT薄层扫描三维重建技术对环杓关节进行重建，了解杓状软骨与环状软骨的相对位移，从而为指导临床治疗提供帮助。

文选258

【题目】 多层螺旋CT血管成像对肾动脉解剖变异的评价
【来源】 中国医学影像学杂志，2016，24（10）：775-777.
【文摘】 应用多层螺旋CT血管成像技术（CTA）研究肾动脉解剖变异类别、部位及数目，为肾脏手术术前提供指导。选择2014年10月至2015年3月因腹部不适行肾动脉增强及全腹部CT增强扫描的1074例患者。回顾性分析研究对象的肾血管CTA，统计肾动脉变异即肾动脉提前分支和副肾动脉的情况，并比较不同性别与不同侧发生率之间的差别。结果，肾动脉变异分别占病例数和肾数的53.4%和45.1%，其中提前分支变异率为38.9%，副肾动脉变异率为33.4%。变异肾动脉从肾门入肾最常见，占67.1%；变异数目以1支型最多见，占66.3%。单侧、双侧变异率分别为38.4%、14.9%。

男性变异率显著高于女性，差异有统计学意义（$\chi^2=17.693$，$P<0.01$）。右侧肾动脉变异发生率显著高于左侧，差异有统计学意义（$\chi^2=6.490$，$P<0.05$）。结论，多层螺旋CT血管造影可清晰显示肾动脉的解剖变异，能够作为肾脏手术术前检查的重要方法。

【评述】 通常情况下，每一侧的肾动脉由腹主动脉发出经肾门入肾，左右各1支。但肾动脉的变异较常见，主要分为肾动脉提前分支和副肾动脉2大类，前者发生率8.0%~35.9%，后者发生率11.8%~24.8%；且肾动脉变异表现形式多样，若术前忽视肾动脉变异分析，则可能造成术中对变异血管的损伤。既往肾血管变异多采用数字减影血管造影（DSA）；而当前对肾血管变异的多层螺旋CT分析日渐增多，但结果多有不同，且样本量较小，肾血管变异分型不尽相同。本研究旨在通过大样本数据及多层螺旋CT血管成像的后处理功能，较为全面地分析肾动脉的正常解剖及变异，以期提高手术成功率。

文选 259

【题目】 多层螺旋CT血管成像联合三维重建技术在主动脉夹层动脉瘤诊断中的应用价值
【来源】 中国医疗设备，2016，31（1）：74-76.
【文摘】 探讨多层螺旋CT血管成像联合三维重建技术在诊断主动脉夹层动脉瘤中的应用价值。选取44例主动脉夹层动脉瘤患者作为研究对象。所有患者均行多层螺旋CT胸腹部扫描，采用最大密度投影、多平面重建、曲面重建、容积重现等技术对其进行三维重建，根据重建图像进行诊断，并与DSA检查结果进行比较。结果，CT检查结果与DSA检查结果具有较高的一致性，两者比较无显著差异（$P<0.05$）。多层螺旋CT对主动脉夹层累及范围、腔内血栓、管壁钙化及破裂情况具有较高的诊断准确率。结论，多层螺旋CT血管成像联合三维重建技术在主动脉夹层动脉瘤的病情评价、病变部位及累及范围的定位等方面具有较高的价值，值得临床推广应用。

【评述】 主动脉夹层动脉瘤是指主动脉血流通过内膜撕裂口进入主动脉壁，导致内膜剥离并发生脱离，在主动脉壁内形成血肿，通常由血流动力学、病理学及自身解剖结构特点引起。目前，主动脉夹层动脉瘤的发病率呈现上升趋势，一旦紧急发病或病情进展可直接威胁患者生命，因此早期诊断并进行针对性的干预治疗具有重要的临床意义。多层螺旋CT是一种无创、快速、准确的临床辅助诊断方式，较传统螺旋CT具有更高的密度和时间分辨率，可通过对病变部位血流动力学指标及血管变化情况的准确描述，为临床诊断及病情评价提供可靠的依据。本研究对44例主动脉夹层动脉瘤患者进行多层螺旋CT扫描，并采用多种三维重建技术对图像进行重建，旨在探讨多层螺旋CT血管成像联合三维重建技术在主动脉夹层动脉瘤诊断中的应用价值。

文选 260

【题目】 多层螺旋CT血管造影三维重建技术应用于脑血管病变中的诊断效果分析
【来源】 中国CT和MRI杂志，2016，14（8）：106-108.
【文摘】 探讨多层螺旋CT血管造影三维重建技术应用于脑血管病变中的诊断效果，为脑血管病变的诊治提供客观的依据。采用回顾性的方法，选取2015年3月至2016年2月收治的住院脑血管病变患者临床资料85例作为研究对象，应用多层螺旋CT血管造影进行相关检查，并在工作站进行三维重建，分析脑血管病变患者的解剖关系。结果，85例脑血管病变患者中有29例动脉瘤患者，25例动静脉畸形患者，11例脑血管狭窄患者，20例胚胎性大脑后动脉瘤（先天性发育异常）患者；35例脑血管病变患者的多层螺旋CT血管造影均显示清晰，能够观察到动脉瘤的具体位置的大小形态；经过影像学检查之后不难发现85例脑血管病变患者中阳性例数为81例，阳性率为95.29%（假阳性例数为4例，假阳性率为4.71%）。结论，多层螺旋CT血管造影三维重建技术应用于脑血管病变中的诊断率较高，能够对脑血管病变进行确诊，错误率极低。

【评述】 脑血管病变好发于老年人群，脑血管病变是造成老年人群死亡的首要因素。脑血管病变中的主要为危险因素包括以下几个方面：其一，高血压；其二，动脉粥样硬化；其三，高脂血症；其四，吸烟。多层螺旋CT血管造影技术在进入临床工作中之后，因其可以大面积扫描，再加上使用了相应的三维重建技术，因此，多层螺旋CT血管造影技术被广泛应用于脑血管病变者的诊断中。本研究根据相关工作经验，采用回顾性的方法，选取脑血管病变患者35例作为研究对象，研究结果显示多层螺旋CT血管造影三维重建技术应用于脑血管病变中的诊断效果较为显著，具有微创、安全性高及价值性高等特点。

文选 261

【题目】 多层螺旋CT在腹内疝诊断中的应用
【来源】 中国中西医结合外科杂志，2016，22（1）：94-96.
【文摘】 腹内疝是普外科不常见的急腹症，但其所致的闭襻性肠梗阻由于起病急，容易引起绞窄或缺血坏死，进展迅速，甚至导致患者死亡。因此，早期诊断治疗至关重要。腹内疝的术前诊断仍然较为困难，缺乏临床特异性，所以影像学诊断显得尤为重要。多层螺旋CT和三维重建技术的广泛应用，大大提高了腹内疝的检出率和诊断准确率，是诊断腹内疝所致肠梗阻的理想手段。

【评述】 腹内疝少见，但起病急，病情发展快，而且临床症状不典型，易形成肠管闭襻，导致绞窄性肠梗阻，加重病情，致死率较高。早期手术可大大降低其严重并发症的发生率和病死率。腹部平片和消化道造影对腹内疝的误诊和漏诊率非常高，而MSCT对腹内疝的诊断具有较高的临床价值，可为临床治疗提供可靠的依据。

文选 262

【题目】 多模态脑灌注低剂量CT成像技术在缺血性脑血管病中的应用
【来源】 中风与神经疾病杂志，2016，33（6）：559-560.
【文摘】 缺血性脑血管病的影像学检查须紧密配合临床，为救治争取时间，CT相对于磁共振来说时间明显缩短，弊端是患者接受辐射剂量大，CT多模态灌注检查显示出特有的优势。由于近年来患者辐射安全问题越来越受人们关注，传统CT因其软硬件条件，多模态灌注检查受到一定程度限制。飞利浦256层CT灌注成像覆盖范围大，辅配飞利浦独有的JOG模式，使得头部灌注的最大扫描范围可以达到16 cm，运用飞利浦公司iDose迭代算法，可明显降低患者所受的有效辐射剂量，使得CT多模态脑灌注成像技术在缺血性脑血管病中应用更加广泛和必要。本研究表明，伴随着CT机架旋转速度、探测器材料及宽度等技术进步，同时配合iDose迭代算法，全脑灌注的辐射剂量得以大幅降低，并能得到临床满意的检查结果，使临床可以快速进行诊治，由实验得到的数据可以看出，低剂量CT脑灌注有较好的敏感性，能够得到满足临床需求的CBF、CBV、MTT图像，同时使辐射剂量降低约40%。因此，多模态脑灌注低剂量CT成像技术在缺血性脑血管病中具有广泛应用前景。

【评述】 脑灌注成像技术对缺血性脑血管病患者的诊断及治疗计划的制订有积极的意义，磁共振成像及核医学检查均可用于急性缺血性脑卒中及脑梗死的评价，但因其操作复杂、费时，在实际应用中受到一定限制。CT灌注成像的扫描时间短，操作简单，在缺血性脑卒中的应用受到重视。不同于传统的CT灌注成像，飞利浦256层CT灌注成像覆盖范围大，辅配飞利浦公司iDose迭代算法，可明显降低患者所受的有效辐射剂量，使得CT多模态脑灌注成像技术在缺血性脑血管病中应用更加广泛和必要。飞利浦256层CT独有JOG扫描模式，覆盖范围可达到16 cm，一次即可获得全脑各向同性容积数据，从而可以进行全脑灌注的评价。本研究的目的在于制订低剂量CT多模态脑灌注成像的扫描方案，应用iDose迭代算法，降低辐射剂量，满足临床诊断需要。

文选263

【题目】 多排螺旋CT成像在心脏疾病诊断应用中的研究现状

【来源】 中国老年学，2016，36（21）：5475-5477.

【文摘】 手术前准确了解病变与周围器官之间的关系是准确进行医患沟通的前提，也是心脏疾病矫正手术获得成功的关键。然而在心脏外科临床实际中，心脏与大血管组织器官存在着复杂多样的解剖学变异，使得精确的手术前评估变得困难。多排螺旋CT（MDCT）是近年来在CT成像技术上的最新突破。MDCT通过横轴扫描三维采集数据进行多种方向重建，能表达组织器官间的三维关系，使得大量的数据利用起来更加直观有效。最终的影像能发现各种病变，或能让心脏外科医师更容易准确地发现解剖学细节，对于安全开展手术有极大的临床指导意义。本文就MDCT成像在心脏疾病诊断应用中的研究现状作一综述。

【评述】 放射剂量问题是一直困扰CT广泛使用的一个重要因素。64排CT一次心脏检查的整体辐射剂量为（20±3.5）mSv，320-DVCT因扫描时间缩短并采用前瞻性心电门控技术可明显减少射线曝光量，并可取得高质量的冠状动脉图像，一次选择性冠状动脉造影患者所受到的辐射剂量达3~10 mSv，个别患者甚至可通过更低的剂量（<1 mSv）即可完成一次扫描，因此检查的照射剂量减少了约75%。

文选264

【题目】 多排螺旋CT肺动脉血管成像技术在肺血管疾病中的应用

【来源】 北华大学学报（自然科学版），2016，17（5）：652-655.

【文摘】 探讨多排螺旋CT肺动脉血管成像（MDCTPA）诊断肺血管病变的临床价值。回顾性分析经手术病理或DSA证实的48例肺血管病变的MDCTPA影像表现，图像后处理包括容积再现（VR）、薄层最大密度投影（thin MIP）、多平面重组（MPR）、最大密度投影（MIP）、曲面重建（CPR）及仿真内镜（CTVE）等。结果，全部病例依据直观的二维、三维重组图像得以明确诊断，其中肺动脉栓塞43例，肺动静脉瘘4例，肺隔离症1例。结论，MSCTPA结合二维、三维图像重组技术能全面、直观地显示病变全貌，对肺血管病变的临床诊断和治疗有一定价值，可取代有创的DSA检查。

【评述】 肺血管疾病是一组包括先天性和获得性肺动脉及肺静脉的疾病群，常常累及心肺功能，影响人们健康，其中又以肺动脉栓塞对人类威胁最大。随着现代影像技术的飞速发展及强大的后处理功能，多排螺旋CT在临床得以广泛应用，CT肺动脉血管造影（CTPA）作为一种无创、便捷、高效的检查手段已被广泛应用于肺血管疾病临床检查中。本文回顾性分析已确诊的48例肺血管疾病影像表现及后处理技术，探讨临床上CTPA技术对肺血管疾病诊断的价值及应用。

文选265

【题目】 多排螺旋CT后处理技术在机械性肠梗阻病因诊断中的价值
【来源】 中国CT和MRI杂志，2016，14（3）：96-98.
【文摘】 探究多排螺旋CT后处理技术在机械性肠梗阻病因诊断中的价值。本研究选取2013年9月至2015年3月行腹平片检查疑似肠梗阻患者95例，所有患者均行多排螺旋检查，并与手术或出院结果进行比较，分析多排螺旋后处理技术显示机械性肠梗阻部位及原因对其诊断价值。结果，75例手术治疗患者中，多排螺旋显示部位结果与病理结果比较，诊断符合率为90.67%，梗阻部位最常发生的部位分别为回肠、空肠、升结肠，多排螺旋结果的符合率分别为83.33%、93.10%、100%，出现最少的部位为降结肠、直肠，多排螺旋CT结果的符合率均为80%；多排螺旋显示病因结果与临床诊断结果比较，总符合率为84%，对肿瘤引起的肠梗阻诊断的符合率较高（94.44%）。结论，多排螺旋后处理技术诊断机械性肠梗阻较明确，对梗阻部位及原因判断较为准确，可作为诊断机械性肠梗阻的首选方法。

【评述】 机械性肠梗阻是临床上常见的急腹症，主要的临床表现是腹痛、腹胀、停止排便、呕吐等，其病死率为5%～10%，如果在疾病早期未及时对其进行干预，肠梗阻进一步发展，可发生肠绞窄，导致病死率进一步升高至10%～20%。给患者的生命健康及生活质量带来了极大的影响，因此，及时而准确的诊断对患者的预后、治疗方案的选择具有重要意义。目前，常根据患者的临床表现、病史和影像学检查进行诊断。近年来，随着我国影像学技术的不断完善和发展，螺旋CT检查的不断应用，大大提高了肠梗阻的诊断水平。本研究为进一步分析MSCT后处理技术在机械性肠梗阻病因诊断中的价值，以95例疑似肠梗阻患者为观察对象，行MSCT检查，并对检出率进行分析，旨在为机械性肠梗阻的诊断提供数据支持。

文选266

【题目】 多排螺旋CT三维重建技术在孤立性肺结节中的应用

【来源】 牡丹江医学院学报，2016，37（3）：22-23.

【文摘】 探讨多排螺旋CT（MDCT）三维重建技术在孤立性肺结节中的应用效果。回顾性分析50例孤立性肺结节患者的临床资料。结果，三维重建技术组征象（分叶征、毛刺征以及胸膜牵拉征等）的显示率明显高于CT组，且其征象诊断的准确性、特异性、敏感性、阴性预测值及阳性预测值均明显高于CT组，差异均具有统计学意义（$P<0.05$）。结论，在孤立性肺结节的临床诊断中，多层螺旋CT三维重建技术具有确切的应用价值，值得在临床上大力推广应用。

【评述】 孤立性肺结节是临床上常见的肺部疾病，是一种影像不透明、边界清楚、单发及直径不大于3 cm的类圆形或圆形肺内结节。同时，此病不伴有卫星病灶、肺不张及局部淋巴结增大。对于孤立性肺结节疾病的治疗而言，早期定性诊断至关重要。而随着科学技术的大力发展，三维重建技术因具有适用范围广、操作简单等优点而已成为诊断孤立性结节的重要影像学检查方法。基于此，本文旨在探讨多排螺旋CT三维重建技术在孤立性肺结节中的应用效果，选取50例孤立性肺结节患者作为本次研究的对象，回顾性分析其临床资料。

文选267

【题目】 多排螺旋CT在神经外科的应用

【来源】 中国实用神经疾病杂志，2016，19（2）：96-97.

【文摘】 探讨多排螺旋CT在神经外科的应用价值。选择2012年1月至2013年12月接受多排螺旋CT检查或辅助治疗的患者，包括疑诊为早期脑梗死患者40例，颅内动脉瘤患者40例，垂体瘤患者40例。计算多排CT扫描在各疾病中的真阳性、假阳性、真阴性、假阴性，并与DSA或术中实际情况比较，计算该技术的敏感性和特异性。结果，多排螺旋CT脑灌注成像诊断早期脑梗死的敏感性、特异性分别为93.94%、20.00%，CT血管成像诊断颅内动脉瘤的敏感性、特异性分别为88.89%、14.29%，CT三维重建所成的三维立体图像观察结果与术中情况基本一致。结论，多排螺旋CT技术在神经外科具有较广阔的应用前景，不仅有利于脑梗死、颅内动脉瘤及颅内肿瘤等疾病的诊断，对各类神经外科手术方案的制定具有参考价值。

【评述】 多排螺旋CT是在单排CT基础上，通过增加探测器层数以获得更高空间分辨率与扫描速度的新型CT检测方法，其应用范围涵盖了多平面二维和三维图像、CT血管成像、仿真内镜等，在对神经外科疾病如脑缺血性或出血性病变及肿瘤性病变的检测和鉴别上具有较大的应用价值。本文就多排螺旋CT在神经外科的应用进行探讨。

文选268

【题目】 多时相重建及心电编辑对提高冠状动脉CTA成像质量的价值

【来源】 广东医学，2016，37（1）：118-119.

【文摘】 探讨多时相重建及心电编辑后处理技术对冠状动脉CTA成像质量的影像。收集冠状动脉CTA成像行多时相重建和（或）心电编辑的患者58例。扫描采用TOSHIBA（Aquilion）64排螺旋

CT 进行数据采集；所有患者扫描后首先采取自动化最佳舒张期或最佳收缩期重建模式，图像不满意后行绝对期相或相对期相重建和（或）心电编辑，并将前后图像进行对比。结果，采取多时相重建和（或）心电编辑后，31 例患者图像质量明显改善，图像质量评价≤2 分；19 例患者图像质量较前有一定程度的改善，3 分≥评价≥2 分；8 例患者图像质量仍不理想，图像质量评价>3 分。结论，多时相重建及心电编辑法可明显提高受检者冠状动脉 CTA 成像的图像质量，提高检查成功率，提高对冠状动脉狭窄率评价的准确率。

【评述】 随着多层螺旋 CT 冠状动脉成像在临床上的应用，冠状动脉 CTA 成像技术日趋成熟，然而 64 层 CT 的时间分辨率还不能够完全摆脱高心率及心律波动、屏气不佳等因素的影响，导致部分患者数据采集后进行自动化重建模式重建图像质量不满意，未达到诊断要求。本研究对这部分自动化重建不满意的病例，进行多时相重建和（或）心电编辑，以探讨其在提高图像成像质量中的价值。

文选 269

【题目】 非低张条件下腹部 CT 对正常胃壁分层结构的显示及其影响因素分析
【来源】 实用放射学杂志，2016，32（9）：1374～1377.
【文摘】 评价非低张条件下，腹部增强 CT 对胃壁分层结构的显示，并分析其影响因素。回顾性分析非低张条件下，正常胃壁增强 CT 图像。主要影像学评价征象为胃壁分层结构，同时观察胃充盈度、胃腔充盈介质、部位及伪影等情况。应用卡方检验及 Logistic 回归检验，分析影响胃壁分层结构显示的相关因素。结果，非低张条件下，增强 CT 对胃壁分层结构的显示率为 82%。经过 Logistic 回归分析，充盈程度 2 分、胃窦部、水作为胃腔充盈介质，此 3 个因素为胃壁分层结构显示的独立相关因素（OR 值分别为 1.749、1.714 及 1.791；P 值分别为 0.000 8、0.000 2 及<0.000 1）。结论，非低张条件下，水适度充盈胃腔可提高增强 CT 对胃壁分层结构的显示率，进而满足对胃壁病变浸润深度判断的要求。

【评述】 增强多排螺旋 CT 是胃部病变检出、定位及判断浸润深度应用最广泛的检查方法。由于能够提高早期胃癌检出率，低张充气准备已成为胃部 CT 检查前的规范准备方法。然而低张充气准备较为复杂，在临床工作中推广困难，且低张药物山莨菪碱不良反应明显，青光眼、前列腺增生的患者对其禁忌，进一步限制了其临床应用。因此，非低张充水准备仍为大部分胃部 CT 检查前的常规方法。在增强多排螺旋 CT 扫描图像中，胃壁分层结构的显示对判断病变浸润深度至关重要，因此，本研究探讨在非低张充水条件下，增强多排螺旋 CT 图像对正常胃壁分层结构显示情况，并进一步分析影响胃壁分层结构显示的相关因素，从而探讨满足诊断需要且易于临床应用的胃部 CT 检查前准备方法。

文选 270

【题目】 肺部纯磨玻璃结节的 CT 研究进展
【来源】 国际医学放射学杂志，2016，39（1）：31-34.
【文摘】 由于医学成像技术的迅速发展，CT 得到了广泛普及应用。随着肺结节检出率的提高，人们对肺小结节尤其是磨玻璃结节也有了进一步的认识。相比实性结节，磨玻璃结节虽然生长缓慢，但它的恶性率却高于实性肺结节，诊断难度大，尤其是持续存在的纯磨玻璃结节，由于缺乏特异征象，其诊断难度更高，且与早期肺癌相关性较大，故对纯磨玻璃结节的CT研究具有重要的临床价值。本文就纯磨玻璃结节的定义、病理特征及CT研究进展进行综述。

【评述】 近年来，随着多层螺旋CT（MDCT）的普及和低剂量CT（LDCT）在早期肺癌筛查中的广泛应用，磨玻璃结节（GGN）的检出率明显提高。而这些GGN，尤其是持续存在的单纯GGN（pure GGN，pGGN）的诊断及处理成为影像诊断和临床医师面临的难题。首先，在pGGN阶段可供参考的影像征象较少，其良恶性、侵袭性的鉴别及判断均具有很大难度；其次，根据pGGN的良恶性及侵袭性不同，针对其处理的方法也大相径庭。2013年Fleischner协会推出的GGN管理指南给出了较为详细的处理建议，但是大部分的pGGN并不会生长和进展为临床疾病。过度诊断及长时间的随访会为患者带来沉重的心理及经济负担。如果医师能尽早对于pGGN的性质做出较为准确的判断，将在很大程度上减轻患者负担，因此，如何准确地对pGGN的状况做出正确的判断至关重要。

文选271

【题目】 肺动脉CT成像不同扫描模式的优劣性及应用前景
【来源】 中华老年心脑血管病杂志，2016，18（3）：324-326.
【文摘】 肺动脉CT成像（CTPA）的不同扫描模式均有其各自的优缺点。其中前瞻性心电触发大螺距CTPA扫描模式依其自身技术优势能显著降低辐射剂量、伪影及扫描时间，同时支持不屏气扫描，尤其结合低管电压及迭代技术可进一步减少辐射剂量及造影剂用量，具有较好的临床应用前景。

【评述】 肺动脉栓塞（肺栓塞）是内源性或外源性栓子栓塞肺动脉及分支所致肺循环障碍的临床病理综合征，具有较高的致病率及致死率，及时准确的诊断及治疗是关键。肺栓塞的发病率在心血管疾病中仅低于冠心病和高血压，位于第三位，急性肺栓塞患者30天内的病死率超过15%。近年来，随着老龄化及检查设备的更新换代，肺栓塞的发病率及发现率逐年升高。由于肺栓塞可以从无明显症状到血流动力学不稳定甚至发生猝死，其诊断缺乏特异性，国外有学者研究表明，肺栓塞死亡患者中有94%是诊断不明确所致。早期诊断及治疗极其重要，可显著降低其病死率。目前，肺动脉CT成像（CTPA）已基本替代导管法肺动脉造影而成为肺栓塞的影像学评价的一线检查方法。CTPA因其无创、简便、准确、费用相对较低等优势，已代替导管法肺动脉造影成为首推诊断肺栓塞的影像学方法。目前，应用于临床的CTPA扫描模式有传统非心电门控、前瞻性心电门控、回顾性心电门控和双能CT扫描模式，但由于其自身技术的限制，均存在难以克服的缺点。近年来，西门子公司推出的二代双源CT独有的前瞻性心电触发大螺距扫描模式逐渐应用于临床，克服了以往扫描模式的缺点，成为CTPA扫描的一大亮点。

文选272

【题目】 改变扫描野及矩阵对肺结节CT图像质量影响的体模研究

【来源】 实用放射学杂志，2016，32（10）：1594—1597，1613.

【文摘】 探讨在多排螺旋CT扫描中改变扫描野和矩阵对体模中纯磨玻璃结节（pGGN）的CT图像质量的影响。应用Philips Brilliance 128排螺旋CT在3种不同扫描野（50 mm、150 mm、300 mm）条件下对含有pGGN（直径均≥5 mm）的胸部仿真体模进行扫描，分别用标准分辨率（512×512）和高分辨率（1024×1024）矩阵进行重建（标准算法），记录体模中每个结节及其邻近组织在不同条件下的CT值及其标准差（SD），通过公式计算各条件下图像的平均标准差（MSD）、对比噪声比（CNR）及信号噪声比（SNR），比较不同条件下各项指标的差异；再由2名医师采取盲法对不同条件下结节的可见度进行评分，用κ检验评价观察者间的一致性。结果，2名观察者的一致性为中等或较好。当矩阵不变时，不同扫描野条件下各pGGN的MSD、CNR及SNR均无明显统计学差异，但结节的可见度评分随着扫描野的减小而提高；而当扫描野不变时，不同矩阵条件下pGGN的MSD、CNR及SNR均存在统计学差异，高分辨率矩阵的MSD高于标准分辨率矩阵，CNR和SNR低于标准分辨率矩阵，且对于结节的可见度评分，高分辨率矩阵较标准分辨率矩阵并无明显提高。结论，对直径≥5 mm的pGGN，在矩阵相同的条件下，缩小扫描野，并不会对CT图像的质量造成影响，但能够提高结节的可见度评分；而当扫描野保持不变，高分辨率矩阵的图像的MSD更大，SNR及CNR更小，且高分辨率矩阵对结节的可见度并无明显提高。

【评述】 随着CT设备及其后处理技术的不断发展，靶扫描作为一种比常规扫描方式更为优化的检查方法，已经成为肺内小病灶的首选检查方法。此前多个研究表明，靶扫描对肺内小病变的检出具有重要的价值。但究竟在螺旋CT扫描中改变扫描野及重建矩阵会不会对CT图像的噪声、信号噪声比（SNR）、对比噪声比（CNR）及结节边缘的可见度产生影响，目前还没有确切的文献报道。本研究利用Philips Brilliance 128排螺旋CT对含有纯磨玻璃结节的胸部体模在不同扫描野及矩阵条件下进行扫描重建，并将得到的CT图像噪声、SNR、CNR及结节边缘的可见度等指标进行比较研究。

文选273

【题目】 肝纤维化CT灌注成像评价肝功能储备

【来源】 中华实验外科杂志，2016，33（10）：2320-2323.

【文摘】 探讨家兔肝纤维化制备过程中CT灌注参数评价肝功能储备的价值。新西兰大白兔48只，雌雄不限，3～4个月龄，体重2.5～3.0 kg，采用四氯化碳复合因素法造模，于造模的0、4、8、12、16、20周随机取8只兔检测肝功能生化指标，行CT灌注成像及吲哚菁绿排泄试验（R15ICG）、肝组织病理检查。统计学分析不同病理级别下肝功能生化指标、CT灌注参数与R15ICG的相关性。结果，①实验兔死亡5只，获得肝纤维化S0、S1、S2、S3及S4分别为10、9、9、8、7只。②从S0到S4期，R15ICG逐渐升高（5.31±2.71）%、（12.73±7.87）%、（19.85±12.64）%、（23.13±11.39）%、（31.59±23.88）%，组间比较差异有统计学意义（$P<0.01$）。③R151CG与总胆红素（TBiL）、凝血酶原时间（PT）、肌酐（Cr）、天冬氨酸转氨酶（AST）、谷氨酸转氨酶（ALT）呈正相关（$r=0.774$、0.696、0.769、0.667、0.638），与白蛋白（ALB）呈负相关（$r=-0.782$）；多元回归逐步剔除法分析，CT灌注参数血流量（BF）、肝动脉灌注分数（HAF）值为影响R15ICG的显著变量（$P<0.05$）。结

论，四氯化碳复合因素法成功制备兔肝纤维化模型，R15ICG 与肝纤维化肝功能呈线性相关关系，CT 灌注参数 BF、HAF 值为影响肝功能储备 R15ICG 的显著性指标。

【评述】 肝纤维化过程中肝细胞坏死，组织修复，病程迁延，病变发展至晚期肝细胞功能衰竭而不能满足机体代谢需要。如何正确评价慢性肝病肝功能储备以便及时和准确地实施干预和治疗是目前临床上研究的难点。临床上，评价肝功能储备常用的方法有传统的生化指标、Child-Pugh 分级和终末期肝病模型（MELD）评分等，这些评价方法各有其优缺点。肝的血流量是评价肝功能储备的重要因素，慢性肝病肝细胞受损，胶原沉积，肝窦毛细血管化及新生小血管生成，假小叶形成等导致门脉高压，门静脉灌注量减少、动脉灌注量增加，血肝物质交换量减少等微循环改变均可以引起肝功能储备的下降。肝 CT 灌注成像是一项基于肝组织血流微循环改变的成像技术，研究表明多层螺旋 CT 可以准确地测量肝的血流灌注参数，肝硬化肝血流灌注参数的变化与疾病的严重程度相关，CT 灌注参数可作为评估肝储备功能的重要影像学指标。目前有关慢性肝病 CT 灌注肝功能储备的研究多为中晚期肝硬化，对肝纤维化－肝硬化形成过程动态研究的文献报道较少。本研究拟建立家兔肝纤维化模型，探讨家兔肝纤维化制备过程中 CT 灌注参数与肝功能储备的变化。

文选 274

【题目】 肝 CT 灌注成像中不同算法对灌注参数的影响

【来源】 中华放射学杂志，2016，50（7）：537-541.

【文摘】 探讨肝 CT 灌注成像中最大斜率算法（maximum slope，MS）和去卷积算法（deconvolution，DC）对灌注参数的影响。回顾性分析因临床需要进行了肝 CTP 检查，且图像质量较好的 62 例患者资料。患者均行 320 排容积 CT 肝 CTP 检查，并分别采用 MS 和 DC 法处理数据。由 2 名放射科医师采用双盲法对 62 个正常肝段及 49 个瘤灶（原发性肝癌 25 个、血管瘤 20 个、肝局灶性结节增生 4 个）进行分析，测得灌注参数值，包括血流量（BF）、血容量（BV）和肝动脉门静脉灌注比值（PI）。采用组内相关系数（ICC）比较不同医师测量结果间一致性，采用配对 t 检验比较两种算法间所得各项 CTP 参数值的差异；采用 Pearson 线性相关分析评价各项 CTP 参数值间的相关性；采用 Bland-Altman 分析评价两种算法所得各项 CTP 参数值间的一致性。结果，2 名医师的测量结果一致性较好（ICC≥0.95）。正常肝段、原发性肝癌、血管瘤和肝局灶性结节增生的 DC 法 BF、BV 值均高于 MS 法参数，差异有统计学意义（P 均<0.05）；正常肝段 DC 法 PI 值高于 MS 法，差异有统计学意义（P 均<0.05）；肝肿瘤灶两种算法测量的 PI 值差异无统计学意义（P>0.05）。两种算法所得 BF、BV 及 PI 结果间均具有良好的相关性（r 均>0.9，P<0.01）。两种算法测得的 BF、BV 和 PI 不一致。结论，MS 和 DC 两种算法所测得 BF、BV、PI 等灌注参数值具有较好的相关性，但一致性不佳。

【评述】 CTP 在肝疾病特别是肝肿瘤的诊断、疗效监测及预后评估等方面发挥着重要作用。CTP 中灌注参数的处理主要采用最大斜率算法（MS）和去卷积算法（DC）两种数学算法。不同数学算法得出的灌注参数值是否具有相关性和一致性是业界关注的重要问题，且该问题解决与否关系到肝 CTP 能否在临床上进一步推广应用。本研究旨在探讨肝 CT 灌注成像中两种数学算法对灌注参数的影响。

文选 275

【题目】 冠状动脉 CT 成像技术在冠心病诊断中的临床价值

【来源】 河南医学研究，2016，25（5）：902-902.

【文摘】 探讨冠状动脉 CT 成像技术在冠心病诊断中的临床价值。回顾性分析 2014 年 7 月至 2015 年 7 月行冠状动脉 CT 成像技术和冠状动脉造影的 75 例冠心病患者的临床资料。75 例患者冠状动脉造影检查发现狭窄节段共 670 个，冠状动脉 64 层螺旋 CT 成像检查发现狭窄节段 650 个；与冠状动脉造影相比，冠状动脉 64 层螺旋 CT 成像检查无狭窄、轻度狭窄、中度狭窄、重度狭窄的评估率分别为 97.92%、95.24%、95.71%、91.84%。两者发现狭窄节段及狭窄程度的差异均无统计学意义（$P>0.05$）。结论，冠状动脉 CT 成像技术能够准确地检测冠状动脉狭窄节段及狭窄程度，且具有经济实用、无创、操作简单等优势，在冠心病早期诊断中具有较高的应用价值。

【评述】 冠状动脉粥样硬化性心脏病简称冠心病，好发于老年人群，发病机制主要是冠状动脉发生狭窄，血液循环受阻，流动不畅，导致心脏功能障碍或者器质性病变。冠心病是临床常见病，早期诊断对治疗及改善预后非常重要。本研究采用 64 排螺旋 CT 冠状动脉成像技术诊断冠心病。

文选 276

【题目】 冠状动脉 CT 成像技术在冠心病诊断中的临床价值

【来源】 中外医疗，2016，35（30）：196-198.

【文摘】 分析冠状动脉 CT 成像技术在冠心病诊断中的临床价值。随机抽取 39 例疑似冠心病患者（2015 年 8 月至 2016 年 8 月）作为本试验的目标对象，对 39 例患者均实施冠状动脉 CT 成像技术及冠状动脉造影检查，比较两种检查方式的检出结果。结果，39 例疑似冠心病患者经实施冠状动脉 CT 成像技术、冠状动脉造影检查扫描发现，共有 156 支血管，主要包括 4 个主要冠状动脉，分别为左冠状动脉主支、右冠状动脉、左前降支及左回旋支；冠状动脉 CT 成像技术诊断冠心病的敏感性为 86.21%，特异性为 98.98%，准确性为 94.23%，两种检查方式的准确率差异无统计学意义（$P>0.05$）。结论，冠状动脉 CT 成像技术在冠心病诊断中具有显著的临床价值，值得推荐。

【评述】 冠心病属于临床较常见的心血管疾病之一，主要发病人群为中老年群体，该病主要是指机体由于各种因素导致冠状动脉发生狭窄，从而引起心肌出现缺血、缺氧等现象的一种临床综合征，该病若不及时进行干预，易使病情恶化，严重者出现心力衰竭，因此，尽早对该类患者实施有效诊断和治疗尤为重要。为了分析冠状动脉 CT 成像技术在冠心病诊断中的临床价值，对 39 例疑似冠心病患者均实施冠状动脉 CT 成像技术和冠状动脉造影检查。

文选 277

【题目】 冠状动脉 CT 血管成像综合评估斑块的研究进展

【来源】 山东医药，2016，56（5）：94-96.

【文摘】 冠状动脉易损斑块是导致急性冠状动脉综合征发生的主要危险因素，其在形态上与稳定斑块截然不同，早期识别并干预极为重要。冠状动脉CT血管成像作为一种无创性检查方式可以从形态学和功能性两个方面对斑块进行综合评估，可对早期诊断急性冠状动脉事件提供参考。

【评述】 目前许多学者认为，临床上识别动脉粥样硬化易损斑块的可靠手段是光学相干断层显像（OCT）和血管内超声（IVUS）；两者不仅能判断管腔的狭窄程度，还能观察血管外弹力膜及管腔的情况，提供斑块的大小、形态、分布、性质等信息。但是，OCT与IVUS均为有创检查，风险大，费用高，其临床广泛应用受到限制。CT血管成像有着较高的时间和空间分辨率，在判断管腔狭窄程度的同时还能从形态学、功能学两方面综合评估斑块，且操作简单、无创，检查价格适中。本文就冠状动脉CT血管成像（CCTA）综合评估斑块的研究进展进行综述。

文选 278

【题目】 冠状动脉CT成像对心肌及心腔病变的诊断价值

【来源】 山东医药，2016，56（33）：42-44.

【文摘】 探讨冠状动脉CT成像（CTA）对心肌及心腔病变的诊断价值。收集35例拟诊冠心病患者的多时相冠状动脉CTA资料，分析其心肌、心腔病变情况。心肌梗死患者另外评价室壁运动情况，并比较双时相左心室收缩期、舒张期病变区与正常区心肌厚度的差异。结果，35例患者中，CTA发现左心房房壁瘤4例、心房黏液瘤5例、脂肪瘤1例、宫颈鳞状细胞癌右心室转移瘤1例。左心室单节段或多节段心肌梗死24例、心肌钙化12例、室壁瘤6例，附壁血栓2例。24例左心室心肌梗死者均存在室壁运动障碍，左心R-R间期45%时相、75%时相梗死区心肌厚度分别为（6.86±1.20）mm、（6.45±1.05）mm，正常区心肌厚度分别为（18.60±3.41）mm、（12.40±2.60）mm，梗死区与正常区双时相心肌厚度比较差异有统计学意义（P均<0.05）。结论，冠状动脉CTA检查在了解冠状动脉病变的同时，对心肌、心腔病变的诊断及多时相动态观察心肌运动变化均有重要价值。

【评述】 冠状动脉CT成像（CTA）作为无创影像诊断方法，其诊断冠状动脉病变的敏感性、特异性可达91%和86%，阴性预测值高达97%，对检出和排除冠状动脉硬化狭窄的价值已被高度认可。不仅如此，冠状动脉CTA检查还可以显示患者存在的心肌及心腔病变。本文回顾性分析35例拟诊冠心病患者冠状动脉CTA检查的影像学资料，探讨冠状动脉CTA对心肌及心腔病变的诊断价值。

文选 279

【题目】 冠状动脉CT成像钙化斑块减影技术的临床应用

【来源】 放射学实践，2016，31（10）：1010-1012.

【文摘】 冠状动脉CT血管成像（CCTA）作为一种无创的冠状动脉成像方法，已经成为临床诊断冠心病的首选影像检查方法。由于钙化斑块往往会干扰 CCTA 对冠状动脉狭窄严重程度的评估，现临床上开发出一种新的冠状动脉成像技术方法——冠状动脉 CT 成像钙化斑块减影技术。通过去除钙化斑块对冠状动脉成像的干扰，从而对冠状动脉血管做出有效的评估。本文就这种新的影像技术方法的进展、原理及其在临床中的应用进行综述。

【评述】 随着多排螺旋 CT（MDCT）技术的不断发展，特别是自后 64 排 CT 问世以来，冠状动脉 CT 血管成像（CCTA）已经成为临床常规筛选冠心病患者的重要检查方法。大量研究证实其临床确诊冠心病、指导治疗及随访疗效等，具有重要临床指导价值，特别对于排除无明显冠状动脉狭窄的患者，CCTA 具有很高的阴性预测值（95%～100%）。因此，临床上冠状动脉 CCTA 逐步取代传统有创的冠状动脉造影（invasive coronary angiography，ICA）技术，已成为诊断冠状动脉有无狭窄及其判断狭窄程度的临床首选无创检查手段。然而，CCTA 由于对冠状动脉狭窄的阳性预测值及准确性仍有一定限度，尤其对于具有严重钙化斑块的动脉节段，在进行冠状动脉 CCTA 成像时，由于钙化的放射状及硬化束伪影放大效应，加之冠状动脉管腔本身细小等因素，极大干扰冠状动脉管腔狭窄程度的准确性评价，常造成过度狭窄的判断。为去除严重钙化斑块对冠状动脉成像狭窄度可靠性评价的影响，近几年，CT 设备厂商研发了一种新的去钙化冠状动脉减影成像的软件技术。

文选 280

【题目】 冠状动脉 CT 成像中冠状动脉追踪冻结技术的价值
【来源】 中国医学计算机成像杂志，2016，22（2）：126-131.
【文摘】 探讨不同心率条件下应用冠状动脉追踪冻结技术（snap shot freeze，SSF）对冠状动脉 CT 血管成像运动伪影的改善效果。连续收集 113 例疑诊冠心病患者，使用 Discovery CT 750 HD Freedom 行冠状动脉 CT 血管成像（CTA）检查，图像均采用标准算法（STD）及 SSF 算法 2 种方法进行重建，由 2 位主治以上医师以 Likert 4 分作为评分标准，采用随机双盲法对冠状动脉分支及节段水平的图像质量进行独立判读。以扫描时心率为标准，分为 1～6 组，相同心率组不同重建方法的图像质量评分比较采用秩和检验，可判读性比较采用卡方检验。结果，所有心率组 SSF 算法重建图像质量在前降支、回旋支、右冠状动脉每支血管水平评分均明显高于 STD（P 均＜0.05）；左主干两种算法图像评分差异无统计学意义（P 均＞0.05），节段评分 SSF 算法显著高于 STD 算法（P 均＜0.001）。3～6 组 SSF 算法重建图像可判读性在节段水平均明显高于 STD 重建图像（P 均＜0.01），1～2 组两种算法可判读性差异无统计学意义；4～5 组 SSF 算法重建图像可判读性在右冠状动脉每支血管水平明显高于 STD 重建图像（P 均＜0.01）。结论，与标准算法比较，SSF 能够明显改善各心率组图像质量，并明显提高了高心率组图像的可判读性。

【评述】 冠状动脉 CT 血管成像（CTA）较导管冠状动脉造影创伤小，并提供了很高的诊断准确性，已广泛用于检测冠状动脉疾病（coronary artery disease，CAD）；然而一些因素限制了 CCTA 对 CAD 的诊断准确性及可判读性，如严重钙化、大体重、移动伪影等因素，其中移动伪影是最普遍的限制之一，导致许多血管节段"不可判读"。冠状动脉追踪冻结技术（SSF）是一种新型的软件策略，已有初步研究证明 SSF 能提高图像质量及可诊断性，但选取的患者心率局限在某一范围，并没有对不同心率下 SSF 的改善进行描述。因此，本研究旨在评价不同心率下 SSF 相对标准重建对冠状动脉的图像质量及可判读性的改善效应。

文选 281

【题目】 冠状动脉 CT 成像中依据心率调节对比剂用量的可行性

【来源】 中华放射学杂志，2016，50（11）：870-873.

【文摘】 探讨冠状动脉 CT 成像（CCTA）中，依据心率调节对比剂用量实现冠状动脉均一强化的可行性。前瞻性纳入临床拟行 CCTA 检查的 77 例患者，依据心率将其分为低心率组（44 例，心率≤75 次/分）和高心率组（33 例，心率>75 次/分）。所有患者均行双源 CCTA 检查，低心率组对比剂注射流率 3.8 ml/s，剂量 0.7 ml/kg；高心率组注射流率 5.0 ml/s，剂量 0.9 ml/kg。对图像质量进行客观评价（左冠状动脉、右冠状动脉、主动脉强化 CT 值及信噪比和对比噪声比）及主观评分，并观察冠状动脉平均强化 CT 值的均一性。两组患者间对比剂用量、客观评价指标的比较采用 t 检验，主观评价指标的比较采用非参数检验 Mann-whitney U 检验。结果，低心率组和高心率组患者的对比剂用量分别为（43±6）ml、（59±8）ml，差异有统计学意义（$t=9.647$，$P<0.01$）。高心率组冠状动脉 CT 强化值波动范围大，均一性差；低心率组强化 CT 值波动范围小，均一性好。两组间的主动脉、左冠状动脉、右冠状动脉强化 CT 值及 SNR 和 CNR 的差异均无统计学意义（$P>0.05$）。高心率组中图像质量评分 1、2 分者分别为 16 例、17 例，低心率组中 1、2 分者分别为 35 例、9 例，两组均无 3 分者，两组间评分的差异有统计学意义（$U=-2.834$，$P=0.005$）。结论，在 CCTA 中依照心率调节对比剂用量切实可行，在不降低冠状动脉的图像质量的前提下，可以减少对比剂用量。

【评述】 冠状动脉 CT 成像（CCTA）检查快速、无创、诊断准确度高，在临床广泛应用。在保证图像质量的前提下减少 X 线辐射剂量和含碘对比剂用量是目前临床研究的热点问题。影响对比剂用量的因素很多，如心率能影响心输出量进而影响 CCTA 的血管强化值。本研究按照不同心率设置 CCTA 扫描中的对比剂用量，旨在探讨依据心率调节对比剂用量实现冠状动脉均一强化的可行性。

文选 282

【题目】 冠状动脉 CT 血管成像在冠心病介入诊疗中的研究进展

【来源】 中国介入心脏病学杂志，2016，24（1）：40-43.

【文摘】 冠状动脉 CT 血管成像（CCTA）技术可以帮助医师在冠状动脉介入术前制订合理的手术策略，并为术中、术后提供精准的分析手段和解决方案。这极大地优化了介入治疗过程，也符合精准治疗对于特定疾病和患者进行个性化治疗的要求。更令人欣喜的是，美国通用电气公司推出了新一代高解像度的"Revolution CT"成像系统，该系统的空间分辨率高达 230 μm，时间分辨率为 29 ms，可以完成单次心动周期内的一站式心脏成像，不受患者心率和心律条件的影响，同时放射剂量与对比剂使用量能减至以往的 18% 和 50%。因此，无创 CCTA 将在冠心病介入诊疗领域中发挥越来越重要的作用，带动介入心脏病学的快速发展。

【评述】 随着经皮冠状动脉介入治疗（percutaneous coronary intervention，PCI）的不断发展，影像学技术在冠心病临床诊疗中的价值日益凸显。其中，冠状动脉CT血管成像（CCTA）作为无创性心脏影像学技术的代表，在此领域的应用已不仅仅局限于估测冠状动脉病变的解剖学狭窄程度，而且有助于制定更加合理的介入治疗方案。本文根据最新研究，对CCTA在评估冠状动脉功能性狭窄、识别易损斑块、指导慢性完全闭塞病变（chronic total occlusion，CTO）的介入治疗以及评价支架植入术后疗效等方面的应用进展进行综述。

文选 283

【题目】 冠状动脉斑块的CT血管造影评价
【来源】 中国医学计算机成像杂志，2016，22（1）：97-100.
【文摘】 冠状动脉粥样硬化斑块逐渐发展成为易损斑块，继而破裂导致血栓形成，是导致急性冠状动脉综合征（acute coronary syndrome，ACS）发病的主要病理学基础。随着影像学技术的发展，冠状动脉CT血管造影技术无创性评价冠状动脉斑块的作用已成为国内外研究热点。本文就CT成像在评估冠状动脉斑块病理生理特点、鉴别机制、临床应用现状与进展等方面进行综述。

【评述】 冠状动脉硬化性心脏病是危害人类健康的常见病，致残、致死率高。大部分急性冠状动脉综合征是由于轻、中度狭窄的冠状动脉斑块的破裂和继发血栓形成所致。常规的血管成像技术不能直观地观察病变部位的斑块，存在低估病变的潜在风险。随着冠状动脉CT血管造影（CCTA）技术日趋成熟，以其无创、方便、快捷、多方式、多角度成像等特点，不但在冠状动脉斑块的显像方面具有独到的优势，而且还能提供血管外的心脏信息（心肌灌注、室壁运动、左心室功能等），为临床治疗方案提供更多影像学上的指导和帮助。本文就CT成像评估冠状动脉斑块的应用现状与进展进行综述。

文选 284

【题目】 冠状动脉多层螺旋CT血管功能成像评价冠心病研究进展
【来源】 医学综述，2016，22（21）：4269-4273.
【文摘】 单纯评价管腔狭窄程度诊断冠心病的冠状动脉CT血管成像技术容易受到多种因素干扰。临床上，进行血供重建的重要依据是存在冠状动脉管腔狭窄和节段性心肌缺血。虽然血流储备分数指导下的经皮冠状动脉介入治疗可改善患者预后，但有创且费用增加。血流储备分数CT可评价功能相关血管，但实际临床价值有待证实。冠状动脉多层螺旋CT血管造影（multi-slice spiral computed tomography angiography，MSCTA）联合心肌灌注及心肌功能分析，有望能判断功能相关的血管病变，从而为临床治疗提供客观依据。

【评述】 冠心病的发生、发展常由冠状动脉管壁斑块形成、演变所致，并伴随心肌血流灌注减少及节段性心肌功能异常。多层螺旋CT血管造影的迅速发展，实现了无创性评价冠心病的技术革新。尽管如此，MSCTA 仍受到心律、心率、管壁钙化等诸多因素影响；特别是对冠状动脉临界病变，MSCTA 常依赖冠状动脉造影，因而降低了其临床效能。传统依赖冠状动脉管腔狭窄程度来判断冠心病的 MSCTA 技术容易误导临床治疗。目前，功能相关病变血管的判断是学术界研究热点。现就冠状动脉多层螺旋 CT（MSCTA）血管功能成像评价冠心病研究进展予以综述。

文选 285

【题目】 基于迭代算法的双源 CT 双能量单能谱成像技术在腹部血管的成像研究

【来源】 中国医学物理学杂志，2016，33（4）：376-380.

【文摘】 探讨基于原始数据迭代算法（sonogram affirmed iterative reconstruction，SAFIRE）的二代双源 CT 单能成像技术在腹部血管（门静脉）的成像质量评价。对符合临床要求行上腹部增强 CT 扫描，且门静脉期行双能扫描的 40 例患者纳入研究。采用双能量单能谱软件得出门静脉主干对比信噪比（CNR）能量变化曲线，得出最佳单能量点的单能图像。将扫描得到的门脉期图像数据进行 3 组不同函数的回顾重建：A 组为最佳单能量＋滤波反投射（FBP）；B 组为最佳单能量＋迭代 SAFIRE-3 级；C 组为双能两球管（80 kV 和 140 kV）扫描完成后，自动加权生成的管电压为 120 kV 的门脉图像作为常规对照组，即 120 kV＋FBP。在工作站上分别完成门静脉血管重建的最大密度投影、容积再现和多平面重建，并在门脉分支中心层面测量门静脉主干和肝实质结构的 CT 值和图像噪声值，并计算 CNR 值。由 2 位高年资放射科医师对门脉图像进行评价评分。结果，A、B、C 3 组的门脉 CT 值分别为（192.31±37.88）Hu、（189.89±37.42）Hu 和（152.54±27.58）Hu；CNR 值分别为 5.83±1.28、8.16±1.96 和 2.57±1.27。A、B 两组门脉图像质量明显高于 C 组，有统计学差异（$P<0.01$）。结论，双源双能 CT 在门脉成像中，单能量成像与常规成像方式相比，能够大大提高图像质量，可以应用于临床。

【评述】 随着图像空间分辨力和时间分辨力不断提高及近年来双能量 CT 的问世，CT 成像技术应用领域显著扩宽。双能 CT 与过去单能 CT 相比，最大的特点在于单次扫描后不仅能获得常规的解剖学信息，还能获得组织器官功能和成分信息，对于临床治疗方案的选择有指导性意义。双源 CT 的单能谱成像技术能够提取组织衰减信息，用于疾病定性诊断。新一代双源 CT 可以在不增加辐射剂量的情况下，将传统 X 线混合能量图像重建成 40～190 keV 连续的 151 组虚拟单能图像，通过软件计算出最佳对比显示的单能图像。多层螺旋 CT 门静脉成像是评估门静脉的主要手段和方法，现今肝胆外科对肝段划分采用的是国际上广泛应用的 Couinaud 法，根据门静脉鞘的分布和肝静脉的走行，将肝分为左右半肝、四部和八段。门静脉系统是肝分叶分段的重要标志，CT 门静脉成像可以很好地显示门静脉的解剖结构及其病变关系，为临床治疗提供依据。肝门静脉 CT 血管成像技术的关键在于门脉与背景的高对比度和图像足够小的噪声，作者曾经利用低电压和迭代技术对门静脉成像进行了可行性研究，获得了良好 CTA 门脉图像，但是仅限于 BMI 在正常范围（BMI<25）内，对于肥胖患者，由于图像噪声过大而无法使用该扫描方式。本文旨在评价基于 SAFIRE 迭代算法下的最佳单能成像在门静脉 CTA 中的应用。

文选 286

【题目】 基于动态容积 CT 前瞻性心电门控对快心率冠状动脉 CTA 的观察

【来源】 实用放射学杂志，2016，32（4）：595-598.

【文摘】 探讨心率＞70 次/分的患者动态容积 CT 前瞻性心电门控技术的可行性。收集 118 例心率＞70 次/分患者的一般资料。所有患者行 320 容积扫描，前瞻性心电触发扫描模式，R 波后 250～400 毫秒多扇区采集，管电压 100 kV，自动管电流调节，对比剂采用碘克沙醇（含碘 370 mg/ml）。记录所有患者的辐射剂量。将冠状动脉分为 15 个节段，由 2 名影像科医师测量冠状动脉 CT 值、图像评分。对结果进行统计学分析。结果，各组间性别、年龄、体重无显著性差异。心律整齐，心率＞70 次/分者满足诊断率 83.05%。心率＞70 次/分组、心率＞75 次/分组、心率＞85 次/分组的图像主观评分分别为（4.23±0.72）分、（3.54±1.22）分、（1.87±0.74）分。各组间评分差异无统计学意义（$F=5.125$，$P=0.050\ 3$）。辐射剂量随心率增加。结论，动态容积 CT 采用前瞻性心电触发扫描模式，对心率＞70 次/分的患者行冠状动脉 CT 血管成像（CTA）检查可以得到满足临床诊断要求的图像质量。

【评述】 冠状动脉 CT 血管成像（CTA）是临床应用广泛的诊断冠心病的影像学手段。前瞻性心电门控技术具有患者所受辐射剂量低，冠状动脉分支显示清晰的优点，但是要求患者心率慢、心律整齐。对于心率快的患者，前瞻性心电门控冠状动脉成像是研究的难点、热点问题。目前，320 排容积 CT 的时间分辨率可达 175 毫秒，160 mm 宽的探测器具有覆盖全心脏的优势，本研究探讨应用 320 排动态容积 CT 对心率快患者前瞻性心电门控冠状动脉 CTA 的可行性。

文选 287

【题目】 基于双源 CT 冠状动脉成像的血流动力学计算流体模拟的可行性研究

【来源】 中华放射学杂志，2016，50（1）：57-59.

【文摘】 冠状动脉病变导致的血流动力学（computational fluid dynamics，CFD）改变（如冠状动脉内压力-血流梯度和血流储备等变化）与心肌缺血密切相关，监测血流动力学改变可以指导血供重建术，使患者最大程度获益并避免不良结局，比单纯形态学评估更有临床意义。计算流体动力学是计算机技术和流体物理学结合的交叉学科，CT 扫描获得的冠状动脉三维数据结合 CFD 可以推导冠状动脉内血流的流体动力学参数，包括血流的压力分布、剪切力分布和流速分布，在形态学基础上增加功能学信息，为无创性评估心肌灌注提供新的方法。本研究的主要目的是探索基于高分辨率双源 CT 构建优化的三维冠状动脉体型，并结合计算流体模拟流程以评估左冠状动脉压力梯度和剪切力、血流速度梯度分布的技术线路。

【评述】 本研究和目前国内外研究一样，将血液假设为不可压缩的牛顿流体，部分研究者针对牛顿流体模型及非牛顿流体模型进行比较，发现两者的剪切力分布结果类似，但作为非牛顿流体模型冠状动脉弯曲时外壁的轴向速度变化更偏向于较平缓，从而导致局部对比剂扩散较受限。本研究中将血液作为牛顿流体可能会对冠状动脉弯曲处腔内强化梯度值的测量造成一定影响，对剪切力影响不大；尽管如此，本研究仍为进一步考虑血液非牛顿性及血管壁弹性的血流动力学模拟分析提供了技术支持。

文选 288

【题目】 基于体重指数的个性化噪声指数设定在腹部 CT 成像中的应用研究

【来源】 中国临床医学影像杂志，2016，27（7）：487-490.

【文摘】 探讨基于体重指数（BMI，kg/m^2）的个性化噪声指数（noise index，NI）设定在腹部 CT 成像中的应用价值。采用固定 NI（10 Hu）的 211 例行腹部 CT 平扫患者作为 A 组，不同 NI（10～14 Hu，间隔 2 HU）109 例患者作为 B 组，A、B 两组按 BMI（BMI≤23、>23～26、>26）各分成 3 个亚组：A1（47 例）、A2（93 例）和 A3（71 例）；B1（42 例）、B2（35 例）和 B3（32 例）。所有病例均在 GE Discovery HD CT 上完成，A 组扫描参数为 120 kV，3D 自动 mA 和 NI＝10 Hu，扫描时间 0.8 秒，层厚 5 mm，重建间隔 5 mm，螺距 1.375∶1，图像处理 40% ASIR，重建方式 Stnd。B 组采用个体化扫描方案：B1 组 NI＝10 Hu，B2 组 NI＝12 Hu，B3 组 NI＝14 Hu，余扫描参数同 A 组。测量肝标准差（SD），记录容积剂量指数（CTDIvol）；A、B 两组的组内及组间的 SD、CTDIvol 比较采用独立样本 t 检验；对图像质量进行 5 分制主观评价，评价结果的一致性检验采用 κ 分析。结果，SD 值：A1、A2、A3 分别为（11.01±0.88）Hu、（9.44±1.24）Hu 和（8.30±1.40）Hu，B1、B2、B3 分别为（10.90±0.82）Hu、（10.79±0.52）Hu 和（10.96±0.68）Hu，A1>A2>A3 有统计学差异（$P<0.05$），B 组内 SD 值无统计学差异（$P>0.05$），A1 与 B1 无统计学差异（$P>0.05$），A2<B2、A3<B3 差异有统计学意义（$P<0.05$）；CTDIvol：A1、A2、A3 分别为（7.82±1.48）mGy、（15.00±4.21）mGy 和（23.42±5.31）mGy，B1、B2、B3 分别为（7.33±1.49）mGy、（8.45+2.35）mGy 和（9.54±2.84）mGy，A1 与 B1 无统计学差异，B2 比 A2 降低 43.67%，B3 比 A3 降低 59.26%；图像评分：A1、A2、A3 分别为 4.57±0.62、4.58±0.61、4.59±0.62，BI、B2、B3 分别为 4.57±0.50、4.80±0.65、4.56±0.67，A、B 组内及组间图像质量对比无统计学差异（$P>0.05$），2 名医师对图像质量评分的 κ 一致性检验结果分别为 0.835、0.711、0.734、0.742、0.809、0.761。结论，使用自动管电流调制技术（ATCM）行腹部 CT 扫描，根据患者的 BMI 调整 NI 值的设置，较大 BMI 患者的辐射剂量有较大幅度降低，不影响图像诊断质量。

【评述】 腹部 CT 检查的临床应用广泛，如消化系统疾病、泌尿系统疾病、腹部血管疾病、肿瘤筛查和复查等。由于腹部 CT 扫描范围大，增强扫描期相多等特点，辐射剂量问题始终被业界重点关注。ATCM 技术利用定位像的数据，在设定图像噪声指数（NI）情况下，根据受检部位的厚度和组织器官密度进行管电流的 3D（人体 X、Y、Z 轴）自动调整的技术。ATCM 技术是最常用的降低辐射剂量的方法之一。但是 ATCM 技术中受检者的辐射剂量除与该技术自身参数设置有关外，还与受检者体重指数（BMI）有较大关系。对于不同 BMI 的受检者，在相同设置（NI）时，ATCM 调制的图像质量（SD）并不一致，体质量较轻的受检者，图像噪声较大，辐射剂量较低；对体质量大的受检者，图像噪声较低，但辐射剂量很高。因此，该实验旨在研究 ATCM 技术腹部扫描中 BMI 与 NI 选择的相关性，根据受检者的 BMI 设置 ATCM 扫描参数，实现腹部个体化的 ATCM 扫描，保证图像质量的一致性，同时降低受检者的辐射剂量。

文选 289

【题目】 基于椭球包围盒的锥束 CT 三维加权重建算法

【来源】 仪器仪表学报，2016，37（11）：2563-2571.

【文摘】 提高锥束 CT 大锥角圆轨道扫描下的重建图像质量一直是 CT 成像技术的重要研究方向。本研究分析圆轨道扫描下 Radon 空间的 Z 向数据缺失特点和 FDK（feldkamp，davis，kress）算法的灰度下降规律，提出一种基于椭球包围盒的锥束 CT 三维加权重建算法。该算法无须重排，只需利用投影数据获取重建物体的最小包围盒，并根据其内接椭球的大小和空间位置自动生成三维加权函数，在反投影阶段加入该加权函数即可实现。该算法不会引入其他伪影，计算量增加很小，并且在中心层与 FDK 算法等价。仿真扫描实验表明，该算法显著提高了 FDK 算法的准确性，减小了锥角伪影。

【评述】 CT 技术是一种广泛应用于医学诊断和工业无损检测的先进手段。目前在商业及实验 CT 系统中，采用圆轨道扫描的锥束 CT（CBCT）发展迅速，其重建算法主要有迭代和解析两种方法。迭代算法在重建高分辨率图像（例如，1024^3、2048^3 及最新的 4096^3）时消耗内存很大，计算耗时太长。解析算法包括精确重建和非精确重建，其中精确重建算法亦比较耗时，扫描轨道必须对圆形扫描加以改进，如采用"圆弧+圆弧"、"圆弧+线段"、"圆弧+螺旋"等轨道。采用圆轨道扫描的非精确重建算法通常具有计算量小、形式简单等特点，并且可以在很大程度上保证重建的准确性，因此在实际 CT 系统中应用广泛。对于圆轨道锥束 CT 重建，目前医学和工业领域应用最广的是 FDK 算法。作为一种非精确算法，FDK 算法将二维扇束的滤波反投影算法推广到三维锥束，具有易于实现和并行加速的特点。FDK 算法在中心平面是精确的，并且在小锥角时（$\theta \leqslant \pm 0.0873\ \text{rad}$）具有良好的几何精度。然而由于 FDK 算法不满足数据充分条件（data sufficiency condition，DSC），圆形扫描结构自身 Radon 空间存在数据缺失，导致灰度下降等问题，影响重建质量。本研究根据 FDK 算法数据缺失理论，通过对重建不同模型时灰度下降规律的进一步观察，提出一个通用化的补偿函数来减小灰度下降，并在反投影过程中加入补偿函数来提高 FDK 算法的准确性，最后通过 3 个对比实验验证了算法的可行性和有效性。

文选 290

【题目】 基于医学影像的血流动力学分析

【来源】 力学与实践，2016，46（2）：323-342.

【文摘】 随着计算机成像技术的发展，计算机体层成像（CT）和磁共振成像（MRI）已经广泛应用于临床，特别是血管类疾病的诊断，比如动脉狭窄、血管瘤、血管畸形等。除了可以提供高分辨率的静态图像，先进的 MRI 技术还可以通过时间序列直接反映血流动力学的变化。而基于计算机成像和三维重建技术，血流动力学的参数又可以通过计算流体力学的方法进行详细的分析。如何将血流动力学参数和临床诊断相结合是近年来在转化医学领域研究的热点。文中结合文献调研和作者自己的研究工作对基于医学图像的血流动力学分析进行综述，并探讨未来的研究方向。

【评述】 计算机体层成像（CT）和磁共振成像（MRI）是现今临床上最主要的两种中、高端医疗成像系统，两者同属于断层成像。有别于基本透射，体层成像是电子计算机技术和X线检查技术相结合的产物。从首台CT于1972年问世后，其后的二三十年间，CT发展迅猛：从一开始的只能头部成像发展为全身成像；扫描时间从数百秒降为数秒；检测器数量从一增至上千。MRI则通过外加交变磁场激发人体内的原子核，使之产生共振，当产生共振的原子核把吸收的能量以电磁波的形式释放出来时（这种能量释放形式称为共振发射），通过线圈接收释放出的电磁波，据此分析出该原子核的种类和位置，因此能得到人体内部的精确立体图像。CT和MRI已经成为临床中应用得最为广泛的影像诊断设备。

CT和传统的MRI技术发展到今天，已经可以提供分辨率极高（0.4 mm左右的空间分辨率）的结构图像，并且可以通过计算机技术选择任意层面成像，因此可以观察到人体内细微的病变，这些都极大地提高了诊断的效率和准确性。除此以外，多普勒超声成像（3D ultrasound），数字减影血管造影（DSA）也可以实现血管的三维重建。DSA技术能够将血管从周围的组织中分离出来，更加直观。医学成像技术取得了长足的进步，但与此同时，它们在疾病的诊断上也存在一定限制——单纯的结构图像不能解释疾病的发生和发展过程。特别是对于血管类的疾病，血流状态和血管形状的改变、病变直接相关，仅仅将血管的形状呈现出来不能准确反映患者的真实情况。

静态图像对脑血管疾病诊断方面有所不足。血管狭窄类疾病除了颈动脉狭窄外，还有冠状动脉狭窄、肾动脉狭窄等。而血管瘤，除了可以发生在颅内，也可以发生在主动脉和其他位置。静态图像对于这些部位疾病的诊断，同样存在局限性。虽然CT和MRI技术在血管类疾病中得到了非常广泛的应用，但对于这些疾病的诊断，如果仅仅基于静态图像，都存在之前分析过的局限性，也即忽略了血流动力学这一重要影响因素。为了契合临床需要，近年来血流动力学的研究也有了长足的进步。本文就两种不同的血流动力学研究方法进行介绍，并对比其在临床应用中的优势和不足之处。

文选291

【题目】 急性肺栓塞CT成像的研究进展
【来源】 放射学实践，2016，31（9）：846-849.
【文摘】 急性肺栓塞是最常见的心血管疾病之一。CT肺动脉成像是目前临床上诊断急性肺栓塞首选的影像检查方法，具有非侵入性、快速、特异性高、敏感性高等优点。近年来，CT肺动脉成像的过度使用及辐射剂量等引起了广泛关注。本文主要对急性肺栓塞的诊断、危险分级的方法及CT肺动脉成像技术的进展等进行综述。

【评述】 急性肺栓塞是最常见的心血管疾病之一，发病率仅次于冠心病和脑卒中，3个月病死率约15%。急性肺栓塞的临床症状和体征缺乏特异性，因此仅依赖临床表现难以对其进行准确诊断。影像学检查尤其是CT肺动脉成像因其高特异性及高敏感性，成为诊断急性肺栓塞的首选影像检查方法。本文从急性肺栓塞的临床诊断算法、CT 在急性肺栓塞检出和危险分级中的价值及 CT 肺动脉成像技术的新进展等方面进行综述。CT 肺动脉成像是目前诊断急性肺栓塞较为敏感、快速的检查方法，在外周性肺栓塞的检测、急性肺栓塞的危险分级及预后方面也有重要价值。近年来，CT 肺动脉成像实现了辐射剂量和对比剂用量的双低，且保证了诊断符合率不降低，值得进一步推广应用。

文选 292

【题目】 螺旋 CT 三维血管成像技术术前评估颅底脑膜瘤的价值

【来源】 中国实用神经疾病杂志，2016，19（18）：3-4.

【文摘】 探讨螺旋 CT 三维血管成像（3D-CTA）技术术前评估颅底脑膜瘤的价值。回顾性分析 2012 年 1 月至 2013 年 12 月术前诊断为颅底脑膜瘤 52 例患者，于术前 1 周行 3D-CTA 及 MRI 相关检查，比较 3D-CTA 及全脑血管造影（DSA）对脑肿瘤血供情况的诊断，并与术中所见进行比较，术前根据 3D-CTA 及 MRI 检查结果确定手术方案。结果，3D-CTA 术前诊断肿瘤单纯颈外动脉供血 25 例，单纯颈内动脉供血 14 例，颈内外混合供血 13 例，DSA 术前诊断单纯颈外动脉供血 28 例，单纯颈内动脉供血 12 例，颈内外混合供血 12 例；经比较，两种诊断方式对患者术前肿瘤血供情况诊断差异无统计学意义（$P>0.05$）；术中所见患者肿瘤单纯颈外动脉供血 25 例，单纯颈内动脉供血 12 例，颈内外混合供血 15 例，3D-CTA 术前扫描诊断与术中所见差异无统计学意义（$P>0.05$）。因此，3D-CTA 术前扫描能够有效显示颅底脑膜瘤患者的肿瘤血供情况、肿瘤及其周围血管的关系，对于术前手术方案的制定具有指导性意义，增加了患者手术的安全性，值得临床推广。

【评述】 脑膜瘤为临床常见的一种实体性肿瘤，其肿瘤血供丰富，在患者颅内侵袭性生长或膨胀性生长，手术治疗较为困难，尤其对于颅底脑膜瘤患者而言，其手术更加困难。因此，对于颅底肿瘤患者而言，术前对肿瘤血供情况及肿瘤与周围的大血管、脑神经、静脉窦、颅骨等关系的准确评估，对于手术切除肿瘤及减少手术并发症有非常重要的临床意义。3D-CTA 技术是近些年来发展起来的一种新检查手段，由于其具有无创、快速的优点，在脑膜瘤患者的术前评估中，日益受到重视。本文分析 3D-CTA 技术术前评估颅底脑膜瘤的临床价值。

文选 293

【题目】 螺旋 CT、能谱 CT 和 MRI 诊断原发性肝癌的临床价值比较

【来源】 实用肝脏病杂志，2016，19（4）：467-470.

【文摘】 探讨螺旋 CT、能谱 CT 和 MRI 诊断原发性肝癌的价值比较。选取 47 例疑似原发性肝癌患者，采用螺旋 CT、能谱 CT 和 MRI 诊断，比较不同扫描方法的诊断效能。结果，47 例患者经 3 种扫描方法检查，发现能谱 CT 诊断的真阳性患者 36 例（76.59%），常规 CT 为 30 例（63.83%），MRI 为 34 例（72.34%），3 种方法诊断的差异无统计学意义（$P>0.05$）；在 8 例胆管细胞癌患者中，MRI 诊断 7 例，能谱 CT 和螺旋 CT 检查均为 4 例；能谱 CT 扫描和 MRI 诊断的灵敏度分别为 92.3%

和 89.2%，均优于常规 CT（76.6%，$P<0.05$），能谱 CT 诊断的准确率为 72.5%，MRI 为 69.7%，常规 CT 为 50.0%（$P<0.05$）；此外，能谱 CT 扫描曲线下面积（AUC）大于常规 CT 或 MRI（$t=7.69$，$t=9.03$，$P<0.05$）；在<1 cm 的肝癌中，常规 CT、能谱 CT 和 MRI 扫描的灵敏度分别为 53.13%、90.63% 和 90.63%，MRI 扫描和能谱 CT 均高于常规 CT 扫描（$P<0.05$）。结论，能谱 CT 扫描和 MRI 在诊断原发性肝癌方面，其灵敏度和准确率均优于螺旋 CT 扫描，在诊断小肝癌方面也具有明显的优势，MRI 在诊断胆管细胞癌方面优于能谱 CT 或螺旋 CT 扫描。

【评述】 肝病变的种类较多，其中原发性肝癌在我国发病率高，致死率在恶性肿瘤中位居第二。因此，了解肝癌的形态学表现，并在手术前通过影像学检查以明确诊断，对于临床医师选择较为可靠的治疗方案显得尤为重要。但是，目前诊断肝病变的方法较多，如螺旋增强 CT 扫描、CT 能谱成像、CT 灌注成像、MRI 扫描和 B 超检查等，其中 CT 扫描作为首选的诊断方法有一定的优势，但也存在一定的局限性。本研究比较了螺旋 CT、能谱 CT 和 MRI 诊断原发性肝癌的价值。

文选 294

【题目】 螺旋 CT 在急性肠梗阻诊断中的应用效果
【来源】 中外医疗，2016，35（5）：181-182.
【文摘】 观察研究螺旋 CT 在急性肠梗阻诊断中的应用效果。随机选取 50 例急性肠梗阻患者纳入该研究，回顾性分析其影像学资料，分别采用多层螺旋 CT 对入组病例实施增强扫描以及腹部平扫，然后做彩超检查，以临床病理诊断为参照评估两种方法对于急性肠梗阻的诊断效果。与 B 超检查相比，多层螺旋 CT 对于肠梗阻定性及绞窄性肠梗阻诊断准确率更高，两者差异具有统计学意义（$P<0.05$）。结论，多层螺旋 CT 用于急性肠梗阻诊断效果满意，诊断符合率更高于常规 B 超检查，值得临床应用。

【评述】 在临床各类急腹症中，急性肠梗阻是较为常见的一种，患者多表现为肠内容物无法顺利通过肠道所导致的呕吐、腹痛、腹胀及停止排便等问题。该病病因较为复杂，且进展迅速，往往需急诊处理。以往临床多以腹部平片及钡剂灌肠来检查此类患者，但漏检率较高，或造成病情延误加重。本文探讨 50 例急性肠梗阻患者的螺旋 CT 诊断及意义，旨在为临床提供一定指导和帮助。

文选 295

【题目】 螺旋 CT 造影技术判断异常血管的应用价值
【来源】 中国 CT 和 MRI 杂志，2016，14（1）：129-131.
【文摘】 探讨螺旋 CT 造影技术判断异常血管的应用价值。选取冠心病患者 172 例作为观察组，同期进行冠状动脉造影的非冠心病患者 172 例作为对照组，两组都进行彩色超声分析与螺旋 CT 造影判断。结果，观察组的颈动脉内壁内膜－中层厚度（IMT）值明显高于对照组，而收缩期血流峰值速度（SPV）、收缩期平均血流速度（MSV）和舒张末期血流速度（EDV）值明显低于对照组，差异都有统计学意义（$P<0.05$）。观察组多表现为钙化型与溃疡型斑块，而对照组多表现为正常、脂

质型与纤维型斑块，对比差异有统计学意义（$P<0.05$）。观察组的狭窄处血管总面积明显高于对照组（$P<0.05$）。结论，螺旋CT造影技术结合超声能有效判断冠心病患者的异常血管血流情况、斑块情况与狭窄情况，从而有利于进行疾病鉴别与诊断。

【评述】 冠心病是严重危害人类健康的常见病，当前冠心病的发病率在我国有明显增加的趋势，致残率与病死率都比较高。冠心病的发展主要涉及异常血管斑块的变化，斑块的结构和自身组成成分对心脏血管的稳定与否起重要作用。血管内超声可准确显示冠状动脉腔的大小、形态、管壁的解剖结构及斑块性质特征，而在冠心病患者中，颈动脉和股动脉都是粥样硬化的早期好发部位，提供了一个反映动脉粥样硬化的适宜窗口。当前最新技术在心血管亚毫米层厚的扫描时间仅需5秒左右，使得整个心脏扫描能在尽可能少的心动周期内完成。随着计算机软件技术不断发展，CT三维影像后处理变得更加简便，效率更高。本研究为此具体探讨螺旋CT造影技术判断冠心病患者异常血管的应用价值。

文选296

【题目】 螺旋CT直肠癌术前分期与三维成像测量的临床应用价值探析

【来源】 中国CT和MRI杂志，2016，14（4）：114-117.

【文摘】 分析讨论直肠癌术前应用螺旋CT（spiral computed tomography，SCT）进行肿瘤（T）与淋巴结（N）分期的临床效果，同时评估SCT三维成像技术（multiplannar reconstruction，MRP）在测量中、低位直肠癌距肛门缘距离中的应用价值。对46例经电子结肠镜与活检证实为直肠癌患者术前行SCT检查，其33例为中、低位直肠癌，将其结果与术后病理结果进行对照，评析SCT用于术前分期的准确性；同时利于SCT三维成像技术、直肠指检、结肠镜等3种方法对肿瘤下缘到肛门缘的距离进行测定，并与术后测量的实际距离进行对比，分析SCT的测量准确度；再对15例距离≤6 cm的患者进行测定，比较SCT与直肠指诊的准确性。结果，SCT诊断T分期的准确性为73.9%，其中对进展期直肠癌的T分期准确性高达92.8%；对N分期的诊断准确性为67.4%，对淋巴转移的敏感性为91.3%，特异性为69.6%。经κ检验分别为0.479和0.569。另SCT、直肠指诊与肠镜检查准确性分别为84.8%、48.5%和36.4%，差异有显著意义（$P<0.005$）。而对15例低位直肠癌（实际距离≤6 cm），SCT和肛门指检准确度无显著差异（$P=0.245$）。结论，SCT对进展期直肠癌术前分期可靠性较高，但对T_1、T_2期的诊断准确性并不高，而在中低位直肠癌患者中，三维成像技术在测定肿瘤下缘到肛门缘距离十分准确，可推广应用。

【评述】 在消化道恶性肿瘤中，直肠癌所占比例较大，且近年来其患病率亦有明显上升趋势。根据直肠癌距肛门缘的距离，临床又将直肠癌划分为高位（肿瘤下缘距肛门缘10~15 cm）、中位（5~10 cm）、低位（<5 cm）直肠癌，其中中低位直肠癌占70%~80%。低位直肠癌因位置的特殊，临床治疗难免会受到一定限制。现阶段，有关螺旋CT测定直肠癌下缘距肛门缘距离的研究不多见。在TME术中，直肠会被充分游离并向后延伸3~5 cm，但此距离因人而异，通常情况下是医师根据术中情况临时决定，故部分患者不必要地切除了肛门。因此，术前若能准确测得肿瘤下缘到肛门缘的距离，对手术方案的制订大有裨益。本研究通过规范化的SCT检查对直肠癌患者进行术前分期，

同时以三维成像技术测量肿瘤下缘到肛门缘的曲线距离，以期为临床制订合理的个体化治疗方案提供指导，成效确切。

文选 297

【题目】 迷走锁骨下动脉的多层螺旋CT研究

【来源】 重庆医学，2016，45（4）：513-516.

【文摘】 探讨多层螺旋CT（MSCT）对迷走锁骨下动脉（aberrant subclavian artery，ASA）的显示能力及其临床应用价值。回顾性分析48例ASA患者的MSCT动脉期图像，采用容积再现（VR）、最大密度投影（MIP）及多平面重组（MPR）后处理技术对ASA及主动脉弓分支进行三维重组，根据ASA走行对其分型，观察伴发的其他主动脉弓分支变异情况。结果，48例患者中，47例（97.92%）为迷走右锁骨下动脉（aberrant right subclavian artery，ARSA）伴左位主动脉弓，1例（2.08%）为迷走左锁骨下动脉（aberrant left subclavian artery，ALSA）伴右位主动脉弓；食管后型47例（97.92%），食管气管间型1例（2.08%）；单纯型30例（62.50%），伴左颈总动脉（LCCA）与右颈总动脉（RCCA）共干发自主动脉弓12例（25.00%），伴RCCA发自主动脉弓并右椎动脉（RVA）发自RCCA 2例（4.17%），伴左椎动脉（LVA）发自主动脉弓并位于LCCA和左锁骨下动脉（LSA）之间合并右锁骨下动脉（RSA）缺如2例（4.17%），伴LVA发育不良1例（2.08%），伴RVA发育不良1例（2.08%）；合并ASA起始部Kommerell憩室6例（12.50%）且无动脉瘤形成，合并ASA血管壁粥样硬化改变18例（37.50%）并血管腔狭窄6例（12.50%）。结论，MSCT能清晰显示ASA走行及其分型和伴发主动脉弓分支变异的解剖信息，可作为首选检查方法，对临床具有重要的指导价值。

【评述】 迷走锁骨下动脉（ASA）是一种常见的先天性主动脉弓变异，临床上一般无症状，但出现症状后难与食管病变鉴别，容易出现漏诊或误诊。以往主要依赖有创性的数字减影血管造影（DSA）检查。近年来多层螺旋CT（MSCT）已广泛应用于ASA成像，尤其在颈胸部外科手术、头颈胸部介入手术和胸部恶性肿瘤放疗中避免迷走血管损伤和并发症具有极其重要的临床应用价值。ASA最早是由Hunauld在1735年提出的，包括迷走右锁骨下动脉（ARSA）和迷走左锁骨下动脉（aberrant left subclavian artery，ALSA），其中ARSA是主动脉弓分支变异中较多见的一种，其发生率为0.5%～2.0%；而ALSA较少见，常伴右位主动脉弓（RAA），其发生率为0.05%。该病尽管大多无明显临床症状，但有并发动脉瘤、主动脉夹层的风险，而且易被误诊为食管肿瘤。以往多采用有创性DSA检查，但近年来，有关ASA的CT成像研究已引起学者们的日益关注。本研究通过对48例ASA患者MSCT资料进行回顾性分析，分析其对ASA及其分型和伴发主动脉分支变异的显示能力，并探讨其临床应用价值。

文选 298

【题目】 能谱CT、MRI定性和定量诊断脂肪肝及研究进展

【来源】 国际医学放射学杂志，2016，39（1）：39-43.

【文摘】 以往脂肪肝无创性诊断依赖 B 超、常规 CT 及 MRI，但诊断准确性受限。随着能谱 CT 和 3.0 T MRI 的发展，出现了多种定性及定量诊断方法。能谱 CT 物质分离及能谱曲线等多参数成像能够测量肝的脂肪含量并评估其严重程度。3.0 T MRI 新的化学位移水脂分离包括迭代最小二乘法非对称采集水脂分离（IDEAL）梯度回波和六回波成像技术，为脂肪肝的定量诊断提供新的途径。本文就能谱 CT 和 MRI 对脂肪肝的定性及定量诊断进展予以概述。

【评述】 由于居民生活水平的提高，生活习惯及饮食的变化，脂肪肝的发病率呈逐年上升的趋势。单纯性脂肪肝可进展为脂肪性肝炎、肝纤维化和肝硬化，最终可导致肝细胞肝癌、肝衰竭。脂肪肝的早期发现、早期治疗，可阻断疾病的进展。因此，对脂肪肝进行定性及定量诊断，尤其是定量诊断，在脂肪肝的早期诊断、严重程度评估、疗效评估、动态监测及肝移植供体的选择中，起着至关重要的作用。

文选 299

【题目】 能谱 CT 成像对侵袭性胸腺瘤与纵隔淋巴瘤的鉴别诊断价值
【来源】 中国医学影像学杂志，2016，24（6）：464-467.
【文摘】 侵袭性胸腺瘤和纵隔淋巴瘤均为前纵隔常见肿瘤，两者临床表现相似，临床治疗方法截然不同，且影像学鉴别困难。本研究拟评价能谱 CT 成像对侵袭性胸腺瘤与纵隔淋巴瘤的鉴别诊断价值，以指导临床。回顾性分析经病理证实的 14 例侵袭性胸腺瘤和 10 例纵隔淋巴瘤患者，术前均行平扫和双期能谱 CT 增强扫描，应用能谱分析软件，获得不同单能量下的 CT 值和碘（水）浓度，并定性分析其形态学表现。结果，侵袭性胸腺瘤动脉期和静脉期 40～80 keV 单能量 CT 值及碘浓度均高于淋巴瘤，水浓度低于淋巴瘤，差异有统计学意义（$P<0.05$）；以静脉期碘浓度 9.11（100 μg/cm^3）为阈值，诊断侵袭性胸腺瘤的敏感性、特异性均达 100%。侵袭性胸腺瘤多呈明显分叶状，密度不均匀，囊变坏死、钙化常见，邻近淋巴结增大少见，容易浸润纵隔血管间隙，增强扫描表现为中度-显著强化。纵隔淋巴瘤多呈多个结节融合状，病变密度不均匀，囊变坏死多见，但钙化少见，多伴有邻近淋巴结增大，邻近血管常呈推压移位，增强扫描呈轻-中度强化，除两者囊变坏死率差异无统计学意义（$P>0.05$）外，其余表现差异均有统计学意义（$P<0.05$）。结论，能谱 CT 成像对侵袭性胸腺瘤和纵隔淋巴瘤有一定的鉴别诊断价值。

【评述】 胸腺瘤是起源于胸腺上皮的肿瘤，前纵隔最常见，组织学上由不同比例的上皮细胞和淋巴细胞组成。按照 2004 年修订后的世界卫生组织（WHO）胸腺瘤分类标准，其可被分为 A、AB、B1、B2、B3、胸腺癌（或 C）。A、AB、B1 型判定为良性表现胸腺瘤，而 B2、B3、C 型判定为恶性表现胸腺瘤，即侵袭性胸腺瘤。前纵隔淋巴瘤是指仅位于前纵隔区域的淋巴瘤，即起源于胸腺组织或淋巴结。两者均为前纵隔常见肿瘤，临床表现相似，影像学鉴别困难。近年来，能谱 CT 成像的物质定量分析成为研究热点，已应用于肺癌和炎性肿块的鉴别诊断、前列腺癌和前列腺肥大鉴别诊断等。但目前关于侵袭性胸腺瘤和纵隔淋巴瘤的鉴别诊断鲜有报道。本研究通过回顾性分析经手术病理证实的 14 例侵袭性胸腺瘤和 10 例淋巴瘤的临床和术前 CT 资料，评价能谱 CT 对两者的鉴别诊断价值。

文选 300

【题目】 能谱 CT 成像原理及临床应用价值研究

【来源】 中国卫生产业，2016，13（29）：33-35.

【文摘】 自从射线成像技术被应用到医学领域之后，CT 设备经历了巨大的进步与改善，已成为临床疾病检查与筛查的首选，为疾病的诊断带来了巨大的推动作用。近年来，随着多层螺旋 CT 的出现，成像技术及后期影像处理技术的发展，CT 已在临床疾病检查、筛查、诊断、定位与治疗等方面广泛应用。CT 成像原理主要基于单能量成像、能谱曲线、有效原子序数、X 线与物质相互作用、能谱成像技术支持等，不仅有助于疾病的诊断和定量分析，而且为疾病数据分析、资料保存提供有效支持。在心血管系统、神经系统、泌尿系统、运动系统、肿瘤定位诊断、靶向治疗、物质分离与鉴别等方面均得到广泛应用，在临床与科研应用中具有广阔的发展空间和应用价值。

【评述】 CT 自 20 世纪 70 年代问世以来，得到了飞速的发展，1972 年第一台头部 CT 被应用于临床检查，之后扫描部位得到不断延伸，成像重要部件探测器也得到不断改进和进步，使 CT 影像更加清晰，为临床医师提供了大量疾病诊断依据。CT 发展经历了单笔型束扫描、扇形束扫描、反扇束扫描、动态空间扫描、电子束扫描、单层螺旋扫描和多层螺旋扫描几个重要发展阶段，扫描部位和应用范围不断扩展，不仅实现了物质成分分析、鉴别、定量等，而且对人体各个系统均可清晰扫描成像，特别是在肿瘤病灶的定位、大小测量及靶向治疗方面得到广泛应用，大大提高了疾病诊断的准确性和可靠性。为了能量技术的发展和临床应用需要，CT 相关研究也越来越多，为了普及临床医师 CT 成像技术，更进一步推广其临床应用，本文对能谱 CT 成像原理进行系统介绍，并对其临床应用价值进行全方位探讨。

文选 301

【题目】 能谱 CT 单能量成像联合自适应迭代重建技术优化胸部增强扫描图像质量的研究

【来源】 中国医学影像学杂志，2016，24（10）：746-749.

【文摘】 能谱 CT 最佳虚拟单能量成像（virtual monochromatic spectrum，VMS）联合自适应迭代重建（ASiR）技术在双期胸部增强 CT 扫描中的应用价值。采用前瞻性研究方法收集 60 例行能谱 CT 双期胸部增强扫描的患者。其中研究组 30 例行 80～140 kV 能谱 CT 扫描，对照组 30 例采用 120 kV 常规 CT 扫描，分别使用滤波反投影（FBP）技术和 ASiR 对图像进行重建，得到 VMS-FBP（A 组）、VMS-ASiR（B 组）、120 kV-FBP（C 组）、120 kV-ASiR（D 组）重建图像。比较 4 组重建后图像在双期不同层面降主动脉的信噪比（SNR）和对比噪声比（CNR）；对 4 组图像质量进行评分；并比较研究组和对照组的辐射剂量。结果，研究组较对照组有效辐射剂量下降了 36.01%，差异有统计学意义（$t=172.00$，$P<0.001$）。A～D 组图像的 CT 值、CNR、SNR 和图像质量主观评分差异均有统计学意义（$P<0.05$）。结论，与 120 kV 常规 CT 扫描模式相比，VMS 联合 ASIR 可以获得较好的图像质量，降低辐射剂量。

【评述】 近年来，获得优质图像质量的同时，降低更多的辐射剂量一直是CT技术研究的热门课题。能谱CT最佳虚拟单能量（VMS）图像能够优化图像质量和对比噪声比（CNR），提高疾病的检出率。自适应迭代重建技术（ASiR）可有效降低噪声，提高图像信噪比（SNR）及CNR，增加图像清晰度。随着能谱CT后处理软件技术的不断更新，VMS联合ASiR逐渐被广泛应用，既可以满足对图像质量的要求，也可以在一定程度上降低辐射剂量。本研究通过与120 kV常规CT扫描模式对比，探讨VMS联合ASiR技术在胸部双期增强扫描中的应用价值。

文选302

【题目】 能谱CT单能量重建结合迭代算法对冠状动脉优化显示的初步探讨

【来源】 中国医学计算机成像杂志，2016，22（2）：176-181.

【文摘】 评价能谱CT单能量重建技术结合ASIR重建算法对冠状动脉优化显示的作用。前瞻性收集能谱冠状动脉CT检查20例，患者均采用能谱扫描模式、单源瞬时（0.5 ms）管电压（140、80 kV）切换技术行心脏能谱CT检查。将扫描获得的原始图像采用40%自适应统计迭代重组技术重组为轴位单能量图像（60、70、80、90、100、110、120、130、140 keV），并常规重组轴位混合能量图像。在不同重建模式下，分别测量主动脉根部、左主干、前降支中段、右冠状动脉根部、右冠状动脉中段血管腔内的噪声、信噪比、对比噪声比。将9个单能量水平的上述测量指标分别与混合能量的对应指标进行统计学分析比较，统计学比较方法均采用随机区组设计的方差分析。结果：①噪声，混合能量水平主动脉根部、左主干、右冠状动脉根部、前降支中段、右冠状动脉中段血管腔内的噪声分别为（24.32±5.84）Hu、（25.65±10.83）Hu、（33.27±11.95）Hu、（42.16±15.52）Hu、（35.58±13.21）Hu，随着keV上升，噪声逐渐下降，与混合能量相比，所测冠状动脉噪声均在90～140 keV水平得到了改善（P均<0.05），其中除主动脉根部血管腔内噪声在130 keV达到最低水平（10.85±2.49）Hu外，余各测量位置血管腔内的噪声均在140 keV水平达到最低水平，分别为左主干（10.65±6.55）Hu、右冠状动脉根部（13.07±5.06）Hu、前降支中段（21.94±8.31）Hu、右冠状动脉中段（16.83±6.05）Hu。②信噪比，混合能量水平主动脉根部、左主干、右冠状动脉根部、前降支中段、右冠状动脉中段血管腔内的信噪比分别11.47±1.97、15.23±7.51、10.19±3.98、6.94±2.85，7.60±3.28，与混合能量相比，上述测量点信噪比分别在60～90 keV、60～80 keV、60～70 keV、60 keV、60～70 keV水平得到明显改善（P均<0.05），且均在60 keV水平得到最佳改善，分别为22.20±5.74、23.82±11.19、16.61±8.15、8.78±3.67、8.91±4.12。③对比噪声比，混合能量水平主动脉根部、左主干、右冠状动脉根部、前降支中段、右冠状动脉中段血管腔内的对比噪声比分别18.68±6.90、18.74±7.12、17.58±6.56、12.29±2.40、17.88±7.16，与混合能量相比，上述测量点对比噪声比分别在60～80 keV、60～80 keV、60～80 keV、60～70 keV、60～70 keV水平得到明显改善（P<0.05），其中前降支中段的对比噪声比在60 keV得到了最佳改善，为17.82±5.40，余各测量点的对比噪声比均在70 keV水平得到了最佳改善，分别为主动脉根部29.73±8.46、左主干28.69±7.65、右冠状动脉根部25.70±7.59、右冠状动脉中段21.62±10.23。结论，冠状动脉能谱CT成像的单能量图像结合迭代重建算法，能够有效降低冠状动脉的噪声，提

高冠状动脉信噪比及对比噪声比，从而达到优化冠状动脉显示的目的。

【评述】 冠状动脉CT造影（CTCA）是目前临床无创诊断冠状动脉狭窄性疾病的最常用检查手段，然而由于支架、钙化等产生的伪影常导致常规冠状动脉CTA对冠状动脉狭窄的过度诊断，有初步研究认为双能量CT能够改善这种现象，加之最新的能谱纯化技术已经可以与自适应统计迭代重建（ASiR）技术结合使用，允许操作者根据需要选择不同水平的ASIR重建单能量图像，从而在不增加辐射剂量的同时进一步提高冠状动脉CTA的图像质量。目前，本研究拟通过对单源双能量冠状动脉CTA检查40%ASiR重建的单能keV图像与常规混合能量kV图像的比较分析，评价能谱CT单能量重建技术结合迭代重建算法对冠状动脉优化显示的作用。

文选303

【题目】 能谱CT对胰腺癌可切除性的评估
【来源】 实用放射学杂志，2016，32（1）：56-59，94.
【文摘】 探讨能谱CT成像对胰腺癌术前可切除性评估的临床应用价值。对46例经手术病理证实的胰腺癌患者进行能谱CT扫描。应用能谱CT综合评价癌肿与周围主要血管、脏器的关系及肝、腹腔淋巴结转移情况。结果，能谱CT术前正确判断8例存在肝转移，11例存在淋巴结转移。经统计学分析，能谱CT评估动脉受侵的特异性为98.9%，敏感性为95.2%；评估静脉受侵的特异性为100%，敏感性为90.6%；判断总体血管受侵的特异性为99.2%，敏感性为93.5%。结论，能谱CT可准确判断胰腺癌是否发生肝转移和淋巴结转移，并可提高对胰周血管是否受侵判断的特异性和敏感性。

【评述】 胰腺癌是胰腺最常见的恶性肿瘤，也是成人好发的恶性肿瘤之一，多好发于40岁以上的中、老年人，预后极差，1年生存率<20%，5年生存率不足5%，但在行根治性手术的患者中，5年生存率接近20%。但由于胰腺解剖位置深在，患者早期缺乏特异性临床表现，且该病进展迅速、转移较早，85%的患者就诊时已属晚期。早期发现胰腺癌是获得最佳治疗效果的关键，有研究表明早期胰腺癌手术切除率高达90%～100%，而5年生存率也达到70%～100%。本研究收集进行能谱CT扫描的胰腺癌患者，探讨能谱CT成像对胰腺癌的影像特征、局部侵犯、血管受累和转移情况进行术前可切除性评估及对手术指导的价值。

文选304

【题目】 能谱CT技术去除胸部增强CT扫描患者腋静脉和锁骨下静脉对比剂伪影
【来源】 中华放射学杂志，2016，50（11）：825-828.
【文摘】 探讨能谱CT单能量成像技术去除胸部增强CT腋静脉和锁骨下静脉对比剂射束硬化伪影（beam-hardening artifacts，BHA）的应用价值。回顾性分析2014年2～4月49例成年患者行胸部增强CT能谱（GSI）模式扫描的影像资料。扫描数据在工作站以GSI viewer浏览器重建出140 kV混合能量图像和11组单能量图像（40～140 keV，间隔10 keV重建1组），使用单因素方差分析对比分析组间伪影区噪声、对比噪声比（CNR）、BHA 和 CT 值差值。结果，对比 140 kVp 混合能量图像及 11 组单能量图像，70 keV 图像的 CNR 最高，为 7.2±1.8（$F=11.5$，$P<0.01$），组织对比度与传统成像方式更为接近，但其 BHA、CT 值差值均较高，分别为（47.1±19.0）Hu 和（71.7±60.9）Hu，图像质量受伪影影响大。110 keV 能在保证 CT 值差值最小的情况下最大程度去除对比剂硬化伪影（$P<0.05$）。其 BHA 及 CT 值差值分别为（20.9±6.5）Hu 和（10.0±7.7）Hu，CNR 虽然较 70 keV 略有降低，但组间差异无统计学意义（$P=0.099$）。结论，能谱 CT 单能量成像可有效去除碘对比剂产生的硬化伪影，提高图像质量。临床工作中可根据需要结合 110 keV 和 70 keV 单能量图像共同进行诊断。

【评述】 胸部增强 CT 扫描中腋静脉和锁骨下静脉内的高浓度碘对比剂常产生明显的射束硬化伪影（BHA），干扰邻近结构的显示，降低图像质量，严重时可能造成误诊或漏诊。传统 CT X 线管产生的 X 线为多色谱射线，在穿透人体的过程中，低能量射线易于被物质吸收衰减，而高能量射线更易穿过，其产生的射束硬化效应难以避免。以瞬时双 kV 为核心技术的能谱 CT 通过单源瞬时同向双能采集获得双能数据，可实现 40~140 keV 能量范围内任意能量点的单能量图像提取，通过最佳单能量点的选取可达到优化成像条件、消除硬化伪影、增加图像对比度的目的。本研究应用能谱 CT 单能量成像技术，探讨去除胸部增强 CT 扫描腋静脉和锁骨下静脉对比剂伪影的最佳单能量水平，以提高图像质量，保证影像诊断的准确性。

文选 305

【题目】 能谱 CT 扫描水模不同基物质对准确性研究

【来源】 放射学实践，2016，31（1）：86-88.

【文摘】 利用单源双能 CT 成像技术，对标准水模进行能谱扫描，探讨其所测量的不同基物质对浓度值的准确性。利用能谱 CT 成像（GSI）模式，扫描 GE 公司提供的标准水模。测量水－钙、水－羟基磷灰石（HAP）、水－碘、水－血和水－脂 5 组基物质对相应浓度值，采用单因素方差分析方法比较 5 组基物质对浓度之间差异是否有统计学意义；计算各组基物质对浓度值的平均值与标准差，与标准水基值（1000 mg/ml）进行比较。结果，5 组基物质对的浓度值差异无统计学意义（$F=0.975$，$P=0.42$）。将 5 组基物质对浓度值的平均值与标准差分别与标准水基值（1000 mg/ml）进行比较，水－碘基物质对浓度值最优，水－钙基物质对其次，水－脂基物质对最差。结论，5 组基物质对用于物质定量分析无明显差异，其中水－碘为相对最佳基物质对。

【评述】 CT 因其成像快速、简便等特点，现已成为疾病诊断不可或缺的检查手段。CT 值作为主要诊断指标之一，常影响各种疾病的定量诊断。传统 CT 成像为混合能量，CT 值常不准确，而单源双能 CT 采用瞬时切换技术，可获取单能量成像，并根据特定物质在 X 线吸收中的表达规律，采用基物质配对的方法进行物质的分离，可以进行物质的定量分析。通过能谱 CT 成像（GSI）原理可知，任何物质都有其对 X 线衰减的特征吸收曲线，其对 X 线的吸收系数可根据其他任意 2 种基物质对 X 线吸收系数推算获得，并根据特定物质在 X 线吸收中的表达规律，采用基物质配对的方法进行物质的分离，并进行物质的定量分析。本研究通过标准水模的测量实验，进行物质的定量化研究，旨在探讨不同位置对于基物质对的浓度值测量的影响，并筛选出最佳基物质对。

文选 306

【题目】 能谱 CT 预测肝细胞癌微血管侵犯的可行性研究

【来源】 医学影像学杂志, 2016, 26 (11): 2012—2016.

【文摘】 探讨能谱 CT 预测肝细胞癌微血管侵犯的可行性, 并评估其临床应用价值。40 例肝细胞癌患者均经手术病理确诊, 且术前均行上腹部能谱 CT 双期扫描, 分别测量肝癌病灶及同层面腹主动脉动脉期和门静脉期碘基值（IC）、水基值（WC）; 两者相除计算病灶各期标准碘基值（NIC）、标准水基值（NWC）。术后所有标本均经组织病理学分析, 并据此将患者分为微血管侵犯组及无微血管侵犯组。分别测定两组肿瘤组织的微血管密度（MVD）和血管内皮生长因子（VEGF）; 采用独立样本 t 检验分析两组能谱 CT 参数（NIC、NWC）、MVD 及 VEGF 的差异; 采用 Pearson 相关检验分析两组能谱 CT 参数与 MVD、VEGF 的相关性。结果, 肝细胞癌微血管侵犯组 24 例（男 21 例, 女 3 例）, 肝细胞癌无微血管侵犯组 16 例（男 14 例, 女 2 例）。两组 MVD 值分别为 48.87±17.32（侵犯组）和 32.62±11.85（无侵犯组）, 其对应动脉期标准碘基值（NIC-a）分别为 0.144±0.043 和 0.105±0.033, 差异均有统计学意义（t 值分别为 -3.271 和 -3.042, $P<0.05$）。两组 VEGF、门静脉期标准碘基值（NIC-v）、动脉期和门脉期标准水基值（NWC-a、NWC-v）差异均无统计学意义（$P>0.05$）。肝细胞癌 MVD 与 NIC-a 呈中度正相关（$r=0.507$, $P<0.05$）。结论, 能谱 CT 可通过反映肝细胞癌血管生成情况, 为预测肝细胞癌微血管侵犯提供重要帮助。

【评述】 肝细胞癌（hepatocellular carcinoma, HCC, 以下简称肝癌）是全球最常见的恶性肿瘤之一, 在我国年病死率仅次于肺癌, 占所有恶性肿瘤的 25.03%。目前, 已有大量研究表明微血管侵犯（microvascular invasion, MVI）是评估肝癌预后的独立指标, 所以术前有效的评估微血管侵犯对于肝癌的治疗及预后至关重要。能谱 CT 作为一种功能性影像技术, 与传统 CT 相比, 能够提供更多、更全面的病理信息。因此, 本文旨在探讨应用能谱 CT 评估肝癌微血管侵犯的可行性, 为临床治疗和预后评估提供一项可靠的影像学依据。

文选 307

【题目】 能谱 CT 在肺癌诊断中的应用研究进展

【来源】 实用放射学杂志, 2016, 32 (7): 1134-1136, 1166.

【文摘】 能谱 CT 在肺癌的早期诊断、临床分期及疗效评估等方面具有诸多优势, 但其作为一种新兴影像学技术, 国内外对其相关报道还较少, 缺乏统一的诊断标准, 此项技术的成熟应用及推广仍需大量的科学研究及临床实践。随着信息化的飞速发展, 能谱多参数成像和分子成像模式的广泛应用及定量分析参数的标准化, 相信未来能谱 CT 有着更高的时间、空间分辨力, 应用前景将更为广阔。

【评述】 肺癌是最为常见的肺部原发性恶性肿瘤, 早期发现和诊治对肺癌患者具有十分重要的意义。随着多层螺旋 CT 及高分辨 CT 的广泛应用, 该病的临床诊断准确率得到了较大的提升, 但传统影像学都是从形态改变、CT密度值变化或CT定期复检中算出病灶的体积倍增时长用于评估病灶的性质，具有一定的局限性。能谱CT在保留传统CT功能的基础上，具有扫描速度快和多参数成像等优势，可利用其单能量图像、基物质图像、能谱曲线等多种参数进行疾病的诊断和定量分析，进一步提高了临床诊断的全面性和准确性。能谱成像为肺癌的早期诊断、临床分期及疗效评估提供了依据，本文对此进行综述。

文选 308

【题目】 能谱CT在肺部疾病诊断中的研究现状及展望

【来源】 中华放射学杂志，2016，50（8）：639-640.

【文摘】 以瞬时双kVp切换为核心的能谱CT成像技术是CT发展史上的重大变革。其不仅能提供CT值，还能提供单能量成像、能谱曲线、物质密度图、有效原子序数等参数信息，目前已逐渐应用于全身各个系统。能谱CT将影像诊断从形态学范畴带入了功能学范畴，不仅可以高清晰、低剂量成像，还能提供物质定量分析指标及工具，对于肺部疾病的诊断表现出特有的优势，如微细结构的显示、微小病灶的检出、疾病的精准诊断等。因此，本文就能谱CT在肺部疾病诊断中的研究现状及展望进行综述。

【评述】 能谱CT在肺部疾病的应用已经体现出独到的优势，尤其在肺栓塞的诊出及肺结节和肿块定性方面已有大量文献证实。对纵隔淋巴结的定性诊断、肺血流及通气障碍的评估及尘肺的诊断方面，能谱CT的优势尚不显著或存在争议，尚需进一步研究。另外，肺部涉及的疾病非常多，能谱CT在其他肺部疾病是否也有优势仍需要更多研究。能谱CT目前尚处于科研阶段，其物质分离还依赖于双基物质成像原理，随着定量影像研究的需求提高，多基物质分离技术将成为能谱成像发展的热点，基础物质准确的定量分离，有助于肺部疾病的鉴别诊断。利用能谱成像，组织纹理强化特征也会随着能量的变化而变化，特征纹理的变化和物质定量的结合，同样会拓展能谱CT在肺部的临床研究。

文选 309

【题目】 能谱CT在血管成像中的临床应用

【来源】 中国医疗设备，2016，31（7）：6-8.

【文摘】 随着能谱CT成像技术的不断成熟，能谱CT已经应用于临床全身各部疾病的诊断当中，尤其是能谱CT在血管成像中的应用更显示出其卓越的优越性，这种精确的显示方法，极大地提高了临床影像诊断的准确性及可靠性。能谱CT成像作为一种最新应用于临床的成像技术，可以选择显示靶血管的最佳单能量图像来满足不同的诊断需要，为在不增加对比剂用量的前提下提高血管成像的图像质量提供了一种新方法。

【评述】 从世界首台CT问世至今，CT发展已经经历了近40多年的时间，随着计算机技术的不断发展，CT检查技术也得到不断完善和发展，完成了从单排螺旋—多排螺旋—能谱成像的发展阶段。

这些高端CT设备及其伴随的硬、软件技术发展主要依赖于X线管和高压发生器、探测器及原始影像重建后处理技术的不断进步。能谱CT从球管和探测器等方面进行革新，不仅实现了在超低剂量的情况下高分辨率、高清晰度的图像质量，而且首次使用了能谱成像技术，从根本上改变了传统CT以单一CT值为标准的成像方式，从而能够进行物质分离，使CT技术提高到一个崭新的水平。CT能谱成像（GSI）是CT成像领域中一项崭新的技术，它以瞬时kVp（80/140）切换和宝石探测器为核心技术，进行数据空间的吸收投影数据到物质密度投影数据的转换，从而在准确的硬化效果校正的基础上得到准确的能谱成像。CT能谱成像能够避免CT值的漂移，得到精准的CT值，从而反映物质的本质；同时它将CT从单参数（CT值）成像转变为多参数（不同keV下的CT值、多种基物质密度和有效原子序数）成像，实现了CT质的变革。自能谱CT于2009年底进入临床应用以来，经过5年多的应用与研究，CT能谱成像已经在全身各系统病变的诊断中获得了广泛的应用，并在临床和基础研究方面取得了初步的成果。

文选310

【题目】 前门控低kV收缩末期采集联合迭代重建技术在高心率超体质量患者冠状动脉成像中的应用价值

【来源】 中华实用诊断与治疗杂志，2016，30（1）：73-75.

【文摘】 探讨高心率超体质量患者行冠状动脉CT血管造影时应用前门控低kV收缩末期采集联合迭代重建（SAFIRE）技术对图像质量和辐射剂量的影响。行冠状动脉CT血管造影80例高心率超体质量患者，随机分为观察组和对照组各40例，2组均采用前瞻性心电门控触发序列进行扫描，观察组应用前门控100 kV联合收缩末期35%～50%的R-R时间窗采集加SAFIRE重建；对照组应用前门控120 kV联合30%～80%的R-R时间窗采集加常规滤过反投影（FBP）重建。测量2组噪声，计算信噪比，记录剂量长度乘积（dose length product，DLP），计算有效辐射剂量，比较2组图像质量。结果，80例患者1164个冠状动脉节段中1151个节段（98.88%）的图像质量可满足诊断要求，其中观察组578个节段中图像质量优+良好者549段（94.98%），对照组586个节段中图像质量优+良好者559段（95.39%），两者优良率比较差异无统计学意义（$P>0.05$）；观察组有效辐射剂量［（2.76±0.43）mSv］低于对照组［（7.68±0.86）mSv］（$P<0.05$），信噪比（21.69±5.65）、噪声［（24.51±6.46）Hu］、图像质量评分［（3.48±0.32）分］与对照组［信噪比（19.54±4.46）、噪声（22.35±5.27）Hu、图像质量评分（3.50±0.57）分］比较差异无统计学意义（$P>0.05$）。结论，高心率超体质量患者行冠状动脉CT血管造影时应用前门控100 kV收缩末期采集联合SAFIRE技术可获得临床满意图像，并可降低辐射剂量。

【评述】 近年来，随着多排螺旋CT（MDCT）技术的发展，冠状动脉CT血管成像（CCTA）已成为筛查冠心病的一种重要无创检查方法。既往CT设备时间分辨力低，多以小螺距的回顾性心电门控重叠扫描在心脏运动相对较弱的舒张期进行图像采集，辐射剂量明显高于常规冠状动脉造影。双源CT的时间分辨率高达75毫秒，已具备在心脏运动较快的收缩期对运动中的冠状动脉进行"冻结"并稳定成像的能力，即使较高心率患者亦可获得较满意的图像质量。CT电离辐射的致癌风险已成为人们关注的焦点，而心电门控方式可显著降低辐射剂量。文献报道，迭代重建（SAFIRE）技术可降低 CCTA 辐射剂量和图像噪声，提高信噪比。本研究探讨高心率（心率≥80 次 / 分）超体质量［体重指数（BMI）≥24 kg/m²］患者行 CCTA 时应用前门控低 kV 收缩末期采集联合 SAFIRE 技术对图像质量和辐射剂量的影响。

文选 311

【题目】 全模型迭代重组技术联合低电压和低对比剂碘摄入量在头颈部 CT 血管成像中的可行性研究

【来源】 中华放射学杂志，2016，50（9）：662-666.

【文摘】 探讨全模型迭代重建技术（iteratioe moder reconstraction，IMR）联合低电压和低对比剂碘摄入量，在头颈部 CTA 中的可行性。方法前瞻性收集 80 例因临床怀疑头颈部血管病变需行头颈部 CTA 检查的患者纳入研究。按随机数字表法分为 A、B 2 组，每组 40 例。A 组采用 120 kV、50 ml 对比剂碘普胺（含碘 370 mg/ml）及滤波反投影（FBP）重建；B 组采用 80 kV、30 ml 对比剂碘海醇（含碘 300 mg/ml）及全模型迭代重建（IMR），其他参数 2 组均一致。并采用 Mann-Whitney U 检验比较 2 组图像的动脉强化 CT 值、噪声、信噪比（SNR）、对比噪声比（CNR）、图像质量主观评分、有效辐射剂量及对比剂碘摄入量。结果，A、B 组颈总动脉起始部 CT 值分别为（316.9±53.0）Hu、（433.4±101.8）Hu，噪声分别为（28.1±6.8）Hu、（12.1±2.6）Hu，SNR 分别为 11.9±3.2、37.7±13.3，CNR 分别为 10.2±2.9、32.6±13.3，差异均有统计学意义（Z 值分别为 -5.490、-7.592、-7.698 和 -7.660，P 均<0.05）；颈内动脉起始部 CT 值分别为（359.5±54.3）、（443.5±120.1）Hu，噪声分别为（18.8±6.2）、（6.8±1.7）Hu，SNR 分别为 21.5±8.7、69.7±27.4，CNR 分别为 18.0±7.3、62.7±26.4，差异均有统计学意义（Z 值分别为 -3.022、-7.376、-7.496 和 -7.515，P 均<0.05）；大脑中动脉 M1 段水平 CT 值分别为（321.1±47.3）Hu、（401.6±104.0）Hu，噪声分别为（32.3±17.2）Hu、（11.2±2.7）Hu，SNR 分别为 12.4±5.6、39.3±18.4，CNR 分别为 10.7±4.7、36.4±17.7，差异均有统计学意义（Z 值分别为 -3.527、-7.487、-7.482 和 -7.535，P 均<0.05）。A、B 组图像质量评分分别为（3.9±0.7）分、（4.5±0.6）分，差异有统计学意义（Z 值为 -3.517，P<0.05）；有效辐射剂量分别为（2.78±0.13）mSv、（0.84±0.04）mSv，差异有统计学意义（Z 值为 -7.706，P<0.05）。A、B 组对比剂碘摄入量分别为 1.85 g、0.90 g。结论，采用 IMR 联合低电压和低对比剂碘摄入量行头颈部 CTA 检查，不仅显著降低有效辐射剂量和对比剂碘摄入量，而且图像质量得到提高。

【评述】 头颈部 CTA 作为一种无创性血管检查方法在临床上备受青睐，但随之而来的辐射安全和对比剂肾病已引起人们的日益关注。因此，在满足临床诊断要求的前提下，如何最大限度减少患者所接受的辐射剂量和对比剂碘摄入量成为目前研究的热点。降低管电压不仅可以减少辐射剂量，而且可弥补低对比剂碘摄入量所造成血管增强低的不足。但采用传统的滤波反投影重建技术可导致图像噪声的增加；迭代重建（IR）技术可在一定程度上降低噪声，尤其是全模型迭代重建（IMR）技术的问世，较部分迭代重建技术可进一步降低图像噪声并提高图像质量。本研究旨在探讨 IMR 联合低电压和低对比剂碘摄入量在头颈部 CTA 中的可行性。

文选 312

【题目】 融合成像技术辅助普通超声显示困难的肝恶性肿瘤射频消融的应用价值

【来源】 中华超声影像学杂志，2016，25（8）：691-695.

【文摘】 探讨超声-CT/MRI（US-CT/MRI）融合成像技术辅助对于超声显示困难的肝恶性肿瘤射频消融治疗的应用价值。回顾性分析91例行超声引导下射频消融治疗的患者，共计102个病灶，以普通超声是否显示清楚分为超声显示困难组与超声显示清楚组，前者在US-CT/MRI融合成像辅助下进行病灶定位、消融引导及术后即时融合成像超声造影疗效评估，后者在普通超声引导下进行消融治疗，术后超声造影即时疗效评估。比较两组病灶的术中补充消融比例与完全消融率。结果，超声显示困难组36例患者，40个病灶，剔除融合成像失败与在CT/MRI融合成像引导下超声仍不能显示的病灶，最终入组32例患者35个病灶，融合成像成功定位率为87.5%（35/40），对35个病灶进行消融治疗，术中补充消融比例为31.4%（11/35），完全消融率为97.1%（34/35）。超声显示清楚组55例患者62个病灶，术中补充消融比例为11.3%（7/62），完全消融率为96.8%（60/62），两组的术中补充消融比例比较差异有统计学意义（P=0.014），完全消融率比较差异无统计学意义（P=0.920），两组病例均未出现相关并发症。结论，US-CT/MRI融合成像技术辅助，有助于提高对普通超声显示困难的肝恶性肿瘤的射频消融效果。

【评述】 影像学引导下经皮射频消融治疗是治疗肝恶性肿瘤的一种重要方法，具有微创、疗效显著等优势。与CT、MRI等引导方式相比，超声具有实时引导、简便、无辐射等优点，是目前射频消融治疗首选的影像学引导手段。但相对于CT、MRI，超声对肝肿瘤的显示率相对较低，容易受肝组织背景、病灶大小、病灶位置等多种因素影响，使部分病灶超声显示困难，不利于实行超声引导穿刺消融治疗。同时，由于病灶超声显示困难，即使消融术后也很难准确评估是否达到完全消融。因此，对于超声显示困难的病灶，往往不适合应用超声引导下消融治疗。近年来出现的超声与CT/MRI（US-CT/MRI）融合成像技术，结合了超声的实时引导及CT/MRI高分辨率、高检出率等优势，为超声显示困难病灶进行超声实时引导消融治疗及即时疗效评估提供了可能。本研究拟通过与普通超声比较，探讨US-CT/MRI融合成像技术在超声显示困难的肝恶性肿瘤病灶射频消融术中的应用价值。

文选 313

【题目】 双层螺旋CT仿真内镜成像技术对胆囊炎的诊断价值

【来源】 医学临床研究，2016，33（3）：566-568.

【文摘】 探讨双层螺旋CT仿真内镜（CT virtual endoscopy，CTVE）成像技术对胆囊炎的诊断价值。选取2013年9月至2014年9月高度疑似胆囊炎患者138例。取得患者及其家属的知情同意并签署知情同意书后，对患者行常规彩超检查后采用双层螺旋CT仿真内镜成像检查，对胆囊大小、胆囊壁及胆囊内改变、胆囊周围改变等结果结合手术病理结果进行对比分析。138例患者病理诊断为胆囊炎，CTVE在胆囊容量、宽径、纵径、囊壁和胆总管检测中优于常规彩超，差异均有统计学意义（$P<0.05$）；两种测量方法在胆囊大小、囊壁及胆囊管改变的比较均有差异，差异均有统计学意义（$P<0.05$）；CT仿真内镜成像与常规彩超在诊断胆囊炎合并胆囊结石、泥沙样结石、胆囊内回声改变、对均匀回声和不均匀回声的诊断方面比较均有差异（均$P<0.05$）；常规彩超确诊胆囊炎确诊率为93.48%，CTVE确诊胆囊炎确诊率为97.83%，两组确诊率差异显著（$P<0.05$）。CTVE不仅可以为临床提供准确的胆囊测量数据，还能对胆囊进行全面的、仿真的观察，对胆囊炎的诊断具有很高的临床应用价值。

【评述】 胆囊炎是临床上十分常见的胆道疾病，有急性和慢性两种分型，常合并胆囊结石，发病率较高。胆囊炎急性发作时可加重原有疾病，使病情复杂化，尤其对严重并发症患者，并发症难以得到有效的控制和改善，故有效的检测诊断方法对临床诊断胆囊炎具有重要的意义。目前该病公认的常用检查手段是超声检查，CT仿真内镜（CTVE）技术由于能很好地在三维空间上反映病变信息，目前在诊断胆囊炎上有着越来越大的应用前景。本研究应用CTVE技术检查胆囊炎，并与彩色超声多普勒检测比较，评价两者对胆囊炎的显示能力及临床诊断价值。

文选314

【题目】 双低MSCT技术对非肥胖患者门脉成像的临床研究

【来源】 放射学实践，2016，31（10）：991-995.

【文摘】 探讨联合应用低管电压和低对比剂方案用于非肥胖患者门静脉多层螺旋CT灌注成像（multislice spiral CT portography，MSCTP）的可行性。纳入接受MSCTP、体重指数（BMI）≤25 kg/m²的患者160例，采用数字法随机分为2组，每组80例。常规组管电压为120 kV，对比剂用量为1.2 ml/kg，双低组管电压为80 kVp，对比剂用量为1.0 ml/kg。采用独立样本t检验比较各组CT剂量容积指数（$CTDI_{vol}$）、有效管电流（mA）、剂量长度乘积（DLP）、有效辐射剂量（ED）和对比剂用量、肝实质CT值（CTH）、门静脉CT值（CTp）、图像噪声（SD）、肝实质SNR（SNRH）、门静脉与肝实质CNR（CNRp）的差异；采用秩和检验比较两组图像评分。采用κ检验评价2位医师评分结果一致性。结果，双低组$CTDI_{vol}$［（4.59±1.03）mGy］低于常规组［（7.50±1.45）mGy（$P<0.05$）］，有统计学差异；双低组ED［（1.71±0.50）mGy］低于常规组［（2.75±0.67）mGy（$P<0.05$）］；双低组平均辐射剂量比常规组减少了1.05 mGy，减少38.09%；双低组图像质量评分（3.93±0.88）高于常规组（3.33±0.81），有统计学差异（$P<0.05$）；双低组CTH和CTp分别为（126.74±30.59）Hu和（223.78±45.85）Hu，均明显高于常规组［（95.60±15.89）Hu和（161.47±25.37）Hu］，差异有统计学意义（$P<0.05$）；双低组SD［（24.61±2.77）Hu］高于常规组［（1.65±3.38）Hu］（$P<0.05$），双低组SNRH为（5.20±1.24）Hu，低于常规组［（7.00±2.44）Hu］，差异有统计学差异（$P<0.05$），但是双低组门静脉与肝实质CNRp为（4.33±0.97）Hu，与常规组（4.67±1.44）Hu比较差异无统计学意义（$P>0.05$）；双低组平均对比剂用量为（66.56±2.48）ml，显著低于常规组［（80.48±2.97）ml（$P<0.05$）］，双低组平均造影剂用量较常规组减少17.30%。结论，采用80 kV低管电压结合低剂量对比剂方案对非肥胖患者进行MSCTP能降低辐射剂量和对比剂用量并进一步提高图像质量。

【评述】 了解门静脉的解剖结构及不同的分型对于治疗肝疾病及介入治疗门静脉高压和外科肿

瘤切除术前评估非常重要，肝CT多期增强扫描可以用于评价肝内门静脉高压情况及由此产生的侧支循环。CT门静脉成像这种造影技术在肝检查中已经可以取代数字化血管造影。门静脉与周围组织对比较小，为了提高成像质量，以往通常会提高对比剂用量及加快对比剂注射速率，这样虽然可提高门静脉成像效果，但同时增加造影剂用量会增加对比剂不良反应的发生率。并且辐射剂量越来越受到关注，有研究显示，公众照射剂量每增加1 Sv，癌症发生率将增加4.1%，所以如何在满足诊断需求的前提下，尽可能减少辐射剂量成为了亟待解决的关键问题。采用低管电压技术血管成像技术可以降低辐射剂量并同时减少对比剂用量。本研究讨论低管电压联合低对比剂方案MSCT门脉成像的应用价值。

文选 315

【题目】 双能CT的研究现状与发展趋势

【来源】 科技广场，2016，（9）：87-90.

【文摘】 随着双能CT成像技术的不断发展，能量分辨率需要进一步提高，应用上将继续向功能成像领域拓展。同时，随着冷阴极场发射X线源技术的不断发展，将会进一步突破当前CT成像系统的机架旋转速度及空间限制，真正意义上实现双源静态扫描，大幅度地提高CT成像系统的空间分辨率、时间分辨率、密度对比分辨率。将使整个CT成像系统在安全、低剂量的条件下，实现在更加清晰的图像上更加快速地显示疾病，使疾病更加早期、更加明确地得到鉴定。CT成像系统本身也为临床研究更多的疾病发挥鉴别和诊断作用。

【评述】 目前CT成像技术主要有三大发展方向，提高时间分辨率、空间分辨率、密度对比分辨率。近年来，由于CT成像技术的不断发展，更快的机架旋转速度、更多排数的探测器的应用，特别是冷阴极场发射X线源与静态扫描技术的出现，这些对于CT成像技术的时间分辨率与空间分辨率有了很大的提升。CT图像的密度对比分辨率，与扫描使用的X线有很大关系。传统CT仅使用一个能谱分布的X线源对物体成像，重建结果仅为衰减系数图像，只能呈现被检物体基本的检测和定位信息，因此有时会导致2种不同的材料在CT成像上完全相同。双能CT在单光谱成像的基础上使用了两种不同能谱分布的X线源对物体成像，获得2种不同能谱分布下扫描的原始数据，接着利用这些数据，通过相应的算法，重建被扫描物体的电子密度、原子序数、衰减系数等信息，从而消除单光谱成像中图像信息模糊，实现提高图像的密度对比分辨率的目的。

文选 316

【题目】 双能CT虚拟单能量重建技术显示肝癌TACE术后碘油沉积的价值

【来源】 放射学实践，2016，31（4）：321-325.

【文摘】 探讨双能CT虚拟单能量重建技术对肝癌经导管动脉化疗栓塞（transcatheter arterial chemoembolization，TACE）术后碘油沉积的临床诊断价值。对11例肝癌TACE术后患者进行双能量腹部CT平扫。在100 kV、140 kV、线性融合图像（M=0.5）和以9组虚拟单能量（40、60、80、

100、120、140、160、180 和 190 keV）图像上，在碘油沉积最显著的层面，测量伪影区及正常肝实质区的 CT 值，计算图像噪声（SD）和伪影指数（AI）。对伪影大小、图像噪声、碘油形态及综合图像质量分别进行主观评分。结果，客观评估，80 keV 图像的 AI 值最小，线性融合图像、80 keV 图像的噪声最小，主观评估，在 140 kV、100～190 keV 图像上伪影较少，线性融合图像和 80 keV 图像的噪声评分最小，碘油形态以 140 kV、线性融合图像、80 及 100 keV 图像上显示较为清晰。整体综合评分以线性融合图像和 80 keV 图像最高。结论，双能 CT 虚拟单能重建技术在肝癌 TACE 术后碘油沉积的显示中，可以改善图像质量，以 80 keV 的虚拟单能重建图像为最佳。

【评述】 经导管动脉化疗栓塞（TACE）是肝癌治疗的常用方法，行 TACE 碘油栓塞术后，腹部 CT 三期增强扫描作为常规复查手段，用于判断碘油沉积情况及是否有活动癌灶。早期及时地发现碘油周边的残留及复发癌灶，对于患者的治疗及预后具有非常重要的临床意义。在常规 CT 图像上，碘油沉积灶密度很高，周围的线束硬化伪影常较重，影响对碘油形态及周围强化情况的评价。随着双能量 CT 在临床的广泛应用，研究发现虚拟单能量重建图像可以降低线束硬化伪影，如脊柱金属植入物的伪影、颅内动脉瘤夹的伪影等。本研究采用第二代双源双能 CT 对肝癌 TACE 术后的患者行腹部双能 CT 扫描，探讨双能 CT 虚拟单能重建技术在降低碘油沉积灶伪影方面的价值，旨在获得显示最佳图像的方法。

文选 317

【题目】 双能 CT 非线性融合优化对比技术对甲状腺结节图像质量的影响
【来源】 中国医学影像技术，2016，32（5）：785-789.
【文摘】 定量评价双能 CT 非线性融合优化对比对甲状腺结节图像质量的影响。回顾性分析 94 例接受双源 CT 双能增强扫描的甲状腺病变患者，分别比较 80 kV（A 组）、140 kV（B 组）、线性融合 0.3LB（C 组）及非线性融合（non-linear blending，NLB）（D 组）4 组图像中颈动脉、正常甲状腺组织及甲状腺病灶 3 个部位的 CT 值、信噪比（SNR）、对比噪声比（CNR），比较 4 组图像的背景噪声。主观评分比较 C、D 两组对甲状腺病灶的包膜及内部结构的显示情况。结果，C 组与 D 组背景噪声差异无统计学意义（$P=0.59$），小于 A、B 两组；A 组与 D 组颈动脉、正常甲状腺组织及甲状腺病灶的 CT 值差异无统计学意义（$P=0.49、0.08、0.08$），大于其他两组。C、D 两组正常甲状腺 SNR 差异无统计学意义（$P=0.19$），均大于 A、B 组（P 均<0.05）；D 组颈动脉 SNR 及 CNR、甲状腺病灶 SNR 及 CNR、正常甲状腺 CNR 均大于其他 3 组（P 均<0.05）。C、D 两组图像的主观评分分别为 3.36±0.51、4.01±0.56，D 组优于 C 组（$P=0.02$）。结论，非线性融合可提高颈部图像质量，更清晰地显示甲状腺结节的包膜及乳头结构，对结节的 CT 定性诊断有一定的临床价值。

【评述】 近年来，甲状腺病变的发病率呈逐年上升的趋势，主要包括甲状腺腺瘤、结节性甲状腺肿及甲状腺癌，不同性质的甲状腺结节治疗方案截然不同，故术前对结节的定性诊断意义重大。CT 以其方便、快捷、客观等优势在甲状腺检查中有重要地位。有学者认为甲状腺良恶性结节在形态、包膜、钙化等方面具有一定的特征，所以如何提高图像质量，精准显示病变的内部结构尤为重要。双能 CT 利用不同物质在不同管电压下的衰减系数不同，一次曝光即可获得高、低管电压下的两组图像,通过后处理软件可以实现去除金属伪影、器官灌注、肾结石成分分析、虚拟平扫等功能。此外,双能量扫描获得的两组图像亦可进行非线性融合(NLB)改善图像质量,已多用于胸腹部血管、病变的研究。本研究旨在探讨该技术对颈部血管及甲状腺病变图像质量的影响。

文选 318

【题目】 双能 CT 双技术在痛风的应用价值

【来源】 临床放射学杂志,2016,35(3):432-436.

【文摘】 探讨双能 CT(DSCT)尿酸盐结晶检测技术(gout)和综合技术(general)在痛风检测中的应用价值。①回顾性分析 61 例(64 对部位)关节肿痛患者行 DSCT 扫描并分别经 gout 及 general 两种技术成像,所得图像分别设为 A、B 组,统计两组方法所显示尿酸盐结晶(monosodium urate, MSU)数量,每一个小关节或一处肌腱、韧带为一个计量,并用 t 检验比较两组图像中痛风诊断的敏感性和特异性。②选取长径>5 mm MSU 30 个,在两组图像上分别测量同一 MSU 最大截面积,用 t 检验比较两组面积差异。③比较 A、B 两组微小骨质破坏的检出。④比较两组在小灶 MSU 数量(长径<3 mm)的检出。结果:①共检测 61 例(64 对部位),符合 2012 年美国风湿病学会痛风关节炎诊断 60 例,非痛风关节炎 4 例。其中 A 组 MSU 59 例,396 处,敏感性 92.18%(59/64),特异性 80%(4/5)。B 组 MSU 49 例,206 处,显示 MSU 敏感性 80.3%(49/64),特异性 60%(3/5)。A、B 组均有高敏感性和特异性。A 组敏感性和特异性较 B 组稍高,但 t 检验 $P>0.05$。② A 组测 MSU 最大截面积(129.26±5.16)mm^2;B 组最大截面积(308.47±32.6)mm^2;t 检验显示两组面积差异有显著性($P=0.036$)。③在微小骨质破坏(<3 mm)显示方面,B 组明显优于 A 组。④在小灶(<3 mm)MSU 识别方面,A 组图像能快速识别和定位病灶,B 组图像容易漏诊漏判。结论,DSCT gout 和 general 技术对痛风检测均具有很高敏感性和较高特异性;gout 技术优势在对尿酸盐小病灶的快速识别和定位;general 技术优势在显示微小骨质破坏。两者联合应用有利于痛风患者 MSU 负荷评价和骨关节侵蚀评价。

【评述】 痛风是嘌呤代谢紊乱和(或)尿酸排泄减少引起的一组代谢性疾病。临床表现为高尿酸血症和(或)尿酸盐结晶(MSU)沉积。好发于中年男性及绝经后女性,近年来有年轻化流行趋势。痛风反复发作的病理基础是 MSU 沉积。MSU 在骨关节周围软骨、滑膜、肌腱和软组织中沉积,并引起周围骨关节侵蚀和破坏,严重者可继发关节畸形和功能障碍。传统痛风诊断金标准依赖于有创的关节滑液获取,并经带偏振补偿的光学显微镜检测,为有创检查,不适合小关节。在传统影像技术中,X 线平片只能显示慢性痛风性关节炎继发的骨关节改变;CT 则是显示痛风继发骨质改变最好的影像方法,能检测骨关节破坏及明显的软组织密度变化,CT 薄层能显示微小骨破坏;高分辨的 B 超则有利于显示软骨下的侵蚀;MRI 能敏感显示病变关节滑膜增生、骨髓水肿、软组织肿胀,但不能区别 MSU 和肿胀的软组织。近年来,随着 CT 的迅速发展,新出现了双能 CT(DECT),其特有的 MSU 检测技术(gout)可以对痛风患者进行影像检查,并因其无创性和可重复性受到青睐。

文选 319

【题目】 双源CT双能量肺灌注成像评价急性肺栓塞严重程度及右心功能的临床价值

【来源】 实用医院临床杂志, 2016, 13（2）: 110-113.

【文摘】 探讨双源CT双能肺灌注成像（DEPI）评价急性肺动脉栓塞（acute pulmonary embolism, APE）严重程度的可行性及临床价值。经双源多层螺旋CT肺动脉成像（CTPA）确诊的24例APE患者，观察DEPI图像肺灌注缺损的位置及形态，CTPA图像上肺动脉栓塞（PE）的位置、类型，测量双室短轴最大径，分别计算灌注缺损分数、栓塞分数及双室短轴最大径比（RV/LV）。根据临床指标分为严重组和非严重组，比较两组各指标的差异并进行相关性分析。结果，以肺段为单位DEPI及CTPA诊断PE的符合率为83.958%，κ 系数值为0.658。严重组中灌注缺损分数、栓塞分数及RV/LV均显著高于非严重组（$P<0.05$）。灌注缺损分数与栓塞分数及RV/LV均有显著相关性（$P<0.05$）。结论，肺灌注缺损分数评价APE的严重程度及右心功能有可行性及一定价值。

【评述】 急性肺动脉栓塞（APE）是临床常见的危急重症之一，提高对APE危险程度分析，尤其是右心功能的评价对病情评价、治疗及预后有重要的临床意义。多层螺旋CT肺动脉成像（CTPA）栓塞分数及右心室与左心室短轴最大径比（RV/LV）是评价APE严重程度的重要指标。但栓塞分数不能直接显示灌注情况，其价值有所争议。双能肺灌注成像（DEPI）通过碘对比剂的分布显示PE所致的肺血流灌注缺损，本研究探讨DEPI评价APE严重程度及右心功能的可行性及临床价值。

文选 320

【题目】 双源64层螺旋CT与冠状动脉造影对冠心病诊断价值的对比研究

【来源】 中国医药指南, 2016, 14（6）: 121

【文摘】 对比研究双源64层螺旋CT与冠状动脉造影对冠心病诊断价值。选取2011年3月至2013年5月80例患者作为本次的研究对象，80例患者均经临床诊断为冠心病或疑似为冠心病。随机分为观察组和对照组，每组各40例。观察组采用双源64层螺旋CT进行诊断，对照组采用冠状动脉造影进行诊断。对比观察两种诊断技术的价值。结果，观察组敏感性为75.3%，特异性为79.8%，准确率为89.4%；对照组敏感性为60.1%，特异性为79.8%，准确率为74.6%。观察组诊断的各项指标质量明显优于对照组。结论，双源64层螺旋CT准确率更高，且具有安全无创、灵敏、特异、经济等优点，值得推广应用。

【评述】 冠心病主要分为五大类：无症状心肌缺血、心绞痛、心肌梗死、缺血性心力衰竭和猝死。发病机制多样，通常与高血压、血脂异常、高血糖、不良生活方式、遗传等多种因素有关。临床表现主要为心前区疼痛、心悸、乏力、恶心、呕吐或心力衰竭等。冠心病在我国多个省市发病率较高，病死率较高，及时防治是降低冠心病发病率，提高人们生活质量的重要手段。本文主要选取80例冠心病患者或疑似冠心病患者进行研究，分别采用双源64层螺旋CT与冠状动脉造影两种方法对其进行诊断，诊断结果显示双源64层螺旋CT准确率更高，且具有安全无创、灵敏、特异、经济等优点，值得推广应用。

文选 321

【题目】 双源 CT 大螺距扫描结合对比剂优化方案在复杂型先天性心脏病患儿成像中的应用

【来源】 中华放射学杂志，2016，50（8）：594-598.

【文摘】 探讨双源 CT 大螺距扫描模式对比剂优化方案对小儿复杂型先天性心脏病的临床应用价值。前瞻性搜集 60 例复杂型先天性心脏病患儿，按照随机数字表法等分成 A、B 两组。A 组为常规对比剂方案组，对比剂剂量为 2.0 ml/kg，对比剂注射方案为 3 时相组，即快速注射对比剂、慢速注射对比剂，最后注射生理盐水。B 组为优化对比剂方案组，对比剂用量为 1.0～1.5 ml/kg，对比剂注射方案为同时注射对比剂与生理盐水（其比例分别为 8∶6，6∶4，4∶6，2∶8）。分别测量上腔静脉、右心房、右心室、升主动脉、降主动脉、主肺动脉、左心房、左心室的 CT 值、噪声，计算信噪比，并进行主观评分。60 例患者均行手术治疗，统计共有心内外结构异常 22 种、121 处，A 组 56 处，B 组 65 处。各测量部位的 CT 值、噪声、信噪比、图像均匀度及组间对比剂用量的差异采用两样本 t 检验进行比较，组间图像质量主观评分的差异采用 Mann-Whitney U 秩和检验进行比较，诊断准确性比较采用 χ^2 检验。结果，A、B 两组的诊断准确性分别为 96.9%（52/56）、96.4%（62/65），差异无统计学意义（$\chi^2=0.28$，$P=0.59$）。A、B 组对比剂用量分别为（15.7±6.5）ml、（10.4±2.4）ml，差异有统计学意义（$t=4.14$，$P<0.01$）。B 组图像均匀度[（36.5±18.0）Hu]优于 A 组[（272.0±124.5）Hu]，差异有统计学意义（$t=10.30$，$P<0.01$）。A、B 两组心内结构及大血管的主观评分分别为（3.3±0.5）分、（3.5±0.5）分，差异无统计学意义（$Z=396.00$，$P=0.39$）。上腔静脉硬化束伪影评分分别为（3.2±0.9）分、（3.7±0.7）分，差异有统计学意义（$Z=300.50$，$P=0.02$）。结论，优化扫描方案能消除上腔静脉硬化伪影，提高了复杂型先天性心脏病的图像质量，具有较好的临床应用价值。

【评述】 先天性心脏病是儿童常见的先天畸形之一，CT 血管成像已成为先天性心脏病术前检查的重要工具，双源 CT 大螺距扫描因扫描速度快、辐射剂量低，适用于先天性心脏病患者。然而，复杂型先天性心脏病因复杂的心血管解剖结构及血流动力学改变，对图像质量要求更高，传统的对比剂注射方案不能消除上腔静脉硬化束伪影，影响图像质量及术前诊断。关于对比剂优化减少上腔静脉伪影的研究国内外已有不少报道，但用于先天性心脏病的研究很少。本研究在双源 CT 大螺距扫描模式下，探讨针对复杂型先天性心脏病，对比剂优化方案在减少上腔静脉硬化伪影、提高图像质量方面的可行性。

文选 322

【题目】 双源 CT 低管电压结合低浓度对比剂扫描模式在冠状动脉 CTA 中的应用研究

【来源】 医学影像学杂志，2016，26（11）：1980-1986.

【文摘】 探讨双源 CT 低管电压加低浓度对比剂扫描技术在冠状动脉成像中的临床应用。120 例患者根据体重指数（BMI）分为 A、B 两组，A 组 64 例，BMI<25.0 kg/m², 随机分为 A1、A2 两组，各 32 例，扫描条件 80 kV；B 组 56 例，BMI≥25.0 kg/m²，随机分为 B1、B2 两组，各 28 例，扫描条件 100 kV。A1、B1 组采用对比剂威视派克（含碘 270 mg/ml）；A2、B2 组采用对比剂欧乃派克（含碘 350 mg/ml）。对四组图像主观评价、客观评价指标[血管 CT 值、图像噪声、信号噪声比（SNR）、对比噪声比（CNR）]及辐射剂量、碘总量进行对比分析。应用 SPSS 19.0 统计软件对数据进行分析。结果，A1、A2 及 B1、B2 组患者一般资料无统计学意义（$P>0.05$），碘总量差异有统计学意义（$P<0.05$），A1 比 A2 组、B1 比 B2 组碘总量分别降低了 5243 mg、8015 mg。A 组与 B 组 ED、$CTDI_{vol}$、DLP 差异有统计学意义（$P<0.05$），A 组较 B 组 ED 降低约 45.9%。4 组图像主观评价差异无统计意义（$P>0.016\ 7$）。A1、A2 组及 B1、B2 组腹主动脉、右冠状动脉、左主干血管 CT 值、SNR、CNR 差异有统计学意义（$P<0.05$），腹主动脉、右冠状动脉、左主干血管噪声无统计学意义（$P>0.05$）。结论，在西门子 Somatom Definition Flash CT 机平台上，BMI 正常及超重患者分别在 80 kV、100 kV 条件下联合低浓度对比剂注射方案可明显降低患者辐射剂量及碘用量，图像质量满意，可满足临床诊断。

【评述】 冠状动脉 CTA 的个性化低剂量扫描是近年来的研究热点，众所周知，辐射对人体有危害，且辐射剂量会增加患肿瘤的风险，同时冠状动脉 CTA 检查中注射的碘对比剂可引起包括心血管反应、肾毒性、神经系统毒性等不良反应，且与对比剂的剂量注射方式、速度和理化性质相关。Reed 等 Meta 分析结果表明低浓度等渗对比剂组的对比剂肾病发生率低于高浓度对比剂。本研究旨在探讨在双源 CT 机器平台上，在保证满足诊断的图像质量前提下，低管电压加低浓度对比剂扫描技术在冠状动脉 CTA 中的临床应用。

文选 323

【题目】 双源 CT 冠状静脉成像中前瞻性心电门控大螺距扫描与回顾性心电门控模式的图像质量及辐射剂量的比较

【来源】 解放军医学院学报，2016，37（1）：8-12.

【文摘】 比较在冠状静脉 CT 成像中前瞻性心电门控大螺距扫描模式（flash spiral 模式）与回顾性心电门控扫描模式在图像质量及辐射剂量上的差异。纳入行心脏 CT 检查患者 74 例，对入选病例随机采用 flash spiral 模式及回顾性心电门控扫描模式进行螺旋 CT 冠状静脉血管成像，根据不同扫描模式，将入选患者分为 FLASH 组（flash spiral 扫描模式，共 39 例）和 RGH 组（回顾性心电门控扫描模式，共 35 例），比较两组冠状静脉图像质量、对比噪声比（CNR）、辐射剂量的差异，比较两组患者在不同心率亚组中（心率<65/ 分及心率≥65/ 分）冠状静脉图像质量、辐射剂量差异。结果，FLASH 组与 RGH 组基线资料及扫描参数差异无统计学意义（$P>0.05$）。FLASH 组冠状静脉图像评分、对比噪声比分别为 3.3±1.3、7.0±3.2；RGH 组的冠状静脉图像评分、对比噪声比分别为 3.2±1.2、7.5±3.2，两组差异无统计学意义（$P>0.05$）。进一步比较各心率段，两种扫描模式组冠状静脉的图像质量评分、对比噪声比差异亦无统计学意义（$P>0.05$）。FLASH 组有效辐射剂量较 RGH 组明显降低 [(0.8±0.2) mSv *vs.* (7.2±2.7) mSv，$P<0.001$]。结论，双源 CT flash spiral 扫描模式在冠状静脉

成像中不影响图像质量且明显降低辐射剂量。

【评述】 随着心脏介入手术的扩展，冠状静脉系统越来越受到关注。心脏再同步化治疗（cardiac resynchronization therapy，CRT）左心室电极的放置，心脏电生理检查冠状窦电极的放置，先天血管发育异常如永久左上腔静脉等都涉及冠状静脉系统。目前，CRT已成为伴有心室运动不同步的中重度心力衰竭患者的有效治疗手段。然而，仍有部分患者因左心室电极放置位置不佳而表现为CRT无应答或在术中因缺乏合适的靶血管而终止手术。究其原因多是由于作为靶血管的冠状静脉存在解剖变异。因此，术前了解冠状静脉的结构并根据冠状静脉解剖结构制订手术方案，预测手术效果至关重要。近来研究证实，应用无创的螺旋CT冠状静脉成像技术能充分评估冠状静脉的分布、形态及解剖变异情况，能有效指导CRT左心室电极的植入，提高植入成功率。近来随着第二代双源CT在临床应用，其独有的前瞻性心电门控大螺距扫描模式（flash spiral模式）在冠状动脉成像领域已被证实能在保证图像质量的前提下最大限度降低辐射剂量，然而其在冠状静脉成像上的图像质量及辐射剂量未见报道。本研究拟通过对冠状静脉进行CT扫描，比较在不同心率下flash spiral模式与回顾性心电门控扫描模式的冠状静脉图像质量及扫描辐射剂量，探讨双源CT flash spiral扫描模式在冠状静脉系统成像中的优劣。

文选324

【题目】 双源CT评价糖尿病患者颈动脉斑块与脑梗死的关系

【来源】 中国实用神经疾病杂志，2016，19（10）：29-30.

【文摘】 采用双源CT血管成像技术（DSCTA）对颈动脉斑块性质进行分析，探讨糖尿病患者不同斑块性质与脑梗死的关系。选择117例行DSCTA检查的临床诊断急性缺血性脑血管病患者，分为糖尿病组（A）和无明确糖尿病组（B），明确有无急性脑梗死存在，利用DSCT后处理软件对颈动脉斑块性质进行分析，将其分为易损斑块及稳定斑块，并记录患者的一般资料情况，分析糖尿病患者不同性质的斑块与脑梗死事件的关系。结果，按有无急性脑梗死划分，脑梗死组较无脑梗死组具有更高的斑块阳性率；按斑块性质划分，易损斑块组较稳定斑块组具有更高的脑梗死发生率；糖尿病组脑梗死发生率及斑块发生率均高于无明确糖尿病组。结论，糖尿病患者更易形成颈动脉斑块，尤其易损斑块的形成，能明显增加脑梗死事件的发生；DSCT血管成像可对斑块性质进行分析，提高患者防范意识，给临床医师制订预防及治疗方案提供依据。

【评述】 颈动脉斑块作为全身动脉粥样硬化的一部分，与缺血性脑血管病的发生密切相关，导致脑部血供不足以及不稳定斑块脱落引发的一系列缺血性脑血管疾病，已成为威胁人类生命健康的重要危险因素，脑梗死形成的主要因素之一。随着人们生活水平的升高，糖尿病的发病率呈逐年上升趋势，已成为颈动脉斑块形成的危险因素，增加脑梗死的发生率。DSCT作为当今世界领先影像检查设备，可清晰显示颈动脉斑块分布、大小、质地及管腔狭窄情况。本文对117例缺血性脑血管患者的CTA图像和临床资料进行回顾性分析，探讨不同病因、不同性质斑块与脑梗死之间的关系。

文选 325

【题目】 双源 CT 强化程度与食管癌病理分级的关系

【来源】 中华放射学杂志，2016，50（6）：436-438.

【文摘】 探讨双源 CT 碘浓度评估食管癌病理分级的价值。回顾性分析经内镜或手术病理证实的 60 例食管癌患者，其中病理分级为高分化癌 17 例、中分化癌 24 例、低分化癌 19 例。60 例均行食管双源 CT 双能量平扫及双期增强扫描，测量计算食管癌病灶动脉期标准化碘浓度（NIC）、静脉期 NIC、动脉期病灶强化程度和静脉期强化程度。采用单因素方差分析比较不同病理分级食管癌患者间 NIC 及强化程度的差异，采用 ROC 曲线评价 NIC 及强化程度鉴别中、高分化食管癌与低分化食管癌的效能。结果，高、中、低级别食管癌患者的动脉期 NIC 值分别为（1.54±0.34）mg/ml、（1.72±0.50）mg/ml、（2.10±0.40）mg/ml，静脉期 NIC 值分别为（1.55±0.52）mg/ml、（1.80±0.62）mg/ml、（2.18±0.35）mg/ml，静脉期强化程度分别为（25.65±4.43）Hu、（27.55±6.82）Hu、（30.77±6.38）Hu，各组间差异均有统计学意义（P 均<0.05）；高、中、低级别食管癌患者的动脉期强化程度分别为（14.40±3.91）Hu、（14.26±7.35）Hu、（16.17±6.89）Hu，差异无统计学意义（$P=0.582$）。动脉期 NIC、静脉期 NIC 和静脉期强化程度鉴别中、高分化食管癌与低分化食管癌的 ROC 下面积分别为 0.801、0.817 和 0.730。结论，双源 CT 测定碘浓度评估食管癌病理分级有一定价值。

【评述】 准确判断食管癌患者的病理分级对确定治疗方案和改善预后具有重要的临床意义。双源 CT（DECT）组织分辨率高，可以为物质鉴别、肿瘤诊断和病理分级等提供有价值的信息，已经应用于肿瘤的诊断及鉴别诊断，而 DECT 对碘与其他物质的鉴别是通过双能碘图实现的。本研究旨在探讨测定双源 CT 碘浓度在评估食管癌病理分级中的价值。

文选 326

【题目】 双源 CT 双能成像技术鉴别诊断结直肠癌转移性淋巴结与反应性增生淋巴结

【来源】 中国医学影像技术，2016，32（3）：403-406.

【文摘】 探讨双源 CT 双能技术中碘含量及能谱成像在结直肠癌转移性淋巴结与反应性增生淋巴结鉴别诊断中的价值。收集经手术病理证实且具有完整资料的 35 例结直肠癌患者。将双源 CT 双能扫描后动脉期 100 kV 及 Sn140 kV 两组薄层图像调入双能工具软件中，选择"Liver VNC"模式测量结直肠癌原发病灶及腹部区域淋巴结碘含量；选取"Mono Energetic"模式对其能谱曲线进行分析。比较原发病灶、转移性淋巴结与反应性增生淋巴结碘含量及能谱曲线斜率的差异。结果，35 例结直肠癌患者中，原发灶 35 个，共发现腹部区域淋巴结 70 枚，其中转移性淋巴结 39 枚，反应性增生淋巴结 31 枚。原发病灶与转移性淋巴结、反应性增生淋巴结碘含量分别为（1.67±0.82）mg/ml、（1.55±0.99）mg/ml、（2.59±1.04）mg/ml，曲线斜率分别为 0.72±0.41、0.71±0.16、0.48±0.10，三者碘含量及曲线斜率的差异均有统计学意义（P 均<0.05）；两两比较，仅原发病灶与转移性淋巴结间碘含量及曲线斜率的差异无统计学意义（P 均>0.05）。结论，双源 CT 双能扫描动脉期碘含量及能谱曲线斜率对结直肠癌转移性淋巴结及反应性增生淋巴结的鉴别诊断具有一定的价值。

【评述】 MSCT 是结直肠癌诊断及术前分期的常规检查方法，其价值不仅在于定位及定性诊断，更重要的是进行原发肿瘤（T）、区域淋巴结（N）、远处转移（M）评估。准确的 TNM 分期决定了手术方案的选择及预后的判断。研究报道目前 MSCT 对结直肠癌的 T 分期准确率高达 92%，而 N 分期准确率仅为 55%～80%。对 N 分期准确率较低的原因主要是常规形态学方法难于鉴别直径<1 cm 的转移性淋巴结及>1 cm 的反应性增生淋巴结。双源 CT 双能增强扫描后通过双能软件可获得碘图，碘含量能够客观反映病灶强化程度及其强化特点。同时通过双能软件还可得到 60～180 keV 的单能图像，自动生成对应能谱衰减曲线即能谱曲线，可用于显示不同能量条件下病灶的特征。本研究旨在探讨双源 CT 双能能谱成像技术及碘含量在结直肠癌转移性淋巴结与反应性增生淋巴结鉴别诊断中的价值。

文选 327

【题目】 双源 CT 双能碘图评价主动脉病变肾灌注水平

【来源】 放射学实践，2016，31（1）：72-75.

【文摘】 探讨双源 CT 双能成像碘图评价主动脉病变患者肾灌注水平的临床应用价值。10 例主动脉病变患者行 CT 血管成像（CTA）后行双能扫描，应用 Liver VNC 程序，重建肾灌注碘图，测量双肾实质正常灌注及低灌注感兴趣区的 CT 值、碘浓度、对比增强率及脂肪分类。结果，10 例受检者 CTA 共扫描 20 侧肾，其中 6 侧灌注异常减低。双能碘图检查结果与 CTA 一致；肾低灌注区的碘浓度和对比增强率低于对照侧，差异有统计学意义（$t=5.08$，$P<0.05$；$t=4.16$，$P<0.05$）；0.5 融合图像低灌注区 CT 值低于对照侧，差异有统计学意义（$t=6.20$，$P<0.05$）；肾低灌注区与对照侧的脂肪分类差异无统计学意义（$t=1.94$，$P=0.08$）。结论，应用双能碘图可直观显示肾灌注水平，测量感兴趣区 CT 值、碘浓度和对比增强率等定量指标可反映肾灌注水平，与 CTA 联合应用有助于准确评价主动脉病变患者的肾灌注水平。

【评述】 主动脉病变包括主动脉夹层、穿透性动脉硬化性溃疡及壁内血肿，典型临床表现为胸背部疼痛，是临床重症。主动脉病变最常累及的器官动脉为肾动脉，可造成肾动脉狭窄、血流灌注异常，进而发展成为肾梗死。应用影像学方法准确评价主动脉病变患者肾灌注水平，及时发现肾灌注异常，有助于临床积极干预，防治肾功能不全，改善患者预后。双源 CT 双能成像利用能谱分析技术获得碘离子分布图，能直观清晰地显示器官灌注状态并测量相关定量参数。本研究应用双能 CT 成像，重建肾灌注碘图，旨在探讨双源 CT 双能成像碘图评价主动脉病变肾灌注水平的临床应用价值。

文选 328

【题目】 双源 CT 双能虚拟平扫的临床应用研究进展

【来源】 中国医学影像技术，2016，32（2）：298-301.

【文摘】 双源 CT（DSCT）双能虚拟平扫（virtual non-contrast，VNC）技术不但能有效降低患者接受的辐射剂量，而且可提供更多影像诊断信息。目前 VNC 已广泛应用于临床，如对颅脑出血性疾病及脑膜瘤的评价，对肾结石、肝疾病、胃肠道肿瘤、胰腺病变及肺部良恶性结节的诊断。本文对 DSCT 双能 VNC 技术的临床应用价值及研究进展进行综述。

【评述】 CT 是目前最重要的影像学检查技术之一，随着双源 CT（DSCT）的迅速发展，双能的研究日益深入，双能虚拟平扫（VNC）技术的应用范围也不断扩大。本文对 DSCT 双能 VNC 技术的临床应用价值及研究进展进行综述。

文选 329

【题目】 双源 CT 支气管动脉成像的应用

【来源】 医学影像学杂志，2016，26（8）：1405-1407，1451.

【文摘】 探讨双源 CT 支气管动脉成像的应用价值。收集 28 例因肺部病变而行 CT 支气管动脉成像的患者资料，应用多平面重建、最大密度投影、容积再现等多种后处理重建技术处理图像，分析、研究支气管动脉的特点。结果，全部患者共检出 73 支支气管供血动脉，其中支气管动脉正常起源者 24 例，共 64 支血管，左侧 30 支、右侧 34 支。另有 4 例由肺外体循环动脉参与供血，共 9 支血管，为左侧 3 支、右侧 6 支。正常起源的支气管动脉类型以 R1、L1（15/24）多见。支气管动脉起源于胸主动脉者中开口在胸主动脉第 4~7 胸椎范围水平，以第 5~6 胸椎水平最多，其中左右共干者 6 例。8 例支气管动脉增粗。结论，双源 CT 支气管动脉成像技术可便捷、无创、直观地显示支气管动脉的开口位置、走行、形态，评价管腔直径，并能观察异常起源的支气管供血动脉的开口位置及形态特征。

【评述】 肺部血液循环主要由组成肺循环的肺动、静脉和属于体循环的支气管动、静脉构成。支气管动脉为支气管、肺组织、淋巴结和胸膜提供营养，参与肺部疾病的发生、发展，同时肺部疾病也会引起支气管动脉的异常改变，如肺癌、肺结核及支气管扩张等。早期发现支气管动脉异常具有重要的临床意义，但支气管动脉起源复杂、血管走行迂曲、管腔细小，常规检查难以诊断。近年来，随着 CT 血管成像技术的发展，图像质量进一步提高，后处理功能进一步提升，大大拓展了 CT 血管成像的应用范围，使得 CT 支气管动脉成像检查得以实现。本文收集、分析近年支气管动脉成像检查资料，探讨 CT 支气管动脉成像的应用。

文选 330

【题目】 探讨不同输入动脉对烟雾病 CT 灌注参数的影响

【来源】 放射学实践，2016，31（2）：151-154.

【文摘】 探讨烟雾病 CT 灌注后处理过程中不同输入动脉对灌注参数的影响。选取 19 例烟雾病患者术前行能谱 CT 容积穿梭扫描，在灌注图像后处理过程中，每例分别选择大脑前动脉 A2 段

（anterior cerebral artery，ACA 组）和基底动脉（BA 组）作为输入动脉，上矢状窦为输出静脉，比较两组灌注参数间的差异；将 ACA 组、BA 组的相对脑血流量（rCBF）分别与单光子发射计算机体层成像（SPECT）结果，进行对比。所有资料均符合正态分布，采用配对 t 检验，$P<0.05$ 为差异具有统计学意义。结果 ACA 组和 BA 组拟手术侧灌注参数对比，脑血流量（CBF）、达峰时间（TTP）差异均无统计学意义（P 均>0.05），而脑血容量（CBV）、平均通过时间（MTT）差异均具有统计学意义（P 均<0.05）。ACA 组、BA 组拟手术侧 rCBF 分别与对应 SPECT 结果比较，大脑前动脉、大脑中动脉分布区 BA 组与 SPECT 结果差异均无统计学意义（P 均>0.05），而相应区域 ACA 组与 SPECT 结果差异均具有统计学意义（P 均<0.05）；大脑后动脉分布区 BA 组、ACA 组与 SPECT 结果差异均无统计学意义（P 均>0.05），但 BA 组更接近 SPECT 结果。结论，烟雾病 CT 灌注后处理过程中，输入动脉选择非受累动脉（BA）得到的灌注参数较选择受累动脉（ACA）更加准确，故在烟雾病患者行传统 CT 灌注扫描时，可适当调整扫描基线以使 BA 包括在扫描范围内。

【评述】 CT 灌注（CTP）是指静脉团注对比剂同时进行快速动态 CT 扫描，再通过特定的数学模型计算出血流灌注参数。在 CTP 图像后处理过程中，需要选择一个输入动脉和输出静脉以获取每一像素的时间-密度曲线（time-density curve，TDC）。王欣等研究发现不同的输入动脉会对肺灌注结果产生影响。在常规的头颅 CTP 扫描中，输入动脉通常选择大脑前动脉（ACA），输出静脉选择上矢状窦。然而，烟雾病患者的 ACA、大脑中动脉（MCA）往往呈慢性进行性狭窄或闭塞，此时若输入动脉仍选择 ACA，其获得的输入动脉 TDC 图可能与正常时有所差别。本文旨在探讨在输出静脉相同的前提下，不同输入动脉对烟雾病患者 CTP 参数的影响。由于传统扫描模式中扫描范围的限制，前、后循环血管常不能同时包含在扫描范围内，故本研究统一采用能谱 CT 容积穿梭扫描技术，覆盖全脑的扫描范围以便于实现不同输入动脉的选择。

文选 331

【题目】 探讨非增强 16 排螺旋 CT 重建技术对输尿管结石的诊断价值及治疗指导作用

【来源】 中国现代药物应用，2016，10（4）：99-100.

【文摘】 观察并分析在输尿管结石的诊断中应用非增强 16 排螺旋 CT 重建技术的效果。纳入 50 例经手术病理确诊的输尿管结石患者，均行 B 超检查和非增强 16 排螺旋 CT 检查，对比两种检查的临床诊断符合率。结果，非增强 16 排螺旋 CT 重建技术的诊断符合率为 94%，B 超检查的诊断符合率为 80%，差异有统计学意义（$P<0.05$）。结论，在输尿管结石的诊断中，非增强 16 排螺旋 CT 重建技术的应用效果显著，能够为临床治疗提供有价值的参考信息，值得临床推广。

【评述】 在临床上，输尿管结石的发病率较高，在结石的刺激下，患者极易出现泌尿道肿瘤，随着病情的发展，患者也会继发感染、尿路积水及肾功能不全等并发症，所以，需要尽早地进行临床诊治。在输尿管结石的诊断中，B 超检查属于传统方法。近年来，非增强 16 排螺旋 CT 重建技术的应用范围也逐渐扩大。为了深入地分析在输尿管结石的诊断中应用非增强 16 排螺旋 CT 重建技术的效果，特开展本次研究，获得了较为理想的研究结果。

文选 332

【题目】 头颈部 CT 血管成像中器官剂量调制技术对敏感器官的保护作用

【来源】 中华放射学杂志，2016，50（7）：500-503.

【文摘】 探讨器官剂量调制（organ dose modulation，ODM）技术在头颈部 CTA 成像中对敏感器官辐射剂量和图像质量的影响。前瞻性连续收集临床诊断或怀疑为头颈部动脉疾病，需要行头颈部 CTA 检查的 91 例患者，按照检查的先后顺序分为 A 组（46 例）和 B 组（45 例）。患者均行头颈部 CTA 检查，A 组平扫应用 ODM 技术，增强时采用常规扫描；B 组平扫和增强扫描均应用 ODM 技术。记录 A 组患者平扫及增强扫描时甲状腺区、眼眶区的平均管电流及四个方向（前、左、后、右）上的管电流，并记录辐射剂量（CT 剂量指数和有效剂量）。对 A 组和 B 组患者的图像质量进行客观评价（测量甲状腺区和眼眶区动脉 CT 值和对比噪声比）及主观评分。A 组和 B 组患者间的图像质量客观评价指标采用独立样本 t 检验比较，图像质量主观评分采用 Mann-Whitney U 非参数秩和检验比较；A 组患者平扫和增强扫描间的管电流和辐射剂量采用配对 t 检验比较。结果，A 组患者除甲状腺区后位平扫和增强扫描间的管电流差异无统计学意义（$P>0.05$）外，甲状腺区和眼眶区其他方向的管电流差异均有统计学意义（P 均<0.05），平扫均低于增强扫描。A 组患者平扫和增强扫描时，甲状腺区的平均管电流分别为（604±43）mA、（656±22）mA，眼眶区平均管电流分别为（341±54）mA、（409±63）mA，差异均有统计学意义（t 分别为 -10.909、-38.454，P 均<0.01）。A 组患者平扫的 CT 剂量指数和有效剂量分别为（15.6±1.4）mGy 和（1.44±0.17）mSv，增强扫描分别为（17.4±1.4）mGy 和（1.60±0.18）mSv，差异均有统计学意义（t 分别为 -42.008、-32.130，P 均<0.01）。A 组和 B 组患者间，图像质量的客观和主观评价指标差异均无统计学意义（$P>0.05$）。结论，在头颈部 CTA 中应用 ODM 技术，可以在不改变图像质量的前提下，减低敏感器官的辐射剂量，保护敏感器官。

【评述】 头颈部 CTA 是诊断脑血管疾病的重要方法，能为临床诊断及治疗提供可靠的影像依据。行头颈部 CTA 扫描时，X 线会不可避免地穿过甲状腺和晶状体，从而增加发生白内障及甲状腺癌的风险。采用低管电压技术可以降低头颈 CTA 的辐射剂量，但在存在钙化斑块的患者中，硬化伪影较大，影响了诊断的准确性。采用自动管电流技术可以降低头颈部 CTA 扫描的辐射剂量，但不能特异地保护甲状腺和晶状体等敏感器官。在敏感器官区域采用器官剂量调制（ODM）技术，可以通过改变该区域的管电流实现对敏感器官的保护。本研究旨在探讨 ODM 技术在头颈部 CTA 成像中对敏感器官区域管电流、图像质量和辐射剂量的影响。

文选 333

【题目】 头颈部低剂量 CT 相关技术的研究进展

【来源】 中国医疗设备，2016，31（11）：81-83.

【文摘】 随着多层螺旋 CT 成像技术的迅猛发展和普及，CT 检查在临床上的应用越来越广泛，如何应用较低的射线辐射剂量获得优质的 CT 图像一直是医学界关注的重点。本文旨在介绍低剂量

CT技术的基本概念,并综述其在颅颈部成像中的应用。

【评述】 随着现代诊疗技术的发展,螺旋CT扫描检查已经成为临床诊疗中常规的检查项目,但其X线辐射剂量水平要比传统的X线检查射线辐射剂量更高。据世界卫生组织资料统计,当前在世界中东亚、西欧等发达国家,如日本、德国、英国、法国、比利时等国家的临床诊疗项目中,选择CT检查项目数量只占所有的射线辐射检查总数的9%~12%,但其带来的X线辐射剂量却超过了总辐射剂量的80%。目前CT扫描检查数量人数呈快速增长趋势,特别是在德国、日本、比利时等国家,年检查人数已高达8000万人次以上,其中40%~55%受检者的检查部位在头颈部,预计所要接受的射线照射剂量为3~8 mSv。目前CT扫描检查所导致的X线辐射剂量问题已经引起科学界的广泛关注。

多层螺旋CT的X线辐射剂量分布特点、所采取的扫描模式、扫描范围、适应证、图像重建算法和后处理重建算法方式与传统单排探测器的CT有着本质上的不同。因此,对多层螺旋CT所带来的X线辐射剂量评估,以及受检者所接收到合理的X线照射辐射剂量的研究势在必行。现就患者头部、颌面部以及颈部CT扫描检查项目中,影响X线的辐射剂量的因素的相关研究进行综述。

文选 334

【题目】 头颈动脉CT血管成像扫描模式与启动方式优化组合对图像质量和辐射剂量的影响

【来源】 中华放射学杂志,2016,50(6):459-463.

【文摘】探讨头颈动脉CTA中扫描模式与启动方式的优化组合对图像质量、辐射剂量和对比剂用量的影响。前瞻性收集2013年12月至2014年1月根据临床需要行头颈动脉CTA检查的188例患者,按检查日期(2周为一组)分为A1(45例)、A2(48例)、B1(45例)、B2(50例)组,分别采用不同的CTA扫描模式和启动方式组合进行扫描。A1组,双源CT Flash扫描模式+小剂量团注测试技术;A2组,双源CT Flash扫描模式+对比剂团注追踪技术;B1组,常规螺旋扫描模式+小剂量团注测试技术;B2组,常规螺旋扫描模式+对比剂团注追踪技术。对图像质量进行客观评价(测量主动脉弓、颈总动脉分叉、基底动脉、上腔静脉、颈内静脉及横窦处CT值和噪声)和主观评价(进行硬化伪影干扰评分和诊断可接受性评分),并记录辐射剂量和对比剂用量。采用单因素方差分析、非参数Kruskal-Wallis秩和检验或χ^2检验对4组图像的上述指标进行比较。结果,A1、A2、B1、B2组的横窦CT值分别为(124±30)Hu、(151±34)Hu、(130±37)Hu、(160±37)Hu,差异有统计学意义($P<0.05$),其中不同CTA启动方式间横窦CT值差异有统计学意义($P<0.05$),而扫描模式对横窦CT值无影响($P=0.162$)。4组间其他部位的CT值差异均无统计学意义($P>0.05$)。4组间噪声差异有统计学意义($P<0.05$),双源CT Flash扫描模式噪声较常规螺旋扫描模式高。4组图像均可用于诊断,诊断可接受性评分差异无统计学意义($P>0.05$);硬化伪影干扰评分的差异有统计学意义($P<0.05$),同一扫描模式下,硬化伪影干扰评分A1较A2高,B1较B2高。A1、A2、B1、B2组对比剂用量分别为(45±5)ml、(35±4)ml、(49±4)ml、(35±4)ml,差异有统计学意义($P<0.05$),A1、B1组对比剂用量高于A2、B2组。4组患者的有效辐射剂量分别为(0.79±0.07)mSv、(0.81±0.08)mSv、(1.49±0.11)mSv、(1.51±0.12)mSv,差异有统计

学意义（$P<0.05$），A1、A2组辐射剂量低于B1、B2组。结论，头颈动脉CTA检查中Flash扫描模式与对比剂团注追踪技术组合时，图像质量及诊断可接受性较好，辐射剂量与对比剂用量低。

【评述】 随着CTA采集速度的提高及对比剂用量的降低，头颈动脉CTA中静脉污染和对比剂硬化伪影干扰等问题有效得到了改善。本研究旨在探讨头颈动脉CTA检查中扫描模式与启动方式的不同组合对图像质量、对比剂用量及辐射剂量的影响。

文选335

【题目】 下肢动脉CT成像中不同对比剂注射方案与对比剂剂量的相关性研究

【来源】 实用放射学杂志，2016，32（6）：947-949，954.

【文摘】 比较下肢动脉CT成像中2种不同对比剂注射方案与对比剂用量的关系。收集临床上怀疑下肢动脉疾病行CTA检查的患者50例，随机分为A、B组，对比剂碘普罗胺（含碘350 mg/ml）。A组注射流率4 ml/s，对比剂用量1.2 ml/kg。B组第1期5 ml/s注射20 ml，第2期3 ml/s注射剩余量；B组对比剂总量＝1.2 ml/kg×体重－4 ml/s×（B方案对比剂注射时间－A方案对比剂注射时间）。对2组腹主动脉-髂动脉段、股动脉-腘动脉段、小腿动脉段、足背或足底动脉段4个动脉段图像质量进行评分；测量4个动脉段CT值，记录2组对比剂剂量。均进行独立样本t检验。结果，B组4个动脉段图像质量评分、平均CT值均低于A组，差异均无统计学意义（$P>0.05$）。A组和B组对比剂剂量为（89.08±11.45）ml和（72.61±10.34）ml，差异有统计学意义（$P<0.05$）。结论，对比剂流率5 ml/s＋3 ml/s分期注射可在不影响图像质量的前提下降低下肢动脉CTA的对比剂用量。

【评述】 下肢动脉硬化闭塞症（peripheral arterial disease，PAD）是临床最为常见的周围血管疾病。下肢动脉CTA对PAD的诊断能提供更多、更准确的信息，是DSA可靠的替代手段。但下肢动脉扫描范围大、时间长，检查中则需增加对比剂用量。这不但增加对比剂不良反应发生的概率，且提高了对比剂肾病（CIN）的风险。本文选择分期对比剂注射方案，以期在不影响图像质量的前提下降低对比剂用量。

文选336

【题目】 小肠梗阻CT表现对手术治疗的预测价值

【来源】 实用放射学杂志，2016，32（10）：1556-1558，1569.

【文摘】 探讨小肠梗阻（small bowel obstruction，SBO）CT表现对手术治疗的预测价值。70例SBO患者按照治愈方式分为非手术治疗组与手术治疗组，回顾性比较2组间CT表现有无差异，分析有意义CT表现对于手术治疗的预测价值。结果，70例SBO中，33例采用非手术治疗，37例采用手术治疗。移行带肠壁完全塌陷、肠系膜水肿、腹水、肠系膜静脉淤血增粗、肠壁强化减低、肠系膜动脉和静脉强化减低出现的概率在手术治疗组显著高于非手术治疗组（$P<0.05$），预测手术的比数比分别为10.56、5.13、4.72、5.45、5.77、3.02、6.59。而扩张肠管内径、肠壁厚度、环靶征、肠壁积气、肠系膜血管移位、聚集和扭曲出现的概率在2组间无统计学差异。结论，SBO多种CT表现对其手术

治疗具有预测价值，可为 SBO 的治疗提供重要信息。

【评述】 小肠梗阻（SBO）是常见的"危急值"疾病，主要依据梗阻的原因、有无肠缺血可采用非手术或手术治疗。有 20%～73% 的粘连性 SBO 可经非手术治疗获得治愈，而内疝和扭转则需手术治疗，延迟手术可使病死率增至 25%。CT 作为 SBO 首选的影像检查，在显示小肠肠腔、肠壁、肠系膜的同时，还可以通过 CT 血管成像评价肠系膜血管的异常。探索 SBO 的 CT 表现对手术治疗的预测价值，对于治疗决策具有重要意义，本文就此进行回顾性研究。

文选 337

【题目】 心律失常患者冠状动脉心电图编辑 CTA 与 DSA 的对照研究
【来源】 中国中西医结合影像学杂志，2016，14（2）：201-203.
【文摘】 探讨心律失常患者心电图编辑后的 64 排螺旋 CT 冠状动脉成像与冠状动脉造影诊断冠状动脉狭窄的一致性。在先后行 CT 冠状动脉成像（CTA）及冠状动脉造影（CAG）患者中，收集有心律失常及心电图异常的 CT 冠状动脉成像患者 50 例，使用心电图编辑功能，对原始心电图进行编辑，将编辑后的 CT 冠状动脉图像与冠状动脉造影诊断冠状动脉狭窄情况进行对比分析。结果，心律失常患者心电图编辑后，64 排螺旋 CT 冠状动脉成像诊断冠状动脉狭窄的特异性、敏感性、阴性预测值、阳性预测值和准确性分别为 96.0%、84.7%、95.2%、86.9%、93.2%，与冠状动脉造影的一致性较高，差异均无统计学意义（均 $P>0.05$）。结论，心律失常患者心电图编辑后的 CT 冠状动脉成像与冠状动脉造影在诊断冠状动脉狭窄中有较高的一致性，心电图编辑功能可用于心律失常患者的 CT 冠状动脉成像中。

【评述】 近年来，MSCT 对冠心病（coronary heart disease，CHD）进行筛查已广泛应用。提高 MSCT 冠状动脉成像的成功率及图像质量，是检出冠状动脉狭窄的前提。为了正确评估冠状动脉狭窄程度，应对异常心电图进行回顾性心电图编辑，选择多时相来重建图像。通过心电图编辑可改善图像质量，提高检查的成功率，扩大无创冠状动脉造影检查的临床应用范围。Kim 等研究认为，CTA 还无法代替冠状动脉造影。本研究以 CAG 为金标准，将心电图编辑后的 CT 冠状动脉成像与 CAG 图像进行对比，探讨心律失常患者中的诊断一致性。

文选 338

【题目】 心血管 CT 成像辐射剂量优化中国专家共识
【来源】 中华医学杂志，2016，96（7）：510-516.
【文摘】 心血管 CT 检查是把"双刃剑"，在能快速获得高质量诊断图像的同时，辐射损伤和对比剂肾损害也不容忽视。临床医师应根据临床适应证、患者自身的特点（如心率、心律、体型等）、检查机构的 CT 设备条件等选择合适的扫描方案以最大限度地降低受检者接受的辐射剂量。多种低辐射剂量扫描方案的联合应用可以在保证图像质量和诊断准确性的前提下最大限度地降低辐射剂量。放射科医师/技师应熟悉并掌握 CT 扫描技术的优势、不足及其适应证，及时更新自身相关知识、制订个性化CT扫描方案，降低受检者接受的辐射剂量，提升CT检查的安全性。

【评述】 在美国和其他发达国家，心血管病的发病率和病死率在过去的40年中已显著降低。这与心血管病危险因素的有效控制、治疗策略的改进、无创性心血管成像等的应用有关。特别是，心血管CT成像正逐步向心血管病高危人群的精确诊断和危险度精细分层方向发展，已取代了一些传统的、具有较大风险的或诊断精确度较低的检查方法。我国心血管病患病率处于持续上升阶段。这势必导致心血管CT的使用越来越多，随之而来的电离辐射损伤日益成为关注的重大问题。尽管目前还没有直接的证据表明CT的辐射损伤可以导致恶性肿瘤，但基于线性非阈值的理念，即使小剂量的电离辐射也可能有致癌风险。因此，尽可能低的辐射剂量（as low as reasonably achievable，ALARA）原则得到普遍认可，该原则要求在尽可能低的辐射剂量下，保证足够诊断的图像质量和诊断准确性。

近年来，提出了很多降低心血管CT辐射剂量的方法且均能在保证图像质量的同时降低辐射剂量，甚至降低对比剂用量。2011年国际心血管CT协会（Society of Cardiovascular CT，SCCT）出版了《心血管CT辐射剂量优化指南》；同年《中华放射学杂志》出版了《心脏冠状动脉多排CT临床应用专家共识》，对指导心血管CT更安全使用起到很好的指导作用。鉴于CT技术的迅速发展及近年来在降低CT辐射剂量方面取得的进步，作者结合文献和当前国内实际情况，编写了本共识，期望对规范国内心血管CT的使用，降低心血管CT的辐射剂量起到更好的推动作用。

文选 339

【题目】 胸部CT平扫、灌注成像对中央型肺癌诊断及分型的价值
【来源】 中国CT和MRI杂志，2016，14（6）：44-46.
【文摘】 探讨胸部CT平扫、灌注成像对中央型肺癌早期诊断及分型的准确性。选择69例中央型肺癌患者作为研究对象，均行胸部CT平扫、灌注成像，总结早期中央型肺癌胸部CT平扫表现，计算诊断符合率并与病理结果比较，对比不同分型患者灌注指标。结果，肺门区可见团块状或结节状软组织密度病变，大小在（20 mm×19 mm）～（50 mm×21 mm），边缘均不规则，见毛刺30例、分叶状32例。肺段支气管狭窄33例、闭塞29例。CT平扫联合灌注成像诊断结果为39例鳞状细胞癌、23例腺癌，诊断与分型符合率为89.9%（62/69），与病理结果的差异$P>0.05$，准确性较高。结论，胸部CT平扫联合灌注成像可观察中央型肺癌患者肺部病变形态、边缘、密度，显示病变与支气管、纵隔关系及纵隔淋巴结转移情况，利于早期诊断及分型。

【评述】 随着生活方式的改变及居住环境的恶化，肺癌成为威胁人类生命健康的常见恶性肿瘤，有资料显示，全球每年肺癌新增患者约为160万，在恶性肿瘤中所占比例约13%，而每年死于肺癌的人数则达140万，病死率居恶性肿瘤之首。早期中央型肺癌患者癌组织未超过三级支气管壁范围，周围肺实质不受侵犯且无淋巴结转移。患者多症状不明显，发现时多已发展至中晚期，5年生存率低于15%。有研究发现，及早发现<3 cm且局限于肺内的肺癌，5年生存率可升高至60%。可见，早发现早诊断为肺癌预后改善的关键。本研究探析胸部CT平扫、灌注成像对中央型肺癌早期诊断及分

型的准确性。

文选 340

【题目】 炫速双源 CT 低剂量双能量冠状动脉成像技术初探

【来源】 实用放射学杂志，2016，32（8）：1277-1281.

【文摘】 探讨双能冠状动脉 CTA（dual-energy coronary computed tomography angiography，DE-CCTA）低剂量检查的可行性。疑似冠心病并行 DE-CCTA 检查 240 例，根据 A 球管电流和重建方式分为 4 组：常规剂量 A 组（180 mAs＋FBP 重建），低剂量 B 组、C 组、D 组（分别为 150 mAs、120 mAs、90 mAs＋SAFIRE 重建）。比较 4 组图像平均 CT 值、图像噪声、信噪比（SNR）、对比噪声比（CNR）、图像质量主观评分及辐射剂量等。其中 52 例 CT 发现冠状动脉狭窄患者行冠状动脉造影（CAG）检查，比较 2 种检查方法诊断冠状动脉狭窄程度的一致性。结果，所有冠状动脉节段的图像评分均在 3 分以上。4 组评分比较差异有统计学意义（$P<0.05$）。4 组平均 CT 值差异无统计学意义（$P>0.05$）。4 组噪声、SNR、CNR 差异有统计学意义（$P<0.05$）。4 组辐射剂量比较差异有统计学意义（$P<0.05$），D 组较 A 组有效剂量（ED）下降了 55.62％。DE-CCTA 与 CAG 诊断冠状动脉狭窄程度一致性极好（$\kappa=0.84$，$P<0.05$）。结论，低剂量 DE-CCTA 既不影响图像质量和诊断准确性，又明显降低了辐射剂量。

【评述】 冠状动脉 CTA 的研究主要集中在冠状动脉和心脏的解剖形态学，而最佳检查是一次检查既能获得形态学，同时也得到功能学的信息。以往研究报道双能冠状动脉 CTA（DE-CCTA）可显示冠状动脉解剖和心脏形态学、功能，并能同时评估冠状动脉狭窄引起的肌灌注缺损及血流动力学改变，是一种有前景的冠心病一站式检查方法。但第 1 代双源 CT 的 DE-CCTA 辐射剂量较高，平均约 10 mSv，限制了在临床的应用。本研究旨在探讨第 2 代双源 CT（Flash CT）低管电流结合 SAFIRE 重建技术降低 DE-CCTA 辐射剂量的可行性。

文选 341

【题目】 一种自适应的 CT 图像联合代数重建算法

【来源】 西安电子科技大学学报（自然科学版），2016，43（3）：67-72.

【文摘】 联合代数重建技术作为一种经典的断层图像重建算法，存在着收敛速度慢、边缘模糊、振铃效应等问题。迭代过程中与步长相关的松弛算子是影响算法性能的重要因素，而重建图像的边缘区域与其他区域无须使用相同的松弛算子，由此提出一种基于模糊熵的自适应联合代数重建算法。在进行初步的联合代数重建之后，把重建图像作为先验信息采用模糊熵的方法对其进行边缘检测，根据边缘一致性原则构造单调递增函数，以此作为定义迭代步长的松弛算子，进而可根据重建图像各部分的区域特征自适应地选取迭代步长进行接下来的联合代数迭代。仿真与实际测试实验表明，使用本改进算法进行计算机体层图像重建不仅可以较好地解决边缘模糊问题，还可以很好地抑制振铃效应。

【评述】 随着计算机技术的发展，特别是计算机运算速度的提高，计算机体层图像重建中迭代法所需时间较长的缺点已逐渐降为次要矛盾,且该方法所需投影数较少,在迭代过程中可加入一些校正环节等优点则显得更加突出,由此许多研究对迭代重建算法进行了完善。1937年Kaczmarz首次提出代数重建算法(algebraic reconstruction technique,ART)的概念,随后乘型代数重建算法(multiplicative algebraic reconstruction technique,MART)、联合迭代重建算法(simultaneous iterative reconstruction technique,SIRT)、联合代数重建算法(simultaneous algebraic reconstruction technique,SART)等相继提出,其中SART被认为是结合了ART和SIRT两种算法的优点,已成为计算机体层成像(CT)迭代重建算法的经典。

作为一种迭代算法,SART一直存在着收敛速度慢、边缘模糊、振铃效应等问题。近年来,对该算法的改进研究有了不少进展,其中自相关的SART算法具有稳定的收敛速度;结合压缩感知的SART-TV算法减少了扫描时间,实现了不完全投影数据下的CT图像重建;还有采用列和替代方法的自适应算法实现了极端噪声和不完整数据情况下的电子体层成像重建。然而,这些改进算法仍没有很好地解决边缘模糊和振铃效应等问题。

本文提出一种基于模糊熵的自适应联合代数重建算法(adaptive simultaneous algebraic reconstruction technique,ASART)。在进行初步的SART重建之后,对重建图像采用模糊熵的方法进行边缘检测,根据邻域一致性测度(neighborhood homogeneous measurement,NHM)构造一个单调递增函数,以此作为定义迭代步长的松弛算子,从而可以根据重建图像各部分的区域特征,自适应地选取迭代步长,实现自适应迭代。测试结果表明,所提出的改进算法有效解决了传统SART中的松弛算子过小导致的边缘模糊和松弛算子过大导致的振铃效应问题。

文选342

【题目】 正常颅脑能谱CT成像各单能量图像质量的分析研究

【来源】 医疗卫生装备,2016,37(7):97-100.

【文摘】 研究能谱CT成像在显示正常颅脑结构时的最佳单能量图,从而提高图像质量。对60例经宝石能谱CT扫描的患者图像进行回顾性分析,将所得原始图像在40、45、50、55、60、65、70、75、80、85、90、95、100、105、110、115、120、130、140 keV下重建19组CT图像。选取半卵圆中心、基底节区、小脑最大层面,分别测量每一组图像各感兴趣区的CT值及噪声,以计算不同keV下的对比噪声比(CNR)、信噪比(SNR)。结果,小脑皮质、髓质的最佳SNR均为70 keV,最大CNR为40 keV;半卵圆中心层面的皮质、髓质在70 keV具有最佳SNR,在40 keV具有最大CNR;在基底节区层面中,内囊在70 keV具有最佳SNR,苍白球在65 keV具有最佳SNR,该层面在50 keV具有最大CNR。除小脑的最大CNR比70 keV的CNR大($P=0.000$)外,基底节区层面及半卵圆中心层面的最大CNR与70 keV的CNR没有统计学差异(P分别为0.066、0.249)。结论,进行颅脑CT能谱成像时,70 keV是最佳单能量水平,能够清晰地显示颅脑的结构。

【评述】 颅脑CT因成像时间短、检查费用低等优点成为神经系统急症的主要筛检方法,因此高质量的影像是提高诊断效率的必要前提。常规CT检查中kV值是固定的,但其所产生的射线能量是混合的,故所得图像为混合能量图像,对其图像质量的后处理能力也有限。随着CT技术的不断发展，CT逐渐从形态学诊断向功能学诊断迈进，可以提供更多更有价值的诊断信息。能谱CT作为CT技术上的一个突破，通过快速转换双kV（80和140 kV）技术实现2组数据的瞬时同时采样，经投影数据空间的双能量解析，在基物质图像的基础上得到不同能量水平的单能量图像，从而得到准确CT值并消除硬化伪影，改善图像质量和病灶检出率。本文旨在通过分析能谱CT成像在显示正常颅脑结构时单能量图的图像质量，获得最佳单能量图，从而提高图像质量。

文选343

【题目】 脂肪性肝病的影像学诊断方法应用进展

【来源】 山东医药，2016，56（3）：98-100.

【文摘】 脂肪性肝病（以下简称脂肪肝）是以肝细胞脂肪过度贮积和脂肪变性为特征的临床病理综合征，近年发病率不断上升，早期诊断并及时治疗可恢复正常。超声具有无创、安全、无辐射等优点，但其对轻度脂肪肝敏感度低，对操作者依赖性强，易受患者本身因素的影响。CT诊断轻度脂肪肝特异性高，但敏感性低，电离辐射是其主要缺点。MRI具有较高的诊断率，但因价格昂贵、信息处理相对复杂，限制了应用。瞬时弹性成像技术是一种新颖、无创的脂肪肝检测技术，但其影响因素、诊断价值及阈值仍待进一步验证。

【评述】 脂肪性肝病（以下简称脂肪肝）是遗传-环境-代谢应激相关性疾病，是以肝细胞脂肪过度贮积和脂肪变性为特征的临床病理综合征。近年来，脂肪肝发病率不断攀升，已成为全球第一大肝疾病。肝穿刺活检是诊断和随访脂肪肝患者的金标准，也是一种可靠的区分脂肪性肝炎和单纯性脂肪肝的方法。然而，对于评估高风险的脂肪肝患者，肝穿刺活检是一种有创且不实用的方法，其存在取样误差及观察者判断偏差，并不适合用于筛查和随访脂肪肝患者。影像学检查有自身的适应证和禁忌证，不同患者有不同的特点，临床急需对各类人群脂肪肝的定量诊断方法，以便用于脂肪肝的早期诊断及治疗效果评估。

文选344

【题目】 自适应迭代重建算法在儿童低剂量颈椎CT检查中的应用价值

【来源】 中华放射学杂志，2016，50（1）：37-40.

【文摘】 探讨应用自适应迭代重建（adaptive statistical iterative reconstruction，ASIR）技术降低儿童颈部CT扫描方案的辐射剂量，尤其是甲状腺区辐射剂量的价值。对比ASiR技术（A组）和滤波反投影（FBP）技术（B组）的颈椎CT扫描的图像质量和辐射剂量。2组各70例患儿，年龄、性别分布匹配。A组采用Discovery CT 750 HD（GE Healthcare）进行颈椎CT扫描，预设噪声指数14 Hu，B组采用VCT 64（64 Lightspeed VCT，GE Healthcare）进行扫描，预设噪声指数为12 Hu，余扫描参数两者相同。记录每例患儿扫描野范围内最小电流值、最大电流值、甲状腺扫描区的电流、剂量报告表中的CT容积剂量指数（$CTDI_{vol}$）、扫描长度和剂量长度乘积（DLP）。测量CT图像的客观噪声值，并对图像进行4分制主观评分。使用SPSS 17.0统计软件对2组计量资料进行t检验。κ法进行一致性检验。结果，A 组和 B 组患儿扫描野范围内最小电流值分别为（26.8±4.2）mA、（43.2±15.4）mA，最大电流值分别为（35.8±9.6）mA、（41.8±13.6）mA，平均电流值分别为（34.6±8.4）mA、（41.0±13.2）mA，甲状腺扫描区的电流分别为（36.8±12.4）mA、（44.7±21.0）mA，$CTDI_{vol}$ 分别为（1.3±0.3）mGy、（1.8±0.6）mGy，DLP 分别为（29.0±8.3）mGy·cm、（40.3±15.6）mGy·cm，扫描长度为（157.5±20.2）cm、（157.6±21.8）cm。A 组的平均电流值、甲状腺区电流值、$CTDI_{vol}$ 和 DLP 值分别较 B 组降低约 15.8%、17.9%、27.3% 和 28.4%，差异均有统计学意义（$t=-5.50\sim-0.02$，P 均<0.01）。2 名医师的主观评分结果具有较高一致性（$\kappa=0.834$，$P<0.01$）。2 组图像主观评分分别为（3.4±0.9）分和（3.3±1.0）分，松质骨噪声值为（32.5±5.3）Hu 和（32.9±5.1）Hu，颈部肌群噪声值分别为（9.2±2.3）Hu 和（9.1±2.0）Hu，差异无统计学意义（$t=-0.47\sim0.24$，P 均>0.05）。结论，与 FBP 的 HRCT 扫描方案相比，30% ASiR CT 扫描方案在保证图像质量的前提下，可有效降低患儿颈部及甲状腺区的扫描剂量。

【评述】 自适应统计迭代重建（ASiR）技术是一种全新的 CT 重建算法，与传统的滤波反投影（FBP）技术相比，可在保持较好图像质量的前提下大幅减少 CT 辐射剂量。该项技术自 2009 年装配到 CT 设备投入临床使用以来，在临床各系统病变诊断中得到了广泛应用。目前有关该项技术应用的文献主要集中于头、胸、腹及心脏等部位的 CT 检查中，对于其在颈部低剂量 CT 检查的应用报道尚不多。本研究在前期研究的基础上，通过对比分析，探讨应用 ASiR 技术的儿童颈部 CT 扫描方案对降低辐射剂量，尤其是甲状腺区辐射剂量的价值。

第四节　数字减影血管造影成像技术研究进展

文选 345

【题目】 DSA 引导下的食管造影、腔内引流和内镜下金属夹 - 胸内食管胃吻合口瘘的复合处理（Digital subtraction angiography-guided esophagograpphy, intraluminal drainage, and endoscopic clipping-complex managements for intrathoracic esophagogastric anastomotic leak）

【来源】 Journal of Surgical Research，2016，204（1）：68-74.

【文摘】 胸内食管胃吻合口瘘是食管癌术后最致命的并发症之一。约 40% 的术后死亡与食管胃吻合口瘘相关。吻合口瘘的治疗具有挑战性，往往需要再次手术或植入支架管理。随着介入放射学和内镜治疗技术的发展，现已经实现了复合方法诊断和治疗吻合口瘘。对 2009 年 1 月至 2015 年 5 月实施了食管癌或食管贲门癌手术的患者进行研究，比较食管癌术后吻合口瘘的新复合处理和常规治疗的疗效。根据患者接受的不同管理方法将患者分为两组。其中 2009 年 1 月至 2011 年 11 月 39 例接受常规治疗（常规组），2011 年 4 月至 2015 年 5 月 28 例接受复合治疗（复合组）。一般临床资料及治疗效果包括确认时间（从临床体征出现吻合口瘘的确认时间）、恢复时间（进食时间）、严重并发症发生率和病死率，对两组进行比较。所有患者都进行了食管癌切除和食管胃吻合术。用一个圆形吻合器吻合。术中放置了鼻胃减压管、胸和纵隔引流管。Sweet 术中放置了空肠营养管，Ivor Lewis 食管切除术中进行空肠造口术。所有患者术后被转移到ICU，在住院期间进行相同的临床术后护理。所有患者均给予禁食、胃肠减压、肠外营养、抗酸剂及预防性抗生素。术后第3天通过鼻空肠管或空肠造口管开始肠内营养。术后第二次拍胸部X线片示肺再膨胀。如果没有发热、白细胞增多、肺不张、化脓或不透明的胸腔积液，胸腔引流管可被取出。纵隔引流管直到进食前才能取出。所有患者在门诊随访了至少6个月。用来证实吻合口瘘的方法如下：①口服亚甲蓝，观察着色的引流液。②X线对比研究。③内镜检查。④DSA下进行食管钡剂造影。结果显示：复合组术前诊断、手术入路及病理结果与常规组比较无统计学差异。在所有的情况下，切除缘无癌。常规组痊愈28例，死亡11例。19例患者接受非手术治疗，20例行金属支架治疗。24例患者出现严重的并发症，包括4例食管支气管瘘，3例主动脉食管瘘，13例严重感染和呼吸衰竭，8例多器官衰竭（MOF）。3例死于主动脉食管瘘，8例由于食管支气管瘘、重症肺炎和呼吸衰竭死于MOF。复合组24例痊愈，4例死亡。本组患者中，22例腔内引流治疗，21例接受内镜治疗（5例患者接受至少2个治疗），3例接受植入金属支架。8例出现严重的并发症，包括1例支气管食管瘘，4例由于严重的肺炎并发呼吸衰竭及多脏器衰竭，2例由于肋间动脉出血和支架移位造成多器官衰竭，1例脑梗死。1例患者死于严重肺炎和呼吸衰竭，2例由于肋间动脉出血、支架移位死于MOF，1例死于脑梗死。与常规组比较，复合组的确认时间明显缩短（$P<0.01$），恢复时间明显缩短（$P<0.01$），严重并发症发生率也明显降低（$P<0.01$）。然而，总的死亡率无显著差异（$P>0.05$）。与Sweet手术相比，患者接受Ivor Lewis手术的瘘口比率显著增加（$P<0.01$）；然而，术后住院时间、严重并发症发生率或病死率无明显差异（分别$P>0.05$）。常规组中36例患者随访，复合组23例患者随访，无一例出现吻合口瘘复发。

【评述】 胸内食管胃吻合口瘘是术后最严重的并发症之一。一旦确诊，一些外科医师建议再次手术。然而，患者通常无法承受第二次打击。此外，由于炎症，缺陷难以修复。仅在危及生命的出血或大量的吻合口瘘的早期病例中，有必要再次手术。近年来，非手术疗法已成为"中流砥柱"。除了定期的支持和对症治疗，在急性期足够的引流是最主要的方法。早期诊断是治疗成功的关键。当怀疑吻合口瘘时，DSA引导下钡剂应立即执行。这一过程中，一旦吻合口瘘被证实，管腔内应放置引流管。食管X线片有助于早期诊断和缩短治疗过程。

在中国，Sweet食管切除术广泛应用单一左胸切口的技术，其术后并发症较少。在本研究中，与Ivor Lewis术相比，Sweet的泄露发生率较低，然而，两种方法的结果并没有显著的差异。大多数文献报道的关于导致吻合口瘘的因素主要集中在胃的血液供应。治疗前的因素，如年龄、呼吸功能和糖尿病的存在，也可能是导致瘘口的病理机制。

近年来，基于各种支持治疗和充分引流，介入和内镜技术在诊断和治疗食管吻合口瘘中发挥着越来越重要的作用。然而，本研究具有非随机性和回顾性，患者也不是同一时期患者。因此，许多其他因素有可能会影响研究结果。应进行其他的研究，以评估该方法的有效性。

文选346

【题目】 对于颈动脉及脑血管疾病的图像质量评估：减影血管造影与常规血管造影的比较研究（Evaluation of image quality in carotid and cerebrovascular disease: a comparative study between subtraction and routine computed tomography angiography)

【来源】 Echocardiography, 2016, 33 (11): 1735-1740.

【文摘】 无创性的颈动脉及颅内动脉多排CT血管造影技术对于颅颈动脉的探测和量化展现了一个非常好的结果。然而,常规CT造影技术的一个显而易见的缺点是对于邻近颅底或有钙化斑块的血管的显示可能会模糊。其应用于海绵窦或颈内动脉产生的颅底动脉瘤可能因颅骨的掩盖,而显示不清(骨伪影),并且对于邻近颅底部的颈内动脉瘤狭窄的评估效果也差。为了克服这一问题,减影CT血管造影(SCTA)是一个新的研究方向。尽管有许多有减影CT血管造影用于颅内动脉瘤检测成像的研究。但对颅颈动脉成像进行精确性评估的调查研究较少。本研究对2013年12月至2014年12月入院治疗的56例患者进行了常规CT造影(RCTA)和SCTA检查。这些患者中,有11例患有颅内动脉瘤,36例有卒中症状,2例怀疑有血栓。2例颅外动脉畸形患者进行了术前检查,5例进行了术后检查(3例进行了外科动脉瘤夹闭术,2例进行了颅内外搭桥,1例进行了垂体瘤切除术)。56例患者中有18例进行了DSA检查,3周后又进行了SCTA和RCTA检查。所有的患者进行了128排CT的CTA检查。对比剂注射采用双动力注射头。平均注射量为180 ml,流速为4～5 ml/s,并且同时注射生理盐水(40 ml)。结果显示,使用SCTA产生的图像明显减少了图像阅读专家的判读时间,判读从原来的11.09分钟,到现在的6.63分钟($P<0.01$)。CTA的平均有效剂量为5.47 mSv,但在本研究中,减影CTA的平均有效剂量增加到了7.07 mSv。15位患者(27%)的容积数据图像质量被评估为极佳。26位患者(46%)的影像评估为图像质量优。图像质量被评为中等的有26位患者(13%)。有2例(4%)患者的图像质量极差,甚至不可以进行图像诊断。大体上SCTA的平均分值高于CTA(SCTA 5.24,CTA 3.24),尤其是对于颈内动脉虹吸段、大脑静脉及高密度病变,如钙化或内置金属等图像质量的区别尤为大。SCTA对于颅内动脉瘤的阳性预测值和阴性预测值为83%(10/12)和83%(5/6),对于颅内外动脉狭窄的阳性预测值和阴性预测值为93%(13/14)和100%(4/4)。SCTA对动脉瘤评价为优良的阳性预测值和阴性预测值为88%(30/34)和99%(324/326),对于颈内外血管狭窄评价为优良的阳性预测值和阴性预测值为94%(65/69)和98%(304/309)。

【评述】 为了获得更好质量的DSA图像,需要重点考虑3个因素。其一,避免在采集图像的全程时间段内产生运动伪影;采用所有可能的措施减少患者的运动。对于DSA成像技术,要么使用立体定向框架,要么使用无创性的固定设备来减少运动伪影的产生。在数据采集过程中使用标准的头托,患者的运动就不会影响数据采集和图像显示。其二,图像匹配及其重要。为了减少扫描延迟时间,在获取未增强(平扫)的扫描图像之前,采用时间循环的措施。选取适当的扫描延迟时间,增强扫描在平扫结束后马上进行扫描。另一个需要考虑的技术要点是平扫与增强扫描两者之间扫描床和球管旋转的同步。最后,降低图像噪声也是非常关键的。综上,SCTA的应用能够明显减少诊断的时间,提高邻近颅底部分的血管诊断的准确度。

文选347

【题目】 CT血管造影与数字减影血管造影对低级别动脉瘤性蛛网膜下腔出血的手术治疗的多中心临床分析(A multicenter analysis of computed tomography angiography alone versus digital subtraction angiography for the surgical treatment of poor-grade aneurysmal subarachnoid hemorrhage)

【来源】 World Neurosurgery, 2016, 91: 106-111.

【文摘】 低级别动脉瘤性蛛网膜下腔出血（aSAH）与高病死率有关。传统上，数字减影血管造影（DSA）是诊断动脉瘤破裂导致蛛网膜下腔出血的金标准。在过去的2年里，许多研究评估了CT血管造影（CTA）检测颅内动脉瘤的敏感性和特异性。CTA具有创伤性小、成本低、耗时短等优点，能够提供足够的信息显示破裂动脉瘤的结构，是蛛网膜下腔出血患者的主要检查手段。本研究对2010年10月至2012年3月包括10个中心共144例低级别动脉瘤导致蛛网膜下腔出血患者进行研究。CTA图像由一台16层螺旋CT扫描仪或一台64层螺旋CT扫描仪进行扫描获得。16层螺旋CT扫描仪的扫描层厚为1.25 mm，重建间隔为0.625 mm；64层螺旋CT扫描仪的扫描层厚为0.625 mm，重建间隔为0.625 mm。主要观察指标为术后主要并发症，包括动脉瘤出血、脑梗死、症状性血管痉挛、脑积水和脑膜炎等。次要观察指标包括出院时的临床结果和最后的随访结果。116例患者中，67例（57.8%）为女性，平均年龄为（55.7±11.4）岁（22～75岁）；65例（56%）在手术时WFNS分级为Ⅳ级，51例（44%）WFNS分级为Ⅴ级，破裂动脉瘤的平均大小（6.1±3.7）mm（1.3～20.0 mm）。共有42例（36.2%）患者在术前仅接受CTA；74例（63.8%）患者在术前接受DSA，其中12例同时接受CTA和DSA，62例仅接受DSA。所有在手术过程中被发现的破裂动脉瘤，均行手术夹闭治疗成功。12例既接受CTA又接受DSA检查的患者中，9例为女性（75%），平均年龄为（57.2±9.9）岁（40～75岁）。破裂动脉瘤的平均大小为（4.8±2.8）mm（2.0～12.0 mm），破裂动脉瘤<5 mm为较小破裂动脉瘤。CTA组（19%）有8例<5 mm的动脉瘤患者，DSA检查的有6例（50%）的动脉瘤<5 mm的患者（$P=0.031$）。CTA组4例（9.5%）多发动脉瘤，同时接受CTA和DSA组8个（66.7%）多发动脉瘤（$P<0.001$）。

【评述】 研究表明：CTA可以安全、有效地用于手术治疗低级别的aSAH。现代显微外科技术与现代神经外科麻醉可能提高低级别动脉瘤破裂夹闭术的安全性；然而，有可能存在手术选择偏倚的可能性。CTA可单独用于大多数需要手术治疗的患者，但在较小破裂动脉瘤和多发动脉瘤中可加用DSA。此外，症状性血管痉挛仅在CTA组出现，其风险趋势更大。这是因为经历了CTA的患者更容易发生脑室内出血。脑室内出血可能会导致较高的症状性血管痉挛发生率。

文选 348

【题目】 血管造影中血管的测量：血管尺寸测量的评价（Measurement in the angiography suite: evalation of vessel sizing techniques）

【来源】 J NeuroIntervent Surg, 2016, 8 (9): 965-968.

【文摘】 随着神经介入学的快速发展，颅内支架和流量分流器（flow divider，FD）越来越多地用于治疗不同类型的脑血管疾病。血管腔尺寸及大小的测量非常重要。如果选择的支架或FD与载瘤动脉大小比例不匹配，可能会导致支架或FD的迁移或损伤血管壁，导致血栓形成；或血管内皮增生、支架内在狭窄。由于这些原因，支架和载瘤动脉的测量是至关重要的。本研究应用内径为2 mm、3 mm、4 mm、5 mm的4个塑料管模拟颅内动脉［大脑中动脉（MCA）、双侧颈内动脉（ICA）、基底动脉（BA）］并应用DSA软件（2D及3D）测量这些血管的大小及内外径尺寸。每个模拟动脉上选择

3个测量位置。使用DSA软件测量模拟动脉有3种方法：手动测量线图；手动测量重叠网格；自动测量。将测量结果与模拟动脉的真实大小及尺寸相比较。结果显示：组内大多数的测量方法显示了良好的重现性。然而，当使用DynaCT手工测量，重复性差，为1（α=0.514）和2（α=0.525）。在使用2D手动测量方法时（α=0.520和0.591）组内之间评分为3，重复性最差。对于其他的测量方法，较好地实现了组内的一致性。结果显示使用自动测量方法得到的数据比相应的手动测量方法要好。

【评述】 对于测量颅内血管的内外直径及大小尺寸，理想测量方法的特征为较好的内部重建性和良好的内部一致性。研究表面，DynaCT测量的重建性和一致性最差。这是因为球管有相对的厚壁，很难调整窗位来确定管壁下的血管腔。然而，人类真正的脑血管壁较薄，比测量的管道更容易鉴别。因此，血管尺寸测量的影响较小。此外，手动测量的固有误差是由于无法准确地被不同的用户在不同的血管分段上标记相同的血管边界所造成的。因此，自动测量是临床的首选。

文选349

【题目】 联合使用Onyx及弹簧圈并应用动脉球囊辅助栓塞治疗外伤性颈动脉海绵窦瘘：16个病例中17个瘘口的报道（Combined use of Onyx and coils for transarterial bollon-assisted embolization of traumatic carotid-caverous fistulas: a report of 16 cases with 17 fistulas）

【来源】 J NeuroIntervent Surg，2016，8：1264-1267.

【文摘】 颈动脉海绵窦瘘（cartid-cavernous fistulass，CCFs）在颈内动脉（internal carotis artery，ICA）和海绵窦之间直接连接动静脉。血管内闭塞瘘口是目前CCFs的常规治疗方法，且不同的闭塞方式有不同的结果。最近，弹簧圈和液体栓塞剂如乙烯-乙烯醇已越来越多地被用于临床治疗。然而，线圈和Onyx的组合使用（称为"钢筋混凝土"的治疗方式）却很少被报道，并且案例的数量是非常有限的。本研究对2009年4月至2014年7月16例创伤性CCFs患者使用弹簧圈和Onyx的组合治疗模式进行了报道。治疗程序如下：在气管插管全身麻醉和全身肝素化的条件下，将一个可拆卸的非顺应性球囊（8例使用Hyperglide球囊，4 mm×20 mm；8例使用Scepter C球囊）放置在ICA和瘘口的左侧。然后使用微导管将一根约0.014英寸的微导丝穿入到海绵窦瘘点。通过微导管注射小心注射Onyx18。在注入弹簧圈和Onyx时，气囊完全充气。通过控制注射速度，Onyx18被扩散在内部和周围的线圈支架。为了尽量减少栓塞事件的风险，注意下面事项：①注射Onyx不超过3分钟。②Onyx凝固2分钟。③气囊紧缩2分钟。结果显示：所有病例在治疗后搏动性耳鸣会立即消失，眼的症状和神经功能的缺损在2个月内会逐渐消失。13例患者术后进行常规CT和MRI扫描，扫描结果显示无缺血现象发生。在双侧瘘患者中，进行左侧颈动脉海绵窦瘘栓塞，基底节区轻微出血。然而，患者没有与出血相关的症状。1个月后右侧的颈动脉海绵窦瘘使用同样的方法顺利地闭塞。6例患者进行了3个月的随访，10例进行了6个月的随访，DSA显示瘘口闭塞稳固和ICA通畅稳固。在4个月到5年的随访期间（平均32.6个月），没有发现严重的颅内神经改变。

【评述】 颈动脉血管瘤是一种顽固性的血管病。在过去的几十年里，用可脱性球囊进行颈动脉海绵窦瘘栓塞，这是一个相对简单和经济的方法，并已成为许多国家和地区的标准治疗方式。然而，这种治疗方法的并发症较多。随着新的栓塞材料的出现，如弹簧圈、液体栓塞剂和支架，在保持 ICA 通畅的同时也提高了瘘口的闭塞。液体栓塞剂 Onyx 已被证实在治疗动静脉畸形栓塞、硬脑膜动静脉瘘与其他血管疾病方面有特殊疗效。Yu 和 Huang 使用 Onyx 治疗外伤性颈动脉海绵窦瘘的 23 例患者均无明显的并发症。然而，Onyx 有反流到 ICA 的风险，并且 Onyx 在海绵窦瘘的过量栓塞中使这种治疗方法饱受争议。为了更好地使用好弹簧圈、和气囊，医者设计了一个"钢筋混凝土"的治疗方式。经临床验证，该技术是同行的，所有病例均被治愈，并且没有神经功能缺损。该方法的优点：① 2～3 匝弹簧圈就足以产生一个弹簧圈框架并可以紧贴在瘘口上，这样治疗成本低，且弹簧圈质量轻。②弹簧圈在很大程度上限制了 Onyx 的扩散，从而减少了 Onyx 的注射量。③更重要的是，Onyx 和弹簧圈的组合形成了一个具有强大栓塞功能的"钢筋混凝土"效果，使瘘口的栓塞最牢固。综上所述，Onyx 和弹簧圈的结合使颈动脉海绵窦瘘栓塞成本低、更有效。

文选 350

【题目】 320 排容积 CT 血管成像在颅内动脉瘤诊断中的准确性（Diagnosis and treatment of intracranial aneurysms with 320-Detector row volumetric computed tomography angiography）

【来源】 World Neurosurg, 2016, 91: 347-356.

【文摘】 颅内动脉瘤是一种高致残、致死率的脑血管疾病。因此，颅内动脉瘤的早期诊断非常重要。3D 数字减影血管造影目前仍为诊断颅内动脉瘤的"金标准"。然而，DSA 是一种有创检查。目前 CT 血管造影是一种最常用的诊断颅内动脉瘤的无创方法。但由于常规 CTA 不能减影，故对于靠近颅骨的颅内动脉瘤因颅骨的遮挡而常常漏诊。本研究应用 320 排 CT 扫描机对 462 例患者进行容积 CT 血管成像，并以 3D DSA 作为诊断标准。检查方法：首先进行头颅平扫，然后均行动态增强扫描。肘前静脉预先埋置 18G 静脉留置针，利用双筒高压注射器注射 50 ml 非离子型对比剂碘普罗胺（含碘 370 mg/ml），然后注射生理盐水 20 ml，整个操作过程中流率均为 5 ml/s。CT 扫描参数：转速 0.35 s/r，探测器的宽度为 320 mm×0.5 mm，矩阵 512×512，视野 180～240 mm，非增强扫描管电压和管电流分别为 120 kV 和 310 mA，增强扫描管电压和管电流分别为 80 kV 和 300 mA。所有患者均仰卧位，头部保持在中间位置，扫描范围从寰椎向上 16 cm。对比剂注射后 5 秒开始第 1 次扫描，获得的图像用于颅骨的减影，动态增强开始扫描时间为对比剂注射后 128 秒，其后每隔 2 秒扫描 1 次，共扫描 9 次。462 例患者中，发现有颅内动脉瘤者共 313 例：有 1 个颅内动脉瘤者 262 例，其中 2 例合并有脑动静脉畸形，4 例合并有烟雾病；有 2 个颅内动脉瘤者 38 例；有 2 个以上颅内动脉瘤者 13 例。囊状动脉瘤 281 个，其中 2 例动脉瘤壁有钙化；梭形动脉瘤 11 个，不规则形动脉瘤 89 个。颅内动脉瘤最常见的位置为前交通动脉（27.3%，104/381），其次是后交通动脉（23.6%，90/381）。颅内动脉瘤最大径<3 mm 72 个，3～8 mm 251 个，>8 mm 58 个。149 例未见颅内动脉瘤，其中脑动静脉畸形 24 例，烟雾病 11 例，其余 114 例无阳性发现。2 位图像观察者通过非减影 VCTA 共发现了 372 个颅内动脉瘤，最初漏诊 10 个颅内动脉瘤。这 10 个颅内动脉瘤对于非减影 VCTA 为假阴性，漏诊的原因主要是颅骨的遮挡，其次是动脉瘤较小。当进行图像回顾分析时，其中 7 个颅内动脉瘤可清晰显示，其余 3 个仍不能明确诊断。有 1 个经非减影 VCTA 诊断的颅内动脉瘤，经 3D-DSA 确诊并非动脉瘤，而是左侧后交通动脉。该动脉瘤对于非减影 VCTA 考虑为假阳性。统计结果显示，非减影 VCTA 诊断最大径＞8 mm 的颅内动脉瘤的敏感性、特异性和准确性分别为 100%（97.5% *CI*：93.8%～100%）、100%（97.5% *CI*：97.6%～100%）和 100%（97.5% *CI*：98.2%～100%），其阳性和阴性预测值分别是 100% 和 100%；诊断最大径为 3～8 mm 的颅内动脉瘤的敏感性、特异性和准确性分别为 98.4%（95% *CI*：96.0%～99.6%）、100%（97.5% *CI*：97.6%～100%）和 99.0%（95% *CI*：97.5%～99.7%），其阳性和阴性预测值分别是 100% 和 97.4%；诊断最大径＜3 mm 的颅内动脉瘤的敏感性、特异性和准确性分别是 91.7%（95% *CI*：82.7%～96.9%）、99.3%（95% *CI*：96.3%～100%）和 96.8%（95% *CI*：93.6%～98.7%），其阳性和阴性预测值分别是 98.5% 和 96.1%。2 位图像观察者的评价结果一致。非减影 VCTA 和 3D-DSA 诊断颅内动脉瘤的统计结果间的差异有统计学意义（*P*=0.01）。另外 2 位图像观察者通过减影 VCTA 共发现了 380 个颅内动脉瘤，漏诊 2 个颅内动脉瘤，这 2 个颅内动脉瘤对于减影 VCTA 为假阴性，漏诊的原因是动脉瘤较小。进行图像回顾分析仍不能明确诊断。统计结果表明，减影 VCTA 诊断最大径＞8 mm 的颅内动脉瘤的敏感性、特异性和准确性分别为 100%（97.5% *CI*：93.8%～100%）、100%（97.5% *CI*：97.6%～100%）和 100%（97.5% *CI*：98.2%～100%），其阳性和阴性预测值分别为 100% 和 100%；诊断最大径为 3～8 mm 的颅内动脉瘤的敏感性、特异性和准确性分别为 100%（97.5% *CI*：98.5%～100%）、100%（97.5% *CI*：97.6%～100%）和 100%（97.5% *CI*：99.2%～100%），其阳性和阴性预测值分别为 100% 和 100%；诊断最大径＜3 mm 的颅内动脉瘤的敏感性、特异性和准确性分别为 97.2%（95% *CI*：90.3%～99.7%）、99.3%（95% *CI*：96.3%～100%）和 98.6%（95% *CI*：96.1%～99.7%），其阳性和阴性预测值分别为 98.6% 和 98.7%。

【评述】 自发性 SAH 是比较常见的脑血管意外，其中 80% 的原因为颅内动脉瘤破裂。12% 的破裂颅内动脉瘤患者入院前即已死亡，患者住院期间如再次出现颅内动脉瘤破裂，其病死率极高。另外，即使颅内动脉瘤被成功治愈，仍有 1/3 的患者会遗留神经功能障碍，因此，迅速而准确地诊断颅内动脉瘤成为关键。320 排 VCTA 诊断颅内动脉瘤总的敏感性、特异性、阳性和阴性预测值均为 100%。有学者认为，对于大部分未破裂颅内动脉瘤的治疗，仅根据 320 排 VCTA 提供的颅内动脉瘤图像即可为临床医师提供足够的术前治疗信息，特别对于准备行外科夹闭的患者，可以避免行 DSA 检查。

文选 351

【题目】 低管电压及低对比剂剂量脑动脉 CTA 在检测颅内动脉瘤中的应用（Cerebral CTA with low tube voltage and low contrast material volume for detection of intracranial aneurysms）

【来源】 AJNR Am J Neuroradiol, 2016, 37（10）：1774-1780.

【文摘】 85% 蛛网膜下腔出血是由于颅内动脉瘤破裂引起的，这种出血的病死率很高，尤其是年轻人。DSA 是目前诊断和评估颅内动脉瘤的"金标准"。但 DSA 有一些固有的缺陷，这项技术对患者具有侵入性，检查时间长，而且价格相对昂贵。此外，患者进行 DSA 检查时辐射剂量较高，有 0.12% 的患者会造成永久性的神经并发症。多排螺旋 CT 血管造影一直是评价颅内动脉瘤主要的成像技术，特别是对于蛛网膜下腔出血患者至关重要，这是因为其广泛的可用性，检查时间短及较高的诊断准确性。然而过高的电离辐射和碘对比剂引起的对比剂肾病是 CT 血管造影的固有缺点。本研究将 204 例患者分成 A 组和 B 组，对这些患者进行脑动脉 DSA 和 CTA 检查，并将 DSA 图像作为标准。进行 CTA 检查时，A 组患者使用的管电压为 80 kV，对比剂总量为 30 ml，B 组患者的使用的管电压为 120 kV，对比剂总量为 60 ml。两组患者共有的扫描参数：230 mA，球管旋转时间 0.33 秒，螺距 1.5。图像重建采用层厚 0.75 mm 和间隔为 0.5 mm 的图像进行重建。扫描采用跟踪触发技术，当感兴趣区的 CT 值到 100 Hu 时，延时 2 秒进行扫描。结果显示：A 组患者颅内动脉的 X 线光子衰减高于 B 组，A 组患者颅内血管的 SNR 及 CNR 低于 B 组，A 组患者图像的噪声值高于 B 组。A 组中图像质量评分值>3 分的共 100 例（98%），B 组中图像质量评分值>3 分的共 99 例（97%），两组无统计学差异（$\chi^2=0.21$，$P=0.65$）。204 例患者中，经 3D-DSA 检查发现 121 例患者有 157 个动脉瘤，83 例患者没有动脉瘤。121 例患者中，99 例患者有 1 个动脉瘤，22 例患者有多个动脉瘤。经 CTA 检测到 118 例患者共 143 个动脉瘤。对照 3D-DSA 检测结果，漏诊 14 个动脉瘤，6 个动脉瘤为假阳性。A 组使用 CT 血管造影检测动脉瘤的敏感性和特异性平均分别为 96.8% 和 97.5%。B 组的敏感性和特异性分别为 98.3% 和 97.7%。A 组的 $CTDI_{vol}$、DLP 及 ED 分别为（7.0±0.4）mGy、（136.7±8.8）mGy·cm、（0.3±0.0）mSv。B 组的 $CTDI_{vol}$、DLP 及 ED 分别为（25.9±2.0）mGy、（507±44.7）mGy·cm、（1.1±0.1）mSv。A 组的 $CTDI_{vol}$、DLP 及 ED 较 B 组分别减少 73.0%、73.0% 和 72.7%。

【评述】 多排 CT 血管造影由于其高的诊断准确性和清晰的图像质量而在临床广泛应用。但其过高的辐射剂量和对比剂引起的对比剂肾病也受到人们的广泛关注。应用低管电压（80 kV）联合低剂量对比剂和高管电压（120 kV）联合常规剂量对比剂产生的脑动脉 CTA 图像质量没有明显差异，但是两者的辐射剂量却有明显差异。而且应用低管电压进行颅内 CTA 检查对直径<3 mm 的动脉瘤的检测能力高于高管电压。低管电压对直径<3 mm 动脉瘤的敏感性和特异性分别为 75% 和 100%。

文选 352

【题目】 子宫动脉栓塞在治疗子宫内膜异位症的治疗效果研究：252 例长期随访病例（Outcomes in adenomyosis treated with uterine artery embolization are associated with lesion vascularity: a long-term follow-up study of 252 cases）

【来源】 PLoS One, 2016, 11（11）: e0165610.

【文摘】 子宫内膜异位症是指内膜细胞种植在不正常的位置而形成的一种女性常见妇科疾病，主要发生在 30～50 岁的女性。子宫内膜异位症的主要症状包括痛经、月经过多、不孕、子宫增大。子宫内膜异位症的报道发病率各不相同，为 5%～70%。临床有多种治疗子宫内膜异位症的方法，包括手术、非手术治疗、激素治疗和介入放射学或微创治疗。子宫动脉栓塞（uterine artery embolization，UAE）是一种新的治疗方法，是从 21 世纪初发展起来的。此方法是治疗子宫内膜异位症的有效方法，尤其是在常规药物治疗无效和患者希望保留子宫情况下的最佳选择。本研究回顾性对 1999 年 6 月至 2008 年 8 月 252 例患者应用数字减影血管造影进行子宫动脉栓塞并进行了长期随访，旨在确定子宫内膜异位症的血管特性与短期和长期栓塞的效果。所有的子宫动脉栓塞在数字减影血管造影（DSA）引导下进行。将 5.0F RHR 导管放置在右髂内动脉，并使用一个 3F 微导管到远端子宫动脉。然后注射碘普罗胺（含碘 370 mg/ml）进行子宫动脉造影，获得子宫动脉 DSA 图像。使用直径为 355～500 μm、500～710 μm 聚乙烯醇粒子与 40 ml 的 1∶1 盐水 / 对比剂混合液获得子宫血管造影图像并同时栓塞子宫动脉。然后使用明胶海绵栓塞脱脂棉再次进行子宫动脉栓塞。直到完全将子宫动脉栓塞。264 例子宫内膜异位症患者有 12 例因为痛经和（或）月经过多没有进行子宫动脉栓塞。4 例栓塞失败，7 例在栓塞后确诊卵巢衰竭，1 例在栓塞 1 天后死于肺栓塞。其余 252 例患者完成了 12 个月的随访，195 例（77.4%）患者完成了 5 年随访。57 例失访，45 例拒绝继续或失去了联系，9 例由于宫颈癌等其他疾病进行了子宫切除，3 例由于其他原因死亡。在 252 例患者完成了 12 个月的随访中，196 例痛经患者中的 145 例患者（74.0%）的痛经症状得到改善；227 例月经过多患者中的 167 例患者（70.9%）的症状得到改善；252 例患者中的 108 例患者（42.9%）在 1 年的随访中至少有 1 个症状复发。195 例患者完成了 5 年随访。152 例痛经患者中的 107 例（70.4%）经过子宫动脉栓塞后症状得到明显好转。170 例月经过多患者中的 117 患者（68.8%）的症状得到明显改善。195 名患者中的 92 例患者（47.2%）在随访中至少有 1 个症状复发。

【评述】 研究表明，子宫动脉栓塞对治疗子宫内膜异位症具有明显的短期和长期疗效。子宫内膜异位症患者的痛经和月经过多，都得到明显改善。对于痛经和月经过多，患者短期的有效率分别为 70.9% 和 74.0%，患者的长期有效率分别为 70.4% 和 68.8%。因此，这对于希望保留子宫的女性具有重要的意义。尽管子宫动脉栓塞对子宫内膜异位的短期和长期治疗具有明显的优势，但其不容忽视的一个缺陷是复发。研究显示，短期复发率为 42.9%（252 例患者的 108 例），长期复发率为 47.2%（195 例患者的 92 例）。有以下几个因素导致较高的复发率：①大部分的患者进行子宫动脉栓塞前已经进行其他治疗并出现耐药性。因此，这些患者可能代表一个"难治性"子宫内膜异位。② 60% 左右患者的血管对子宫动脉栓塞治疗相对不敏感。因此，需要在进行子宫动脉栓塞前预先确定子宫内膜异位的病变程度，同时提高栓塞的方法以期达到一个更高的成功率和降低复发率。

文选 353

【题目】 微小动静脉畸形导致颅内出血（Dormant micro arteriovenous malformations lead to recurrent cerebral haemorrhage）

【来源】 Springerplus, 2016, 5（1）: 1054.

【文摘】 颅内动静脉畸形是导致儿童和青壮年颅内出血的主要原因之一。每年有 1.40%～4.67% 动静脉畸形患者由于颅内出血而死亡。本文报道了 1 例 21 岁男性患者因头痛而就诊，确诊为动静脉畸形。患者经过脑室引流和血肿清除恢复了意识。患者在出血 1 周后应用数字减影血管造影（DSA）进行血管造影以寻找出血原因，但是没有阳性发现。1 个月后应用微导管进行 DSA 检查，并应用超选择技术将微导管放置到脉络丛后动脉，但是仍然没有发现脑血管异常。患者由于没有发现任何神经系统的异常于 1 个月后出院。2015 年该患者再次因胼胝体根部出血而入院治疗，同时伴有头痛、意识丧失、肢体麻痹等症状。脑血管造影依然没有阳性发现。3 个月后该患者脑出血吸收并再次进行 DSA 脑血管造影检查，发现微小的脑动静脉畸形并伴有 2 个不相连病灶，其中一个病灶由左侧胼缘动脉供血，另外一个病灶有左侧脉络丛动脉的分支供血。2 个病灶同时将血液排向相同的静脉，然后到背侧丘脑静脉，最后到颅内大静脉。用 0.5 ml Onyx 栓塞该病灶的供血动脉后，患者痊愈出院。

【评述】 微小动静脉畸形很难被发现，如果青壮年出现反复脑出血等症状，应考虑微小动静脉畸形的可能，并应用微导管进行超选择血管 DSA 造影，可以早期发现微小动静脉畸形。

文选 354

【题目】 颅内脑动脉狭窄数目与严重脑卒中的关系（The number of stenotic intracranial arteries is independently associated with ischemic stroke severity）

【来源】 PLoS One，2016，11（9）：e0163356.

【文摘】 缺血性卒中在所有卒中患者中占 80% 左右。卒中的最初症状的严重程度可以预测患者对治疗的反应和预后。因此，调查与缺血性卒中的相关因素是十分重要的。目前，已经报道几个相关因素，其中包括脑动脉的狭窄程度。本研究假设脑动脉狭窄数目与严重脑卒中存在相关性，并对其相关性进行研究。选取 2012 年 12 月至 2013 年 12 月 83 例严重脑卒中患者进行 DSA 脑血管造影，并对其中 4 个脑动脉（双侧的颈内动脉和椎动脉）进行评分，评分选用国家卫生部卒中量表作为标准。当上述动脉的狭窄程度超过 20% 时则诊断为脑动脉狭窄。结果显示：在所有患者中，47 例患者（56.6%）有单侧狭窄，21 例患者（25.3%）有双侧狭窄，15 例患者（18.1%）有多个狭窄。在 15 例多动脉狭窄患者中有 11 例患者（13.2%）有 3 个动脉狭窄，4 例患者（4.8%）有 4 个动脉狭窄。

【评述】 脑动脉狭窄的数量与脑卒中之间的关系是一个新的研究课题，从本研究结果可以看出脑动脉狭窄数目与脑卒中的严重程度密切相关。这种相关性具有统计学意义。因此，脑动脉狭窄数目是一种与缺血性卒中的严重程度有关的新型独立因子。脑动脉的狭窄程度和数目与脑卒中是两个不相关的独立因素。

文选 355

【题目】 3D-DSA 在颅内动脉瘤诊疗中的应用价值

【来源】 中国基层医药，2016，23（6）：1528-1534.

【文摘】 近年来，不断有新技术如 CTA、MRA 等应用于颅内动脉瘤的诊断，但 DSA 仍是目前公认的诊断颅内动脉瘤的"金标准"。由于颅内血管解剖结构复杂及投照角度选择困难等原因，常规 DSA 所提供影像信息不能满足动脉瘤诊疗的需要。在这种背景下，3D-DSA 技术应运而生，它可以从多方位、多角度观察动脉瘤，为动脉瘤的诊断和治疗提供可靠的影像信息。3D-DSA 是 X 线系统在曝光的同时，C 形臂在绕受检者身体旋转的过程中存储一系列蒙片，待注入造影剂时机架再次旋转采集图像并以相应的蒙片做减影处理，从而得到一系列连续的减影图像。旋转采集完毕后，将图像传送至 3D 图像处理工作站，再选择表面遮盖显示（SSD）、最大密度投射（MIP）、容积再现（RA）等不同的模式进行三维血管重建。SSD 可形象清晰地显示动脉瘤的形态；MIP 对瘤颈显示较好，尤其为血管重叠较多时优于 SSD；VR 可以移动、旋转、放大，还可以切除图像中不需要的结构及边缘锐化等相应的处理，清楚显示所有血管及动脉瘤的形态大小。本研究对 21 例自发性蛛网膜下腔出血患者（男性 12 例，女性 9 例）进行常规 DSA 和 3D-DSA 检查，造影过程如下：首先行双侧颈内动脉和椎-基底动脉常规正、侧位造影。之后对目标颈内动脉和椎动脉行旋转 3D 扫描，颈内动脉以 3 ml/s 的速度，注射时间 5 秒，共注射 15 ml 碘海醇；椎动脉以 2 ml/s 的速度，共注射 10 ml 碘海醇；注射延时预设为 1 秒，注射压力为 150 PSI，以 42 cm 的视野、30 帧/s 速度采集图像。旋转 3D 采集完成后，序列图像将自动传到 3D 工作站进行三维血管重建，并选择 MIP、SSD、VR 等常用的模式，以最佳的角度观察动脉瘤。并请 2 位有经验的神经外科医师和 1 位介入影像科医师共同对患者图像进行诊断，3 位医师的结论一致视为明确诊断，并根据诊断结果和病情确定治疗方案。21 例自发性蛛网膜下腔出血的患者中，行常规 DSA 检出动脉瘤的患者 18 例，行 3D-DSA 图像重建后检出动脉瘤的患者 21 例。其中 9 例行介入栓塞，8 例行开颅夹闭，手术效果均满意，术后患者恢复自理能力，4 例患者采取保守治疗，康复出院 3 例，死亡 1 例，总体治疗效果满意。

【评述】 3D-DSA 的空间分辨率极高，其图像质量明显优于传统的正侧位 DSA。它能显示颅内动脉瘤全貌及内部结构，提高动脉瘤的检出率。3D 处理后的影像能够清晰地显示动脉瘤的立体形态、生长方向、瘤体大小、瘤颈宽窄、载瘤动脉及动脉瘤与邻近血管的关系，尤其是对动脉瘤的穿支动脉情况及假性动脉瘤的判定，为动脉瘤治疗方案的选择提供宝贵的依据。由于 3D-DSA 的射线照射发生在旋转过程，辐射剂量不是集中的而是分散的，降低了成像过程中的辐射肯定效应，从而降低了曝光剂量。

但 3D-DSA 也有一些缺点。由于 3D 旋转采集时间较长，患者一些不自主活动如吞咽动作，或因注射造影剂引起的躁动，可导致重建图像模糊。避免与弥补的方法有：与患者沟通争取配合、头部及躯干的固定、麻醉及图像后处理等。因旋转 DSA 不能做头足位，侧斜位旋转将常规 DSA 和旋转 DSA 结合，便可优势互补获得高质量的 DSA 图像。

文选 356

【题目】 3 种影像学检查方法诊断急性肺栓塞的比较分析
【来源】 西南国防医药，2016，26（7）：798-800.
【文摘】 急性肺栓塞是由于肺动脉及其分支存在血栓等阻塞性物质引起血管阻塞，从而导致肺组织发生缺血、缺氧及坏死。手术、恶性肿瘤及创伤等都能并发急性肺栓塞。发病后临床表现为突发气促、咯血、胸痛等。虽然此病临床症状较为明显，但却与心力衰竭、肺部感染等病存在很多相似的临床表现，给此病的早期确诊带来很大困难，影响此病的及时治疗。因此，亟需寻求能够快速确诊此病的检查手段以提高疗效。本研究对 2012 年 5 月至 2015 年 5 月收治 52 例急性肺栓塞患者的 CTPA、X 线片及 DSA 检查资料进行了回顾性分析研究。结果显示：普通 X 线片诊断结果肺野透亮度增加阳性率为 78.85%，片状实变影 44.23%，胸腔积液 67.31%，横膈抬高 57.69%。CTPA 诊断结果，本组 52 例中，共检测出 146 处病变肺动脉，其中中间段左肺动脉未检测出发生病变，左下叶肺动脉发生病变率为 14.38%，左中叶肺动脉 0.68%，左上叶肺动脉为 11.64%，左主肺动脉为 3.42%。DSA 诊断结果肺动脉血流发生消失或者减少者 30 例。肺动脉充盈缺损者 35 例，肺动脉阻塞及狭窄者 17 例。

【评述】 急性肺栓塞发病较急，病死率也较高，因此，尽早进行此病的诊断并使肺动脉血流恢复正常。最大程度减轻缺血缺氧等病理变化对肺组织造成的损伤尤为关键，这也是患者预后得到有效改善的重要保障。但是，此病虽然临床症状与体征较为明显，却与心力衰竭、肺部感染等多种疾病存在相似的临床表现，给此病的早期确诊带来诸多困难，极易引起临床误诊，特别是基层医院，误诊率更高。以往检查时选择检查D-二聚体，却由于该指标特异性不强，无法作为该病有效的诊断依据。因此，影像学辅助检查目前仍是对急性肺栓塞进行诊断并予以明确的关键手段。本研究结果显示，肺部X线片虽然具有比较高的阳性率，但由于此病在X线片上没有特异性的特征，因此，多不能为此病的明确诊断提供参考依据。但是，肺部X线片具有简便快捷的优点，可为临床医师进行诊断时提供参考方向，为疾病的最终确诊提供有利线索，故肺部X线片可作为筛查急性肺栓塞的重要手段。CTPA检查可以为肺动脉血管状况的无创性评估提供可能。CTPA对肺栓塞的间接征象具有较高的临床价值，其检查的特异性普遍较高，但敏感性均略显不足。DSA已是目前心脑血管疾病的关键诊断手段，可清晰、单纯地显示血管图像，也是诊断急性肺栓塞的金标准，可为患者针对性溶栓、抗凝治疗计划的制定提供确定性的、关键的参考。在上述3种检查方法中，DSA诊断急性肺栓塞的特异性、敏感性、阴性预测值及阳性预测值均为最佳，证实了其在临床诊断中较高的价值。但是，DSA和CTPA这两种造影检查都可由造影剂的注入而对机体产生损害，故肺部X线片在临床疑似急性肺栓塞的诊断中，仍旧为首选筛查方法。

文选357

【题目】 CTA联合DSA对蛛网膜下腔出血的诊断分析

【来源】 中国实验诊断学，2016，20（3）：454-456.

【文摘】 蛛网膜下腔出血是神经外科的常见病，该病有50%～80%是由于颅内动脉瘤破裂出血造成的。研究显示，动脉瘤首次出血患者的病死率为40%，2次出血患者的病死率达到了60%。所以对于早期准确诊断同时及时制订有效的手术方案进行治疗具有极其重要意义。目前临床上对于动脉瘤的诊断主要靠CT血管造影（CTA）和数字减影血管造影（DSA）。一直以来，DSA都被看作是动脉瘤诊断的金标准，随着医学检查技术的不断进步，多层螺旋CT技术不断进步，CTA这一检查方法具有准确、无创、快速成像的优点，目前逐渐被作为动脉瘤诊断的首选检查。本研究对2012年1月至2014年1月收治的90例蛛网膜下腔出血患者进行CTA和DSA检查，并对其诊断结果进行研究。结果显示：90例患者中，6例患者CTA和DSA均未发现存在动脉瘤，因此未给予外科手术治疗。最终确诊动脉瘤患者82例，共治疗动脉瘤96个。比较两种检查方法，其中CTA确诊80例，动脉瘤检出94个，假阴性2例；DSA确诊76例，动脉瘤检出92个，其中假阳性2例，CTA结果为阴性，假阴性4例（其中2例为大脑交通动脉瘤，2例为大脑中动脉动脉瘤，以上4例患者均经过CTA检出后手术治疗证实）。综上，CTA和DSA对动脉瘤检出率比较差异无统计学意义。

【评述】 由动脉瘤破裂导致的蛛网膜下腔出血患者，早期进行准确诊断至关重要。近年来影像学技术与设备在不断地发展，CTA、MRA、DSA在脑动脉瘤术前诊断中具有至关重要的作用，并且得到了一定的发展。CTA技术作为一种快捷、简单、无创的检查方法，逐渐受到了临床上的重视。但CTA能否取代常规DSA检查，尚有争议。DSA一直是诊断动脉瘤的一项"金标准"。但其还是存在一定的缺陷，该方法操作复杂、创伤大、射线辐射大、对比剂用量多、价格高，同时有诱发再出血的风险，因此该方法的应用有一定的限制，尤其是对蛛网膜下腔出血急性期患者的诊断。CTA具有准确、快速、无创的特点，并且成像清晰，近年在临床上逐渐被广泛应用。所以目前大多数学者认为CTA已经代替DSA检查颅内动脉瘤。与DSA相比，CTA能得到脑血管三维影像，同时可以在后期处理过程中对图像旋转和切割处理。因此，CTA在显示血管空间关系及动脉瘤颈和载瘤动脉之间的关系、血管与颅底骨结构的关系、动脉瘤的外形和轮廓中，明显比DSA有优势。通过计算机对图像三维旋转观察，可以通过最佳视角对病变进行观察，对手术方案的设计具有重要的意义。在术前进行CTA图像的处理，可以对手术入路可呈现出来的血管构造进行模拟，有助于术中对动脉瘤及载瘤动脉的确认，并提高手术安全性。此外CTA操作简单，检查速度快，适合对病情危重的患者进行检查。CTA检查与DSA检查具有各自的优势，但CTA联合DSA检查能够互补各自信息，从而提高蛛网膜下腔出血的诊断准确率，更准确地描述疾病的特征，为临床上的进一步治疗提供了更直接的影像学依据。

文选358

【题目】 CT增强扫描和DSA检测原发性肝癌TACE术后肿瘤残留及新发病灶

【来源】 中国CT和MRI杂志，2016，14（9）：77-79.

【文摘】 原发性肝癌是临床较为常见的一种恶性肿瘤疾病，严重危害着人类的生命安全。目前，临床治疗原发性肝癌的非手术方式仍以经导管动脉灌注化疗栓塞术（TACE）为主，尤其是中晚期原发性肝癌，TACE的应用更为广泛。在TACE术后进行影像学复查，对于评估治疗效果具有重大意义。原发性肝癌TACE术后复查的首选方法是螺旋CT扫描，但在实践应用中常因多种因素干扰而发生漏诊，数字减影血管造影（DSA）是判定原发性肝癌TACE术后病灶残留与复发的"金标准"，但该检查会对患者机体造成一定的损伤。本研究对2014年10月至2015年10月收治的50例原发性肝癌患者进行CT增强扫描与DSA检查，并评价两种检查方法对检出原发性肝癌TACE术后肿瘤残留及新发病灶的效果。比较内容为CT增强扫描与DSA检查检出的肿瘤残留病灶、新发病灶数目，肿瘤病灶的影像学特征。结果显示：CT扫描显示原发性肝癌内的碘化油沉积分为缺损、密整、稀少3型。密整型29例，碘油沉积均匀，整个瘤体充满碘油，周边无低密度区；缺损型12例，瘤体内碘油沉积呈斑片或斑点状，部分瘤体内无碘油，边缘或内部有碘油缺损，且缺损区多位于边缘；稀少型9例，无碘油分布或碘油分布稀少，多数瘤体无碘油聚集。CT增强扫描显示病灶动脉期无明显强化，在50例患者中共检出12枚新发病灶。经DAS检查发现，CT扫描显示密整型的29例患者中，2例呈完全填充，在透视下可见明显的类圆形高密度影，其密度均匀、边界明确，在门静脉期、动脉期、延迟期，肿瘤均无染色，未发现异常的肿瘤滋养血管。27例可见边缘有缺损的类圆形病灶，密度不均，肿瘤染色明显，可见供血血管。肝外侧支供血20例，胃左动脉供血2例，右膈下动脉供血5例，胃十二指肠动脉供血2例，肠系膜上动脉供血7例。缺损型的12例患者中，透视下可见浅淡的、蜂窝状高密度影，血管迂曲，肿瘤在门静脉期呈浅淡染色，在动脉期无染色。稀少型的9例患者中，透视下肿瘤有较为淡薄的染色，说明肿瘤血供较少。DSA检查发现36例患者的栓塞灶周围有血管增多、增粗表现，检出 34 枚新发病灶。DSA 与 CT 扫描共同检出的新发病灶有 3 例，病灶直径均不足 2.5 cm。50 例患者经 CT 和 DSA 复查，显示 CT 扫描的肿瘤复发转移检出率为 28.0%，DSA 为 72.0%，CT 扫描的小病灶检出率为 24.0%，DSA 检查为 68.0%。DSA 的肿瘤复发转移检出率和小病灶检出率均明显高于 CT 扫查。

【评述】 对于原发性肝癌患者而言，早期行手术切除术是最为理想的治疗手段，但是多数患者在发现时已处于中、晚期，失去了手术治疗的最佳机会，调查显示原发性肝癌患者中能够行手术切除术的不足 35%，多数患者都只能采取非手术治疗方法。目前，介入治疗已被医学界认定为治疗不能行手术切除的中、晚期肝癌的有效手段，其中 TACE 是最为常用的一种介入治疗方法，实践应用显示 TACE 能够有效抑制肿瘤生长，延长患者的生存时间。在 TACE 术后行 CT 增强检查，能够通过显示肿瘤中碘油的分布情况来评估肿瘤的残留、复发状况。CT 增强扫描可通过 CT 值来判定肿瘤内的碘化油沉积量，CT 值越高说明碘化油沉积量越多，少数病灶在处于窄窗宽时亮度会明显增加，若改用宽窗观察则可见不均匀的碘化油沉积。CT 扫描还能够观察到内部坏死肿瘤逐渐缩小，进行增强扫描还可显示期周围组织及其内部的血流情况。根据碘化油沉积形态的不同，临床将其分为 3 种类型：密整型、缺损型、稀少型。其中密整型表示碘化油的沉积量最多，说明栓塞治疗的效果最好。对于这类患者在首次栓塞治疗后，再次行栓塞治疗，肿瘤会明显缩小，碘化油沉积量也会明显增加。缺损型和稀少型的碘化油沉积量相对较少，无须再行栓塞治疗，有必要尽快采取其他的治疗措施。原发性肝癌的瘤体血供主要源于肝动脉，行 TACE 能够阻断肝动脉血供，促使瘤体缺血、缺氧、坏死，从而达到抑制肿瘤生长的目的。碘化油是较为常用的栓塞剂，但其也容易长时间滞留在肿瘤组织的毛细血管与血管间隙中。通过 CT 检查，能够清楚地观察到碘化油沉积情况，这是 DSA 检查所不具有的功能。目前，CT 增强扫描已被公认为是临床评价 TACE 手术疗效的主要手段，通过 CT 扫描可观察到肿瘤病灶数量、形态的变化，碘化油分布，肿瘤转移等情况。DSA 虽然是判定原发性肝癌 TACE 术后病灶残留与复发的"金标准"，但由于其是一种有创检查手段，不仅会对患者的机体造成损伤，还需要较高的经济成本，所以难以将其作为常规的 TACE 术后随访手段。因此，原发性肝癌 TACE 术后行 CT 增强扫描能够较好地反映肿瘤内碘化油沉积情况，可作为检查肿瘤残留及新发病灶的首选方法，DSA 检查对肿瘤变化有较高的特异性和敏感性，两者联用能更好地显示肿瘤病灶，并为后期治疗提供一定的指导。

文选 359

【题目】 DSA 机引导下射频热凝术治疗老年原发性三叉神经痛的临床分析。

【来源】 临床和实验医学杂志，2016，15（5）：487-489.

【文摘】 原发性三叉神经痛（idiopathic trigerminal neuralgia，ITN）又称痛性痉挛，指面部三叉神经分布区域内的短暂性、阵发性剧烈疼痛。ITN 的病因不明，好发于老年人群，其诊断容易，但尚缺乏彻底的有效治疗方法。随着微创介入技术的发展，DSA 引导下射频热凝术以其微创、定位准确、并发症少等优势，已成为治疗 ITN 的另一种重要手段，但在老年患者中的应用仍存争议。本研究对 2010 年 1 月至 2014 年 12 月 62 例老年患者在 DSA 引导下采用射频热凝治疗，并评价其安全性。将62例患者分为A、B两组，每组31人。A组采用在DSA引导下射频热凝治疗，B组采用伽马刀治疗。结果显示：术后1周、3个月，A组累积缓解率显著高于B组，差异均有统计学意义（$P<0.05$）；两组术后6个月、12个月累积缓解率比较，差异均无统计学意义（$P>0.05$）。术后6个月，两组的复发率无显著性差异（$P>0.05$）；术后12个月，A组复发率显著低于B组，差异有统计学意义（$P<0.05$）。

【评述】 ITN的患病率为3/10万~5/10万，60岁以上老年人居多，以三叉神经第Ⅱ、Ⅲ支累及较多。随着微创理念和技术的推广，伽马刀和射频热凝已成为主要的2种微创治疗方式，且疗效肯定，并发症少，但伽马刀的不足之处在于其较高的复发率与起效时间较长。射频热凝治疗ITN的主要机制是通过控制射频温度选择性毁损三叉神经感觉根的痛觉纤维而发挥止痛作用，同时保留或部分保留其对热力抵抗力较大的传导触觉纤维，具有安全、高效、术后即刻止痛、复发率低等特点，较伽马刀具有明显的优越性，尤其适用于病程较长的老年患者。进行射频热凝治疗ITN时可以应用CT引导，也可以应用DSA引导。CT引导定位时凭借薄层扫描、三维CT重建，可精确显示卵圆孔空间概念，指定穿刺路径，但操作繁杂，费用较高；DSA属于X线投射技术，虽不具备三维空间定位能力，但因其球管的灵活性，可清晰显示卵圆孔，多角度多方位动态显示穿刺针进入卵圆孔的方向、位置及深度，明显提高了穿刺的可控性和准确性。因此，DSA引导下射频热凝术治疗ITN，定位准确，疗效显著，患者耐受性好，复发率低，尤其适用于无法耐受手术的老年患者。

文选360

【题目】 DSA在急性缺血性脑血管病介入治疗中的应用价值研究
【来源】 河北医药，2016，22（8）：1260-1262.
【文摘】 患有急性缺血性脑血管病的患者主要的临床表现为头晕、头痛，甚至可出现意识障碍或有运动方面的障碍。随着医学技术水平的不断发展，在医学界引起了高度重视，越来越多的医务人员致力于对急性缺血性脑血管病患者治疗方法的研究中，为患者提供更好的医疗服务。本研究对2014年2月至2015年8月66例急性缺血性脑血管病患者采用介入手术进行治疗。具体方法如下：将5F的猪尾导管放入患者的升主动脉内，将对比剂注入猪尾导管内，对头颅正位脑部图像进行采集，其速度定为6帧/秒，直到采集出比较清楚在静脉窦时期的图像，然后选择DSA灌注图像的脑实质期。在采集完图像后，进行重建三维，得到重建的图像，从不同角度仔细观察的血管狭窄情况。采用直径为10 mm的正圆形钢球测量血管狭窄情况，依据病变情况及图像种类来调节钢球的位置。结果显示，在急性缺血性脑血管疾病中，在DSA检查下，血管正常的有11例，占16.67%。有55例为血管异常患者，其中患有大脑动脉狭窄比例最多（占54.55%），患有交通动脉瘤比例最少（为6.06%）。经介入治疗后，患者血管面积的狭窄程度、血管直径狭窄程度、病变的长度及最小直径均优于治疗前，差异有统计学意义。

【评述】 目前，在临床上对急性缺血性脑血管病患者而言，其主要的检查方法为影像学检查，主要包含MRA、超声、CT及DSA等方法。但MRA、超声、CT检查会受到仪器、操作人员的经验水平及技术原理等原因的影响，会对检查结果造成比较大的误差，影响治疗的效果。而 DSA 检查不会出现上述问题，DSA 主要机制为将对比剂注入目标位置，依据患者脑部血管的血流特点，采集静脉期、动脉期等各个时期的影像，将采集的图像经过数字减影处理，得到最后的图像，对患者的病变部位的血管信息进行探讨分析。采用 DSA 进行诊断，在介入治疗时可以有效地将治疗药物放入目标部位，能起到快速治疗的效果，并且对患者脑部血供情况能够具体地反映出来，可以有效地为检查者提供脑缺血证据，可以为进一步的治疗节省时间。

文选 361

【题目】 DSA 不同参数组合对颅脑器官辐射剂量影响的模体研究

【来源】 中华放射学杂志，2016，50（6）：455-458.

【文摘】 头颈部血管造影中，受检者的眼晶状体和脑垂体均位于照射野内，这些器官或组织对 X 线为中度或轻度敏感。研究结果显示，一次脑血管造影检查的皮肤入射剂量与（221±86）次头颅正侧位摄片、（22±8）次头颅 CT 平扫剂量相当。本研究对仿真模体进行测量，该模体为美国仿真模体男性（Alderson radiation therapy phantom，ART）模型的头颈部段，该段分为 0~8 层，层厚 2.5 cm，每层留有数量不同的安放 LiF 片的阵列圆孔。进行试验前，移开头模眼晶状体以上的头层，拔出左、右眼晶状体中心位和脑垂体中心位预留孔中的填充小柱，将 5 片 LiF 片放入预留孔中，再装入填充物，防止 LiF 片移位。每一次采集结束后，更换新的 LiF 片。试验参数：采集野分别为 48、42、31、22 cm，附加滤过分别为 0.9 mmCu+1.0 mmAl、0.4 mmCu+1.0 mmAl、0.1 mmCu+1.0 mmAl。将采集野及附加滤过分别组合，行正侧位二维造影采集（2D-DSA）及三维造影采集（3D-DSA）。2D-DSA 单次采集曝光时间 11.0 秒，3 帧/秒，X 线管探测器距离（source image distance，SID）为 90 cm；3D-DSA 采用 Neuro 3D Prop Scan 旋转模式，C 形臂围绕头颈部长轴旋转，速度为 55°/s，旋转范围 240°，旋转曝光时间为 4.1 秒，30 帧/秒，SID 为 120 cm。蒙片采集和造影曝光条件一致。结果显示：2D-DSA 和 3D-DSA 采集时，在采集野不变的情况下，累积剂量面积乘积（dose area product，DAP）、入射参考点的空气比释动能（air kerma，AK）及各组织器官吸收剂量随着附加滤过厚度的增加降低；在固定附加滤过下，AK 随采集野减小而增加，DAP 不随采集野变化而变化。采集野在 22~42 cm 时，双侧眼晶状体的剂量随着采集野的加大而增加，但是当采集野为 48 cm 时，双侧眼晶状体的剂量降低。近 X 线管侧的右眼晶状体的剂量均高于远离 X 线管侧的左眼晶状体。脑垂体的剂量随着采集野的增大降低。左晶状体、右晶状体和垂体的 3D-DSA 剂量均低于 2D-DSA，差异有统计学意义。

【评述】 在进行头颈部 DSA 检查时，受检者所受辐射剂量与附加滤过有关，在同一采集野下，附加滤过厚度增加，被检者所受辐射剂量降低。附加滤过可以有效地滤除低能射线，从而降低散射线噪声，提高影像空间分辨率。在实际操作中，附加滤过是可以选择的，管电压越高，附加滤过也要相应提高，这是降低受检者辐射剂量的一项有效措施。采集野的大小也直接影响受检者的辐射剂量，在相同附加滤过条件下，随着采集野增大，曝光量逐渐降低，脑垂体的器官剂量也逐渐降低。3D-DSA 采集时，曝光量随采集野的变化幅度较小，故在不同的采集野内测得的脑垂体剂量变化幅度不大。因此，在临床实践中，受检者的辐射剂量受诸多因素影响，合理地选择附加滤过及采集野，有助于降低受检者辐射剂量。行头颈部血管造影时，受检者眼晶状体辐射剂量随着附加滤过增加、采集野减小而减小，垂体的辐射剂量随着附加滤过增加、采集野增加而减小，且3D-DSA辐射剂量明显小于2D-DSA检查。

文选362

【题目】 DSA对颅内动脉瘤形态与体积的诊断价值

【来源】 中国实用神经疾病杂志，2016，19（14）：1-4.

【文摘】 颅内动脉瘤有颅内不定时炸弹之称，破裂导致的蛛网膜下腔出血为临床神经科急危重病，病情凶险，病死率、致残率高。绝大部分需手术治疗及介入治疗。国内外大量报道蛛网膜下腔出血的并发症研究，CTA与DSA诊断对照研究，尤其是外科手术及介入填塞治疗方面报道很多，而关于颅内动脉瘤形态大小方面的报道极少。本研究对2009年1月至2015年1月的120例行脑血管标准正侧位、椎基底动脉汤氏（Town）位加侧位DSA摄影，对有病变或疑似病变血管的血管进行旋转DSA摄影成像检查。并根据以下标准进行评价所得图像：颅内动脉局限扩张，呈囊状、梭形、多角形、不规则形，边缘可光整。除外动脉硬化血管节段性狭窄或血管节段性痉挛，除外正常血管段的梭形改变，除外动脉血管壁上局灶结节状钙化。动脉瘤大小的测量，根据瘤体形态不同采取不同的测量方法，囊状、球形、不规则形者测量瘤颈（底径）及瘤体最长径，梭形者测量瘤体长径和最大直径。结果显示，根据颅内动脉瘤形态学特点分型（多发与单发均包括在内），囊状动脉瘤（包括圆形、椭圆形、球形、葫芦形、漏斗形、哑铃形、分叶形、多角形、腊肠形、不规则形）114例（95.0%），梭形动脉瘤5例（4.16%），夹层动脉瘤1例（0.83%）。114例囊状动脉瘤中，圆形、椭圆形、球形90例，漏斗形4例，哑铃形5例，分叶形（二叶形和三叶型形）5例，腊肠形3例，多角形和不规则形7例。小动脉瘤（直径<0.5 cm）57例（47.5%），其中最小直径1 mm，一般动脉瘤（0.5 cm≤直径<1.5 cm）52例（43.3），大型动脉瘤（1.5 cm≤直径<2.5 cm）9例（7.5），巨型动脉瘤（直径≥2.5 cm）2例（1.67），其中最大1例为25 mm×26 mm×33 mm。

【评述】 DSA对颅内动脉瘤具有明显的诊断优势，主要优点如下：①能清楚显示动脉瘤的位置、形态、大小、数目，瘤体的伸展方向及有无并发血栓。②明确载瘤动脉与动脉瘤的关系，判断有无瘤颈及瘤颈的宽窄。③显示颅内有无侧支循环及脑血管痉挛、脑积水等。④可进行血流动力学研究。⑤便于进行血管内介入治疗及观察疗效，并可作为动脉瘤夹闭术后判断疗效的方法。但血管造影未发现动脉瘤者并不能完全排除动脉瘤的存在，DSA检查颅内动脉瘤假阴性率约1.5%，主要原因为小动脉瘤破裂、继发血栓形成、动脉瘤入口太小、载瘤动脉痉挛等，应在第1次造影后1～3个月行第2次血管造影检查以排除动脉瘤的存在。因此，对于颅内动脉瘤的诊断应以DSA检查诊断为"金标准"。

文选363

【题目】 DSA结合3D-DSA和XperCT诊断下消化道大出血

【来源】 介入放射学杂志，2016，25（8）：720-723.

【文摘】 不明原因的下消化道大出血指经常规内镜、小肠钡剂或小肠CT检查不能明确病因的持续或反复发作的出血，常因患者出血量大、难以准确判断出血原因和出血部位，临床诊断和治疗显得较为棘手。DSA造影可动态、直接显示靶血管，下消化道出血检出率大为提高，同时还能对部分患者出血动脉做栓塞术，具有及时诊断和有效止血双重作用。但临床实践中DSA诊断下消化道大出血阳性率仍不尽人意。本研究对15例下消化道大出血患者采用传统DSA造影结合3D-DSA、XperCT扫描技术进行诊断。3D-DSA造影可立体直观地显示靶血管及其病变，减少周围正常血管分支干扰；XperCT及其多平面重建（MPR）技术可多方位、多角度显示靶血管与肠管关系，同时显示肠管病变形态和染色程度。结果，15例下消化道大出血患者DSA造影结合3D-DSA、XperCT技术诊断显示，8例为下消化道血管畸形，表现为增粗的供血动脉、畸形血管团和引流静脉，其中4例供血动脉源于肠系膜上动脉回结肠动脉分支，2例源于小肠动脉，1例源于中结肠动脉，1例源于右结肠动脉；6例为肿瘤性病变，均为富血供，表现为增粗的供血动脉、增生的肿瘤血管及肿瘤染色，其中4例供血动脉源于小肠动脉，1例源于回结肠动脉，1例源于结肠右动脉；1例仅表现为对比剂外溢征象，供血动脉源于回结肠动脉。

【评述】 下消化道包括小肠、结肠及直肠。这些部位出血以肿瘤源性及血管源性为主，其次还有Meckel憩室、Crohn病、乳糜泻、非类固醇类镇痛消炎药相关性肠病等，定性诊断较难。本组15例下消化道大出血患者中肿瘤源性病变占比40.0%，血管源性病变占比53.3%。消化道出血诊断方法较多，包括内镜、钡剂、放射性核素、CT增强、CTA、外科手术探查等。内镜检查虽为成熟技术，但对出血量大及小肠较深部位出血患者不易诊断。胶囊内镜等新技术应用对消化道出血病因诊断有所改进，不过其费用高、易漏诊、不能取活检、无治疗作用，且有胶囊潴留等并发症。消化道钡餐能较好地显示肠腔内占位性病变或外压性病变，但不能显示黏膜下血管性病变，且做此项检查要求在出血静止期，不适用于活动性出血患者。发射型CT（ECT）扫描对活动性出血灵敏度高，可检出0.1 ml/min肠道出血，缺点是不能准确定位。

常规DSA覆盖范围广，可对肠道血管进行全面筛查并找出可疑血管，是消化道出血一线检查方法；缺点是面对血管冗杂，加上血管重叠、胃肠蠕动的干扰，很难找出病变血管。3D-DSA特点在于立体显示靶血管及病变，消除软组织影，尤其是肿瘤源性和血管源性病变；超选后对靶血管做区域性造影，可避免大部分正常血管干扰，后处理中可通过转换不同角度立体显示靶血管与病变关系，若再做MIP后处理，就可进一步减少靶血管周围正常分支干扰，使病变显示更加直观，一目了然。缺点是对多支靶血管供血病变需多次插管造影，且每次只能显示单支靶血管及其病变染色情况，另外没有软组织对照，定位效果不佳。XperCT具有类似CT功能，可对可疑区域做体层成像，可同时做CT扫描和造影，不仅可显示血管，还能染色病变，类似于CT增强扫描，尤其是经MPR技术处理后可较好地显示软组织，将病变血管或强化区域与肠管联系起来，不仅能辅助定位病变肠管，还可对病变做定性诊断；缺点是图像质量不高，且易受肠内气体、高浓度对比剂及导管伪影影响，有待进一步改进。总之，DSA作为血管检查金标准，已形成相关共识。通过传统DSA造影，结合3D-DSA和XperCT后处理功能，改进了下消化道大出血诊断手段。传统DSA、3D-DSA着重于血管显示，XperCT增加了软组织显示，三者结合可对病变肠管做出更加准确直观的定位与定性，提高了诊断准确度。在此基础上，经导管向病变肠管注入亚甲蓝试剂染色病变部位，可为外科手术准确切除肠管提供方便。

文选 364

【题目】 DSA 介入诊疗旁散射分布的快速蒙特卡罗模拟研究

【来源】 医疗卫生装备，2016，37（8）：20-23.

【文摘】 在进行介入诊疗技术操作时，介入放射工作人员必须在 X 线透视下进行检查和治疗，有时几乎暴露在 X 线剂量率较高的辐射场中，而且由于介入放疗的特殊性，工作人员现场操作时间长、球管发射的辐射剂量大，旁散射分布复杂。常规个人防护虽能起到很好的作用，但是考虑到放射工作人员职业的特殊性和辐射的危害性，有必要对放射工作人员的剂量辐射进行研究。本研究通过建立数字减影血管造影介入诊疗的旁散射信号分布的研究工具，从而为如何尽可能地减少放射工作人员的旁散射剂量辐射提供参考。并应用蒙特卡罗模拟的方法，针对旁散射模拟效率过低导致信号噪声过大的难点，提出散射平滑优化图像的算法，从而快速准确地计算出旁散射的信号图像。并分别对模拟数据和实际的临床数据进行了测试和分析。对于模拟数据，采用前列腺癌患者的 CT 数据集，该 CT 数据集的分辨率为 512×512×150，每个 CT 体素的尺寸是 1.0 mm×1.0 mm×2.5 mm。对于模拟数据和实际临床数据，算法的流程相同，即采用 MCGPU 在稀疏模拟方法下获取含有噪声的信号，随后利用本文提出的方法进行去噪，最后对结果进行分析和评价。为了具体分析本文方法的有效性和鲁棒性，作者采用均方差、均方根误差、信噪比 3 个评价指标。其中，均方差是计算数据集的方差平方根，通过均方差可以反映数据集的集散程度；均方根误差是在均方差的基础上计算观测值与真值偏差的程度，显然均方根误差越小，说明去噪效果越好；信噪比是直接衡量图像中含噪声信号相对无噪声信号干扰的严重程度，该指标能直接客观反映去噪效果的好坏。结果显示：模拟图像的泊松噪声存在散射的旁散射图像明显变得模糊，导致图像对比度下降；经过作者的方法处理后，旁散射图像恢复平滑，而且分布和参考图像一致。真实数据，其结论和模拟数据结论一致。

【评述】 图像的噪声是影响图像质量的主要因素之一，任何降低图像噪声是医学影像工作者关注的焦点。本文采用快速蒙特卡罗模拟研究，提出一种基于泊松分布的 L2 范数平滑去噪算法，并从图像的信噪比、对比度、均方差等角度分析和论证了所提出的散射投影平滑方法，通过模拟和实际数据的验证和分析表明，本方法可以有效解决旁散射模拟投影噪声问题，借助本方法可以有效减少蒙特卡罗模拟旁散射的粒子数和时间，推动 DSA 介入诊疗旁散射蒙特卡罗模拟的研究。

文选 365

【题目】 DSA 以及栓塞术在治疗消化道出血中的临床价值分析

【来源】 中国 CT 和 MRI 杂志，2016，14（7）：100-102.

【文摘】 消化道出血是临床的一种常见疾病，部分患者常因出血原因和出血部位难以及时确诊或行内科保守治疗或内镜治疗下未能有效控制出血而对患者的生命安全造成威胁。在临床工作中，部分急性消化道出血的患者，通常经过多种检查但是还是不能查出出血的部位及原因，一些患者甚至进行开腹检查还是难以找到出血原因而造成死亡。随着医学技术的进步，医疗设备等的提高，造影技术不断成熟，对消化道出血的诊断也不断提高。不少文献报道显示，DSA 检查分辨率高，对微血管及毛细血管出血具有较高的敏感性，且定位准确并能做出定性诊断。栓塞治疗具有操作性强、疗效好等优点而具有广泛的应用价值。本研究对 2014 年 6 月至 2015 年 6 月收治的 30 例消化道出血患者进行了 DSA 诊断和栓塞，具体步骤如下：①采用 Seldinger 技术穿刺右侧股动脉，注入对比剂碘海醇进行造影。必要时对临床上考虑的可能出血部位及造影过程中的可疑之处进行超选择性插管造影。②造影后，对 18 例患者进行了栓塞治疗。栓塞指征为经造影诊断明确，出血动脉清晰，导管可超选择插入靶血管。18 例栓塞患者用 2.8 F 微导管超选择插管至出血动脉的近端，透视下缓慢注入聚乙烯醇微粒（PVA）栓塞剂，颗粒直径为 350～500 μm，直至出血停止结束。栓塞后立刻造影复查显示出血动脉闭塞，并且没有对比剂外溢；临床活动出血停止，患者生命体征稳定，则表示栓塞治疗成功。③术后进行随访，严密观察患者的生命体征，消化道出血情况及有无腹痛或腹部体征等。结果，30 例患者中 20 例造影阳性，阳性率为 66.7%，阴性 10 例，阴性率为 33.3%。其中 DSA 直接征象 9 例，异常征象 11 例。10 例患者造影阴性，经手术探查诊断为 5 例胃肠吻合口溃疡，3 例胃窦溃疡，1 例结肠息肉，1 例克罗恩病（克隆病）。18 例患者接受了栓塞治疗，16 例出血停止，随访 1 个月内无复发出血现象及严重并发症如腹膜炎、肠穿孔等；1 例栓塞后次日死亡，死亡原因是多器官衰竭；1 例栓塞 3 天后复发出血，进行外科手术后痊愈。栓塞成功率为 88.8%。

【评述】 DSA 检查分辨率高，对微血管及毛细血管出血具有较高的敏感性，且定位准确并能做出定性诊断。栓塞治疗具有操作性强、疗效好等优点而具有广泛的应用价值。总之，DSA 检查对急性消化道大出血具有较好的诊断价值，栓塞介入治疗对消化道出血止血效果优良，值得临床深入研究。

文选 366

【题目】 DSA 引导和超声辅助穿刺在 PICC 困难置管中的临床应用

【来源】 哈尔滨医科大学学报，2016，50（5）：471-474.

【文摘】 经外周静脉穿刺置入中心静脉导管（peripherally inserted central catheters，PICC）被广泛应用于肿瘤化疗、中长期静脉输液、外周静脉穿刺困难等患者。对于水肿、肥胖、血管畸形、肉眼看不清或摸不到的条件差的血管，在盲插导管时失败率高。本研究将 2013—2015 年需行 PICC 置管的 163 例患者分对照组（82 例）和实验组（81 例），其中对照组采用超声辅助穿刺和引导的操作方法进行置管，实验组采用 DSA 引导结合超声辅助穿刺，分析两组导管头端位置及置管后异位、静脉血栓等指标的差别。结果，实验组 81 例均在最佳位置，成功率为 100%；对照组 82 例患者中 62 例在最佳位置，成功率为 75.6%。两组导管头端最佳位置比较，差异有统计学意义。两组导管发生异位的比较，实验组 81 例患者中 2 例发生了导管异位，对照组 82 例患者中 15 例出现导管异位；两组出现静脉血栓的比较，实验组 81 例患者中 1 例出现血栓，对照组 82 例患者中 12 例出现血栓，差异有统计学意义。实验组 81 例患者中一次穿刺成功 78 例，对照组 82 例患者中一次穿刺成功 80 例，差异无统计学意义。

【评述】 PICC导管头端位置对其使用质量及时间都非常重要，导管头部位置不当可致冠状窦损伤，从而引起冠状窦血栓形成。如果头部插入过深，甚至插入右心房或右心室，患者马上会出现心悸、心律失常、胸闷甚至心肌损伤等严重不良后果。插入过浅PICC导管进入锁骨下静脉，血液流速相对缓慢，延长了药液与血管内膜的接触时间，增加了血管内皮受损的危险。超声虽能辅助穿刺血管，但不能确定导管头端在下腔静脉中的位置，只能观察到锁骨下静脉入口处。因此经超声引导置管后仍需在X线下摄片定位导管头端位置，患者还需往返于病房与X线检查室之间，经超声调整导管还需反复更换探头、多个人操作，在人力、物力方面造成了浪费。在导管无导丝支撑的情况下，调整导管时需要助手推注生理盐水，对血管壁造成了一定的推力，且送管或调整导管的成功率往往无法保证。超声引导下的PICC导管在辅助困难血管穿刺方面是一项有意义的技术，但不能全程监视导管走向及其头端位置，不能保证导管头端定位的精准度。而在DSA监视下送管，一旦在送管过程中遇到阻力，可根据图像分析其原因并及时做出调整。在DSA引导下定位精准、迅速，成功率100%。虽然采用DSA定位引导超声辅助穿刺的方法对血管条件差、肥胖、血管畸形等患者非常实用，但这种方法也有其缺点：增加了医疗费用，术者要穿上沉重的铅衣在X线下操作，增加了术者的顾虑。哺乳期及孕妇建议使用超声定位，避免X线的辐射。

文选367

【题目】 DSA应用于颅内复杂动脉瘤介入杂交手术中的临床价值
【来源】 中国CT和MRI杂志，2016，14（5）：23-25.
【文摘】 颅内动脉瘤破裂是蛛网膜下腔出血的主要原因，致残及致死率均高。弹簧圈栓塞是治疗颅内动脉瘤的有效方法，但颅内复杂动脉瘤形状各异，临床治疗及诊断的难度较大。动脉瘤首次破裂出血存活率为70%～80%，而破裂后未根治者5年内病死率50%，因此早期诊断及治疗对患者预后的改善具有重要意义。研究证实DSA具有较高的空间分辨率及图像分辨率，可提供优势血供、血流方向等病理信息，但目前对复杂动脉瘤治疗前后病理变化的评估尚缺少研究。本文借助介入杂交手术平台并使用SolitaireAB神经血管重塑装置（血管内自膨式支架）辅助弹簧圈栓塞技术对17例共23个颅内复杂动脉瘤进行栓塞，并分析患者治疗前后DSA图像资料。结果，17例共23个动脉瘤均成功进行介入栓塞治疗，术中均未发生支架移位、支架塌陷、急性脑血栓形成、动脉瘤再破裂等并发症。15例宽颈动脉瘤术中达到致密栓塞，2例未破裂巨大宽颈动脉瘤予以较疏松填塞。1例双侧大脑中动脉宽颈动脉瘤患者因术前出血量大，介入栓塞治疗后行开颅清除血肿＋去骨瓣减压术。全组无死亡病例。术后随访3～30个月，16例恢复工作，1例呈迁延性昏迷状态（术前出血量大行开颅手术的患者）。DSA复查17例，16例动脉瘤消失，1例疏松填塞的巨大颈内动脉宽颈动脉瘤患者，瘤腔仍有血流灌注，但动脉瘤未增大；均未发生动脉瘤复发。

【评述】 颅内动脉瘤为临床常见脑血管病变，每年新增患者约20万人，主要病因为蛛网膜下腔出血。颅内动脉瘤早期需采取积极干预方式以减少再出血，常用治疗方式为介入栓塞术及开颅夹闭术，近年随着各种新型栓塞材料的出现，患者预后多得到较大改善，且目前颅内动脉瘤的血管内治疗以其安全、微创、有效的优势已逐渐替代开颅夹闭术，成为颅内复杂动脉瘤的一种主要治疗手段。尽管有研究证实 CTA 及 MRA 可用于颅内动脉瘤的术前诊断，但因容易受骨质影响且无法对患者血流动力学改变进行观察。2D-DSA 的应用使得破裂型动脉瘤及未破裂型动脉瘤的检出率得到显著提高。3D-DSA 因其利用探测器、球管的旋转运动得到多角度的空间图像，并可避免静脉、骨骼对诊断结果的影响，对于微小管径的血管可实现较为精准的测量，有助于实现对动脉瘤的早期诊断及预后的准确评估。

文选 368

【题目】 MRI 与 3D-DSA 融合技术在脑动静脉畸形手术的应用研究
【来源】 中华神经外科杂志，2016，15（4）：334-337.
【文摘】 颅内动静脉畸形（Arteriovenous malformation，AVM）是脑血管畸形最为多见的一种，也是脑血管病医师治疗的难题。磁共振成像（MRI）与三维数字减影血管造影（3D-DSA）是 AVM 术前诊断的重要影像学检查，但两种检查方式各有利弊。本研究对自 2015 年 1 月至 2015 年 4 月诊断明确的 6 例 AVM 患者进行两种影像检查结果的融合，并据此进一步制定手术治疗方案，期望对手术治疗方案提供帮助。影像融合步骤如下：将患者 MRI 薄层 Dicom 原始数据与 3D-DSA 图像原始数据共同导入德国西门子 Artis Zee Biplane DSA 后处理工作站（syngo XWP）。通过工作站自带的"3D-FUSION"融合软件行 MRI 与 3D-DSA 融合，融合主要通过患者的骨性标志进行配准，根据需要可以选择自动手动或三点配准，精确配准后获得融合图像。最后根据手术需要，选择不同切面对融合图像进一步调整窗宽、窗位，显示骨质、软组织、血管等图像。结果，所有患者术前均行 MRI 与 3D-DSA 图像融合，融合图形可清楚显示畸形血管团与周围神经组织或血肿之间的空间位置关系。其中 2 例合并微小动脉瘤的患者，从术前 MRI 检查来看很难判断微小动脉瘤与血肿及周围组织之间的结构关系，行 MRI 与 3D-DSA 图像融合后可清楚地定位微小动脉瘤与血肿及周围神经结构的位置关系。1 例患者为微小 AVM，同样在术前 MRI 检查很难发现病变所在位置，结合 MRI 与 3D-DSA 融合图像可发现畸形血管团病变，同时可正确判断畸形血管团与血肿及周围组织结构的空间关系。根据 MRI 与 3D-DSA 融合图像选择 AVM 手术入路，其中 1 例行枕下后正中入路，2 例行额颞部入路，2 例行颞顶部入路，1 例行额颞顶入路。所有患者手术过程均顺利，术中畸形血管团及微小动脉瘤病变均得到完全切除，术后复查 DSA 均未见明显畸形血管团残留。所有患者术后恢复均较满意，其中术前合并肢体肌力下降的 2 例患者，术后肢体活动均较术前得到明显改善；术前合并小脑功能症状的患者术后小脑功能症状较术前减轻。所有患者均出院行康复治疗。患者出院后除 1 例患者我院门诊复诊以外，其余患者均外院门诊 MRI 复查。
【评述】 AVM 是一种复杂的脑血管疾病，主要是由异常的脑动静脉直接沟通，缺乏毛细血管床的过渡，导致病变周围脑组织血流异常的病理改变。临床上常表现为颅内出血、癫痫、短暂性脑缺血发作等，致死、致残率较高。尽管近年来随着神经介入技术的发展，显微手术技巧的提高，AVM 的手术治疗有了极大改善，但是仍有部分患者治疗结果不理想，预后不佳。MRI 与 3D-DSA 是目前诊断 AVM 的主要影像学检查，但两种检查方式各有优缺点。MRI 检查具有较高的软组织分辨率，同时可清楚地显示畸形血管团的大小、范围及其与周围神经结构之间的关系，但对于一些小型血管畸形，或合并微小动脉瘤的患者有病变漏诊的可能。DSA 检查是诊断 AVM 的"金标准"，其不仅能够清晰地显示 AVM 病变的主要供血动脉、引流静脉及血流动力学改变等，同时还可发现其他合并微小动脉瘤、血流相关性动脉瘤或小型血管畸形病变等。但是，对于血管畸形病变所在的位置及与周围重要神经结构或血肿之间的关系较难分辨。因此，如果能够将这两种影像学检查的优势进行结合，则将更好地指导此类患者术前手术方案的制订。MRI 与 3D-DSA 融合不仅兼备 MRI 与 3D-DSA 检查的优点，同时对患者无额外操作损伤，并可根据需要选择不同切面对融合图像进一步调整窗宽、窗位，显示骨质、软组织、血管等图像。此外，针对患者病变位置可进一步模拟手术入路，暴露不同手术入路血管视野，选择最佳的手术治疗方案，能够更好地辅助 AVM 手术方案的制定。

文选 369

【题目】 MSCTA 与 DSA 对脑血管畸形诊断价值的对比研究
【来源】 中西医结合心脑血管病杂志，2016，14（14）：2318-2320.
【文摘】 脑血管畸形是指脑血管先天性、非肿瘤性发育异常。主要症临床症状为突发剧烈头痛、恶心、呕吐、脑膜刺激征，伴或不伴不同程度的肢体运动障碍。临床上有多种类型，包括脑动静脉畸形、先天性颅内囊性动脉瘤、静脉血管瘤、海绵状血管瘤。其中以动静脉畸形多见，常易引起自发性颅内出血和蛛网膜下腔出血，具有较高的致残率和致死率。因此，早期准确的诊断对脑血管畸形具有重要的临床意义。

随着医学影像学和计算机的高速发展，目前 CT 血管成像（CTA）和数字减影血管造影（DSA）是临床上两种较常用诊断脑血管畸形的检查方法。尽管 DSA 作为临床上血管疾病的金标准，但仍存在一定的局限性，另外 DSA 是一种有创检查，易造成血管痉挛，可损伤血管内膜，导致血栓脱落等危险。同时，DSA 的费用高、放射量大、检查时间长等原因，导致患者的接受度较低。本研究回顾性分析 2012 年 9 月至 2014 年 9 月间 200 例脑血管畸形患者的 MSCTA 与 DSA 检查资料，比较两种方法在脑血管畸形检出方面的敏感性、特异性及准确性，评价其临床应用价值。CTA 的扫描参数为：扫描层厚 1.25 mm，间隔 0.625 mm，管电压 120 kV，管电流 120～200 mA。对比剂为碘帕醇 90～100 ml，注射流率为 3.5～4.0 ml/s。DSA 按照常规操作程序进行，用 Seldinger 法进行右侧股动脉穿刺，选择性行双侧颈内动脉和椎动脉插管，常规进行正、侧位 DSA 检查，对比剂型号同 CTA。如果显影不理想，可以加摄左（或右）前 45° 斜位片，以便清晰显示血管畸形的大小、位置及邻近组织。结果，200 例患者中发现动脉瘤 104 例，动静脉分流型血管畸形 32 例，静脉型血管畸形 11 例，海绵状血管瘤 3 例，毛细血管扩张症 2 例。其中多发动脉瘤有 4 例均漏诊 1 个或 2 个直径＜2 mm 动脉瘤，单发动脉瘤中亦有 2 例 MSCTA 漏诊；动静脉分流型血管畸形中，有 2 例 AVM 患者供血动脉和引流静脉显示不清晰，错诊断成 AVM；1 例 DVA 患者的"水母头征"显示不明显；3 例海绵状血管瘤 MSCTA 图像均无明显异常；其余结果均与 DSA 结果一致，MSCTA 对脑血管畸形的诊断准确性为 96%（192/200），MSCTA 对脑血管畸形的检出的敏感性为 94.74%（144/152），特异性为 85.71%（48/56）。

【评述】 脑血管畸形往往引起自发性颅内出血，其中颅内出血、癫痫发作及头痛均是其常见临床表现。由于其发病较急、病情危重、致死率极高、预后差的特点，早期诊断可为临床治疗争取宝贵的时间，具有重大意义。MSCTA检查简单，成像速度快，且可与平扫同时进行，一次扫面可获得较大范围的容积数据；随着后期处理技术的发展，CTA亦可获取容积再现（VR）、最大密度投影（MIP）、曲面重建（CPR）及横断面的三维重建图像，对血管影像可以随意旋转、裁剪、缩放和测量等。相较于DSA，MSCTA可多方位地观察病灶，判断血管与邻近组织的关系，分析血管壁及血管周围情况，对周围脑组织是否有软化、是否合并周围血肿等具有提示作用，对后期手术亦有较好的指导作用。但MSCTA尚不能代替DSA，因其无法准确对血流流向和流速进行判断，在脑内小血管的显示率亦不足。故在海绵状血管瘤及直径<2 mm的动脉瘤其准确率不高，影响其特异性。考虑由于血管的重叠、骨质结构等干扰，MSCTA在去掉颅骨后显示其图像亦不是很理想，易造成信息的丢失及图像的扭曲，使血管显示的完整性受限，因此尚不能完全取代DSA检查，相信随着计算机软件及MSCT的发展可更好地反映脑血管的真实情况。

文选370

【题目】 彩色多普勒超声与DSA诊断缺血性脑血管病患者颅外段颈动脉狭窄的对照研究

【来源】 河北医学，2016，22（5）：708-711.

【文摘】 缺血性脑血管病是神经内科常见疾病之一。研究表明，约70%的缺血性脑卒中患者伴有不同程度的颈动脉狭窄，是引起该病的重要原因，因此，正确判断颈动脉狭窄的部位和程度对其治疗及预防具有重要意义。本研究对2015年1月至2015年9月间的50例缺血性脑血管疾病患者的血管影像资料进行研究，旨在探讨CDFI与DSA诊断颅外段颈动脉狭窄的应用价值。彩色多普勒超声检查使用GE Vivid7型彩色多普勒超声仪，电子线阵式探头，频率7～10 MHz，受检者取仰卧位，双肩垫枕，头颈后仰并向检查的对侧转动，充分暴露颈部，将超声探头从锁骨的内侧端沿着胸锁乳突肌的外缘进行纵切扫查寻找颈总动脉，然后依次完成颈总动脉至颈内动脉颅外段由近及远的纵切和横切扫查，记录内中膜厚度、最窄处管径、粥样斑块数目大小和性质及血液流速等。DSA检查采用GE INNOVA 2000平板式全数字化血管造影机，常规术前准备，Seldinger法穿刺右股动脉，Judkins法行颈动脉系统造影，依次观察锁骨下动脉、椎动脉、颈总动脉开口、颈动脉分叉和各分支血管，了解血管无狭窄存在等。结果，彩色多普勒超声检查发现颈动脉狭窄84支，狭窄检出率84.00%；DSA检查发现颈动脉狭窄76支，狭窄检出率76.00%，两者颈动脉狭窄检出率相似，差异无统计学意义（$\chi^2=2.000$，$P=0.157$）；两种方法检查显示颈动脉狭窄程度比较，差异无统计学意义（$Z=-0.032$，$P=0.728$）。以DSA检查结果为"金标准"，颈动脉彩色多普勒超声检查的敏感性为88.10%，特异性为87.50%，准确性为88.00%，阳性预测值为97.37%，阴性预测值58.33%。

【评述】 目前，颈动脉狭窄的检查方法较多，从有创的DSA到无创或微创的CTA、MRA、彩色多普勒超声等检查技术。DSA虽然能准确检出颈动脉狭窄的程度、范围及部位，但是也有一定局限性，如只能间接反映血管内膜表面的情况，不能观察血管腔内情况及提供斑块内部结构信息，并且受投照角度和狭窄血管横截面形态的影响。彩色多普勒超声检查则弥补DSA不能判断斑块情况的不足，不仅能观察血管狭窄程度，而且还可测定内－中膜厚度，判定斑块性质及形态学差异，最终确定血管斑块进展级别，有助于前瞻性地识别不稳定斑块的特征。彩色多普勒超声检查在判定颈动脉狭窄具有极高价值，但也存在一定缺陷，如受颅骨干扰，无法准确反映颅内段血管病变情况；轻度狭窄和较小斑块难以检测，并受检查者技术和经验影响较大。

文选 371

【题目】 低剂量钆对比剂 3D CE-MRA 与 DSA 对肾动脉狭窄病变的诊断价值

【来源】 实用放射学杂志，2016，32（2）：317-319.

【文摘】 肾动脉狭窄多由动脉粥样硬化、纤维肌发育不良及大动脉炎引起，是继发性高血压最常见的病因，可能会导致严重的肾功能损害。数字减影血管造影仍被认为是诊断与评价周围动脉病变的金标准，但因碘对比剂存在肾功能损害、射线损伤、高费用及创伤性等缺点，其应用逐步被磁共振血管成像（MRA）代替。三维增强磁共振血管成像（3D CE-MRA）克服了传统 MRA 的不足，其以无辐射、准确、安全的优点广泛应用于临床。但研究显示高剂量钆对比剂可能与肾源性系统性纤维化（neurogenic systemic fibrosis，NSF）有一定关系，且 90% 钆对比剂引起 NSF 患者剂量多是＞0.1 mmol/kg，因此，降低钆对比剂用量可降低其潜在的不良反应。3.0 T MR 较 1.5 T MR 具有更高的信噪比与时间分辨率，提高图像质量，使降低对比剂用量成为可能。本研究对 56 例高血压患者均先行肾动脉 3.0 T 磁共振 3D CE-MRA 检查，再行 DSA 检查。结果，56 例高血压患者，3 例因幽闭恐惧症未能行肾动脉 3D CE-MRA，而行 CT 血管造影（CTA）。其余 53 例患者均先行肾动脉低剂量钆对比剂 3.0 T MR 3D CE-MRA，3～5 天后再行 DSA 检查，对显著性狭窄行支架成形术。以 DSA 影像为参考标准，3.0 T MR 3D CE-MRA 共发现 108 根主肾动脉狭窄，26 根血管为显著性狭窄（2 级与 3 级狭窄），其中 20 根血管为真阳性结果，并行支架成形术，6 根血管为假阳性结果。82 根血管为轻度狭窄（1 级狭窄），为真阴性结果。3D CE-MRA 对肾动脉显著性狭窄的灵敏性、特异性、准确性、阴性预测值、阳性似然比、κ 值分别为 100%（95% CI：90～100）、93%（95% CI：91～95）、94%（95% CI：92～96）、100%（95% CI：98～100）、14、0.82。

【评述】 3.0 T 高场强低剂量钆对比剂肾动脉 3D CE-MRA 国内外报道甚少，其对比剂用量多为 0.021～0.100 mmol/kg，注射速率多为 1～4 ml/s。本研究采用钆对比剂量 0.05 mmol/kg，注射速率 2.5 ml/s，采用快速扫描序列，既保证靶血管内高浓度的对比剂，又避免肾静脉显影影响图像质量，干扰诊断，显著降低了对比剂的用量及不良反应。其对肾动脉显著性狭窄（2 级与 3 级狭窄）的诊断具有很高的敏感性、特异性及准确性，与 DSA 比较亦具有很好的一致性（κ=0.82）。阴性预测值（NPV）为 100%，表明 3.0 T MR 3D CE-MRA 对肾动脉狭窄诊断敏感性 100%（95% CI：98～100），无漏诊患者。因此，3.0 T MR 3D CE-MRA 的临床应用避免了传统造影与外科操作的潜在风险，从而避免了碘对比剂肾损害、放射性损伤及导管相关性并发症。与预测值、敏感性及特异性相比，似然比不受疾病流行性影响，其评价诊断性能不受患病率的影响。总之，低剂量钆对比剂 3.0 T MR 3D CE-MRA 具有高分辨率与高信噪比、无辐射、无创伤及无碘对比剂损害等优点，其评价肾动脉显著性狭窄（≥51%）具有较高的敏感性、特异性及准确性，是诊断与评价肾动脉狭窄安全有效的检查方法。

文选 372

【题目】 动态增强 MRI 评价脊柱肿瘤血供与 DSA 的相关性

【来源】 介入放射学杂志，2016，25（3）：214-217.

【文摘】 手术在转移性或原发性脊柱肿瘤引起的脊髓压迫症的治疗中发挥着重要作用。多种因素引起的术中失血是外科手术一个严峻的挑战。一些回顾性研究显示术前栓塞可以减少术中失血，特别是富血供脊柱肿瘤例如转移肾细胞癌的术中出血。在肿瘤完全切除术中可以提高肿瘤和邻近组织的可视化，故而已经成为了一种标准的手术方式。然而，术前 DSA 和栓塞都属有创性操作，不仅增加了成本，还增加了潜在的风险，如脊髓梗死、麻痹症状等。而且，近期有研究表明术前栓塞对治疗乏血供脊柱肿瘤的意义不大。因此，也许很有必要在术前区别富血供和乏血供脊柱肿瘤，因而可以避免不必要的 DSA 和栓塞及潜在的并发症。但现有的常规 CT 和 MRI 都不能满足需求。动态增强磁共振成像（DCE-MRI）是一种成熟的技术。其可以在注射后立即测量组织中的钆浓度变化，而且可以提供血管成像和灌注数据。已被广泛应用于脑和乳房的研究。有研究已经揭示了 DCE-MRI 在诊断、治疗和管理脑和乳房以外的疾病的潜在作用，应用于脊柱疾病，其可以提供脊柱肿瘤的脉管形成、灌注、毛细血管的通透性及间质空间的体积等信息。DCE-MRI 可能比常规 MRI 更加准确地鉴别富血供和乏血供脊柱肿瘤，从而可能避免脊柱肿瘤术前的有创血管造影。本研究对 2012 年 7 月至 2014 年 4 月的 40 例患者进行研究，这些患者初诊均发现位于第 1 胸椎和骶骨之间的孤立性病变，所有患者在术前 DSA 及栓塞之前的 1 周内进行 MRI 和 DCE-MRI。所有病灶在栓塞术或经病理证实后的 3 天内切除，切除的病灶均＞1 cm，以便于选择感兴趣区（ROI）并避免部分容积平均伪影。DCE-MRI 成像过程如下：注射对比剂前先采集 1 个时相图像作为蒙片，然后用高压注射器经右侧肘静脉注入 Gd-DTPA。剂量为 0.1 mmol/kg 体重（相当于 1 ml/4.5 kg 体重，最大剂量 20 ml），注射流率 2.0 ml/s；注射对比剂之后使用 20 ml 生理盐水以相同速度冲洗。对比剂注射的同时开始扫描，采用 T_1 快速回波（TFE）序列，扫描参数为：TR 3.0 毫秒，TE 1.38 毫秒，施加 10° 翻转角，矩阵 208×167，FOV 为 30 cm。连续无间断扫描 20 期。根据病灶大小，动态扫描时间长短可能不等，每期 4～6 秒，总计约 1 分 40 秒。每期 100 幅图像，每例患者总计获得 2000 幅动态扫描图像。对所有患者，在注射钆特酸葡胺前及注射后 3～5 分钟获得常规 MR 成像序列，包括 T_1 加权自旋回波序列，TR 450 毫秒、TE 7 毫秒 T_2 加权快速自旋回波序列，TR 3260 毫秒，TE 90 毫秒。参数为：采集矩阵 200×300、Fov 33 cm、矢状面上层厚 4～6 mm、层间距为 0.4 mm。所有患者均在局部麻醉后，通过经皮股动脉穿刺的方式进行脊柱血管造影。对每个供血血管都进行单平面 DSA 成像以得到病灶的血供，同时，通过 5F 导管使用高压注射器注射非离子型对比剂后进行选择性血管造影。上胸段病变的血管造影包括评估双侧椎动脉、锁骨下动脉、甲状颈干、肋颈动脉和最上肋间动脉。对较低的胸椎和上腰椎病变，血管造影评估包括病变所在水平的双侧椎体及至少 1 个相邻的上下椎体动脉。对于较低的腰骶病变，血管造影评估包括髂外和髂内动脉及骶正中动脉。根据肿瘤的 DSA 染色，每个病灶都被赋予 1 个血供等级（1～3 级）。判定血供的标准如下：1 级为乏血供，病变没有染色或仅有微弱的染色；2 级为中等血供，即中等染色，比邻近椎体染色稍明显；3级为富血供，病灶有丰富的染色。结果显示：根据DSA表现，40个肿瘤分为乏血供组（1级，16例）、中等血供组（2级，12例）和富血供组（3级，12例）。在DSA中表现为乏血供的病灶（$n=16$）中，2例为Ⅱ型，9例为Ⅲ型，5例为Ⅳ型；在中等血供的病灶（$n=12$）中，4例为Ⅰ型，8例为Ⅱ型；而在富血供病灶（$n=12$）中，7例为Ⅰ型，5例为Ⅱ型。在良性病灶（$n=7$）中，1例为Ⅰ型，3例为Ⅱ型，2例为Ⅲ型，1例为Ⅳ型。而在恶性病灶（$n=33$）中，9例为Ⅰ型，12例为Ⅱ型，8例为Ⅲ型，4例为Ⅳ型。

【评述】 在脊柱肿瘤血管栓塞术前鉴别血供程度有着显著的临床意义。由于会产生严重的伪影，动态增强CT一般不用于脊柱肿瘤的血供评价，而常规MRI会产生较高的假阳性率，包括对比增强、血管的流空效应或瘤内出血，以及动静脉分流等，其阳性预测值只有77%。因此，在临床实践中，目前尚缺乏用于评估脊柱肿瘤血供的有效工具。DCE-MRI比常规标准MRI能更好地评估脊柱肿瘤的血供，主要基于以下原因：首先，注射对比剂后，常规MRI只能显示肿瘤某一点的通透性，而不是灌注的全过程。尤其当TIC显示为缓慢倾斜的曲线时（Ⅲ型），常规MRI在扫描时会显示很高的强化程度，而与邻近的正常椎体相比，DSA中正常血管造影常表现为弱或中等强度的肿瘤染色。本研究中，16个判定为乏血供病变（Ⅲ型TIC）中，有5个常规MRI增强表现为明显强化（3级），这也是导致常规MRI的结果中具有较高的假阳性结果的一个原因。其次，DCE-MRI可以提供定量数据，这更有利于血供的目标研究，而常规的MRI通常不能提供定量分析。最后，虽然以前的研究显示，DCE-MRI不能单独作为良性和恶性肿瘤的指标，其仍然可以与其他磁共振技术联合使用，以提高诊断性能。

文选373

【题目】 基于3D-DSA双容积重建的单模融合技术在颅内动脉瘤栓塞术后随访中的应用价值
【来源】 浙江医学，2016，38（2）：117-119.

【文摘】 颅内动脉瘤破裂是造成蛛网膜下腔出血的首位病因，目前经血管内动脉瘤栓塞术已成为颅内动脉瘤治疗的首选方法。数字减影血管造影是颅内动脉瘤术前诊断及术后随访的金标准，而基于常规的二维（2D）-DSA技术衍生出的三维（3D）-DSA图像重建技术对于颅内动脉瘤的诊断更加精准，其多种图像后处理技术均可应用于颅内动脉瘤的诊断和术中指导。本研究探究基于3D-DSA双容积重建的单模融合技术在颅内动脉瘤栓塞术后随访中的应用价值，对2013年5月至2015年4月经血管内颅内动脉瘤栓塞术后的137例患者进行研究。137例患者中共152个动脉瘤，其中多发动脉瘤15例。117个动脉瘤行单纯弹簧圈栓塞治疗，35个行支架辅助动脉瘤栓塞治疗。所有患者术后均随访3个月以上，均行2D-DSA与旋转血管造影即3D-DSA，多次随访患者以最后一次检查为准。所有患者均常规行双侧颈总动脉、双侧椎动脉正侧位2D-DSA，对比剂为碘海醇注射液。对比剂注射速率：颈总动脉5 ml/s，总量10 ml；椎动脉4 ml/s，总量8 ml。高压注射器压力均为300 PSI。再行患侧3D-DSA，旋转造影参数：颈总动脉5 ml/s，总量25 ml；椎动脉4 ml/s，总量16 ml。3D旋转角度为200°，速度40°/s，采集图像294帧。将3D造影图像传至AW 4.6工作站重建获取3D-DSA容积成像（VR）、梯度成像（GR）、最大密度投影（MIP）重建图像和融合图像（SUB+

MASK），获得栓塞后弹簧圈和载瘤动脉的最佳角度，再次行 2D-DSA，确认动脉瘤残留或复发情况。结果，137 例颅内动脉瘤栓塞患者术后均获得随访，除 2 例患者难以控制头部运动，产生运动伪影，重建图像不清晰外，其余患者均能够清楚显示弹簧圈的位置、形态，载瘤动脉及颅内大血管情况，并可显示载瘤动脉与弹簧圈之间的空间解剖关系。随访发现 152 个动脉瘤中完全闭塞 123 个（80.9%），瘤颈残留 17 个（11.2%），瘤腔残留 12 个（7.9%）。

【评述】 目前，2D-DSA 是颅内动脉瘤术前诊断及术后随访的金标准，而基于 2D-DSA 技术衍生出的 3D-SA 图像重建技术对于颅内动脉瘤的诊断更加精准，其多种图像后处理技术（包括 VR、GR、MIP 等 3 种）均可应用于颅内动脉瘤的诊断和术中指导，3 种不同后期图像重建技术有其各自的特点。图像融合是指不同或相同图像空间配准后，以一种新的图像方式显示源图像所包含信息的方式，包括单模融合、多模融合和模板融合 3 种类型。采用双容积重建的单模融合结合伪彩色显示用于颅内动脉瘤栓塞术后随访的评估有其独特价值，究其原因主要有以下几方面：一是单模融合为建立在 3D-DSA 双容积重建技术上的相同成像方式融合，融合过程中图像的配准精度高，不存在图像转换和定位，全部由计算机自动实现像素级的点对点融合，其图像显示清楚；二是由于人眼对彩色图像的分辨能力是灰度图像的数千倍，因此对融合图像采用伪彩色显示可大大提高观察者对图像特征的识别能力。融合后的三维数据可以任意角度旋转显示，可从任意角度观察弹簧圈中对比剂的位置、含量，从而明确瘤颈处、瘤体内的栓塞情况，同时便于观察者更直观地观察病灶的空间解剖位置及其与载瘤动脉的关系，在制订栓塞术后残留或复发的治疗策略方面具有较高参考价值。而传统的三维重建技术无法把对比剂和弹簧圈影像分开显示，重建图像在清楚显示栓塞术后动脉瘤残留时，容易导致载瘤动脉显影减弱或变淡，误以为血管狭窄，导致更高的载瘤动脉狭窄显示率，而 2D-DSA 则未见狭窄，载瘤动脉正常通畅。

因此，基于 3D-DSA 双容积重建的单模融合技术能够更好地发现颅内动脉瘤栓塞术后的残留或复发，并能排除金属伪影的干扰，提供更直观、清晰的重建影像，在颅内动脉瘤栓塞术后的 DSA 随访中具有重要应用价值。

文选 374

【题目】 颅内动脉支架的旋转 DSA 双容积显示方法及效果分析
【来源】 实用放射学杂志，2016，32（10）：1590-1613.
【文摘】 颅内动脉支架是脑血管介入术中不可缺少的材料，它既可辅助弹簧圈对宽颈或夹层动脉瘤进行栓塞，也可对硬化狭窄的动脉进行支撑重建，还可用于急诊拉栓操作。然而随着制造材料的多样化和工艺的改进，体积微小、厚度菲薄的支架网越来越不容易被普通透视像和减影图像观察到。要实现治疗术中或治疗术后对支架释放情况的正确评估，必须先将支架网和血管显示出来。本研究对采用旋转 DSA 双容积显示技术完成支架评估的 19 例病例进行回顾性分析，研究旋转 DSA 双容积显示技术在支架显示中的作用，特别是"血管透明＋支架不透明"双容积技术在这类手术中的应用方法及价值。19 例病例中单纯行颅内动脉支架植入术治疗 7 例，分别是大脑中动脉 M1 段狭窄 2 例，基底动脉狭窄 3 例，颈内动脉 C3 段巨大宽颈动脉瘤 2 例。支架辅助弹簧圈栓塞动脉瘤

12例，分别是眼动脉瘤3例，后交通动脉瘤5例，前交通动脉瘤2例，基底动脉尖动脉瘤2例。共用19枚5种类型的支架，分别是10枚Enterprise自膨式支架（Codman），2枚SolitaireAB型自膨式支架（EV3），2枚LVIS自膨式支架（Micro Vention），2枚Pipeline密网支架（EV3），3枚Apollo球扩支架（Microport）。所有病例都在全身麻醉下进行治疗。DSA的数据采集参数为：单次旋转范围RAO 99°~LAO 99°，每旋转1.5°采集1帧，旋转4.4秒采集133帧图像。对比剂注射速率3.5 ml/s，总量23 ml，注射时长6.6秒，X线曝光延迟1.6秒。高压注射器压力限制150 PSI。旋转2次采集原始数据，第1次旋转获得支架数据，第2次旋转获得包含对比剂的血管数据。将这些数据传至后处理工作站（syngoXWP VB20D）进行容积重建。对于同一组数据，双容积显示主要采用2种方法实现：一种是工作站提供的"Dual Volume"，即"支架不透明＋血管不透明"双容积显示方法；另一种方法是采用笔者探索的2个单容积"Auto Vessel ＋ Translucent"，即"支架不透明＋血管透明"融合而成双容积的方法。第1种方法包含于第2种方法的步骤之中。第2种方法的实现过程，具体操作包括以下6个步骤：①在Reconstruction选项中选择"Dual Volume"模式，VOIsize选项选择"Small"，Slice matrix选项选择512×512，选定感兴趣区后将原始5sDSA数据分为2组容积数据。②在显示模板窗口中选择"Dual Volume"进入双容积显示平台。由于支架的窗宽值和窗位值都较大，支架网无法显示，只能见到标记点。血管以不透明的伪彩色模式显示出来。③先选择血管单容积像，再选择显示模板中的"Translucent"透明显示模式对血管进行透明化处理。可调整窗宽和窗位，使血管显示既充分又不杂乱，记下相应的窗宽和窗位值。笔者的窗宽值为5000 Hu，窗位值也为5000 Hu。④单独选择支架容积像，再选择显示模板中的"AutoVessel"不透明显示模式对支架进行不透明化处理。将窗中心调整至600~800 Hu水平，使支架网显示出来。将兴趣区外的颅骨及弹簧圈伪影裁剪掉，随后进行窗宽调整和给支架上色，使支架网显示醒目。⑤再将变化了的血管单容积影像的窗宽和窗位调至第3步的预设数值。⑥将2组单容积图像相加融合形成"血管透明＋支架不透明"双容积图像。结果，在"支架不透明"单容积显示模式下，单纯植入支架的7例中，2枚Pipeline支架和3枚Apollo支架的显示效果属于1级，2枚Enterprise支架显示效果属于2级；在支架辅助弹簧圈栓塞的12例中，弹簧圈的放射状伪影或多或少地都影响到支架的成像效果。当支架的某一节段不在伪影平面内时，该段仍可获得较好的图像效果。在与弹簧圈同一扫描平面的支架节段，重建效果受到伪影影响，严重的伪影甚至导致支架无法辨认，该节段的显示等级降为3级；支架位于颅底骨质中时，由于不便于对周围干扰像素进行裁剪，图像效果也受明显影响。3枚Enterprise支架由于受到较大弹簧圈和颅底骨质等不利因素的影响，导致整个支架网都无法辨认，其显示等级为3级。在"血管不透明"单容积显示模式下，19例支架段血管完成不透明显示，血管表面结构显示十分清晰，但其表面下的结构被完全遮盖。在"血管透明"单容积显示模式下，19例支架段血管的表面结构在切线位上显示清晰，管腔呈透明状态。

【评述】利用旋转DSA数据进行容积图像融合可以是同一类型显示模板下不同颜色图像间的融合，也可以是前后2次包含不同血管充盈信息间的融合，还可以是不同显示技术之间的融合。在采集过程中，尽可能避免各种伪影对支架的影响是最重要的目标。对于单纯植入的支架，旋转DSA获得的容积数据能很好地显示支架结构和血管改善情况，而在支架辅助动脉瘤栓塞术中，金属弹簧圈产生的射线束硬化伪影却会明显影响支架的显示效果。弹簧圈体积和密度越大，产生的伪影也越明显。严重的伪影甚至会导致与其在同一旋转平面内的支架无法显示。由于伪影的分布方向是平行于X线束的，所以尽可能避免支架与高密度物质在同一旋转采集平面上的方法是改善支架显示效果的有效方法。在注射对比剂的过程中，X线延迟时间不能过长，以免出现静脉血管伪影。旋转采集过程中，还可采用放大摄影来提高影像分辨率。在支架的显示环节，通过对支架透明度、亮度、色彩的调整，尤其是窗宽、窗位的调整，可使支架更清晰地显示出来。适当的裁剪是减少图像中干扰因素的必不可少的方法。多方位成像能使图像的表现力得到增强。双容积的优势在于可随意将蒙片像中的颅骨、支架、弹簧圈等高密度组织和靶片像中的血管影像进行单独显示或融合显示，以便更好地观察它们。在实际工作中根据观察目标灵活运用这些技巧，可以获得很好的重建效果图像。当"血管透明"时，支架在血管内的起止位置更直观和清晰的原因在于能同时观察到两者的信息，有利于比对；当支架和血管壁之间有较大距离时，可在支架和血管的切线位上测量两者之间的距离；以血管的情况作为主要观察对象时，如评估血管狭窄程度或动脉瘤残留时常采用"不透明"的方式，因为这种方式保留全部的血管数据比"血管透明"方式要多。当支架单容积显示水平处于3级时，则只能利用支架两端的标记点进行支架释放情况的大致估计了。综上所述，在单容积显示技术能良好显示支架网的情况下，"支架不透明＋血管透明"双容积组合显示技术能较好地表现血管内的支架情况。双容积显示技术以及组成它的每一种单容积显示技术，都可以通过灵活运用而达到直观和清晰显示颅内动脉支架的目的。善于运用这些功能对病变预后的推断和提高医师诊疗技术水平有积极的作用。

文选 375

【题目】 区域分割伪彩色处理技术在 DSA 图像后处理中的应用价值

【来源】 中外医疗，2016，35（5）：183-184.

【文摘】 随着人们生活方式和生活水平的改变，近年来脑血管疾病发生率有逐年上升的趋势，临床主要有出血性脑血管病、缺血性脑血管病及脑动脉炎、颅内静脉窦疾病等，上述疾病发病机制各异，临床表现、影像资料、治疗方法也各不相同。长期以来，DSA 造影被认为是诊断脑血管疾病的金标准，但传统造影图像清晰度有限，不能及时做出可靠诊断，影响治疗和预后。本研究以 2013 年 10 月至 2015 年 3 月的 64 例脑血管疾病患者作为研究对象，分别采用传统的 DSA 检查和区域分割伪彩色处理。其中区域分割伪彩色处理采用 Cabor 小波滤波器和神经网络相结合的方法，根据四叉树算法所得数据结构对已获得的 DSA 图像进行区域分割，通过 DSA 血管图像伪彩色处理系统对 DSA 图像进行后处理，将所得图像资料与 DSA 图像资料进行对比分析。结果，采用区域分割伪彩色处理技术后 DSA 图像质量为 1 级的例数较处理前显著增高，差异有统计学意义（$P<0.05$）。分级为 3 级的 DSA 图像质量处理后较处理前得到显著改善，差异有统计学意义（$P<0.05$）。

【评述】 传统的 DSA 造影产生的图像为黑白图像，图像灰度不够，而人眼对灰度的分辨能力有限，因而图像质量不高。临床也可能因此而常常漏掉许多极具诊断价值的图像信息，影响诊断准确性。但人眼对彩色图像分辨敏感性高，能区分具有不同色调、亮度及饱和度的各种颜色图像。伪彩色处理技术根据灰度级和图像空间频率成分，将黑白图像变成彩色图像，或将已有彩色图像变成拟定彩色分布图像，显著提高图像的视觉效果和图像质量，从而提高诊断率。图像分割是对 DSA 图像进行伪彩色处理的关键环节，是图像分析和模式识别的重要步骤，直接关系到图像最终质量。其根据图像像素特征直接将整个图像分割成互不角叠的图像块，而将具有相似特征的图像划归为一个。这充分考虑了病变区与非病变区像素间的差异，同时也有利于发挥不同颜色对诊断的价值。其应用的Cabor小波滤波器是一种新型的变换域信号处理装置，通过伸缩和平移等运算功能可对信号进行多尺度细化分析，获取信号在时域中的所有信息，这使得Cabor小波滤波器可精确生物视觉神经元的感受野，获取目标特征。此外，经区域分割伪彩色技术处理后的DSA图像，病变血管走向、范围、直径得到充分显示，能使医师充分掌握脑血管阻塞、狭窄等病变区的病理情况，这对于确诊后介入治疗也具有重要的指导意义。但区域分割伪彩色处理技术的缺点也不容忽视，该方法尚处于探索阶段，临床还未广泛推广，对该方法的认识也存在争议，彩色图像的确可提高临床诊断的准确性，但也可能因图像色彩繁杂，反而增加了诊断难度。另外，分割算法尚缺乏统一理论和指导原则，受人为因素影响较大。综上，区域分割伪彩色处理技术可显著提高DSA图像质量，但该技术尚处于临床探索阶段，还存在许多不足，有待于进一步研究。

文选376

【题目】 全脑DSA不同附加滤过对图像质量及辐射剂量的影响

【来源】 中华放射学杂志，2016，50（9）：691-694.

【文摘】 DSA是目前诊断脑血管疾病及疗效评估的金标准，具有诊断敏感性、特异性和准确性高的优势。但受检者进行DSA检查时接受的辐射剂量高于其他X线检查，一次脑血管DSA检查患者接受的皮肤入射剂量约相当于221次头颅正、侧位摄片或22次头颅CT平扫。因此，行脑血管DSA检查时控制辐射剂量至关重要。影响DSA辐射剂量的因素较多，临床多采用增加附加滤过、改变采集野及ROI、增加对比剂浓度、降低管电压和管电流等方法降低辐射剂量。本研究将90例患者分为A组、B组、C组，每组30例。所有患者行常规全脑动脉DSA检查，A组采用的附加滤过为1.0 mmAl＋0.1 mmCu，B组采用的附加滤过为1.0 mmAl＋0.4 mmCu，C组采用的附加滤过为1.0 mmAl＋0.9 mmCu。记录采集野为31 cm时头颅正位、侧位DSA检查的DAP、AK、管电压和管电流。采用仿真模体测量DSA检查过程中眼晶状体剂量，将5片LiF片散开置于小塑料密封袋中并贴于仿真模体眼球处，分别在不同附加滤过条件下行正、侧位DSA采集，单次采集曝光时间11秒，3帧/s，X线管与探测器距离为90 cm。每组模体采集结束后，取下并更换新的LiF片，测量曝光后LiF片的吸收剂量。结果，随着附加滤过Cu厚度增加（0.1 mm、0.4 mm、0.9 mm），常规正位时B、C组受检者的每帧DAP比A组分别减少了23.2%（185/797）和57.2%（456/797），常规侧位时B、C组受检者每帧DAP比A组分别减少了28.7%（114/397）和52.8%（210/397）。从模体眼晶状体器官剂量比较结果看，左眼晶状体器官剂量分别减少了约10.0%（0.28/2.79）、27.3%（0.81/2.79），右眼晶状体器官剂量分别减少了21.4%（1.06/4.95）、39.8%（1.97/4.95）。上述结果和其他学者的结果相符。另外，采用1.0 mmAl＋0.9 mmCu附加滤过时，图像质量下降明显。因此，从图像质量和辐射剂量两方面考虑，采用本研究中的DSA机型行全脑DSA时采用1.0 mmAl＋0.4 mmCu附加滤过符合最优化原则。

【评述】 放射介入操作既可能产生确定性损伤，也可能产生随机辐射损伤。临床常用的评价辐射剂量的指标主要包括最大皮肤剂量、累积剂量、入射皮肤剂量、DAP、AK等。诊断用X线是由波长不同的混合射线构成，其中波长较长的低能射线不能穿过人体用于成像，这部分射线被人体皮肤、组织器官吸收，对身体造成一定辐射伤害。附加滤过是X线管出口到被检体之间所附加的滤过板，随着附加滤过板厚度的增加，X线束中的软射线成分减少，高能成分相对增加，X线质变硬，可直接减少受检者体表面的剂量，降低受检者发生辐射效应的风险。低管电压条件下摄片时，如果附加滤过过厚或原子序数较高，则在吸收大量低能射线的同时，也会吸收一部分用于成像的原发射线，导致影像探测器接收的射线减少而使图像分辨率降低；随着附加滤过的增加，高能散射线比例增大也导致图像清晰度下降。综上所述，行全脑DSA时采用1.0 mmAl＋0.4 mmCu附加滤过符合最优化原则，推荐使用。

第五节 磁共振成像技术研究进展

文选377

【题目】 动态增强磁共振对鉴别脑胶质瘤、中枢神经系统淋巴瘤和脑转移瘤的价值（Utility of dynamic contrast-enhanced magnetic resonance imaging for differentiating glioblastoma, primary central nervous system lymphoma and brain metastatic tumor）

【来源】 European Journal of Radiology, 2016, 85（10）：1722-1727.

【文摘】 将经病理证实的38例多形性胶质母细胞瘤（glioblastoma multiformes，GBMs）患者、16例原发性中枢神经系统淋巴瘤（primary central nervous system lymphomas，PCNSLs）患者、21例脑转移瘤（brain metastatic tumors，MTs）患者共计75例纳入研究，对这75例患者行动态增强MRI扫描，利用Tofts模型得到增强图像上肿瘤区域的内洗速率转移常数（K^{trans}）、冲淡速率转移常数（K_{ep}）、血管外细胞外间隙容积（V_e）、血浆容积（V_p）等参数。采用单因素方差分析比较这3种肿瘤所有参数之间的差异，并绘制受试者特征曲线（ROC曲线）来评估这些参数的诊断价值。结果，PCNSLs组患者的K^{trans}值和V_e值高于GBMs组和MTs组，差异具有统计学意义；而GBMs组和MTs组各参数之间的差异不具有统计学意义。根据对ROC曲线下面积的分析，K^{trans}值和V_e值对于鉴别PCNSLs具有较高价值。K^{trans}值和V_e值这2个参数将有助于PCNSLs同GBMs和MTs的鉴别诊断。

【评述】 磁共振成像作为一种多平面、多参数、多序列的成像技术，其成像的信号强度是一个相对值，与CT成像中的CT值、PET成像中的标准摄取值（SUV）等量化指标相比有较大的波动，因此MRI定量分析一直难以实现。但随着MRI设备及相关后处理软件的飞速发展，定量化的MRI成像与分析已经成为可能并且逐渐运用到临床实践中。动态增强磁共振成像（DCE-MRI）是定量磁共振的一种，是通过静脉注射小分子顺磁性对比剂无创地评价组织血流灌注、渗透性等血管特性的功能性成像方法，主要应用于诊断及鉴别诊断全身多系统良恶性病变、动态监测肿瘤放化疗治疗效果、评估肿瘤抗血管生成治疗的疗效等方面。

DCE-MRI 的定量分析是以多种药物动力学模型为基础，通过量化病变组织血供与细胞间隙之间的对比剂交换以评价组织灌注和血管内皮细胞完整性的分析方法。目前应用最为广泛的动力学模型为 Tofts 模型，由 Larsson、Tofts、Brix 等于 20 世纪 90 年代提出，可以得到 K^{trans}、K_{ep}、V_e、V_p 等多个参数。随着精准医学的概念的提出和发展，动态增强定量磁共振在未来有着广泛的应用前景。

文选 378

【题目】 通过 3D-MR 血管壁成像评估基底动脉粥样硬化斑块的分布（Evaluation of basilar arteryatherosclerotic plaque distributionby 3D MR vessel wall imaging）

【来源】 Journal of Magnetic Resonance Imaging，2016，44（6）：1592-1599.

【文摘】 将 61 例有脑血管症状及有基底动脉狭窄的患者纳入分析，对这 61 例患者行 3T 磁共振质子密度加权 3D 各向同性快速自旋回波成像（volumetric isotropic turbo spin echo acquisition，VISTA）扫描。使用定制开发的后处理软件在横断面和动脉走行方向上对基底动脉斑块进行分析。在 61 例患者中总计发现了 85 个基底动脉斑块。在横断面分布中，斑块累及基底动脉管壁腹侧、左侧、背侧、右侧象限的比例分别为 74.1%、70.6%、67.1%、62.4%。在这 85 个斑块中，只累及管壁 1 个象限的占 17.7%，累及 2 个及以上象限的占 82.3%。从斑块主要分布的象限来看，外侧壁（左右）的比例（66.1%）要明显高于腹侧（23.2%，$P<0.001$）和背侧（10.6%，$P<0.001$）。在动脉走行方向上，分布在基底动脉的远端的斑块要多于近端（63.5% *vs.* 36.5%）。

【评述】 基底动脉粥样硬化斑块是椎基底系统供血不足的主要原因，并且有可能导致后循环缺血性脑卒中和短暂性脑缺血发作事件。血管成形术在治疗颅内动脉粥样硬化性疾病已有较多成功的报道，但颅内动脉走行扭曲、动脉壁薄弱、存在众多穿支血管，使得该手术存在着急性闭塞、夹层瘤及穿支卒中（perforator stroke，PS）等并发症。穿支卒中与狭窄的位置、形态等多种因素有关。而斑块在管腔内的分布与血流动力学以及机械因素有关。本研究从统计学的角度分析了基底动脉斑块的位置分布特征，探究了利用 3D-VISTA 序列进行血管壁成像的可行性及价值。对 3D-VISTA MRI 所得的图像进行分析，其结果显示，基底动脉斑块主要累及外侧壁，并且主要形成于基底动脉至小脑下前动脉（anterior inferior cerebellar artery，AICA）的远端。该结论对于穿支卒中的预防以及术前评估可能具有一定意义。

文选 379

【题目】 利用磁共振成像联合磁共振氢质子波谱对缺血缺氧性脑病进行早期诊断（Early identification of hypoxic-ischemic encephalopathy by combination of magnetic resonance imaging and proton MR spectroscopy）

【来源】 Experimental and Therapeutic Medicine，2016，12（5）：2835-2842.

【文摘】 新生儿缺血缺氧性脑病（hypoxic-ischemic encephalopathy，HIE）造成的脑损伤可以通过多种检查手段进行诊断。本研究的目的是将 MR 图像与 MR 氢质子波谱结合，对 HIE 进行诊断并评估它们与患者预后的关系。在 2012 年 2 月至 2013 年 2 月开展了为期 1 年的前瞻性队列研究，将 24 例足月患有 HIE 的新生儿（包含轻中度组、重度组）和 5 例正常新生儿纳入研究。为每一个新生儿连续进行常规的 T_1WI、T_2WI 扫描，以及对基底神经节、背侧丘脑进行 MR 波谱扫描。常规序列的 MR 图像由 2 位神经放射医师采用盲法进行诊断和评分，HIE 轻、中度组（$n=13$）与重度组（$n=11$）在图像上的表现相似，在 T_1WI 图像上有较明显的点状高信号病灶，在 T_2WI 图像上则有脑水肿。在 MR 波谱中，HIE 患儿组的 N-乙酸门冬氨酸（NAA）/肌酸（Cr）、胆碱复合物（Cho）/Cr、乳酸（Lac）/Cr 这几个谱线幅度比值与健康对照组具有显著性差异，但 HIE 轻中度组与 HIE 重度组的差异不具有统计学意义。结论，MR 波谱可以作为一种诊断新生儿 HIE 的补充手段。

【评述】 新生儿缺血缺氧性脑病是由于新生儿在围生期因为窒息、缺氧而导致中枢神经系统出现的缺血缺氧性损害。本病病情重、进展快，如不及时诊疗，则有可能带来一系列的神经系统损伤后遗症，如智力低下、脑瘫等，甚至可能直接导致患儿死亡。因此，如果能够早期诊断新生儿缺血缺氧性脑病，将极大改善患儿的预后。而 MRI 具有无辐射的优点，特别适用于儿童及孕妇的检查。MRI 波谱成像则可以无创地获取人体内组织的化学成分信息。因此，将 MRI 图像与 MR 波谱联合应用，有望为 HIE 的早期诊断提供一种新途径。

根据该研究的结果，常规 MRI 图像及 MR 波谱对于 HIE 患儿的诊断具有一定价值，但对于判断 HIE 严重程度及其预后评估方面的价值则很有限，该结论尚需更多的研究来证实。

文选 380

【题目】 额叶癫痫局部自发活动改变：静息态 fMRI 研究（Altered local spontaneous activity in frontal lobe epilepsy: a resting-state functional magnetic resonance imaging study）

【来源】 Brain and Behavior，2016，6（11）：e00555.

【文摘】 将 19 例额叶癫痫（frontal lobe epilepsy，FLE）患者作为患者组，19 例年龄、性别与之相匹配的健康志愿者作为对照组，对 2 组行静息态功能磁共振的数据采集。运用一种新的评估方法——局部神经活动的时-空 4D 一致性（Four-dimensional Consistency of localneural Activities，FOCA）检验来评估神经局部自发活动在时间和空间上的一致性。采用两独立样本 t 检验对 2 组受检者的 FOCA 值差异进行比较，并且对 FOCA 值与癫痫持续时间进行相关性分析。结果，与健康志愿者相比，FLE 患者额叶、顶叶的皮质及基底神经节的 FOCA 值显著升高，颞叶皮质及小脑的 FOCA 值则降低。并且基底神经节的 FOCA 值与癫痫持续时间具有相关性。该结果说明，额叶皮质及基底神经节的局部自发活动改变与 FLE 的病理生理学改变存在关联性，额叶的异常或许是导致 FLE 患者认知功能障碍的潜在原因。FOCA 值的测量有可能对进一步认识癫痫带来更多的帮助。

【评述】 近年来，MRI 头部成像技术发展迅速，不再局限于人脑形态结构上的应用，已经拓展到脑功能领域。基于血氧水平依赖成像（blood oxygenation level dependent，BOLD）原理的功能磁共振（functional MRI，fMRI）具有无创、高时空分辨率、重复性强等特点，可以反映人脑局部的功能情况，为研究活体人脑功能提供了重要手段。而其中的静息态功能 MRI（resting state functional MRI，rs-fMRI）反映的是大脑 BOLD 信号的自发活动，更接近生理状态。相对于任务态，rs-fMRI 可重复性高、可分析内容多，对于研究大脑自发活动、各脑区间的功能联系、神经精神疾病等方面具有明显优势，是近年来 fMRI 的研究热点。

研究表明，脑功能的获得既是网络的，也是局部的，两者有机结合才成就了大脑丰富的功能活动。对于局部脑功能的描述方法，以往常用的局部一致性（ReHo）或局部功能连接密度（FCD）等指标都只强调了局部脑区活动在时间上的一致性，却忽略了同一时间内局部脑区神经活动的空间相关性。而 FOCA 这一理论则整合了局部时间与空间的信息，反映的信息更为全面。FOCA 将为进一步理解脑功能和各类神经精神疾病的发生机制提供新的途径。同时，FOCA 作为一个全新的指标，也需要在实践和应用中加以完善。

文选 381

【题目】 网络成瘾青少年静息态功能磁共振成像区域一致性研究
【来源】 中华放射学杂志，2016，50（11）：878-881.
【文摘】 收集年龄、性别及教育程度相匹配的网络成瘾青少年 12 例（网络成瘾组）和正常对照组 12 例，所有受试者均完成简易精神状态检查量表（MMSE）评分。采用 rs-fMRI 分析受试者全脑静息态的局部一致性（regional homogeneity，ReHo），两组间采用独立样本 t 检验进行比较，并将两组间差异有统计学意义的脑区与网络依赖程度（每周上网时间）进行线性相关性分析。结果显示，与正常对照组相比，网络成瘾组 MMSE 评分差异无统计学意义。网络成瘾组左侧中央后回（体素 129 个，$t=4.45$）、左侧顶下小叶（体素 156 个，$t=5.02$）和左侧额叶下回（体素 117 个，$t=4.14$）的 ReHo 值减低（P 均<0.01），未发现 ReHo 值升高的脑区。相关性分析显示左侧顶叶中央后回、顶下小叶、额叶下回 ReHo 值与网络成瘾组每周上网时间呈负相关（r 值分别为 -0.874、-0.746、-0.695，P 均<0.05）。结论，网络成瘾青少年存在多处脑区 ReHo 改变，且与网络依赖程度相关。

【评述】 在互联网产业飞速发展的今天，与之相关的网络游戏、网络购物、网络聊天等已经成为我们每个人生活的一部分，这些网络服务在给我们带来便利的同时，也造成了一些问题。网络成瘾（internet addiction，IA）是指由于对互联网过度依赖而导致明显心理异常症状及伴随的生理受损现象，其与吸毒、赌博、酗酒等一样，会对成瘾者的身心造成损害，影响正常工作和学习。特别是以青少年为主的网络游戏成瘾，会严重阻碍青少年认知发展，更有甚者引发各种犯罪行为，日益成为影响我国青少年身心健康的严重问题。

静息态 fMRI（rs-fMRI）能够从功能角度发现脑的异常改变，为探知神经疾病发生机制提供重要线索。本研究运用 rs-fMRI 分析网络成瘾青少年 ReHo 变化特点及其与网络依赖程度（每周上网时间）的关系，探究了网络成瘾对大脑功能活动局部一致性的影响，结果显示网络成瘾青少年部分脑区静息态脑功能 ReHo 值减低，这些脑区与感觉-运动协调、注意力、网络成瘾行为和语言沟通理解等有关，而且随着网络依赖程度加深，这些脑区一致性减低，为进一步研究网络成瘾形成的机制提供了线索。

文选 382

【题目】 磁共振定量磁敏感图评估正常人大脑静脉血氧饱和度的初步研究

【来源】 中华放射学杂志，2016，50（9）：652-656.

【文摘】 通过磁共振定量磁敏感图（quantitative susceptibility mapping，QSM）测量脑静脉的磁敏感值，评价正常人脑静脉血氧饱和度有无性别、侧别的差异及与年龄的相关性。收集60例惯用手为右手（右利手）的健康志愿者，行常规MRI和磁敏感加权成像（SWI）扫描，获得正常颅脑相位图和幅度图。利用相位伪影消障工具SMART后处理软件对相位图和幅度图进行处理得到定量磁敏感图（QSM），利用磁共振信号处理软件SPIN手工绘出磁敏感图中双侧大脑静脉（大脑皮质静脉、背侧丘脑纹状体静脉、透明隔静脉、大脑内静脉、基底静脉）的ROI，测量不同静脉的磁敏感值。采用秩和检验比较不同侧别和性别间大脑静脉磁敏感值的差异，采用Spearman相关分析其与年龄的相关性。结果，60例健康志愿者左右两侧大脑皮质静脉磁敏感值中位数（范围）分别为159.16（154.88～164.13）ppb、164.61（156.23～168.04）ppb，背侧丘脑纹状体静脉相应值分别为160.51（152.14～170.06）ppb、162.48（153.47～173.66）ppb，左侧均小于右侧，差异具有统计学意义。其他部位大脑静脉左右两侧敏感值差异无统计学意义。22例男性健康志愿者右侧大脑皮质静脉、左侧背侧丘脑纹状体静脉、右侧透明隔静脉磁敏感值分别为166.22（159.21～169.99）ppb、168.65（159.19～174.45）ppb、153.42（148.10～161.78）ppb，38例女性相应部位磁敏感值分别为161.10（155.06～167.15）ppb、157.70（151.53～164.41）ppb、147.52（142.94～154.16）ppb，男性与女性之间的差异具有统计学意义。右侧背侧丘脑纹状体静脉的磁敏感值与年龄具有相关性（$r=0.28$，$P<0.05$）。结论，右侧背侧丘脑纹状体静脉磁敏感值随年龄的增长有增加的趋势，部分大脑静脉磁敏感值存在侧别和性别的差异。

【评述】 定量磁共振是近年来新兴的技术，符合当下精准医疗的发展趋势，是当下最热门的MRI研究方向。而其中的磁共振定量磁敏感图（QSM）是一种具有较大发展潜力的新技术。QSM是利用梯度回波作为序列基础，使用特有的重建算法，对相位信息进行解缠绕及去除了背景场处理，避免了背景磁场的不均匀造成的低频相位干扰。与此同时，它利用了磁敏感效应引起的相位位移改变能间接反映物质的相对含量的特点，获得具有反映局部磁场的磁场率图像，即得到QSM磁量图。该图既具有敏感加权成像（SWI）的特点（对于脑内静脉血管、微出血和铁沉积十分敏感），又能够定量测量钙、铁含量，微出血，静脉内血氧含量，使其在中枢神经系统，特别是对病情严重程度的量化及评估病情进展具有重要价值。

本研究纳入了60例健康志愿者，采用QSM对正常人群大脑静脉磁敏感值进行测量分析，比较双侧大脑部分静脉不同侧别、性别间血氧饱和度的差异及与年龄的相关性，对QSM这项新技术的临床应用做了初步探究，为进一步利用血氧饱和度的分布和变化特点进行疾病分析与诊断提供了参考依据。

文选 383

【题目】 利用 1.5 T 磁共振成像的 3D 超短回波时间序列诊断颅骨骨折的可行性（Feasibility of three-dimensional ultrashort echo time magnetic resonance imaging at 1.5 T for the diagnosis of skull fractures）

【来源】 European Radiology，2016，26（1）：138-146.

【文摘】 为了探究利用超短回波时间（ultrashort echo time，UTE）序列诊断颅骨骨折的可行性，将 10 只做了颅骨骨折模型的巴马猪和 364 例颅脑外伤患者纳入研究，分别行 CT、常规 MR 序列、3D-UTE 序列扫描。采用 McNemar 检验、ROC 曲线分析和 κ 一致性检验对 UTE 序列诊断颅骨骨折的准确性进行分析。CT、UTE-MRI、解剖学测量这 3 种方法对线性骨折（LFs）和凹陷性骨折（DFs）的诊断准确率，差异采用单因素方差分析和配对 t 检验。结果显示，3D-UTE 序列可以清楚显示颅骨整体结构与骨折处的结构。诊断医师对 UTE 图像诊断结果的差异无统计学意义（$P>0.05$，$\kappa=0.899$），UTE 序列的准确度、效度、信度较好。10 只做了颅骨骨折模型的巴马猪上共计有 42 处 LFs 和 13 处 DFs，CT、UTE-MRI 与解剖学测量的结果无显著性差异。在 44 例患者上共有 55 处 LFs 和 10 处 DFs，CT、UTE-MRI 与解剖学测量的结果同样无显著性差异。因此，利用 3D-UTE 序列诊断颅骨骨折是可靠的，其具有无电离辐射的优点，尤其适用于儿童和孕妇。

【评述】 目前广泛应用于临床的磁共振序列因回波时间（echo time，TE）的限制，均以采集中等及长 T_2 组织（$T_2>10$ ms）信号为主，短 T_2 组织如跟腱、骨皮质等在图像中几乎不产生信号。而随着 MRI 技术与设备的快速发展，近年来新出现的超短回波时间（UTE）序列很好地解决了短 T_2 组织在 MRI 图像中几乎不产生信号的问题。其超短 TE 的实现依赖于独特的半射频脉冲及 K 空间填写方式。UTE 序列利用超短的 TE（0.008～0.5 ms），能够采集到包括正常跟腱、骨皮质等在内的短 T_2 组织的信号，并且可以得到组织的 T_2 值，进而借助 Matlab、ImageJ 等后处理软件进行半定量、定量分析。

由于其能够显示常规 MRI 图像所不能显示的跟腱、骨皮质等结构，因此在跟腱病的早期诊断以及一些不明显骨折的诊断中有较大的应用价值。

文选 384

【题目】 右侧三角肌腺泡状软组织肉瘤的磁共振和 CT 特征：病例报道（Magnetic resonance imaging and computed tomography features of alveolar soft-part sarcoma in the right deltoid muscle: A case report）

【来源】 Oncology Letters，2016：112857-112860

【文摘】 腺泡状软组织肉瘤（alveolar soft part sarcoma，ASPS）是一种罕见的高度血管恶性软组织肿瘤，常见于年轻人。肿瘤可以发生在任何部位，常见于下肢深部软组织，而上肢较少见。本文报道 1 例右侧三角肌 ASPS。该患者存在右肩肿块 3 年，并于诊断前 1 个月开始快速增长。该患者接受 CT 和 MRI 检查。病变在 T_1WI 图像上，对比肌肉呈等信号或稍高信号，T_2WI 以不均匀高信号为主。CT 增强均匀强化。切除肿块并进行组织病理学检查。镜检和免疫组化证实患者为 ASPS，无远处转移。手术切除 6 周后随访无原位复发。CT 随访无远处淋巴结转移或肺转移。青壮年四肢软组织中发现生长缓慢的 T_1、T_2 高信号、多空洞，明显强化的巨大肿块，考虑该肿块为 ASPS。

【评述】 ASPS 是一类罕见的软组织肉瘤，常见于青壮年。ASPS 常见于四肢，而大多位于下肢。MRI 具有很好的软组织对比度，能多平面显示病变，并且不具有电离辐射，是显示该病变的有利手段。而 CT 增强和血管成像能更清晰地显示肿瘤内及其周围丰富的血管。本文报道 1 例上肢（右三角肌）的 ASPS，并详细分析了其 CT 与 MRI 影像特征，有利于其准确诊断，指导手术的广泛切除以防止其复发。

文选 385

【题目】 原发性 AL 淀粉样变中的局部心肌微血管功能障碍：3T 心脏磁共振评价（Regional myocardial microvascular dysfunction in cardiac amyloid light-chain amyloidosis: assessment with 3 T cardiovascular magnetic resonance）

【来源】 Journal of Cardiovascular Magnetic Resonance，2016，18：1-11.

【文摘】 冠状动脉微血管功能障碍在原发性 AL 心肌淀粉样变（AL-cardiac amyloid，AL-CA）中非常普遍。该研究旨在阐明 3 T 心脏磁共振评价正常人与 AL-CA 患者左心室局部心肌微血管功能差异的可行性。左心室射血分数（LVEF）＜50% 的 AL-CA 患者被认为收缩功能障碍。11 例收缩功能障碍、21 例收缩功能正常的 AL-CA 患者和 25 例健康对照接受 MR 检查。对比正常人，AL-CA 患者首关灌注斜率和最大信号值（MaxSI）显著降低，达峰时间（TTM）增加（全部 $P<0.01$）。收缩功能障碍的 AL-CA 患者基底段和中段心肌的 TTM 明显长于收缩功能正常的患者；基底部、中部和心尖段的斜率均降低；而基底部的 MaxSI 明显降低。ROC 曲线显示首关灌注斜率、TTM、MaxSI 可以被用于区分收缩功能障碍、收缩功能正常的 AL-CA 患者和健康对照之间微循环的差异。

【评述】 淀粉样变是一种以多器官不可溶性蛋白病理性沉积于细胞外的罕见疾病，原发性 AL 淀粉样变性是最常见的类型。50% 系统性淀粉样变性患者存在心肌淀粉样变（CA），也是造成 AL 淀粉样变性患者死亡的主要原因。AL-CA 患者常预后不良，尤其是对存在收缩功能障碍和心肌壁增厚的患者。心脏微血管系统的淀粉样蛋白浸润在 CA 患者中普遍存在，并且与左心室收缩功能和室壁增厚潜在相关。因此，评价冠状动脉微血管灌注对 AL-CA 患者十分重要，尤其是对存在收缩功能障碍的患者。

CE-MRI 被认为是评价心脏形态、功能和组织学特征的有效手段。其可得到准确性、敏感性、特异性和重复性更高的灌注参数，包括斜率、MaxSI 和 TTM。这些反映心肌灌注储备的参数与冠状动脉微血管功能相关。CE-MRI 已被用于评价扩张型心肌病和肥厚型心肌病患者的心肌微血管功能。此外，CE-MRI 能同时评价心肌灌注和功能。

目前，很少有研究采用 CE-MRI 对 AL-CA 患者的心肌微血管功能障碍进行评价。本研究结果显示：① AL-CA 患者舒张末期室壁厚度（EDWT）和收缩末期室壁厚度（ESWT）增厚，舒张／收缩末期壁厚（Wth）比值增加；对比左心室收缩功能正常的患者，左心室收缩功能障碍的 AL-CA 患者

Wth 降低，EDWT 增加；基底段和中间段的 Wth 明显降低，基底段的 EDWT 明显增加。② AL-CA 患者首关灌注的斜率和 MaxSI 从基底部到心尖，逐渐增加；对比正常人，AL-CA 患者斜率和 MaxSI 显著降低，TTM 显著升高；对比左心室收缩功能正常的患者，收缩功能障碍的患者 3 个节段斜率均更小，基底段 MaxSI 降低，基底段和中间段 TTM 延长。③首关灌注斜率、MaxSI 均与 Wth 存在正相关，而与 EDWT、ESWT 存在负相关。④ ROC 曲线结果显示，采用灌注参数（斜率、MaxSI 和 TTM）检测正常人和左心室收缩功能正常患者的准确度达到了 0.61～0.89，而检测正常人和 LV 收缩功能障碍患者的准确度则达到了 0.64～0.97。

这项研究提出，AL-CA 患者的首关灌注斜率、MaxSI 和 Wth 显著降低，冠状动脉微循环障碍导致了 AL-CA 患者心肌灌注降低。心肌壁增厚可能进一步导致心肌灌注障碍。

该研究也存在一定的局限性，包括：样本量较少；未对 LGE、钆 T_1 血流动力学、T_1 mapping 进行研究，而这些方法可以检测和定量心肌间质纤维化，心肌间质纤维化也可能影响冠状动脉微循环障碍和患者预后；并不是每一位患者都进行了冠脉造影来确诊微循环障碍导致的缺血；使用 LVEF＜50％ 只能反映总体的收缩功能障碍，而不能反映局部心肌收缩功能。

文选 386

【题目】 室间隔心脏脂肪瘤：病例报道（Cardiac lipoma in the interventricular septum: a case report）

【来源】 Journal of Cardiothoracic Surgery，2015，10（1）：69.

【文摘】 原发性心脏肿瘤十分罕见。心脏脂肪瘤病例很少。本文报道了 1 例 65 岁的中国男性，室间隔脂肪瘤伴有轻度三尖瓣反流。该患者运动后气促。采用超声心动图、心脏磁共振成像、心脏 CT 和术后组织病理学进行诊断。患者接受肿瘤切除，术后恢复尚可。术后 8 个月随访，无复发症状。

【评述】 原发性心脏肿瘤很少见。据报道，约 75％ 的原发性心脏肿瘤是良性的。心脏脂肪瘤约占心脏和心包原发性肿瘤的 8.4％。心脏脂肪瘤是心脏良性非黏液瘤，在任何年龄、任何性别、心脏的任何位置都可以发生。心脏脂肪瘤临床不易诊断，在临床表现、位置、形态、大小和影像学表现均有不同。心脏脂肪瘤具有包膜并由成熟的脂肪细胞组成，因此，不同于无包膜的成熟的和胎儿脂肪组织沉积形成的肥厚性脂肪瘤样病，脂肪瘤是真正的肿瘤。

心脏磁共振成像（CMR）显示脂肪瘤为一圆形信号，大小为 36 mm×20 mm，位于室间隔上部，右侧冠状窦前方。组织特征图像表明肿瘤由脂肪组织组成。心脏增强 CT 证实一圆形低密度肿块（117 Hu）存在于室间隔上方、右冠状窦前方，测量其大小为 37 mm×21 mm。

心脏脂肪瘤的临床表现与肿瘤的位置有关，可能表现为瓣膜功能障碍，发展为心腔梗阻，影响心脏充盈和排空功能。症状可能包括心力衰竭、心律失常和晕厥。该患者的脂肪瘤位于室间隔上部，靠近右心室流出道，长期感觉胸闷、身体活动后气促、日益严重的呼吸困难和疲惫。不断增长的肿瘤引起右心室充盈障碍，临床症状快速恶化。

心脏脂肪瘤可采用超声心动图、CT 和 MRI 诊断。超声心动图对良性和恶性肿瘤的诊断均有用。CT 和 MRI 的使用有助于脂肪瘤的准确诊断，并能预测累及心肌的范围和与周围其他心脏结构的关系。该例是由超声首先发现了肿块的存在，进一步采用 CT 和 MRI 明确肿块的性质，并最终手术确认为脂肪瘤。所以，超声、CT 和 MRI 对心脏肿瘤的诊断是十分必要的。

文选 387

【题目】 法洛四联症治疗后无症状儿童左心室、右心室功能受损的二维斑点追踪超声心动图研究（Impaired right and left ventricular function in asymptomatic children with repaired tetralogy of fallot by two-dimensional speckle tracking echocardiography study）

【来源】 Echocardiography，2014，32（1）：136-143.

【文摘】 双侧心室功能障碍的早期发现对治疗法洛四联症（tetralogy of Fallot，TOF）十分重要，因为功能障碍可能引起患者预后较差。该研究纳入 46 例 TOF 术后双侧心室射血分数（ejection fraction，EF）正常的无症状儿童和 30 例正常儿童对照。采用斑点追踪超声心动图（speckle tracking echocardiography，STE）测量右心室（RV）和左心室（LV）应变和应变率。心脏磁共振（CMR）评价右心室射血分数（RVEF）和肺动脉反流（pulmonary regurgitation，PR）。与正常对照相比，TOF 患者 RV 局部纵向应变、应变率、整体纵向应变（GLS）和应变率（GLSR）受损。同样，LV 切向和径向应变、应变率均降低；相反，纵向应变则无明显差异。RV 和 LV 的 GLSR 与术后随访时间正相关。RV GLS 和 GLSR 与 RVEF 和 PR 相关。LV 切线应变与 PR 相关。STE 能发现 TOF 术后 EF 正常患者早期的 RV 和 LV 收缩功能损伤。PR 与双室功能降低相关。STE 应变及应变率是检测 TOF 患者双室功能早期损伤的有效指标。

【评述】 法洛四联症是最常见的发绀型先天性心脏病。随着心内手术的出现，大部分 TOF 患者预后较好。但是，许多患者术后存在肺动脉反流（PR），这可能导致右心室扩张、右心衰竭、心律失常或心源性猝死。RV 收缩功能障碍常作为术后 TOF 患者长期生存的决定因素和不良临床预后的独立预测因子。此外，PR 和 RV 扩张可能影响 LV 形态和功能。

二维斑点追踪超声心动图有评价心肌性能的潜在功能。该技术不依靠几何假设和几何角度，因此，被广泛应用于多种疾病 RV 和 LV 功能的评价，包括先天性心脏病。

该研究结果显示，①TOF 手术后，双室 EF 正常的无症状儿童 RV 和 LV 应变和应变率降低。②双室应变和应变率的降低与患者 PR 相关。③RV 和 LV 应变和应变率与随访时间相关（证明 STE 是 TOF 患者术后随访的有效工具）。不同于传统的 RV 功能参数，如 TAPSE 和 Sm 等，STE 不仅能分析 RV 整体功能，还能对局部功能进行分析。研究缺点包括：样本量较少；部分患者缺乏 CMR 检查，不能比较 STE 与 CMR 间的关系；该研究为单中心研究，不同地方采用不同的手术方式，可能影响患者预后，导致研究结果的不同；缺乏长期随访，因此，难以解释 RV 和 LV 的变化是否可逆。

文选 388

【题目】 传统钆对比增强磁共振成像在乳腺癌前哨淋巴结检测中的初步研究（Sentinel lymph node

detection using magnetic resonance lymphography with conventional gadolinium contrast agent in breast cancer: a preliminary clinical study）

【来源】 BMC Cancer，2015，15：213.

【文摘】 前哨淋巴结（sentinel lgmph nodes，SLNs）绘图是乳腺癌患者腋窝淋巴结分期的标准方法。蓝染和放射性同位素常用来定位 SLNs，但这两种方法都存在一定缺陷。60 例 T1～2 期的乳腺癌、临床腋窝淋巴结阴性的患者被纳入该研究。皮内注射 0.9 ml 对比剂和 0.1 ml 浓度为 1% 盐酸甲哌卡因的混合液至患者乳腺外上区域，采用 Gd-MRL 显影腋窝淋巴引流和前哨淋巴结。前哨淋巴结活检或手术后，评价 Gd-MRL 识别前哨淋巴结和远处转移的有效性。最终，Gd-MRL 识别了 96 个 SLNs（M-SLN），蓝染识别了 135 个淋巴结（D-SLN），两种结果之间有很强的相关性。采用蓝染法作为金标准，Gd-MRL 发现腋窝淋巴结转移的敏感性为 95.65%，假阳性率为 4.3%。采用不均匀强化和强化缺损作为诊断标准，Gd-MRL 区别良恶性 SLNs 的敏感性为 89.29%，特异性为 89.66%。Gd-MRL 为乳腺癌患者 SLNs 的识别和远处转移的发现提供了一种新的方法。

【评述】 腋窝淋巴结转移是乳腺癌转移中十分容易识别的一种转移。腋窝淋巴结转移的准确评估对乳腺癌手术计划、新辅助化疗计划及预后十分重要。磁共振淋巴结成像（MRL）是间质注射对比剂后采用磁共振进行成像的一种技术。MRL 能清晰显示注射造影剂部位到腋窝的淋巴引流，进一步清晰显示 SLNs。Gd-MRL 显示 SLNs 与蓝染的结果有较好的一致性。相比之下，蓝染能显示更多的淋巴结，但这可能是由于蓝染将所有淋巴结转移均显示了，但那些显示的淋巴结并不一定全是 SLNs，可能还有部分是远处转移。而 Gd-MRL 能通过追踪淋巴引流，清晰地分辨出 SLN 和远处转移，故而降低了假阳性率。在该研究中，MRL 不只能识别 SLN，还能诊断淋巴结转移。相比其他方法，包括动态增强 MRI 和扩散加权 MRI，Gd-MRL 能更准确地对腋窝淋巴结转移进行分期。然而，精确定位 SLNs 相关的皮肤标记仍然是一个挑战。并且在该研究中没有对微小的（<2 mm）病灶进行研究。此外，Gd 造影剂皮内注射的毒性和容忍度仍需要进一步研究，且该研究仅将造影剂注射入外上侧乳晕，其他部位仍需继续研究。

文选 389

【题目】 单次激励双轴向时空编码磁共振成像无参照失真校正和灵活兴趣区成像（Imaging with referenceless distortion correction and flexible regions of interest using single-shot biaxial spatiotemporally encoded MRI）

【来源】 Neuroimage，2015，105：93-111.

【文摘】 与回声平面成像相比，时空编码（spatiotemporally encoded，SPEN）成像由于其固有特性，对磁场不均匀引起的不利影响不太敏感。时空编码（SPEN）成像是一种追求功能、扩散和实时的 MRI 成像。然而，SPEN MRI 获得的成像质量仍然受磁场不均匀引起的几何失真影响。该研究将一个单次激励双轴向 SPEN（bi-SPEN）脉冲序列利用 90° 和 180° 线性调频与两个正交梯度相结合。之后，提一个基于无参照失真校正方法。采用一个结合场梯度的迭代超高分辨重建校正单次激励法 bi-SPEN 序列采集的失真图像，这个场梯度是由超高分辨数据相位展开后获取的梯度场图估算的。此外，失真校正法也被用于提高单次激励法 bi-SPEN 序列获得的多个感兴趣区的图像质量。

【评述】 加快图像采集过程，或在固定的采集时间实现更高的分辨率，是目前磁共振成像的研究重点。由于其时间分辨率高，单次激励回波平面成像在目前的一些超快速成像手段中是最常用的。但极限平面图（epipolar plane image，EPI）图像常常由于磁场不均匀性和一次 k 空间采集内相位的错误积累而产生严重的畸变伪影。近年来，各种各样的磁场不均匀性绘图和数据处理技术被用于 EPI 几何畸变校正。该研究提到的校正方法是通过叠加包括了磁化场梯度的 SR 重建实现的，这个磁化场梯度可以通过对失真的 bi-SPEN 数据的磁场图进行表面拟合直接得到，不需要其他额外的扫描。bi-SPEN 对中度磁场不均匀尚不敏感，但如果磁场不均匀性太强，则必须进行图像失真校正。这种方法优于之前的校正方法：①与 EPI 相比，由于对磁场不均匀固有的不敏感性，该方法即使在磁很不均匀的情况下，也可以进行很好的图像校正；而基于磁场图的 EPI 在这种情况下可能不会起作用，EPI 图像中会出现严重的几何失真和折叠。②不同于传统的基于磁场图的 EPI 校正法，基于 SPEN 的无参照校正只需要第 1 阶和第 2 阶不均匀磁场图。因此，相对高质量的磁场图数据点被选择用于校正。也就是，不准确的数据点将会被排除，校正的稳定性将增高。因此，该方法对磁场图的需求较低。

文选 390

【题目】 非心电门控磁共振成像定量心肌血流（Quantification of myocardial blood flow using non-ECG-triggered MR imaging）

【来源】 Magnetic Resonance in Medicine，2015，74（3）：765-771.

【文摘】 采用推荐的非心电门控技术测量动脉输入功能。基于自门控的图像被用于采集心脏连续周期内的首关灌注图像。采用连续的心室血池 T_1 估值测量动脉输入功能（arterial input function，AIF）。14 例健康人采用该方法进行检查，并同时接受常规的心电门控方法。两种方法产生的心肌血流没有差异。

【评述】 磁共振心肌灌注成像是诊断冠状动脉疾病的重要工具。但是，磁共振成像需要依靠准确的心电图（ECG）触发，以在每一个心脏周期的同一心脏阶段获得数据。受检者的身体特征（如桶状胸）和磁流体动力的影响 ECG 的质量，导致扫描错误地触发，甚至不触发。除了定性成像，还可能跳过心脏周期导致心肌血流量（MBF）的错误量化。该研究采用一个 21 个预测点（时间分辨率为 40 ms）的滑动窗代替长度为 64 个预测点（采集窗 140 ms）的滑动窗。图像重建采用非笛卡尔 SENSE。并采用心室血池大小代替 ECG 识别心脏周期。而该方法的一个缺点是：这种不同 T_1WI 图像不适用于电影成像。虽然这些信号的时间分辨率等同于 40 ms 的电影图像，但单个心脏周期中的系列图像，可能无法捕捉到真正的心脏运动。

文选 391

【题目】 图像配准技术对正常人体自由呼吸状态下肾MR扩散峰度成像图像质量的影响

【来源】 中华放射学杂志，2016，50（3）：170-175

【文摘】 本研究目的是探讨图像配准技术对正常人体自由呼吸状态下肾磁共振扩散峰度成像（diffusionkurtosis imaging，DKI）图像质量的影响。前瞻性收集20例健康志愿者行3个b值（0、500、1000 s/mm^2）的双肾DKI检查，并对图像进行配准，以DKI模型分别拟合配准前后的DKI数据，得到配准前后对应的参数图。由2名医师分别对配准前后参数图像进行质量评分，并获得各向异性（FA）、平均扩散系数（MD）、轴向扩散系数（$D_\parallel$）、径向扩散系数（$D_\perp$）、平均峰度（MK）、轴向峰度（$K_\parallel$）以及径向峰度（$K_\perp$）值。结果显示，2名医师间测量各参数值的一致性均较好，配准前各参数图像的组内相关系数（ICC）为0.784~0.821，配准后各参数图像的ICC为0.836~0.934。肾DKI配准前后各参数图质量评分差异均有统计学意义（P均<0.05）。肾皮质、髓质DKI配准前后各参数值（FA、MD、$D_\parallel$、$D_\perp$、MK、$K_\parallel$和$K_\perp$值）差异均有统计学意义（P均<0.05）。说明图像配准可获得更高质量的DKI参数图像，并对其参数测量值产生影响。

【评述】 肾是人体重要的排泄器官。DWI可通过描述复杂组织中水分子的微观扩散无创地检测肾功能改变。有学者通过对大脑及腹部器官行高b值DWI发现，复杂微观环境中水分子扩散更接近于非正态分布。DKI更适合反映非正态分布水分子扩散受限程度。但DKI采集时间较长，扫描过程中由于局部运动造成获得的扩散图像发生空间错位的现象更为显著。且由于腹部呼吸运动的影响，可导致参数图像出现体素上的对应错误。上述因素均限制了DKI在肾中的应用。呼吸门控技术可在扫描过程中控制呼吸运动的影响，但采集时间长，且对呼吸节律失常的患者效果不佳，临床应用价值相对有限。而后处理图像配准运动补偿可以在一定程度上减少腹部呼吸运动对图像质量的影响。本研究结果显示，自由呼吸状态下，肾DKI图像配准后生成的参数图主观评分高于配准前，提示图像配准可改善肾轮廓多b值图像的错配现象，并提高肾皮、髓质分界的可识别度。通过寻找空间上不同图像上体素点对点的对应，图像配准可改善目标器官轮廓显示。目标器官或目标病灶区域的轮廓显示对于DKI参数测量的稳定性至关重要。近年来飞速发展的腹部DWI图像配准方法可较为成功地补偿自由呼吸状态下扫描过程中呼吸运动可能导致的图像错配从而提高图像质量，并提高参数测量的稳定性。目前有关腹部DKI的研究结果还不多见，但大脑DKI图像刚性配准的报道提示，刚性配准不仅可有效地提高图像质量，同时可提高后续参数测量的准确度。因此，自由呼吸状态下的图像配准影响多b值MRI图像后续参数测量值，是人体肾DKI参数测量前不可忽略的重要后处理步骤。但需注意，本研究纳入对象为正常健康志愿者，其对较长时间的DKI扫描忍受程度可能较肾疾病患者高，两者采集的图像配准效果可能不尽相同，今后可能还需对肾病患者进一步行相关的研究以验证结果。

文选 392

【题目】 体素内不相干运动磁共振扩散加权成像诊断肝占位性病变

【来源】 放射学实践，2016，31（6）：526-530.

【文摘】 为探讨体素内不相干运动磁共振扩散加权成像技术（intravoxel incoherent motion DWI，IVIM DWI）对肝占位性病变的诊断价值，对经手术病理证实或临床资料确诊的57例患者（65个肝病灶）术前进行3.0 T MR DWI扫描，设定12个b值（范围0～1700 s/mm^2），扫描图像传至工作站，运用MADC后处理软件进行图像后处理，测量表观扩散系数（ADC）、真实扩散系数（D）、灌注相关扩散系数（D*）及灌注分数（f）。比较肝良恶性占位性病变各参数之间的差异，采用独立样本 t 检验及单因素方差分析方法进行统计学分析。结果，肝良性占位性病变的 ADC 及 D 值 [（2.01±0.66）×10^{-3}和（1.61±0.53）×10^{-3} mm^2/s] 均高于恶性占位性病变 [（1.13±0.35）×10^{-3} 和（0.86±0.25）×10^{-3} mm^2/s]，差异具有统计学意义（$P<0.001$）。实性肝良性占位性病变的 f 值（0.494±0.12）明显高于恶性占位性病变（0.29±0.09），差异具有统计学意义（$P<0.001$）。ROC 曲线下面积分别为 AUC$_{ADC}$=0.877，AUC$_D$=0.913 及 AUCf=0.892，其诊断肝良恶性占位性病变的敏感性分别为 90.9%、97.7% 及 81.8%，特异性分别为 71.4%、71.4% 及 81.8%。得出结论：IVIM DWI 中 ADC 值、D 值及 f 值对鉴别肝占位性病变有较高的诊断价值，其中 D 值的诊断价值最大。

【评述】 水分子扩散加权成像（DWI）是基于水分子在细胞内及细胞间隙的随机运动理论发展而来的磁共振成像技术，通过测定ADC值可定量反映组织器官的微观结构变化。近年来，基于体素内不相干运动（IVIM）的双指数模型广泛运用于脑、肝等部位病变的诊断与鉴别诊断，在传统算法基础上区分真实扩散系数（D）、灌注相关扩散系数（D*）及灌注分数（f）。一般认为 b 值<200 s/mm^2 主要反映组织微循环灌注，b>200 s/mm^2 反映水分子在组织间隙的扩散即真实扩散。该研究设置12个 b 值，最高达到1700 s/mm^2。IVIM 多 b 值 DWI 不仅反映病变组织的扩散系数，还可反映病变组织的血流微灌注情况。肝恶性占位性病变主要由排列紊乱形态各异的癌细胞构成，细胞小密度大，细胞间隙较小，核质比例高，水分子含量较少，细胞间隙和细胞内的水分子运动受限明显，ADC 及 D 图显示病灶以蓝绿色信号为主，ADC、D 及 f 值较低；良性病变主要为血管瘤及囊肿，病灶内液体成分居多，细胞含量少，细胞间隙大，水分子运动受限不明显，因此 ADC 及 D 值大于恶性病变。局灶性结节样增生（FNH）的 DWI 表现与肝细胞癌（HCC）类似，原因可能是 FNH 为肝细胞增生，细胞密度较大，且富含小动静脉，因此扩散运动受限稍明显，临床中可根据其特有的中央瘢痕及强化方式特点与 HCC 相鉴别。同时，本研究结果显示肝占位性病变的 ADC 值高于 D 值，与文献报道一致，证实微灌注对 ADC 值的影响。此外，HCC 及 FNH 的 D 值均显著小于血管瘤、肝囊肿的 D 值，故采用较高 b 值 IVIM DWI 可更好地用于肝良恶性占位性病变的鉴别，ADC、D 及 f 值均具有较高的诊断效能，其中以 D 值诊断效能最高。但该研究结果还有待进一步验证其可重复性和稳定性。

文选 393

【题目】 磁敏感加权成像定量评估肾缺血再灌注损伤的价值

【来源】 中华放射学杂志，2016，50（1）：47-51.

【文摘】 本研究目的是探讨磁敏感加权成像（SWI）定量评估肾缺血再灌注损伤（ischemia reperfusion injury，IRI）的诊断价值。将新西兰大白兔30只分为IRI组（24只）和假手术组（Sham组，6只）。IRI组采用血管夹夹闭兔左肾动、静脉60分钟后松开的方法制作IRI模型，Sham组不做夹闭处理。分别于建模前和建模后0.5、12、24、48小时行左肾MRI扫描（包括T_2WI和SWI），IRI组在建模后0.5、12、24小时完成MRI扫描后立刻任意选取3只兔处死，其余15只IRI组兔和6只Sham组兔在完成建模48小时扫描后处死行病理检查。结果，建模前和建模后0.5、12、24、48小时内髓的rSNR分别为0.28±0.04、0.98±0.14、0.69±0.07、0.57±0.06、0.43±0.03，外髓内带的rSNR分别为-0.08±0.03、0.57±0.05、0.32±0.07、0.16±0.02、0.04±0.01，外髓外带的rSNR分别为0.31±0.04、0.86±0.09、0.65±0.07、0.55±0.06、0.43±0.04，皮质的rSNR分别为0.05±0.01、0.80±0.04、0.68±0.07、0.47±0.07、0.36±0.08，上述部位不同时间之间rSNR的差异均有统计学意义（F值分别为69.82、16.59、67.52和118.96，P均<0.01）。Sham组和IRI组间内髓、外髓内带、外髓外带和皮质4个部位rSNR值重复性测量的方差分析结果显示差异有统计学意义（F值分别为206.29、14.25、42.80和39.12，P均<0.05）。结论，SWI技术能动态量化检测IRI后肾损伤程度的变化过程，间接反映IRI后各带（尤其是髓质肾小管、肾周血管）的病理变化，为肾IRI的早期诊断提供依据。

【评述】 在器官移植中，缺血再灌注损伤（IRI）的影响逐渐受到关注。减轻IRI能改善移植肾的功能，延长患者的生存期。因此，早期诊断、治疗IRI成为临床关注的焦点。磁敏感加权成像（SWI）是利用物质间不同磁化率引起的相位变化使最后成像的组织对比度增大的无创技术，早期主要应用于神经系统，2010年有研究人员通过延长屏气时间和提高后处理技术将SWI成功用于人体肾扫描，近年来SWI在腹部的应用逐渐广泛。该研究以兔为实验对象，兔髓质分为内髓、外髓内带和外带，T_2WI及SWI上呈现不同的信号。在该研究中，Sham组各时间点和IRI组建模前，SWI上外髓内带呈明显低信号，内髓、外髓外带和皮质呈高信号；IRI组建模后0.5小时，SWI上外髓内带信号明显升高，肾肿胀，外髓内带低信号带明显消失；建模后12、24、48小时皮、髓质分界逐渐清楚，SWI显示外髓内带信号仍高于建模前的正常肾。由于外髓内带生理性氧含量低、氧饱和度低导致磁敏感效应增强，T_2WI和SWI上该带呈明显低信号。IRI建模后12、24、48小时，肾小管上皮细胞持续损伤，坏死凋亡增多，部分小血管淤血明显，含氧血红蛋白明显减少，部分小血管闭塞，导致rSNR降低。

综上，SWI技术能动态量化检测IRI后肾损伤程度的变化过程，间接反映IRI的后各带（尤其是髓质肾小管、肾周血管）的病理变化，且检查简单方便、及时、无创，可以为肾IRI的早期诊断提供依据。

文选 394

【题目】 3.0 T 磁共振 LAVA-FLEX 序列对胰腺肿瘤的诊断价值

【来源】 中华介入放射学电子杂志，2016，4（3）：166-168.

【文摘】 本研究旨在探讨 LAVA-FLEX 成像技术在胰腺肿瘤诊断中的应用价值。通过收集 12 例经病理证实的胰腺癌患者，术前行 3.0 T 磁共振常规序列、DWI 和 LAVA-FLEX 序列检查，观察与分析 LAVA-FLEX 序列与常规扫描序列在胰腺癌病变中的敏感性和特异性。结果，12 例胰腺癌在常规序列中显示为长 T_2 信号者 8 例，略长 T_2 信号者 2 例，等 T_2 信号者 2 例，12 例胰腺癌在 DWI 均呈高信号，T_1WI 呈等信号。LAVA-FLEX 序列图像质量高，压脂均匀，组织对比度高，扫描速度快，12 例胰腺癌均呈低信号，较常规 T_1WI 具有明显优势。注射对比剂增强后特征性明显。结论，LAVA-FLEX 序列作为新技术，在胰腺癌诊断中具有与 DWI 相近的特异性与敏感性，可取代常规 T_1WI、压脂 T_1WI 和 3D 动态增强 T_1WI 序列。

【评述】 胰腺癌是消化系统肿瘤中最常见的肿瘤之一，因其预后差，5 年生存率低，因此也是目前临床诊治最困难的肿瘤。现阶段对胰腺癌的治疗仍以根治性手术切除为主要治疗方法。而磁共振检查特别是高场磁共振由于技术先进、图像质量高、多参数成像，可以在病变早期发现病灶，为手术切除赢得机会。

LAVA-FLEX 技术是最新一代磁共振的成像技术，在腹部成像中应用优势明显，一次扫描可同时完成 4 种 T_1WI 图像，分别是水相图（相当于压脂后 T_1WI，但较常规压脂 T_1WI 图像质量更高，脂肪抑制完全均匀，无化学位移效应），脂相图（纯脂肪组织与含脂组织信号较高，非含脂组织如肌肉、脾、肾、胰等几乎无信号），同相位图（相当于常规无压脂 T_1WI），反相位图（纯脂肪组织不受影响，表现为高信号，含脂组织如脂肪肝，信号减低，脂肪肝程度越重，信号减低越明显）。由于 LAVA-FLEX 成像技术采用三点式相同频率生长法进行成像，既不是 DIXON 法的水脂分离，也不是频率选择法的抑制成像，对磁场均匀性依赖小，因此，图像更均匀，组织对比明显，显示不同组织结构更清楚，提供的信息量大。采用屏气法一次屏气完成扫描，相当于常规 T_1WI 图像扫描 4 次，这一方法明显节约了扫描时间，在不易耐受长时间扫描的腹部检查中显得尤为重要。所以，尽管该研究样本量较小且多样性较低，但 LAVA-FLEX 的图像质量与诊断信息量是可靠且敏感的，在可预见的未来，这一技术将更广泛地应用于腹部疾病的诊断与鉴别诊断。

文选 395

【题目】 动态增强磁共振成像在直肠癌术前分化程度评估中的应用价值。

【来源】 临床放射学杂志，2016，35（1）：96-100.

【文摘】 通过搜集 40 例经病理证实的直肠癌患者及 15 例非直肠癌受试者（对照组）的动态增强磁共振成像（DCE-MRI）检查资料，探讨 DCE-MRI 在直肠癌术前评估分化程度中的临床价值。2 名医师采用盲法阅片，应用 Tofts 模型后处理得到感兴趣区（ROI）的微循环参数包括容积转移常数（K^{trans}）、速率常数（K_{ep}）、体积百分数（V_e）及增强的曲线下面积（iAUC）值。绘制时间−信号强度曲线。根据病理诊断结果制作受试者工作特征曲线（ROC），计算分析 DCE-MRI 各参数的 ROC 曲线下面积，分析 2 名医师测量结果的一致性。将患者组的 DCE-MRI 参数结果与术后病理分化程度进行相关性分析。结果显示，患者组的 K^{trans}、K_{ep}、V_e、iAUC 值均较对照组升高（均 $P<0.05$）。直肠癌病灶的时间-信号强度曲线表现为流出型。参数 K^{trans}、iAUC 的 ROC 曲线下面积较大，医师 1 为 0.987、0.975，医师 2 为 0.990、0.978。2 名医师测量各参数的观测结果有良好一致性。40 例直肠癌中，病灶 K^{trans} 值、iAUC 值与病理分化程度具有一定程度的相关性，r 值医师 1 为 0.393、0.594，医师 2 为 0.443、0.659（均 $P<0.05$）。结论，DCE-MRI 能反映直肠癌的微循环差异，其参数指标与直肠癌分化程度存在一定程度的相关性，对直肠癌的术前评估有一定作用。

【评述】 随着我国疾病谱的改变，以结直肠癌为代表的结直肠外科疾病发病率明显增加，严重威胁人民健康。直肠癌的术前诊断十分重要，目前依靠传统影像学方法一般仅在形态学上对肿瘤进行术前评估。而 DCE-MRI 作为一种结合形态学与血流动力学改变的 MRI 技术，可将组织毛细血管水平的血流灌注情况通过 MRI 显示出来，对肿瘤微循环灌注进行在体评价，对肿瘤良恶性程度进行更精确的定量评估。在采集 DCE-MRI 数据后，运用 Tofts 药动学双室模型分析，可获得动态灌注的时间-信号强度曲线，同时还可得到灌注量化参数 K^{trans}、K_{ep}、V_e 和 iAUC 值，可以评价 ROI 的血流灌注和血管通透性。

该研究结果显示，直肠癌病灶的 K^{trans} 值、K_{ep} 值、V_e 值、iAUC 值均较对照组升高，提示可能因为肿瘤新生血管丰富且结构异常，使对比剂流入增加，而血管内皮细胞发育不完善、血管通透性强导致对比剂渗出增加，同时存在动静脉交通，引起灌注短路。同时分析发现 K^{trans} 值、iAUC 值与病理分化程度有一定程度的相关性，随分化程度降低而升高。可能的机制是除了肿瘤新生血管造成的血管通透性改变外，分化程度低的肿瘤细胞核分裂象多，对于营养物质需求增高，需要更高的血液灌注水平，体现为 K^{trans} 值升高。同时肿瘤组织分化程度低，其细胞形态和组织结构上异型性大，细胞密度高，组织间隙小。而肿瘤内流入的血量、灌注及组织间隙与 iAUC 值有关。

文选 396

【题目】 胰腺 MR 扩散张量成像诊断急性胰腺炎的初步研究（Preliminary study of MR diffusion tensor imaging of pancreas for the diagnosis of acute pancreatitis）

【来源】 PLoS One, 2016, 11 (9): e0160115.

【文摘】 本研究目的是评估利用扩散张量成像（DTI）区分急性胰腺炎（AP）和健康胰腺的可行性，同时探究表观扩散系数（ADC）、各向异性分数（FA）与急性胰腺炎（AP）严重程度的相关性。选取 66 例确诊急性胰腺炎者（AP 组）与 20 例健康志愿者（正常组）行常规序列及 DTI 检查，并测量平均 ADC 值和 FA 值。根据 MRI 所显示的 AP 严重程度，使用 MR 严重指数（MRSI）将其分为几个亚组，并记录平均 ADC 值和 FA 值，再用相关统计学方法分析。结果，AP 组胰腺平均 ADC 值 $[(1.68\pm0.45)\times10^{-3} mm^2/s]$ 显著低于正常组 $[(2.09\pm0.55)\times10^{-3} mm^2/s]$（$P=0.02$）；FA 值也如此（$0.39\pm0.23$ vs. 0.54 ± 0.12，$P=0.00$）。在亚组分析中，水肿型 AP 患者 ADC 值和 FA 值显著高于坏死型 AP 患者的 ADC 值（$P=0.000$）和 FA 值（$P=0.001$）。另外，随着胰腺炎严重程度的增加，根据 MRSI，观察到较低的胰腺 ADC 值（$r=-0.635$）和 FA 值（$r=-0.654$）。结论，DTI 所测得的 ADC 值和 FA 值均可用于区分 AP 患者与正常人。ADC 值和 FA 值与 AP 的严重程度均呈负相关。

【评述】 急性胰腺炎发病率在全球范围内逐渐增加，而所有 AP 患者中，20%～30% 发展为严重坏死型胰腺炎，病死率达 20%～45%。因此，在临床实践中，将急性胰腺炎与健康胰腺有效地区分，并将急性胰腺炎按严重程度分级是至关重要的。胰腺是具有大量血管供应的各向异性分泌器官，有着复杂的解剖结构和生理特征。常规的 DWI 不考虑组织结构的各向异性，仅在 3 个正交方向上提供一个平均 ADC 值，因此，DWI 及其 ADC 图无法提供 AP 细胞外水分子准确的各向异性扩散特征。而 DTI 能通过计算至少 6 个梯度方向上的扩散张量来提供各向异性水分子扩散信息。通过 DTI 获得的定量指标 FA 值可用于表征扩散各向异性的程度。此外 DTI 可提供更精确的 ADC 计算。DTI 最初主要用于脑成像。近年来有学者研究确定 DTI 可表征健康胰腺的水分子扩散及各向异性，而该研究更证实了 DTI 区分急性胰腺炎和健康胰腺的可行性，同时探究了 FA、ADC 值作为预测急性胰腺炎严重程度指标的价值。

该研究结果反映 AP 与健康对照相比具有更多的各向同性，且由于正常胰腺具有细胞外水分子各向异性扩散的良好特征，FA 值可潜在地作为 AP 的诊断指标。而在 AP 中，ADC 值较低，意味着水分子活动受限及细胞密集，这与大多数研究结果一致。最后，该研究还发现基于 MRSI、ADC 值及 FA 值与 AP 严重程度呈负相关，随严重程度增加，ADC 值降低，这可能是因为随着胰腺微循环缺血加重，胰腺组织出现坏死和液化，限制水分子扩散运动。由于 MRI 具有预测局部并发症及预后的能力，MRSI 可作为 AP 分级的一种更可靠的方法。总之，FA、ADC 值可作为对急性胰腺炎诊断和分级的重要指标，未来应侧重于对 FA、ADC 值诊断 AP 灵敏度和特异度的研究。

文选 397

【题目】 3.0 T 磁共振化学交换饱和转移技术在活体肝成像中的应用 [Chemical exchange saturation transfer（CEST）MR technique for in-vivo liver imaging at 3.0 tesla]

【来源】 European Radiology，2016，26：1792-1800.

【文摘】 本研究旨在评价 3.0 T 磁共振化学交换饱和转移（chemical exchange saturation transter，CEST）技术在肝成像中的应用。将 8 只大鼠禁食 24 小时，在禁食前后扫描；11 只大鼠在 CCl4 中毒前后扫描。应用具有连续矩形饱和脉冲的 TSE 序列，以 -5 ppm 至 5 ppm 的偏移量（$n=41$，增量 $=0.25$ ppm）获取图像。从校正后的 Z 光谱、酰胺质子转移加权（APTw）及 GlycoCEST 信号被量化为 3.5 ppm 处的不对称磁化传递比（MTR_{asym}），同时整合 0.5～1.5 ppm 的总 MTR_{asym}。8 例健康志愿者（男性 6 例，女性 2 例，平均年龄 30 岁，无肝病史或酗酒史）也纳入本次研究。对于大鼠和人类的可重复性进行研究，结果显示，大鼠肝 APTw 和 GlycoCEST 测量结果的 95% 一致性限值为 -1.49%～1.28% 和 -0.317%～0.345%。人类肝 APTw 和 GlycoCEST 测量结果的 95% 一致性限值为 -0.842%～0.899% 和 -0.344%～0.164%。24 小时后，空腹大鼠肝 APTw 和 GlycoCEST 信号分别为（2.38 ± 0.86）% 降至（0.67 ± 1.12）%，（0.34 ± 0.26）% 降至（-0.18 ± 0.37）%（$P<0.05$）。CCl4 中毒后，

大鼠肝 APTw 和 GlycoCEST 信号分别为（2.46±0.48）% 降至（1.10±0.77）%，（0.34±0.23）% 降至（-0.16±0.51）%（$P<0.05$）。结论，3.0 T CEST 肝成像对空腹和 CCl 4 中毒的敏感性高。

【评述】 慢性肝病，包括单纯性脂肪变性、非酒精性脂肪性肝炎和肝纤维化，是主要的全球公共卫生问题。临床上，弥漫性肝病患者可保持无症状或仅轻度症状。目前临床实践中的非侵入性诊断测试均没有足够的敏感性和特异性，仅可检测早期或中期的隐匿性肝损伤。

化学交换饱和转移（CEST）作为一种新型的磁共振成像对比机制近年来被提出，研究人员正积极探索其各种临床应用。CEST MRI 与 T_1rho MRI 具有类似的理论原理，可同时显示某些生物化学成分，如蛋白质、糖胺聚糖（GAG）、糖原、谷氨酸和葡萄糖，具有高度特异性的巨大优势。为了促进 CEST MRI 在临床的常规使用，大量的关键问题被提出。例如，在相对较低场强下（如 1.5 T 或 3.0 T 临床扫描仪）进行 GlycoCEST 体内肝成像的可行性尚未得到证实，其中 GlycoCEST MR 信号假设远低于用于研究的专用超高磁场 MRI 扫描仪。同时，由于绝对化学位移较小，GlycoCEST 信号在临床场强下更可能被水和其他在邻近频率共振的 CEST 池直接饱和而受到污染。GlycoCEST 肝成像的可重复性对其作为一个可靠的临床成像生物标志物的潜在用途至关重要，但至今并无研究。该项研究首次在临床 3.0 T 系统中显示 GlycoCEST 和 APTw MR 肝成像，其对大鼠和人类受试者都是可行的。GlycoCEST 和 APTw MR 测量显示对空腹和 CCl 4 中毒均有高灵敏度。将 CEST MRI 转化为实用工具，从而积极影响临床管理。技术方面的进步包括加速数据的采集及改善对比噪声比，仍需进一步的研究。

文选 398

【题目】 3.0 T 和 1.5 T 磁共振扩散成像在肝局灶性病变的定量比较：以最小点 ADC、最大可能实性部分及最大直径病变区域作为感兴趣区（Quantitative comparison of MR diffusion weighted imaging for liver focal lesions between 3.0 T and 1.5 T: regions of interest of the minimum-spot ADC, the largest possible solid part, and the maximum diameter in lesions）

【来源】 Journal of Magnetic Resonance Imaging, 2016, 44（5）: 1320-1329.

【文摘】 本研究目的是定量比较 3.0 T 和 1.5 T MR 扩散加权成像（DWI）的表观扩散系数（ADC）值用于肝局灶性病变的检测价值。对 26 例患者（共 28 个肝局灶性病变）前瞻性行 1.5 T 和 3.0 T 肝 DWI 检查。检查参数包括呼吸触发（RT）、屏气（BH）及自由呼吸（FB）采集。在两种场强下均使用 3 种方法测量 ADC 值，以最小 ADC 值、最大实性区及最大直径病变为感兴趣区。采用 Bland-Altman 检验和配对 t 检验对两种场强下所获得的肝局灶性病变 ADC 值进行统计学分析。结果，在 3.0 T 和 1.5 T 方案下，RT、BH 及 FB 采集的 ADC 值均有显著不同，最大实性区（$P=0.005$，$P=0.014$，$P=0.022$）和最大直径病变（$P<0.001$，$P=0.001$，$P=0.001$）的 ROI 差异显著。结论，当使用 DWI 定量分析肝局灶性病变时，与 ROI 有关，场强可能会产生负面影响。最大实性区和最大直径病变 ROI 的 ADC 值在 1.5 T 和 3.0 T 方案之间可能有所不同。

【评述】 扩散加权成像（DWI）可应用于腹部检查和诊断，尤其对于肝，因为它能够提供更多的信息，有助于肝疾病的定性。1.5 T 和 3.0 T DWI 方案都有应用，但不同场强下获得的临床数据是否能够互相比较尚不清楚。有学者将两种场强下的磁共振DWI肝成像进行了比较，并报道两种场强下就检测和表征方面具有相同的图像质量和诊断效用。但其仅比较了1.5 T和3.0 T场强下图像伪影的类型和程度及临床图像的可阐述性，并未定量评估ADC值。在DWI肝成像方面，这是有争议的，因为既往有学者观察到两种场强下扫描ADC值是有差异的。极少有研究定量评估两种场强下所获得的肝图像。另外，当进行躯体DWI检查时，可进行呼吸触发（RT）、屏气（BH）及自由呼吸（FB）采集，该研究采取了上述3种方式进行采集。在过去，1.5 T扫描仪更常应用于肝DWI，但现在3.0 T系统的应用渐渐增多。因此，确定不同场强下的ADC值能否一起定量分析在临床上是很重要的。

该研究显示，在肝局灶性病变中，不管是RT、BH、FB任一模式下采集，最大实性区和最大直径病灶ROI的ADC值，似乎与场强有关。这种场强之间的差异可能是由于发生于SNR低时的"本底噪声"问题，从而向上偏置幅度重建信号。如果高b值图像接近本底噪声，相当于被人为提高，则ADC值被人为降低。该研究不足之处在于样本量较小，其次并未使用多b值扫描，仅采用了b=0 s/mm^{2}和b=800 s/mm^2，并且没有比较不同观察者间变异性和各种ADC值测量的可重复性，在未来可进行更深入的研究。

文选399

【题目】 分段读出回波平面成像提高了直肠癌扩散加权磁共振成像的图像质量：与单次激发回波平面扩散加权序列比较（Readout-segmented echo-planar imaging improves the image quality of diffusion-weighted MR imaging in rectal cancer: comparison with single-shot echo-planar diffusion-weighted sequences）

【来源】 European Journal of Radiology，2016，85（10）：1818-1823.

【文摘】 本研究旨在确定在3.0 T磁共振成像中，分段读出回波平面成像（rs-EPI）扩散加权成像（DWI）与单次激发回波平面成像（ss-EPI）DWI相比，能否提高直肠癌患者的图像质量。纳入71例直肠癌患者，均使用3.0 T MR扫描仪进行rs-EPI和ss-EPI DWI扫描。由2名放射科医师独立评估整体图像质量、病变显著性、几何畸变和解剖结构差异。同时测量信噪比（SNR）、病变对比度、对比噪声比（CNR）和表观扩散系数（ADC）。定量和定性参数分别采用配对t检验和Wilcoxon符号秩和检验进行比较。结果，rs-EPI的整体图像质量、病变显著性、几何畸变和解剖结构差异评分均显著高于ss-EPI（所有$P<0.05$）。rs-EPI的SNR、CNR均高于ss-EPI（所有$P<0.05$）。对于肿瘤的ROI大小及平均ADC值，则没有显著差异（$P=0.574$，$P=0.479$）。但在rs-EPI中，正常组织的平均ADC值较ss-EPI中更高［（1.73±0.30）×10^{-3} mm^2/s vs.（1.60±0.31）×10^{-3} mm^2/s，$P=0.001$］。结论，基于分段读出平面回波成像的DWI在临床中是一种有用的技术，其能改善图像质量，以达到评估直肠癌患者病变情况的目的。

【评述】 结直肠癌是是常见的恶性肿瘤，病死率较高，而其中直肠癌占比30%～35%。因此，术前分期对充分管理及患者生存有重要意义。既往研究表明，MRI对原发性直肠癌是最准确的分期方式之一，特别是对T3和T4期肿瘤。目前，用于DWI的最佳序列是单次激发回波平面成像（ss-EPI）。但这种技术有一些限制，可能会降低诊断效率，具体包括几何失真、低分辨率及对伪影敏感。

随着静磁场场强增加，这种限制变得更加显著。分段读出回波平面成像（rs-EPI）DWI是基于沿着读出方向将k空间分割成几段来缩短回波间距。此外，2D导航回波用于各段之间的相位校正以减少相位伪影。几项研究表明，在脑、乳腺、肾和肝使用rs-EPI DWI均提高了图像质量和诊断性能，但还没有报道rs-EPI在直肠癌上的应用。

本研究证实rs-EPI在直肠DWI成像上是优于ss-EPI的。在病变显著性、整体图像质量、几何畸变及解剖结构差异上rs-EPI DWI均显著优于ss-EPI DWI。因为沿相位编码方向的k空间遍历减慢，导致传统ss-EPI中的失真，加速沿相位编码方向的k空间遍历即可解决问题。虽然在病变对比度上，两者没有显著差别，但rs-EPI中图像的SNR和CNR都高于ss-EPI图像，这说明rs-EPI序列确实能够提高直肠癌患者的图像质量。该研究还发现，ss-EPI中正常组织的平均ADC值显著低于rs-EPI，这与以往头部测量值的研究结果一致。ADC值反映了组织的物理特性，且各种因素都能影响ADC值，包括磁场强度、脉冲串和b值。

总的来说，基于rs-EPI的DWI可以改善图像质量，用于评价直肠癌患者的病变，在临床是一种有前景的技术。

文选400

【题目】 磁共振成像有助于在初次活检前确定前列腺癌的存在？列线图的发展在中国人口中可预测前列腺活检的结果（Could magnetic resonance imaging help to identify the presence of prostate cancer before initial biopsy? The development of nomogram predicting the outcomes of prostate biopsy in the Chinese population）

【来源】 Annals of Surgical Oncology, 2016, 23 (13): 4284-4292.

【文摘】 本研究目的是调查磁共振成像在经直肠超声（transrectal ultrasound，TRUS）指导活检前诊断前列腺癌（prostate cancer，PCa）及高分化前列腺癌（high-grade prostate cancer，HGPCa）的有效性。回顾性分析894例做了TRUS引导活检和在此之前接受了MRI检查的患者的临床资料。基于前列腺成像报告和数据系统（prostate imaging reporting and data system，PI-RADS）评分，所有MRI检查资料被重新评估并分为0~2级（PI-RADS 1~2级；PI-RADS 3级；PI-RADS 4~5级）。在预测PCa和HGPCa（Gleason评分≥4+3）中建立了2个模型：模型1包含MRI，模型2不包含MRI。结果显示，PCa和HGPCa存在于434例（48.5%）和218例（24.4%）患者中。0、1、2级MRI分别为324例（36.2%）、193例（21.6%）和377例（42.2%），这与PCa（$P<0.001$）和HGPCa（$P<0.001$）的存在有关。尤其在<55岁的患者中，MRI分配为0级与极低率PCa（1/27）和无HGPCa有关。模型1、2用于预测PCa的c统计量为0.875和0.841（$Z=4.230\ 2$，$P<0.001$），而用于预测HGPCa的c统计量为0.872和0.850（$Z=3.265$，$P=0.001$）。在相同临界值下，模型1表现出更高的敏感性和特异性，决策曲线分析也表明了模型1的有良好的临床效应。结论，在活检前行前列腺MRI检查能够预测PCa和HGPCa的存在，尤其在年轻患者之中。将MRI纳入列线图可以提高预测精确度。

【评述】 经直肠超声引导活检是诊断前列腺癌的标准方法。在过去的10年中，许多列线图和风险计算器被开发出来，以帮助患有前列腺癌高风险的患者在活检前确诊。有报道，MRI检侧前列腺癌主要风险因素包括前列腺特异性抗原（PSA）和游离PSA、前列腺体积（PV）等，而这些统计主要以欧美人口为基础，聚焦于亚洲人口的研究较少。本研究以大量样本的曾接受前列腺活检的中国患者为研究对象，正好弥补了既往研究的不足。MRI如今已广泛应用于前列腺癌的诊断、分期与治疗计划制订。但在所有指南中，没有任何建议使用磁共振进行早期检测。本研究希望能够证实MRI在检测前列腺癌中的精确度，并开发纳入磁共振结果的列线图，可以有效帮助低风险患者避免进行侵入性活检。磁共振技术的改善，功能成像的发展［如扩散加权成像（DWI）、动态对比增强（DCE）、磁共振波谱（MRS）］及PI-RADS标准的建立，都促进了多参数MRI在前列腺癌诊断和治疗中的广泛应用。构建列线图的主要目的是证明在一组MRI检查阴性的男性中，是否存在推迟活检的机会，而目前发现其最重要的临床作用是在活检前提供一个易于发现低风险PCa或HGPCa患者的工具。但是就当前情况而言，列线图的准确数目还需要做进一步测试和验证。

文选 401

【题目】 3.0 T磁共振6个序列产生金属伪影程度的对比

【来源】 华西口腔医学杂志，2016，34（3）：277-280.

【文摘】 对比3.0 T磁共振检查常用的6种序列所产生金属伪影的程度。金属伪影属磁感应性伪影。一般磁化率越大的金属产生的伪影越大，而金属不同磁化率不同，因此不同种类的金属冠产生的伪影程度不同，本研究制作4种实验铸造冠（钴铬合金、镍铬合金、低钛合金、纯钛），给实验犬依次佩戴4种实验铸造冠，进行3.0 T磁共振自旋回波T_1加权像（T_1W/SE）、反转恢复T_2加权像（T_2W/IR）、T_2^*梯度回波（T_2^*/GRE）、快速自旋回波T_2加权像（T_2W/FSE）、液体衰减反转恢复T_1加权像（T_1W/FLAIR）、螺旋桨技术T_2加权像（T_2W/PROP）6种序列的头部扫描，测量6种扫描序列扫描4种铸造冠时所产生的伪影最大面积和伪影涉及图像的层数，对测量结果进行对比。从扫描所得的图像及测量数据来看，无论扫描哪种金属，T_2^*/GRE序列所产生的伪影最大面积和涉及的层数均明显大于其他序列（$P<0.01$），其他5种序列间差异均无统计学意义（$P>0.05$）。结论，T_2^*/GRE序列产生金属伪影程度最大，其余5种序列所产生的金属伪影程度相当。

【评述】 金属伪影导致磁共振图像变差经常遇到，如何评价常规序列对金属伪影的去除情况，本研究做了详细的科学研究，在既往研究的基础上，用4种金属材料作为试验对象，结果也印证了经典理论：GRE梯度回波序列中不存在180°脉冲，它只能去除成像中空间定位所施加的梯度场（磁共振仪梯度线圈产生的）所引起的磁场不均匀性，从而导致GRE图像中金属伪影最严重。SE、FSE、IR和FLAIR等序列的基础是90°和180°脉冲的间隔存在，180°脉冲能够去除磁场不均，从而矫正磁场不均匀性引起的图像变形，因此产生的金属伪影较小。而在FSE序列中，去除磁场不均的作用因为反复多个连续的180°脉冲作用而被进一步加强，致使其金属伪影最小。在临床手术后残留有金属植入物、金属假牙等情况下建议常规使用FSE序列，通过合理的选择序列减小金属伪影。本研究为临床口腔科和影像科提供了科学翔实的依据，具有很大的临床应用价值。

文选 402

【题目】 3.0 T MR T_2 mapping 成像技术对膝关节早期软骨病损评价的临床应用价值

【来源】 临床医学工程，2016，23（7）：845-846.

【文摘】 探讨 3.0 T 磁共振 T_2 mapping 成像技术对膝关节早期软骨病损评价的临床应用价值。选取 80 例膝关节早期软骨病损的患者作为研究组，80 例健康正常者作为对照组。两组均采取 3.0 T 磁共振成像仪进行对膝关节软骨的 T_2 值进行测量，观察比较两组的 T_2 值。结果，研究组患者膝关节软骨的 T_2 值为（48.37±4.63）毫秒，显著高于对照组的（36.28±3.58）毫秒（$P<0.05$）。结论，3.0 T 磁共振 T_2 mapping 成像技术可有效反映膝关节早期软骨病损的 T_2 值变化，具有重要的临床应用价值。

【评述】 膝关节为人体中最复杂最大的关节，关节能够正常活动，关节软骨具有重要的作用，因此对膝关节的稳定性造成影响的重要因素就是关节软骨出现病变。膝关节软骨早期的损伤主要表现为软骨细胞的外基质合成及分解平衡失调，软骨表面的胶原出现退变或损害，胶原纤维形态与排列出现改变，使关节表面产生的摩擦力和对于水的通透性增加，从而导致软骨内的水分含量增加，因此使 T_2 弛豫时间增加。T_2 mapping 成像是采取多层面及多回波自旋的回波序列，经工作站后处理形成了伪彩图，能够通过对 ROI 进行测量取得 T_2 值，而完成对组织结构进行量化评价的目的。T_2 mapping 能反映出软骨基质的变化及水肿的变化，T_2 弛豫时间能够检测到软骨的厚度与形态没出现改变前早期软骨损伤中软骨基质的大分子变化。本研究结果显示，经 MR T_2 mapping 技术检查，研究组患者膝关节软骨的 T_2 值为（48.37±4.63）毫秒，对照组为（36.28±3.58）毫秒，研究组明显高于对照组。因此，T_2 值能够反映出软骨的含水量及生化成分变化，能够对膝关节早期的软骨病损进行观察与评价，对于临床诊断与治疗具有重要的价值。

文选 403

【题目】 3.0 T 相位对比 MRI 评估肺动脉高压患者近端肺动脉血流动力学特征

【来源】 中华放射学杂志，2016，50（2）：101-104.

【文摘】 通过相位对比（phase contrast，PC）MRI 分析、比较慢性血栓栓塞性肺动脉高压（chronic thromboembolic pulmonary hypertension，CTEPH）、特发性肺动脉高压（idiopathic pulmonary hypertension，IPAH）患者近端肺动脉的血流动力学特征。将临床明确诊断为 IPAH 和 CTEPH 的患者分为 IPAH 组和 CTEPH 组，并纳入一组正常对照组。使用德国 Siemens Trio 3.0 T 超导型双梯度全身磁共振成像（MRI）扫描仪，采用半傅里叶采集单次激发 FSE 序列（half-founier acquisition single-shot turbo-echo，HASTE）及真实稳态自由进动梯度回波序列（true fast imaging with steady-state precession，true FISP）进行胸部冠状面和横断面成像。然后取斜矢状面，行 MPA 和左肺动脉（left pulmonary artery，LPA）、RPA 长轴吸气末屏气扫描。以 MPA、LPA、RPA 长轴像为定位像，MPA 取肺动脉瓣上 1.0～1.5 cm，LPA、RPA 取主肺动脉分叉后 1.0～1.5 cm 的位置，右肺叶间动脉（right interlobar pulmonary artery，RIPA）和左肺叶间动脉（left interlobar pulmonary artery，LIPA）取左、右肺动脉分出上叶动脉后 1.0～1.5 cm 的位置。采用垂直于血流方向的流速编码相位对比电影脉冲序列沿垂直于血管长轴走行的方向行单层多时相心电触发扫描。采集数据可自动生成2种类型的图像：解剖图和相位图。应用MR心血管专用分析软件Argus（SynogoMMWP VE30A workstation，Siemens AG，德国），首先在解剖图上画出ROI，然后复制到对应的相位图上，软件根据心动周期内相位图的信息自动计算各时相肺动脉的峰值流速、平均流速和平均流量值。每支血管进行3次测量，最终数据取3次的平均值。对比分析结果表明：①CTEPH组及IPAH组近端肺动脉的峰值流速、平均流速均低于正常对照组。②CTEPH组仅有RIPA平均流量明显低于对照组，而IPAH组除了RIPA外其余各测量血管的平均流量均低于对照组。③CTEPH组RPA峰值流速低于IPAH组，但CTEPH组的MPA、LPA、LIPA的平均流量大于IPAH组，而RPA流量小于后者。实验结果可分别印证：①肺动脉高压尽管发病机制不同，但病理发展都会致肺血管管壁顺应性减低，流量减低。②CTEPH与IPAH相比病程进展缓慢，可通过代偿机制，使肺动脉管径扩张，增加血流量。③CTEPH组右肺栓塞发生率高，而且多位于下叶肺动脉，以背段为著，而IPAH肺动脉压力升高最先累及的是左肺，推测原因是左肺动脉分支角度较右肺大，几乎呈直角。

【评述】 肺动脉高压（PH）是一类发病机制复杂的以肺循环阻力进行性增加为特征的疾病，常起病隐匿，发现后治疗难度大，病程最终导致右侧心力衰竭而死亡。目前，右心导管检查是确诊肺动脉高压的金标准。本研究利用相位对比（PC）MRI可进行无创行近端肺动脉血流动力学评估，证实此方法可对有心导管检查禁忌证的PH患者提供可靠的确诊依据及治疗随访检查。应注意的是测量流速时需保证测量界面与血管走行方向垂直，否则可能造成对该血管血流流速的误判。且本研究证实，平均流速比峰值流速反映肺动脉压力更为稳定，受肺动脉栓子影响较小，因此临床工作中测量平均流速较峰值流速更能反映肺动脉压力情况。但就CTEPH与IPAH两种类型的肺动脉高压比较而言，除印证之前已有的研究结论，即CTEPH受累部分常在右肺，而IPAH先累及左肺之外，两组间平均流量的差异只能说明病程长短的差异，并不能成为此两种类型肺动脉高压之间的特异性差异。

文选404

【题目】 3.0 T磁共振成像系统的质量控制检测
【来源】 中国医学装备，2016，13（3）：25-27.
【文摘】 通过对西门子Skyra 3.0 T磁共振成像系统的质量控制检测，探讨日常工作中3.0 T磁共振成像系统的质量控制方法。本研究采用SMR170模体对西门子Skyra 3.0 T磁共振成像系统进行质量控制检测，探索检测方法，分析检测结果，以期为磁共振常规质量控制检测提供参考。使用Magphan SMR170磁共振性能模体分别对3.0 T磁共振成像系统的信噪比、图像均匀性、空间分辨率、低对比度分辨率、线性度和层厚进行检测。实验环境条件：室内温度20～22℃，相对湿度50%～60%。通过对3.0 T磁共振成像系统信噪比、图像均匀性、空间分辨率、线性度、低对比度分辨率和层厚的检测，可及时掌握设备的性能参数，有效保证磁共振设备始终处于良好的运行状态。

【评述】 国外进行磁共振质量控制与管理较早，并已有许多研究成果和成功的经验的积累；现阶段我国各医院已逐步开展，但只重视磁共振系统的引进、使用及故障修复，只满足于获得的图像不影响基本诊断等现象依然存在，很少有专人负责质控参数检测、状态监测的质量控制与质量管理工作。磁共振成像设备涉及强磁场、射频场、梯度场、低温超导环境、制冷系统及计算机系统等，其构造、成像技术及其成像原理非常复杂，在其运行过程中，不仅存在很多不安全的因素，同时容易产生各种图像质量问题，进而影响诊断的准确性与可靠性，甚至造成误诊与漏诊。因而，需要定期规范化的质量控制测试来确保设备处于良好的运行状态。医学影像成像技术与成像系统的质量保证（quality assurance，QA）、质量控制（quality control，QC）是确保医学影像符合诊断标准和提高影像质量的重要工作。随着医学影像成像设备和技术的发展，QA、QC 日益受到影像学工作者的重视。磁共振技术广泛应用于临床，这种情况下，其成像质量的测试和控制就显得非常重要。磁共振的 QA、QC 是确保每一个磁共振检查者的生命安全及疾病得到及时诊断的根本保障。同时，磁共振成像系统价格昂贵，动辄几百万甚至上千万，对于大多数磁共振系统（高场超导型磁共振和动物用高场磁共振）仍需进口的中国，进行磁共振的 QA、QC 更是节约资源和提高医疗卫生水平的重要措施。

文选 405

【题目】 DWMRI 对直肠癌术前新辅助放化疗疗效的评估价值

【来源】 中华放射肿瘤学杂志，2016，25（10）：1106-1107.

【文摘】 本文研究了 DWMRI 对直肠癌术前新辅助放化疗疗效的评估价值。收集接受新辅助放化疗且在治疗后 4~8 周行手术的直肠癌患者 32 例，术后根据 Dworak 提出的直肠癌 TRG 标准进行分组，将 3~4 级归为放化疗敏感组，0~2 级归为放化疗不敏感组。测量治疗前后病灶的厚度、长度及 ADC 值，比较组间病灶治疗前长度、厚度、ADC 值及治疗前后的厚度、长度、ADC 值差值及病灶厚度、长度、ADC 值变化率的差异性。结果，放化疗敏感组与不敏感组在治疗前病灶的最大厚度、长度、ADC 值及治疗前后病灶的厚度差值、长度差值、厚度变化率、长度变化率均相近；而治疗前后 ADC 差值及 ADC 变化率不同。ROC 曲线分析显示在新辅助治疗前后的 ADC 差值达到 0.475×10^{-3} 时为诊断最佳阈值，其敏感性为 76.9%，特异性为 94.7%；治疗前后的 ADC 变化率达到 0.405×10^{-3} 为诊断的最佳阈值，其敏感性为 84.6%，特异性为 78.9%。

【评述】 磁共振具有软组织分辨力高、无辐射等优势，由于新辅助治疗后肿瘤发生坏死、纤维化、瘤体缩小及瘤周水肿，使磁共振对直肠癌新辅助放化疗后再分期的准确性下降。DWIMR 是对组织结构微观水平的反映，能提供关于肿瘤病理变化、血管通透性、细胞完整性及水分子弥散运动等方面的信息。本研究显示在治疗前后 ADC 差值及 ADC 变化率不同，放化疗敏感组 ADC 差值高于不敏感组，放化疗敏感组 ADC 值变化率大于不敏感组；ROC 曲线结果显示 DWMRI 可作为评估直肠癌术前新辅助放化疗疗效的重要补充序列，并且可以对疗效评估进行量化分析。该研究缺点在于样本量小，有待样本量增加提高结论可靠性。

文选 406

【题目】 MRI 动态增强扫描早期强化比值联合周围血管管径鉴别诊断乳腺良恶性病变的价值

【来源】 中华放射学杂志，2016，50（5）：324-328.

【文摘】 探讨磁共振成像（MRI）动态增强扫描早期强化比值联合周围血管管径鉴别诊断乳腺良恶性病变的价值。回顾性分析诊断经手术病理证实，且术前2周内行乳腺MRI平扫和MRI动态增强扫描检查的67例患者，恶性病变35例，良性病变32例。绘制病灶区域ROI，生成动态增强时间信号强度曲线，记录病灶早期强化率、达峰时间、早期强化比值，并记录病灶周围3 cm内肿瘤血管数目，测量最粗血管管径。采用Mann-Whitney U 秩和检验比较良恶性病变间DCE-MRI测量值的差异，采用ROC曲线评价病变早期强化率、早期强化比值、血管管径、早期强化比值和血管管径联合鉴别良恶性病变的效能。数据分析结果，乳腺恶性病变的达峰时间、早期强化率、早期强化比值、血管数目和管径的中位数分别为2.2秒、176.0%、100.0%、4根、2.96 mm，良性病灶上述参数分别为4.7秒、113.3%、81.9%、0根、0.00 mm，差异均有统计学意义（P 均<0.05）。采用早期强化率鉴别诊断乳腺良恶性病变的ROC下面积为0.702，以120.0%为阈值鉴别诊断的敏感性和特异性分别为82.86%、56.25%；采用早期强化比值鉴别诊断的ROC下面积为0.854，以86.0%为阈值鉴别诊断的敏感性和特异性分别为94.29%、68.75%；采用周围血管管径鉴别诊断的ROC下面积为0.896，以2.78 mm为阈值鉴别诊断的敏感性和特异性分别为74.29%、84.38%；早期强化比值联合周围血管管径鉴别诊断的ROC下面积为0.925，诊断敏感性、特异性分别为97.14%、62.50%。通过以上分析得出结论，MRI动态增强扫描早期强化比值联合周围血管管径鉴别诊断乳腺良恶性病变敏感度高。

【评述】 乳腺磁共振软组织分辨率较高，尤其是信噪比较高的高场强磁共振在乳腺病灶的检出及良恶性病变鉴别方面具有优势，已被公认为是对乳腺X线摄影不确定病灶的最常用的辅助检查手段。乳腺磁共振检查不仅能够显示病灶的形态特征，功能成像还可以反映病灶微血管的形成及从分子水平反映细胞代谢。乳腺定量磁共振是功能成像的重要组成部分，半定量动态增强检查是主要的乳腺定量磁共振方法，通过在体分析病变新生血管的变化，对病变性质做出定量判断。当然本研究中不同病理类型的良恶性乳腺病变样本量有限，今后应增加样本量进行更深入的研究。综上所述，3.0 T DCE-MRI的早期强化比值联合周围血管管径鉴别乳腺良恶性病变敏感度高。对于乳腺感染性病变、导管内乳头状瘤需结合临床特点、形态特征，并结合DWI表现进行鉴别。

文选407

【题目】 MRI诊断血管再狭窄的价值以及采用MRI分子成像评价血管再狭窄的可行性
【来源】 中华放射学杂志，2016，50（4）：295-301.
【文摘】 通过动物实验评价3.0 T磁共振成像（MRI）诊断血管再狭窄（restenosis，RS）的价值及采用MRI分子成像评价RS的可行性。将112只SD大鼠，采用数字表法选取56只采用球囊损伤法建立颈动脉RS模型（RS组），其余56只作为假手术组。分别于术前及术后即刻、24小时、1周、2周、4周、8周，随机抽取RS组和假手术组各8只大鼠行MRI扫描，测量颈动脉管壁面积（wall area WA）、管腔面积（lumen area，LA），并计算狭窄率。另外，将术后2周的RS组（8只）和假手术组（8只）注射1 mmol/kg超小型超顺磁氧化铁粒子（ultrasmall superparamagnetic iron oxide，USPIO），分别于注射对比剂后即刻及24小时行MRI扫描，计算相对信号强度（relative single

intensity，rSI）和相对信号改变率（relative single intensity change，rSIC）。将完成 MRI 扫描的大鼠处死，取对应损伤侧血管观察病理变化，测量并计算 LA、内膜面积（intimal area，IA）、中膜面积（media area，MA）、WA、内膜增生指数（intimal proliferation index，IHI）等。MRI 实验结果显示：①RS 组损伤初期（术后即刻、24 小时）可见管壁与周围高信号组织境界不清，管腔未见明显形态变化。②损伤中期（1、2 周）血管壁信号均增高，管壁进行性增厚并管腔变窄。③损伤后期（4、8 周）管壁信号稍减低，管壁厚度、管腔变化不明显。病理 WA、LA 与 MRI 结果呈正相关。假手术组术后不同时间管壁信号及管腔形态变化不明显。病理上损伤后 1、2、4、8 周，IA、IHI 及狭窄率的组间差异均有统计学意义。假手术组未见管腔狭窄及新生内膜形成。RS 组注入 USPIO 后，管壁新生内膜区域 T_2 信号明显下降，即刻及 24 小时的 rSI 差异有统计学意义，假手术组上述时间的 rSI 差异无统计学意义。病理证实铁颗粒被新生内膜内巨噬细胞吞噬。结论，3.0 T MRI 能够观测损伤血管壁及管腔的动态改变，与病理结果具有相关性。USPIO 仅被新生内膜中分布的巨噬细胞吞噬，管壁新生内膜区域 T_2 信号明显下降。

【评述】 血管成形术是目前已经很成熟的治疗血管狭窄性疾病的方法，但术后有 20%～30% 的患者可能出现血管再狭窄（RS），将会影响其远期疗效。本研究通过动物实验的 MRI 与病理结果具有相关性，证实高分辨 MRI 血管成像对血管成形术后疗效随访具有可靠依据。且与其他可用于观察远期疗效的影像手段比较，高分辨 MRI 具有软组织分辨率高、无创、无辐射等优势。该研究还利用 MRI 成像的高空间分辨率和实时动态监控优势进行分子靶向标记研究。但此方法硬件要求较高，临床实际应用中还需考虑检查时间、病变部位定位的准确性。

文选 408

【题目】 MR 超快速成像序列测量正常胎儿肾
【来源】 中国医学影像技术，2017，33（1）：79-83.
【文摘】 探讨 MR 超快速成像序列评估正常胎儿肾的可行性。收集 135 例胎肾发育正常胎儿的磁共振资料，测量肾长度（RL）、宽度（RW）、厚度（RT）、肾实质厚度（RPT）、肾盂宽度（RPW）和体积（RV），分析上述参数测量的重复性及其与胎龄（GA）的关系。结果，RL、RW、RT、RPT、RPW 在 2 名观察者间、同一观察者 2 次测量间、磁共振与超声两种测量方法间均具有较好的一致性，各参数测量值在双侧肾间差异无统计学意义（P 均>0.05）。该研究证实 MR 超快速成像序列用于正常胎儿肾检查中具有可行性，可弥补超声检查的不足，为临床决策提供更多有价值的信息。

【评述】 肾的胚胎发育复杂，胎儿肾位置、大小随胎龄的变化而变化，产前评估主要依靠超声检查。近年，随着成像设备和技术的发展，磁共振可能成为胎儿产前检查的重要辅助手段。与超声比较，磁共振成像具有更高的软组织分辨力和空间分辨力，显示解剖细节更清晰，且成像过程不受 GA、羊水量、母体体型、胎儿体位、肠管气体和骨骼限制，能够弥补超声检查的不足。本研究显示，正常胎儿肾的 RL、RW、RT、RPT、RPW、RV 与 GA 呈正相关，随着 GA 的增加，肾各指标均逐渐增大，但肾各测量指标在两侧肾间无统计学差异。因此，肾大小与双顶径、头围、股骨长度等胎儿宫内生长参数一样，是一种产前评估胎儿生长发育的重要参考依据。本研究的局限性包括：

①研究对象包括非泌尿系统畸形的胎儿，虽然随访证实肾脏发育正常，但仍不能完全排除存在轻度肾异常的可能，测量结果可能有潜在误差。②通过径线测量和体积计算公式算出的RV数据不够准确，与真实值间可能存在较大误差。应用快速三维磁共振成像测量RV，有望提高测量的准确性，但本研究受条件限制，能获得相关数据。③本研究中部分胎龄阶段（≤22周）的样本数小，需要扩大样本量来进一步完善和证实。

文选 409

【题目】 MR扩散峰度成像在脑星形细胞瘤分级中的价值及与水通道蛋白4的相关性研究

【来源】 中华放射学杂志，2016，50（8）：566-570.

【文摘】 探讨磁共振（MR）扩散峰度成像（DKI）在脑星形细胞瘤分级诊断中的价值，及其与水通道蛋白4（aquaporin-4，AQP4）的相关性。本研究中搜集了64例脑星形细胞瘤患者，术前行常规MRI及DKI扫描，术后标本行AQP4免疫组织化学染色。测量肿瘤实质区、水肿区、同层面对侧正常白质（normal-appearing white matter，NAWM）的DKI参数值，包括平均峰度（mean kurtosis，MK）、径向峰度（radial kurtosis，Kr）和轴向峰度（axial kurtosis，Ka），并对DKI测量参数进行校正（瘤体或瘤周水肿参数值除以NAWM参数值）。结果，校正前高级别组瘤体MK、Kr、Ka值高于低级别组，校正后高级别组星形细胞瘤瘤体各参数值仍高于低级别组，MK、Kr及Ka与AQP4表达量均呈高度正相关。结论，DKI可以进行脑星形细胞瘤分级，其参数值可反映脑星形细胞瘤AQP4的表达水平。

【评述】 该研究仍存在一定的局限性。其一，采用回顾性的方法来研究分析，得到初步的研究结果，需要将来在临床中进一步验证。其二，没有进行瘤周水肿的病理组织学检查，有待今后进一步研究。AQP4是中枢神经系统水通道蛋白家族的重要成员，其在保持细胞离子和水动态平衡中有关键作用。该研究结果显示MK、Kr及Ka值与AQP4表达量呈正相关，DKI参数可间接地反映脑星形细胞瘤AQP4的表达水平，间接地反映胶质瘤恶性程度。AQP4的变化可能是DKI参数值增高的原因之一，这有待于进一步研究。

文选 410

【题目】 MR扩散加权成像单指数模型及体素内不相干运动模型参数诊断胰腺癌的价值

【来源】 中华放射学杂志，2016，50（6）：427-431.

【文摘】 探讨DWI单指数模型及体素内不相干运动（intraroxel incoherent motion，IVIM）模型参数诊断胰腺癌的价值。回顾性分析经手术病理证实为胰腺癌，且在术前1个月内行胰腺MRI检查的48例患者作为胰腺癌组；搜集同期MRI检查胰腺未见异常的50例患者作为对照组。所有受试者均行胰腺常规MRI和IVIM序列检查。对图像进行后处理，得到单指数模型参数ADC值和IVIM模型参数[包括真实扩散系数（D值）、灌注相关扩散系数（D*值）和灌注分数（f值）]。采用t检验或Mann-Whitney U检验比较胰腺癌组和对照组各MRI参数的差异，采用ROC曲线评价各参数诊断胰腺癌的效能。结果，胰腺癌组的 ADC 值、f 值分别为（1.51±0.37）×10^{-3} mm^2/s 和（30.06±19.84）%，均低于正常胰腺组的（1.68±0.31）×10^{-3} mm^2/s 和（36.92±12.47）%，差异均有统计学意义（$P<0.05$）。胰腺癌的 D^* 值中位数为 13.90×10^{-3} mm^2/s，低于正常胰腺组的 27.10×10^{-3} mm^2/s，差异有统计学意义（$P<0.05$）。胰腺癌的 D 值 1.26×10^{-3} mm^2/s，与正常胰腺组的 1.06×10^{-3} mm^2/s 差异无统计学意义（$P>0.05$）。ADC、D^*、f 值鉴别胰腺癌的 ROC 曲线下面积分别为 0.669、0.727、0.680。通过本研究得出结论，DWI 单指数模型与 IVIM 模型参数有助于诊断胰腺癌。

【评述】 本研究旨在探讨 DWI 单指数模型及 IVIM 模型参数诊断胰腺癌的价值。胰腺癌恶性程度高，临床表现隐匿，多数患者一经诊断已达晚期，并且预后差。早期诊断是提高胰腺癌患者生存率的关键。多项研究结果显示，DWI 有助于鉴别胰腺癌与正常胰腺组织，然而也有一定局限性，由于在宏观水平上非随机毛细血管网内血流的不相干运动，扩散的测量可在一定程度上受到灌注因素的影响。所以，有学者提出体素内不相干运动（IVIM）在胰腺癌中的应用可能。体素内不相干运动可定量分离扩散与灌注成分，根据 IVIM 理论，信号衰减作为 b 值的函数可用灌注分数（f 值）、真实扩散系数（D 值）和灌注相关扩散系数（D^* 值）来描述。在胰腺癌与正常胰腺组织的鉴别中，血流灌注是一项重要的生物学指标。IVIM 分析比传统 DWI 评估胰腺癌具有更大的优势。但本研究也有一定局限性：首先，由于进展期胰腺癌手术切除患者有限，导致胰腺癌组有可能出现病例选择偏倚；第二，由于腹壁运动及邻近胃肠道内的气体影响，平面回波 DWI 在腹部检查中多存在不同程度的伪影，虽采用了呼吸触发技术，但部分图像效果仍不理想；第三，IVIM 研究中 b 值的选择尚无统一标准，胰腺 IVIM 研究中较多应用的为 11 个 b 值，在今后的胰腺 IVIM 研究中可试用 11 个 b 值，并在 0~200 s/mm^2 范围内应用较多的 b 值以利于双指数曲线模型第一部分的建立。综上所述，IVIM 双指数模型诊断胰腺癌具有一定价值，其中灌注相关参数可在一定程度上反映胰腺癌组织血流灌注成分减少的本质。

文选 411

【题目】 MR 扩散加权成像单指数模型及体素内不相干运动模型参数直方图对上皮性卵巢癌分型的价值

【来源】 中华放射学杂志，2016，50（10）：768-773.

【文摘】 探讨单指数模型及体素内不相干运动（IVIM）模型各参数直方图对上皮性卵巢癌分型的价值。回顾性分析经手术病理证实为上皮性卵巢癌，且术前行盆腔 MRI 检查的 40 例患者。根据上皮性卵巢癌二元分型理论将其分为 I 型（低级别，16 例）和 II 型（高级别，24 例）两组。患者术前均行常规盆腔 MRI 平扫、多 b 值 DWI 和动态增强扫描，用后处理软件生成 ADC、真扩散系数（D）、假扩散系数（D^*）和灌注分数（f）参数图及相应直方图。在每个直方图上测量记录平均值（Mean）、第 10 百分位数（10 th）、最左侧 10% 区段平均值（$Mean_L$）、第 90 百分位数（90 th）、最右侧 10% 区段平均值（$Mean_R$）。采用独立样本 t 检验（正态分布）和 Mann-Whitney U 检验（非正态分布）比较 I 型和 II 型患者的直方图参数值；对于两组间差异有统计学意义的参数值，应用 ROC 曲线分析它们鉴别两型卵巢癌的诊断效能。研究结果，II 型上皮性卵巢癌组 ADC、D、f 的 Mean、10 th、$Mean_L$、

90 th、Mean$_R$均低于Ⅰ型组，差异均有统计学意义（P均＜0.05）；D^*的所有直方图参数差异均无统计学意义（P均＞0.05）。ADC值直方图Mean、10 th、Mean$_L$、90 th、Mean$_R$的ROC下面积分别为0.893、0.846、0.858、0.839和0.814；D值上述参数ROC下面积分别为0.898、0.880、0.878、0.895和0.872；f值上述参数ROC下面积分别为，0.721、0.749、0.706、0.698和0.693。本研究结论为，DWI单指数模型及IVIM模型对评估卵巢癌的恶性程度具有价值，以ADC值和D值的诊断效能为佳。

【评述】 本研究旨在探讨DWI单指数模型及IVIM模型参数直方图对上皮性卵巢癌分型的价值。上皮性卵巢癌致死率高，发病机制尚不完全明确。有学者将上皮性卵巢癌分为Ⅰ型（低级别）和Ⅱ型（高级别）两种亚型，即卵巢癌的二元论模型。上皮性卵巢癌准确分型对临床选择合适的治疗方案及判断预后具有重要的指导意义。研究结果显示，DWI能提高卵巢癌术前诊断的准确性，其ADC值可以定量分析水分子扩散受限程度，从而反映肿瘤的恶性程度。然而，ADC值在一定程度上会受组织灌注的影响，体素内不相干运动（IVIM）模型可以克服这一影响。另外，卵巢癌具有明显异质性，采用传统方法放置ROI测得的DWI定量参数值不能反映肿瘤的全部特征。直方图通过对所有像素进行分析，能更客观地选取其中具有代表性的成分，对卵巢癌的研究具有潜在价值。但是本研究也有一定局限性，本研究为回顾性且样本量较小，可能会导致选择偏倚。综上所述，DWI单指数模型及IVIM模型对上皮性卵巢癌恶性程度的评估有一定价值，且以ADC值和D值的诊断效能为佳；f值可提供更多关于肿瘤的信息，具有潜在价值。直方图分析技术有助于更客观、全面地显示肿瘤的组织学特性。

文选412

【题目】 MR扩散加权成像与超声弹性成像诊断乙型病毒性肝炎肝纤维化分级的对比研究

【来源】 中华放射学杂志，2016，50（7）：518-521.

【文摘】 对比DWI与超声弹性成像诊断慢性乙型病毒性肝炎（chronic hepatitis B，CHB）肝纤维化分级的价值。收集乙型肝炎病毒感染时间≥1年且准备行肝穿刺活检的69例CHB患者作为患者组，肝功能正常的健康体检者15例作为对照组。所有受试者均行上腹部DWI和超声弹性成像检查，分别测得肝ADC值和剪切波速度（shear wave velocity，SWV）值。分析患者组肝纤维化程度与肝ADC值、SWV值的相关性，并采用ROC曲线分析肝ADC值、SWV值诊断肝纤维化的效能。研究结果显示，患者组ADC值与纤维化程度呈高度负相关，SWV值与纤维化程度呈高度正相，证实DWI与超声弹性成像诊断肝纤维化分级均有较高价值，两者诊断效能相仿。

【评述】 病毒性肝炎是引起我国患者肝纤维化和肝硬化的主要病因，其中以慢性乙型病毒性肝炎最多见，将肝纤维化纳入CHB治疗前评估具有重要的临床意义。肝纤维化早期阶段病理生理改变是可逆的，常规影像和实验室检查特异性不高，肝穿刺活检取样误差较大且为有创检查，DWI与彩色超声多普勒声辐射力脉冲成像（acoustic radiation foroe impulse imaging，ARFI）技术是近年用于肝纤维化早期诊断的简便、无创方法。本研究显示，DWI与超声弹性成像诊断肝纤维化分级均有较高价值，两者诊断效能相仿。该研究的局限性包括：第一，样本量偏小，对照组及患者组的患者数不太均匀；第二，未收集实验室检查指标（如丙氨酸转氨酶、天冬氨酸转氨酶等），这些指标有可能会对结果产生一定影响；第三，未采用体素内非相干性运动成像序列、水通道蛋白DWI及扩散峰度成像序列来研究肝纤维化分级。

文选 413

【题目】 MR扩散加权神经成像技术对腕管综合征的诊断价值

【来源】 山东大学学报（医学版），2016，54（11）：72-75.

【文摘】 通过受试者工作特征曲线（ROC）比较高频超声、磁共振扩散加权神经成像技术（diffusion-weighted magnetic resonance neurograph，DW-MRN）对腕管综合征（carpal tunnel syndrome，CTS）的诊断价值。选取2014年2月至2015年8月CTS患者14例（17只手腕，CTS组）和健康志愿者13例（正常对照组，19只手腕）。两组行DW-MRN扫描，由2位阅片者独立测量腕管内豌豆骨水平正中神经的表观扩散系数（ADC），并同时行高频超声测量横截面积（cross sectional area，CSA）。采用Student t 检验检测CTS组和正常对照组腕管内正中神经CSA和ADC值的差异，并进行ROC分析。研究结果显示，CTS组与正常对照组腕管内正中神经CSA和ADC值差异有统计学意义（P 均<0.001）。CTS组CSA的ROC曲线下面积较ADC值高（AUC>0.8），两者诊断效能差异无统计学意义（P>0.05）。结论，DW-MRN对CTS具有较好的诊断效能，与目前临床公认的高频超声诊断效能相当。

【评述】 CTS病理机制是腕管内压力的不断增高，影响正中神经的循环，导致神经膜水肿、成纤维细胞浸润及神经纤维变性，进而损伤正中神经。临床通常主要依赖症状和电生理结果综合诊断CTS，但其不能提供更多正中神经形态学、解剖学变化的信息，使CTS的病因及鉴别诊断受到限制。因此，对CTS患者进行腕管内影像学检查非常重要。高频超声在豌豆骨水平测量CSA最具有诊断价值，被临床广泛认可。本研究旨在应用受试者工作特征曲线（ROC）对比DW-MRN与US在诊断CTS腕管内正中神经病变的诊断效能。磁共振扩散加权神经成像技术（DW-MRN）可以用于周围神经的病变诊断。但DW-MRN对CTS的诊断价值尚不明确，且缺乏定量参数表观扩散系数（ADC）的研究报道。DW-MRN在周围神经的应用已较成熟，是一种基于背景抑制扩散加权成像（diffusion weighted imaging with background body signal suppression，DWIBS）序列的磁共振周围神经成像技术。目前有关DW-MRN技术对CTS正中神经的成像研究还处于初步阶段。DW-MRN技术是利用生理状态下周围神经水分子扩散各向异性进行成像，即受神经膜的限制，垂直于神经纤维走行方向的水分子扩散速度明显小于平行于神经纤维走行方向的水分子。本研究在DW-MRN序列上施加垂直于神经纤维走行方向的扩散敏感梯度（motion probing gradients，MPGs），可以增加MRI对水分子的敏感度，更好地抑制神经周围高信号的组织。本研究结果显示，利用DW-MRN技术不但能够显示CTS的正中神经卡压和肿胀，而且对CTS等的病因也可做出诊断。ADC值反映周围神经水分子整体的扩散阻力和扩散水平，仅仅表示扩散的大小与扩散的方向没有关系。周围神经的ADC值受到细胞内外水分子的比例、黏滞度、温度、涡电流和膜通透性的影响。CTS患者的正中神经由于局部缺血致使神经髓鞘丢失及水分子的扩散阻力消失，从而导致ADC值升高。本研究结果显示，CTS组ADC值比健康志愿者高，可能与正中神经卡压后损伤和水肿相关。本研究通过分析ROC曲线，显示超声测量的CSA值与DW-MRN测量的ADC值的诊断效能无显著差别。本研究由于样本量比较少，没有对CTS患者病变的程度进行分组，同时没有考虑 ADC 值的测量依赖于 b 值的选择，不同 b 值计算获得的 ADC 值受扩散与灌注效应的影响。低 b 值受灌注影响大，高 b 值图像信噪比低，伪影大，影响小病灶的检出，且会导致信号丢失。综上所述，DW-MRN 对 CTS 具有较好的诊断效能，与目前临床公认的高频超声诊断效能相当。同时 DW-MRN 测定 ADC 值能够敏感地反映 CTS 腕管内正中神经的损害，为诊断 CTS 提供了全新的定量方法。

文选 414

【题目】 MR 弥散加权成像 ADC 值与直肠癌临床病理因素的相关性

【来源】 中国肿瘤，2016，25（1）：76-79.

【文摘】 探讨直肠癌肿瘤的 ADC 值与直肠癌临床病理因素的相关性。选取 2013 年 10 月至 2014 年 10 月结直肠外科收治的术后病理证实为直肠癌患者 360 例，术前均未行治疗，且术前均已行 MRI 平扫及 DWI 扫描。根据直肠癌 2013 年第 4 版美国 NCCN 指南中 TNM 分期标准对术后 T 分期进行分组。设备采用 Phillip 3.0 T 超导型 MRI 扫描仪，16 通道体部相控线圈。患者需于检查前晚服用清肠药物，禁食水，于第 2 天早晨行直肠 MRI 检查。数据处理，由同一测量者在后处理工作站，选取 b=1000 s/mm² 时的 DWI 图像行 ADC 图重建并测量直肠癌肿瘤的 ADC 值。测量时避开肿瘤坏死及出血区，最终取多个 ADC 值的平均值。分析 ADC 值与各分组因素的相关性。结果，单因素分析显示不同病理类型、不同分化程度的肿瘤 ADC 值差异均有统计学意义（P 均<0.001），而不同大体分型、术后 T 分期、淋巴结转移及直肠系膜筋膜浸润的肿瘤 ADC 值差异无统计学意义。多因素分析显示分化程度和 T 分期的交互作用对 ADC 值有显著性影响（$P=0.045$）。结论，肿瘤 ADC 值与肿瘤的病理类型、分化程度及 T 分期的交互作用相关。

【评述】 肿瘤的病理类型、组织学分级、浸润深度、淋巴回流通路是否受侵及周围组织的浸润状态在一定程度上可以反映肿瘤的恶性程度，从而提示肿瘤的侵袭性和预后。在这些临床病理因素中，病理类型、淋巴结转移度等在直肠癌预后中起着重要作用，TNM 分期及病理分级尤为重要。MRI 是直肠癌最为重要的影像学检查方法，能准确地对其进行分期，进而能为临床治疗方案的选择提供准确的信息。MRI 功能成像也成为现阶段重要的检查方法，其中扩散加权成像（DWI）能够准确地提供分子水平的功能成像。b=1000 s/mm² 是直肠癌 DWI 的最佳 b 值，可以较好地克服灌注、T_2 穿透效应对直肠癌 DWI 成像的影响，准确反映组织的扩散特性。DWI 成像中的 ADC 值不仅作为反映直肠癌生物学特征的参数已广泛地应用于临床，更是对直肠癌新辅助放化疗的疗效起到重要的监测作用。本研究旨在探讨直肠癌肿瘤的 ADC 值与直肠癌临床病理因素的相关性，但是总体研究病例数较少，故统计学结果不太具有代表意义。另外，对于 ADC 图肿瘤轮廓的勾画是否准确还需进一步商讨。总体而言，ADC 值在一定程度上提示直肠癌的恶性程度，从而判断预后。

文选 415

【题目】 MR 相位差增强成像技术对健康成人视辐射的初步研究

【来源】 医学影像学杂志，2016，26（5）：779-782.

【文摘】 探讨相位差增强成像（phase difference enhanced imaging，PADRE）技术显示正常成人视辐射的可行性。采用 3.0 T 磁共振（MR）对 35 例健康志愿者视辐射行扩散张量成像（DTI）和 PADRE 技术成像，以 DTI 视辐射神经纤维束显示为"金标准"，对 PADRE 技术成像的血管增强（VE）、组织增强（TE）及相位增强（Padre）3 种模式重建图像中视辐射的显示情况分别进行评分，并测算其相位值，统计学分析分别采用 Wilcoxon 符号秩和检验和 t 检验。结果，以 DTI 神经纤维束追踪作为参照，PADRE 技术可清晰显示 35 例健康志愿者的视辐射，VE 图像表现为平行侧脑室的低信号带，TE 及 Padre 图像中视辐射可分为两层结构——内侧的低信号带（内矢状层）和外侧的更低信号带（外矢状层），VE、TE 及 Padre 图像中视辐射（内外矢状层）平均评分值分别为 0±0、1.90±0.30、1.83±0.38，三者之间比较差异具有统计学意义，TE 和 Padre 对视辐射（内外矢状层）的显示优于 VE（Z 值分别为 -11.533、-11.392，P 均＜0.01），内、外矢状层的相位值分别为 -0.151±0.119、-0.441±0.099，其差异具有统计学意义（t=-15.945，P＜0.01）。结论，高分辨率 PADRE 技术可以显示视辐射，并可区分内、外矢状层，为活体视辐射成像提供了一种新方法。

【评述】 临床上，许多疾病都可引起视辐射异常，如颞叶病变切除术可能会损伤视辐射引起术后视野缺损，视神经脊髓炎、色素性视网膜炎等累及视觉通路其他结构的病变亦可影响视辐射功能，早产儿视觉功能异常与视辐射微观结构发育异常密切相关，因此，无创性评价视辐射结构和功能具有重要意义。熟悉视辐射的解剖学结构特征对于颞叶病变切除术、视神经脊髓炎等累及视觉通路的病变及早产儿视觉功能的评估等具有重要意义。本研究旨在利用 3.0 T MR PADRE 技术成像，以 DTI 神经纤维束追踪技术作为"金标准"，探讨 PADRE 技术显示正常成人视辐射的可行性。PADRE 是一种基于 3D-PRESTO 序列的 MR 相位加权成像技术，其核心是回波移位梯度技术，可延长 TE，增加图像的 T_2^* 效应，因此能更好地反映组织的磁敏感性差异。视放射起自于外侧膝状体，腹侧部纤维束紧邻脑室颞部上壁，行向前外侧壁至侧脑室颞角后方，转而后行在颞叶形成 Meyer 襻，之后和背侧部的纤维束伴行沿侧脑室外侧壁投射到枕叶距状沟上、下缘皮质附近。本研究提出的高分辨率 PADRE 技术可以显示视辐射，并可区分内、外矢状层，为活体视辐射成像提供了一种新方法。

文选 416

【题目】 MRI 相位对比电影成像技术在儿童颅内蛛网膜囊肿检查中的应用

【来源】 广东医学，2016，37（9）：1314-1316.

【文摘】 利用磁共振（MR）相位对比电影成像（PC cine MRI）技术对 18 例颅内蛛网膜囊肿患儿进行检查，探讨其在此类病变中的临床应用价值。用美国 simen skyra 3.0 T MR 扫描仪对患者行常规轴面 T_1WI、T_2WI，冠状位 T_2WI，矢状位 T_2WI、3D-CISS 序列之后，采用单层扫描的 PC-MR 法，沿脑脊液流动方向定位，流速编码为 6 cm/s，通过极性相反的两极组成流动梯度磁场，对静止组织及流动液体进行 2 次不同的流动编码图像采集，第 1 次为流动补偿梯度，第 2 次为流动敏感梯度（或称流速编码梯度）。流动梯度磁场对静止组织没有作用，2 次成像静止质子产生的相位位移均为零，而流动质子在流动补偿梯度的作用下相位位移为零，在流动敏感梯度的作用下，流动质子经过正负两极梯度累加而产生相位位移，此相位位移只能反映在流动流速编码梯度方向上，且与质子的流速成正比。将2次成像的相位位移进行减法处理，即可去除背景静止组织，而保留流动质子的相位变化，通过重建即可获得流动液体的图像。PC cine MR技术结果显示，颅中窝11例和枕大池3例，在一个心动周期中可见囊肿与蛛网膜下腔之间脑脊液来回反复运动的线状影。18例患儿均行CT脑室造影检查确认，前囟未闭合的患儿选择使用经前囟侧脑室穿刺术，本组6例；前囟已闭合患儿选择腰椎穿刺术，本组12例。造影之后于T₁WI序列或CT显示囊肿显影情况，12例于1小时囊肿显影，2例于24小时显影，均确认为囊肿与蛛网膜下腔相通；四叠体池2例，1小时和24小时均未见囊肿显影，确认为囊肿与蛛网膜下腔不相通。其中2例24小时显影的患儿在PC cine MR检查流量值设为6 cm/s时显示欠佳，仅仅见到模糊的线状影，不易确认；将流量值改为1 cm/s，进一步确认检查时脑脊液流动显示清晰，说明该处脑脊液流速非常缓慢，对于这种患者，如果有临床症状就应该手术治疗，对于无症状的可采取密切观察。因此，可见PC-cine可以对不同类型的蛛网膜囊肿患者提供治疗方案依据。

【评述】 颅内蛛网膜囊肿（intracranial arachnoid cyst，IAC）是非肿瘤性良性病变，在颅内占位性病变中占0.4 %～1.0 %，多见于儿童，其存在对患者脑部发育及邻近脑组织功能具有潜在影响，IAC体积大者可同时压迫脑组织及颅骨，造成颅内高压，产生神经症状及颅骨改变。目前显微手术切除囊肿壁消除占位效应为解除压迫的有效治疗手段，确诊后行CT或MR脑室造影，观察囊肿腔与蛛网膜下腔交通情况，若显示不通或交通不畅，应视为手术指征。但脑室造影为有创检查，伴有一些并发症及注射造影剂带来的不良反应，不易被患者及家属接受。该研究提供了一项无创且有效的检查颅内蛛网膜囊肿与蛛网膜下腔交通情况的方法，可判断囊肿腔与蛛网膜下腔之间的脑脊液流动是否通畅迅速，受检者更易接受，且能够为临床治疗提供有效依据。但PC cine MRI扫描尚存在难点和缺点，即定位线方向及预设流速，若定位线明显偏离开口通路，或流速编码过高，则采集到的脑脊液信号也会较弱，不易观察到脑脊液流动，甚至观察不到；若流速值设定过低，又会产生反折伪影。临床工作中需引起注意，以免造成误诊，造成过度治疗。

文选 417

【题目】 T_2^* mapping对正常青年人骶髂关节骨髓的初步评估
【来源】 中国CT和MRI杂志，2016，14（4）：123-125.
【文摘】 探讨T_2^* mapping成像技术量化评估骶髂关节软骨下骨髓含水量的可行性。随机选取2015年6月至2015年8月健康志愿者30例，年龄16～29岁，平均（25.83±3.83）岁，其中男20例，女10例，无明显腰痛和关节疼痛症状，无强直性脊椎炎（AS）家族史。采用GE HD 1.5 T超导磁共振扫描仪，8通道腹部体线圈，对30例志愿者行双侧SIJ斜冠状位（平行于S_1和S_3背侧连线）从前向后扫描，表面线圈以双侧髂前上棘约5 cm处为中心固定于下腹部表面，仰卧位脚先进。所有志愿者骶髂关节行磁共振16回波GRE序列的T_2^*mapping成像。采集的原始数据导入GE专用处理软件，自动重建出T_2^* mapping图，选用充分显示骶髂关节的2个层面作为待测图，每个层面按照加拿大脊柱骨关节研究协会评分方法（SPARCC），划分4区域进行骶、髂侧骨髓T_2^*值测量，分别测量骶侧上下区域和髂侧上下区域及第 5 腰椎椎体下终板区域的骨髓 T_2^* 值，对比各区域间、髂侧和骶侧及第 5 腰椎椎体下终板区域间的骨髓 T_2^* 值差异，分析骶髂关节软骨下骨髓含水量的细微差异。结果，骶髂关节的髂侧 T_2^* 值均值为（23.08±2.9）ms，骶侧为（21.09±3.43）ms，髂侧骨髓平均 T_2^* 值大于骶侧（$P<0.05$）；第 5 腰椎椎体下终板骨髓 T_2^* 值均值为（18.55±5.5）ms，分别小于髂侧和骶侧骨髓平均 T_2^* 值（$P<0.05$）；而左右髂骨上下区域间（RI1/RS1，LI4/LS4，RI1/LI4，RS1/LS4）T_2^* 值对比无差异（$P>0.05$），左右骶骨上下区域间（RI2/RS2，LI3/LI3，LI3/RI2，LS3/RS2）T_2^* 值对比也无统计学意义（$P>0.05$）。结论，正常青年人骶髂关节软骨下骨髓含水量髂侧多于骶侧，髂侧和骶侧均多于第 5 腰椎椎体下终板区域，T_2^* mapping 成像技术对骶髂关节软骨下骨髓的磁共振含水量进行细微量化评估是可行的。

【评述】骶髂关节是强直性脊柱炎（AS）最早累及的部位，其软骨下骨髓水肿是 AS 在 MR 早期诊断的重要征象之一，如何准确地量化骨髓水肿的程度，尤其髂侧和骶侧软骨下骨髓含水量的正常值对客观评估骨髓水肿有着重要的临床意义，但目前对骶髂关节骨髓水肿的量化评估仍缺乏精准、易行、有效的手段。本研究通过测量青年人骶侧和髂侧及第 5 腰椎椎体骨髓的 T_2^* 值，量化分析骶髂关节软骨下正常骨髓的含水量，探讨 T_2^* mapping 成像技术评估骶髂关节软骨下骨髓含水量的可行性。T_2^* mapping 技术是多回波梯度序列，成像时间短，成像原理和对组织的评估方法与 T_2 mapping 基本相同，是研究组织生化状态的一项新技术，也可量化生化特性，对组织中水分子含量的变化较为敏感，可以有效、客观地评估关节软骨生化成分的改变和组织中的含水量。因此，T_2^* mapping 成像具备评估骶髂关节骨髓含水量 T_2^* 值的理论基础。但本研究中，研究者仅测量青年志愿者 T_2^* 值，并未涉及其他年龄段，研究还可以进一步完善。综合本研究所述，T_2^* mapping 成像技术对骶髂关节软骨下骨髓的水含量进行细微量化评估是可行的。

文选 418

【题目】比较 3.0 T MRI 读出方向上的分段扩散成像技术与平面回波扩散加权成像技术对鼻咽癌的诊断价值

【来源】中华放射学杂志，2016，50（8）：586-589.

【文摘】对比分析 3.0 T MRI 读出方向上的分段扩散成像技术（readout-segmented echo-planar diffusion imaging, RESOLVE）与常规平面回波（EPI-DWI）在鼻咽癌成像中的价值。搜集 2014 年 6 月至 2015 年 10 月经病理证实的 35 例鼻咽癌患者，利用 3.0 T MRI 扫描仪进行常规 EPI-DWI 及 RESOLVE 扫描（b 值=800 s/mm²），分别测量常规 EPI-DWI 和 RESOLVE 图像肿瘤区及正常鼻咽壁肌肉的 ADC 值。由 2 名具有 5 年以上工作经验的放射科诊断医师，采用双盲 5 分法分别对 EPI-DWI 和 RESOLVE 图像质量进行评分，并采用 κ 分析对 2 名医师的结果行一致性评价。对 EPI-DWI 和 RESOLVE 有效 ADC 值例数、2 种序列中同一组织的 ADC 值及同一序列中不同组织的 ADC 值进行比较，分别采用 χ^2 检验、配对样本 t 检验及独立样本 t 检验进行统计处理。结果，2 名医师对常规 EPI-DWI 和 RESOLVE 图像质量进行主观评分，结果一致性极好（EPI-DWI 方法 κ 值 0.911，RESOLVE 方法 κ 值 0.827，P 均 <0.01）。RESOLVE 组评分 4 分及 4 分以上占 97.1%（34/35），而常

规 EPI-DWI 组评分均在 4 分及 4 分以下，评分为 4 分仅占 2.9%（7/35）；常规 EPI-DWI 中有 54.3%（19/35）能测出有效 ADC 值，而 RESOLVE 序列中 100.0%（35/35）能测出 ADC 值，差异有统计学意义（$\chi^2=19.091$，$P<0.001$）。常规 EPI-DWI 和 RESOLVE 序列图像上，正常鼻咽壁肌肉的 ADC 值分别为（1.65±0.13）×10^{-3} mm²、（1.96±0.14）×10^{-3} mm²/s，鼻咽肿瘤区分别为（0.87±0.09）×10^{-3} mm²、（0.83±0.10）×10^{-3} mm²/s。两种图像上肿瘤区的 ADC 值均明显小于正常鼻咽壁肌肉，差异有统计学意义（t 分别为 −23.284、−31.509，P 均<0.05）；对同一组织常规 EPI-DWI 测出的 ADC 值与 RESOLVE 测出的 ADC 值差异无统计学意义（t 值分别为 −0.957、−0.921，P 均>0.05）。综上，研究得出结论，RESOLVE 图像质量优于常规 EPI-DWI，诊断准确性更高。

【评述】 鼻咽癌因病灶较深且早期症状不明显容易被忽视，患者首诊时往往已是局部晚期。MR DWI 通过 ADC 值可定量反映肿瘤病灶治疗后细胞密度、细胞外间隙等微环境的改变，因此能发现病灶及早期监测治疗后细胞增殖与坏死状况。本研究主要目的是对比分析 3.0 T EPI-DWI 与 RESOLVE 在鼻咽癌成像中的特点。常规 EPI-DWI 在头颈部应用中，因较低的空间分辨率及各种原因导致图像变形和产生伪影，使临床应用受限。RESOLVE 主要是读出方向上的分段 EPI 扫描，使用串联的节段扫描、更短的梯度脉冲和 EPI 长度的建设，从而减少磁敏感伪影。而且在固定的扫描时间里获得更高图像分辨率，降低伪影。高质量的图像是疾病诊断及治疗的基础，也是鉴别肿瘤及正常解剖结构的关键，能更准确地勾画病灶的靶区。本研究比较 EPI-DWI 与 RESOLVE 序列的测出率，以及所测量出的 ADC 值无统计学差异，并认为 RESOLVE 图像不仅能提高图像的质量、降低伪影、更清晰显示解剖结构和病变范围，而且能准确提供 ADC 值，为疾病的诊断及鉴别诊断提供有利信息。但是本研究样本量过少，而且仅对常规 EPI-DWI 及 RESOLVE 图像质量进行了分析比较，未引入一个可作为准备的检查技术作为参考标准，比如未结合动态增强对治疗疗效进行评价，这是需要进一步研究和完善的地方。从本研究可得出，对于单纯 DWI 技术应用于鼻咽癌的诊断，RESOLVE 可有效降低各种因素产生的伪影、减少图像变形、改善图像的质量，提高了鼻咽癌的检出率，并为放射治疗方案的制订提供了有力的依据；同时有望更广泛地应用于头颈部其他肿瘤和疾病的检查。

文选 419

【题目】 不同容积成像技术 MR 增强扫描对检出脑转移瘤的价值比较

【来源】 癌症进展，2016，（14）10：966-969.

【文摘】 探讨 3D Bravo 与 Cube 两种不同容积成像序列在磁共振脑转移瘤诊断中的价值，并比较两种序列的优缺点。收集临床因怀疑脑转移而行 3D Bravo、Cube 容积采集技术磁共振增强扫描的病例 25 例。先由 2 位影像医师共同阅片确定转移瘤的位置与数目，以及有无脑膜转移，再由另一位影像医师对所有病例的 Bravo 与 Cube 序列图像分别进行判读，包括图像质量、转移病灶位置及数目、有无脑膜转移，比较病灶与正常灰白质的信号强度相对对比度（CR），并对结果进行统计学分析。结果，入组 25 例病例中共发现转移病灶 221 枚；Bravo 序列发现转移病灶 206 枚（93.2%），漏诊 15 枚（6.8%），误诊 1 枚（0.4%）；Cube 序列发现转移病灶 214 枚（96.8%），漏诊

7枚（3.2%），误诊3枚（1.4%）；1例软脑膜转移病例，Cube序列诊断正确，Bravo序列出现漏诊；Bravo序列中病灶与正常灰质、病灶与正常白质的信号强度CR明显高于Cube序列（$P=0.001$）。结论，Bravo序列中病灶与正常灰白质的信号强度CR均明显高于Cube序列。对于近皮层的微小转移病灶及软脑膜转移，Bravo序列有可能漏诊，Cube序列中部分病灶强化程度较低，应注意结合平扫序列综合考虑。

【评述】 颅脑是恶性肿瘤最常见的转移器官之一，据文献报道其原发肿瘤以肺癌最常见。本研究的病例组中，肺癌作为原发肿瘤的比例达76.0%。常规颅脑增强2D序列图像由于较大的层厚及存在层间距的原因，对于微小病灶的检出往往出现漏诊、误诊，而3D成像序列采用容积采集技术，层厚较薄，对于发现早期微小病灶的能力要优于常规2D成像技术。在GE系统磁共振中，常使用的容积成像磁共振增强扫描技术是3D Bravo和Cube。3D Bravo具有扰相梯度回波序列的特点，采用小的TR/TE时间及小翻转角，可以快速完成全脑各向同性及无间隔数据采集，图像质量较高，可以多角度、多方位任意重建观察，有利于小病灶的检出。Cube原理是利用单块采集3D FSE序列，使用超长回波链，结合二维并行采集技术，从而加快扫描速度；采用变化的翻转角达到假性稳态，进而保证图像清晰度、对比度及信噪比。本研究通过对比指出，相对Bravo序列，Cube序列对脑表面血管的显示能力不足，增强扫描后小血管强化不明显或呈断续强化，因此与强化的转移病灶形成明确的对比，有利于近脑表面的小病灶的检出。但是Cube序列中脑转移病灶与正常灰白质的信号强度CR要明显低于Bravo序列。本研究中Bravo序列与Cube序列扫描所得的图像质量均可以满足临床诊断的需求，各有4例与3例图像在颅底出现了部分伪影，但并未明显影响图像的分析与诊断。综上所述，3D Bravo与Cube序列由于采用各向同性的容积采集方法，缩短了检查时间，提高了图像质量，相较2D扫描方法，有利于小病灶的检出。但应该注意的是，由于Bravo序列中脑表面血管强化明显，应警惕其对近皮质的微小转移病灶以及软脑膜转移的干扰，而Cube序列在这方面有一定优势。但Cube序列部分病灶可能强化程度较弱，与灰白质信号强度CR较低，因而为了减少漏诊的可能，在仔细观察的同时还应注意结合平扫序列。

文选420

【题目】 采用3.0 T MRI T_2和T_2^* mapping评价下腰痛患者腰椎间盘退变

【来源】 中国CT和MRI杂志，2016，14（10）：113-116.

【文摘】 探讨下腰痛患者腰椎间盘的T_2和T_2^*值与退变Pfirrmann分级的相关性，明确T_2和T_2^*值是否可以作为影像学生物标记定量评价腰椎间盘（intervertebral disc，IVD）退变。2015年3月至2015年6月间，对66例下腰痛患者采用3.0 T MRI行腰椎常规结构成像和定量成像（T_2和T_2^* mapping）。Pfirrmann分级由2位放射诊断医师依据矢状位T_2WI通过协商进行。在正中矢状位的T_2 map和T_2^* map上，由一位放射诊断医师手工绘制感兴趣区，尽可能包括髓核和内层纤维环测量IVD的T_2和T_2^*值。采用Pearson相关比较IVD的T_2和T_2^*值与Pfirrmann分级相关性，并对相邻的Pfirrmann分级的T_2和T_2^*值比较。结果，IVD的T_2和T_2^*值与Pfirrmann分级呈负相关（相关系数分别为-0.612和-0.354，P均<0.001）。Pfirrmann Ⅰ～Ⅲ级T_2和T_2^*值显著降低，Ⅲ～Ⅴ级下降变缓。

除Ⅳ级与Ⅴ级IVD的T_2和T_2^*值差异无统计学意义外,其他相邻的Pfirrmann分级IVD的T_2和T_2^*值差异均有统计学意义。结论,IVD的T_2和T_2^*值具有作为影像学生物标志定量评价IVD的退变潜在可能性,有助于IVD退变的早期诊断和客观评价退变程度。晚期IVD退变T_2和T_2^*值下降变缓,以形态学改变为主。

【评述】 腰椎间盘(IVD)退变是引起下腰痛最常见的原因。MRI是评价腰椎IVD退变最为常用的检查方法,大多数临床医师和放射诊断医师将重点放在评价退变椎间盘的后部改变。正确评价IVD退变对腰椎间盘早期诊断和指导临床治疗有重要意义。Pfirrmann等基于矢状位T_2加权图像腰椎间盘信号和高度改变,设计出一个5级评价体系半定量评价IVD退变,Pfirrmann分级被临床广泛接受和应用。但是早期IVD退变主要是生化结构的改变,而不是形态学改变,因此,Pfirrmann分级对早期IVD退变的诊断与评价存在不足。所以近年来,定量MRI技术被越来越多的应用于椎间盘的研究中,如T_2值可以提供椎间盘水分子和胶原网架相互作用的信息,$T_{1}\rho$值能反映椎间盘的糖胺聚糖(glycosaminogly,GAG)的含量,T_2^*值能反映椎间盘的功能改变,并且与Pfirrmann分级取得较好的一致性。本研究采用3.0 T MR成像系统对66例患者下腰痛患者行T_2和T_2^* mapping,探讨T_2和T_2^*对腰椎IVD退变的应用价值,发现随着IVD退变程度的加剧,T_2和T_2^*值均下降,说明T_2和T_2^*值具有成为定量评价IVD退变的影像学生物标记的潜能。但是此研究也有一定不足之处:首先,由于进入此研究均为有下腰痛的患者,大部分椎间盘存在后部改变,难以对纤维环和髓核的T_2和T_2^*值进行分别测量,因此,所测量的主要为髓核和内层纤维环的T_2和T_2^*值,不能很好地反映纤维环的改变;此外,此研究没有获得IVD退变病理资料并与T_2和T_2^*值进行比较,因此,也未能对T_2和T_2^*值的生物学意义进行解释,有待于进一步的研究。综上所述,IVD的T_2和T_2^*值与Pfirrmann分级具有一定相关性,有潜能作为影像学生物标志定量评价IVD退变,为更好区分早期IVD退变提供可能性,有助于IVD退变早期诊断和客观评价,为临床IVD退变的诊断与治疗提供新的指导。但是晚期IVD退变T_2和T_2^*值降低变缓,而以形态学改变为主,因此,对晚期IVD退变评价还需要结合形态学改变。

文选 421

【题目】 采用多回波采集T_2^*WI三维梯度回波序列测量兔脑损伤模型静脉血相位值及与神经功能损伤评分的相关性

【来源】 中华放射学杂志,2016,50(2):132-137.

【文摘】 通过动物模型实验探讨多回波采集T_2^*WI三维梯度回波(an-hanced gradient echo T_2 star weighted angiography,ESWAN)序列观察不同时期的轻、重度兔脑损伤动物模型的静脉血相位值变化规律,并探寻其与神经功能损伤评分(NSS)相关性。将51只新西兰白兔随机分为对照组、轻度损伤组与重度损伤组,分别于致伤前和致伤后1、6、12、24、48、72小时及1、2周8个时相行常规MRI和ESWAN序列检查。并检测大脑内静脉(ICV)、双侧腹内侧静脉(VMV)、腹外侧静脉(VLV)、背侧矢状窦(DSS)、小脑引流静脉之背侧小脑静脉(DCV)、脑干引流静脉之脑干背侧正中静脉属支(MDVB)的血液相位值变化(每亚组3只动物)。致伤后观察其行为学改变,并进行神经功能损伤评分(NSS)。各测量数据经统计学分析。结果,兔脑损伤后,各组测量血管的静脉血相位值均降低，多个时间点重度损伤组的相位值低于轻度损伤组，差异具有统计学意义。静脉血相位值于损伤早期减低，至24~48小时下降至最低，后逐渐恢复，其中以VMV、VLV、DSS及MDVB相位值减低较为显著（$P<0.05$），ICV及DCV静脉血相位值变化亦呈相似趋势。轻、重度损伤组NSS评分分别为（15.5±3.1）分和（33.2±6.5）分，差异具有统计学意义。伤后6小时，大部分静脉血相位值与NSS评分具有相关性（$P<0.05$），伤后24~72小时，各测量血管相位值均与NSS评分呈明显负相关性（P均<0.05），其中幕上静脉较幕下静脉、浅静脉较深静脉血液相位值更加准确与敏感。以上的研究说明，利用ESWAN序列检测脑外伤后静脉血相位值并以此反映静脉血氧饱和度水平是可行的，且可以有效评估颅脑损伤程度与患者临床症状，具有良好的临床应用前景。

【评述】 多回波采集T_2^*WI三维梯度回波（ESWAN）序列是一种新的磁敏感加权成像序列，一次扫描可获得多个回波的幅度图及相位图。我们已经熟知ESWAN、SWI等有助于显示脑外伤等损伤引起的脑内微出血灶，本研究将ESWAN所测得的静脉血相位值变化应用于评价颅脑血管不同损伤时期的静脉血氧饱和度和微循环状态，并将此相位值变化与神经功能损伤程度相关联，相信这种方法可能成为临床上脑外伤所致的不同程度颅脑损伤评价及治疗值得参考的指标。

文选 422

【题目】 采用分段读出平面回波和单次激发平面回波扩散加权成像序列对阴囊病变成像图像质量的影响

【来源】 中华放射学杂志，2016，50（7）：513-517.

【文摘】 探讨分段读出平面回波成像（RS-EPI）和单次激发平面回波成像（SS-EPI）序列对阴囊病变DWI图像质量的影响。前瞻性收集初步诊断为阴囊病变，需要行阴囊MRI检查的38例患者，其中29例患者诊断经手术病理证实，包括恶性肿瘤21例、良性肿瘤8例。患者均行阴囊常规MRI和RS-EPI、SS-EPI序列检查。由2名放射科医师分别对两种序列上附睾、睾丸及病变的解剖结构辨识和几何变形程度进行评分；由同一名医师对图像进行客观评价，观察指标包括病灶信噪比（SNR）、对比度、对比噪声比（CNR），不同序列DWI与T_2WI融合图像中睾丸前后径的差值、变形率，不同序列正常睾丸的ADC值。采用κ检验评价2名医师评分的一致性，采用配对Wilcoxon秩和检验和配对样本t检验比较两种序列主观评分及定量评估指标的差异。结果，2名医师在RS-EPI和SS-EPI两种序列中，对附睾、睾丸、病变解剖结构辨识和几何变形程度评分的一致性均较好，κ值分别为0.77、0.74、0.80、0.87。RS-EPI与SS-EPI序列图像比较，2名医师的解剖结构辨识评分和几何变形程度评分差异均有统计学意义（P均<0.05），RS-EPI的图像质量优于SS-EPI。2种序列图像比较，良性病变的SNR和对比度差异无统计学意义（$P>0.05$），CNR差异有统计学意义（$P<0.05$）；恶性病变的SNR、对比度和CNR差异有统计学意义（P均<0.05）。T_2WI上睾丸前后径为（35.61±9.78）mm，RS-EPI和SS-EPI序列的变形差值分别为（3.80±1.32）mm、（7.54±2.62）mm，变形率分别为（11.1±0.6）%、（22.4±19.2）%，两者的变形差值差异有统计学意义（$t=-12.127$，$P<0.05$）。正常睾丸RS-EPI和SS-EPI序列的ADC值为（1.18±0.06）$\times 10^{-3}$ mm^2/s、（1.24±0.11）$\times 10^{-3}$ mm^2/s，差异无统计学意义（$t=0.396$，$P=0.796$）。结论，RS-EPI可以明显降低阴囊DWI图像几何变形，提高阴囊DWI图像质量。

【评述】 RS-EPI 作为一种高分辨率 DWI 技术，与传统 SS-EPI 技术单次激发 k 空间充填方式不同，RS-EPI 属于多次激发平面回波，它包括一个用于采样标准读出分段 EPI 数据的成像回波和一个二维导航回波，这种方法在读出方向上使用数个串联的节段，这些节段使得读出梯度脉冲的时间更短，从而减少了由磁敏感导致的畸变，改善图像几何变形，提高图像质量。同时支持并行采集技术，使其每阶段的采集时间更加缩短，更加减轻了其受运动伪影的影响。因此，RS-EPI 序列对病变部位细节的显示明显优于传统 SS-EPI 序列，是影像诊断工作的一大助力。不过不足之处在于读出节段分得越多，其较传统 SS-EPI 序列所需的时间就越长。

文选 423

【题目】 磁共振 3D-TOF 序列与 3D-SPACE 序列在脑神经血管成像中的应用

【来源】 医疗装备，2016，29（21）：10-11.

【文摘】 通过 MR 三维时间飞跃（3D time of flight，3D-TOF）序列与可变翻转角的三维快速自旋回波（3D-SPACE）序列对神经、血管及其空间关系的显示能力，选择优势序列组合及后处理方法来展现神经与血管的关系。收集 2015 年 3 月至 2016 年 3 月行三叉神经、面神经或后组神经磁共振检查的受检者（纳入标准为明确有三叉神经痛、面肌痉挛或后组神经痛的患者，且病程超过 6 个月）共 78 例，男 43 例，女 35 例，年龄 26～74 岁，中位年龄 45.7 岁。采用 Siemens Magnetom Trio Tim 3.0 T 超导型磁共振扫描仪及头颅 12 通道相控阵线圈。78 例患者均采用常规横断位 T_2WI 扫描，对未发现脑血管病、肿瘤及脱髓鞘病变等导致的三叉神经痛的患者，进行以脑桥为中心，重点对桥小脑角区脑池段的脑神经及血管进行 3D 扫描。在后处理工作站将采集所得，TOF 序列数据采用最大密度投影法（MIP）重组，SPACE 序列数据采用多平面重建（MPR）垂直于三叉神经走行的斜矢状位及冠状位重组，重组层厚为 0.5 mm，层间距为 0.6～0.8 mm，查看在多平面重建（MPR）或最大密度投影法（MIP）重建中神经、血管的成像特点。结果，三维时间飞跃（3D-TOF）序列能更清晰地显示整体的血管走行，3D-SPACE 序列能更加敏感地显示责任血管，更好地体现神经与血管的关系。结论，3D-TOF 序列能在 MIP 重建中显示整体的血管并判断血管来源，3D-SPACE 序列能更好地显示神经走向及判断神经与血管的关系，通过将两种序列图像特点结合分析，更好地展现磁共振在血管神经成像的优势，为临床诊疗提供可靠依据。

【评述】 三叉神经痛、面神经痛或后组神经痛等疾病与其脑神经周围血管压迫关系密切，而脑神经较纤细迂曲，其周围结构较复杂，过去常规 CT、二维 MRI 均不能清晰显示，但随着磁共振技术不断发展，各种新的 MR 神经血管成像技术不断涌现，使得基于磁共振技术的脑神经血管成像技术得到临床认可。目前较广泛应用于脑神经血管成像技术的序列有三维时间飞跃（3D-TOF）序列与可变翻转角的三维快速自旋回波（3D-SPACE）序列。在实际临床扫描中发现两种序列在血管神经成像方面各存有优势和不足，上述某一序列并不能取代另一个序列。本研究通过对上述两种序列图像特点进行分析，得出 3D-SPACE 序列专注于判断神经与血管的关系，3D-TOF 序列侧重于血管成像，两者结合能清晰地显示神经走向、神经与血管的关系、整体的血管形态及判断血管的性质。3D-SPACE 序列与 3D-TOF 序列相结合，针对两者优势进行合理组合，形成优势序列，为临床诊疗提供更可靠依据。

可以充分发挥磁共振成像技术在神经与血管方面的展现力，更加形象、直观地描绘出神经、血管及其相互关系。建议对于脑神经血管病的患者，磁共振扫描推荐同时采用 3D-SPACE 序列与 3D-TOF 序列，相辅相成，为临床诊疗提供可靠依据。

文选 424

【题目】 磁共振 $T_1\rho$ 成像定量评估股骨头坏死患者软骨损伤

【来源】 中国医学影像技术，2017，33（1）：93-96.

【文摘】 探讨磁共振 $T_1\rho$ 成像技术定量评估股骨头坏死患者软骨损伤的应用价值。收集 2013 年 2 月至 2015 年 2 月收治的 47 例股骨头坏死患者，男 26 例，女 21 例，年龄 16～58 岁，中位年龄 42 岁，治疗前均接受 X 线、磁共振检查，并参照 Mont 等提出的诊断标准及国际骨循环研究会（Association Reasearch Circulation Osseous，ARCO）的分期标准进行分期。选择股骨头坏死 ARCO Ⅰ～Ⅲ期的患者纳入研究。排除标准：①关节感染及外伤所致股骨头坏死者。②检查前接受有创检查及治疗者。③ ARCO Ⅳ期患者。同期招募 24 例健康志愿者作为对照组，男 13 例，女 11 例，年龄 19～60 岁，中位年龄 41 岁。对 47 例股骨头坏死初治患者及 24 例健康志愿者（对照组）行常规 MRI 和 $T_1\rho$ 检查，采用 GE HDxt 3.0 T MR 扫描仪，相控阵体部线圈，对两侧髋关节同时进行扫描。通过工作站后处理计算出定量参数 $T_1\rho$ 值。$T_1\rho$ 定量分析采用 GE AW 4.5 工作站内置软件 T_2 map 进行后处理。具体步骤：①生成 $T_1\rho$ 伪彩图。②将 MERGE 图像和 $T_1\rho$ 伪彩图相拟合，从而得到更清晰的伪彩图像。③勾画股骨头软骨 ROI，计算定量参数 $T_1\rho$ 值。ROI 放置原则：①尽可能避开股骨头圆韧带的干扰，选取股骨头中心持重线 $-30°$～$30°$ 范围之间的软骨进行测量。② ROI 为圆形，面积为 4～6 mm^2，最大程度包括股骨头软骨部分，Ⅲ期患者难以明确分界者则尽量选择靠近股骨头一侧，尽量减少软骨下皮质骨及髋臼软骨的干扰。③于每个髋关节软骨测量 3 处 $T_1\rho$ 值，分别测量正中持重线处、正中持重线 $-30°$ 及 $30°$ 处，最后取其平均值。数据分析，比较对照组及不同国际骨循环研究会（ARCO）分期患者的 $T_1\rho$ 值，并分析 $T_1\rho$ 值与 ARCO 分期的相关性。结果，47 例股骨头坏死患者中，ARCO Ⅰ期 6 例，Ⅱ期 13 例，Ⅲ期 28 例。对照组、Ⅰ期、Ⅱ期、Ⅲ期患者的 $T_1\rho$ 值差异有统计学意义（$F=5.73$，$P<0.01$）；Ⅲ期与对照组、Ⅰ期及Ⅱ期的 $T_1\rho$ 值差异有统计学意义（P 均 <0.05），其余两两比较差异均无统计学意义（P 均 >0.05）。$T_1\rho$ 值与 ARCO 分期呈正相关（$r=0.75$，$P<0.01$）。

结论：$T_1\rho$ 成像技术可用于定量评估股骨头坏死患者的软骨损伤程度。

【评述】 股骨头坏死是骨科领域常见的难治疾病，随着病情进展到终末期，髋关节置换成为唯一的治疗选择。一般认为关节软骨病变系骨结构塌陷破坏后引起的，但股骨头未塌陷时，软骨是否改变及如何改变的研究较少，而其对保髋治疗的选择及预后评估有重要的作用。MR 检查已经广泛应用于评价软骨损伤，但传统的磁共振检查方法显示出软骨形态改变时，已提示软骨出现不可逆损伤。MR $T_1\rho$ 成像技术是近年来出现的新技术，已被尝试用于活体检测软骨基质早期的生化改变，本研究通过 $T_1\rho$ 成像技术定量检测不同分期股骨头坏死的软骨损伤情况，探究软骨损伤与 ARCO 分期的相关性。将 $T_1\rho$ 图像与 MERGE 图像进行拟合，提高了图像的空间分辨率及组织间的对比，同时也减少化学位移伪影及图像变形，成功获得更高质量的 $T_1\rho$ 图。在关于关节软骨定量分析方面本研究也存在一定局限性：首先，部分病例髋关节 $T_1\rho$ 图像上股骨和髋臼软骨层难以分界，图像分割比较困难，测量数据有一定局限性；其次，本研究样本量相对较少，需进行更大样本研究；再次关节软骨组成成分复杂，可联合多种磁共振成像技术全面观察关节软骨的变化情况。总之，本研究结果显示，股骨头坏死 ARCO Ⅲ 期软骨损伤最显著，随着 ARCO 分期的进展，软骨损伤呈逐渐加重的趋势。表明 $T_1\rho$ 成像技术可从形态学及定量学角度对股骨头坏死软骨损伤进行研究，使对坏死股骨头软骨早期损伤的诊断和检测成为可能，可为临床股骨头坏死治疗方案的选择提供更全面的参考依据。

文选 425

【题目】 磁共振成像的伪影及应对策略
【来源】 中国医学装备，2016，13（4）：20-24.
【文摘】 研究磁共振成像（MRI）图像伪影产生的原因，并探讨常规工作中克服 MRI 伪影的方法与对策。在磁共振成像中，伪影通常是指与相应断层组织实际解剖结构不相对应的信号强度，可由生理和技术等因素引起，常见表现包括图形模糊、变形、重叠和缺失等。收集 67 例 GE HD Excite 1.5 T、Siemens Trio 3.0 T 和 Siemens Skyra 3.0 T MRI 具代表性伪影图像，对其进行统计分类，分析伪影产生的原因，提出相应的克服方法。研究结果：67 例伪影图像中，运动伪影 24 例，金属伪影 18 例，化学位移伪影 4 例，勾边伪影 7 例，卷褶伪影 3 例，截断伪影 1 例，交叉伪影 1 例，iPAT 伪影 1 例，拉链伪影 2 例，部分容积效应 3 例，近线圈效应 3 例。在分析伪影产生原因的基础上，提出了控制伪影的技术对策。结论，循证 MRI 图像伪影产生的原因及机制，有针对性地制订控制伪影的方法，对于提高 MRI 图像质量具有重要意义。

【评述】 伪影是磁共振成像过程中各种原因所导致的图像模糊或图像中呈现与被成像体无关的影像形式，也可以说伪影是图像中未能正确反映解剖结构和组织特性的虚假信息。在磁共振成像中，伪影的出现比其他成像技术多，而且也较严重，因此，正确鉴别和认识伪影、明确伪影产生的原因并采取相应的解决办法是临床诊断经常面临的问题。造成磁共振伪影的因素较多，包括与主磁场相关的静磁场不均匀、射频不均匀等，与患者相关的运动、生理学运动及金属材料植入物等，或扫描操作相关，以及环境相关的伪影。这些磁共振伪影的存在，轻者导致图像质量下降，重者将导致病灶被掩盖或出现假性病灶从而导致漏诊、误诊并带来严重的后果。所以非常有必要对于 MRI 伪影产生的原因进行探讨，以利于正确认识伪影并研究制订相应的解决方法与对策，并最终可以消除伪影，提高 MRI 图像质量，更好地满足诊断要求。本研究对运动伪影、金属伪影、拉链伪影、化学位移伪影、勾边伪影、卷褶伪影、截断伪影、交叉伪影、iPAT 伪影、部分容积伪影、层间干扰伪影和近线圈效应所产生的伪影等均经验产生频率统计和原因分析，并分别给出解决办法。对于临床工作有非常好的参考意义。除了本研究所提及伪影外，还有一些多样化伪影，可能是设备故障引起或者其他原因。这些也需要磁共振技术人员与工程师共同努力，提高磁共振工作稳定性并研究出更多伪影的解决方案。总之，磁共振图像伪影是多样化的，对于 MRI 图像伪影的原因和机制进行循证分析，并给出科学的质量控制方法避免伪影，对于磁共振临床应用有重大意义。

文选 426

【题目】 磁共振成像对胰腺癌与肿块型胰腺炎的诊断中的应用

【来源】 临床和实验医学杂志，2016，15（3）：284-286.

【文摘】 探讨磁共振成像（MRI）对胰腺癌、肿块型胰腺炎的诊断价值。回顾性分析 2011 年 1 月至 2014 年 6 月期间经病理证实的胰腺癌、肿块型胰腺炎患者 MRI 资料。胰腺癌 32 例，列为胰腺癌组，其中男性 21 例，女性 11 例，年龄 45～81 岁，平均年龄（62.38±9.16）岁，17 例病灶位于胰头，9 例位于胰体，5 例位于胰颈，1 例位于胰尾。肿块型胰腺炎 30 例患者，列为胰腺炎组，其中男性 20 例，女性 10 例，年龄 40～78 岁，平均年龄（58.55±9.76）岁，24 例病灶位于胰头，6 例位于胰体。选择同期接受 MRI 检查的胰腺正常受检者 30 例，其中男性 19 例，女性 11 例，年龄 38～75 岁，平均（56.37±9.44）岁，列为正常胰腺组。所有受检者均行常规 MRI 系列、DWI 扫描及动态增强扫描，比较 3 组患者 MRI 影像学表现、DWI 值及时间信号强度曲线（TIC）。检测设备为荷兰 PHILIPS Achieva 型 3.0 T 超导磁共振扫描仪，选用专用的腹部相控阵表面线圈。对比剂采用静脉注射钆喷酸葡胺（Gd-DTPA），0.1 mmol/kg 体重。结果，①胰腺癌 T_1WI 病灶多呈低信号，部分病灶为等信号或混杂信号，T_2WI 多呈稍高信号；肿块型胰腺炎 T_1WI 上多呈等、低信号，T_2WI 多呈不均匀稍高信号或等信号。②DWI 序列胰腺癌组 28 例呈高信号，肿块型胰腺炎均呈稍高信号。胰腺癌 ADC 值显著高于肿块型胰腺炎，低于正常胰腺，差异有统计学意义（$P<0.05$）、肿块型胰腺炎 ADC 值显著低于正常胰腺，差异有统计学意义（$P<0.05$）。③胰腺癌组 TIC 曲线以缓升平台型为主，占 84.36%，肿块型胰腺炎以缓升缓降型为主，占 73.33%，正常胰腺组以速升速降型为主，占 100%，3 组 TIC 曲线比较差异有统计学意义（$P<0.05$）。结论，MRI DWI 序列及动态增强扫描对胰腺癌与肿块型胰腺炎的鉴别诊断具有显著价值。

【评述】 胰腺癌与慢性肿块型胰腺炎早期临床表现均缺乏特异性，两者在形态学上也存在相似之处，常规影像学检查手段包括超声、多排螺旋 CT 及常规磁共振扫描等，但这些都只能反映形态学改变的信息，都不是非常有效的鉴别手段。本研究探讨了联合功能磁共振成像的 DWI 序列与三维快速薄层动态增强扫描 2 种技术对胰腺癌与肿块型胰腺炎进行区分诊断的价值。DWI 序列能够反映胰腺水分子的扩散特性，通过评价水分子随机运动的动态分布，反映组织与细胞结构的信息，ADC 值代表组织的内在特性，不同的组织 ADC 值不同。目前研究也证实 ADC 值定量分析对腹部良恶性肿瘤的鉴别及恶性肿瘤预后监测有一定的临床意义。MRI 动态增强是通过反映受检部位血流动力学变化观察病灶血液供应、血管通透性及细胞间隙大小的一种常用检查方法。两种技术的结合，在形态学信息的基础上为胰腺癌与慢性肿块型胰腺炎的鉴别诊断提供了更多的影像学信息。但是这项研究也有一定局限性，如腹部活动脏器不容易进行感兴趣区域精准勾画来测量 ADC 值，而且胰腺癌与肿块型胰腺炎均属于扩散受限疾病，因此，两者 ADC 值难免存在一定交叉与重叠，需要结合其他序列进一步分析。综合本研究所述，磁共振 DWI 序列与动态增强扫描可从不同的角度反映胰腺癌与慢性肿块型胰腺炎解剖病理学及生理病理学差异，为两者的鉴别诊断提供了新的思路，有效提高了诊断准确率。

文选 427

【题目】 磁共振功能参数对乳腺癌新辅助化疗疗效早期预测价值研究

【来源】 中国实用外科杂志，2016，36（7）：793-796.

【文摘】 探索磁共振（MR）功能成像对乳腺癌新辅助化疗（neoadjuvant chemotherapy, AC）疗效的早期预测价值。回顾性分析2010年1月至2014年12月接受NAC的151例乳腺癌患者资料。根据NAC前后组织病理学疗效评价分为病理显效组（GR）与病理非显效组（MR）；分析两组患者在NAC 2个周期后MRI肿瘤径线变化率（ΔD%）和功能成像参数表观扩散系数ADC值、最大线性斜率（Smax）的变化率（ΔADC%、ΔSmax%）及时间-信号强度曲线（TIC）类型变化（ΔTIC）与组织病理学疗效评价的关系；绘制ΔD%、ΔADC%、ΔSmax%及ΔTIC在2个周期的变化与组织病理学疗效的曲线，计算ROC曲线下面积（AUC）。应用ΔADC%、ΔSmax%建立NAC 2个周期后疗效预测模型logit P。结果，NAC 2个周期前后2组ΔADC%、ΔSmax%及ΔTIC差异有统计学意义（$P<0.001$）。ΔD%、ΔADC%、ΔSmax%及ΔTIC的AUC分别为0.600、0.820、0.807和0.786。logit P与组织病理学疗效的AUC为0.898（95%CI：0.844～0.953）。结论，以2个周期磁共振成像（MRI）功能参数变化为基础的早期疗效预测模型对NAC疗效具有预测价值。

【评述】 随着乳腺癌发病率和病死率的逐渐增加，乳腺癌的诊疗相关研究越来越多，新辅助化疗已经成为乳腺癌综合治疗的重要组成部分。NAC可以减轻肿瘤负荷，并为发现和验证疗效预测指标、验证药物及辅助方案选择提供可靠依据。MRI是乳腺癌诊断的重要手段之一，MRI不仅能清晰显示肿块大小及与周围组织的关系，还可利用动态对比增强MRI（DCE-MRI）、磁共振扩散加权成像（DWI）、磁共振灌注成像（PWI）和磁共振波谱成像（MRS）为代表的功能MRI技术，在肿瘤形态发生改变之前，更早期评估新辅助化疗的疗效，为临床制订最佳的化疗方案提供重要依据。综上所述，随着乳腺癌治疗理念的不断涌现及对新辅助化疗疗效评估认识的不断深入，MRI作为一种无创、安全、分辨率高的检查技术，正越来越多地被临床医师及患者所接受。MRI除了能清晰显示肿块大小及与周围组织的关系外，尤其是对多灶、多中心病变，还能利用磁共振功能参数，在化疗后肿瘤形态发生改变之前，通过监测肿瘤组织的各项指标变化，早期评估新辅助化疗疗效，为临床制订最佳的化疗方案提供重要依据。

文选 428

【题目】 磁共振弥散加权成像和波谱分析在脑胶质瘤中的临床应用

【来源】 现代肿瘤医学，2016，24（15）：2373-2377.

【文摘】 分析磁共振扩散加权成像（DWI）和波谱分析（MRS）在脑胶质瘤的临床应用。选取2010年4月1日至2014年2月1日间54例脑胶质瘤患者。女性22例，男性32例。年龄18～69岁，平均46.2岁。所有患者均经手术病理诊断确诊为脑胶质瘤，20例为低级星形细胞瘤，19例为间变胶质瘤，15例患者为胶质母细胞瘤，其中21例为WHO 1～2级，33例为WHO 3～4级。术前均常规行MRI、DWI和^{1}H MRS检查。使用PHLIPSPS ACHIEVA 3.0 T超导型磁共振仪，8通道头颈部专用像阵线圈，患者仰卧位。测量患者瘤周水肿、实性部分、囊变坏死部分和对侧正常脑白质的 DWI 检查的表观扩散系数（ADC）值。测量不同病理 WHO 级别的 ADC 和相对表观扩散系数（rADC）值；MRS 分析检查，采用磁共振点分辨波谱分析。结果，正常脑白质、瘤周水肿、实性部分到囊变坏死部分的 ADC 呈增高趋势，不同部位差异显著（$P<0.01$）。WHO 1～2 级的 ADC 和 rADC 值分别为（$153.66±15.92$）$×10^{-5}$ mm^2/s 和（$2.01±0.22$）$×10^{-5}$ mm^2/s，显著低于 WHO 3～4 级的（$103.63±13.53$）$×10^{-5}$ mm^2/s 和（$1.13±0.24$）$×10^{-5}$ mm^2/s（$P<0.01$）。WHO 1～2 级 NAA/Cho、NAA/Cr 和 Cho/Cr 分别为 $0.93±0.32$、$1.49±0.28$ 和 $1.73±0.70$，WHO 3～4 级分别为 $0.27±0.31$、$0.64±0.29$ 和 $4.32±1.69$，与正常组织相比差异显著（$P<0.01$）。结论，DWI 和 MRS 对于脑胶质瘤的临床病理分级诊断有重要意义，有利于术前评估患者病情。

【评述】 脑胶质瘤病灶区域出现轻微弥漫性肿胀，境界不清。肿瘤细胞主要在神经束间、神经细胞和血管周围生长，为浸润生长，且浸润区域内脑实质结构破坏不明显，极少有坏死或者出血现象。因此，普通影像学检查难以鉴别诊断。DWI 技术可无创性进行活体水分子微观运动的检测方法，其所测量的 ADC 值反映水分子运动的扩散程度，即水分子越是扩散，ADC 值越大。对于胶质瘤患者，脑部瘤性组织取代正常组织，影响了水分子的扩散情况，细胞越多，间质处水分越少，水分子扩散越弱，即 ADC 值越低。而磁共振波谱 MRS 分析，主要检测感兴趣组织的代谢成分，常用的代谢成分有 NAA、Cho、Cr，其中 NAA 被认为是神经元的标志物，Cho 可用于提示脑肿瘤，Cr 主要反映能力代谢的情况。脑胶质瘤由异常增生的胶质细胞构成，且肿瘤细胞侵袭脑内神经元，从而改变了其代谢产物。临床工作中，联合以上 2 种检查技术，为胶质瘤的诊断提供更多有效的信息，对患者术前评估具有重要意义。然而本研究中样本有限，还需扩大样本进一步完善研究。

文选 429

【题目】 磁共振扩散张量成像及纤维束示踪成像技术在腰骶神经根检查中的应用研究进展
【来源】 疑难病杂志，2016，15（10）：1096-1099.
【文摘】 磁共振扩散张量成像（DTI）是在 MR-DWI 基础上发展起来的新的磁共振功能成像技术，能无创检测活体组织的微观结构及其变化。DTI 联合神经纤维束示踪成像（DTT）技术在中枢神经系统中的研究较多，在周围神经系统中的研究也正迅速发展。本文综述 DTI 及 DTT 成像技术的基本原理及其在腰骶神经根检查中的应用进展。DTI 是一种以活体组织中水分子扩散各向异性为基础的磁共振成像方法，可以定量分析组织内水分子在不同方向上扩散的各向异性，从而观察组织的细微结构。在 DTI 成像方式中，扫描应用至少需要施加 6 个非共线方向扩散敏感梯度场，通过计算机收集并处理数据，计算出各个方向上的扩散张量（即水分子扩散的各向异性），并对基础图像进行多次采集，将其信号平均，利用所得多种参数值进行成像来获得较高信噪比的扩散张量图像。DTI 的量化参数有很多，包括部分各向异性指数值（FA）、相对各向异性度（RA）、容积比（VR）、平均扩散率（MD）、表观扩散系数（ADC）等，但目前临床常用的量化参数有 FA 值、ADC 值、FA 图、ADC 图。DTT 是利用 DTI 扫描所获得的二维原始数据在后处理工作站按照神经解剖定位，用种子法标记纤维束走行，再经计算机软件后处理重组为三维立体结构，实现在体内查看和评估神经纤维束走行、连续性和完整性的技术。神经纤维束示踪技术主要包括 2 种计算方法，即线性扩展法及能量最小化的算法；前者目前是应用于临床的主要算法。线性扩展法是通过示踪每个体素内张量信息，从种子体素开始向前后两方向呈线性延伸来重建神经纤维束。由于 DTT 是新近应用的磁共振扩散成像技术，其名称尚欠统一，如有称为纤维跟踪技术或白质纤维束成像等。目前已经有相关研究报道了正常腰骶神经根的 DTI 和 DTT 成像的可行性。这两种技术在腰骶神经根卡压病变的应用也有相关报道。通过对腰椎间盘突出、椎管狭窄、椎间孔狭窄等腰骶神经卡压病变患者的 DTI 图像研究发现，受卡压后的腰骶神经根 FA 图的平均 FA 值要低于正常的腰骶神经根的平均 FA 值，而 ADC 值增高腰椎退行性病变、椎间孔狭窄或腰间盘向极外侧突出的患者，腰骶神经卡压时 DTT 上表现为连续完整的腰骶神经纤维束出现凹陷、切迹或者断裂，病变侧腰骶神经根排列结构稀疏、不规则，神经根局部增粗、神经纤维束紊乱，严重者腰骶神经纤维束可表现为局部缺失、不显像等。

【评述】 DTI 及 DTT 技术可以三维显示腰骶神经根的形态和走行，并可从各角度旋转观察，为临床诊治提供直观影像依据；同时，DTI 可以在腰骶神经根损伤早期，其形态未发生明显变化之前，出现神经扩散参数的异常，反映腰骶神经根微观结构改变，可早期定量研究其变化，从而对腰骶神经根病变的早期定量诊断带来了可能。但腰骶神经 DTI 及 DTT 成像技术对磁场强度、线圈、敏感系数等参数要求较高，尚无统一标准，从而导致 DTI 图像质量不佳。此外，神经根周围组织的影响及扩散张量成像对磁场不均匀敏感性较高等原因，图像质量及神经根三维重建成像效果不太理想，需要进一步研究，积累经验；此外，还存在一些技术如扫描参数设计、调整、规范等问题。目前，DTI 及 DTT 成像技术作为磁共振的一项新技术应用于腰骶神经根的研究尚属初步尝试，随着磁共振技术的不断发展，信噪比、对比噪声比及组织分辨力的提高，扫描方法及后处理成像技术的成熟，其作为常规磁共振成像重要补充，在临床治疗、随访和预后评估方面会发挥更大的作用，其应用前景将更为广阔。

文选 430

【题目】 磁共振扩散张量成像鉴别诊断超急性与急性缺血性脑梗死
【来源】 中国医学影像技术，2016，32（2）：195-199.
【文摘】 评价磁共振扩散张量成像（DTI）在超急性与急性缺血性脑梗死鉴别诊断中的临床应用价值。回顾分析经临床及磁共振成像（MRI）诊断的单侧超急性期（<6 小时，18 例）和急性期（6~72 小时，27 例）缺血性脑梗死患者的 DTI 图像。纳入标准：①临床及 MR 诊断为单侧急性缺血性脑梗死，诊断标准符合《中国急性缺血性脑卒中诊治指南 2010》。②患者发病时间明确，且磁共振（MR）检查之前未接受任何治疗。③患者无 MR 检查禁忌证，在 MR 检查中配合良好，图像质量佳（每例患者图像均由 2 位医师共同分析，图像质量佳是指患者各序列各层面图像均无运动伪影，2 位医师中有一人判断图像有伪影即排除）。分析 DTI 序列各向异性分数（fractional anisotropy, FA）、容积比各向异性（volume ratio anisotropy, VRA）、平均扩散系数（average diffusion coefficient, DCavg）及衰减指数（exponential attenuation, Exat）参数图，并选取病灶、近病灶边缘脑组织（brain tissue close to

infarction lesions, BTCI）及相应对侧为 ROI，记录各 ROI 参数值并计算病灶-对侧各参数相对值。同时以病灶及对侧 ROI 为种子点重建扩散张量纤维束图。比较病灶、BTCI 与相应对侧间各参数值的差异，分析病灶-对侧各参数相对值在超急性与急性脑梗死间的差异。结果，急性缺血性脑梗死 DTT DCavg、DTT FA 图均可观察到纤维束损伤表现；超急性脑梗死仅 DTT DCavg 图可观察到损伤表现，DTT FA 图未见明显改变。超急性和急性脑梗死病灶 DCavg 值均低于对侧，Exat 值均高于对侧（P 均 <0.05），而 FA 和 VRA 值仅在急性期低于对侧（$P<0.05$）。超急性期脑梗死 BTCI 区 FA、VRA 和 Exat 值较对侧增高（$P<0.05$），DCavg 值较对侧降低（$P<0.05$）。急性期脑梗死病灶-对侧 FA、VRA 和 DCavg 相对值均低于超急性期（$P<0.05$）。对于鉴别超急性和急性脑梗死，ROC 曲线分析示病灶-对侧 FA、VRA 和 DCavg 相对值最佳诊断界值分别为 0.852、0.886 和 0.541；对应诊断敏感性均为 100%，特异性分别为 90.5%、100% 和 71.4%。结论，临床可将 FA、VRA、DCavg 及 Exat 值综合运用于发病时间不明确的超急性与急性缺血性脑梗死的鉴别诊断，从而有助于选择合理的治疗方案。

【评述】 急性缺血性脑梗死作为神经内科最常见的急重症，致残率高。其治疗方案的选择与发病时间息息相关，因为溶栓治疗的有效性受限于时间窗，目前临床诊断急性脑梗死发病时间主要依据患者及家属的主诉，一定程度上缺乏客观性，因此，对于梗死时间的客观评价指标则成为研究的焦点。本研究通过一种可观察活体脑组织白质纤维束的方法，即磁共振（MR）扩散张量成像（DTI）中量化的各向异性分数（FA）、容积比各向异性（VRA）、平均扩散系数（DCavg）及衰减指数（Exat）参数值进行分析，比较各时相急性脑梗死病灶之间的差异，探讨其鉴别诊断超急性与急性缺血性脑梗死的价值。综合研究所述，FA、VRA、DCavg 及 Exat 值在不同时相急性缺血性脑梗死中存在特定的改变规律，临床可综合运用于发病时间不明确的急性缺血性脑梗死的时相判断，从而有助于选择合理的治疗方案。

文选 431

【题目】 磁共振体素内不相干运动成像和扩散峰度成像在正常肾成像中的初步研究

【来源】 放射学实践，2016，31（10）：908-913.

【文摘】 探讨正常人肾磁共振体素内不相干运动成像（IVIM）和扩散峰度成像（DKI）的定量参数指标特点。对 27 例健康志愿者行肾 IVIM 和 DKI 检查，通过后处理分析，获得双肾皮髓质 IVIM 相关参数 ADC、D_{fast}、D_{slow}、f_p 及 DKI 相关参数 MD、MK 的测量值。分析同一测量者前后 2 次测得数据的一致性，比较正常肾脏左、右侧及同侧肾不同部位 IVIM、DKI 各参数间的差异，比较正常肾皮质、髓质各参数均值间的差异。结果，IVIM 序列的 ADC 值、D_{slow} 值、f_p 值和 DKI 序列的 MD 值、MK 值前后 2 次测量总体一致性较好，D_{fast} 值一致性一般；IVIM、DKI 各参数测量值在双侧肾间均无统计学差异（$P=0.058\sim0.954$），同侧肾皮髓质不同部位各参数测量值间亦均无统计学差异（$P=0.171\sim0.995$）；正常肾皮质 ADC 值、D_{slow} 值高于髓质（$t=7.072$，$P<0.05$；$t=10.057$，$P<0.05$），皮髓质 D_{fast} 值、f_p 值差异不具有统计学意义（$P>0.05$）；正常肾皮质 MD 值高于髓质（$t=10.268$，$P<0.05$），髓质 MK 值高于肾皮质（$t=-10.228$，$P<0.05$）。结论，正常肾 IVIM 和 DKI 成像能显示皮髓质间差异，反映肾生理功能，提示在评估肾疾病具有潜在应用价值，整体检查结果具

有一定稳定性。

【评述】 随着磁共振功能成像（fMRI）的发展，基于体素内不相干运动（IVIM）的扩散加权成像作为一种更为准确反映组织内水分子扩散运动的方法，fMRI 不仅可以反映肾形态学特征，而且无须外源对比剂就能提供扩散、灌注、血氧供应等分肾功能信息。近年，IVIM DWI 和 DKI 成为腹部磁共振成像的研究热门，并在肾成像中有所应用。本研究纳入正常志愿者的样本量不大，故未就性别和年龄做相关性分析，有待后续研究征集更多志愿者，做进一步分析。目前，IVIM 和 DKI 成像中自由呼吸、屏气扫描、呼吸门控等扫描方式均有涉及，不同方式对各参数值的稳定性和可重复性会有影响；扫描参数设置方面，不同 b 值（诸如数量、间隔、最大值等）选择对参数值也有较大影响，在将来研究中有待深入比较并逐步形成统一的优化扫描方案。

文选 432

【题目】 磁共振序列在脑神经血管成像中的应用价值

【来源】 磁共振成像，2016，7（3）：180-184.

【文摘】 采用西门子扫描仪，通过 3D-SPACE 序列、3D-CISS 序列、3D-VIBE 序列及 3D-TOF 序列对神经、血管及其空间关系的显示能力，从中选择优异的序列组合来展现神经与血管的关系。对三叉神经痛、面肌痉挛或舌咽神经痛的患者进行 MR 常规及上述 4 种血管神经成像技术进行扫描，观察其在 MPR 或 MIP 重建中神经、血管的成像特点。结果，与 3D-CISS 序列相比，3D-SPACE 序列能更加敏感地显示责任血管，更好地体现神经与血管的关系；与 3D-VIBE 序列相比，3D-TOF 序列能更清晰地显示整体的血管走行。结论，3D-SPACE 序列能更好地显示神经走行及判断神经与血管的关系，3D-TOF 序列能在 MIP 重建中显示整体的血管并判断血管来源，两者结合能更好地展现磁共振在血管神经成像的优势。

【评述】 由于在很多正常人群或三叉神经痛患者的非症状侧存在血管压迫神经的现象，导致上述成像技术敏感性高，而特异性低，但随着年龄的增长及血压的升高，上述存在血管压迫的神经可能会出现病变，可见影像科医师要解决的是如何选择最合理的成像序列来显示神经与其周围血管的空间关系，更应侧重其敏感性。在以往血管神经成像的研究中，大多都是通过两种序列相互比较来判断哪种血管神经成像技术更优越或哪种成像技术与术后符合率最高，其最终目的在于体现磁共振神经血管成像技术在诊断血管压迫神经方面的诊断价值，但在实际临床扫描中各序列在血管神经成像方面都存有优势和不足，上述某一序列并不能取代其他序列代表磁共振在神经血管成像方面的成就。因此，本文通过对上述 4 种序列图像特点进行分析，取长补短，从中选取优异的序列组合尽展磁共振在神经血管成像方面的优越性。通过此研究，3D-SPCE 序列与 3D-TOF 序列相结以充分发挥磁共振成像技术在神经与血管方面的展现力，更加形象、直观地描绘出神经、血管及其相互关系。此外，除了血管影响三叉神经、面神经及舌咽神经病变外，还有继发因素如肿瘤（如三叉神经瘤、脑膜瘤等），囊肿（如蛛网膜囊肿、表皮样囊肿）及多发性硬化等，所以，需要进行 T_2 加权的液体抑制反转恢复序列（FLAIR）扫描查看继发原因导致的神经病变。因此，建议对于引起脑神经病变的患者，磁共振扫描序列组合为 T_2-FLAIR 序列、3D-SPCE 序列和 3D-TOF 序列。

文选 433

【题目】 磁共振血管壁成像技术现状及进展

【来源】 磁共振成像，2016，7（2）：142-148.

【文摘】 磁共振血管壁成像是利用磁共振原理抑制血管内流动血液信号，获取血管壁等静态组织图像的一种成像方法。由于可以对血管壁进行直接成像，这种方法可以用于评估动脉粥样硬化斑块的形态、成分，进而确定斑块的风险程度。血管壁成像技术的核心问题在于如何有效抑制流动血液的信号，本文就目前磁共振血管壁成像技术的现状及进展做简要的总结回顾，包括传统的二维血管壁成像技术、运动敏感驱动平衡技术、T_2IR 技术、DANTE 技术、SNAP 技术及变角度多自旋回波序列。在临床上，磁共振血管壁成像技术被用于多个血管床成像，针对不同血管床的结构和血流，研究人员开发了不同的技术，以满足相应的临床应用需求。结合相关技术发展和临床应用，最后总结了目前此技术的一些问题和未来的发展。

【评述】 因血管高危斑块所引发的心脑血管疾病已经成为危害人类健康的头号杀手。基于影像学手段的血管斑块监测，对于心脑血管疾病的预测、分期和预后评估都有着非常重要的意义。磁共振血管壁成像可以提供精细的空间分辨率和斑块成分的定量分析，有潜力成为临床评估动脉粥样硬化致病风险的重要手段。当前，磁共振血管壁成像技术还面临一些挑战：第一，磁共振血管壁成像技术虽然对于颈动脉管壁成像效果较好，但是在其他动脉血管壁成像，如冠状动脉成像方面，仍存在一定局限性；第二，其成像速度较慢，这成为该技术向临床推广应用的一大瓶颈。如何在短时间内获得大范围、高质量、包含斑块各成分信息的图像，将成为磁共振血管壁成像领域未来的发展方向。

文选 434

【题目】 磁敏感加权成像在高血压伴发脑内微出血中诊疗价值探析

【来源】 中国 CT 和 MRI 杂志，2016，14（3）：35-37.

【文摘】 探讨磁敏感加权成像（SWI）在高血压伴发脑内微出血中的诊疗价值。脑微出血（cerebral microbleeds，CMB）是微小血管病变导致的含铁血黄素沉积，常见于老年患者，与老龄、高血压和心脏疾病相关。CMB 临床症状隐匿，活体检查较难发现。由于去氧血红蛋白磁敏感性较强，CMB 在梯度回波磁共振成像（MRI）上表现为脑内低信号病灶。但 CMB 病灶一般<5 mm，常规 MRI 扫描较难发现。SWI 作为一种能够反映组织间内在磁敏感特性差别的新型成像技术，易于检出造成局部磁场不均匀性的病变，尤其对出血和出血产物的显示敏感性更高。因此，SWI 在颅脑疾病中的应用愈加广泛。纳入 2011 年 8 月至 2014 年 8 月收治的 44 例高血压患者，均符合 2010 年版《中国高血压防治指南》关于原发性高血压的诊断标准。其中男性 24 例（54.5%），女性 20 例（45.5%），年龄为 36~87 岁，平均（64.7±5.6）岁。高血压病程 1~29 年，平均（15.6±7.2）年。收缩压（SBP）波动在 140~250 mmHg，平均（175.7±32.6）mmHg，舒张压（DBP）波动在 90~150 mmHg，平均（113.9±22.4）mmHg。临床表现为头晕、头痛、视物不清、语言障碍、抽搐、偏瘫、共济失调和吞咽障碍等。对所有患者进行常规及 SWI 序列扫描，比较各序列对 CMB 灶的数目、部位和分布情

况，以及高血压水平与 CMB 的发生关系。经检查，高血压伴有 CMB 的患者比例为 50.0%（22/44），且血压显著高于无 CMB 组患者；SWI 检测出的 CMB 病灶数目（682 个）显著高于 T_2WI（85 个）和 T_2-FLAIR（136 个），差异具有统计学意义（$P<0.05$）；且 CMB 在基底节区分布最多 31.7%（216/682），其次为皮质－皮质下，在小脑分布最少。结论：SWI 在高血压伴发 CMB 中具有明确的诊疗价值。

【评述】 近年来，小血管病逐渐受到国内外医学界的重视。随着 MRI 在神经系统中的广泛应用，尤其是对出血敏感的梯度回波（GRE）T_2 序列的发展，越来越多的研究发现，T_2WI 上脑内出现明显的小斑点状低信号，且原因不明。为了与脑内范围出血区分，逐渐定义该影像表现为 CMB。CMB 只是一种影像学表现，临床症状隐匿，不易被发现。SWI 提供了常规 MRI 检测之外的另一种对比度，但本质上，SWI 仍属于 GRE T_2 序列。GRE 序列中回波的产生主要依靠梯度场的切换，增加了磁场的不均匀性，因此，对磁场的不均匀性敏感性高，从而检测出使局部磁场不均匀的病变。相比于传统的 GRE T_2 序列，SWI 采用的是高分辨率的三维梯度回波序列，层面间和层面内拥有更高的分辨率。后期图像处理可以去除磁场不均匀性对相位的影响，再予以相位加权和最小密度投影三维重建，从而发挥对 CMB 更高的显示能力。本研究纳入 44 例高血压患者进行 SWI 扫描，结果显示，22 例（50.0%）高血压患者伴有 CMB。

文选 435

【题目】 单指数、双指数及拉伸指数模型扩散加权成像参数鉴别乳腺良、恶性病变的价值
【来源】 中华放射学杂志，2016，50（5）：334-338.
【文摘】 探讨单指数、双指数及拉伸指数模型 DWI 各参数鉴别诊断乳腺良恶性病变的价值。回顾性分析 2015 年 1 月至 9 月符合以下标准患者的临床及影像。患者纳入标准：①乳腺 MRI 扫描序列完整，包括常规 T_1WI 和 T_2WI 平扫、T_1WI 动态增强扫描、多 b 值 DWI 扫描。② MRI 扫描 2 周内行手术病理检查或穿刺病理获得明确病理结果。③ MRI 扫描前未进行过治疗。④ MRI 图像无明显运动伪影，不影响诊断。54 例患者（64 个病灶）纳入研究，所有患者均为女性，年龄 25～68 岁，中位年龄 46 岁。64 个病灶中，良性病变 34 个（20 个纤维腺瘤、6 个乳腺腺病、4 个导管乳头状瘤、4 个乳腺炎性病变），其中肿块型病变 28 个；恶性病变 30 个（24 个非特殊型浸润性乳腺癌、5 个导管原位癌、1 个鳞状细胞癌），其中肿块型病变 27 个。取 30 例患者正常侧乳腺纤维腺体作为正常对照组。患者均行双侧乳腺平扫 T_1WI 和 T_2WI、动态增强 MRI 及多 b 值 DWI 扫描。测量记录单指数模型参数（ADC 值）；双指数模型参数，包括慢速扩散 ADC 值（ADC-slow）、快速扩散 ADC 值（ADC-fast）和灌注分数（f）；拉伸指数模型参数，包括扩散分布指数（distributed diffusion coefficient, DDC）和扩散异质性指数（α）。采用 Kruskal-Wallis 秩和检验比较对照组、良性组和恶性组病变各 DWI 测量参数值间的差异，两两比较采用 Mann-Whitney U 检验，采用配对 Wilcoxon 秩和检验比较同种病变中 ADC 与 ADC-slow、DDC 值的差异，采用 ROC 曲线评价各参数鉴别诊断乳腺恶性病变的效能。结果，正常纤维腺体和良、恶性病变的 ADC、ADC-slow、f、DDC 及 α 值差异均有统计学意义（P 均 <0.05），且乳腺恶性病变的上述参数低于良性病变及正常纤维腺体，差异有统计学意义（P 均 <0.0167）。正常纤维腺体和良恶性病变的 ADC 值均高于 ADC-slow 及 DDC 值（P 均 <0.05）。f 和 DDC 诊断乳腺

良恶性病变的 ROC 下面积分别为 0.688 和 0.657。ADC、ADC-slow、f、DDC 及 α 值的诊断阈值分别为 $1.235×10^{-3}$ mm²/s、$0.428×10^{-3}$ mm²/s、57.8%、$1.175×10^{-3}$ mm²/s 和 0.721。α 值诊断特异性较高（65.5%），f 值诊断敏感性较高（82.9%）。结论，双指数及拉伸指数模型参数鉴别诊断在乳腺良恶性病变具有较大价值。

【评述】 乳腺癌是女性常见的恶性肿瘤，早期发现病变及鉴别病变良恶性极大地影响患者治疗方案的选择及术后生存质量。DWI 在乳腺病变的检出和鉴别中发挥着重要作用。目前广泛应用于临床的是由单指数模型获得的 ADC 值，其定量反映了组织内水分子扩散的受限程度。但 ADC 值的准确性受组织微灌注的影响。除了单指数模型，其他更为复杂的指数模型也相继被研究者提出，包括基于体素内不相干运动的双指数模型，包括反映组织真实扩散的慢速扩散 ADC 值（ADC-slow）及由微灌注形成的快速扩散 ADC 值（ADC-fast）两部分，以及两种成分在体素内不相干运动中所占的比例灌注分数（f），以及拉伸指数模型，其中扩散分布指数（DDC）反映平均体素内扩散速率、扩散异质性指数（α）通过描述体素内扩散速率的不均匀性来反映组织的复杂程度。本研究旨在探讨单指数、双指数及拉伸指数模型 DWI 参数鉴别诊断乳腺良恶性病变的价值。

文选 436

【题目】 低场磁共振同、反相位成像技术在腹部含脂病变诊断中的应用

【来源】 医学信息，2016，29（7）：103-104.

【文摘】 探讨低场磁共振同、反相位成像技术对腹部含脂病变的诊断价值。将 2013 年 4 月至 2014 年 2 月入院的 22 例腹部病变患者作为研究对象，其中含脂病变 10 例（肾上腺腺瘤 5 例，局灶性脂肪肝 1 例，肾血管平滑肌脂肪瘤 3 例，肾多发脂肪瘤 1 例），非含脂病变 12 例（肝血管瘤 3 例，自身免疫性肝炎 1 例，肾上腺血肿 1 例，肾囊肿 7 例）。现有的同、反相位技术大多基于高场磁共振，而采用低场磁共振同、反相位技术诊断腹部含脂病变的研究鲜有报道。本研究采用 GE 0.35 T 低场磁共振腹部屏气二维扰相梯度回波序列，其同、反相位的 TR/TE 分别为 120 ms/19 ms、120 ms/9 ms，腹部相控阵线圈，分别分析所有病例腹部含脂及非含脂病灶在同、反相位图像上的信号变化情况。由 2 名高年资影像医师采用目测法和信号强度数值测量法对所采集图像进行分析。结果，含脂病变在反相位（OP）图像上信号强度较同相位（IP）明显降低，信号强度变化率（ΔSI）为 26.5%～73.8%（38.2%）；非含脂病变信号强度在 IP、OP 图像上无明显差别，ΔSI 为 0.5%～7.2%（2.9%）。两者的 ΔSI 差异有统计学意义（$P<0.05$）。结论，同、反相位成像技术同样适用于低场磁共振，对腹部含少量脂肪或脂肪变性病变的诊断与鉴别诊断具有重要价值。

【评述】 近年来，随着技术的进步及高场技术的低场移植，低场磁共振在图像质量上有了明显的提高，操作界面和后处理软件与高场使用完全相同的技术给使用者提供了强大的后处理功能。同、反相位技术是基于脂肪中氢质子与水分子中氢质子的化学位移效应，一般采用梯度回波（GE）T_1WI 进行。由于射频脉冲的聚相位作用，脂质中的氢质子将与水分子中的氢质子相位一致，即同相位；射频脉冲关闭后，随着时间的推移，由于进动频率存在恒定的差别，这两种氢质子将周期性出现相位差别 180° 和相位差别 0°。当相位相差 180° 时，这两种氢质子的横向磁化矢量相互抵消，称之为反相

位；当相位差别0°时，这两种氢质子的横向磁化矢量相互叠加，称之为同相位。选择合适的TE正好落在反相位时刻，得到的将是反相位，而如果TE正好落在同相位时刻，得到的将是同相位。如果一个像素内既有脂质成分又有水分子，那么在反相位时这两种成分的信号相互抵消，像素的信号强度将降低；而在同相位时这两种成分的信号相互叠加，则像素的信号强。肝结节内脂肪变性被认为是癌前病变转变为肝癌的一个重要表现；病灶内是否含有脂肪组织是肾上腺肿物定性诊断的关键，MRI同、反相位成像技术可敏感地检出腹部病变中的水脂混合形式。因此，发现腹部病变含有脂质成分对疾病的诊断具有重要意义。本研究探讨腹部同、反相位技术在超低场磁共振中的可行性。低场磁共振同、反相位技术可作为腹部含脂病变影像学评估的又一有效手段，为腹部病变的诊断及鉴别诊断提供客观的影像学依据。

文选437

【题目】 低剂量CT灌注成像在康复期缺血性卒中患者中的应用价值

【来源】 中国CT和MRI杂志，2016，14（7）：1-2，30.

【文摘】 针对低剂量CT灌注成像在康复期缺血性卒中患者中的应用价值进行研究。选择康复期缺血性卒中患者100例，根据随机数表法将两组患者分为观察组和对照组各50例，在对两组患者进行常规平扫的基础上，对照组采用常规剂量（120 kV、200 mA）CT灌注成像，观察组采用低剂量（80 kV、200 mA）CT灌注成像。分别测量两组患者的脑血流量（CBF）、脑血容量（CBV）、平均通过时间（MMT）、峰值时间（TTP）。结果，两组患者相比，病灶中心区rCBF明显低于缺血区，差异有统计学意义；不同组别相同部位的rCBF基本一致，差异无统计学意义。由此得出结论，低剂量CT灌注成像在有效降低辐射剂量的同时，能够有效评价患者病灶处的血流情况，对临床治疗及预后恢复具有重要意义。

【评述】 脑卒中是目前我国城乡居民致死率仅低于恶性肿瘤的疾病，常起病急，病情重，治疗难度较大，且疗效复查随访次数较多。常规CT平扫是现在复查常用影像手段，但是正如本研究中分析讨论所述，头部CT平扫只对坏死的脑卒中敏感，无法评价周围缺血区域的恢复情况；CT增强扫描不能明确区分缺血区与灌注异常区域，两者皆无法较为全面地评价治疗效果。而CT灌注成像可反映病灶及其周围血供情况，能够对临床治疗效果进行有效评价，但不足之处就是辐射剂量较大。本研究利用80 kVp条件得到与常规条件相同的灌注信息检测效果，对减少对患者电离辐射损害具有现实价值。

文选438

【题目】 定量CT与MRI测量腹部脂肪面积及分布的比较

【来源】 重庆医学，2016，45（30）：4179-4181.

【文摘】 研究定量CT和MRI检查在测量腹部脂肪面积及分布的相关性及一致性。本研究共纳入44例研究对象，为2015年12月至2016年1月参与我国人群骨科退行性疾病研究项目的招募者，均为健康人群，男 22 例，女 22 例，年龄 24～48 岁，平均（33.7±6.1）岁，于空腹状态下同一天行腹部定量 CT 和 MRI 检查，选取腰椎 4/5 层面图像，CT 图像采用定量 CT 分析软件 QCT PRO v5.0 测量，MRI 图像采用图像分析软件 Analyze v12.0 进行测量，半自动区分该层面腹内脂肪和皮下脂肪并测量其面积。QCT 扫描设备为 Toshiba Aquilion 80 排 CT，扫描技术参数为 120 kV，125 mA，扫描视野（scan field of view，SFOV）500 mm，床高 120 cm，螺距 0.8 mm。MRI 扫描设备为 Philips Ingenia 3.0 T 磁共振扫描仪，采用 Dixon 技术，扫描参数为：重复时间（TR）3.5 ms，回波时间（TE）1.19 ms，视野（FOV）440 mm×383 mm，矩阵 276×238，层厚 3 mm，扫描时间 13.9 秒。统计分析两者测量结果的相关性和一致性。结果，定量 CT 和 MRI 对腹部皮下脂肪面积（SFA）、腹内脂肪面积（SFA）、总脂肪面积（TFA）的测量呈明显正相关（r 值分别为 0.96、0.94、0.96，$P<0.05$）。Bland-Altman 分析显示 MRI 和定量 CT 测得的腹部脂肪面积的差值很小（差值均数分别为 8.6、−2.8、5.7 cm^2）。结论，定量 CT 和 MRI 对腹部脂肪面积的测量结果具有明显相关性和较好的一致性，两者有可比性且在临床应用中可互相代替。

【评述】 由于肥胖与糖尿病、高血压、心血管疾病等代谢性疾病密切相关，是代谢综合征发生、发展的重要独立因素，目前，腹内脂肪的研究越来越引起大家的重视。腹内脂肪含量过多可导致一系列病理生理变化，腹内脂肪的定量测量相较于腹部皮下脂肪而言，对于预测肥胖相关性疾病的发生更有实际意义。定量 CT 或 MRI 可以精确计算出腹内脂肪的面积和体积，是目前公认的定量测量腹部脂肪的金标准。本研究观察到定量 CT 与 MRI 测量结果之间具有明显的线性正相关性，同时根据相关研究认为腹部单层面脂肪面积与腹部脂肪体积密切相关，对腹部脂肪单层面的研究可运用于评估腹部脂肪体积。本研究的不足之处在于尽管研究对象均空腹状态下进行定量 CT 与 MRI 的扫描，腹部肠管内容物的脂肪面积相对于整个腹部脂肪面积而言已基本可忽略不计，但两者均未去除肠管内容物，仍会轻微影响腹内脂肪面积的测量结果。本研究还需要验证定量 CT 和 MRI 腹部脂肪测量在不同测量者之间的重复性。

文选 439

【题目】 定量 MR 成像技术在腰椎间盘早期退变中的应用
【来源】 实用放射学杂志，2016，32（10）：1622-1624.
【文摘】 下腰痛是严重影响人体健康的临床常见疾病。引起下腰痛最主要原因是腰椎间盘退变性疾病，但腰椎间盘退变与疼痛之间的病理、生理关系至今仍未完全明确。临床上常用的评价腰椎间盘退变的影像学方法包括 X 线平片、CT、椎间盘造影及 MR。MR 的 T_1WI、T_2WI 仅能发现椎间盘退变的中晚期改变，一些椎间盘退变分级方法是基于传统 MR 矢状位 T_2WI 上髓核（nucleus pulposus，NP）和纤维环（annulus fibro-sus，AF）信号的改变来评价椎间盘退变。研究表明，椎间盘早期退变发生在明显 T_2 信号丢失之前，而常规 MR 序列无法探测这些早期改变。磁共振（MR）T_2 mapping、自旋锁定（$T_1\rho$）、T_2^* mapping 等方法最早用于评价关节软骨退变早期的生物化学改变。椎间盘组织的生化成分与关节软骨类似，近年来一些研究表明这些技术同样可以定量分析椎间盘基质成分的变化，发现椎间盘早期退变的生化成分改变。本文分别对这 3 种技术的应用进行介绍和对比。T_2 mapping 可定量评估椎间盘的结构完整性和大分子成分的退变。$T_1\rho$ 弛豫时间也称旋转坐标系中的自旋－晶格弛豫时间，该成像技术用 1 个 $T_1\rho$ 脉冲施加于横向磁化，即在自旋回波序列中用高频脉冲锁定横断面磁场；椎间盘 $T_1\rho$ 值与蛋白多糖（PG）含量的相关性提示，因为 PG 含量随退变增加而降低，NP 内水和细胞外基质大分子更加受限，导致 $T_1\rho$ 值较低，$T_1\rho$ 结合椎间盘造影术开放压力指标能作为下腰痛患者椎间盘退变的最新标记。T_2^* mapping 定量成像可作为研究椎间盘组织生化状态的新技术。超短回波时间（UTE）-T_2^* mapping 是采用梯度回波技术，能够量化反映组织内生化成分的改变，具有扫描时间短、信噪比高、图像对比度清晰等特点。椎间盘组织的生化成分早期退变时，NP 中 PG 减少、胶原纤维网状结构破坏，NP 内呈聚集状态的 PG 减少，自由水增多，致 T_2^* 值升高。轴位 T_2^* mapping 可作为一种潜在的诊断工具对椎间盘退变进行定量评价。

【评述】 椎间盘退变的早期是以一系列生化成分的改变为基础，损害了细胞外基质的完整性，引起生物力学变化，最终导致形态学改变。故在形态学改变之前早期发现生化成分上的改变，有助于椎间盘退变的早期诊断。目前，临床应用的腰椎间盘定量 MRI 成像技术包括 T_2 mapping、$T_1\rho$、T_2^* mapping 等。这些成像技术对早期椎间盘退变的诊断和监测具有很高的临床参考价值。基于目前研究表明，T_2 mapping、$T_1\rho$、T_2^* mapping 等定量 MR 功能成像技术是可行的、特异的、敏感的成像技术，可发现无明显形态学改变的早期椎间盘退变的生化成分改变，具有很高的应用价值，可指导临床进行早期的干预和治疗，防止椎间盘发生不可逆的改变。随着 MR 软硬件设备的发展，T_2 mapping、$T_1\rho$、T_2^* mapping 等定量 MR 成像技术将会有更广阔的应用前景。

文选 440

【题目】 动脉自旋标记 MRI 评估早期移植肾功能的价值
【来源】 中华放射学杂志，2016，50（3）：165-169.
【文摘】 探讨动脉自旋标记（arterial spin labeling, ASL）磁共振成像（MRI）评估早期移植肾功能的价值。前瞻性收集行异体肾移植术后 2～4 周的 62 例患者作为患者组，纳入标准：①行异体肾移植术后 2～4 周。②术后常规采用他克莫司或环孢素 A＋吗替麦考酚酯＋泼尼松的三联免疫抑制方案抗排异反应治疗。③无 MRI 检查禁忌证。排除标准：①接受胰、肾联合移植。②接受小儿双肾移植。③MRI 检查前行多普勒超声检查提示有移植肾动脉狭窄等外科并发症。62 例患者纳入研究，男 43 例，女 19 例；年龄 16～57 岁，中位年龄 34.5 岁。依据估算的肾小球滤过率（eGFR）再将患者组分为移植肾功能良好组（37 例）和移植肾功能受损组（25 例）。对照组为前瞻性收集 20 例无肾病、高血压、糖尿病等病史，近 1 年内血清肌酐值（serum creatinine, SCr）及尿常规检查正常的健康志愿者，男 13 例，女 7 例；年龄 24～58 岁，中位年龄 29 岁。所有受试者均行常规 MRI 和斜矢状面 ASL 检查，测量各组肾皮质的肾血流量（RBF）。采用组内相关系数（ICC）分析 2 名医师测量肾皮质 RBF 值的一致性；采用单因素方差分析比较不同组间肾皮质 RBF 值的差异，两两比较采用 Bonferroni 法；采用 Pearson 相关分析研究移植肾皮质 RBF 值与 eGFR 间的相关性，采用 ROC 曲线分析肾皮质 RBF 值对不同移植肾功能的诊断效能。结果，2 名医师对不同组别肾皮质 RBF 值测量的一致性均好，ICC 均＞0.90。对照组、移植肾功能良好组及移植肾功能受损组肾皮质 RBF 值分别为（390±61）、

（290±69）、（201±86）ml/（100 g·min），差异有统计学意义（$F=37.313$，$P<0.01$），且两两比较差异均有统计学意义（P均<0.05）。移植肾皮质 RBF 值与 eGFR 呈正相关（$r=0.60$，$P<0.01$）。肾皮质 RBF 值诊断不同功能移植肾的敏感性和特异性分别为 56.0%（14/25）和 89.2%（33/37），ROC 曲线下面积为 0.773，鉴别阈值为 220 ml/（100 g·min）。ASL MRI 能够评估早期移植肾的血流灌注水平，为不同功能移植肾的诊断提供有价值的信息。

【评述】肾移植是治疗终末期肾病最有效的方法，近年来，随着手术技术、免疫抑制药及术后监测手段的不断进展，移植肾的存活率不断提高。然而，移植术后移植肾功能不全的发生率仍较高，发生术后早期并发症是导致移植肾功能受损的主要原因，早期监测移植肾功能尤为重要。目前临床常用的评价和监测移植肾功能的方法主要包括 SCr 检测、超声检查及移植肾穿刺活检等，但均存在一定的局限性。肾血流灌注丰富，肾功能变化时常伴有灌注水平的改变，ASL MRI 技术利用动脉血中的水质子作为内源性示踪剂，能够无创反映肾的血流灌注水平，获得其他无创检查无法提供的信息。目前，采用 ASL MRI 对移植肾进行的相关研究中，对研究对象进行扫描的时间从肾移植术后数天至 10 余年不等，移植肾所处的临床环境缺乏一致性，在一定程度上影响了数据的可比性，其临床价值尚未明确。本研究对肾移植术后 2～4 周的患者行 ASL 检查，旨在探讨 ASL MRI 技术评估早期移植肾功能的价值。但本研究也有一些局限性：第一，未能获得所有移植肾的病理结果，尤其是功能受损移植肾，故不能分析不同病理状态下移植肾的血流灌注情况；第二，ASL MRI 仅能获得一层图像，不能获得整个肾的信息；第三，应用 ASL MRI 评估不同移植肾功能，没有用肾核素显像所得的肾小球滤过率作为标准，因为肾核素显像需要外源性对比剂，且有辐射，而 eGFR 为一种方便、快捷的评估肾功能的方法，与肾小球滤过率有一定的相关性及一致性，亦可用作评定肾功能的标准。今后的研究中尽可能获得 GFR，从而使 ASL MRI 评估的肾功能更精确。综合而言，ASL MRI 能够评估早期移植肾的血流灌注水平，为不同功能移植肾的诊断提供有价值的信息，急性排斥反应（AR）与急性肾小管坏死（ATN）的灌注特点进一步表明，ASL MRI 有望成为临床上无创监测移植肾功能的方法，但其诊断效能仍需进一步提高。

文选 441

【题目】动态对比增强 MRI 定量参数与乳腺癌预后因子的相关性研究

【来源】中华放射学杂志，2016，50（12）：950-953.

【文摘】探讨动态对比增强磁共振成像（DCE-MRI）与乳腺癌预后因子（包括强化形态、肿块大小及病理分级）的相关性。回顾性分析经手术证实为乳腺癌、术后经免疫组织化学检测获得病理分级和核分级，且术前行乳腺 DCE-MRI 检查的 113 例患者（120 个病灶）的临床和影像资料。患者行乳腺 DCE-MRI 检查获得定量参数，包括容量转移常数（K^{trans}）、速率常数（K_{ep}）和血管外细胞外间隙容积比（V_e）。对 103 个浸润性导管癌病灶进行病理分级及核分级，再据此将病灶分为病理分级 I、II 级组（低级别组）与病理分级 III 级（高级别组），核分级 I、II 级组（低级别组）与核分级 III 级（高级别组）。根据乳腺癌不同强化形态分为肿块型强化组与非肿块型强化组；根据肿块最大径，将病灶大小分为≤20 mm 组及>20 mm 组。采用 Mann-Whitney U 检验比较不同肿块强化形态、大小、病理分级乳腺癌组间的 DCE-MRI 定量参数，采用 Spearman 法评价 DCE-MRI 定量参数和肿块大小的相关性。结果，肿块型乳腺癌（92 个病灶）的 K^{trans} 值高于非肿块型乳腺癌（28 个病灶），差异有统计学意义（$P<0.05$）；肿块型与非肿块型组间的 K_{ep}、V_e 值差异均无统计学意义（$P>0.05$）。最大径≤20 mm 组（40 例）和 >20 mm 组（52 例）间的 K^{trans}、K_{ep}、V_e 值差异均无统计学意义（$P>0.05$）。肿块型乳腺癌的平均最大径为（2.38±0.95）cm，肿块大小与定量参数 K^{trans} 无明显相关性（$r=0.238$，$P=0.038$），与 K_{ep}、V_e 无相关性（r 值分别为 0.223、0.070，P 值分别为 0.052、0.547）。高级别病理分级（22 个）及核分级组（15 个）的 K^{trans}、K_{ep} 值均高于低级别组（52 个、56 个），差异有统计学意义（$P<0.05$）；高、低级别病理分级及核分级组的 V_e 值差异均无统计学意义（$P>0.05$）。结论，DCE-MRI 定量参数与乳腺癌预后因子有关，高 K^{trans}、K_{ep} 值及低 ve 值提示预后较差。

【评述】 动态对比增强 MRI（DCE-MRI），临床已广泛应用于乳腺癌的诊断及疗效评估。定量 DCE-MRI 可从分子水平反映乳腺良恶性肿瘤血流灌注速度的绝对定量值，从而更精确地评价肿瘤的血流灌注情况。临床上已经采用定量 DCE-MRI 初步鉴别乳腺良恶性病变，结果显示具有较好的诊断效能。目前，DCE-MRI 定量参数与乳腺癌预后因子（包括强化形态、肿块大小、病理分级、淋巴结状态等）的相关性研究尚处于初步阶段，且不同研究的结果具有较大差异。本研究旨在探讨 DCE-MRI 定量参数与乳腺癌预后因子的相关性，为临床诊治提供依据和参考。本研究分别探讨了 DCE-MRI 定量参数区分不同强化形态乳腺癌及不同大小肿块形乳腺癌的价值，并且进行不同病理分级和核分级肿块型浸润性导管癌的 DCE-MRI 参数比较。但是，本研究也有一定局限性，如样本量仍较低，尤其是分析不同级别的非肿块型乳腺癌病灶时数据不充足，以及没有划分乳腺癌的分子分型。

文选 442

【题目】 动态对比增强 MRI 与扩散加权成像在评价非小细胞肺癌化疗疗效中的研究

【来源】 中华放射学杂志，2016，50（10）：746-751.

【文摘】 探讨动态对比增强磁共振成像（DCE-MRI）及 DWI 在评价非小细胞肺癌（NSCLC）化疗疗效中的应用价值。采用前瞻性方法连续纳入 2012 年 9 月至 2014 年 9 月 40 例行化疗的 NSCLC 患者，其中男 28 例，女 12 例；年龄 31～83 岁，平均（66±18）岁。所有患者治疗前均通过穿刺或支气管镜活检取得病理证实，其中鳞状细胞癌 18 例、腺癌 22 例。肺癌肿块大小为 10～80 mm，平均（41±9）mm。所有患者均无碘过敏史，临床分期 Ⅲ～Ⅳ 期。化疗方案：TP 方案 10 例（第 1 天紫杉醇 135 mg/m^2，第 1～3 天顺铂 75 mg/m^2）；GP 方案 15 例（第 1、8 天吉西他滨 1.25 g/m^2，第 1～3 天顺铂 80 mg/m^2）；DP 方案 10 例（第 1 天多西紫杉醇 75 mg/m^2，第 1～3 天顺铂 75 mg/m^2）；NP 方案 5 例（第 1、8 天长春瑞滨 25 mg/m^2，第 1～3 天顺铂 75 mg/m^2）。在治疗前 1 周内及治疗后 1 个月应用 3.0 T MRI 行 DCE-MRI 和 DWI 扫描，并测量各参数值，包括最大强化率（MER）、强化斜率（slope）、廓清率（WR）和 ADC 值。根据化疗 3 个月后肿块最大径改变将患者分为有效组和无效组。应用独立样本 t 检验分析两组治疗前参数的差异，配对样本 t 检验比较治疗前后参数变化的差异，根据参数变化率行 ROC 曲线分析，采用 Pearson 回归分析法分析治疗后参数变化率与肿瘤缩小率的相关性。结果，有效组（15 例）治疗前 ADC 值、MER、slope 值分别为（1.15±0.09）×

10^{-3} mm²/s、1.13±0.28、(3.76±1.27)%，而无效组（25例）相应值分别为（1.34±0.33）×10^{-3} mm²/s、0.78±0.16、(2.63±0.58)%，差异具有统计学意义（t 值分别为 2.329、3.152、4.556，P 分别为 0.027、0.032、0.009），即有效组 ADC 值更低，MER、slope 值较高。治疗1个月后有效组和无效组 ADC 变化率分别为（20.43±6.40）%、(2.98±1.65)%，slope 变化率分别为（-61.80±19.21）%、(-30.80±11.16)%，有效组 ADC 值的上升率及 slope 值的下降率明显高于无效组，差异具有统计学意义（t 值分别为 3.485、3.280，P 分别为 0.009、0.020）。ADC 变化率的 ROC 曲线下面积最大（Az=0.790），诊断效能最高。化疗后 ADC 变化率、MER 变化率和 slope 变化率与肿瘤最终缩小率呈正相关（r 值分别为 0.637、0.396、0.532，P 均<0.05）。结论，DCE 参数和 ADC 值对早期评价 NSCLC 化疗疗效具有一定的临床应用价值，ADC 值能够敏感地显示肺癌化疗早期的反应。

【评述】 肺癌目前已成为我国恶性肿瘤首位死亡原因，其中约 80% 为非小细胞肺癌（NSCLC），大部分肺癌患者确诊时已处于中晚期，主要应用化疗、放疗方法进行治疗。目前对于肺癌疗效评估仍然是根据肿瘤大小的变化进行判断，由于肿瘤放化疗后大小的变化往往需要较长的时间，不利于治疗方案的及时调整。近年临床研究的热点是提出能有效地在早期预测和评价肺癌近期疗效的评估方法。以往更多的是应用 CT 和 PET 进行评价，本研究探讨了联合 DWI 技术和 DCE-MRI 评价 NSCLC 化疗近期疗效，探讨 DCE-MRI 和 DWI 早期评估肺癌化疗疗效的可行性及临床应用价值。综合研究所述，DCE-MRI 和 DWI 在 NSCLC 化疗疗效中的应用是可行的，不仅能够显示肺癌的形态学的变化，更能早期反映肿瘤病理生理功能的改变，从而早期观察 NSCLC 的化疗疗效。DWI 可能较 DCE-MRI 在早期评价肺癌疗效中更敏感。但此研究中未对病理类型、分级及化疗方案进行亚组分析，是否会影响化疗疗效，还有待进一步研究。

文选 443

【题目】 动态增强 MRI 鉴别诊断不典型乳腺癌与纤维腺瘤

【来源】 中国医学影像技术，2016，32（11）：1683-1687.

【文摘】 探讨动态增强磁共振成像（DCE-MRI）定量参数对不典型乳腺癌和纤维腺瘤的鉴别诊断价值。本研究收集 2015 年 3 月至 2016 年 4 月接受 DCE-MR 检查，并经术后病理证实为乳腺纤维腺瘤患者 32 例（纤维腺瘤组），均为女性，年龄 15～51 岁，平均（30.5±10.3）岁。收集同期不典型乳腺癌患者 30 例（不典型乳腺癌组），共 30 个病灶，均为女性，年龄 21～70 岁，平均（50.2±11.1）岁。不典型乳腺癌患者纳入标准：①经病理证实为乳腺癌。②均接受 DCE-MRI 检查，且影像表现为形态规则，边缘光整，强化方式为非肿块样强化。③ TIC 曲线类型为持续上升型或平台型。④ ADC 值>1.20×10^{-3} mm²/s。⑤未行任何治疗。其中②③④ 3 个项目必须符合至少 1 项。排除标准：①月经期，哺乳期妇女。②既往曾接受放、化疗或激素替代等治疗。③合并其他恶性肿瘤或乳腺转移性肿瘤。④单侧乳腺切除术后。本研究采用 GEHDxt 1.5 T 双梯度超导型 MR 扫描仪，8 通道乳腺专用线圈。对所有患者均进行 DCE-MRI 检查，获取血流动力学参数容量转移常数（K^{trans}）、速率常数（K_{ep}）、血管外细胞外间隙容积分数（V_e）、血浆分数（V_p），比较两组各参数的统计学差异，并评价其诊断效能。结果，不典型乳腺癌组 K^{trans}、K_{ep}、V_e、V_p 分别为（1.49±0.55）分钟、

（0.70±0.02）分钟、0.78±0.19、0.26±0.13，纤维腺瘤组 K^{trans}、K_{ep}、V_e、V_p 分别为（0.64±0.23）分钟、（0.30±0.23）分钟、0.63±0.25、0.33±0.14；两组间 K^{trans}、V_e、K_{ep} 差异有统计学意义（P 均<0.01），V_p 差异无统计学意义（P=0.05）。K^{trans}、K_{ep}、V_e 诊断不典型乳腺癌和纤维腺瘤的曲线下面积分别为0.94、0.88、0.68，敏感性为86.7%、86.7%、83.3%，特异性为93.7%、81.2%、46.9%。结论，DCE-MRI可准确评估病变的微循环，对纤维腺瘤和不典型乳腺癌的诊断及鉴别诊断具有较高的临床应用价值。

【评述】 近年来，我国乳腺癌的发病率有逐年上升的趋势，已成为我国女性中发病率最高的恶性肿瘤疾病。使用有效的影像学检查技术早期发现、早期诊断乳腺癌疾病，实现早期治疗，对于提高乳腺癌患者的生存率和生活质量至关重要。目前MRI已成为最常用、最有效的乳腺癌影像学检查手段。乳腺纤维腺瘤占乳腺良性肿瘤的75%，不典型乳腺癌因其与纤维腺瘤的影像特征有一定的重叠，增加了诊断难度。DCE-MRI技术是一种无创的灌注功能成像，可提供血管渗透性等血流动力学信息，反映微血管灌注和组织血管化程度，为肿瘤定性、分级诊断和制订治疗方案提供依据。综合本研究所述，DCE-MRI定量分析既可反映病变的形态学特点，又可准确评估病变的微循环，对纤维腺瘤和不典型乳腺癌的诊断及鉴别具有较高的临床应用价值，尤其定量参数 K^{trans}、K_{ep}、V_e 有较高的诊断效能，有临床应用价值。但是，DCE-MRI也有一定局限性，DCE-MRI需要额外后处理，而且当前后处理数学模型多样化，还没有一个统一标准，所以还需要更多研究提出一种可重复性高的后处理模型。

文选444

【题目】 多发性骨髓瘤磁共振全身扩散加权成像临床应用价值
【来源】 温州医科大学学报，2016，46（11）：822-825.
【文摘】 探讨磁共振全身扩散加权成像（whole body diffusion weight imaging, WBDWI）在多发性骨髓瘤中的应用价值。收集2013年3月至2015年10月临床疑诊或确诊为多发性骨髓瘤患者21例，男9例，女12例，年龄52～81岁，平均65岁。16例临床表现为腰、肩、肋骨、胸骨等部位骨骼疼痛，12例表现为肾功能损害、高球蛋白血症，7例表现为贫血，2例因其他疾病检查发现。12例已确诊为多发性骨髓瘤多次入院治疗。所有患者均经骨髓穿刺证实。使用GE Signa HDxt 3.0 T磁共振成像仪，对21例多发性骨髓瘤患者行WBDWI检查，扫描范围自头至两侧股骨上段，横断面6～7分段扫描，每段30层。对阳性病灶进行双盲法诊断、分析，表观扩散系数（ADC）图像上测量ADC值。将原始横断位扩散加权成像（DWI）数据传输至GE ADW 4.5工作站经Add/Sub工具进行拼接及图像翻转，得到冠状位、矢状位等各方位HD-MIP图像和WBDWI图像。由2位副主任职称以上医师对阳性病灶进行双盲法诊断、分析，在ADC图像上选取相同部位病灶测量ADC值，感兴趣区（ROI）统一取20 mm^2，双方意见不一致时讨论、协商后确定。结果，WBDWI图像上多发性骨髓瘤均表现为弥漫性骨髓浸润改变，部位以胸骨、两侧肋骨、脊椎骨、骨盆及两侧股骨上段为主，病灶在MIP图像上表现为斑点状、斑片状高信号，翻转图像及ADC图像上表现为低信号。7例复查病例图像，6例病灶减少，MIP图像上高信号病灶的信号程度降低，ADC值升高。结论，WBDWI作为一种新的全身功能成像技术，在多发性骨髓瘤的诊断及疗效评价方面具有一定的应用价值。

【评述】 扩散加权成像（DWI）属于磁共振功能成像序列，简单、无创，它利用水分子的扩散运动成像，反映活体组织中水分子的不规则随机运动，从而间接反映人体组织的微观结构和细胞密度等信息。磁共振全身扩散加权成像（WBDWI）是近几年发展起来的磁共振成像技术，其对恶性肿瘤的检出具有较高的敏感性，获得类似于正电子发射计算机断层显像（PET）的全身成像，且无辐射效应，对恶性肿瘤全身转移的评估、全身性疾病（转移性肿瘤和多发性骨髓瘤）病灶检出、良恶性肿瘤鉴别、肿瘤复发与术后改变的区分、肿瘤化疗效果评价等方面都具有很大的应用潜力。本研究探讨 WBDWI 在多发性骨髓瘤中的应用价值。多发性骨髓瘤是原发性骨髓浆细胞单克隆异常增生所引起的骨髓恶性肿瘤，易发生在红骨髓丰富的中轴骨部位，如颅骨、脊柱、肋骨及髂骨、股骨等，好发于 40 岁以上的中、老年人，起病隐匿缓慢，可累及多个系统，临床症状、体征多样化且缺乏特征性，有时可以没有任何症状，仅在做其他检查时偶然发现，因此早期诊断较困难，临床误诊、漏诊率较高。本研究病例中 WBDWI 能较好显示脊柱、胸骨、肋骨、髂骨、股骨等处病变，呈高信号，"类 PET"图像呈低信号。WBDWI 也有一定局限性，如本研究中指出其对颅骨病变显示不理想，需要结合 X 线平片或 CT 扫描进行诊断。综上所述，WBDWI 作为一种新的全身功能成像技术，在多发性骨髓瘤的诊断及疗效评价方面具有一定的应用价值。

文选 445

【题目】 多个低 b 值 DWI 技术在心脏成像中的初步研究
【来源】 中国医疗设备，2016，31（3）：42-47.
【文摘】 对多个低 b 值 DWI 序列在心脏检查中的成像技术和成像特点进行了初步研究，探讨此序列临床应用的可行性，统计分析在各节段、不同供血区、年龄和性别中有无差异，并讨论行 DWI 序列扫描时，选择何种 b 值能够更好地反映心肌血流灌注情况。筛选 30 例健康志愿者，使用 GE Healthcare MR750 3.0 T 磁共振和 8 通道心脏专用线圈，扫描前连接好呼吸和心电门控，进行呼吸训练，扫描过程中使用局部匀场技术避免磁敏感伪影和并行采集技术加速扫描速度。先行 Cine 电影和 T_2WI 黑血压脂序列，扫描 6 个短轴位层面覆盖左心室。对其行同层面的多个低 b 值 DWI 序列扫描，扩散敏感梯度场参数 b 值分别为 0、20、60、100、150、200 s/mm^2。选择 FUNCTOOL ADC 软件进行单指数拟合，生成 ADC 图，测量感兴趣区（ROI）ADC 值。由 2 位从事心血管诊断的放射科医师分别进行图像分析和数据测量，各 ROI 内 ADC 值取两者测量值的平均值。统计结果显示，当 b=20、60 s/mm^2 时，图像质量较好，可能提示此 DWI 图像可更好地显示心肌血流灌注特点。左前降支、右冠状动脉、左旋支供血区 ADC 值不同，差异有统计学意义（$F=27.804$，$P<0.001$）。由此可知，本试验中多个低 b 值 DWI 序列下获得的 ADC 值可能与心肌灌注血流量有关。已有研究表明左冠状动脉血流量一般大于右冠状动脉，且左前降支血流量最大，优势型对其影响不大，但因正常人中冠状动脉优势型不同，回旋支和右冠状动脉血流量大小不定。而本研究结果恰与其相近，左前降支供血区 ADC 值较高。而大多数国人以右优势型多见，右冠状动脉血流量常大于左旋支血流量，因此，试验中右冠状动脉供血区 ADC 值高于左旋支，此结果有其合理性。且

目前已有关于心肌梗死后心肌损伤的研究，发现梗死区域心肌 ADC 值低于正常区域心肌，本研究提示 b 值的选择和测得的心肌各节段 ADC 值可为心肌缺血和水肿等心肌损伤相关研究提供参考。

【评述】 该研究实际上再次验证多 b 值 DWI 技术在无创性心脏灌注检查临床实践中的可行性。更有价值的是利用体素内不相干运动（IVIM）理论研究得出能够更好地反映心肌血流灌注和水分子扩散的高质量图像的 b 值阈值，这点对日后的临床工作具有指导作用。

文选 446

【题目】 多回波采集 T_2^*WI 三维梯度回波序列测量黑质小体形态特征及与帕金森病的关系探讨

【来源】 中华放射学杂志，2016，50（1）：3-7.

【文摘】 采用 3.0 T 多回波采集 T_2^*WI 三维梯度回波序列（ESWAN）分析黑质小体 1 区的具体影像特征，探讨其在帕金森病（PD）诊断中的应用价值。连续选取 2012 年 6 月至 2014 年 5 月 54 例确诊的 PD 患者（PD 组）及 51 例非 PD 病志愿者（对照组），均行 3.0 T ESWAN 序列扫描，在幅度图上对黑质内黑质小体 1 区特征高信号最宽处（a）、同层黑质与楔形高信号长轴垂直的中段宽度（b）、椭圆形部分消失后残余带状高信号最宽处（c）进行测量、数据采集，由 2 名医师按征象的"有"、"无"重新分类的结果与临床金标准对照，并计算判断 PD 的敏感性及特异性。连续选取新收入的 11 例临床疑似 PD 患者（UD 组）做同样检查，按前述研究所得结论对其行影像诊断，将做出的诊断与之后的临床最终诊断行对照研究。结果，对照组 51 例中 49 例（96.08%）均在双侧或单侧黑质致密部后外侧见黑质小体 1 区特异性高信号，该高信号可呈"水滴"状、楔形及椭圆形外观，其大小（a/b）平均为（0.31±0.07）mm。PD 组中所有患者（100%）"水滴"后方椭圆形高信号均表现缺失，黑质小体 1 高信号的缺失用于判定 PD 的敏感性达 100.0%（54/54），特异性达 96.1%（49/51）。UD 组 11 例中 7 例"水滴"状高信号完全缺失者及 1 例双侧 c 值较小者经临床证实为 PD，2 例特征高信号存在者及 2 例 c 值较大者入院后确诊为帕金森叠加综合征。结论，PD 患者在 3.0 T ESWAN 上黑质小体 1 区特征高信号消失，分析该高信号存在与否及其尺寸有可能是诊断 PD 和鉴别 PD 与帕金森叠加综合征的有效方法。

【评述】 帕金森病（PD）是黑质多巴胺神经元缺失为本质的具有多种临床表现的疾病，帕金森叠加综合征是帕金森综合征的一种，其临床症状及病理改变与原发性 PD 相似，影像鉴别诊断常有困难。目前已有大量研究报道，黑质铁增加可诱导自由基参与多巴胺能神经元变性，且黑质区的相位值与疾病的持续时间不存在相关性，但与病情的严重性相关，ESWAN 序列较常规 MRI 可更清晰地显示黑质致密部、网状部及红核的形态、结构，获得更为精准的测量数据。本研究正是针对一种新型 PD 生物标志物"黑质小体（nigrosomes）"其中体积最大的一组黑质小体 1 进行显示，证实了根据正常黑质小体 1 内特征性高信号区是否缺失来诊断 PD 具有极高的敏感度和特异性，并提出特征性高信号的尺寸可能成为鉴别诊断 PD 与帕金森叠加综合征的有效判断标准，不过仍需临床大数据实践证明。

文选 447

【题目】 儿童注意缺陷多动障碍脑功能及功能连接研究

【来源】 磁共振成像，2016，7（6）：412-416.

【文摘】 使用静息态功能磁共振成像技术研究注意缺陷多动障碍（attention deficit hyperactivity disorder，ADHD）儿童的大脑局域自发功能活动及功能连接。首先，对10例ADHD患儿及10例正常对照组儿童进行全脑扫描，获取静息态功能图像。计算得到每个被试儿童的低频振幅（amplitude of low-frequence fluctuation，ALFF）参数图，进行基于体素的组间比较。选取ALFF与对照组有显著差异的脑区做种子点，得到该区域与其他脑区之间的功能连接强度参数图，采用相同的方法比较两组被试之间的差别。结果，与正常对照组相比，ADHD患儿在前扣带回、前额叶、尾状核等脑区存在显著的ALFF升高，提示自发功能活动更加活跃。与对照组相比，以前扣带为种子点，ADHD儿童在双侧丘脑、岛叶及后扣带区域功能连接显著升高，作为扣带-额叶-顶叶（Cingulo-fronto-pariental，CFP）网络的额叶-纹状体通路中重要组成部分，这个脑区在注意、认知过程、目标检测、反应选择、反应抑制、错误检测及动机中都起到关键作用；以右侧前额叶的脑区为种子点，ADHD的右侧中央前回和颞上回的功能连接下降；以尾状核为种子点，ADHD在双侧的额中回功能连接下降。ADHD所表现出的与年龄不相符的注意力不集中、多动和冲动主要与大脑的扣带-额叶-顶叶（CFP）认知和注意网络缺陷有关，特别是其中的额叶-纹状体通路和额叶-顶叶通路，是大多数注意和执行功能的基础。综上得出结论，ADHD儿童局域脑区自发功能活动及其功能连接异常，揭示ADHD症状与认知注意网络的发育延迟或缺损有关。

【评述】 ALFF作为rs-fMRI可直接得到的功能指标，是通过观察脑部功能活动血氧水平依赖（blood oxygenation level development，BOLD）信号相对基线变化的幅度，能够反映局部脑神经元在静息状态下自发活动水平的高低，还可以进一步进行功能连接分析以反映不同脑区间的功能活动的相关性。ADHD症状与大脑认知和注意网络的缺陷有关已被广泛接受，本研究主要利用上述方法更加细致的探究ADHD患儿认知注意网络的缺陷性，不过仍不能明确具体临床症状与相关认知注意网络缺陷的对应关系，这点仍需继续深入研究证实。

文选 448

【题目】 肝硬化患者钆塞酸二钠的多期动态增强特征及影响因素

【来源】 中华放射学杂志，2016，50（11）：847-851.

【文摘】 探讨肝硬化患者的钆塞酸二钠（gadolinium-ethoxybenzyl-diethylenetriamine pentaacetic acid，Gd-EOB-DTPA）多期动态增强扫描特征及其影响因素。本研究回顾性分析明确诊断或除外肝硬化且行肝Gd-EOB-DTPA多期动态增强扫描的229例患者的影像资料。无肝硬化组92例，肝硬化组137例（Child-Pugh分级A级89例、B级37例、C级11例）。采用荷兰Philips Achieva 1.5 T MR扫描仪，体部线圈。患者均行肝Gd-EOB-DTPA动脉期（延迟30秒）、门静脉期（延迟60秒）和肝胆期（延迟3、5、10、20、30、60分钟）动态增强扫描。观察多期动态增强特征并计算肝相对增强值（RE）。采用t检验比较无肝硬化组和肝硬化组间RE的差异，采用单因素方差分析比较肝硬化组不同肝功能分级组间RE的差异。结果，延迟3～10分钟肝硬化组和无肝硬化组患者的RE均呈下降趋势；延迟10～30分钟两组RE均呈上升趋势；延迟30～60分钟无肝硬化组RE呈缓慢上升趋势，而肝硬化组呈缓慢下降。肝硬化组及无肝硬化组患者间延迟20、30、60分钟的RE差异有统计学意义（P均

＜0.01），其余时相的 RE 差异均无统计学意义（P 均＞0.05）。肝硬化组延迟 20、30 分钟的 RE 分别为 1.22±0.16 和 1.28±0.19，无肝硬化组分别为 1.43±0.11 和 1.53±0.16，两组患者延迟 20 分钟和延迟 30 分钟间 RE 的差异均有统计学意义（t 值分别为 -4.01 和 -3.80，P 均＜0.01）。肝硬化肝功能分级 Child-Pugh A、B、C 级患者间延迟 20、30、60 分钟的 RE 差异有统计学意义（P 均＜0.01），其余时相的 RE 差异均无统计学意义（P 均＞0.05）。Child-Pugh C 组的 RE 从延迟 3~60 分钟呈持续下降趋势。结论，Gd-EOB-DTPA 多期动态增强扫描可初步评估肝硬化，肝胆期成像时间延迟至 30 分钟能提高肝硬化患者肝胆期的 RE，但严重肝功能损害限制其增加。

【评述】 钆塞酸二钠（Gd-EOB-DTPA）能明显提高肝内早期恶性肿瘤的诊断效能，目前已广泛应用于肝硬化患者早期恶变结节的筛查与随访。多数学者及药物说明书均推荐将延迟 20 分钟作为肝胆期成像的最佳时间点，但 Gd-EOB-DTPA 的肝内摄取受到多种临床因素的影响，因此，肝硬化患者的最佳延迟时间尚未达成一致意见。本研究探讨肝硬化患者的 Gd-EOB-DTPA 多期动态增强扫描特征、肝胆期的最佳延迟时间及其影响因素。这项研究显示肝硬化组与无肝硬化组患者间在动脉期、门静脉期、延迟 3 分钟、延迟 5 分钟、延迟 10 分钟的 RE 差异无统计学意义；肝硬化组延迟 20 分钟的 RE 明显低于无肝硬化组，当延迟时间由 20 分钟延长至 30 分钟时 RE 呈上升改变，但延迟至 60 分钟时 RE 并不能进一步升高。作者认为由于肝胆期 RE 与 Gd-EOB-DTPA 的诊断效能密切相关，故对于肝硬化患者而言，将肝胆期成像时间延长至 30 分钟有可能会提高诊断效能。本研究也有一定局限性，首先肝功能严重受损者在本研究中样本数量偏少，这可能与此类患者较难配合 MRI 检查相关，还需进一步积累观察此类患者完善研究；此外，本研究并未分析胆道显示情况，未能反映肝胆期扫描时间对胆道显示能力的影响。

文选 449

【题目】 高分辨率三维真实重建反转恢复序列和三维液体衰减反转恢复序列评估内淋巴积水的对比研究

【来源】 中华放射学杂志，2016，50（8）：581-585.

【文摘】 对高分辨率三维真实重建反转恢复（3D-real IR）序列和基于可变翻转角技术的三维液体衰减反转恢复（3D-FLAIR-VFL）序列对内耳内淋巴积水的显示情况进行研究比较。选取 40 例由临床耳科主任医师诊断为梅尼埃病或迟发性膜迷路积水的患者，共 52 只耳，经鼓膜向鼓室内注射造影剂之后行内耳轴面 MR 扫描，扫描序列包括轴面和冠状面 T_2WI-TSE 序列、3D-SPACE、3D-FLAIR-VFL 和 3D-real-IR 序列。比较 3D-FLAIR-VFL 序列和 3D-real IR 序列图像的信噪比和对比噪声比，及对患侧内耳、患侧耳蜗底周、中周、顶周和前庭内淋巴积水的显示情况。使用配对 t 检验比较两种序列的信噪比和对比噪声比；使用配对 χ^2 检验比较两种序列对患侧内耳、患侧耳蜗底周、中周、顶周和前庭内淋巴积水的显示结果。统计结果显示，3D-real IR 序列的信噪比高于 3D-FLAIR-VFL 序列，差异有统计学意义；3D-real IR 序列的对比噪声比也高于 3D-FLAIR-VFL 序列，差异也有统计学意义。52 只患耳中，3D-FLAIR-VFL 序列发现患侧内耳、患侧耳蜗底周、中周和顶周发生内淋巴积水的数量分别为 41、33、37 只和 10 只，3D-real IR 序列发现的数量分别为 49、46、46 只和 46 只，3D-real IR

序列对这些部位积水的检出率明显高于 3D-FLAIR-VFL 序列，差异均有统计学意义。使用两种序列对前庭的评价结果一致，均发现 39 只内耳发生前庭内淋巴积水。综上所述，与 3D-FLAIR-VFL 序列相比，高分辨率 3D-real IR 序列拥有更高的图像质量，对耳蜗内淋巴积水的检出率更高。

【评述】 本研究在 Lida 等通过鼓膜穿刺法将钆造影剂注入鼓室，运用三维液体衰减反转磁共振成像技术，使得外淋巴显像的研究基础上，加入 3D-real IR 序列进行比较，结果证明后者对内淋巴积水的检测更加敏感，有利于梅尼埃病早期诊断和治疗规划。梅尼埃病的发病原因及作用机制尚未明确，但已有外国学者研究表明梅尼埃病患者生活方式的早期干预将对其产生良好预后影响，从而使患者的晕眩程度和听力下降程度有明显改善。但是 3D-real IR 序列得到优质图像的代价就是时间成本及较长的检查时间里患者的耐受问题。

文选 450

【题目】 关于扩散加权磁共振成像改善 CT 引导下经皮纵隔病灶穿刺活检的研究

【来源】 中国医学计算机成像杂志，2016，22（2）：172-175.

【文摘】 探究通过使用扩散加权磁共振成像（DWI）和表观扩散系数（ADC）评估，行计算机体层成像（CT）引导下纵隔病变活检的初步成果。选择 8 例怀疑纵隔恶性病变的患者，需符合以下条件：①存在复杂的或体积较大的肿块。②病变合并肺不张或与邻近肺实质。③病变侵入胸壁或纵隔组织。④大血管受累。先进行常规 MRI 及 DWI 扫描，并测量 ADC 值，使用 AquariusNET 软件进行 MRI-CT 图像融合。之后在病灶内 ADC 值最低区域行 CT 引导下穿刺活检。活检组织病理学诊断包括 4 个淋巴瘤，2 个肉瘤和 2 个胸腺瘤。结论，像 DWI 这样的功能成像，有希望实现无创性检查。然而，还需要进一步的研究来确认这一技术可以改善纵隔活检的质量。

【评述】 DWI 作为一种比较成熟的功能成像手段已广泛应用于临床，可反映组织中水分子扩散受限情况，病灶部位出现 DWI 表现为高信号且 ADC 值低的区域，可能与该区域肿瘤细胞密集度高，造成水分子扩散受限有关。本研究针对这些区域进行 CT 引导下穿刺活检，均获得肿瘤实质部分的病理结果，说明 DWI 可作为指导 CT 穿刺活检更加有效进行的一种影像手段，避免复杂大病灶因活检部位不准确造成的反复穿刺、误导诊断，甚至需进行创伤性更大的检查。不过本研究病例数较少，仍需日后扩大数据量进一步验证。

文选 451

【题目】 呼吸补偿技术对测量正常肝实质表观扩散系数值可重复性的影响

【来源】 中华放射学杂志，2016，50（9）：686-690.

【文摘】 探讨呼吸补偿技术对测量正常肝实质 ADC 值可重复性的影响。前瞻性收集无肝疾病的 20~40 岁健康志愿者 31 例纳入研究，均行肝重复 DWI 检查，第 1 次扫描完成后间隔 24 小时行第 2 次扫描，两次扫描参数和定位保持一致，并分别采用自由呼吸（FB）、呼气末屏气（BH）、膈肌导航（NT）和呼吸门控（RT）4 种呼吸补偿技术。测量 2 次扫描得到的肝左叶和肝右叶不同部位（上、中、下部）的 ADC 值。采用随机区组下析因分析评价各肝叶不同部位的 ADC 值，采用 Bland-Altman 方法评价 2 次扫描测量 ADC 值的一致性，采用配对 t 检验比较肝左、右叶的 ADC 值大小，采用方差分析比较 4 种呼吸补偿技术下的 ADC 值。结果，4 种技术所得肝左、右叶 ADC 值差异均有统计学意义（P 均<0.01），且肝右叶均较肝左叶小，差异也均有统计学意义（P 均<0.01）；肝左、右叶从上部到下部均呈递减趋势，上、中、下部间的 ADC 值差异均有统计学意义（P 均<0.01）。肝右叶 2 次测量的 ADC 差值的一致性范围均比肝左叶小，ADC 值测量的可重复性均较肝左叶好。4 种技术中，采用 BH 所得肝左、右叶 2 次 ADC 测量值差值的一致性范围均比其他技术小，可重复性最好。结论，不同呼吸补偿技术和解剖位置均影响肝脏 ADC 值大小及其测量的可重复性，4 种呼吸补偿技术中采用 BH 测量 ADC 值的重复性最佳。

【评述】 本研究中所采用的是冠状面扫描，且扫描层数较少，故 BH 技术是在一次屏气的情况下完成，其实相当于没有施加任何呼吸补偿技术，那么与其他 3 种呼吸补偿技术（FB、NT 和 RT）在被检者自由呼吸下进行呼吸补偿之后所得到的图像相比自然可重复性最佳。之前已有学者对多次屏气的 BH 技术进行测试研究，发现其可重复性较 NT 和 RT 技术差，故认为后者可信度更高。本研究还发现 BH 所得 ADC 值较其他 3 种技术均高，原因可能是因为 NT 和 RT 技术从触发信号采集到开始采集信号之间的时间间隔中会有一部分信号衰减，而 FB 可能是由于容积效应造成 ADC 值偏低。而且本研究所用均为健康人，呼吸补偿技术的最大价值之一就在于其对小病灶的检出价值，这点需使用临床病例进行说明。

文选 452

【题目】 基于 7.0 T MR 扩散张量成像显示正常大鼠离体心肌纤维特性

【来源】 中华放射学杂志，2016，50（5）：384-387.

【文摘】 采用 7.0 T 磁共振扩散张量成像（DTI）技术从心肌水分子扩散、心肌纤维微结构及心肌力学单元角度综合定量评价正常大鼠心肌纤维特性。将 10 只雄性 SD 大鼠心脏离体、固定后采用 DTI 技术获取图像，每只离体心脏扫描时间约为 12 小时，并利用 Diffusion Toolkit 及 Matlab 软件进行图像后处理，观察心肌纤维整体排布及走行，测量各向异性分数（FA）值、ADC 值、纤维长度、纤维密度、左心室平均螺旋角，采用单因素方差分析统计心外膜与心内膜的前壁、室间隔、侧壁及后壁的平均螺旋角的差异。结果，定性分析显示，SD 大鼠心肌纤维由心外膜向心内膜呈致密、规则的螺旋排布；与同层面 HE 染色对比，乳头肌层面心肌纤维示踪图及张量图显示心肌纤维走行规则、排布均匀。定量分析显示，正常 SD 大鼠心肌 ADC 值为 $(9.6 \pm 3.6) \times 10^{-4}$ mm^2/s，FA 值为 0.80 ± 0.04，纤维密度为 (981 ± 24) track/mm^3，纤维长度为 (6.18 ± 1.71) mm。左心室心肌纤维由心外膜至心内膜的平均螺旋角透壁范围从 $-81.37°$ 至 $0°$ 再至 $82.83°$ 逐渐过渡，乳头肌层面的心外膜与心内膜前壁、室间隔、侧壁及后壁的平均螺旋角差异均无统计学意义（P 均>0.05）。结论，DTI 技术可从心肌水分子扩散、微结构及力学角度综合定量评价正常大鼠心肌纤维特性。该研究为评价心肌疾病模型大鼠心肌纤维特性提供前期的实验基础及有力的技术支持。

【评述】 心肌纤维结构是决定心脏基本电生理特性和力学功能的基础。心肌纤维方向的改变直接影响心肌处于不同时相的室壁压力及心功能,因此,准确地显示心肌纤维结构是推演心脏电生理功能及心肌收缩、舒张功能的重要前提。将正常心肌纤维的力学特性研究清楚,就能够为进一步研究心脏疾病模型、优化 DTI 扫描参数并实现在体 DTI 成像等方面奠定可靠的基础。

文选 453

【题目】 基于体素内不相干运动的扩散加权成像评估对比剂急性肾损伤肾功能动态变化的可行性

【来源】 中华放射学杂志,2016,50(3):180-185.

【文摘】 探讨基于体素内不相干运动(IVIM)DWI 技术评估对比剂急性肾损伤(contrast-induced acute kidney injury,CI-AKI)肾功能动态变化的可行性。选取 27 只雄性 SD 大鼠通过尾静脉注射泛影葡胺成功制作 CI-AKI 模型。采用随机数字表法随机选取 6 只 SD 大鼠,分别在注射对比剂前 24 小时及注射对比剂后 30 分钟、12 小时、24 小时、48 小时、72 小时、96 小时行肾 IVIM DWI 检查。测量肾皮质、内髓、外髓各参数,包括真实扩散系数(D 值)、ADC 值、灌注相关扩散系数(D^* 值)和灌注分数(f 值)。在对应 MRI 检查的 7 个时间点任意分别选取 3 只大鼠,处死后获取右肾标本观察病理表现。采用 2 个重复测量因素的方差分析法比较不同时间点 MRI 参数的差异,并与病理表现对照。结果,注射对比剂前 24 小时,肾皮质 ADC 值、D 值分别为(1.74 ± 0.06)$\times 10^{-3}$ mm^2/s、(1.63 ± 0.05)$\times 10^{-3}$ mm^2/s,注射对比剂后 30 分钟,分别降至(1.59 ± 0.06)$\times 10^{-3}$ mm^2/s、(1.58 ± 0.06)$\times 10^{-3}$ mm^2/s,ADC 值差异有统计学意义($P=0.014$),D 值轻度下降,差异有统计学意义($P<0.05$)。肾皮质 D 值、ADC 值于 12~48 小时持续下降,至 72 小时回升;内髓及外髓 D 值、ADC 值下降持续时间更长,至 96 小时回升。肾皮质、内髓及外髓 D^* 值在注射对比剂后 30 分钟即有不同程度下降,24 小时达最低值,而后于 48 小时回升;在皮质及外髓,f 值下降(12 小时)稍晚于 D* 值,回升(72 小时)亦稍晚于 D^* 值。注射对比剂后不同时间的病理切片显微镜下可见不同程度的肾小球细胞、肾小管上皮细胞浊肿,萎缩甚至坏死,以及间质充血、毛细血管扩张等。结论,IVIM DWI 技术可有效评估对比剂急性肾损伤肾功能动态变化过程。

【评述】 对比剂急性肾损伤(CI-AKI)是医院内获得性急性肾功能不全的常见原因。CI-AKI 是指血管内注射碘对比剂后 2~3 天内血清肌酐浓度升高 25% 或绝对值升高 44 μmol/L。CI-AKI 在一般人群中并不常见,患病率极低;但在高危人群(如糖尿病肾病、慢性肾功能不全、心功能不全等)中,患病率可达 20%~50%。有学者将 DWI 技术应用于肾疾病的研究中,认为肾组织内 ADC 值的下降常由间质纤维化或上皮细胞萎缩引起,并据此评价肾功能。但也有学者指出基于单指数模型得到的 ADC 值不能完全体现组织生理行为,毛细血管内血液微循环无规律方向灌注所致的"假扩散"对 ADC 值也有一定影响,ADC 值与肾实质真实的扩散状态并不呈线性关系。基于体素内不相干运动(IVIM)技术可同时评价组织的扩散及微血管灌注,并获取 3 个定量参数,即真实扩散系数(D 值)、灌注相关扩散系数(D^* 值)及灌注分数(f 值)。研究结果显示,IVIM DWI 技术应用于肾具有较大的前景。本研究探讨了 IVIM DWI 评估大鼠 CI-AKI 肾功能动态变化的可行性。在实验中分别于皮质、外髓及内髓得到符合双指数模型衰减的时间-信号曲线,据于以上结果认为 IVIM 技术适用于既有水分子扩散又有血液微循环灌注的肾活体组织。根据此研究所述,IVIM DWI 技术可有效评估 CI-AKI 肾功能的动态变化过程,部分揭示 CI-AKI 病程改变的微观机制。D 值反映了肾内水分子的扩散状态，D^*值取决于肾毛细血管的收缩或舒张状态，而f值则在一定程度上反映了肾的液体负荷状态。

文选 454

【题目】 基于体素内不相干运动的扩散加权成像在肾疾病中的应用进展

【来源】 中华放射学杂志，2016，50（3）：235-237.

【文摘】 肾是重要的排泄器官，水、离子等不断在肾小管、间质及血管间转运，肾组织分子运动较为复杂。另外，肾血管容积分数为25%~40%，每分钟的肾血流量约相当于心排血量的1/4，是机体供血量最丰富的器官，肾高血流灌注、高水分子代谢的特点使IVIM效应在肾尤为显著。本文对IVIM的原理及在肾疾病中的应用进展进行综述。1986年，LeBihan等首次提出了IVIM理论和双指数模型。双指数模型是通过多个b值的DWI成像，并对不同b值图像中相应体素内的测量值进行双指数拟合，得到真性扩散系数（D）、假性扩散系数（D^*）和灌注分数（f）等参数图，用公式表示为：$S_b/S_0 = f\exp[-b(D+D^*)] + (1-f)\exp(-bD)$。D代表细胞内、外单纯水分子扩散，单位是$mm^2/s$；$D^*$又称微扩散，主要反映灌注相关的扩散，与血流速度、毛细血管结构及毛细血管密度有关，单位是mm^2/s；f指体素内微循环灌注效应占总扩散效应的比值，f值≤1；$f \times D^*$代表灌注率。对于IVIM而言，b值的选择非常重要。b值越高，对水分子扩散运动越敏感，更接近水分子真实的扩散运动。目前临床应用中b值以10个左右为宜。Lemke等通过蒙特卡罗模拟对不同扩散及灌注特性的组织选取最优b值分布，结果显示对于低灌注组织，低b值主要在50~100 s/mm^2取值，对于中、高灌注的器官（如肝、肾）应多选取0~50 s/mm^2的低b值，少选取450~800 s/mm^2的b值。IVIM鉴别肾脏良恶性肿瘤病变：D值是区分正常肾实质与肿瘤组织的可靠参数，肿瘤组织D值明显低于正常肾实质。恶性肿瘤由于细胞密度大，细胞排列复杂，新生血管多，比良性肿瘤具有更低的D值及更高的f值，且灌注率（$f \times D^*$）鉴别肿瘤的良恶性比f值或D价值更高。与传统DWI相比，IVIM有助于诊断早期肾功能损害。IVIM在移植肾的应用中重复性较好，移植肾平均D值、f值均低于正常肾，移植肾皮质与髓质间D值、f值差异均无统计学意义，f值可以定量评估移植肾灌注，进一步反映移植肾的功能状态，其结果与动脉自旋标记技术所得灌注一致。IVIM可以作为DWI的补充技术，在疾病的定性及定量诊断、疗效评价及评估预后等方面更为准确。

【评述】 传统DWI成像技术假设水分子在组织内的限制性扩散符合自由扩散特征，故可以采用单一b值进行DWI成像，得到的扩散系数是ADC值。但是，传统的DWI技术并未对组织内水分子的不同运输模式加以区分。体素内不相干运动（IVIM）弥补了传统DWI的不足，可以更为准确地描述不同组织的特性，尤其在水分子动力学复杂的组织，IVIM较传统DWI的优势更为突出。但目前国内外对IVIM扫描参数的设定、b值的选择等尚未达成一致意见，导致所测值存在差异。肾小球的滤过、肾小管流动等均可能与DWI信号衰减有关，目前的成像技术无法将灌注与这些运动成分区分开来。此外，快速与缓慢扩散成分的相互运动、细胞膜渗透性及受检者的水化状态等均可能会影响扩散参数值。IVIM可以作为DWI的补充技术，其在疾病的定性及定量诊断、疗效评价及评估预后等方面的应用还需更完善的研究来印证。

文选 455

【题目】 基于因子分析的高级别脑胶质瘤 MR 灌注定量分析

【来源】 中枢神经影像学，2016，33（1）：119-123.

【文摘】 采用动态结构因子分析法（factor analysis of dynamic structures, FADS）对 5 例高级别脑胶质瘤磁共振（MR）灌注图像进行定量分析，以准确提取脑胶质瘤 MR 灌注图像 ROI 区域的时间－信号曲线（TIC）。采用替代－近似算法对 FADS 模型求解，并分析从胶质瘤和正常组织区域提取的 TIC 和因子图的特点。分别计算和比较胶质瘤与正常组织及病例间 TIC 的相关系数值。结果，采用 FADS 法从胶质瘤和正常组织中均提取到 1 条波峰向上的曲线（即升峰曲线）和 2 条波峰向下的曲线（分别为降峰曲线 a 和 b）。胶质瘤与正常组织升峰曲线的相关系数平均值为 0.75 ± 0.10，明显低于胶质瘤患者间升峰曲线相关系数平均值 0.84 ± 0.05（$P<0.05$）。胶质瘤降峰曲线 a 与正常组织降峰曲线相关系数最大均值和胶质瘤降峰曲线 b 与正常组织降峰曲线相关系数最大均值差异有统计学意义（$P<0.05$）。胶质瘤患者因子图中瘤周区域主要对应升峰曲线，而胶质瘤区域主要对应 2 条降峰曲线。结论，采用 FADS 能自动提取到胶质瘤的 TIC，初步证明利用曲线的生理参数进行胶质瘤分级诊断研究具有可行性。

【评述】 胶质瘤是发病率、病死率最高、治疗最棘手的一种中枢神经系统原发性肿瘤，其发病率约占颅内肿瘤的 45%，且患者群多为青壮年。本研究使用动态结构因子分析法（FADS），避免了人为因素对 ROI 规划的不准确性，对胶质瘤的分级诊断提供了更严谨可靠的方法，对治疗过程中疗效跟踪较有意义。近几年关于胶质瘤的分子生物学研究和分子靶向治疗正在飞速发展，FADS 对这类研究的辅助作用有待探讨。

文选 456

【题目】 脊髓型颈椎病患者减压术后感觉运动皮层局部一致性改变的静息态功能 MRI 研究

【来源】 中华放射学杂志，2016，50（7）：495-499.

【文摘】 利用静息态 fMRI（rs-fMRI）技术，探讨脊髓型颈椎病（cervical spondy lotic myelopathy, CSM）患者解压术前、术后静息状态下大脑感觉运动网络内的局部功能活动改变情况。先收集拟行减压术的 CSM 患者 21 例（患者组）和年龄、性别及受教育程度匹配的健康志愿者 21 例（对照组），所有患者术前及术后 3 个月均进行 rs-fMRI 扫描。采用基于局部一致性（ReHo）的方法，计算受试者内源性局部脑功能活动。运用双独立样本 t 检验比较 CSM 患者组术前、术后与对照组之间，配对 t 检验比较患者手术前后大脑感觉运动网络内 ReHo 的差异。用 Pearson 相关性分析观察异常区域 ReHo 值和临床功能评估之间的相关性。结果，与健康对照组比较，CSM 患者术前静息状态下左侧中央前、后回的 ReHo 降低（体素数 89，$t=-3.894$，$P<0.05$），而右侧顶上小叶的 ReHo 增高（体素数 87，$t=3.829$，$P<0.05$）。CSM 患者术后 3 个月复查，较健康对照组右侧顶上小叶 ReHo 减低（体素数 320，$t=-4.5964$，$P<0.01$），较术前左侧中央前、后回 ReHo 值升高（体素数 372，$t=-3.9811$，$P<0.05$）。术前及术后 3 个月复查时 CSM 患者组异常 ReHo 区域与临床功能评分均无相关性（$P>0.05$）。结论，CSM 患者存在感觉运动皮质静息状态下局部功能活动异常，解压术后局部功能活动趋于正常，提示皮质重塑参与 CSM 术后功能的恢复。

【评述】 脊髓型颈椎病（CSM）占颈椎病的 10%～15%，主要是由于颈椎及其附件结构退行性变对脊髓慢性持续性压迫，造成脊髓功能性和器质性损害。通过对 CSM 患者大脑静息状态下感觉运动网络的局部一致性（ReHo）变化的研究，可反映 CSM 患者手术解除脊髓压迫前后大脑皮质相关区域的网络连接变化，表示脊髓压迫损伤可上行影响中枢神经系统。但实验结果却表明术前和术后 ReHo 异常区域与临床症状均无相关性，而且术后由于置入金属内固定器造成 DTI 检查的伪影较重，这样将 ReHo 作为术后脊髓恢复情况的相关性检测指标仍待讨论。

文选 457

【题目】 胶质瘤 3D ASL 灌注指数与 VEGF MVD 表达相关性研究

【来源】 中国肿瘤临床，2016，43（13）：557-561.

【文摘】 探究胶质瘤磁共振三维动脉自旋标记成像（three dimensional arterial spin labeling，3D ASL）肿瘤实质相对血流量（rCBF）与血管内皮生长因子（VEGF）、微血管密度（MVD）表达程度的相关性。回顾性分析 53 例经术后病理证实的胶质瘤患者，这些患者术前均使用 GE Discovery MR750 3.0 T 行磁共振常规颅脑平扫加增强及 3D ASL 扫描，术后行 VEGF、MVD 表达程度病理检测，分析胶质瘤肿瘤实质 rCBF 与 VEGF、MVD 表达的关系。所得数据统计结果显示胶质瘤肿瘤实质 rCBF 分别与 VEGF、MVD 表达呈正相关。由此说明 3D ASL 灌注成像技术有助于评估胶质瘤微血管生成情况，对临床制订适当的治疗计划和患者预后评估有一定意义。

【评述】 3D ASL 技术是一种不需要引入外源性造影剂，可选择性标记自身血液，造成流入增强的效果，并获得灌注信息，即 rCBF。常规增强扫描已不能成为判断胶质瘤恶性程度的有效方法，因为肿瘤增强强化部分只能反映肿瘤组织自生成以来对血脑脊液屏障造成的破坏，并不能反映该区域的肿瘤当下的恶性程度。而肿瘤新生微血管的生成是反映其向周围脑组织扩散侵袭的主要影响因素之一，VEGF 和 MVD 的表达正是临床评价肿瘤新生微血管生成的重要检测指标。本研究得出了 rCBF 与 VEGF、MVD 的相关性，即对胶质瘤恶性程度分析建立了可靠的参考依据，这对于临床手术方案、放疗靶区规划等的设定及预后判断十分有益。

文选 458

【题目】 静音 MR 血管成像在颅内动脉瘤弹簧圈介入栓塞术后随访中的作用

【来源】 中华放射学杂志，2016，50（10）：779-783.

【文摘】 对静音 MRA 在颅内动脉瘤弹簧圈介入栓塞术后随访中的应用价值进行研究。前瞻性收集行单纯弹簧圈介入栓塞术治疗的窄颈颅内动脉瘤患者 15 例，术后 1～12 个月，平均（6±3）个月行 DSA 复查，并于 DSA 检查前当日行 MRA 检查。MRA 图像采集分别采用静音 MRA 和时间飞跃法 MRA（TOF MRA）。对栓塞动脉瘤周围血管结构采用 4 分法进行评估，并评价栓塞状态（分为完全栓塞或不完全栓塞）。采用 Wilcoxon 秩和检验比较静音 MRA 和 TOF MRA 间瘤周血管结构评分的差异。采用一致性（κ）检验评估静音 MRA 与 TOF MRA 间、静音 MRA 与 DSA 间、TOF MRA 与 DSA 间所显示栓塞状态的一致性。结果，DSA 显示完全栓塞 11 例，不完全栓塞 4 例；静音 MRA 和 TOF MRA 显示瘤周血管结构的评分分别为（3.50±0.62）分、（3.00±0.63）分，差异有统计学意义（$Z=-3.12$，$P=0.002$）。15 例静音 MRA 与 DSA 结果一致，具有高度一致性，κ 值为 0.82；13 例 TOF MRA 与 DSA 结果一致，具有中度一致性，κ 值为 0.60；13 例静音 MRA 与 TOF MRA 结果一致，具有高度一致性，κ 值为 0.76。静音 MRA 图像上显示残留瘤颈、瘤体清晰，TOF MRA 图像上无法完整显示残留瘤颈。由此得出结论，静音 MRA 显示颅内动脉瘤弹簧圈介入栓塞术后瘤周血管结构以及栓塞状态优于 TOF MRA，与 DSA 结果一致。

【评述】 颅内动脉瘤破裂是出血性脑卒中的高危因素，弹簧圈介入栓塞术具有创伤小、致死率和致残率较低、术后恢复快等优点而成为现在临床治疗颅内动脉瘤的主要方法之一。不过，据报道，栓塞不全及动脉瘤残留、复发等的发生率高达 10%~40%，而 DSA 是术后随访疗效评估的金标准，但其有创且费用较贵。CTA 又容易受已置入弹簧圈的金属伪影影响图像质量。经本研究比较静音 MRA 与经典的 TOF MRA 对动脉瘤处血管的显示，发现以 ASL 技术为基础加入零回波时间（zero echo time，ZTE）放射采集技术衍生而来的静音 MRA 有效地减少了弹簧圈的磁化伪影影响，同时弥补了 TOF MRA 在血液流动不规则时会出现的 MR 信号减弱缺失或伪影的不足之处，使静音 MRA 对瘤体周围细节的显示更好。又因为是经剪影处理所得血管像，故背景抑制更强。因其与 DSA 检查的良好一致性，可将静音 MRA 作为术后随访的有效手段。

文选 459

【题目】 扩散加权成像的表观扩散系数诊断中、高级别前列腺癌的价值
【来源】 中华放射学杂志，2016，50（1）：18-21.
【文摘】 探讨 DWI 的 ADC 值诊断中、高级别前列腺癌的价值。回顾性分析 2011 年 1 月至 2013 年 12 月符合以下标准的患者：①经穿刺活检证实为前列腺癌，穿刺 GS≤3+3=6，并进行了前列腺癌根治术。②行前列腺 DWI 检查，且 DWI 检查前未经过内分泌、放疗等治疗。③DWI 检查与前列腺癌根治术、前列腺穿刺活检的间隔均不超过 2 个月，前列腺穿刺活检先于 DWI 检查进行的患者，两者需间隔 6 周以上以减少穿刺出血的影响。④图像质量好，可以用于评估。54 例患者纳入研究。患者年龄 52~76 岁，中位年龄 68 岁；前列腺特异性抗原（prostate-specific antigen，PSA）范围为 2.9~15.7 ng/ml（正常参考值 0~4 ng/ml），平均值（8.8±4.0）ng/ml。所有患者均行前列腺 MRI 检查，采用德国 Siemens Magnetom Espree 1.5 T 高场超导 MR 仪，体部矩阵线圈发射结合脊柱矩阵线圈接收信号。扫描序列包括常规矢状面、冠状面、轴面 T_2WI，轴面 T_1WI 及轴面 DWI 序列。以前列腺癌根治术病理标本为参照，选择 T_2WI 上相应部位的低信号区，放置 ROI，测定病灶 ADC 值。根据前列腺癌根治术标本 Gleason 评分（Gleason score，GS），将穿刺 GS≤3+3=6 患者分为中、高级别前列腺癌（Gleason 分级含 4 级或 5 级）和低级别前列腺癌（Gleason 分级不含 4 级或 5 级）2 组。采用独立样本 t 检验比较 2 组患者前列腺癌灶 ADC 值的差异，采用 ROC 曲线分析以前列腺癌灶 ADC 值区分穿刺 GS≤3+3=6 患者中、高级别癌和低级别癌的效能。结果，中、高级别前列腺癌 28 例，低级

别前列腺癌 26 例。中、高级别前列腺癌癌灶的 ADC 值为（0.905±0.162）×10^{-3} mm^2/s，低级别前列腺癌的 ADC 值为（1.143±0.165）×10^{-3} mm^2/s，差异有统计学意义（t=5.361，P<0.01）。ADC 值区分前列腺中、高级别癌和低级别癌的 ROC 曲线下面积为 0.861，以 ADC=1.000×10^{-3} mm^2/s 为界值时，诊断的敏感性和特异性分别为 88.5% 和 67.9%。结论，对于穿刺 GS≤3+3=6 的前列腺癌患者，前列腺癌灶 ADC 值有助于识别其中的中、高级前列腺癌。

【评述】 目前，前列腺癌是致死率非常高的男性恶性肿瘤。前列腺癌的侵袭性个体差异很大，中、高级别的前列腺癌病情进展迅速，需要及早采取前列腺癌根治术或放、化疗等积极治疗，而低级别前列腺癌则进展缓慢甚至长期无进展，需进行主动监测。因此，准确评估前列腺癌的侵袭性对确定治疗方案和判断预后至关重要。目前，临床上尚缺乏术前判断前列腺癌侵袭性的可靠方法，经直肠超声引导下前列腺穿刺所得 Gleason 评分（GS）与前列腺癌根治术后标本 GS 的符合率不高，穿刺活检 GS 低估前列腺癌评分的概率高达 40%。对于穿刺活检 GS 为低级别（即 GS≤3+3=6）的前列腺癌患者而言，低估评分的危害远高于高估评分，可能导致延误治疗。准确识别穿刺 GS≤3+3=6 患者中的中、高级别患者具有重要意义。DWI 能反映组织中水分子无序扩散运动的信息，ADC 值可用于预测前列腺癌的侵袭性。本研究探讨 ADC 值诊断 GS≤3+3=6 患者中、高级别前列腺癌的价值，并通过实验数据得出 ROC 曲线。分析结果显示，ADC 值区分前列腺中、高级别癌和低级别癌的 ROC 曲线下面积为 0.861，提示对于穿刺 GS≤3+3=6 的前列腺癌患者，前列腺癌灶 ADC 值有助于识别其中的中、高级前列腺癌。但是本研究也有一定局限性，首先，感兴趣区域的选取不能保证精确对照，此外，研究样本不够全面，仅将进行前列腺癌根治术的患者入组，排除了未能进行根治术治疗的患者，有可能导致选择偏倚；而且 ADC 值不够绝对客观，容易受到多种因素干扰，如检查环境、设备、b 值的选择等。

文选 460

【题目】 扩散张量成像各向异性熵值评价脊髓型颈椎病颈髓损伤的初步临床应用

【来源】 中华放射学杂志，2016，50（8）：571-575.

【文摘】 探究扩散张量成像（DTI）各向异性分数（FA）熵值定量分析脊髓型颈椎病（CSM）患者颈髓损伤情况。收集 24 例 CSM 患者（CSM 组），其 MRI 常规扫描均提示颈髓明显受压，相应层面 T$_2$WI 呈高信号，和 24 例性别、年龄相匹配的健康志愿者（对照组）行颈髓 DTI 扫描，分别测量不同椎体及椎间盘对应的颈髓层面（横断面）全脊髓（含灰质和白质）的 FA 值，以全脊髓横断面为 ROI，提取 ROI 内每个体素 FA 值，进一步计算其香农熵值，用于评价 CSM 患者颈髓结构的紊乱程度。两组间 FA 值及其熵值的比较采用两独立样本 t 检验分析。结果，CSM 组全颈髓 FA 值为 0.644±0.056，对照组 FA 值为 0.672±0.035，两组间 FA 值差异有统计学意义（t=-2.049，P=0.046）。CSM 组全颈髓 FA 熵值为 0.687±0.043，对照组为 0.854±0.027，CSM 组 FA 熵值较对照组显著降低，差异具有统计学意义（t=-12.100，P<0.001）。CSM 组和对照组仅有 C6 层面 FA 值差异有统计学意义，其他层面两组间 FA 值差异均无统计学意义。CSM 组患者每一层面颈髓 FA 熵值均较对照组明显减小，差异具有统计学意义。结论，CSM 患者颈髓的 FA 熵值明显降低，表明 FA 熵值可以用于探测

CSM 患者颈髓损伤。

【评述】 据报道，脊髓型颈椎病（CSM）是 55 岁以上人群最常见的导致脊髓功能进行性损害的退变性疾病，也是成人痉挛性截瘫的最常见致病因素，并且随着年龄的增长患病率递增。该病常起病隐匿，因此早期诊断可使临床早期干预，对其预后有重要影响。其实外国学者 Kara 等早已提出扩散张量成像可以在 T_2WI 出现高信号之前发现早期的 CSM，为在脊髓出现不可逆的病理改变之前及时行外科减压手术提供理论依据。本研究选取的实验组对象皆为 T_2WI 上可见高信号的病例，是在明确脊髓损伤的前提下就传统 FA 值和新近研究的 FA 熵值对脊髓损伤评价的可行性进行比较，结果表明后者比前者更加敏感，同时提出可用 FA 熵值分析颈髓微结构紊乱程度的优势，并会继续深入研究 FA 熵值变化与感觉运动性能之间的关系。

文选 461

【题目】 利用非对称基于自旋回波的回波平面成像序列定量测量脑缺血动物模型脑氧代谢的变化

【来源】 中华放射学杂志，2016，50（4）：302-306.

【文摘】 利用非对称基于自旋回波的回波平面成像（ASE EPI）序列测量犬脑缺血模型建模前后脑组织脑氧摄取分数（OEF）值的变化，验证该序列能否反映缺血引起的脑氧代谢的变化。采用健康杂种犬 12 只，先进行基础状态下脑磁共振扫描，扫描序列包括冠状面 T_2WI、DWI、MRA 及冠状面 ASE EPI 及三维伪连续脉冲动脉自旋标记（3D PCASL）序列。然后进行手术解剖分离双侧颈动脉（CA），6 只犬仅结扎双侧颈动脉，另 6 只犬先结扎后栓塞双侧颈动脉。手术 1 小时后再次进行犬脑 MR 扫描检查，序列同基础状态。扫描结束后将犬处死，完整取出大脑组织做冠状面冷冻切片及 2，3，5-氯化三苯基四氮唑（TTC）染色。ASE EPI 序列原始数据在工作站 Functool 软件进行后处理得到 OEF 图像，在双侧大脑半球各绘制 2 个等大的 ROI，测量基础状态及手术后 1 小时的 OEF 值。3D PCASL 序列在主机 Functool 软件进行后处理得到脑血流量（CBF）图像，同样绘制 ROI，测量基础状态及手术后 1 小时的 CBF 值。双侧 CA 结扎犬、双侧 CA 栓塞犬手术前后测量值的变化采用独立样本 t 检验分析进行比较；双侧 CA 结扎犬手术前后、双侧 CA 栓塞犬手术前后各自测量值采用配对 t 检验进行比较。分析脑组织切片 TTC 染色后的着色情况，确定有无梗死发生。结果，双侧 CA 结扎犬手术前后 CBF 值分别为（59.81±23.59）ml/（min·100 g）、（38.56±12.98）ml/（min·100 g），双侧 CA 栓塞犬手术前后 CBF 值分别为（58.94±18.35）ml/（min·100 g）、（28.01±11.41）ml/（min·100 g），术后 CBF 值均较基础状态明显下降，且双侧 CA 栓塞犬 CBF 值下降更明显。双侧 CA 结扎犬手术前后 OEF 值分别为 0.29±0.02、0.32±0.06，双侧 CA 栓塞犬手术前后 OEF 值分别为 0.29±0.02、0.35±0.06，术后 OEF 均较基础状态明显上升，且双侧 CA 栓塞犬 OEF 值上升更明显。病理结果显示双侧 CA 栓塞犬脑皮质肿胀，其中可见局灶性梗死灶，与 OEF 图上显著上升的区域及 DWI 图像显示的高信号区域相对应，而双侧 CA 结扎犬仅可见脑皮质肿胀未见局灶性梗死灶。结论，ASE EPI 序列能成功反映缺血脑组织的氧代谢状态，该序列对于脑血管病患者的脑血流动力学状态的评价将具有重要意义。

【评述】 脑血流量（CBF）是反映脑氧供给的主要指标，氧摄取分数（OEF）是反映脑氧摄取的主要指标，对两者的检测能够反映脑组织功能情况。已较广泛应用的 GESSE 序列是基于 BOLD 原理，一个 TR 间期内在一个自旋回波前后采集多个梯度回波，同时获取 T_2^* 和 T_2 值，再通过数学模型计算得出 OEF。本研究所用的 ASE EPI 序列是基于自旋回波和平面回波采集，与 GESSE 序列相比在计算 OEF 时无须矫正 T_2 效应，且扫描时间更短，受运动伪影影响较轻。本研究又验证了 ASE EPI 序列对 OEF 有良好检测效能，可见该序列在今后的临床工作中值得推广使用。

文选 462

【题目】 胎盘功能磁共振成像研究进展

【来源】 中国医学影像技术，2016，32（9）：1457-1460.

【文摘】 胎盘是维持胎儿在子宫内发育的重要器官。MRI 越来越多地用于胎儿及胎盘的解剖成像。随着影像技术的发展，功能 MRI 广泛应用于科研及临床，亦是评估胎盘功能重要的工具。本文对胎盘功能 MRI 的主要研究进展进行综述。本综述分别简述了动态增强磁共振成像（DCE-MRI）、动脉自旋标记成像（ASL）、DWI 和体素内不相干运动（IVIM）成像、血氧水平依赖 MRI（BOLD-MRI）、波谱成像（MRS）这几种常用功能磁共振成像技术的原理，动物实验研究与临床应用。DCE-MRI 是一种利用对比剂缩短 T_1 效应的成像技术，采用快速 T_1WI 序列进行动态扫描，进而测量 T_1 信号强度随时间的变化，在注入钆螯合物后获得不同时间点的对比剂摄取情况曲线，提供血流、灌注、血容量分数、细胞外容积分数、血管渗透性等参数，是评价胎盘灌注及渗透率的有效方法。但 DCE-MRI 尚未应用于临床产前检查，主要原因为钆螯合物能够通过胎盘屏障。虽然使用不能通过胎盘屏障的新型对比剂，如超顺磁性氧化铁，在动物实验中成功地替代了钆螯合物，但应用于人体的药动学及长期效果需要进一步研究，更多的可用于孕妇的对比剂有待进一步开发。ASL 是对成像平面上游的血液进行标记、使其自旋弛豫状态改变，被标记后的血液对组织灌注后再进行成像，采用流动敏感交变反转恢复技术、单次激发自旋回波序列，获得信号强度的变化及灌注情况，是唯一一种无须采用对比剂即可测量组织灌注的技术。但因标记图像和非标记图像的测量差异小、运动伪影、短暂的延迟等，灌注图像信噪比太低。DWI 是唯一能够检测组织内水分子扩散运动的无创方法，可通过测量水分子扩散速度和 ADC 值，采集一系列不同扩散敏感因子（b 值）的 DWI 图像、获得不同像素的 ADC 值形成 ADC 图；水分子在组织中扩散幅度越大，组织信号越高。IVIM 是由 DWI 衍生的技术，可在单一体素水平通过测量灌注分数（f 值）、纯扩散系数（D 值）、假扩散系数（D^* 值）来定量分析水分子扩散运动和毛细血管网的微循环。f 值代表 ROI 局部微循环灌注效应占总体的扩散效应的容积比率，D 代表纯水分子扩散，D^* 是代表体素内与灌注相关微循环的不相干运动，主要优势在于可鉴别扩散和灌注，弥补了胎盘平均 ADC 值受灌注及微血管波动的影响。BOLD-MRI 技术可为胎盘氧合水平提供影像学指标，可用于检查胎盘功能异常。MRS 是目前唯一可用于无创检测活体代谢的技术但对运动敏感、伪影多、时间和空间分辨率低，另外，因其磁场不均匀性很难对不同层面进行定量分析。

【评述】 目前超声广泛应用于产前检查，MRI 具有无电离辐射、视野大、多平面、空间对比度好等优势，通常作为超声检查后的一项辅助手段。动态增强磁共振成像（DCE-MRI）、动脉自旋标记成像（ASL）、DWI 和体素内不相干运动（IVIM）成像、血氧水平依赖 MRI（BOLD-MRI）、波谱成像（MRS）这几种常用功能磁共振成像技术用于胎盘研究的多数科研数据来自于动物实验模型，已对胎盘的循环、氧合、代谢等方面的研究中取得了一定的进展，但功能MRI应用于胎盘临床检查仍需进一步研究。

文选463

【题目】 体素内不相干运动成像技术评估短暂性脑缺血发作的研究

【来源】 心脑血管病防治，2016，16（5）：363-365.

【文摘】 初步探讨体素内不相干运动（IVIM）技术在短暂性脑缺血发作（transient ischemic attack，TIA）中的应用价值。收集2011年12月至2015年10月期间经神经内科确诊为TIA的患者19例作为研究对象，其中男10例，女9例，年龄46～86岁，平均（59.01±8.52）岁。纳入标准：①临床症状及影像学检查符合TIA的诊断标准。②均进行MRI随访。排除标准：①颅内血肿、脑肿瘤、脱髓鞘病及脑血管畸形者。②严重肝、心、肾功能不全。③幽闭恐惧症。④有精神系统疾患病史及家族史者。选择年龄、性别、健康状况良好的志愿者19例作为对照组，其中男12例，女7例，年龄50～80岁，平均（60.05±6.02）岁。采用Philips Achieva 3.0 T超导型磁共振扫描仪，专用线圈为头颅16通道矩阵线圈，所有病例均进行MRI扩散加权成像（DWI）及IVIM扫描。所得数据均使用GE AW4.4后处理工作站进行分析。IVIM模型的各项参数使用工作站Functiontool中MADC软件进行计算结合T_2 Flair序列，在b值为800 s/mm^{2}的DWI上手动勾画感兴趣区（ROI）。选取基底节至其上方侧脑室体部水平的4个层面作为感兴趣层面（脑组织微循环灌注降低时，该区域较脑皮质更易受缺血影响），一侧大脑半球放置4个ROI，避开大血管、脑脊液及明显的坏死、出血和囊变区，以脑中线为镜像，在对侧半球等距离处做出对侧的ROI。在勾画完ROI之后，软件可以自动生成IVIM模型相关的参数：标准扩散系数（standard ADC，standard ADC）、慢扩散系数（slow ADC，slow ADC）、快扩散系数（fast ADC，fast ADC）。分别测量TIA组及对照组两侧大脑半球的standard ADC值、slow ADC值及fast ADC值。采用两独立样本t检验进行统计学分析。结果，19例TIA患者随访MRI检查结果显示，8例患者DWI序列显示进展为新发脑梗死。与对照组比较，TIA组fast ADC值降低，两者差异有统计学意义（$P<0.01$），standard ADC值、slow ADC值差异无统计学意义。结论，IVIM成像能够反映扩散信息及局部脑组织微循环灌注的变化，有望为TIA的早期诊断提供一种新的影像学检查方法。

【评述】 TIA是由于某种因素造成的脑动脉一过性或短暂性供血障碍，导致相应供血区局灶性神经功能缺损，伴有大脑局灶性或区域性短暂的脑血液循环障碍。随着时间的推移，脑微循环灌注下降到不同的阈值会导致脑细胞不同程度的功能及形态改变，约1/3 TIA患者出现脑缺血损害，形成不可逆的脑损伤，可有对应部位脑梗死。目前常用的影像学检查方法为扩散加权成像（DWI）技术，DWI对脑组织缺血缺氧最为敏感，能够识别细胞毒性损害并能够显示梗死的部位，可以提供常规MRI方法无法获得的微观结构信息。目前，随着MRI硬件及新技术的发展，基于更为精细数学模型的MR扩散成像技术被提出，基于多组b值的IVIM技术可将组织中分别反映水分子扩散和微循环灌注的两种成分分别进行研究，避免了传统的单指数DWI模型所得到的ADC同时受到组织内水分子扩散和微循环灌注两种成分的影响的局限性。虽然目前有大量研究证实 IVIM 能够定量获得脑组织的灌注信息，但其在 TIA 早期诊断的确切效能还需要更多完善的随访资料和更多病例研究进一步评估。综合研究所述，IVIM 作为一项无创性检查方法，既能显示扩散信息，又能反映局部的微循环灌注，能够从微观水平对 TIA 患者的脑组织功能状态进行评估，有助于 TIA 的早期诊断。

文选 464

【题目】 体素内不相干运动磁共振成像对糖尿病患者肾脏功能的评价作用

【来源】 山东大学学报（医学版），2016，54（11）：68-71.

【文摘】 探讨体素内不相干运动磁共振成像（IVIM-MRI）评价糖尿病患者肾功能的价值。收集 2014 年 6 月至 2015 年 6 月就诊的患者，纳入标准：①患有 2 型糖尿病。②尚未发展到临床肾病阶段，尿蛋白检查阴性。③无其他血管性疾病、高血压。④排除不能配合屏气、多囊肾及近期接受造影检查的患者。共 20 例纳入分析，采用 3.0 T 磁共振分别对 20 例糖尿病患者（糖尿病组）和正常对照组进行肾脏 IVIM 扫描，比较两组间及组内皮、髓质的弥散系数（D）、灌注分数（f）、灌注相关弥散系数（D^*）间的差异。结果，糖尿病组皮质 D 值及 f 值大于正常对照组，差异有统计学意义（$t=2.187$，$P=0.035$；$t=2.334$，$P=0.025$）；糖尿病组髓质 D 值及 f 值大于正常对照组，但差异无统计学意义（$t=1.753$，$P=0.088$；$t=0.682$，$P=0.499$）；糖尿病组皮、髓质 D^* 值均大于正常对照组，但差异无统计学意义（$t=0.088$，$P=0.93$；$t=0.592$，$P=0.557$）。同组内皮质与髓质间 D 值、f 值及 D^* 值差异均有统计学意义（糖尿病组：$t=9.64$，$P=0.002$；$t=12.163$，$P=0.001$；$t=15.993$，$P=0.001$；正常对照组：$t=11.228$，$P=0.001$；$t=12.055$，$P=0.001$；$t=14.708$，$P=0.001$）。研究证实 IVIM-MRI 可无创地评价糖尿病患者肾脏功能，增加了其在临床的应用范围。

【评述】 肾血流丰富，肾小球滤过、肾小管分泌和重吸收等生理功能的完成都需要以水为媒介，这种特殊结构使其成为 IVIM-MRI 应用的理想器官。灌注是重要的生理和病理过程，有效地鉴别这 2 个过程对良恶性疾病的诊断有重要意义。IVIM-MRI 通过对水分子扩散和微循环灌注分离，更为精确地对肾组织的扩散系数和微循环灌注信息进行量化分析。由于肾排泄、滤过的特殊功能，限制了对比剂在肾疾病中的应用，IVIM-MRI 可以无创地反映肾血流灌注情况，对肾疾病的检查有优势。双指数模型同时包含了扩散和灌注信息，尤其是当选取较低的 b 值时，IVIM-MRI 即可得到灌注信息，信号较高。与单纯分子扩散运动不同，在毛细血管中流动的血液可以看成一种更宏观的运动，当加入特定的梯度场后，这种运动就会通过信号强度的变化而表现出来，因此在双指数模型中呈非指数的衰减方式。IVIM-MRI 使用相对复杂的数学模型，参数测定需要多个 b 值的 DWI 图像进行以体素为单位的拟合计算，参数测量的稳定性与图像信噪比、位置匹配等因素密切相关，而腹部脏器易受呼吸运动、肠蠕动及磁敏感伪影等因素影响，精确稳定的参数测量存在一定难度；其次还受到 b 值设定的影响，b 值太低或者太少都会使灌注分数测量值偏小，对于应用于肾合适的 b 值并无定论，这个是未来研究的方向。研究的局限性在于部分 IVIM-MRI 参数理论上有统计学意义，但在本研究中无统计学意义，有待扩大样本量、提高图像分辨率进一步研究。

文选 465

【题目】 体素内不相干运动 MRI 在肺部占位性病变中的应用研究进展

【来源】 中国中西医结合影像学杂志，2017，15（2）：245-248.

【文摘】 本文介绍 IVIM 的基本原理，并综述其在肺部占位性病变的应用进展。肺部占位性病变是临床常见病，CT 是目前临床检出和诊断肺部占位性病变的最主要手段，传统多以病变的形态学特征改变为主要影像学诊断依据，但存在"同病异影"或"异影同病"现象，给定性诊断带来困难。随着 MRI 硬件技术和成像技术的不断发展，功能 MRI 成像技术在疾病诊断与研究中有了革命性的进展。体素内不相干运动磁共振成像（IVIM-MRI）是用于描述体素的微观运动的成像方法。体素内不相干运动磁共振成像提出 DWI 中同时测量组织内水分子随机运动和毛细血管网中血液流动的数学模型，从理论上提供了更精准的方法分别评价组织的扩散系数及组织微循环灌注，为肺部占位性病变的定性诊断提供了新的理论依据。首先，关于 IVIM 各参数对肺部良恶性病变的鉴别诊断研究，有报道提示通过分析利用体素内不相干运动模型评估组织中 D 值、D^* 值和 f 值，采用 Mann-Whitney U 检验比较恶性组与良性组相关参数值的差异，ROC 曲线评价各参数的诊断效能，最终得出两组间 D^* 和 f 值差异没有显著意义，而肺恶性组 D 值明显低于良性组（$P=0.001$），且 D 值的 ROC 曲线下面积最大（AUC=0.839），即 IVIM 参数中 D 值对于鉴别肺肿块的良恶性有显著意义，且诊断效能较好。关于对腺癌与鳞癌鉴别诊断，目前相关研究提示 IVIM 的成像方法得到的数据分析也显示，不仅 ADC 值对于腺癌及鳞癌的鉴别差异没有统计学意义，D 值对于两者的鉴别差异亦没有统计学意义。同时，目前还缺乏较完善的 IVIM 成像的各参数对小细胞肺癌（SCLC）与非小细胞肺癌（NSCLC）的鉴别诊断相关研究报道。肺癌与继发阻塞性肺实变的鉴别诊断方面，相关研究表明 IVIM-DWI 在鉴别肺癌与阻塞性肺实变中具有潜在的价值，ADC、D 值及 f 值是可靠的独立区分标志物，但是 D^* 变异较大且诊断准确性较低。肺部病灶化疗早期疗效的预测及评估，先前的研究显示灌注可以作为许多生理和病理过程的一个重要标志，所以当高灌注的恶性肿瘤经过化疗后，供血血管如果减少，灌注程度减低，在一定程度上说明治疗有效，反之，则治疗无效。理论上讲，IVIM 可以把细胞的灌注和扩散分开，从而反映化疗疗效的好坏，但目前还缺乏完善的相关研究证实 IVIM 参数的诊断意义。总体而言，而 IVIM 通过多 b 值的 DWI 图像，采用双指数模型的后处理方式可以得到更本质的 D 值、f 值和 D^* 值，其对于肺部占位性病变的临床应用理论上更优于单一 ADC 值常规 DWI 技术。

【评述】 肺部占位性病变发病率很高，尤其是肺癌，发病率和病死率均占肿瘤第一位。常规 DWI 成像使用单指数拟合函数得到 ADC 值，虽然在病变检出及良恶性病变鉴别等方面的价值已得到广泛认可，但仍然存在一定的局限性。由于正常与病变组织、良恶性病变的 ADC 值有很大的重叠，故 ADC 值往往并不能对病变进行精确定性。而 IVIM 通过多 b 值的 DWI 图像，应用双指数模型的后处理方法可以得到更本质的 D 值、f 值和 D^* 值，多项研究表明联合多个参数进行鉴别诊断，其诊断特异性和敏感性均明显高于单一 ADC 值，更有助于病变的定性诊断和鉴别诊断，在预测和监控放化疗对恶性肿瘤的疗效方面也有一定指导作用。体素内不相干运动磁共振成像对肺部占位性病变的定性诊断及临床的治疗均具一定指导意义。

文选 466

【题目】 体素内不相干运动及 T_1 mapping 成像评估肾移植术后早期移植肾功能的价值

【来源】 中华放射学杂志，2016，50（10）：762-767.

【文摘】 探讨体素内不相干运动（IVIM）及 T_1 mapping 成像评估肾移植术后早期移植肾功能的价值。前瞻性收集行异体肾移植术后 2～4 周的 62 例患者和 20 例健康志愿者（对照组）行肾常规 MRI、T_1 mapping 及 IVIM 成像。根据估算肾小球滤过率（eGFR）将肾移植患者分为移植肾功能良好组（37 例）和移植肾功能受损组（25 例）。分别测量皮质和髓质的 ADC、单纯扩散系数（ADC_{slow}）、微循环灌注系数（ADC_{fast}）、灌注分数（f）及 T_1 值。采用单因素方差分析比较不同组间肾脏皮、髓质间各参数值的差异，采用 Pearson 相关分析比较移植肾皮、髓质各参数值与 eGFR 间的相关性，采用 ROC 评价各参数值鉴别诊断两组移植肾的效能。结果，除皮质 T_1 值、ADC_{fast} 和髓质 T_1、f 值外，移植肾功能良好组与对照组间各参数值差异无统计学意义（$P>0.05$）。除髓质 T_1、ADC_{fast} 值外，移植肾功能受损组皮、髓质各参数值与功能良好组比较，差异有统计学意义（$P<0.05$）。除髓质 f、ADC_{fast} 值外，移植肾功能受损组皮、髓质各参数值与对照组比较，差异均有统计学意义（$P<0.05$）。移植肾皮质 T_1 值与 eGFR 呈弱负相关（$r=-0.396$，$P=0.001$），皮质 ADC、ADC_{slow}、ADC_{slow}、f 值以及髓质 ADC、ADC_{slow}（$r=0.604$，$P<0.01$）与 eGFR 呈弱或中度正相关（$r=0.359 \sim 0.604$，$P<0.05$）。以皮质 T_1 值 $=17.36 \times 10^2$ ms 为截点鉴别移植肾功能受损的敏感性为 91.9%；以皮质 ADC 值 $=1.98 \times 10^{-3}$ mm^2/s 为截点鉴别的特异性为 96.0%。研究证实 IVIM 及 T_1 mapping 成像可用于无创评估及监测早期移植肾功能。

【评述】 肾移植术大大改善了肾衰竭患者的生活质量及长期存活率。但肾移植术后早期，手术、药物、感染、排异反应等因素均会引起肾功能减低，影响移植效果。肾是富血供、含水量丰富的器官，IVIM 及 T_1 mapping 能从不同角度分析肾脏皮、髓质水分子改变情况。术后早期引起移植肾功能受损的常见原因包括急性排异反应、急性肾小管坏死等，其主要病理改变为肾小球硬化或坏死，甚至发生血栓，肾小管上皮细胞变性坏死，肾间质水肿、炎性细胞浸润及缺血性再灌注损伤，导致细胞肿胀、损伤、血流减少、再灌注等，以上病理变化均会引起肾实质内血流灌注减低及水分子扩散受限。本研究中，移植肾功能受损组皮质 ADC_{fast} 和 f 值明显减低，而髓质 ADC_{fast} 和 f 值变化不明显，使得皮、髓质间 ADC_{fast} 和 f 值差异消失，同时皮质 ADC_{slow} 高于髓质，提示皮质血流灌注减低程度明显大于髓质。该研究仍有以下几点局限：第一，分组缺乏肾核素显像所得的 GFR 作为依据；第二，缺乏病理信息，肾移植术后影响肾功能的因素多样，但不同病理类型肾功能受损的 IVIM 各参数及 T_1 值特征仍有待进一步研究；第三，样本量有限，未进行轻、中、重度肾功能分组研究；第四，由于设备不同及扫描序列参数设置的差别，各参数值测量的一致性及稳定性可能有一定偏差。

文选 467

【题目】 心脏磁共振与核医学负荷心肌灌注显像探测冠心病心肌缺血的对比研究

【来源】 心肺血管病杂志，2016，35（5）：373-377.

【文摘】 对心脏磁共振成像（CMR）与核医学单光子计算机体层成像（SPECT）负荷心肌灌注显像探测冠心病心肌缺血的诊断效能进行对比研究，以期解决 CMR 是否有望取代 SPECT，成为安全无创的诊断冠心病一种影像学方法。前瞻性入选 51 例疑似或确诊冠心病患者，所有患者在冠状动脉造影（CAG）检查之前或之后 4 周内进行了 CMR 和 SPECT 负荷心肌灌注显像，3 种检查之间无任何再血管化治疗。以 CAG 作为参考标准，将 CMR 与 SPECT 分析结果进行比较，计算其诊断效能。所得数据经统计学分析得出结论：CMR 与 SPECT 负荷心肌灌注成像均能有效检测冠心病心肌缺血，基于患者个体分析，CMR 与 SPECT 相比敏感性高，特异性相同；基于血管分析，CMR 的敏感性和特异性均好于 SPECT，尤其对于 LAD 分支血管病变。

【评述】 由此可见，就诊断效能而言，CMR 较 CAG 优在其无创性，较 SPECT 优在其敏感性和特异性，尤其对于 LAD 分支血管病变，是 CAG 有效的治疗前预判和治疗后评价的影像学方法。CMR 具有高分辨率，可清楚地显示心内膜下及缺血心肌灌注不足区域的形态及范围，使临床判断冠心病心肌缺血病情程度更加准确，可对确诊后的治疗方案提供有力依据，可治疗后随访的疗效观察亦有指导价值。但此方法有两点需注意的地方：一是行心肌负荷灌注时可能出现不良反应，需密切观察患者状态；另一点也是研究者在文中提到的，若狭窄的冠状动脉尚未导致心肌缺血，将会造成心肌灌注显像结果的假阴性，需结合其他影像学手段协助诊断，避免错判病情。

文选 468

【题目】 心脏磁共振纵向弛豫时间定量成像技术进展
【来源】 中华放射学杂志，2016，50（1）：76-78.
【文摘】 本文就近年来 CMR T_1 mapping 技术的进展进行综述。目前已有的 CMR T_1 mapping 技术主要分为基于反转恢复准备的 T_1 mapping 技术和基于饱和恢复准备的 T_1 mapping 技术两大类。前者是目前应用最广泛和最成熟的一类 T_1 mapping 技术。最先提出的是 Look-Locker（LL）技术，随着技术发展和改良出现了 MOLLI 技术和 ShMOLLI 技术。

Look-Locker 技术是在纵向磁化矢量反转之后，利用多个 T_1 值施加一系列低反转角（<20°）射频脉冲来产生梯度回波，在每个射频脉冲之后利用梯度回波读出 MR 信号，根据信号幅度的变化率来定量 T_1 值，但是利用梯度回波读出信号使得反转恢复曲线发生改变，可能会导致 T_1 测量的不准确；而且在心脏搏动过程中连续的采集图像，导致心脏形态发生改变，因此不太适用于心脏。

改良 Look-Locker 反转恢复（modified Look-Locker inversion recovery，MOLLI）T_1 mapping 技术在 LL 技术的基础上进行了 3 点改进：①利用平衡稳态自由进动（balanced steady state free precession，bSSFP）序列读出信号，可以减少反转恢复中磁化矢量的丢失，对纵向磁化矢量恢复曲线的影响更小，能获得更高的信噪比。②利用心电门控，在舒张末期进行选择性图像采集，有效减少了心脏搏动对图像采集的影响。③应用多个（通常是 3 个）不同反转时间（TIs）的 LL 序列产生一个数据集，增加了弛豫曲线的样本数，从而使得评估 T_1 的准确性更高。MOLLI 由 3 个连续的心电门控反转恢复准备 LL 序列（LL1、LL2、LL3）在 1 次闭气内（17 个心动周期）扫描完成，这 3 个序列舒张末期分别进行 3 个、3 个及 5 个单次采集，即 LL1 采集 3 次，间隔 3 个心动周期，再 LL2 采集 3 次，间隔 3

个心动周期，最后 LL3 采集 5 次。在每 2 个 LL 序列之间间隔 3 个无数据采集的心动周期，以使纵向磁化矢量完全恢复平衡。利用 MOLLI 技术可在 1 次屏气过程中采集心脏单层 T_1 mapping 数据，每次舒张末期数据采集时间 <200 ms，运动伪影较少，而且具有较高的准确性、可重复性和空间分辨率，是目前心脏 T_1 mapping 中最常用的技术。但其缺点是要在 17 个心动周期内完成 1 幅图像的采集，屏气时间较长，具有心率依赖性，不利于患者耐受；而且存在 T_2 依赖性、磁化传递、反转效率及磁化矢量丢失等因素的影响，因此容易低估心肌 T_1 值，需要对 T_1 值进行校正。

短 MOLLI（shortened MOLLI，ShMOLLI）T_1 mapping 技术是对 MOLLI 进一步改良，采用相似的 LL 序列和有效 TI 计算原则，仅进行 5、1、1 次采集，每 2 个 LL 序列之间仅有 1 个无数据采集的心动周期。由于组织 T_1 值各异，纵向弛豫恢复时间不同，经过第 1 个 LL 序列采集后可能并未完全恢复平衡状态，因此需根据线性估计来判断 T_1 弛豫恢复情况，若已恢复平衡，则认为第 2、3 个 LL 序列中获得的数据有效，3 个 LL 序列中采集的数据均可以用于做 T_1 值的计算；反之，则认为第 2、3 个 LL 序列采集的数据不准确，只有应用第 1 个 LL 序列采集的数据用来做 T_1 值的计算。其与 MOLLI 相比对心率的依赖性更小，所以屏气时间更短，更利于受检者耐受。但也有研究显示在 $T_1<800$ ms 时，ShMOLLI 的测量结果与 MOLLI 有较好的相关性，而在 $T_1>800$ ms 时，其精确度低于 MOLLI；而且同样存在和 MOLLI 技术中容易低估心肌 T_1 值的缺点，需要对 T_1 值进行校正。

另一类是基于饱和恢复准备的 T_1 mapping 技术，最常用的是饱和恢复单次采集（saturation recovery single shot acquisition，SASHA）T_1 mapping 技术，其采用 bSSFP 序列在每个心动周期的舒张末期均进行单次采集，获取心脏单层 T_1 mapping 图像需 10 个心动周期。第 1 次采集不施加饱和脉冲，获得平衡状态下的信号强度，而余下的 9 次采集分别在不同的触发延迟时间下施加饱和脉冲，经过一定的饱和恢复时间采集图像（饱和恢复时间定义为施加饱和脉冲后到填充 k 空间中心线的时间），由于每次采集饱和恢复时间不同，从而产生不同 T_1 权重的对比。SASHA 有很高的准确性和心率非依赖性，且不需要对 T_1 值进行校正，因此准确性较 MOLLI 和 ShMOLLI 高。SASHA 的缺点是在不完全的饱和准备以及低信噪比的情况下可能会导致 T_1 值的高估和变异性较大，但仍然需要进一步的研究和验证。

改良 Look-Locker 饱和恢复（modified Look-Locker acquisition with saturation recovery，MLLSR）T_1 mapping 技术是采用饱和恢复准备脉冲，但图像采集仍应用类似于 MOLLI 中的 LL 技术进行采集。MLLSR 有 2+2+4 和 1+3 两种采集模式。2+2+4 模式是 3 个 LL 序列在舒张末期分别进行 2、2 个和 4 个单次采集，该模式有效 TIs 大多分布在 1000 ms 左右，而增强前心肌 T_1 值大概在 900~1000 ms，所以一般用于增强前 T_1 成像；1+3 模式是 2 个 LL 序列在舒张末期分别进行 1 个和 3 个单次采集，该模式有效 TIs 大多分布在 500 ms 左右，增强后心肌 T_1 值明显缩短，一般 <500 ms，故一般应用于增强后 T_1 成像。增强后 2 种采集模式对 T_1 值的测量结果相似，因此对于不能屏气的患者增强后采用 1+3 模式更容易耐受。研究表明 MLLSR 与单次采集反转自旋回波（T_1 测量的金标准）相比，两者在体模上的 T_1 测量结果具有高度一致性，并且 MLLSR 具有良好的时间和空间分辨率，心率非依赖性，组织适用范围广泛，是 CMR T_1 mapping 技术的另一种补充，具有很大的潜力。但由于应用了类似 MOLLI 的单次激发多次采集方式，仍存在磁化矢量丢失，所以同样会对 T_1 值产生低估效应。

饱和脉冲准备的心率非依赖性反转恢复（saturation pulse prepared heart-rate-independent inversion recovery，SAPPHIRE）T_1 mapping 技术是一种结合饱和及反转脉冲的技术。其在每个饱和准备脉冲之后单次采集图像，因此，在评估 T_1 值时没有心率依赖性，而且可以灵活地选择反转时间（T_{inv}）以便在 T_1 弛豫曲线恢复前期阶段采集更多的数据，使评估 T_1 值更加敏感。SAPPHIRE 成像在第 1 次采集无磁化准备脉冲，采集平衡状态下的信号强度。而后在每个心动周期中，在相同的时间点施加 1 个饱和脉冲，然后在不同的时间点施加 1 个反转脉冲，之后均在舒张末期单次采集数据。施加饱和脉冲至数据采集的时间（T_{sat}）是固定的，而施加反转脉冲至数据采集的时间（T_{inv}）不同，从而产生不同 T_1 权重的对比。与 MOLLI 及 ShMOLLI 相比，SAPPHIRE 所得图像受心律失常所致的运动伪影干扰小，没有磁化矢量的丢失，且对 T_2 依赖性、磁化传递、反转效率等影响不敏感，评估 T_1 值准确度较高，是一种很有潜力的 T_1 mappping 技术。

【评述】 本文归纳总结了从最早的 LL T_1 mapping 技术，到目前应用最广泛的 MOLLI 和 ShMOLLI 技术，再到新近提出的 SASHA、MLLSR 和 SAPPHIRE 的基本原理和各自的优缺点。目前 MOLLI 和 ShMOLLI 已较为广泛应用，但是其存在低估 T_1 值和心率限制等缺点仍不可忽视，SASHA 等新技术可对其进行补充加强，不过新技术的临床稳定性目前研究尚少。全面认识和了解多种 CMR T_1 mapping 技术在临床实践操作中面对不同心脏疾病的心肌改变选择有效的测量方法有益。

文选 469

【题目】 腰椎间盘退变的 MRI 早期诊断和定量评价的研究进展
【来源】 医学影像学杂志，2016，26（10）：1918-1920.
【文摘】 腰椎退行性病变是常见的骨肌系统疾病之一。为阻止退变的进一步进展，早期诊断椎间盘退变有着重要的临床意义。然而，常规磁共振成像（MRI）检查仅能提供椎间盘的形态学信息，不能早期、精准诊断痛性椎间盘变性，并且患者反复就诊和影像学评价也消耗了大量社会公共卫生资源。近年来 MRI 多种新技术和定量技术的不断进展和成熟，在很多领域取得了很好的应用，在椎间盘退变的早期定量诊断中亦扮演着重要角色，本文就目前临床应用及最新的磁共振（MR）功能成像技术进行综述。磁共振波谱（MRS）可以对生化环境和代谢产物及某些特定化合物进行无创定量分析，是一项具有潜力的活体生化分析技术。有学者报道在 3.0 T 及 11.7 T 高场磁共振 MRS 对痛性椎间盘诊断具有意义。然而 MRS 受多种因素的影响，如机器的参数、测量方法、ROI 选择、椎间盘厚度等等，目前尚处于研究中。扩散加权成像（DWI）和扩散张量成像（DTI）可以反映活体内水分子运动，通过测量组织的各向同性分数（ADC 值）和各向异性分数（FA 值）来反映组织内水分子扩散能力及各向异性程度。目前相关研究报道椎间盘的 ADC 值与年龄呈负相关，正常无症状人群中 ADC 值在同一椎间盘内的不同区域或不同椎间盘平面内的对应区域存在差异；然而 ADC 值受年龄、负荷、设备、测量方法等诸多因素影响，在椎间盘退变的临床应用有待进一步研究。但 ADC 值在急性椎间盘外伤破裂中有一定的应用价值。T_2 弛豫时间是反映 T_2WI 信号衰减的常数，与组织内的蛋白多糖、胶原、水等分子环境有关，T_2 mapping 信号采集后经后处理软件获得伪彩图，从而直观反映组织含水量，它可以于 T_2WI 信号未出现异常前早期反映组织分子环境的改变，在软骨损伤方面应用较为成熟，作为软骨退变的无创性定量指标。椎间盘与软骨具有相似性，该技术在椎间盘中的应用具有期待性。目前有基于动物实验的研究报道 T_2 mapping 对椎间盘退变很敏感，T_2 值和 T_2 mapping 可以作为活体水平椎间盘退变程度和临床治疗效果的可靠定量指标。但是以 T_2 mapping 为依据测量的 T_2 值受时间、负载、体位、机器、场强、扫描序列和测量方法等多种因素的影响，很难推广取得一致的标准。$T_1\rho$ 加权成像是一种 MR 新技术，目前仍处于临床研究阶。国内学者的一项动物实验显示，$T_1\rho$ 同 T_2 弛豫时间对关节软骨都较敏感，可以作为特异性的检测指标，可以应用于关节软骨退变的早期诊断段。软骨延迟增强磁共振成像（delayed gadolinium enhanced MRI of cartilage，dGEMRIC），其机制为软骨内 GAG 含有带负电荷的羧基和硫酸基团，与带负电荷的钆喷酸葡胺相排斥，在含 GAG 缺失的部位浓聚，由于创伤、骨性关节炎等都存在软骨中的 GAG 丢失，通过对软骨组织 T_1 值的测量可以反映软骨内蛋白多糖含量的变化。一项针对椎间盘的动物模型显示，退变的椎间盘 T_1 信号明显增高区域中的 GAG 含量明显减低，说明该项检查可以用于评价椎间盘退变。由于延迟增强磁共振检查耗时，使用剂量大，目前主要应用在临床研究中。最后还有通过 MRS 测量 Na 的分布对椎间盘的分子成分含量量化分析，但钠成像需要高场强 MR 机、特殊的空间传输和接收线圈，扫描时间长，故该技术目前很难广泛应用于临床，目前尚处在临床研究阶段。总而言之，多项功能 MR 成像技术通过量化分析生物学标志物，为精准地反映椎间盘分子环境的细微变化提供可能性，在临床的应用值得期待。

【评述】 本文分别介绍了波谱、ADC 值、T_2 mapping、$T_1\rho$、软骨延迟增强磁共振成像等的机制及早期诊断和定量评价腰椎间盘退变的研究进展。传统 MRI 依赖椎间盘形态、信号改变和椎间盘后部改变来评价椎间盘退变，而此时椎间盘退变往往已经处于中、晚期，椎间盘已发生不可逆的病理生理改变，临床治疗效果较差，难以缓解患者症状和体征，不能有效阻止疾病的进展。基于多项新技术的 qMRI 通过定量分析生物学标志，可以精准地反映椎间盘分子环境的细微变化，于形态学改变前发现椎间盘的变化，有利于指导临床早期干预和治疗，并可以作为疗效观察的指标，在临床的应用值得期待。

文选 470

【题目】 液体衰减反转恢复序列高信号血管征对急性大脑中动脉闭塞血管再通治疗预后的影响

【来源】 中华放射学杂志，2016，50（8）：615-619.

【文摘】 探讨 MR 液体衰减反转恢复序列（FLAIR）高信号血管征（hyperintense vessel sign, HVS），对急性脑梗死患者血管内治疗疗效的影响。回顾性分析 2013 年 1 月至 2015 年 10 月间经血管内治疗的，急性大脑中动脉闭塞患者的影像及临床资料。患者纳入标准：①发病 8 小时内。②MR 检查资料完整，包括常规平扫、液体衰减反转恢复、DWI、MRA，DWI 阿尔伯特早期 CT 评分（DWI-ASPECTS）评分≥7 分。③血管内治疗术中脑血管造影证实大脑中动脉 M1 段闭塞，术后充分再通（2b 和 3 级）。④术后 1 周内接受与术前相同序列的 MR 检查。根据 HVS 信号强弱不同将患者分为 A 组（HVS 评分<5 分）和 B 组（HVS 评分≥5 分）。比较两组间临床和影像特征及预后。结果，A 组 15 例，B 组 33 例，两组间发病至 MR 检查时间分别为（4.8±0.7）小时、（4.6±0.6）小时，MR 检查至血管再通时间分别为（2.1±0.5）小时、（2.2±0.5）小时，术前 DWI-ASPECTS 评分分别为

（7.8±0.9）分、（8.2±1.0）分，差异无统计学意义（P 均>0.05）。B 组较 A 组入院时神经功能缺损程度更轻，美国国立卫生研究院卒中量表评分分别为（10.1±2.2）分、（14.6±2.6）分；侧支循环分级评分更高（2.4±0.4）分、（1.6±0.3）分；术后 DWI-ASPECTS 评分更高，分别为（7.3±0.9）分、（5.6±0.8）分，DWI-ASPECTS 评分进展更轻［分别为（0.9±0.2）分、（2.2±0.4）分］，差异有统计学意义（P 均<0.05）。此外，术后 B 组脑出血转化发生率（12.1%）及 3 个月 mRs 评分（2.3±0.4）分均低于 A 组的 26.7% 和（3.2±0.5）分，差异有统计学意义（P 均<0.05）。结论，HVS 评分与脑侧支代偿级别密切相关，HVS 评分高者预示血管内治疗效果更好。

【评述】 高信号血管征（HVS）是指在 MR 液体衰减反转恢复序列（FLAIR）图像上，邻近脑皮质表面的蛛网膜下腔内脑脊液环绕的线状或点状的高信号，多分布于大脑外侧裂池、半球脑沟或脑表面。急性颅内外大血管闭塞几乎均可见 HVS。HVS 可出现在颅内大动脉近端和远端，远端 HVS 可能为软脑膜侧支缓慢逆向血流代偿所致，可延缓脑梗死的进展。本研究为了评估 HVS 与脑侧支代偿的关系，采用 Olindo 等 HVS 评分方法，以脑血管造影为对照，结果显示 HVS 评分越高，脑侧支循环级别越高，侧支代偿越丰富。HVS 对脑梗死临床严重程度及预后评价是近年来的研究热点。然而，前期研究中存在两种截然相反的观点：一种观点认为 HVS 评分越高代表更好的侧支代偿，预示较小的脑梗死体积及较轻的神经功能缺损；另一种观点则相反。该研究结果支持前者的观点，即急性 MCA 闭塞患者 HVS 评分越高，侧支代偿相对越丰富，初始脑梗死体积相对越小，NIHSS 评分相对越低。急性脑动脉闭塞的原因可能是影响神经功能缺损严重程度及预后的重要因素，国外患者多为栓子脱落或栓塞，国内患者脑动脉硬化基础上血栓形成相对较多，导致的脑动脉侧支代偿建立的时间和程度不同。但本组病例数较少，未对其与 HVS 评分的关系进一步分析。两种观点现在仍存有争议，还有待于进一步的研究。

文选 471

【题目】 遗忘型轻度认知障碍患者的静息态功能连接强度特征研究

【来源】 中华放射学杂志，2016，50（3）：191-195.

【文摘】 研究遗忘型轻度认知障碍（amnestic mild cognitive impariment, aMCI）患者的静息态全脑功能连接强度（functional connectivity strengths, FCS）特征，以寻找新的可用于反映阿尔茨海默病（AD）高风险人群脑功能网络拓扑属性特征的指标。根据 Petersen 诊断标准，纳入符合 aMCI 临床诊断的 aMCI 患者 31 例（aMCI 组），以及年龄、性别和受教育程度相匹配的健康志愿者 42 例（对照组）。采集所有被试的静息态 fMRI（rs-fMRI）数据，对 rs-fMRI 数据进行常规预处理并进行全脑的 FCS 分析，探索 aMCI 患者全脑功能网络的核心脑区（hub），即 FCS 值较高脑区的分布特征。采用双样本 t 检验比较两组被试间年龄、受教育年限、各项神经心理学测评的差异，采用卡方检验比较两组间性别的差异，组间 FCS 的差异采用一般线性模型分析。最后，在 aMCI 患者组中采用相关分析评估具有组间差异脑区的 FCS 值与行为学评分的相关性。结果，aMCI 组脑功能网络的核心脑区主要分布在大脑的联络皮质区域，如楔前叶、扣带回后部、内侧前额叶、角回、枕上回、梭状回、舌回等，与对照组的分布模式大体一致，但 FCS 值普遍降低。进一步组间比较显示，aMCI 组较对照组在双侧梭状回、舌回、枕上回、左侧枕中回、中央后回等区域的 FCS 值显著下降（簇大小分别为 389、230、187、107 个体素，P 均 <0.05），在双侧扣带回后部、右侧岛叶 FCS 值有下降的趋势。相关性分析显示，在未经校正的条件下，左侧中央后回的 FCS 值与画钟试验（clock drawing test, CDT）评分具有相关性（$r=0.436$，$P=0.026$）。结论，aMCI 主要破坏脑功能网络中的核心脑区，这种功能连接的变化可能反映了早期 AD 的病理生理变化。

【评述】 轻度认知障碍（MCI）是介于正常老化与痴呆之间的一种过渡状态，患者的认知功能多存在轻度损害，其病理生理过程，尤其是源于阿尔茨海默病（AD）的 MCI，与 AD 是一致的，从 MCI 进展到 AD 痴呆是一个脑功能和脑结构损害不断进展且不可逆的过程，所以早期诊断和及时干预对于延缓 MCI 向 AD 发展具有重大意义。本研究就是利用 rs-fMRI 这种新的脑功能成像技术从全局的角度对脑网络的拓扑属性进行探究，并发现 MCI 组较正常组脑功能网络核心脑区 FCS 减低，对于 AD 这样的脑网络失去连接的疾病，本研究的结论可作为发现早期 AD 脑损伤变化的有力指标。

文选 472

【题目】 增强三维短反转时间反转恢复变角激发 T_2WI 快速自旋回波序列臂丛神经成像

【来源】 中华放射学杂志，2016，50（5）：371-375.

【文摘】 探讨 MR 增强三维短反转时间反转恢复变角激发 T_2WI 快速自旋回波序列（3D STIR T_2WI SPACE）行臂丛神经成像的可行性。对 32 例行肩部 MR 检查的患者，采用德国 Siemens Magnetom Verio Dot 3.0 T MR 成像仪行 3D STIR T_2WI SPACE 序列扫描，前瞻性研究臂丛神经成像效果。32 例中 13 例仅行平扫，10 例行平扫加增强扫描，9 例仅行增强扫描。由 2 名影像诊断主任医师对臂丛神经的扫描结果根据臂丛神经根、干、股、束、支的显示情况进行评分，并测量臂丛神经与肌肉的对比噪声比（CNR）。增强和平扫结果的比较采用 t 检验；10 例同时行平扫及增强的患者，平扫和增强结果的比较采用自身配对 t 检验。结果，23 例臂丛神经平扫显示结果评分（7.8±1.3）分，CNR 为 24.97±3.41；19 例增强扫描评分（13.1±1.7）分，CNR 为 38.49±4.95，两者差异具有统计学意义（t 值分别为 -11.72、-10.47，P 均 <0.01）。10 例同时行增强和平扫的患者，平扫图像质量评分（7.4±1.7）分、CNR 为 26.23±4.43，增强评分（13.3±1.6）分，CNR 为 38.19±5.03，两者相比图像质量评分及 CNR 差异均具有统计学意义（t 值分别为 -8.22、-5.64，P 均 <0.01）。2 名医师对平扫和增强 3D STIR T_2WI SPACE 序列臂丛神经显示评分结果一致性分析，平扫 $\kappa=0.68$，一致性一般，增强 $\kappa=0.82$，一致性较好。结论，增强 3D STIR T_2WI SPACE 序列可很好地抑制背景组织信号，有利于臂丛神经的显示，对臂丛神经病变的诊断有重要价值。

【评述】 本研究通过对比增强前后 3D STIR T_2WI SPACE 序列臂丛神经成像的图像质量，得出增强后该序列的背景抑制更强，使臂丛神经的高信号更加清晰和重点突出，对臂丛神经的显示更佳的结论。3D STIR T_2WI SPACE 序列利用造影剂能够缩短组织 T_2 值及正常臂丛神经受神经血管屏障保护的原理，可对之前已提出的 3D STIR T_2WI SPACE 序列平扫臂丛神经成像做出完善，使臂丛神经周围的静脉和淋巴管背景进行更好的抑制，从而更好地显示臂丛神经及其与周围病变的关系，其临床实用性较强。

文选 473

【题目】 自由呼吸并运动校正延迟强化 MR 成像用于冠心病合并心功能不全患者的研究

【来源】 疑难病杂志，2016，15（7）：666-669.

【文摘】 研究心脏磁共振（CMR）新序列——自由呼吸并运动校正延迟强化（late gadalinum enhancements LGE）成像序列用于冠心病合并心功能不全患者的临床应用价值。选择 2014 年 8 月至 2015 年 12 月行 CMR 检查的拟诊冠心病合并心功能不全患者 100 例，采集屏气 LGE 和自由呼吸并运动校正（简称运动校正）LGE 图像。其中 41 例患者由于图像质量或难以耐受屏气指令的原因，检查过程中放弃了屏气 LGE 图像的采集，共 59 例患者完成了全部屏气 LGE 和运动校正 LGE 扫描，比较屏气 LGE 和运动校正 LGE 图像心肌梗死病灶检出、扫描时间、图像质量之间的差异。结果显示屏气 LGE 和运动校正 LGE 在检出心肌梗死病灶方面具有较高一致性（$\kappa=0.97$）。盲法评价显示运动校正 LGE 较屏气 LGE 成像时间更短［（160±11）秒 vs.（330±13）秒，$t=-67.552$，$P=0.01$］，质量优良的图像更多。运动校正 LGE 可对全部患者进行风险分级，病灶范围与不良事件相关（$r=0.593$，$P=0.01$），而屏气 LGE 由于图像质量不佳或采集失败不能进行风险分级。结论，对于能够耐受屏气 LGE 的患者，屏气和运动校正 LGE 对患者的延迟强化病灶定性和定量评价价值相似；运动校正 LGE 在采集时间、图像质量等方面优于屏气 LGE，更适合临床应用。

【评述】 单次继发运动校准相位敏感反转恢复序列（single-shot PSIR moco）是新开发的快速延迟强化磁共振成像序列。该序列在自由呼吸下完成检查，且对心率变化不敏感。single-shot PSIR moco 适合屏气配合不佳、心律失常和心功能不全患者快速完成检查。对于心肌梗死的患者，尤其是老年患者，常合并心功能不全及心房颤动，难以耐受检查过程中的多次屏气指令。对于这些患者，尤其需要进行心脏磁共振延迟强化成像，评价心肌受损范围及程度。本研究结果显示无论在成像时间还是图像质量方面，single-shot PSIR moco 延迟强化序列均优于常规延迟强化序列。以上优势拓展了 single-shot PSIR moco 延迟强化序列在冠心病心功能不全患者不良预后的危险分级中的应用。这些患者因呼吸困难和（或）心律失常常难以耐受常规 LGE 成像，而这些患者未来更易发生各种心血管不良事件。与图像质量优良的常规 LGE 图像比较，single-shot PSIR moco 延迟强化序列图像在评价心肌梗死范围大小方面没有明显偏倚。延迟强化的固有序列为检出受损心肌，对于冠心病患者主要病变为梗死心肌，包括检出其他临床常规检查未能识别的心肌梗死和确定梗死瘢痕负荷范围，以及根据瘢痕信号特点，识别具有导致猝死风险的"gray zone"，从而为冠心病的诊断、治疗及预后判断提供信息。single-shot PSIR moco 延迟强化序列不受患者一般情况限制，拓宽了 LGE 成像的应用人群，实现了对冠心病合并心力衰竭患者进行成像，评价心肌损害程度、进行危险分级的目标。single-shot PSIR moco 延迟强化序列在采集时间、图像质量等方面优于常规延迟强化序列，适合于临床常规应用。

文选 474

【题目】 纵向弛豫时间定量成像在心肌淀粉样变性诊断中的初步研究

【来源】 中华放射学杂志，2016，50（12）：935-939.

【文摘】 针对心脏 MR 初始纵向弛豫时间定量成像（T_1 mapping）技术诊断心肌淀粉样变性（CA）的应用价值进行初步探讨。回顾性收集 20 例经生物学检查和超声确诊为心肌淀粉样变性（cardiac amyloidosis, CA）患者的资料，随机选取正常组 20 例及肥厚型心肌病（hypertrophic cardiomyopathy, HCM）40 例患者作为对照。所有患者进行标准心脏 1.5 T MR 检查，包括初始 T_1 mapping 改良 Look-Locker 反转恢复（MOLLI）序列和对比剂延迟强化（LGE）扫描，测量 T_1 值及其心功能参数。3 组间测量指标的比较采用单因素方差分析，采用 ROC 曲线分析 T_1 弛豫时间识别 CA 的敏感性与特异性。T_1 与心功能指标之间的相关性评估采用 Pearson 检验。结果，CA 组心肌 T_1 弛豫时间［(1124±49) 毫秒］显著升高，其与正常组［(973±39) 毫秒］和 HCM 患者［(1045±50) 毫秒］比较，差异有统计学意义。T_1=1082 毫秒时，诊断 CA 的特异性为 80%，敏感性为 75%。T_1=1012 毫秒时，排除 CA 的敏感性为 100%，特异性为 40%。CA 组患者 T_1 弛豫时间与心脏收缩和舒张功能有相关关系，随着 T_1 弛豫时间增加，左心室射血分数降低，左心室重量指数增加。结论，初始心肌 T_1 mapping 是一种有潜在能力诊断和量化 CA 的诊断方法。

【评述】 淀粉样病变是一类累及全身多器官的系统性疾病，心肌淀粉样变性是判断该疾病预后的一项重要指标，已有心肌受累的患者常预后较差。心内膜活检是诊断心肌淀粉样变性的金标准，但是有创性检查，且所取活检组织有限，活检部位与非典型的 CA 病变部位的吻合性对活检结果影响较大。磁共振对比剂延迟强化（late gadolinium enhancement, LGE）成像对心肌显示更为全面，对 CA 具有重要诊断价值，但是对于非典型 CA 和大面积心肌纤维化病变鉴别的特异性仍不够突出。本研究探究了量化心肌 T_1 值的方法与心肌淀粉样变的诊断之间的关系，可更直观和准确地诊断 CA，但仍未提出诊断特异性较高的 T_1 值范围，这点需要在日后的临床工作中继续摸索。

第六节　医学影像存档与通信系统技术研究进展

文选 475

【题目】 DICOM 从 PACS 到 PDA 的应用创新
【来源】 中国数字医学，2016，11（2）：96-97.
【文摘】 由于在移动设备上部分或全部添加了传统的 PACS 的 3 层架构，将完整的医学影像存档与通信系统（PACS）"装进"口袋已经不是一个笑话。但是不能忽略的是，由于硬件的原因，移动设备显示和处理图像的速度将会受到限制，直接关系到放射工作流的效率。为了解决这个问题，许多设备生产商相继发出声明推出新的技术全面提高移动终端设备的处理速度。本文对这方面进行了研究，具体体现在如下几个方面：①磁盘空间，一个普通的 DICOM 检查需要占用 50~500 Mb 的磁盘空间，现有的计算机能够为一个小的图像数据中心甚至一个中等规模的医院保存几个月的数据。而一个小的设备（包括手机）能够轻松地存储若干 Gb 的 DICOM 数据在其 SD 卡上，并且一般都是存储和显示经过压缩的医学图像多媒体数据。②可靠性，由于便携式和手持式计算机主要是作为瘦客户端（仅仅是应用于显示），数据存储的可靠性将被忽略，其主要的存储和处理都是在后台服务器上完成。③安全性，数据加密建立在所有的现代化的网络协议之上（包括无线），很多软件都可以用于保护个人电脑和存储包括远程设备的跟踪和锁定。而且，由于个人的设备几乎不会共享，所以不存在安全泄露。④图像阅读质量，现在高端的图形采集卡能够支持丰富的颜色显示，所以对于PDA设备来说，同样支持极好的对比度和亮度，足够用于图像阅读诊断。⑤便携性，由于医师每天的工作量比较大，如何实现便携式，让他们很方便地处理每天的工作以及实现系统之间的快速切换是技术专家们需要考虑的问题。⑥处理能力，毫无疑问，大的系统能够提供更快的处理速度和更多的内存，能够实现计算任务的实时性。然而，通过加强硬件能够弥补软件执行的低效率。将近90%的数字图像处理任务（包括三位重建等）能够成功地在平板电脑上执行，并且是实时的。⑦电池寿命，所有移动设备的一个共同问题就是电池寿命。随着技术的不断发展，在这个领域的技术已经大大增加了电池的寿命，并且价格也越来越便宜。

【评述】 采用PDA作为移动终端的网络应用，正逐渐显示出它的优势和魅力，伴随着网络技术的应用，进入到各行各业的发展中。PDA由于体积小巧、方便携带、价格低廉、功能强大，满足了人们随时随地获取信息的要求，正越来越受到人们的重视。它在PACS中的创新应用，将在极大程度上推动移动医疗事业的发展，将人类医疗事业的发展带到一个新的高度。

文选476

【题目】 PACS的发展展望

【来源】 医学信息，2015，28（38）：430.

【文摘】 相比医学影像信息的传统处理方式，PACS有着显著的优势：可快速获取图像，提高诊断速度；可提高图像质量，减少因图像的质量问题重新做影像检查的次数；可减少图像的丢失问题，消除胶片的错放、老化问题；可节省胶片和相应化学制品的费用，节约医院运营成本；可快速传输，处理远程医疗服务。国外的研究表明，影像科合理地使用PACS后，影像技师的工作效率提高了20%~60%，影像医师的工作效率提高了40%以上。PACS以后的发展方向：①与RIS（影像信息系统）、HIS（医院信息系统）的进一步整合。目前，PACS与RIS已经有了较好的整合。RIS系统通常用于影像科的患者登记、检查申请、检查时间及仪器安排，并用于影像学诊断的输入、存储和传输。将PACS与RIS相融合，不只意味着将医学图像与影像学诊断结论相关联，还意味着重新整合影像检查的过程，优化流程。在进行影像学诊断的时候，医师可以即时获得患者的基本信息、临床信息以及过往的检查信息。除了与RIS进行更完善的整合外，PACS今后将与HIS整合，实现全院影像信息共享。HIS是面向医院各部门，实现患者诊疗信息和行政管理信息的收集、存储、处理、提取和传输功能的信息系统。PACS与HIS整合后，影像医师可以获得患者的以往病历、病理诊断、手术诊断和出院诊断等信息，从而更合理地选择检查项目，更准确地进行诊断；临床医师可浏览患者的影像信息，作为下医嘱或诊断的参照。PACS与HIS的整合将提高医院的工作效率和管理质量，将是今后医院建设的重点。②用于EMR（电子健康档案）的建设。PACS除了要与RIS和HIS进一步整合，从而实现一个医院的各个科室间影像信息共享外，还需要在各个医疗系统之间进行整合，实现影像信息的全面共享。患者的基本信息、诊疗信息、影像学信息、其他非影像学医疗信息将被整合在一起，建立一个 EMR。患者的 EMR 包含患者所有的诊疗信息，将在所有的医疗机构中共享，这将有利于提高医师的诊断准确率和工作效率，避免重复检查，节省医疗资源，也方便患者医疗信息的管理。由于近几十年来，影像学在医学诊断和治疗中的地位不断提高，更有人预测，未来影像学信息将成为 EMR 的核心信息，PACS 也将在 EMR 的建设中起到核心作用。③插入 CAD（计算机辅助诊断）插件。CAD 是指通过影像学、医学图像处理技术及其他手段，结合计算机的分析计算，辅助影像医师进行诊断。CAD 对医学图像和信息进行计算机智能化处理，提取图像征象，使用决策树、ANN（人工神经元网络）等算法进行计算、处理，输出计算机诊断的结果，为医师的诊断提供参考。临床研究表明，CAD 可以帮助医师发现病灶，减少漏诊率，提高诊断准确率。目前的 CAD 研究大多局限在肺结节和乳腺癌诊断。将 CAD 插件插入 PACS 的工作站中，可以在胸片、乳房 X 线片的数字化过程中，进行计算机辅助诊断，影像医师在得到影像的同时，可获得 CAD 的诊断结果，作为诊断的参考。而随着 CAD 的发展，CAD 可辅助诊断更多其他疾病，CAD 插件也可应用在更多的影像检查过程中。④从 3D 到 5D。传统的影像学信息是二维平面的。现代影像技术可以将数千个二维影像叠加在一起，进行三维重建，真实地展现患者的解剖和病理状态。此外，全息影像的医学应用可真实记录并再现人体结构的三维图像。外科医师和介入医师认为三维影像更为直观，更能协助医疗操作。更为先进的是四维影像技术，可获得一段时间内的三维影像变化，帮助医师观察病情的演进、评估治疗的效果。而五维技术也正在兴起，通过对放射性标志物进行追踪，可进行功能与代谢的诊断。影像学从三维到五维的发展将带来影像学信息的指数增长，对 PACS 的硬件设备和运作能力都提出了更高的要求。PACS 虽然有良好的前景，但其应用实施还有一定障碍。影响 PACS 应用实施的因素：①经济成本。应用 PACS 的关键障碍是其成本。PACS 节约的资金和带来的收益是长期的、潜在的，且不只集中在影像科，而引入一台 CT 等设备，可为影像科带来短期可见的收益。由于其收益的上述特点，影像科往往不愿对 PACS 建设进行投入。因此，PACS 的建设，需要全院乃至全医疗系统的整体统筹、规划和投入。②知识障碍。一种新技术的应用和推广会有很多的知识障碍。对于 PACS，其应用和推广中的知识障碍主要有硬件、软件及其他设备的选择，PACS 与其他系统的整合，跨科室的协作，医务人员对信息学新知识的学习，诊疗流程的改变等。PACS 的运用不只是一项新技术的使用，而是对一个科室乃至一个医院的诊疗方式的转变和升级。在 PACS 的应用和推广中，不仅要考虑其技术因素，还要考虑相关的经济、组织和人力因素。

【评述】 PACS 最初被应用于影像科，现在其应用范围正逐渐扩大。为了达到院内、院间影像信息共享的目的，在一个医院内，PACS 需要与 RIS、HIS 纵向整合，在不同的医疗机构间，PACS 需要横向整合。DICOM 等标准的应用，将进一步促进 PACS 纵向和横向的整合。PACS 未来的发展将涉及更广泛的领域，与更多的新技术结合，PACS 也将会带来医疗模式和诊疗流程的革新。

文选 477

【题目】 PACS 在放射科的应用和探讨
【来源】 数理医药学杂志，2016，29（6）：945-947.
【文摘】 随机性抽取未应用 PACS 时拍摄的 300 张影像照片和 2014 年 8 月至 2015 年 3 月应用

PACS 后拍摄的 300 张影像照片作为研究对象，两组影像照片所对应患者的拍摄部位均为胸部。将未应用 PACS 时拍摄的 300 张影像照片设为对照组，将应用 PACS 后拍摄的 300 张影像照片设为研究组。由 2 名经验丰富的阅片医师组成影像照片质量检查小组，根据全国医院放射科质量保证及质量监控学术研讨会中提出的主题纪要，依照国家三级甲等医院的评片标准，对抽取的两组影像照片进行质量评价，并统计两组影像照片所对应患者登记检查至领取检查报告的时间、经济效益和耗材费用。影像照片质量评价标准：本研究共将放射科影像学照片的质量分为优、良、可、废片 4 级。优，诊断区密度标准，灰雾度<0.25，层次分明，无技术操作缺陷，无体外阴影；良，优级片中的一项存在不足，但不影响临床医师阅片结果；可，优级片中的 2 项存在不足，影响影像照片整体质量，但尚能根据影像照片进行诊断；废片，临床医师通过阅片不能进行诊断。结果，经分析，两组影像照片所对应患者登记检查到领取报告的时间、经济效益和耗材费用均存在明显差异。结论，PACS 对于放射影像的照片质量有明显的提高作用。

【评述】 PACS 应用于医院放射科，主要任务是把患者在放射科拍摄的各种医学影像，包括 CT、MRI、超声、X 线、显微仪等临床诊断设备产生的图像，通过模拟、网络、DICOM 等接口以数字化的形式长期、大量保存，当临床诊断需要时可经授权取回使用。本研究通过对比应用 PACS 前后的影像图片质量发现，研究组影像照片质量优良率为 91.7%，明显高于对照组影像照片的 75.3%，废片率为 2.0%，明显低于对照组影像照片的 11.7%，且研究组影像照片所对应患者登记检查至领取检查报告的时间明显短于对照组影像照片所对应的患者。此外，本研究结果还显示研究组影像照片的经济效益明显多于对照组影像照片，耗材费用则明显少于对照组影像照片。分析得到该结果的原因为，PACS 的应用优化了放射科的工作流程，并在此基础上改善了患者影像照片的质量，使患者留院等待的时间明显缩短，有效提高了放射科的工作效率。同时，因患者的影像照片废片率明显降低，减少了医疗耗材，有效提高了放射科的经济效益。综合分析本研究结果，PACS 在医院放射科中具有十分重要的应用价值，不仅能够提高患者影像照片的质量，降低影像照片的废片率，还在较大程度上优化了放射科的工作流程，提高了放射科的工作效率。此外，通过应用 PACS，还可节省医疗耗材，获取更高的经济效益，值得各大医疗单位引进使用。

文选 478

【题目】 PACS/RIS 系统云迁移若干问题及对策
【来源】 中国数字医学，2016，11（11）：101-103.
【文摘】 健康医疗云的建成虽然给医疗信息化带来了诸多机遇，但是也存在着不少的挑战。应用系统上云不只是单纯迁移本地服务、在云上存储数据，还要根据云平台实际情况适当调运行环境以适应用系统的要求，避免出现水土不服和迁移失败的情况。PACS/RIS 是医院信息系统重要组成部分，其特点是小文件多，数据量大。本文以 PACS/RIS 为例介绍在云平台迁移中遇到的难题及解决方案。

【评述】 首先，本研究完成了医院所有应用服务及数据等的医疗云迁移，免去新建机房、采购服务器和存储设备等，直接为医院节省了近 1000 万元的资金投入。其次，在满足院内 PC 端影像数据应用的基础上，采用盈谷 IMAGES 引擎将 PACS 影像数据移动化互联网化，使得医疗人员通过各种终端即可随时随地观看到患者完整清晰的影像，并可利用丰富的工具进行二维、三维图像处理。目前已实现了以电子病历为核心，以临床业务为主线的信息系统云端建设，应用效果非常显著，大大提升了医院的运营效率及医疗质量。健康医疗云的构建大大节约了机房建设成本和运维成本，实现了资源的集约化，使区域医疗信息化及更大范围内的医疗信息互联互通成为可能。在医疗云、"互联网+"越来越成为全国医疗信息化建设趋势的背景下的云医院建设已然走在了前列，特别是在PACS/RIS的云平台迁移方面做了很多的工作，给其他医院的云医院建设提供了参考和借鉴。

文选479

【题目】 PACS/RIS系统应用于医学影像学教学中的优势评价
【来源】 中外医学研究，2016，14（2）：63-65.
【文摘】 PACS是指医学影像存档与通信系统，主要应用于医院影像科室中，通过以数字化方式集中保存医院日常运行中产生的MR、CT、超声、显微仪等各种医学影像资料，可在有需要的时候通过相关授权再次审阅影像资料，并且具有一些辅助诊断管理功能。而RIS是指临床影像科室的登记、分诊及影像诊断报告等各项信息查询、统计管理系统。目前医院常将PACS与RIS融合到一起促成PACS/RIS，其在影像设备传输数据与存储中具有重要作用。本研究旨在探讨PACS/RIC系统在医学影像学教学中的应用价值。医学影像学传统的授课模式为教师带领学生进行阅片，一般胶片数量有限，一类疾病、设备胶片可能只有一张，无法应对大学课堂多数学生的阅片需求，教师工作量较大，多次讲解严重占用授课时间，正常授课内容受到影响。而通过PACS/RIS，教师不再局限于传统的个人教案，可通过对PACS中的影像资料进行调阅，通过多媒体投影为全部学生讲解，不仅缩短了授课课件的制作时间，在降低教师工作量的同时，丰富医学影像学教学内容，提高学生学习兴趣。教师通过PACS/RIS的影像资料及网络、电视、报刊、专业书籍等医学影像信息媒体依据教学大纲进行合理的资源整合，结合相应的影像资料建立医学影像学完善的医学影像图片库，是教学内容更为立体、丰富、多样化，课上可以通过关键词查询系统，快速查询授课过程中所需要的典型影像资料。本研究筛选2014年2月至2015年2月医院影像科见习学生150名作为研究对象。其中男71名，女79名，年龄21~24岁，平均（22.9±0.5）岁，所有学生见习前均未接受过医学影像学系统课程学习，并对本组调查完全知情同意。采用随机数表法将所有学生分为研究组与对照组，每组75名，两组学生性别、年龄等一般资料比较，差异均无统计学意义（$P>0.05$），具有可比性。两组学生在不同授课模式下学习医学影像学，其中对照组学生在传统带教模式下学习医学影像学，研究组教师将PACS/RIS应用于医学影像学教学中，通过课上讨论与课下学习PACS/RIS中的相关影像资料。两组学生共进行为期1个学期的医学影像学学习，期末比较两组学生的学习效果。对两组学生学习主动性、教学满意度采取自拟问卷调查形式进行评分，10分满分，分数越高则表示主动性、满意度越高；结课测验试题由影像科2名医师联合出题，满分100分，分数越高则学习效果越高。结课测验结果显示，研究组学生医学影像学平均得分明显高于对照组，差异有统计学意义（$P<0.05$）；且研究组学生学习主动性评分及教学满意度评价结果明显高于对照组，差异均有统计学意义（$P<0.05$）。

【评述】 PACS/RIS通过计算机网络新颖的教学模式。以丰富的图片、多变的文字及灵活的动画深深吸引学生上课时的注意力，具有强烈的表现力与感染力，能够使枯燥乏味的医学影像学习变得活泼生动，能够最大程度上调动学生的学习积极性，改变学生的学习模式，以被动学习变为主动学习。在课下学生可通过前往图书馆电子阅览室或多媒体教室进行课下自主学习，对课上未掌握的影像特点以及教学内容进行回顾性学习与反复练习。通过 PACS/RIS 可对近期的临床影像资料进行分析、观察，且 RIS 记录患者影像科就诊的完整过程可使学生更早接触影像科日常运行，为今后的影像工作打下坚实的基础。本研究结果证实，将 PACS/RIS 应用于医学影像学教学中可显著提升学生学习主动性及教学满意度，且学生结课成绩明显优于传统授课模式的对照组，差异有统计学意义（$P<0.05$）。

PACS/RIS 基于海量的影像存储资料，具有高度的集成性、可控性、立体性、非线性化等特点，目前已对传统教学观念及授课模式产生巨大的挑战。PACS/RIS 解放教师课件及教案的束缚，在教师的讲解带领下能够接触更多的影像资料，丰富课堂授课内容，提高学生学习兴趣。

文选 480

【题目】 PACS 关键技术研究及系统实现

【来源】 电子科技大学硕士论文，2015.

【文摘】 随着医院数字化进程的不断深入，医学信息系统在医院的应用已十分广泛，通过网络可以实现大量医学信息的资源共享，医学影像信息在医院信息数据量中占绝大部分，但是在当前医院信息系统中，其并未得到充分的共享与应用，为临床服务的作用也尚未充分发挥。PACS 的应用实现了医学影像信息的快速传输与共享，更好地为临床医师和患者服务，从整体上提高了医院的诊疗效率和患者满意度。本文开发了一套满足医院影像科室日常业务需求的影像存档与通信系统，对医院日益老化的 PACS（医学影像存档与通信系统）进行升级改造，其中主要是对 PACS 中的业务工作流管理部分进行全面更新换代，优化放射科的业务流程，提高医师的工作效率及医院的服务水平。本文的主要研究内容分为两个部分：第一，PACS 影像后处理模块关键技术研究——数字减影血管造影算法研究；第二，PACS 核心模块设计与实现。算法研究部分，首先对 DSA 成像基本原理进行了详细的介绍，然后简要分析了 DSA 影像基本特征，根据 DSA 成像原理和影像特征进行增强算法的设计，涉及的算法包括格式转换、归一化预处理、对数变换、灰度映射、动态背景模板增强、图像位宽变换等，最后，在 MATLAB 环境下进行仿真，并通过 OpenCV 和 C 语言进行代码实现。系统部分，首先介绍了 PACS 的发展历程，总结了国内外 PACS 的研究现状和发展趋势；其次，介绍了 PACS 的基础结构、业务流程和相关理论基础，详细描述了 DICOM 标准、HL7 标准和 IHE 规范；再次，通过多次深入国内多家三级甲等医院进行需求调研，分析了 PACS 的业务需求，提出了系统设计原则和实现目标，给出了系统的逻辑架构、技术架构、数据库设计和系统核心子模块设计，并通过 3 层架构的模式在 NET 开发环境下用 C# 语言完成了系统核心模块的开发；最后，通过系统的现场测试验证系统设计的合理性和有效性。目前，PACS 在多家三级甲等医院进行试用，医师对系统给出了比较高的评价。DSA 算法研究成果已经以动态链接库的形式集成到 PACS 影像后处理模块中，并提供给影像诊断医师诊断使用。

【评述】 本文完成的工作主要分为 2 个方面：第一，数字减影血管造影图像处理算法研究；第二，医院PACS系统设计与实现。目前，PACS已经在多家三级甲等医院上线试用，优化了医院影像科室的业务流程，实现了医院影像信息的快速、安全、高效的传输与存储，提高了影像科医师和临床医师的诊断效率。数字血管造影算法研究成果已经通过生成动态链接库，以组件方式集成到PACS影像后处理模块中在医院影像科室正式使用，辅助医师进行诊断。本文在以上研究内容的基础之上，还需要进一步完善以下内容：①PACS目前已经完成的核心模块只是主要的业务模块，即登记管理模块、摄片管理模块、报告管理模块和配置管理模块。其中还有2个核心子模块，即审计管理模块和统计管理模块，并没有完成开发。②目前医院的主流PACS几乎都是基于C/S架构的系统，这样不利于信息的共享，并且无法在移动终端访问该系统，不符合当今智能移动终端泛滥的时代，因此后期需要将系统升级为B/S架构。③目前PACS与人工智能结合不够紧密，没有充分利用医学信息大数据。后期可以从人工智能方面着手，对PACS的图文病例库进行数据挖掘，形成PACS知识库，实现记忆化识别算法和智能的登记、检查、诊断报告等工作，更好地为医师和患者服务。④在DSA算法研究上，后期可以尝试先进行图像配准然后再进行减影，以及通过其他增强算法达到更好的效果。

文选481

【题目】 PACS系统与临床信息系统互联对医学影像教学的意义

【来源】 中国病案，2016，17（1）：82-84.

【文摘】 医学影像学是一门实践性很强的学科，目前国内影像专业医学生虽完成了全部的临床和基础医学知识学习，但临床实践经验不足，一毕业后就进入科室，如何使学生及住院医师在掌握基本理论知识的基础上，尽快养成影像思维，提高阅片能力，胜任科室工作，是医学影像教学面临的重要问题。本文对PACS与临床信息系统互联对医学影像教学的意义进行了研究。新的教学模式提高了影像教学效率和水平，改善了教学质量，增强了学生的学习兴趣和诊断能力。

【评述】 我国影像医学理论学习阶段多强调放射科诊断知识，超声、核医学、介入等影像知识介绍有限，学生对不同的影像检查方法特点认识欠缺。而在临床工作中，各科室各有所长，在疾病诊断中互相取长补短，全面综合各影像表现对诊断是非常重要的。原来各科室间信息不互通，各自以掌握的有限信息做出诊断，缺陷明显：①诊断准确率受影响。②需要不具备影像专业知识的临床医师综合分析各个影像检查结果做出判断，增加临床医师工作量和工作难度。③病历中只保留影像检查的文字报告，不同影像科室的影像资料很难收集。院内影像科间PACS互联后，可以全面综合患者的影像检查，做出较准确、明确的诊断或提出对临床有指导意义的进一步检查建议，为临床提供更有效支持。教学中也可以显示不同的检查图像资料，让学生全面理解疾病并理解不同影像检查方法的区别和特点，指导以后临床工作中对检查方法的准确选择，所以PACS教学势在必行。医学影像学的发展已进入数字化影像时代，大型医院影像科室正在向无胶片办公发展。影像设备硬件和软件的快速发展，影像空间、时间、成分分辨率的提高产生出许多新的显像和诊断模式，如各种三维成像和图像后期重建、实时动态显像、功能代谢判断、分子影像研究等，使影像学突破了原来宏观形态学的范畴向分子显像和功能成像发展，而这些新的诊断模式无法通过传统胶片体现，PPT也不能全面显示出来，必须采用PACS网络才能实现诊断功能。为适应医学影像学日新月异的进步，影像学教学的方式也迫切需要与临床影像的发展方向相适应。理论课教材的更新总是会滞后于临床技术发展的，在临床实践教学中应用PACS，则可以灵活地将最新的影像检查诊断技术教授给学生，是对理论学习的补充和发展。PACS的应用和发展及与临床信息系统互联方式必将对医学影像学的教学及继续教育提供一种全新的教育模式。

文选482

【题目】 PACS系统中显示器的选择

【来源】 中国医学影像技术，2016，20（增刊）：140-141.

【文摘】 影像质量是影像设备的核心，机器的一切设计都是围绕着提高图像的分辨力，也就是医师对图像细节的辨别能力。而图像的分辨力是通过显示器来实现的，显示器的选择直接关系到所显示的图像质量，并影响到软读片的准确性。此外，显示器在整个PACS建设的投资中也占有相当的比例。本文设计出一套统筹兼顾、高低搭配的显示器选择方案，探索在PACS建设中合理选择和配置显示器。

【评述】 各科室PACS显示器选择应根据医院的实际投入能力及各个科室、各个部门、各个岗位对影像质量的实际需求，进行合理配置。能选用专业显示器最好，因为它有非常高的分辨率和较高的亮度，是观看PACS影像的理想选择。但专用显示器价格昂贵，并且亮度较高，长期使用易造成眼疲劳，因此，有些PACS方案仅选用部分的高亮度专业显示器，已用在某些对图像精度要求较高的部门或岗位，其他则用普通显示器，以降低投资。

文选483

【题目】 PACS系统应用于影像专业学生提高实践技能的效果分析

【来源】 中国卫生产业，2016，13（34）：1-3.

【文摘】 医学影像学是一门实践性很强的综合性学科，包括X线、CT、MRI、超声及介入等多个学科，它要求理论与实践相结合，将通过理论课学到的疾病特征表现，结合影像资料学习，使学生理解及记忆。传统的教学模式单一，主要以教为主，学生学习被动，学生主动性及实践能力较差，传统的教学模式已经不能满足快速发展的医学影像学教学需求，只有改变教学模式，才能培养出优秀的医学影像学毕业生。医学影像存档和通信系统（PACS）已经广泛应用于医院的影像科室，其具有全数字化管理、图像信息存储便利、图像信息后续处理方便等优点。PACS实现了医学信息资源的共享，对医学影像学教学和科研工作提供了巨大帮助。本文对PACS应用于影像专业学生提高实践技能等方面进行了研究。选取2015年7月至2016年7月齐齐哈尔医学院2012级医学影像学该科学生120人，其中男69人，女51人，年龄20～24岁，平均（22.8±0.5）岁。随机分成研究组和对照组，每组各60人，研究组采用PACS系统全新模式教学，对照组采用传统教学模式教学。对照组首先按医学影像教材讲授疾病的病因、病理及临床表现，然后讲授相关疾病的影像学诊断特征及鉴别诊断。研究组应用PACS检索相关的影像资料，进行典型病的病例分析，采用PACS的资源共享，既可查阅临床申请单上提供的病史，又能将新的医学影像资料与患者既往检查资料进行对比研究，由学生讨论后给予相关诊断。然后查阅 PACS 报告，由带教教师进行总结相关疾病的诊断特征及鉴别诊断，使实习学生能够熟练掌握疾病的影像学表现。教学结束后，采取理论考试、阅片能力考试及教学满意度调查等方式对研究组与对照组的教学成果进行效果分析。结课考试测验与教学满意度测评由多名影像科医师联合出题，分数越高，则教学效果越好。结果，理论考试、阅片能力测试及教学满意度测评比较，研究组和对照组理论考试成绩差异无统计学意义（$P>0.05$）；研究组阅片能力测试明显高于对照组，差异有统计学意义（$P<0.05$）；研究组学生的教学满意度测评明显高于对照组，差异有统计学意义（$P<0.05$），大多数实习学生认为 PACS 教学能够提高学习兴趣、提高临床实践能力及学生对常见疾病的诊断和鉴别诊断的能力。

【评述】 PACS 以其特有的优势，对医院的工作效率及医疗治疗的提高起到了非常重要的作用；同时，对医学影像学的教学改革、创新及完善发挥了极其重要的作用。PACS 实现了医学资源的共享，医学影像信息丰富，带教教师可以在日常工作中根据医学影像学教学大纲，将各种疾病典型的病例图像信息进行收集、归纳及整理，并将其保存起来，用于医学影像学的教学。PACS 在医学影像学教学中的应用，明显提高了实习生的实践阅片能力，学生可以通过自己查阅各种疾病的典型影像学资料，先由学生互相讨论进行初步诊断，然后查阅相关诊断报告，与自己诊断结果对照比较，纠正自己诊断中的错误诊断，最后由带教老师对相关疾病进行诊断及与其他疾病的鉴别诊断讲解。PACS 在医学影像学中的应用，改变了传统的教学模式和思维方式，通过 PACS 的全新教学模式，对医学影像学教学是一种改革、创新和完善，同时提高了实习学生的学习兴趣、积极主动性及实践阅片能力。PACS 应用于医学影像学的教学中，使医学影像学的教学效果得到了很大的提高，使教学的模式更加符合当前快速发展的医学步伐，也对未来的医学影像学迅速发展发挥了重要的作用。

文选 484

【题目】 PACS 系统液晶显示器质量评价系统的研发
【来源】 中国医疗设备，2015，30（6）：127-129.
【文摘】 医疗机构专业显示器主要应用在 PACS 诊断工作站、影像设备操作台、后处理工作站等，是图像的主要显示来源。这些专业显示器来自不同影像设备厂家，建立统一的图像评价系统是非常必要的。本文对 PACS 系统液晶显示器质量评价系统的研发进行了研究。为确保研究设计的合理性、科学性，本文选用发放调查问卷的方法，此调查问卷 26 道题目全部针对影像诊断科医师，希望以此形式掌握影像科室医师在日常图像浏览过程中，是否关注图像显示器的质量及对显示器质量控制的参与程度。通过发放且全部收回的 60 份有效问卷，得出以下结论：①超过半数调查对象对显示器的质量不关注。②全部调查对象从未调节过亮度。③超过半数调查对象认为质控时间应在 5 分钟以内。④多数调查对象对于采用标准图像作为评价工具不够了解。⑤对于质控周期，多数调查对象选择半年。研究所用软件开发工具为 DELPHI XE2，是能够快捷、高效地实现显示器一致性评价的软件设计平台，搭建 FTP 服务器，作为图像下载工具，将主观评价所用 DICOM 格式图像存放于指定目录下，并设置 FTP 指向。首先安装软件 SQLSERVER（企业版），配置数据库，然后安装 DELPHI XE2

编译工具，导入之前写好的部分代码。在架构搭建好，软件代码基本调试成功后，进行单机版测试，将亮度值录入软件的空格处，能够生成 JND 曲线，单机版客观评价方法测试完成后，也可以考虑进行远程测试。通过显示一致性评价软件，先后测量 4 个品牌 14 台 PACS 系统液晶显示器，应用主观与客观评价结合的方法。

【评述】 本评价系统符合医疗机构工作流程，研究设计具有实际意义，但是评价软件还具有很大的发展、升级空间。随着国家医疗体制改革的不断深入，在医疗机构监管制度不断完善的前提下，医疗机构相关管理部门能够重视 PACS 显示器图像评价的重要性，减少影像误诊，避免医患纠纷。

文选 485

【题目】 PACS 系统的临床应用

【来源】 医疗装备，2016，29（11）：42.

【文摘】 目前，基于数字化影像设备的使用和计算机技术的发展，PACS 在我国的临床应用逐渐普及，特别是在基层医院已经逐步开始建设 PACS。PACS 以无胶片化、全数字化形式对医学影像数据进行管理、查看、传输和储存，已有大量的临床应用分析证明，PACS 可以高效安全地进行影像数据管理，提高医院的工作效率。本文对 PACS 的临床应用进行了研究。选用 2015 年 3 月开始使用深圳绰曦互动科技有限公司的 PACS（医学影像、数据传输处理软件，PACS V1.0），该系统配合医院的 CT、MRI 等影像设备使用，使得图像处理更便捷，便于医师更快捷准确地进行影像诊断。12 个月内，通过 CT、MR 等设备检查了 140 300 例患者，图像数据总共拍摄 3 749 053 张，其中男 79 252 例，女 61 048 例，年龄 1～85 岁。结果，在影像科建立 PACS 并运行 12 个月后，医院影像科室的图像管理、查看、传输和储存情况得到了改善，实现了图像传输，安全存储，促使图像资料可在临床中得到充分利用和有效管理，使得医院的工作效率得以快速提高。

【评述】 医院在 2015 年 3 月起率先在影像科使用 PACS，该系统的有效运行在临床诊断及治疗中起到了良好的辅助作用，主要为：① PACS 能提供所有图像缩略索引图，能进行图像亮度调节、反色、锐化、润泽化、显边化和噪声等处理，可对图像进行测量、定位和标记处理，可放大、缩小、翻转、移动图像画面查看任意部分及灰度和负像调节，且能对处理后图像进行修改和复原。②无胶片化存储，PACS 可以实现大数量的图像存储，通过数据中心备份，实现医学影像存储的安全高效，节约胶片使用量及存储成本。③数据无损传输，在 PACS 中应用 DICOM 3.0 协议可对影像资料加以压缩，在快速传输图像的同时可实现数据无损传输。④提升工作效率，通过计算机对影像进行数字化获取、处理、存储、调阅、检索，使影像科室医师可以为患者提供更快和更好的服务，临床医师通过网络快速调阅患者图像及诊断报告，实现图像资源最大化共享。⑤可进行人员工作量、设备工作量、收费的统计，方便医院科学化地进行预算管理、成本管理、医师绩效管理。⑥具有报告模板，缩短报告书写时长和报告周期，便于报告的统一管理。⑦采用普通互联网连接代替 VPN 专线技术，保证数据传输的安全性、稳定性和完整性，同时降低平台建设成本。⑧采用 B/S 架构，仅使用类似于 Html5 的浏览器，就可以打开 PACS，部署、升级维护简单，节约医院建设成本。

文选 486

【题目】 PACS 结合医学影像学的应用价值分析

【来源】 医学信息，2016，29（28）：4-5.

【文摘】 PACS 是一种建立在数字化图像基础上的图像保存、传输的设备和软件系统，是医学影像获取、存储、显示、处理、传输和管理技术的综合。本文对 PACS 在医学影像中的应用价值进行分析和研究。

【评述】 PACS 基于现代计算机和网络通信技术，以数字化方式获取、管理、应用和共享医学影像和诊断信息，使包括影像在内的各种患者信息完全以电子化的方式在医疗机构中实现高效的管理和交流。特别是有别于目前的胶片方式保存图像，影像质量传送过程中几乎没有损失。作为传统医学影像设备功能的系统化、网络化升级及传统胶片的替代品，PACS 解决了不同厂商、不同物理来源的医学影像设备间影像数据的共享、通信和存档问题，为实现图像数字化管理而用于放射科、医院或医院间的图像信息管理系统。

文选 487

【题目】 PBL 教学法与 PACS 系统在放射科进修医师培训中的应用

【来源】 中国病案，2016，17（5）：72-74.

【文摘】 进修学习是继续教育的一项重要内容，是基层医院放射科医师能直接摄取新知识、获取新技术的重要途径，是提高基层医院放射科医师自身综合素质的重要学习模式，已经成为培养基层医院业务技术骨干的重要手段。与此同时，培养进修医师也成为大型医院提高自身带教水平、缓解人力紧张的有效办法。以问题为基础的教学法（problem-based learning，PBL）近几年被广泛应用于临床医学实践中。这种教学方法需要小班授课、分组讨论，增加了师资需求；而且上课前教师需要准备齐全的临床及影像资料，需要花费大量时间精力。而随着计算机网络技术的发展，PACS 在全国大中型医院得到广泛应用。本研究将 PBL 教学法引入到进修医师培训中，结合 PACS，在收集病例、图像存储与处理、适宜现场互动教学等方面显示出优势，提供了探索进修医师培训的新思路。选择 2010 年 1 月至 2014 年 12 月在本科室学习的进修医师共 50 人，其中 25 人进入 PBL 结合 PACS 教学法组，另选取 25 名性别、年龄、学历、培训时间相当的进修医师作为对照组，采用传统教学法。PBL 教学法应用放射科 PACS 准备典型病例，每人均配备 1 台 PACS 阅读设备。PBL 教学组的培训方法：①在授课的前 1 周，给出检查的典型病例，要求描述影像表现，并进一步提出影像学诊断及鉴别诊断。②进修医师通过 PACS 仔细分析图像特点，并查阅文献资料，做出诊断及鉴别诊断，以 PPT 形式进行汇报。③针对指导老师提出的问题，进修医师通过 PACS 进行分组讨论。④指导教师通过 PACS 对图像进行讲解分析，点评进修医师对该病做出的诊断及鉴别诊断，回答进修医师提出的问题，并做出重点讲解，最后进行总结归纳。传统教学法组由指导老师按照教学大纲，采用传统胶片进行授课。评价指标包括：①理论考试，采用闭卷测试，包括单选题、多选题、问答题，满分 100 分。②阅片考试，根据提供的图像做出诊断，并提出鉴别诊断，满分 100 分。③问卷调查，要求进修医师分别对两种教学模式进行评价，包括加深对理论知识的理解（A）、强化对基本影像特征的掌握（B）、有助于培养影像诊断思维（C）、有助于培养学习兴趣（D）等4个方面，每个方面按6个层次进行打分（0～5分）。结果，成绩比较，PBL教学组进修医师笔试成绩、阅片成绩均高于传统教学组，差异具有统计学意义。问卷调查的比较，PBL教学组评分高于传统教学组，差异具有统计学意义。

【评述】 PBL教学法更加适合对进修医师的培训。在影像学教学实践中，临床教师首先准备适合教学的典型影像图片及相关临床资料，设计出难度适宜的问题，交给进修医师查阅相关文献，然后进行小组讨论，得出初步结论，最后由临床教师做出总结归纳。PBL教学法与PACS结合进行教学，具有许多优点：①老师可以通过PACS与进修医师同时在线，可以同时指导多个小组的学习、讨论，节省了师资，解决了师资不足的问题。②便于教学课件的制作。PACS具有海量信息，可以快捷地搜索资料，迅速获得教学所需影像资料；而传统胶片需要长期资料积累，并且课件制作也浪费大量时间。③便于互动教学。利用PACS中的网络会议功能，可以进行小组讨论，教师最后集中总结点评PBL教法结合PACS，进修医师分析病例的能力、文件检索能力均得到了提高。④有利于教学效率提高。采用PACS教学，临床教师和进修医师通过PACS直接沟通交流，小组讨论通过PACS网络同步进行，最后教师进行集中点评，大大提高了教学效率。⑤PBL教学法减少了教师教学时间，把更多的时间留给进修医师，进修医师根据自己的需要安排学习时间，去解决各自最重要的问题。这样，既培养了进修医师的自学能力，同时又形成解决问题的思维方法。总之，PBL教学法结合PACS是进修医师实践学习的新模式，有利于影像诊断思维的培养，快速提高进修医师的临床技能，达到进修提升的目的。

文选488

【题目】 成像时间在核对PACS图像与RIS信息中的重要性

【来源】 医药前沿，2016，6（22）：38-39.

【文摘】 随着社会经济不断发展，网络化、标准化、数字化、信息化等各项技术已逐步在医学领域占领一定地位，如HIS、RIS、PACS等均在医院取得广泛性应用，提高了医务人员的工作效率，但也存在相应问题。PACS内图像可和RIS信息进行自由匹配，在判定图像周围和图像信息是否属于同一患者上相当重要，为此，本文将影响检查成像时间和PACS中成像时间进行比较分析，其目的在于分析成像时间在PACS中核对图像与RIS信息的应用状况。医师通过认真记录DR、CR摄片成像时间，记录CT第一个图像成像时间，记录磁共振第一序列图像成像时间，并同时核对患者有关成像时间和申请单所记录成像时间的一致性。扫描时间和时期均为成像时间，将PACS内按照图像成像时间和所记录的时间进行比较，若一致则表明匹配正确，可继续做出报告；若存在差异需明确原因，进一步寻找其原因，按照成像时间寻求正确图像，重新匹配。应用PACS大约6年时间，共检查患者约52万人次，初期使用过程中基本每日会出现图像匹配不正确状况，对程序进行多次修改，每周仍然可发生约2次匹配错误，通过比对图像成像时间，证明图像周围和图像各信息是否属于同一患者，可准确、快速避免或纠正错误。

【评述】 目前的影像科检查已经进入了数字化时代，CR和DR已经普及到乡镇一些规模较小的卫生院，不再用传统的铅字号码进行摄片标记，而是通过计算机软件进行编号登记，通常登记方式有 3 种：①影像设备与 PACS 间通过 worklist 接口实现信息互连，影像设备可直接读取到患者的信息，这种方式很少出现差错。②人工录入患者信息，此方式存在较高错误率，错误发生后，把图像传入到 PACS 中进行匹配就会导致错误发生。③患者信息采用扫描枪进行读取，此方式存在较低错误率，属于先进方式之一，但扫描枪异常时，信息录入则需为人工输入。从以上几方面来看，错误属于无法完全避免的，在实际操作中，影像科技术人员在给患者检查前核对患者信息，检查结束后，在申请单上填写检查时间，方便诊断人员在 PACS 中对患者信息核对，如果信息一致，说明无误；否则根据患者检查时间对图像重新进行匹配；这样就避免了患者与图像不匹配的事情发生。综上所述，PACS 内采用成像时间可准确、快速判定患者和图像归属状况，匹配图像做到无误准确，以免出现张冠李戴的状况，降低医疗差错率。

文选 489

【题目】 第三方 PACS 与 HIS 数据互连互通设计与实现

【来源】 中国数字医学，2016，11（8）：50-53.

【文摘】 随着医院信息化建设的深入，目前医院信息化已朝着大数据、多厂商、多平台、异构数据库方向发展。同时，各医疗机构之间相互连接的广泛性及与社会医疗保险等其他医疗信息系统联系的深入性有着更高的要求。相当一部分系统需要自行引进第三方，这些系统的特点是技术路线不尽相同，数据库也不尽相同。国内 HIS 特点基本都是在同开发平台、同数据库，甚至是相同一个数据库实例，各子系统在同构数据库中完成数据交换，这样做的好处是内部交互紧密、高效。但国内 HIS 一般不是完全按照 HL7 标准来建设，这对国内 HIS 如何与其他系统融合、信息共享提出了挑战。国际上，计算机数据交互的最普遍的格式是 XML，医院信息系统的数据交互主要是遵循 DICOM 和 HL7 这 2 个标准。利用 DICOM 和 HL7 标准，在必要时使用 XML 格式作为补充，设计 PACS 与 HIS 数据互连互通接口，最后通过 Mirth Connect 引擎来实现标准与非标系统的整合。本文主要内容如下：① HL7 基本概念介绍及数据交换模型。② HIS 与 PACS/RIS 接口设计。③检查计价机制解决。④ Mirth Connect 通信流程及功能。

【评述】 采用 Mirth Connect 平台，在 HIS、RIS 与 PACS 间构建数据通道，技术成熟，符合国际标准，扩展性好，交换信息丰富，实现了放射、CT、MR、超声、内镜、病理等检查业务系统与临床电子病历系统间无缝连接，使医疗业务在医院信息平台上顺畅运营。采用 HL7 标准来实现 HIS 与 PACS/RIS 间的集成，可以减低系统间的耦合；可扩展性及互操作性也大大提高，也是国际通用的做法。相信基于 HL7 标准的集成将会在国内不断发展，推动我国医疗卫生信息标准化进程。

文选 490

【题目】 关于影像科 PACS/RIS 系统存储空间不足的探讨

【来源】 中国医疗设备，2015，30（9）：93-95.

【文摘】 探讨影像科 PACS/RIS 存储空间不足的问题。在不增大 PACS 服务器存储空间的前提下，设置合理的存储水线阈值和图像自动删除配置参数，实现自动查找 PACS 服务器中近线存储超过 10 000 幅以上的影像信息的患者资料，然后手动将其删除。结果，通过很长一段时间的后续观察，科室各机房影像资料传输缓慢的现象不再出现，诊断医师调阅影像资料的速度也有所提高，PACS 服务器存储空间的水线也维持在一个稳定的范围内。结论，在不增加磁盘扩容成本投入时，本文所采用的解决 PACS 服务器存储空间不足的方法，值得同行借鉴。

【评述】 PACS/RIS 中的数据主要来源于两大类，一类是医师站、护士站所需的患者基本医疗信息，另一类来源于诊断科室的图像信息和诊断信息，它们以 DICOM 3.0 标准通过网关进行组合并进行存储与传输。随着近年来医疗业务的急剧增长及各种大型医疗设备的增加，日益增长的影像数据必将给网络负载、传输速度和服务器吞吐能力提出更高要求。在不改变现有存储架构和存储扩容的情况下，及时删除掉导致网络传输堵塞的大数据量的患者影像资料，使磁盘的存储水线维持在一个设定的正常范围内，影像资料的存储效率恢复正常，既节约了维护成本，又解决了实际问题。

文选 491

【题目】 关于影像科 PACS 影像传输速度过慢的探讨

【来源】 中国医疗设备，2016，31（12）：89-91.

【文摘】 医学影像存档和通信系统（PACS）是一个涉及影像医学、放射医学、计算机与通信和数字图像采集和处理的技术含量高、实践性强的高技术复杂系统。PACS 自 20 世纪 80 年代出现以来已经成为影像科现代化医疗信息系统必不可少的组成部分。近年来，随着数字成像技术、计算机技术和网络技术的不断发展，国内外大多数医院都在打造自己的信息化工程局域网，建立数字化医院，越来越多的医院已经完成了 PACS 的建设。PACS 打破了传统诊疗模式，改变了以前影像科的整体工作流程，可以实现影像科诊疗数据的收集、影像资料的提取和影像信息的存储、传送和管理等功能，还可以优化影像科及临床科室的工作流程，本文对这方面进行了研究。医院所有的影像设备都是通过 DICOM 连接到 PACS 中。随着南京市医保改革的试运行，相关医院科室的检查费用降低近 30%，刺激了患者做放射类检查的热情，因此年后科室患者的就诊量激增，单科室 CT 检查机房就由年前的 100 多人次增加到近 200 人次，无形之中给相关诊断医师书写报告的速度带来了一定的压力。但是年后发现 PACS 客服端如 CT 工作站在向服务器传输影像资料时，速度非常缓慢。很多患者检查的影像资料在上传到 PACS 服务器时处于排队等待状态，大大增加了诊断医师调阅影像资料时的等待时间，医师纷纷反映调不出患者的图像或者调不全图像，使医师无法及时完成报告的书写，严重降低了其正常的工作效率。通过对 CT 工作站和 EA4.0 服务器进行一系列的参数配置后，CT 工作站患者检查后的影像资料不再直接上传到 PACS 服务器，而是默认先传输到 EA4.0 服务器。经过很长一段时间的后续观察，科室各机房影像传输速度过慢的问题得到极大改善，由之前的 2～3 幅／秒提高到 9～10 幅／秒，传输速度增加了近 4 倍，且传输速度稳定性及持续性没有出现异常情况，极大减少了诊断医师从 PACS 服务器调阅图像的等待时间，提高了诊断医师书写报告的工作效率。

【评述】 相对于 PACS 服务器的 32 位操作系统，新添加的 EA4.0 服务器的操作系统是 64 位的，不仅可以支持更大的内存容量，而且可以进行更大范围内的算术运算处理。当服务器在处理大型数据集时，可以先将更多的数据预先加载到虚拟内存中，这样64位处理器可以减少搜寻、读写和写入数据存储设备的时间，从而大大提高了系统的运行速度和效率。最重要的是相对于32位操作系统而言，64位操作系统的寻址范围、数据传输和处理速度、数值精度、最大内存容量等指标都成倍增加，带来的结果是处理数据的能力得到了大幅度提升，特别是对强烈依赖巨大数据吞吐量和需要超大并发处理的应用提升效果非常明显。所以当使用新添加的64位操作系统的服务器EA4.0进行影像资料的接收时，设备的传输速率高达10幅/秒。影像传输速度是衡量PACS性能的关键指标之一，在对现有系统架构不进行大的升级的前提下，充分发挥系统现有设备的潜力，解决了由PACS服务器处理性能滞后导致影像传输速度过慢问题，极大地减少了诊断医师从PACS服务器调阅影像资料的等待时间，提高了其书写诊断报告的工作效率，使PACS充分发挥了其在影像科室的应用价值，带来的效益和便利不仅仅是放射科自己，也推动了整个医院的信息数字化的建设与发展。

文选 492

【题目】 基于PACS的医学影像诊断学理论与实践实时互换教学模式的研究

【来源】 中国高等医学教育，2016，(8)：62-63.

【文摘】 医学影像诊断学是一种需要理论与实践教学相结合的学科，传统教学采用的是在教室讲授理论知识和在阅片室读片的理论与实践相对分开的教学模式。随着医学院校多媒体教学与医院医学影像存档和通信系统（PACS）的广泛应用及计算机云技术的发展，可以将传统教学模式中的理论与实践相对分开的教学模式转换为理论与实践实时互换的教学模式。随机抽取我校医学影像系2012级本科生100人，分成观察组和对照组，每组50人。观察组采用理论与实践实时互换的教学模式，对照组采用理论与实践分开的传统教学模式。两组学生前期所学习的理论和实验课程相同，基础成绩无统计学差异。对照组教学分为相对独立的3个部分：①在教室多媒体理论授课，采用文字和单张典型病例图片讲解的方式。②在阅片室典型病例阅片，采用学生自己阅片和老师现场指导的方式。③在医院书写报告，采用学生先自己书写，然后提交老师审阅和修改的方式。观察组教学将医院影像中心标准化检查室的各种影像设备的构造和成像原理的讲解、患者检查的实时视频和PACS引入教室和实验室。先观看各种影像设备的构造和成像原理的讲解实时视频、患者影像检查的全过程实时视频，然后理论授课采用文字和PACS上典型病例全部序列而非单张图像详细讲解，理论课后紧接着转换为在PACS上典型病例读片和书写报告，老师现场指导和纠正读片及书写报告中存在的问题。评价结果，①学生满意度评价，通过问卷调查的方式评价两组学生对相应的教学模式的满意度，分为满意、基本满意和不满意3个等级。②学生学习效果评价，通过理论考试、阅片并书写报告两种方式进行。理论考试为所讲内容病例的比较影像学、影像学表现，形式为简答题。同时随机抽取PACS中所讲内容的典型病例，评价学生书写报告的规范性、逻辑性、专业术语使用和诊断准确性。理论考试50分，阅片和书写报告50分。结论，理论和实践实时互换的教学模式能激发学生的学习兴趣和提高学习成绩。

【评述】 医学影像学传统的教学模式采用的是理论和实践分开授课。理论教学在教室利用多媒体授课，采用文字和单张典型图片讲解的方式，实践教学采用在观片灯上典型病例的判读及短时间医院见习和3~6个月医院实习。该教学模式以影像诊断理论为主，医学影像设备学、医学影像检查技术、影像检查原理只穿插在影像诊断学中学习，因而忽视了医学成像设备构造、基础原理讲解和医学成像技术的具体操作重要性；同时，理论教学也局限于教师幻灯片上单幅图像和单病种的典型征象分析，没有对患者的完整影像学资料进行观看和分析。该教学模式培养下的学生对影像成像设备基本构造、成像原理和具体操作程序陌生或不熟悉，也就是说不能很好地对机器进行调试、操作和选择成像参数；同时，对同一疾病形成系统的影像学印象和不同疾病在同一患者中不能区分对待，也就是说对疾病缺乏诊断和鉴别诊断能力。造成这样结果主要原因是理论和实践教学相对分离，不能实时互换。理论没有实时指导实践，授课形式相对枯燥；同时，实践也没有及时验证理论，学生实践课时已忘记理论上的影像表现。

文选493

【题目】 基于PACS共享平台的远程影像协同服务的应用研究

【来源】 中国卫生信息管理杂志，2016，13（2）：177-180.

【文摘】 远程医疗业务的开展依赖于"打通"医疗机构之间的数据链接，解决各医疗机构之间的信息共享，方便数据的接入、传输和存储。而在区域医疗协同过程中，临床医师对于患者医学影像资料的需求衍生了对区域医学影像信息共享的需求。本文通过医学影像存档和通信系统（PACS）共享平台来实现数据的共享交互，采用医疗影像数据中心来整合两院之间的远程影像业务协同产生的数据信息（包括患者信息、医学影像、检查报告、电子病历、影像诊断教学视频等）。PACS共享平台的系统总体框架是以专网和影像数据中心为支撑，以影像数据为应用对象，以安全保障体系和管理标准体系为保障，实现跨院区影像数据的共享与交换。

【评述】 通过PACS共享平台，可以实现跨院间的医学影像数据的共享调阅。新华医院协同崇明分院，以高度共享优质影像专家资源为核心，提高分院医师医疗水平为目的，建设医疗专网以推广远程医疗协同服务，降低两院协作的人力成本，避免专家两地往返奔波，从而借此实现医疗资源优化合理配置，使医院覆盖的患者均能享受到更加及时、可靠、优质的医疗服务。

文选494

【题目】 基于RIS/PACS系统的医学影像专家库的建立与应用

【来源】 中国医学教育技术，2015，29（6）：634-636.

【文摘】 医学影像专家库是近几年来诸多影像科室正在关注并建立的影像知识库系统，是在不断堆积的影像学数据中，对其不断筛选、添加构建而成。本文介绍了医学影像专家库的设计标准、建立方式，旨在实现影像科资源共享、进行远程教学，从而提高医师的影像学诊断水平。首先，建立专家席。①文档专家库，登录RIS后，打开"报告-知识管理"，可以根据需求分类建立文档目录，然后上传有关医疗诊断知识相关的文档，文档格式包括Word、Excel、PPT。文档一旦上传，所有终端用户都可以打开查看。②疑难病例专家库，登录RIS后，首先，在报告列表诊断结果中输入所要查找的病例，比如胶质瘤，找到合适的病例后点击"教学"，选择教学类型为"专家库"。然后在打开的病例中输入诊断、系统分类、病史等。其次，收集资料。文档专家库中已经按照疾病分类上传了45个文档；疑难病例专家库中按照系统分类，包括呼吸系统、消化系统、神经五官系统、生殖泌尿系统、循环系统，分别收集不同病例，共计216例。再次，医师如果要查看腹部胃肠道方面的资料，只须登录RIS，打开"报告－知识管理"，选择"腹部－胃肠道"文档，双击打开即可查看。医师如果想学习下呼吸系统相关疑难病例的诊断方法，则打开"教学－教学列表"，点击建立的"呼吸"快捷方式，就可以查看所有与呼吸系统有关的疑难病例的诊断报告及医学影像。最后，医学影像专家库建成使用后，对该系统使用者进行了满意度调查。调查对象为放射科全体医师，共发放调查表42份，回收42份。其中博士学历18人，硕士学历23人，本科学历1人。调查结果显示：通过使用医学影像专家库，医师可以摆脱厚重的书籍，随时随地查看影像学知识；随时查看疑难病例，在工作中得到学习，节约时间；实现资源共享，所有资料上传到数据库，每位医师只要登录系统就可以查看。

【评述】 随着医院现代化进程和医疗设备更新步伐的加快，医院的信息系统显得愈发重要。RIS/PACS已经成为医院放射科建设中的重点，是放射科医师进行影像诊断必不可少的工具。在日常工作中，当医师遇到疑难、少见病例时，往往需要查阅相关书籍或请教专家，而目前大多数医院患者很多，医师每日忙于完成诊断工作，很少有外出学习的机会，即便遇到"疑难片"也只是在每周一两次的全科读片中得到学习，这样难以快速提高诊断水平。同时，随着医院分院工作的开展，医师分散工作，很难集中在一起学习。因此，上海交通大学医学院附属仁济医院放射科基于RIS/PACS，根据系统中存在的病例资料建立了医学影像专家库，使得医师在日常工作中就可以查看诊断书籍和疑难、典型病例，实时学习提高诊断水平。RIS/PACS查看资料方便快捷，以电子文档的形式，方便医师随时随地查看资料，避免了随身携带厚重的医学书籍，使他们在日常工作中就能查阅相关资料，掌握最新的医疗信息。可以按照目录快速定位到想要查看的资料，方便快捷。资源共享可以作为远程教学手段。医学影像专家库是建立在RIS/PACS中的，有全院联网的特点，医师随时随地都以学习，从而提高医师的诊断水平。随着放射科在各个分院的开展，医师工作也分散在各个地方，平时难以集中进行读片学习，遇到疑难病例也很难在第一时间咨询到专家。建立专家库以后就可以在库中查询到相关的资料及影像，在工作中得到了学习，提高了诊断水平。变被动学习为主动学习。医师不需要再等科室安排或者外出学习，在科室中就可以学到最新的知识，掌握最新的病例资料。特别是一些专家讲课资料，只要上传到系统中，所有客户端都可以浏览到，实现实时学习的目的。病例资料更新快。由于该专家库是在现有的RIS/PACS中建立的，且病例资料随着患者的检查不断更新，从而保证了疑难病例、少见病例的最新性及种类的多样性。现在的病种很多，如果不更新专家库的话，医师将学习不到。

文选495

【题目】 基于大数据时代的医院PACS硬件基础架构设计研究

【来源】 医学信息，2015，28（26）：2.

【文摘】 现阶段，各医院网络系统主干主要为光纤，而且高分辨显示的工作站在价格方面也呈现下降趋势，这就为传输与现实创造了便利条件，但对于图像信息归档与储存工作则有一定的要求，必须使大量数据能够快速存储，并且方便调用。本文对医学影像存档和通信系统（PACS）硬件基础架构的设计进行了研究。PACS 主要以计算机为中心，主要进行获取图像信息、传输与存档图像信息以及处理图像信息等。一般大多 X 线图像需要在信号转换器的帮助下进行数字化图像信息转换后再进行输入，而对获取到的如 MRI、DS、CT、ECT 等数字化图像信息能够直接输入 PACS，相比之下，后者精度更高，而且速度加快，但价格比较昂贵；图像信息传输过程中，PACS 会对图像信息的输入、检索及处理起到桥梁作用，主要方式可通过公用电话线、光导通信及微波通信等来实现；对图像信息的压缩与储存，医院中的每张 X 线照片都包含大量的信息，所以必须对其进行压缩，而储存过程中通常可选用记忆卡片、光盘、磁盘及磁带等；在图像信息处理方面，要求计算机在容量、可接终端数目、处理速度等方面能够满足 PACS 整体功能得以实现的要求，而且要在相关的团建中设置检索、编辑及图像再处理的功能。PACS 中心节点包括 PACS 控制器与图像储存管理系统两个组件。其中 PACS 控制器能够在主要进程中，通过进程间通信对 PACS 数据流动进行指导。而图像储存管理系统在对短期、中期及长期的图像进行归档时，会通过层次结构实现管理，具体设计过程中应注意本地存储管理、PACS 控制系统与存储介质。在图像显示方面，一般 PACS 数据流中最后的组件便是显示工作站，医师会通过相关的数据，在显示工作站上进行图像的诊断，诊断的结构往往采用报告的方式向 HIS 或 RIS 进行传送，实现与图像的共同存档。PACS 图像可理解为医疗证据，从法律角度应进行长期保存，而且应具备灾备措施。从临床诊断角度，长期图像很少调阅，短期图像则需经常调阅。现阶段，PACS 图像存储可从两方面进行规划，即以成像时间轴为依据，进行短期与长期图像的划分，另一种是以图像的应用为根据进行划分，具体应用表现在诊断、证据数据与研究数据。目前，数据量的逐渐增加已成为影像学的主要特征，同时影像学中也逐渐应用无线技术。因为 PACS 数据量较大，而且需要进行后处理运算，所以在云计算与服务器计算背景下，对客户端可从两方面进行规划：①医院影像科所选择的客户端必须具备较高的计算性能，而且支持专用显示器与千兆网络通信。②临床客户端规划中可选择具有纯 B/S 技术或服务器计算的 PACS，避免出现临床客户端在计算性能方面需要不断升级的情况。

【评述】 PACS 的建立与多方面的技术有关，因此，对大数据时代下的医院 PACS 硬件基础构架进行设计过程中，必须配有切实可行的实施方案，根据医院实际情况进行不断的完善。基于大数据时代的医院 PACS 硬件基础架构设计仍需在不断探索中进行。只有不断进行 PACS 系统的完善，根据 PACS 设计的相关理论基础，做好相应的规划，才能为医院带来更多的经济效益与社会效益。

文选 496

【题目】 基于区域 PACS 的医学图像检索模式设计

【来源】 中国数字医学，2016，11（12）：33-35.

【文摘】 随着现代医学的发展，医院的诊疗活动越来越多地依赖医学影像检查，医院内部产生的数据量约 80% 来自于医学影像资料。为管理由此产生的海量数据，许多医院建设了医学影像存档与通信系统（PACS）。随着目前跨机构、跨地区的区域影像中心的建立，其正在向更高级的区域级

PACS方向发展。如何采用更加合理、高效的方式，组织和管理好这些来源于各种设备、对应各种不同人体组织器官和多种病症的海量医学影像资源，并在辅助诊断、教学科研和远程医疗等高层次应用中被准确快速地检索定位，成为现阶段区域级PACS建设和应用的一大研究热点。本文以现代区域级PACS中海量医学图像在辅助临床诊断、教学科研和远程医疗等领域中的实用化需求为出发点，结合医学诊断学、机器学习等多学科知识，设计了基于区域PACS的医学图像检索模式，分析了实现多模式检索涉及的语义标注、视觉特征库构建等关键技术，以更好地发挥其在临床诊断中的智能辅助作用。该检索系统支持3种检索模式：基于PACS的传统，利用患者姓名、检查号等关键字匹配的方法进行检索；基于分层分类图像库，按标注的类别语义进行检索；结合构建的分层分类图像库和类别特征库，支持查询例图的检索，这是一种综合利用类别语义和视觉特征的高效检索模式。构建的该医学图像检索系统涵盖的核心技术包括类别语义标注、视觉特征提取与描述、类别特征库构建、相似性度量。类别语义标注过程：首先，结合医学诊断学相关知识，通过分析DICOM及医师诊断等文本信息，按照设定层次类别语义，明确每个部位对应的疾病种类，并根据专家意见确定最终的类别语义架构；其次，采用人工标注的方式构建每个类别的样本库；最后，基于人工类别语义训练集，利用提取的类别视觉特征设计语义标注分类器，实现图像的自动类别语义标注。医学图像类别视觉特征提取和描述：结合每类图像的特点利用深度学习的方法，提取和描述图像类别特征。针对每个层次不同类别的图像，设计合理的卷积神经网络结构，以提取具有高区分度的高维视觉特征向量。由于图像视觉特征维数较高，高效的索引机制是构建视觉特征库时需重点考虑的一个技术环节。智能辅助诊断中的多模式检索应用，构建视觉特征相似性度量函数。

【评述】 本文设计的基于区域PACS的医学图像检索系统提供了基于关键字、类别语义及例图查询的多样化检索模式，可以更好地满足临床医师高层次的检索需求。其中涉及的基于层次化医学图像类别语义标注技术，可以实现医学图像的高效组织和区域级海量医学图像的自动语义标注。它们将极大推动医学图像在智能辅助临床诊断中发挥巨大作用。